Franz Kainer (Hrsg.)

Sonografie-Atlas
Geburtsmedizin/Gynäkologie

Franz Kainer (Hrsg.)

Sonografie-Atlas Geburtsmedizin/ Gynäkologie

2. Auflage

Mit Beiträgen von:

Prof. Dr. Christoph Berg, Köln; Prof. Dr. med. Rabih Chaoui, Berlin; PD Dr. med. Florian Faschingbauer, Erlangen; Prof. Dr. med. Annegret Geipel, Bonn; Prof. Dr. med. Dieter Grab, Ulm; Prof. Dr. Markus Hahn, Tübingen; Prim. Dr. Gottfried Hasenöhrl, Braunau; PD Dr. med. Kai-Sven Heling, Berlin; Prof. Dr. med. Wolfgang Henrich, Berlin; Prof. Dr. Markus Hoopmann, Tübingen; Prof. Dr. med. Karl Oliver Kagan, Tübingen; Prof. Dr. med. Franz Kainer, Nürnberg; Prof. Dr. med. Katrin Karl, München; Assoz.-Prof. Dr. med. Gregor Kasprian, Wien; Prof. Dr. med. Philipp Klaritsch, Graz; Prof. Dr. med. Prof. h.c. Eberhard Merz, Frankfurt; Prof. Dr. med. Matthias Meyer-Wittkopf, Rheine; Dr. med. Sonila Pashaj, Frankfurt; Prof. Dr. med. Luigi Raio, Bern; Priv.-Doz. Dr. med. Thomas Schramm, München; Univ.-Prof. Dr. Horst Steiner, Salzburg; Prof. Dr. Boris Tutschek, Zürich

ELSEVIER

Elsevier GmbH, Bernhard-Wicki-Str. 5, 80636 München, Deutschland
Wir freuen uns über Ihr Feedback und Ihre Anregungen an kundendienst@elsevier.com

ISBN 978-3-437-21339-7 eISBN 978-3-437-06516-3

Aus Gründen der Barrierefreiheit sind die Bilder in elektronischen Ausgaben dieses Buches mit Alt-Text-Beschreibungen (Alternativ-Text) versehen, die von Elsevier bereitgestellt werden. Mehr Informationen erhalten Sie unter https://**www.elsevier.com**/about/accessibility.
Bücher und Zeitschriften, die von Elsevier veröffentlicht werden, entsprechen den geltenden Produktsicherheitsanforderungen. Für etwaige Bedenken oder Fragen zur Produktsicherheit wenden Sie sich bitte an unseren autorisierten Vertreter, Elsevier B.V., productsafety@elsevier.com.

Elsevier nimmt eine neutrale Position in Bezug auf territoriale Meinungsverschiedenheiten oder Zuständigkeitsansprüche in seinen veröffentlichten Inhalten ein, einschließlich Landkarten und institutionellen Zugehörigkeiten.

2. Auflage 2026

Wichtiger Hinweis:
Die medizinischen Wissenschaften unterliegen einem sehr schnellen Wissenszuwachs. Der stetige Wandel von Methoden, Wirkstoffen und Erkenntnissen ist allen an diesem Werk Beteiligten bewusst. Sowohl der Verlag als auch die Autorinnen und Autoren und alle, die an der Entstehung dieses Werkes beteiligt waren, haben große Sorgfalt darauf verwandt, dass die Angaben zu Methoden, Anweisungen, Produkten, Anwendungen oder Konzepten dem aktuellen Wissensstand zum Zeitpunkt der Fertigstellung des Werkes entsprechen.
Der Verlag kann jedoch keine Gewähr für Angaben zu Dosierung und Applikationsformen übernehmen. Es sollte stets eine unabhängige und sorgfältige Überprüfung von Diagnosen und Arzneimitteldosierungen sowie möglicher Kontraindikationen erfolgen. Jede Dosierung oder Applikation liegt in der Verantwortung der Anwenderin oder des Anwenders. Die Elsevier GmbH, die Autorinnen und Autoren und alle, die an der Entstehung des Werkes mitgewirkt haben, können keinerlei Haftung in Bezug auf jegliche Verletzung und/oder Schäden an Personen oder Eigentum, im Rahmen von Produkthaftung, Fahrlässigkeit oder anderweitig übernehmen.

Für die Vollständigkeit und Auswahl der aufgeführten Medikamente übernimmt der Verlag keine Gewähr.
Geschützte Warennamen (Warenzeichen) werden in der Regel besonders kenntlich gemacht (®). Aus dem Fehlen eines solchen Hinweises kann jedoch nicht automatisch geschlossen werden, dass es sich um einen freien Warennamen handelt.

Bibliografische Information der Deutschen Nationalbibliothek
Die Deutsche Nationalbibliothek verzeichnet diese Publikation in der Deutschen Nationalbibliografie; detaillierte bibliografische Daten sind im Internet über http://www.d-nb.de/abrufbar.

26 27 28 29 30 5 4 3 2 1

In ihren Veröffentlichungen verfolgt die Elsevier GmbH das Ziel, genderneutrale Formulierungen für Personengruppen zu verwenden. Um jedoch den Textfluss nicht zu stören sowie die gestalterische Freiheit nicht einzuschränken, wurden bisweilen Kompromisse eingegangen. Selbstverständlich sind **immer alle Geschlechter** gemeint.

Planung: Barbara Schweighofer
Projektmanagement: Ulrike Schmidt
Redaktion: Anne Wiehage, Fröndenberg/Ruhr
Satz: abavo GmbH, Buchloe
Druck und Bindung: EGEDSA, Sabadell (Barcelona)/Spanien
Umschlaggestaltung: SpieszDesign, Neu-Ulm

Aktuelle Informationen finden Sie im Internet unter **www.elsevier.de**

Vorwort

Das Erstellen von qualitativ hochwertigen Ultraschallbildern ist zweifelsohne die Voraussetzung für das Erkennen der normalen fetalen Entwicklung sowie für die Diagnose von Fehlbildungen. Dabei spielt die Erfahrung des Untersuchers neben der Qualität der Ultraschallgeräte eine zentrale Rolle., Die Auswahl der richtigen Presets, eine detaillierte Kenntnis der normalen fetalen Anatomie sowie die intensive Beschäftigung mit pränatalen Fehlbildungen ist die Voraussetzung für eine zuverlässige Beurteilung von pränatalen Ultraschallbefunden. Die detaillierte Kenntnis der normalen fetalen Anatomie ist die Basis der Untersuchung. Im vorliegenden Buch steht diese daher auch im Mittelpunkt.

Die Darstellung von Bildern mit und ohne Beschriftung ermöglicht es Ihnen, dass man sich das Originalbild ohne Beschreibung einprägen kann. Man wird weder von zu viel Text noch durch eine unterschiedliche Bildgestaltung vom „Anschauen“ abgelenkt. Die hochwertigen Ultraschallabbildungen werden von Untersuchern mit hoher Expertise so detailliert beschrieben, dass der Einstieg in die pränatale Diagnose erleichtert wird. Ein regelmäßiges Durchblättern des hochwertigen Bildmaterials führt dazu, dass die Normalbefunde im Gehirn des Lesers zuverlässig abgespeichert werden können und so Auffälligkeiten auch von dem noch weniger erfahrenen Untersucher erkannt werden können. Typische Fehlbildungen werden anhand von Fallbeispielen dokumentiert, sodass auch der erfahrene Untersucher im Buch wertvolle ergänzende Informationen finden wird.

Die Künstliche Intelligenz wird in Zukunft sowohl in der Bewertung von Normalbefunden, aber auch von pathologischen Befunden, eine tragende Rolle spielen. Die ärztliche Aufgabe wird dann v. a. durch die Übermittlung der Befunde an die Schwangere und die Besprechung über das weitere Vorgehen gekennzeichnet sein. Daneben wird es aber weiterhin notwendig sein, die Ultraschallbilder auch selbst interpretieren zu können. Die Qualität der Kommunikation zwischen dem Arzt/der Ärztin und der Schwangeren wird daher einen hohen Stellenwert bekommen. In der Ausbildung und in den vorhandenen Leitlinien spielt die Kommunikationsfähigkeit noch keine wichtige Rolle. Da in der Mehrzahl der Fälle eine normale fetale Entwicklung vorhanden ist, gilt es diesen Schwangeren die Sorgen und Ängste zu nehmen und sie nicht durch physiologische Abweichungen zu verunsichern. Dies ist mit Abstand die häufigste Aufgabe im Rahmen einer pränatalen Ultraschalldiagnostik. Eine Schwangere mit einer komplikationslosen Schwangerschaft soll nach der Sprechstunde glücklicher sein als vor der Untersuchung. Da die Schwangere die Qualität der Ultraschallbilder meist nicht beurteilen kann, ist für die Zufriedenheit der Schwangeren die Kommunikation und Empathie des Untersuchers der wesentliche Faktor. Unbedachte Sätze bei normaler Entwicklung des Feten wie „Der Femur ist etwas kurz“, „Die Harnblase ist aber groß“, „Die Nierenbecken sind erweitert“, „Das Herz schlägt nicht ganz rhythmisch“, „Das Kind hat aber einen großen Kopf“ können bei gesunden Feten die Schwangere nicht nur während der Schwangerschaft, sondern auch nach der Geburt zu unnötigen Sorgen führen.

Bei pathologischen fetalen Befunden sollte die Schwangere empathisch, verständlich und fachlich korrekt über den Befund aufgeklärt werden. Dies ist meist die wesentlich schwierigere Aufgabe, als die optimale Schnittebene bildlich zu dokumentieren.

In einer retrospektiven Studie (Agrawal et al. 2023) wurde die Zufriedenheit der Eltern über den Ablauf des Beratungsgesprächs bei fetaler Spina bifida abgefragt.

Die erste Mitteilung löste bei den Eltern eine Schockreaktion aus, sie haben ein gesundes Kind erwartet und die Diagnose führt zu einer dramatischen Lebensveränderung mit Hoffnungslosigkeit und Traurigkeit. Vor allem in der ersten Woche folgen schlaflose Nächte mit Schuldgefühlen und Verzweiflung.

Es wurde im Erstgespräch als negativ empfunden, wenn die Sprache wenig sensitiv, gefühllos, gleichgültig und überwiegend negativ war. Worte wie „Lemon sign“, „Hirnschaden“ oder „geistig zurückgeblieben“ wurden als unnötig belastend empfunden, v. a. wenn die negativen Befunde permanent wiederholt wurden.

Eltern, die Zugang zu aktuellen Literaturdaten hatten, empfanden es als negativ, dass die Informationen, v. a. in Bezug auf die geistige Entwicklung der Kinder, teilweise fachlich falsch waren und die Bewertungen als zu negativ eingestuft wurden. Auch der Drang zum Abbruch der Schwangerschaft wurde als negativ bewertet. Als schwere Belastung wurden die fehlerhaften Mitteilungen v. a. dann empfunden, wenn durch sie ein Schwangerschaftsabbruch erfolgt ist.

Als positiv wurde bewertet, wenn das Gespräch in einer angenehmen Umgebung erfolgt ist und wenn das Gespräch empathisch, aufrichtig, ehrlich und mitfühlend geführt wurde. Es war wichtig, dass auch das ungeborene Kind mit schweren Fehlbildungen als menschliches Wesen und mit Würde und Respekt behandelt wurde. Die Einbeziehung eines interdisziplinären Teams mit Erfahrung in fetaler Chirurgie und der postnatalen Betreuung war ein wesentlicher Faktor, um den Eltern die Entscheidung über das weitere Vorgehen zu erleichtern.

Ein gelungenes Aufklärungsgespräch ist ein wichtiger Faktor, um die belastende Situation nach der Diagnose von fetalen Fehlbildungen besser bewältigen zu können.

LITERATUR

Agrawal, S., Hobson, E.V. Hart, A.R. Family experiences of antenatal counselling of spina bifida: a systematic review. Archives of Disease in Childhood – (2023) Fetal and Neonatal Edition. ISSN 1359-2998; https://doi.org/10.1136/archdischild-2023-325391

Hart AR, Embleton N, Mooney C, Bradburn M, Griffiths PD. Variation in prognosis given by feto-maternal units in fetuses with neurological abnormalities. Arch Dis Child Fetal Neonatal Ed. 2019;105(1):109

Rowlands G, Shaw A, Jaswal S, Smith S, Harpham T. Health literacy and the social determinants of health: a qualitative model from adult learners. Health Promot Int. 2017;32(1):130–8. 23.

Williamson J, Williamson S. Parental voices: the positive impact of medical professionals. Clin Obstet Gynecol. 2005;48(3):512–7.

Nürnberg, Januar 2026
Ihr Franz Kainer

Inhaltsverzeichnis

KAPITEL

1

Karl Oliver Kagan und Markus Hoopmann

Erstes Trimenon

1.1 Einführung

War früher die feindiagnostische Ultraschalluntersuchung der Schwangerschaft dem zweiten Trimenon vorbehalten, so hat sich der Fokus heute deutlich zugunsten der Beurteilung im ersten Trimenon gewandelt.

Hier ist vor allem das Ersttrimesterscreening in der 11+ bis 13+ SSW zu nennen. Obwohl dieses in Deutschland als **Individuelle Gesundheitsleistung** anboten wird, ist es heute fester Bestandteil einer zeitgemäßen Schwangerschaftsbetreuung.

Dabei stehen bei Weitem nicht mehr nur Chromosomenstörungen im Mittelpunkt. Neue Screeningkonzepte auf Präeklampsie und Wachstumsretardierung sowie die frühe Feindiagnostik sind heute integraler Bestandteil des Ersttrimesterscreenings. Dies gilt umso mehr, als dass sich im Screening auf Chromosomenstörungen, insbesondere auf Trisomie 21 ein Wandel hin zur zellfreien DNA-Analyse aus dem mütterlichen Blut beobachten lässt.

Zukünftige Screeningkonzepte müssen diesen Wandel berücksichtigen und sollen neue Möglichkeiten integrieren, ohne die Vorteile der bisherigen Ansätze zu verwerfen.

Nachfolgend sollen die einzelnen Komponenten des Ersttrimesterscreenings kurz beleuchtet werden. Der Fokus wird auf der feindiagnostischen Untersuchung des Fetus liegen.

Screening auf Chromosomenstörungen

Trotz des sich abzeichnenden Wandels des Screenings auf Trisomie 21 hin zur zellfreien DNA-Analyse stellt das kombinierte Ersttrimesterscreening mittels mütterlichem Altersrisiko, der fetalen Nackentransparenz und den Serummarkern freies β-hCG und PAPP-A heute noch den Goldstandard dar. Diese Methode hat sich in zahlreichen, großen Screeningstudien bewährt und ermöglicht eine Detektion von etwa 90 % der Feten mit **Trisomie 21** sowie etwa 95 % der Feten mit **Trisomie 18 und 13.** Die Falsch-Positivrate liegt bei 3–5 %.

Die **zellfreie DNA-Analyse** aus dem mütterlichen Blut hat eine Erkennungsrate von etwa 99 % der Trisomie 21-Schwangerschaften sowie etwa 95–99 % der Trisomie 18/13-Fälle. Die Falsch-Positivrate liegt bei 0,1 %. Während die Teststatistik die des kombinierten Ersttrimesterscreenings deutlich übersteigt, gilt es dennoch auf die Nachteile des Tests hinzuweisen. So bleiben etwa 2–3 % der Fälle ergebnislos, der Test fokussiert auf Trisomie 21/18/13 sowie auf gonosomale Aberrationen, welche nur einen Teil der möglichen Chromosomenstörungen ausmachen und er ist noch teurer als das kombinierte Ersttrimesterscreening.

Im Kollektiv der ergebnislosen zellfreien DNA-Analysen finden sich überproportioniert viele Chromosomenstörungen, sodass einige Fachgesellschaften in diesen Fällen zu einer diagnostischen Punktion raten. Der positive Effekt der deutlich verbesserten Falsch-Positivrate der zellfreien DNA-Analyse und der konsekutiv niedrigeren Eingriffsrate kann sich dadurch verwässern.

In der Regel empfiehlt man heute, mit dem kombinierten Ersttrimesterscreening zu beginnen. Sollte das Risiko deutlich erhöht und reduziert sein, ist die diagnostische Punktion oder ein exspektatives Management indiziert. Bei einem intermediären Risiko empfiehlt sich der Einsatz der zellfreien DNA-Analyse. Dadurch wird dieses kostenintensivere Verfahren bei nur etwa 20 % der untersuchten Population benötigt, ohne dass auf den positiven Effekt der Methodik verzichtet werden muss.

Screening auf Präeklampsie

Zahlreiche Studien haben gezeigt, dass ein effektives Screening auf Präeklampsie im Ersttrimesterscreening möglich ist. Der Aufbau des Screeningverfahrens entspricht dem Screening auf Trisomie 21. Es werden zunächst anamnestische Parameter erhoben und anschließend mit biophysikalischen und biochemischen Parametern kombiniert. Hier sind der mütterliche Blutdruck und der Pulsatility Index in den Aa. uterinae sowie die biochemischen Parameter PAPP-A und PlGF zu nennen. Im Screening auf Präeklampsie, die zu einer Entbindung vor 37+ SSW führt, lassen sich durch dieses Modell etwa 75–80 % der Fälle in Ersttrimesterscreening prädizieren.

Es konnte gezeigt werden, dass sich durch den Einsatz von Aspirin 100–150 mg die Prävalenz der Präeklampsie im Risikokollektiv um mindestens die Hälfte reduzieren lässt. Voraussetzung ist, dass mit der täglichen Einnahme von 16+ SSW begonnen wird.

Frühe Feindiagnostik

Die Prävalenz von Fehlbildungen übersteigt die der Trisomie 21 deutlich, sodass das Ersttrimesterscreening nicht ohne eingehende **Beurteilung der Sonoanatomie** erfolgen sollte. Neben dem Vorteil der Detektion einer fetalen Fehlbildung per se und der darauf resultierenden Möglichkeit, die Schwangere adäquat zu beraten und die geeignete Entbindungsklinik zu suchen, ist die frühe Feindiagnostik auch im Screening auf Chromosomenstörungen von Bedeutung.

So sollte bei Detektion einer Fehlbildung im Ersttrimesterscreening die klassische Risikoberechnung für Trisomie 21, 18 und 13 und auch eine zellfreie DNA-Analyse kritisch hinterfragt und die Abklärung mittels diagnostischer Punktion bevorzugt werden. Grund hierfür sind andere Chromosomenstörungen, die nicht durch die Screening-Parameter oder einer zellfreien DNA-Analyse auffallen.

Kozlowski et al. haben in einer kürzlich veröffentlichten Stellungnahme Fehlbildungen herausgearbeitet, die fast immer im Ersttrimesterscreening zu erkennen sind. Hierzu zählen die **An- und Exenzephalie,** die **Holoprosenzephalie,** die Bauchwanddefekte **Gastroschisis** und **Omphalozele,** die **Body-Stalk-Anomalie** und die **Megazystis.** Diese Auffälligkeiten werden in den folgenden Fallbeispielen beschrieben.

Selten oder nicht diagnostierbare Fehlbildungen sind die Mikrozephalie, die Balkendysgenesie, die Ventrikulomegalie, Tumoren und Ovarialzysten sowie Lungenläsionen und eine gastrointestinale Obstruktion.

Als potenziell erkennbare Fehlbildungen werden Hand- und Fußfehlbildungen, die Zwerchfellhernie, letale Skelettdysplasien, schwere Herzfehler, Spina bifida aperta und Gesichtsspalten genannt. Auch diese Fehlbildungen sind größtenteils in den Fallbeispielen aufgezeigt.

Um die Detektion dieser Fehlbildungen zu vereinfachen, haben wissenschaftliche Gesellschaften wie die DEGUM und die ISUOG Standardschnitte definiert, die im Rahmen der frühen Feindiagnostik einzustellen sind. Diese sollen den Untersuchungsablauf systematisieren und standardisieren sowie die Detektionsrate von Fehlbildungen im Ersttrimesterscreening erhöhen.

Die Schnittebenen sind in den Normalbefunden beschrieben.

1.2 Normalbefunde

Mittsagittalebene

Schallkopfführung

- Transvaginale Sonografie
- Mittsagittale Darstellung der gesamten fetalen Länge
- Schallkopf parallel zur fetalen Körperachse

Orientierungspunkte

- Im Kopfbereich simultane Darstellung der Nackentransparenz, der Fossa posterior, der Falx cerebri und des Nasenbeins
- Kopf in Neutralhaltung (keine direkte Berührung des fetalen Kinns mit dem Thorax, keine Überstreckung)
- Wirbelsäule longitudinal verfolgbar
- Bauchdecke durchgehend einsehbar
- Genital einsehbar, im vorliegenden Fall männlich aufgrund des aufrechten Winkels
- Je nach Füllungszustand Blase einsehbar
- Extremitäten können mit angeschnitten sein, wenn sie allerdings momentan die Mittelebene nicht kreuzen, können sie in dieser Schnittebene ggf. noch nicht darstellbar sein.

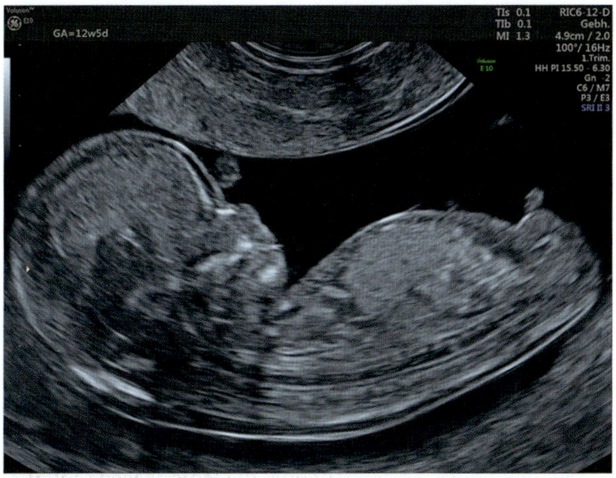

Abb. 1.1 Mittsagittalebene, 12 + 5 SSW

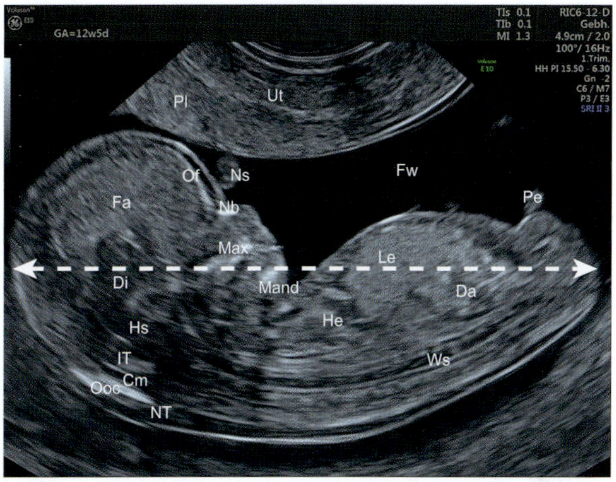

Abb. 1.2 Mittsagittalebene, 12 + 5 SSW. Cm = Cisterna magna, Da = Darm, Di = Diencephalon, Fa = Falx, Fw = Fruchtwasser, He = Herz, Hs = Hirnstamm, IT = Intercranial Translucency, Le = Leber, Nb = Nasenbein, Ns = Nabelschnur, Max = Maxilla, Mand = Mandibula, Of = Os frontale, Ooc = Os occipitale, Pe = Penis, Pl = Plazenta, Ut = Uterus, Ws = Wirbelsäule, gestrichelter Pfeil = Scheitelsteißlänge.

Sagittalschnitt, Dorsalansicht

Schallkopfführung

- Transvaginale Sonografie
- Mittsagittale Darstellung der gesamten fetalen Länge
- Schallkopf parallel zur fetalen Körperachse

Orientierungspunkte

- Im Kopfbereich Darstellung der Nackentransparenz und der Fossa posterior
- Wirbelsäule vorne liegend longitudinal verfolgbar

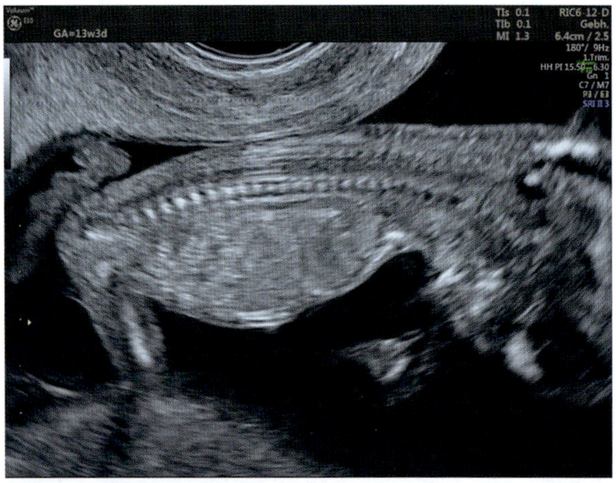

Abb. 1.3 Sagittalschnitt, Dorsalansicht, 13 + 3 SSW

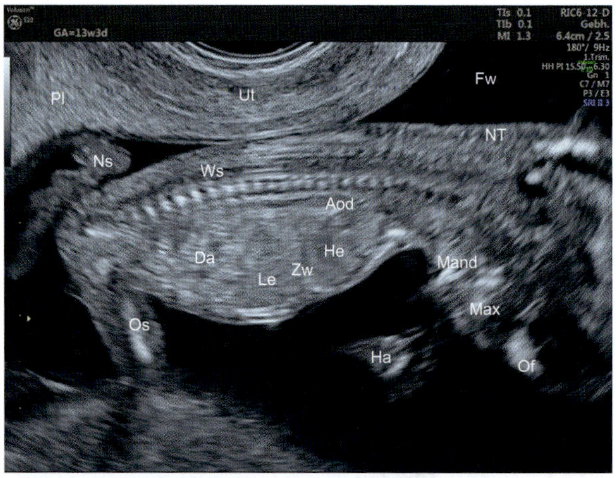

Abb. 1.4 Sagittalschnitt, Dorsalansicht, 13 + 3 SSW. Aod = Aorta descendens, Da = Darm, Fw = Fruchtwasser, Hand = Ha, He = Herz, Le = Leber, Ns = Nabelschnur, Max = Maxilla, Mand = Mandibula, Ns = Nabelschnur, NT = Nackentransparenz, Os = Oberschenkel, Of = Os frontale, Pl = Plazenta, Ut = Uterus, Ws = Wirbelsäule.

Parasagittale Ebene rechts

Schallkopfführung

- Transvaginale Sonografie
- Parasagittale Darstellung des Rumpfes
- Schallkopf parallel zur fetalen Körperachse
- Von frontal nach dorsal

Orientierungspunkte

- Darstellung des Zwerchfells als echogene Linie zwischen der echogenen Lunge und der echoärmeren Leber
- Rechtsseitig im Normalfall keine Herzanteile enthalten

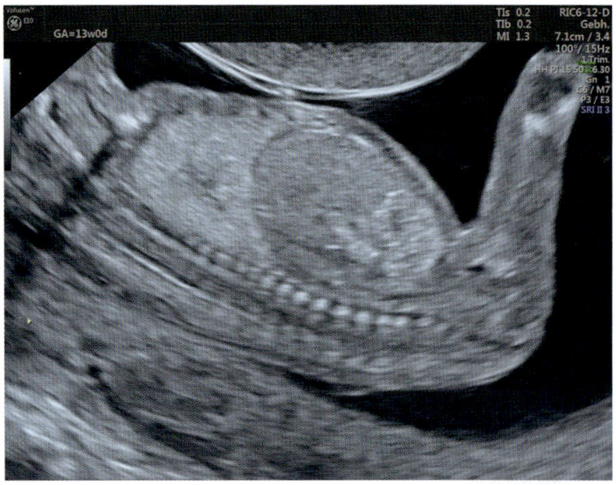

Abb. 1.5 Parasagittale Ebene rechts, 13 + 0 SSW

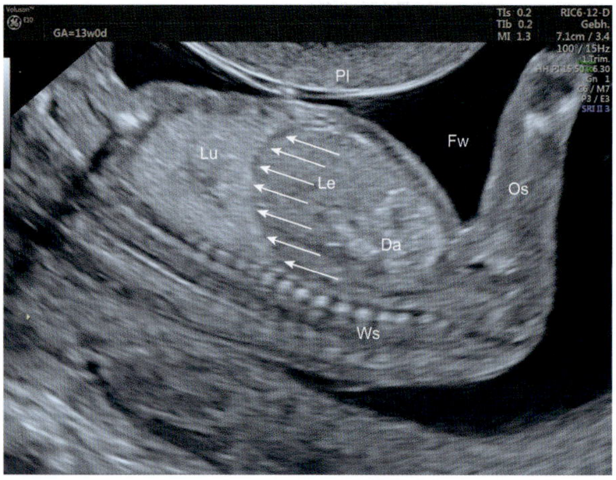

Abb. 1.6 Parasagittale Ebene rechts, 13 + 0 SSW. Da = Darm, Fw = Fruchtwasser, Le = Leber, Lu = Lunge, Os = Oberschenkel, Pl = Plazenta, Ws = Wirbelsäule, weiße Pfeile = Zwerchfellkuppel rechts.

Transversalebene Kopf, transventrikulär

Schallkopfführung

- Transvaginale Sonografie
- Von frontal nach okzipital
- Aus der mittsagittalen Ebene der Scheitelsteißlängen oder Nackentransparenz-Messung um 90° gedreht

Orientierungspunkte

- Gut abgrenzbare Falx cerebri als Mittellinienstruktur
- Zwei Hemisphären
- Ventrikel überwiegend mit noch sehr prominenten Plexus choroideus ausgefüllt
- Plexus choroideus bildet typisches Butterfly-Sign.

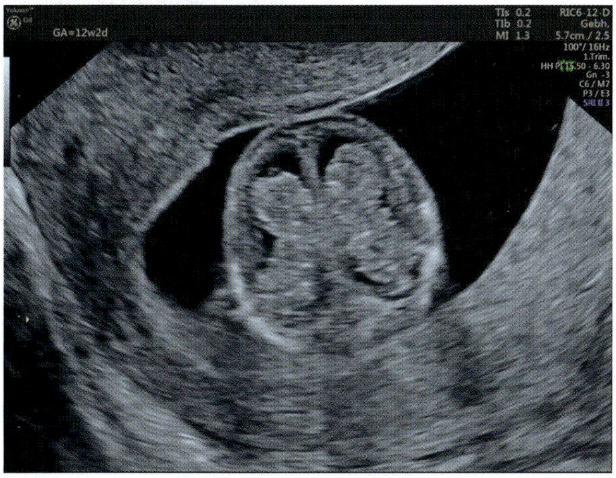

Abb. 1.7 Transversalebene Kopf, transventrikulär, 12 + 2 SSW

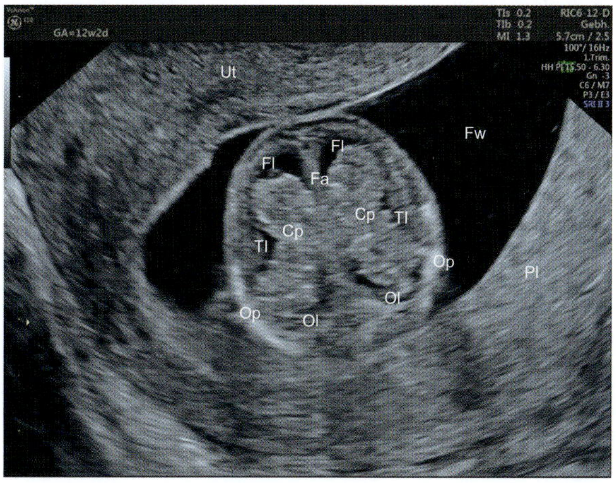

Abb. 1.8 Transversalebene Kopf, transventrikulär, 12 + 2 SSW. Cp = Plexus choroideus, Fa = Falx, Fl = Frontallappen, Fw = Fruchtwasser, Ol = Okzipitallappen, Op = Os parietale, Pl = Plazenta, Tl = Temporallappen.

Transversalebene Kopf, Orbitae

Schallkopfführung

- Transvaginale Sonografie
- Von frontal nach okzipital
- Von der transventrikulären Ebene parallel kaudalwärts bis zur Nasenwurzel verschoben

Orientierungspunkte

- Beide Orbitae einsehbar
- Os nasale

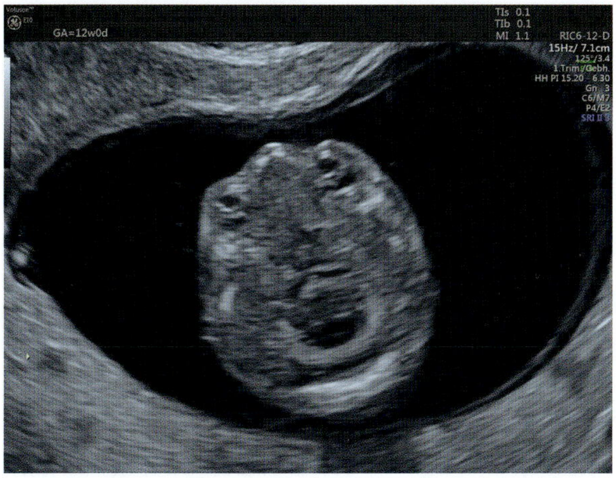

Abb. 1.9 Transversalebene Kopf, Orbitae, 12 + 0 SSW

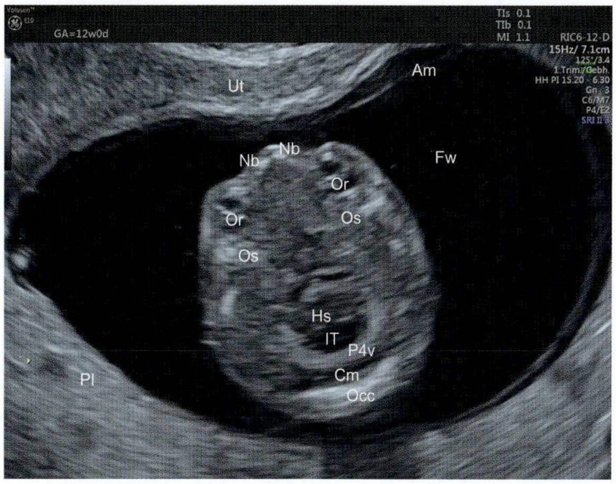

Abb. 1.10 Transversalebene Kopf, Orbitae, 12 + 0 SSW. Am = Amnion, Cm = Cisterna magna, Hs = Hirnstamm, IT = Intercranial Translucency, Fw = Fruchtwasser, Nb = Nasenbein, Occ = Os occipitale, Or = Orbita, Os = Os sphenoidale, P4v = Plexus des 4. Ventrikels, Ut = Uterus.

Koronarebene retronasales Dreieck

Schallkopfführung

- Transvaginale Sonografie
- Von rechts nach links
- Schnitt tangential zum Gesichtsschädel

Orientierungspunkte

- Retronasales Dreieck, welches von der Gaumenplatte und den frontalen Fortsätzen der Maxilla gebildet wird
- Beide Orbitae und Mandibula sollen mit angeschnitten werden.

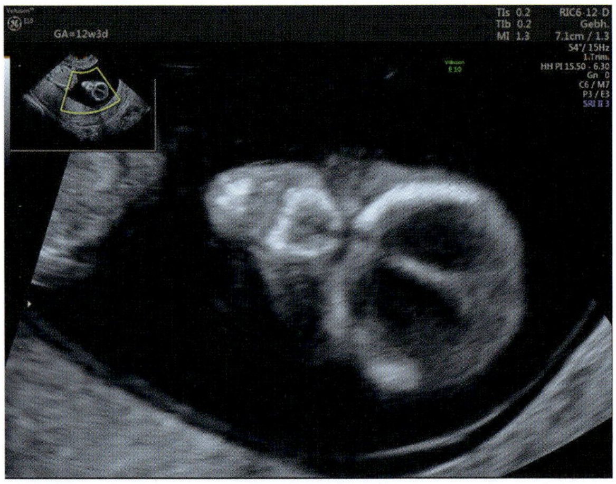

Abb. 1.11 Koronarebene retronasales Dreieck, 12 + 3 SSW

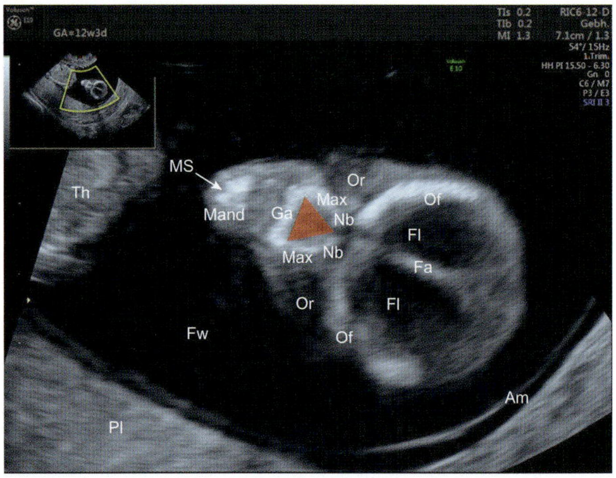

Abb. 1.12 Koronarebene retronasales Dreieck, 12 + 3 SSW. Am = Amnion, Fa = Falx, Fl = Frontallappen, Fw = Fruchtwasser, Ga = harter Gaumen, Mand = Mandibula, MS = mandibuläre Symphyse, Max = Maxilla (frontaler Fortsatz), Nb = Nasenbein, Of = Os frontale, Or = Orbita, Pl = Plazenta, Th = Thorax, rotes Dreieck = retronasales Dreieck.

Koronarebene retronasales Dreieck

Schallkopfführung

- Transvaginale Sonografie
- Von rechts nach links
- Schnitt tangential zum Gesichtsschädel
- Von der Ebene des retronasalen Dreiecks diskret in Richtung Nasenspitze verschoben

Orientierungspunkte

- Simultane Darstellung der Lippen und der Nasenunterseite

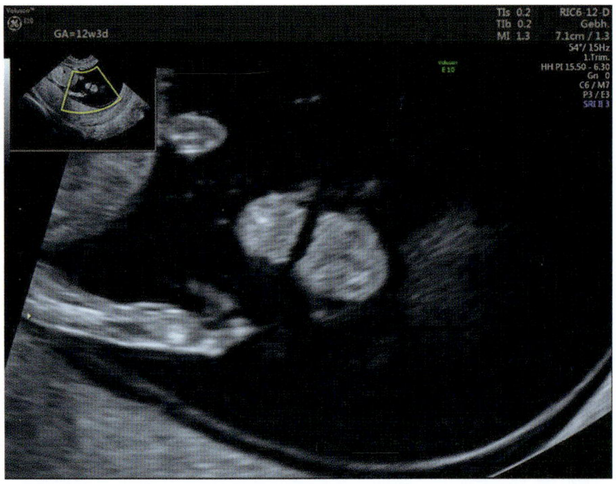

Abb. 1.13 Koronarebene retronasales Dreieck, 12 + 3 SSW

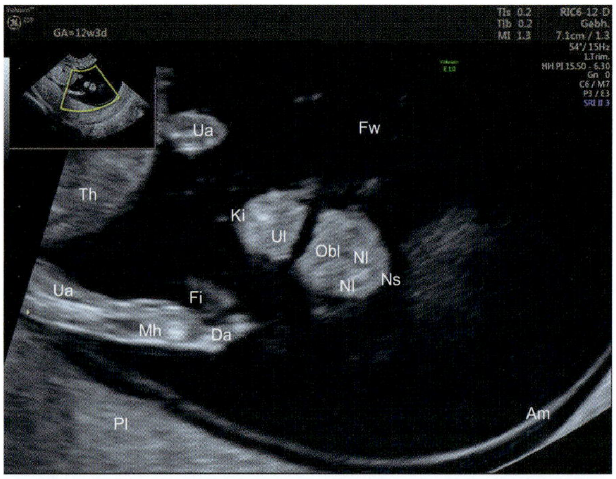

Abb. 1.14 Koronarebene retronasales Dreieck, 12 + 3 SSW. Am = Amnion, Da = Daumen, Fi = Finger, Fw = Fruchtwasser, Ki = Kinn, Mh = Mittelhand, Nl = Nasenloch, Ns = Nasenspitze, Obl = Oberlippe, Pl = Plazenta, Th = Thorax, Ua = Unterarm, Ul = Unterlippe.

Mittsagittalebene Profil, Nackentransparenz-Einstellung

Schallkopfführung

- Transabdominale Sonografie
- Anterior-posteriore Schallausrichtung
- Schall parallel zur Körperachse
- Bildvergrößerung so wählen, dass Kopf und Thorax den gesamten Bildschirm einnehmen

Orientierungspunkte

- Darstellung der echogenen Nasenspitze
- Rechtwinklig geformter, vorderer harter Gaumen
- Echoarmes Diencephalon in der Schädelmitte
- Nackenmembran im posterioren Anteil, die von der Amnionmembran gut abgrenzbar sein sollte

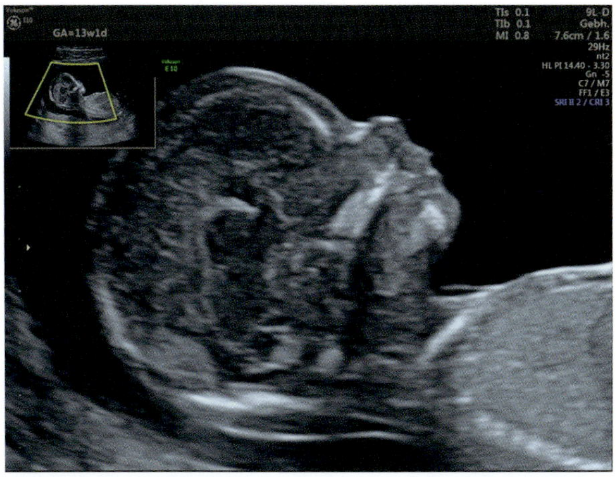

Abb. 1.15 Mittsagittalebene Profil, Nackentransparenz-Einstellung, 13 + 1 SSW

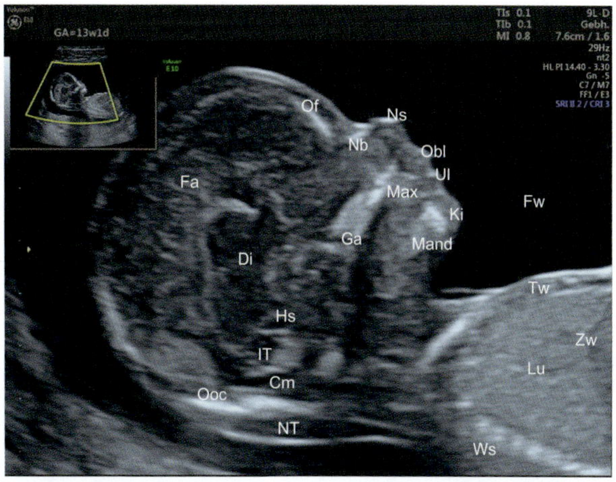

Abb. 1.16 Mittsagittalebene Profil, Nackentransparenz-Einstellung, 13 + 1 SSW. Cm = Cisterna magna, Di = Diencephalon, Fa = Falx, Fw = Fruchtwasser, Ga = Gaumen, Hs = Hirnstamm, IT = Intercranial Translucency, Ki = Kinn, Lu = Lunge, Mand = Mandibula, Max = Maxilla, Ga = Gaumen, Nb = Nasenbein, Ns = Nasenspitze, Obl = Oberlippe, Ooc = Os occipitale, Pl = Plazenta, Tw = Thoraxwand, Ul = Unterlippe, Ws = Wirbelsäule.

1

Thorakaler Transversalschnitt, Vierkammerblickebene, Farbdoppler

Schallkopfführung

- Transabdominale Sonografie
- Farbdoppler
- Anterior-posteriore Schallausrichtung
- Apikaler Vierkammerblick
- Bildvergrößerung so wählen, dass Thorax Großteil des Bildschirms einnimmt

Orientierungspunkte

- Darstellung der diastolischen ventrikulären Füllung
- Vierkammerblick mit beiden Vorhöfen und Ventrikeln
- Herz nimmt ein Drittel der Thoraxfläche ein
- Ein Drittel des Herzens liegt in der rechten Thoraxhälfte, zwei Drittel liegen in der linken Thoraxhälfte.
- Paralleles Rippenpaar

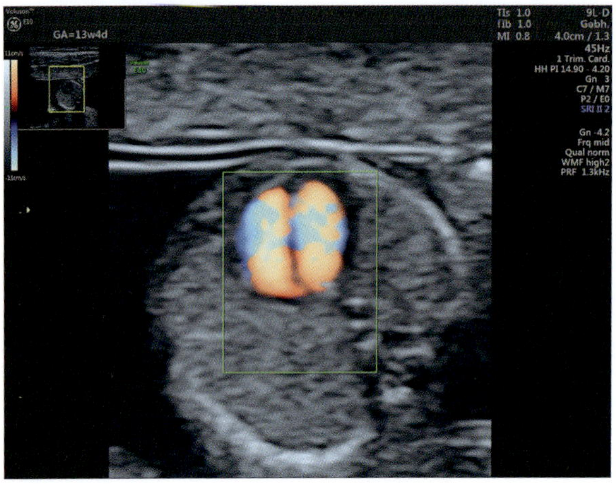

Abb. 1.17 Thorakaler Transversalschnitt, Vierkammerblickebene, Farbdoppler, 13 + 4 SSW

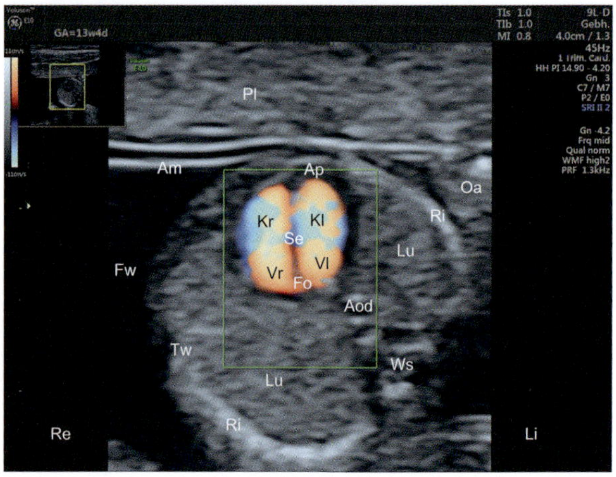

Abb. 1.18 Thorakaler Transversalschnitt, Vierkammerblickebene, Farbdoppler, 13 + 4 SSW. Am = Amnion, Aod = Aorta descendens, Ap = Apex cordis, Fo = Foramen ovale, Fw = Fruchtwasser, Kl = Kammer links, Kr = Kammer rechts, Lu = Lunge, Oa = Oberarm, Pl = Plazenta, Ri = Rippe, Se = Septum, Tw = Thoraxwand, Vl = Vorhof links, Vr = Vorhof rechts, Ws = Wirbelsäule, Re = rechts, Li = links.

Thorakaler Transversalschnitt, Fünfkammerblickebene, Farbdoppler

Schallkopfführung

- Transabdominale Sonografie
- Farbdoppler
- Anterior-posteriore Schallausrichtung
- Apikaler Vierkammerblick
- Bildvergrößerung so wählen, dass Thorax Großteil des Bildschirms einnimmt

Orientierungspunkte

- Diskret kranial von der Vierkammerblickebene
- Darstellung des linksventrikulären Ausstroms
- Aortenvorderwand stellt sich in Verlängerung des Septums dar.

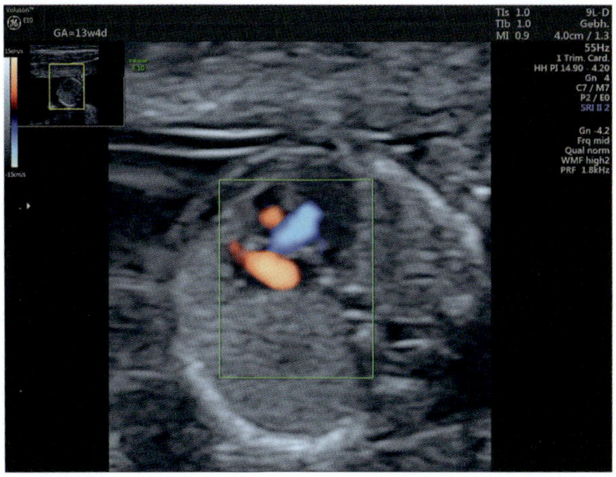

Abb. 1.19 Thorakaler Transversalschnitt, Fünfkammerblickebene, Farbdoppler, 13 + 4 SSW

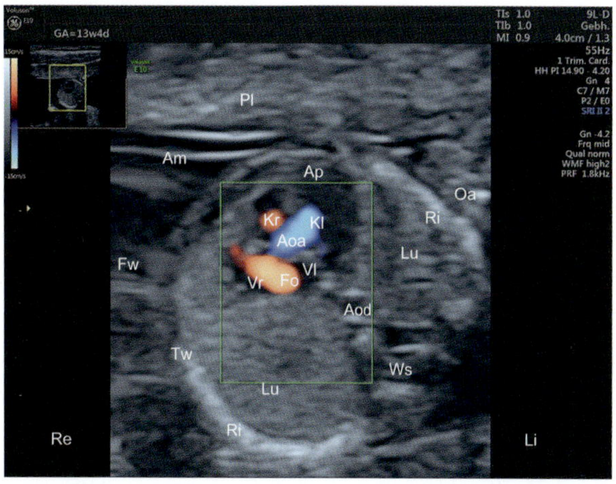

Abb. 1.20 Thorakaler Transversalschnitt, Fünfkammerblickebene, Farbdoppler, 13 + 4 SSW. Am = Amnion, Aoa = Aorta ascendens, Aod = Aorta descendens, Fo = Foramen ovale, Fw = Fruchtwasser, Kl = Kammer links, Kr = Kammer rechts, Lu = Lunge, Oa = Oberarm, Pl = Plazenta, Ri = Rippe, Tw = Thoraxwand, Vl = Vorhof links, Vr = Vorhof rechts, Ws = Wirbelsäule, Re = rechts, Li = links.

Thorakaler Transversalschnitt, Ebene des rechtsventrikulären Ausstroms, Farbdoppler

Schallkopfführung

- Transabdominale Sonografie
- Farbdoppler
- Anterior-posteriore Schallausrichtung
- Bildvergrößerung so wählen, dass Thorax Großteil des Bildschirms einnimmt

Orientierungspunkte

- Diskret kranial von der Fünfkammerblickebene
- Darstellung des rechtsventrikulären Ausstroms
- Aufteilung des Truncus pulmonalis in rechte Pulmonalarterie und Ductus arteriosus

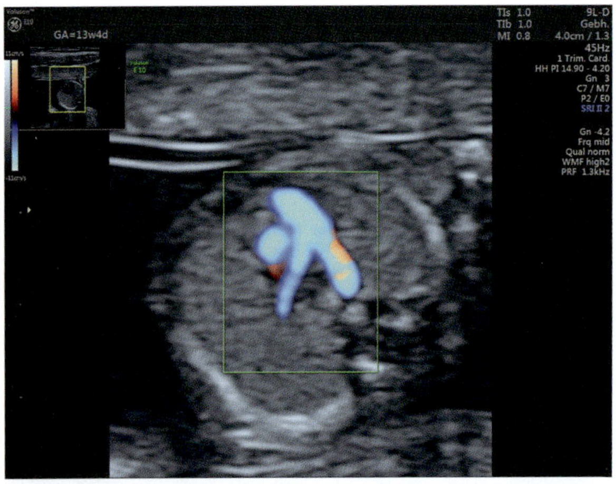

Abb. 1.21 Thorakaler Transversalschnitt, Ebene des rechtsventrikulären Ausstroms, Farbdoppler, 13 + 4 SSW

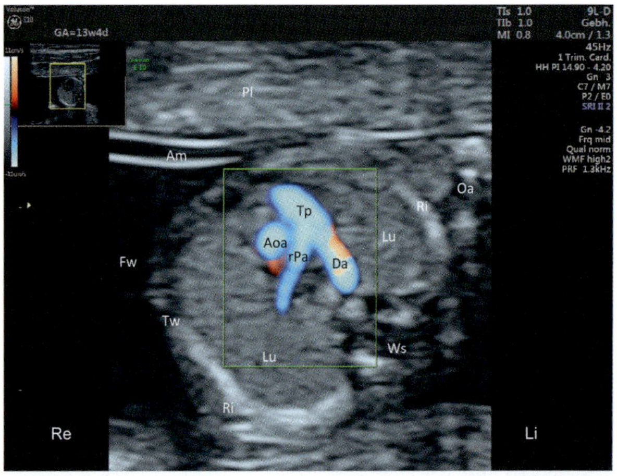

Abb. 1.22 Thorakaler Transversalschnitt, Ebene des rechtsventrikulären Ausstroms, Farbdoppler, 13 + 4 SSW. Am = Amnion, Aoa = Aorta ascendens, Da = Ductus arteriosus, Fw = Fruchtwasser, Lu = Lunge, Oa = Oberarm, Pl = Plazenta, rPa = rechte Pulmonalarterie, Ri = Rippe, Se = Septum, Tp = Truncus pulmonalis, Tw = Thoraxwand, Ws = Wirbelsäule, Re = rechts, Li = links.

Thorakaler Transversalschnitt, Ebene des 3-Gefäß-Trachea-Blicks, Farbdoppler

Schallkopfführung

- Transabdominale Sonografie
- Farbdoppler
- Anterior-posteriore Schallausrichtung
- Bildvergrößerung so wählen, dass Thorax Großteil des Bildschirms einnimmt

Orientierungspunkte

- Diskret kranial von des rechtsventrikulären Ausstroms
- Darstellung des Zusammenstroms von Aorta und Ductus arteriosus (links der Trachea)
- Aorta, Truncus pulmonalis und Ductus arteriosus fließen gleichsinnig.
- Truncus pulmonalis ist diskret breiter als Aorta.
- V. cava superior ist quer angeschnitten.

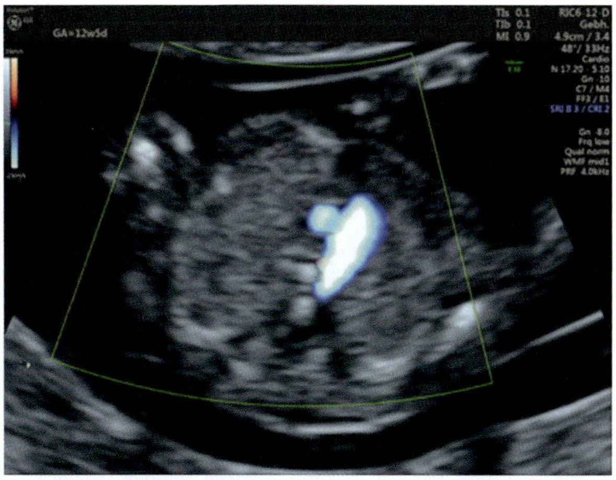

Abb. 1.23 Thorakaler Transversalschnitt, Ebene des 3-Gefäß-Trachea-Blicks, Farbdoppler, 13 + 4 SSW

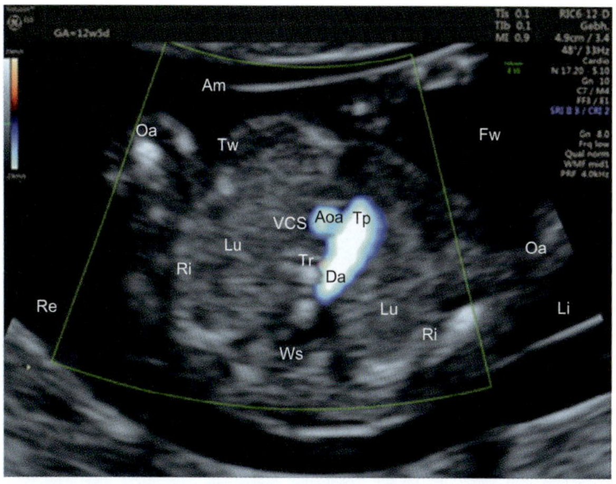

Abb. 1.24 Thorakaler Transversalschnitt, Ebene des 3-Gefäß-Trachea-Blicks, Farbdoppler, 13 + 4 SSW. Am = Amnion, Aoa = Aorta ascendens, Da = Ductus arteriosus, Fw = Fruchtwasser, Lu = Lunge, Oa = Oberarm, Pl = Plazenta, rPa = rechte Pulmonalarterie, Ri = Rippe, Se = Septum, Tp = Truncus pulmonalis, Tw = Thoraxwand, VCS = V. cava superior, Ws = Wirbelsäule, Re = rechts, Li = links.

1

Thorakaler Transversalschnitt, Vierkammerblickebene, Farbdoppler, PW-Doppler

Schallkopfführung

- Transvaginale Sonografie
- Farbdoppler
- Anterior-posteriore Schallausrichtung
- Apikaler Vierkammerblick
- Bildvergrößerung so wählen, dass Thorax Großteil des Bildschirms einnimmt
- Gate des gepulsten Dopplers 3 mm weit und mittig über der Trikuspidalklappe

Orientierungspunkte

- Darstellung der diastolischen ventrikulären Füllung
- Vierkammerblick mit beiden Vorhöfen und Ventrikeln
- Herz nimmt ein Drittel der Thoraxfläche ein.
- Ein Drittel des Herzens liegt in der rechten Thoraxhälfte, zwei Drittel liegen in der linken Thoraxhälfte.
- Paralleles Rippenpaar

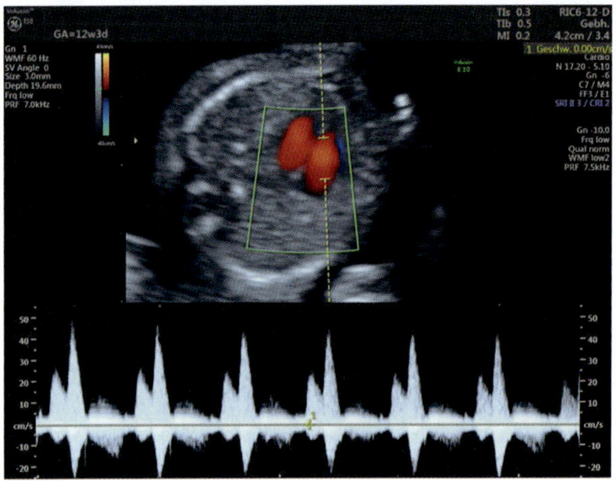

Abb. 1.25 Thorakaler Transversalschnitt, Vierkammerblickebene, Farbdoppler, PW-Doppler über der Trikuspidalklappe, 12 + 3 SSW

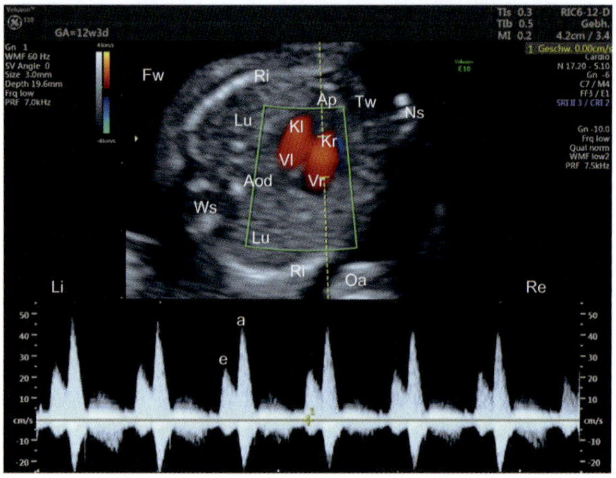

Abb. 1.26 Thorakaler Transversalschnitt, Vierkammerblickebene, Farbdoppler, PW-Doppler über der Trikuspidalklappe, 12 + 3 SSW. Am = Amnion, Aod = Aorta descendens, Ap = Apex cordis, Fo = Foramen ovale, e = e-Welle, a = a-Welle, Fw = Fruchtwasser, Kl = Kammer links, Kr = Kammer rechts, Lu = Lunge, Oa = Oberarm, Ri = Rippe, Se = Septum, Tw = Thoraxwand, Vl = Vorhof links, Vr = Vorhof rechts, Ws = Wirbelsäule, Re = rechts, Li = links.

Mittsagittalebene, Ductus venosus und PW-Doppler des Ductus venosus

Schallkopfführung

- Transvaginale Sonografie
- Mittsagittale Darstellung des fetalen Rumpfes
- Schallkopf parallel zur fetalen Körperachse

Orientierungspunkte

- Wirbelsäule und Bauchdecke einsehbar
- Longitudinale Darstellung des Übergangs der V. umbilicalis zum Ductus venosus bis zum rechten Vorhof
- Farbdopplersonografische Aufhellung/Aliasing im Bereich des Ductus venosus als Zeichen der Flussbeschleunigung
- Positionierung des Gates des PW-Dopplers in einem maximalen 30°-Winkel

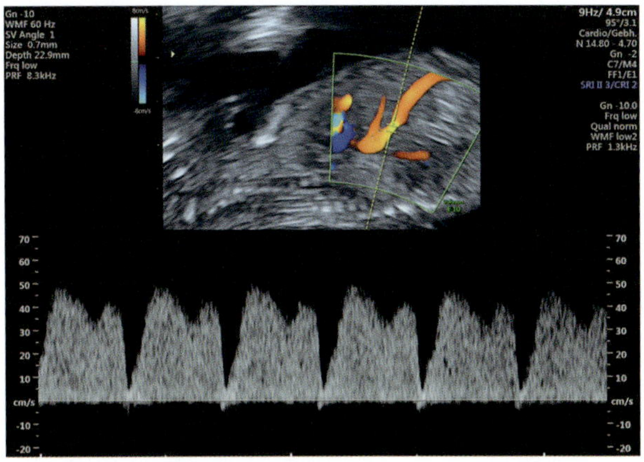

Abb. 1.27 Mittsagittalebene, Ductus venosus und PW-Doppler des Ductus venosus, 12 + 4 SSW

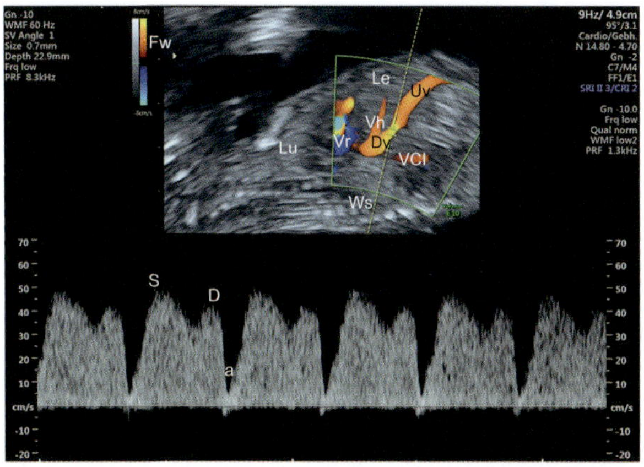

Abb. 1.28 Mittsagittalebene, Ductus venosus und PW-Doppler des Ductus venosus, 12 + 4 SSW. a = a(-triale) Welle, D = diastolische Welle, Dv = Ductus venosus, Le = Leber, Lu = Lunge, Uv = Umbilikalvene, VCI = V. cava inferior, Vh = V. hepatica, Vr = rechter Vorhof, Ws = Wirbelsäule.

Transversalschnitt Oberbauch, Biometrieebene

Schallkopfführung

- Transvaginale Sonografie
- Schallkopf quer zur fetalen Körperachse

Orientierungspunkte

- Magen links
- Paralleles Rippenpaar
- Wirbelsäule quer
- Ggf. Queranschnitte der oberen Extremitäten

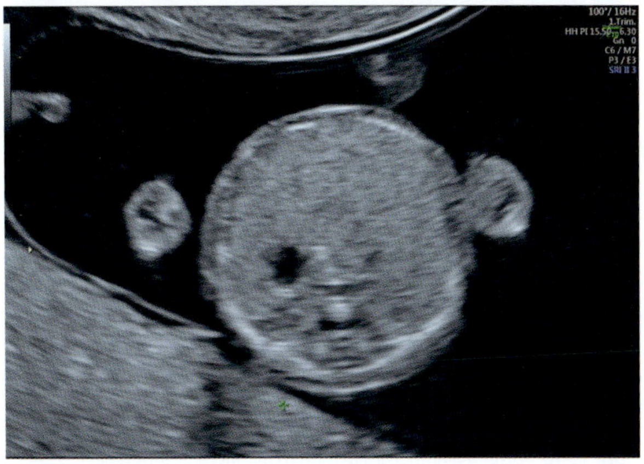

Abb. 1.29 Transversalschnitt Oberbauch, Biometrieebene, 12 + 3 SSW

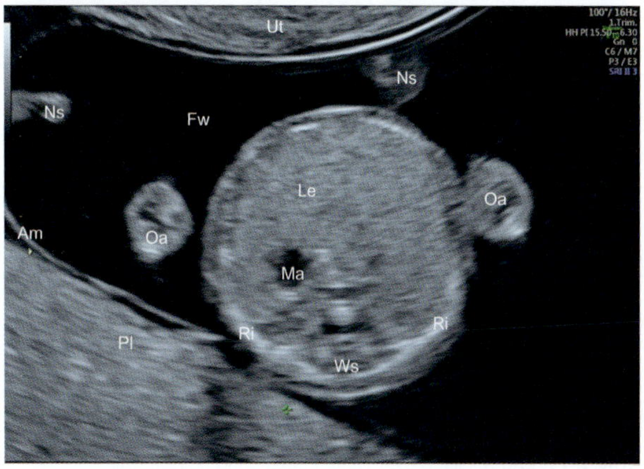

Abb. 1.30 Transversalschnitt Oberbauch, Biometrieebene, 12 + 3 SSW. Am = Amnion, Fw = Fruchtwasser, Le = Leber, Ma = Magen, Ns = Nabelschnur, Oa = Oberarm, Pl = Plazenta, Ut = Uterus.

Transversalschnitt Mittelbauch

Schallkopfführung

- Transvaginale Sonografie
- Schallkopf quer zur fetalen Körperachse

Orientierungspunkte

- Darstellung des Nabelschnurgangs
- Dient dem Ausschluss von Bauchwanddefekten

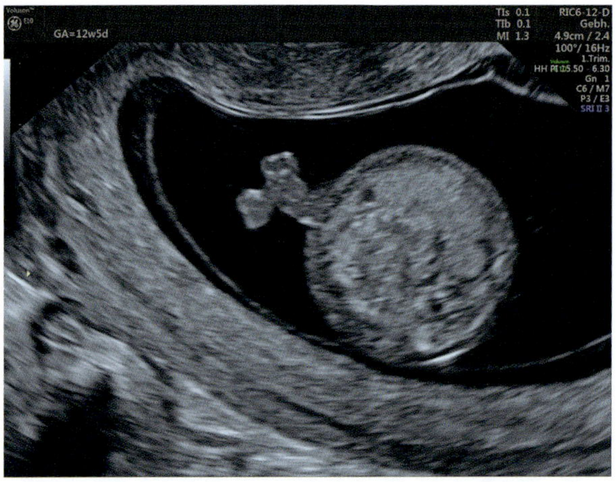

Abb. 1.31 Transversalschnitt Mittelbauch, 12 + 5 SSW

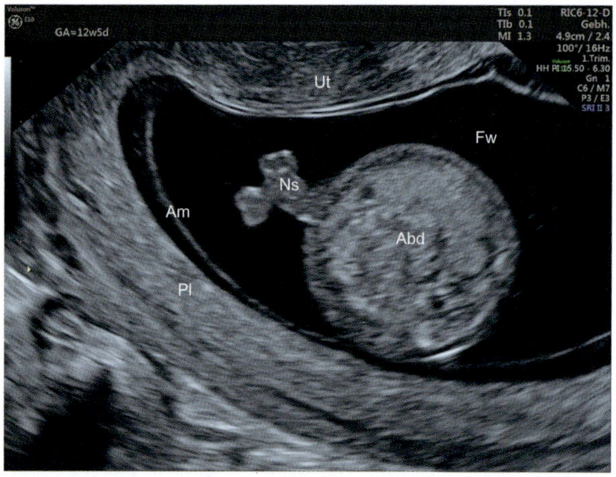

Abb. 1.32 Transversalschnitt Mittelbauch, 12 + 5 SSW. Abd = Abdomen, Am = Amnion, Fw = Fruchtwasser, Ns = Nabelschnur, Pl = Plazenta, Ut = Uterus.

Koronarschnitt zur Nierendarstellung, Farbdoppler

Schallkopfführung

- Transvaginale Sonografie
- Schallkopf tangential ventral vor der Wirbelsäule
- Schallausrichtung von einer Flanke zur anderen

Orientierungspunkte

- Aorta quer im Bild
- Nierenarterien orthogonal zur Schallausrichtung
- Nierenarterien zur besseren Abgrenzung der Nieren

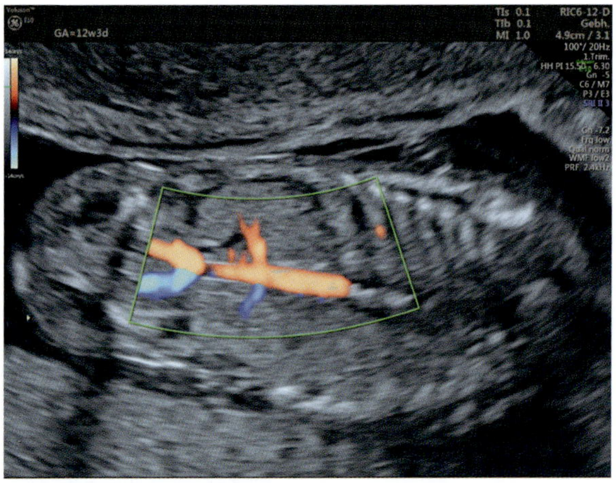

Abb. 1.33 Koronarschnitt zur Nierendarstellung, Farbdoppler, 12 + 3 SSW

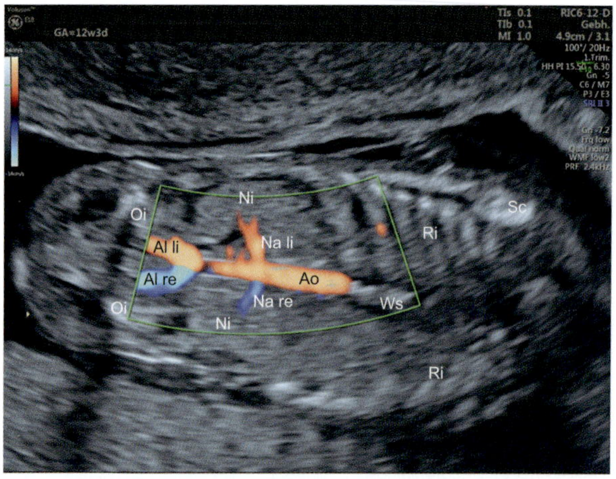

Abb. 1.34 Koronarschnitt zur Nierendarstellung, Farbdoppler, 12 + 3 SSW. Al li = A. iliaca links, Al re = A. iliaca rechts, Ao = Aorta, Na li = Nierenarterie links, Na re = Nierenarterie rechts, Ni = Niere, Oi = Os ilium, Ri = Rippe, Sc = Scapula.

Transversalschnitt Becken zur Blasendarstellung, Farbdoppler

Schallkopfführung

- Transvaginale Sonografie
- Schallkopf quer zur fetalen Körperachse

Orientierungspunkte

- Darstellung des Nabelschnurarterienverlaufs durch das Becken bis zur Bauchwand
- Blase als kleine zystische Struktur zwischen den Nabelschnurarterien

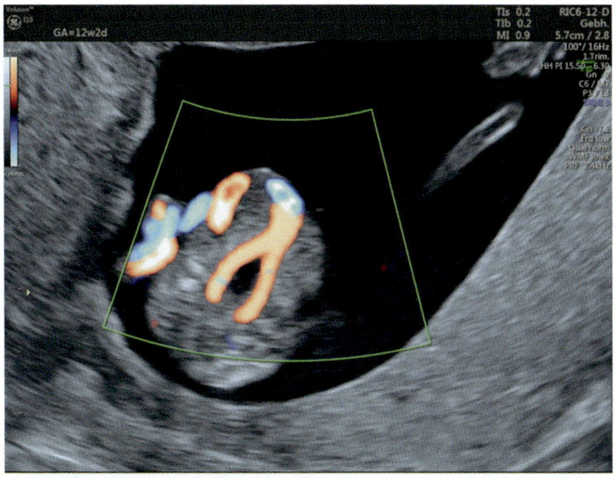

Abb. 1.35 Transversalschnitt Becken zur Blasendarstellung, Farbdoppler, 12 + 2 SSW

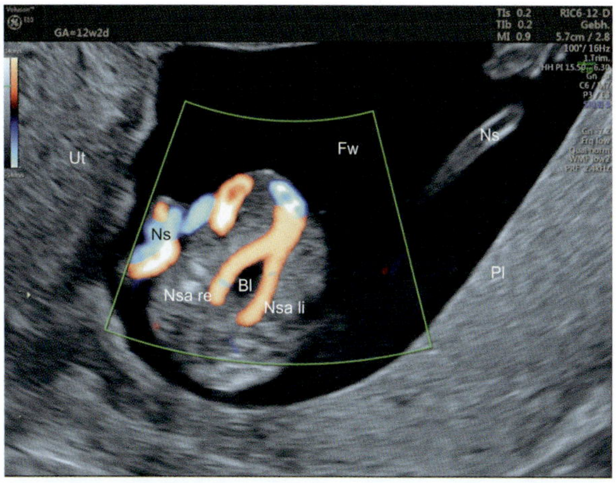

Abb. 1.36 Transversalschnitt Becken zur Blasendarstellung, Farbdoppler, 12 + 2 SSW. Bl = Blase, Fw = Fruchtwasser, Ns = Nabelschnur, Nsa li = Nabelschnurarterie li, Nsa re = Nabelschnurarterie rechts, Pl = Plazenta, Ut = Uterus.

Longitudinalschnitt Bein

Schallkopfführung

- Transvaginale Sonografie
- Schallkopf längs zum fetalen Bein

Orientierungspunkte

- Simultane Darstellung von Oberschenkel, Unterschenkel und Fuß
- Fußstellung in der Regel orthogonal zu Schienbeinkante
- Anderer Fuß meist von unten dargestellt, gelegentlich gekreuzte Beinhaltung

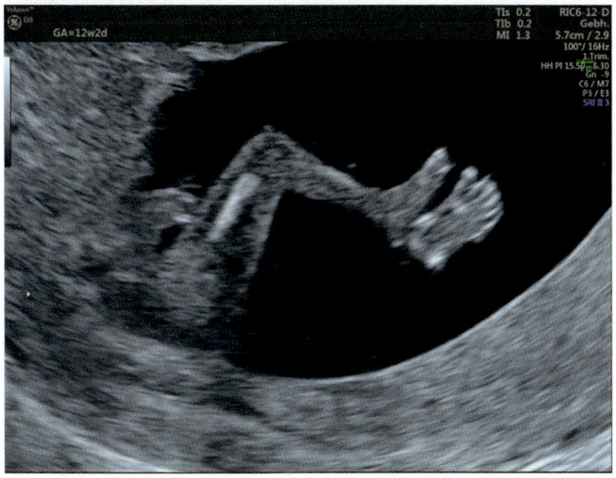

Abb. 1.37 Longitudinalschnitt Bein, 12 + 2 SSW

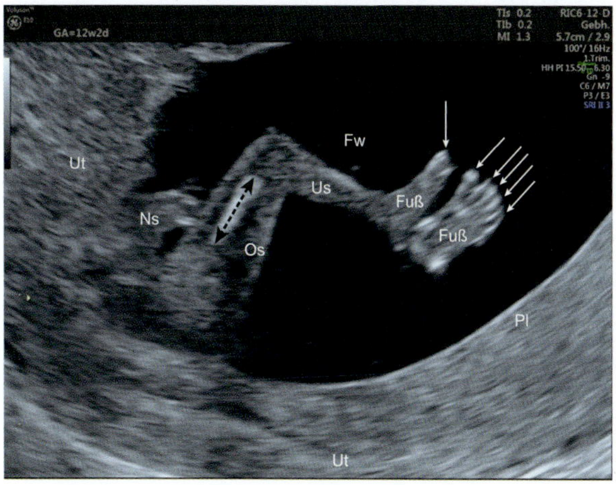

Abb. 1.38 Longitudinalschnitt Bein, 12 + 2 SSW. Fuß = Fuß, Fw = Fruchtwasser, Ns = Nabelschnur, Os = Oberschenkel, Us = Unterschenkel, Pl = Plazenta, Ut = Uterus, schwarzer gestrichelter Pfeil = Femur, weiße Pfeile = Zehen.

Longitudinalschnitt Arm, VCI-Modus

Schallkopfführung

- Transvaginale Sonografie
- Schallkopf längs zum fetalen Arm

Orientierungspunkte

- Simultane Darstellung von Oberarm, Unterarm und Hand
- Hände im ersten Trimenon meist geöffnet
- Darstellung der Mittelhandknochen und der Phalangen (i. d. R. drei, am Kleinfinger Mittelphalanx noch nicht darstellbar)

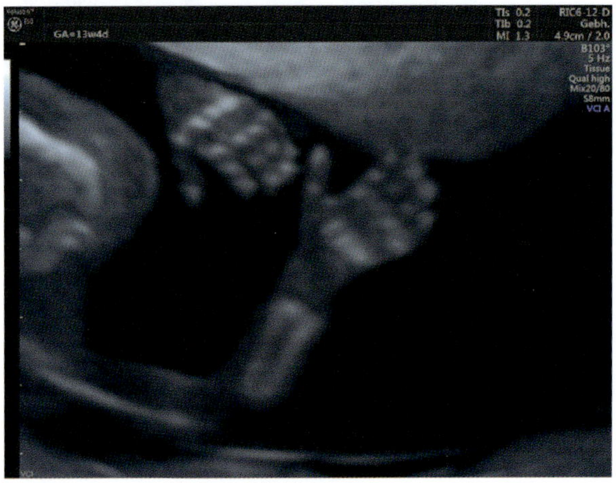

Abb. 1.39 Longitudinalschnitt Arm, VCI-Modus, 13 + 4 SSW

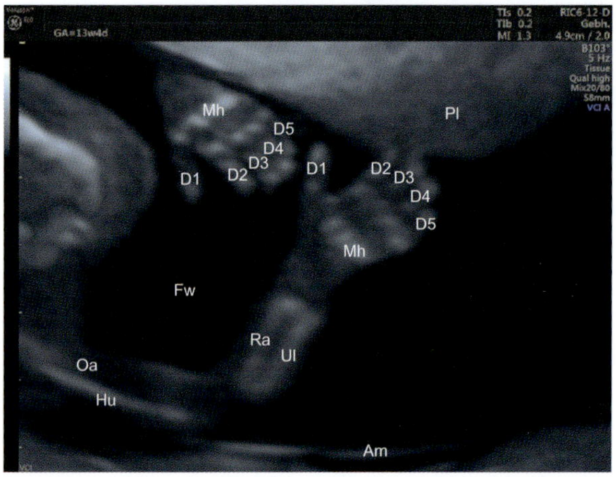

Abb. 1.40 Longitudinalschnitt Arm, VCI-Modus, 13 + 4 SSW. Am = Amnion, D1–5 = Digitus 1–5, Fw = Fruchtwasser, Hu = Humerus, Mh = Mittelhand, Oa = Oberarm, Ua = Unterarm, Pl = Plazenta, Ra = Radius, Ul = Ulna, Ut = Uterus.

Plazentarer Nabelschnuransatz, Farbdoppler

Schallkopfführung

- Transvaginale Sonografie
- Schallkopf längs zum Verlauf des Nabelschnuransatzes

Orientierungspunkte

- Abgang der Nabelschnur auf der Plazenta (Ausschluss Insertio velamentosa)

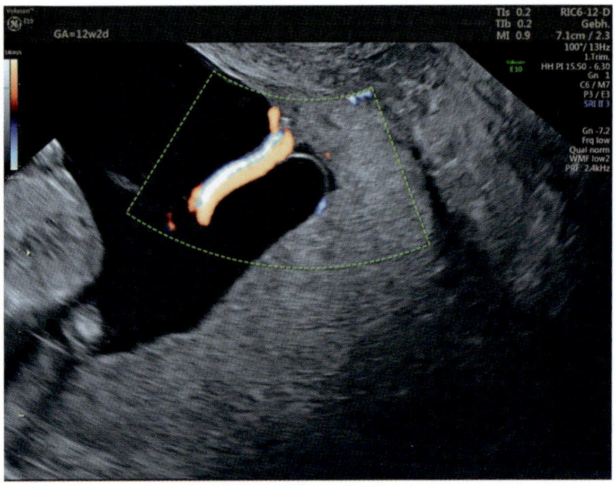

Abb. 1.41 Farbdopplersonografische Darstellung des plazentaren Nabelschnuransatzes, 12 + 2 SSW

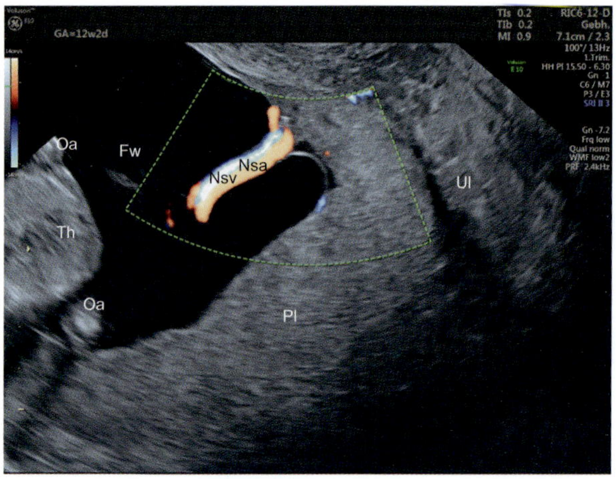

Abb. 1.42 Farbdopplersonografische Darstellung des plazentaren Nabelschnuransatzes, 12 + 2 SSW. Fw = Fruchtwasser, Hu = Humerus, Nsa = Nabelschnurarterie, Nsv = Nabelschnurvene, Oa = Oberarm, Pl = Plazenta, Th = Thorax, Ut = Uterus.

PW-Doppler der A. uterina

Schallkopfführung

- Transvaginale Sonografie
- Schallkopf auf Höhe des isthmozervikalen Übergangs
- A. uterina senkrecht zur Schallrichtung

Orientierungspunkte

- A. uterina senkrecht zur Schallrichtung
- Siphonartiger Verlauf der A. uterina
- Ableitung am senkrechten Abschnitt

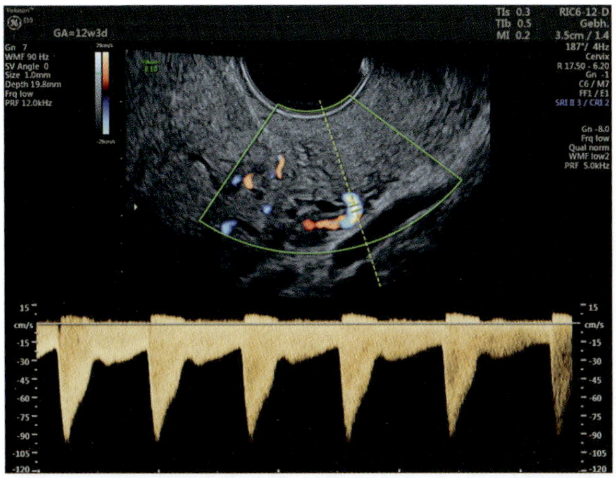

Abb. 1.43 PW-Doppler der A. uterina, 12 + 3 SSW

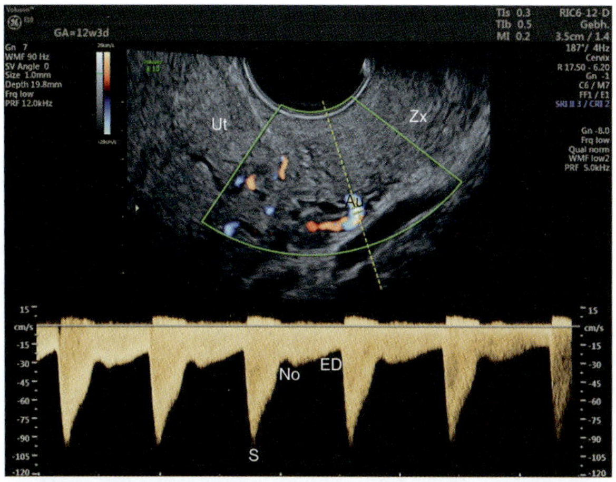

Abb. 1.44 PW-Doppler der A. uterina, 12 + 3 SSW. Au = A. uterina, ED = Enddiastole, No = Notch, S = Systole, Ut = Uterus, Zx = Zervix.

1.3 Fallbeispiele

Fallbeispiel 1

Klinische Angaben

Eine 31-jährige Patientin, IG, kommt als Notfall aufgrund vaginaler Blutungen.

Die Patientin weiß erst seit wenigen Tagen von der Schwangerschaft. Anhand der letzten Periodenblutung wird vermutet, dass das Gestationsalter bei 9+ SSW vorliegt.

Fragen

1. Welche Schnittebene ist dargestellt?
2. Was fällt auf?
3. Wie kann eine systematische Untersuchung den Verdacht erhärten?
4. Verdachtsdiagnose/Diagnose?

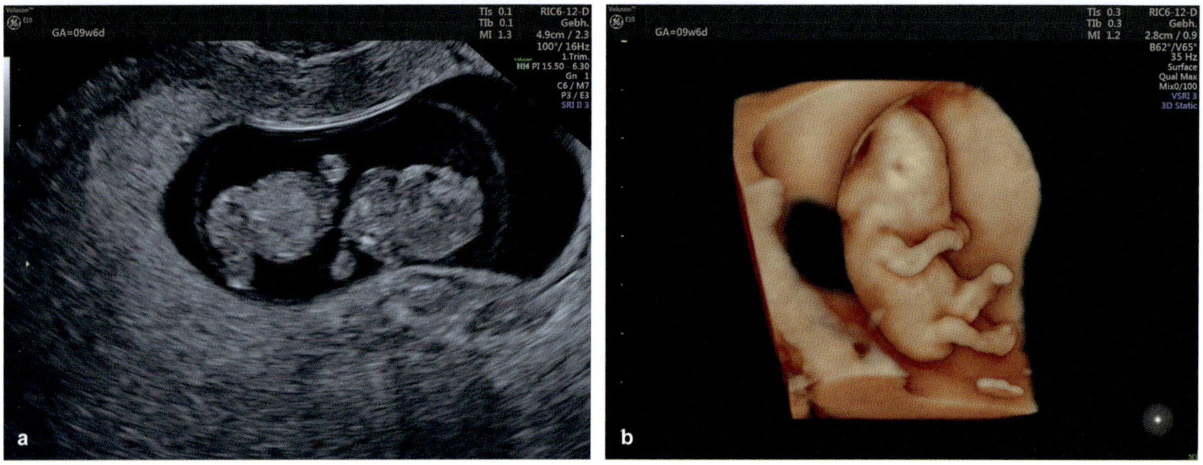

Abb. 1.45 Fallbeispiel 1

Antworten

1. Es ist eine frontale Schnittebene durch den Rumpf des Embryos dargestellt.
2. Der Kopf erscheint unregelmäßig begrenzt. Dies lässt sich trotz der frühen Schwangerschaftswoche klar erkennen.
3. Bei Darstellung des Transversalschnitts durch den embryonalen Kopf lassen sich die Ventrikel und die Plexus nicht in üblicher Weise darstellen. Es sollte eine Kontrolle nach 2–3 Wochen erwogen werden, um den Befund in der 12+ SSW zu bestätigen. Das Fehlen der Kalotte kann in der 12+ SSW wohl besser dargestellt werden, die untypische Ventrikel und Plexusmorphologie fällt aber sowohl in der 12+ als auch in der 9+ SSW auf.
4. Die Verdachtsdiagnose lautet Ex-/Anenzephalie.

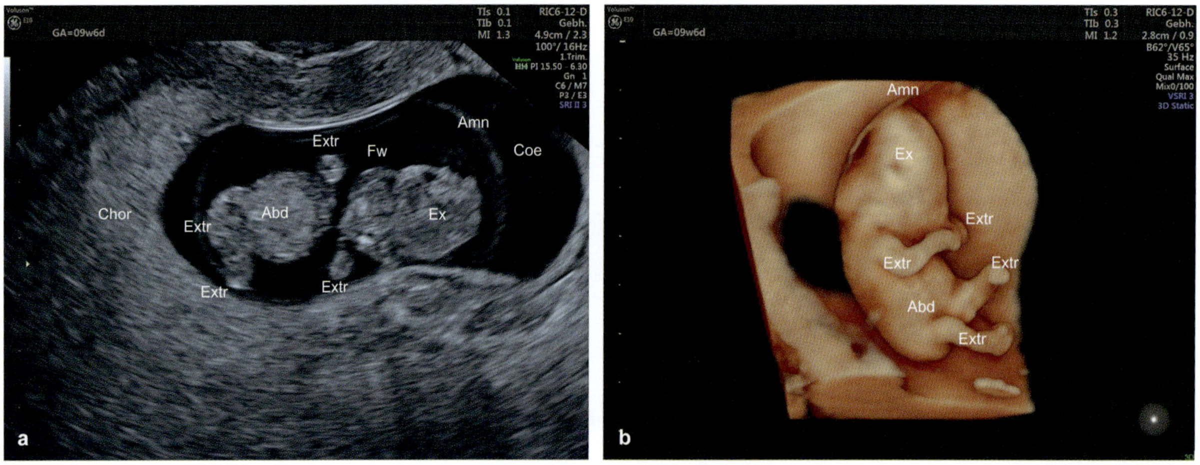

Abb. 1.46 Fallbeispiel 1: Ex-/Anenzephalie 9 SSW.
a) Frontalschnitt. Ex = Ex-/Anenzephalie, Abd = Abdomen, Extr = Extremitäten, Fw = Fruchtwasser, Amn = Amnion, Coe = Coelom, Chor = Chorion
b) 3D-rendering. Ex = Ex-/Anenzephalie, Abd = Abdomen, Extr = Extremitäten, Amn = Amnion

Typische Hinweiszeichen

Ursächlich für die **Exenzephalie** ist das Fehlen der Schädelkalotte (Akranie). Dadurch kommt es zur Exenzephalie. Erst im zweiten Trimenon kommt es durch den Kontakt zwischen der Hirnsubstanz und dem Fruchtwasser zu einer Autolyse des Gehirns und konsekutiv zum **Anenzephalus.** Auch wenn die Diagnose mithilfe der 2D-Sonografie erfolgt, kann der Befund durch die 3D-Sonografie plastischer dargestellt werden.

Prognose

Die Prognose ist infaust. In der Schwangerschaft ist nicht mit einem Versterben des Fetus zu rechnen. Nachgeburtlich sterben die meisten Neugeborenen mit einer Anenzephalie in den ersten Lebenstagen.

Prozedere

Eine genetische Analyse ist nicht notwendig, da eine isolierte Ex-/Anenzephalie nicht genetisch verursacht ist. Bei komplexen Fehlbildungskonstellationen sollte jedoch eine genetische Abklärung erwogen werden. Mit dem Paar ist ein Schwangerschaftsabbruch oder eine palliative Betreuung nach Geburt zu besprechen.

MERKE

Bereits in den frühen Schwangerschaftswochen sollte auf das ZNS geachtet werden!

PRAXISTIPP

Die Kopfform und die Morphologie des ZNS des Embryos lassen bereits in der 9+ SSW beurteilen.

LITERATUR

Hartge DR, Gembicki M, Rody A, Weichert J. Neural Tube Defects in Embryonic Life: Lessons Learned From 340 Early Pregnancy Failures.

Fallbeispiel 2

Klinische Angaben

Die 26-jährige IIG IP kommt in der 13+ SSW zum Ersttrimesterscreening.

Fragen

1. Welche Schnittebene ist dargestellt?
2. Was fällt auf?
3. Wie kann eine systematische Untersuchung den Verdacht erhärten?
4. Verdachtsdiagnose/Diagnose?

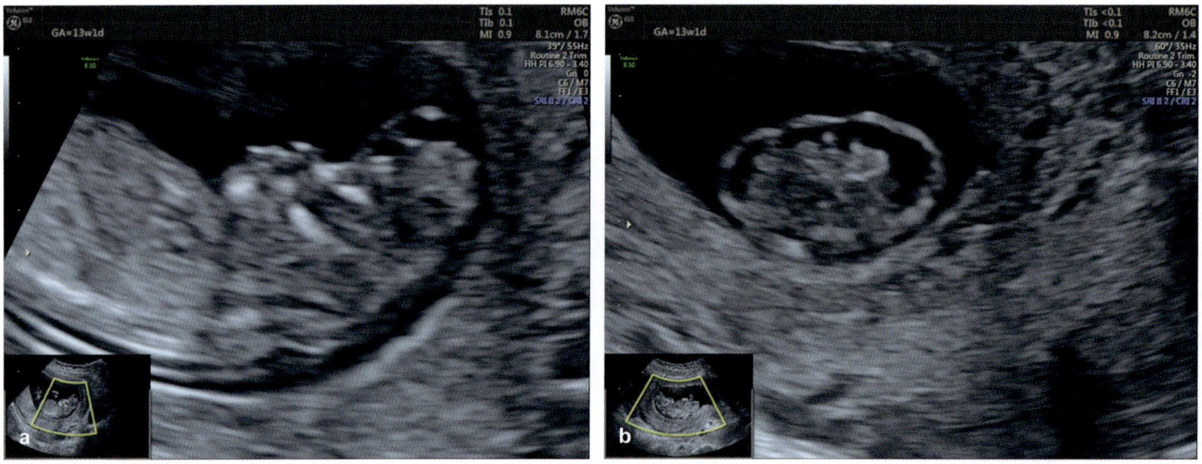

Abb. 1.47 Fallbeispiel 2

Antworten

1. Sagittalschnitt durch das fetale Profil, das zur Messung der fetalen Nackentransparenz verwendet wird
2. Der Kopf ist wie im Vorbeispiel unregelmäßig begrenzt. In der 13+ SSW lässt sich nun aber das frei flottierende ZNS-Gewebe besser darstellen.
3. Im Transversalschnitt ist die unscharfe Begrenzung des ZNS-Gewebes erkennbar. Das klassische Butterfly Sign, welches durch die beiden großen Plexus in den Ventrikeln gebildet wird, kann nicht dargestellt werden.
4. Die Diagnose lautet Ex-/Anenzephalie.

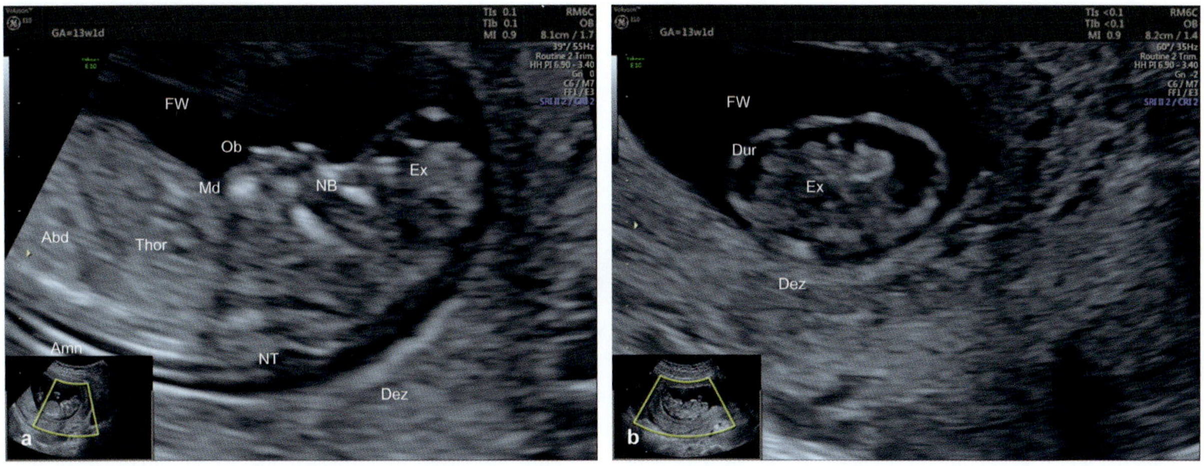

Abb. 1.48 Fallbeispiel 2: Ex-/Anenzephalie, 13 + SSW.
a) Sagittalschnitt. Ex = Ex-/Anenzephalie, NB = Nasenbein, Ob = Oberlippe, Md = Mandibula, NT = Nackentransparenz, Thor = Thorax, Abd = Abdomen, Fw = Fruchtwasser, Amn = Amnion, Dez = Dezidua.
b) Transversalschnitt. Ex = Ex-/Anenzephalie, Dur = Dura mater, FW = Fruchtwasser, Dez = Dezidua.

MERKE

Zum Zeitpunkt des Ersttrimesterscreenings ist eine **Ex-/Anenzephalie** sicher diagnostizierbar.

PRAXISTIPP

Zu jedem Ersttrimesterscreening gehört die Darstellung des ZNS im Transversalschnitt.

LITERATUR

Kozlowski P et al. DEGUM, ÖGUM, SGUM and FMF Germany Recommendations for the Implementation of First-Trimester Screening, Detailed Ultrasound, Cell-Free DNA Screening and Diagnostic Procedures. Ultraschall Med, 2019 Apr; 40(2): 176–193.

1

Fallbeispiel 3

Klinische Angaben

Die 41-jährige IIIG IP im Z. n. IVF wird wegen V. a. Hydrozephalus überwiesen. Sie kommt erstmals in der 11+ SSW. Vor dem Schwangerschaftsabbruch in der 13+ SSW möchte sie eine erneute Bestätigung des Befunds.

Fragen

1. Was fällt im Profil und im Bereich des ZNS auf?
2. Was ist im Transversalschnitt erkennbar?
3. Verdachtsdiagnose/Diagnose?

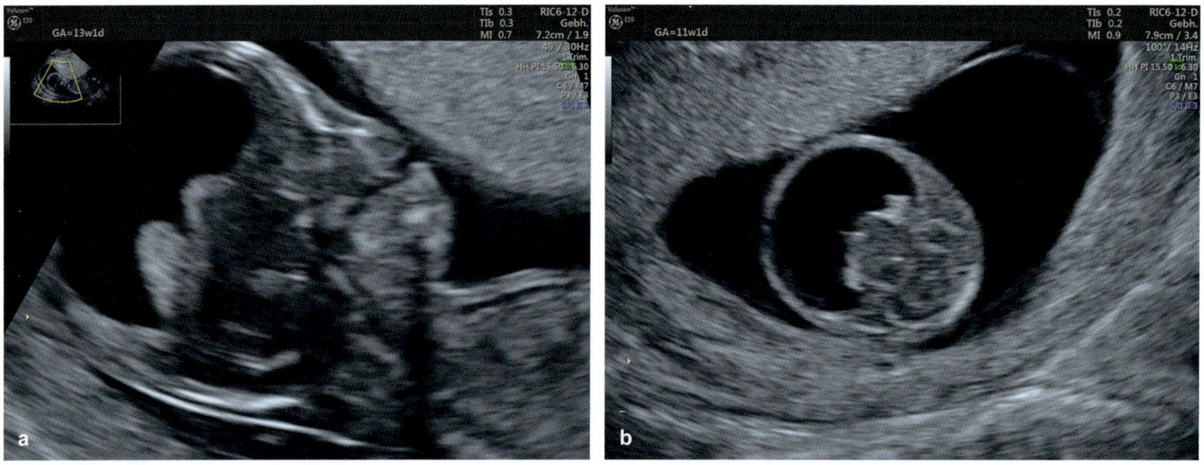

Abb. 1.49 Fallbeispiel 3

Antworten

1. In der Sagittalschnittebene durch das fetale Profil fällt auf, dass der Ventrikel deutlich erweitert ist. Das Mittelgesicht erscheint flach und hypoplastisch. Es besteht der V. a. eine mediane Lippen-Kiefer-Gaumen-Spalte. Diese sollte in einem Frontalschnitt auf das fetale Gesicht bestätigt werden.
2. Im Transversalschnitt ist ein Monoventrikel im Sinne einer alobären Holoprosenzephalie erkennbar. Die beiden Thalamus sind fusioniert. Der Plexus ist als echogene Struktur rudimentär erkennbar.
3. Alobäre Holoprosenzephalie und V. a. mediane Lippen-Kiefer-Gaumen-Spalte

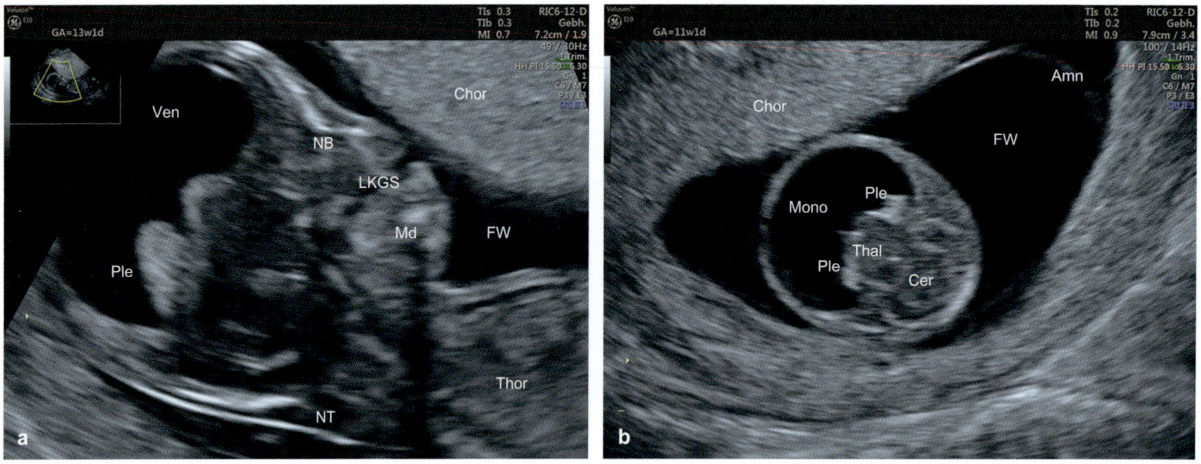

Abb. 1.50 Fallbeispiel 3: Holoprosenzephalie.
a) Fetales Profil, Sagittalschnitt. Ven = Ventrikulomegalie, NB = Nasenbein, Ple = Plexus, LKGS = Lippen-Kiefer-Gaumen-Spalte, Md = Mandibula, NT = Nackentransparenz, Thor = Thorax, FW = Fruchtwasser, Chor = Chorion.
b) Holoprosenzephalie, Transversalschnitt. Mono = Monoventrikel, Ple = Plexus, Thal = Thalamus, Cer = Cerebellum, FW = Fruchtwasser, Chor = Chorion, Amn = Amnion.

Typische Hinweiszeichen

Die **alobäre Holoprosenzephalie** kann durch Darstellung des **Butterfly Sign** auch im ersten Trimenon sicher ausgeschlossen werden. Die Diagnosesicherung einer medianen Lippen-Kiefer-Gaumen-Spalte im ersten Trimenon ist schwieriger, gelingt aber durch eine transversale und frontale Schnittführung durch das Gesicht.

Die Fehlbildungskonstellation aus alobärer Holoprosenzephalie und medianer Lippen-Kiefer-Gaumen-Spalte gehört zu den Mittellinien-Fehlbildungen. Sie sind insbesondere bei einer Trisomie 13 zu finden.

PRAXISTIPP

Zu jedem Ersttrimesterscreening gehört die Darstellung des ZNS im Transversalschnitt.

Prognose

Die Prognose ist aufgrund der alobären Holoprosenzephalie infaust.

Prozedere

In jedem Fall sollte eine genetische Analyse erfolgen. Sollte eine Trisomie 13 vorliegen, besteht nur ein geringes Wiederholungsrisiko. Bei Vorliegen anderer Chromosomenstörungen sollte auch eine genetische Untersuchung des Paars erfolgen, um das Wiederholungsrisiko zu bestimmen. Mit dem Paar sollte ein Schwangerschaftsabbruch oder eine palliative Betreuung nach Geburt besprochen werden.

MERKE

Eine alobäre Holoprosenzephalie kann durch Beurteilung des Transversalschnitts des Gehirns sicher im Ersttrimesterscreening ausgeschlossen werden.

LITERATUR

Sepulveda W, Wong AE. First trimester screening for holoprosencephaly with choroid plexus morphology ('butterfly' sign) and biparietal diameter. Prenat Diagn, 2013 Dec; 33(13): 1233–1237.

Fallbeispiel 4

Klinische Angaben

Die 31-jährige IG kommt in der 12+ SSW zum Ersttrimester-screening.

Fragen

1. Was fällt im Profil auf?
2. Verdachtsdiagnose/Diagnose?
3. Wie lässt sich eine Lippen-Kiefer-Gaumen-Spalte im Ersttrimesterscreening erkennen?

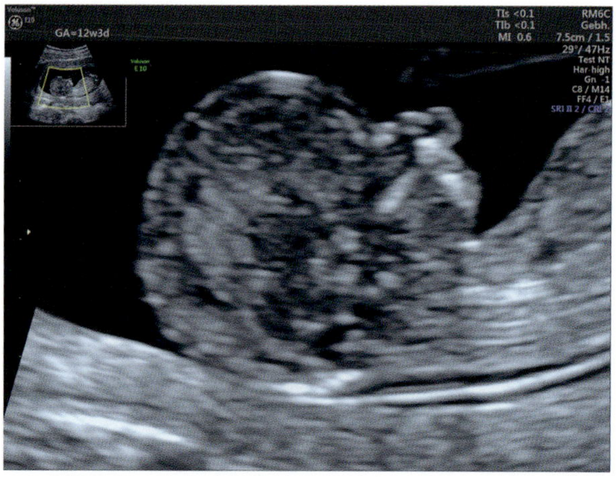

Abb. 1.51 Fallbeispiel 4

Antworten

1. In der Sagittalschnittebene fällt die untypische Form der Nase auf. Diese ergibt sich durch die Verlagerung der Prämaxilla vor die eigentliche Nase, sodass diese verlängert erscheint. Neben der Verlagerung der Prämaxilla ist zudem eine Spalte in der Maxilla (MG, Maxillary Gap) zu sehen.
2. Bilaterale Lippen-Kiefer-Gaumen-Spalte
3. Die Lippen-Kiefer-Gaumen-Spalte lässt sich durch drei, sich ergänzende Methoden im ersten Trimenon darstellen:
   a. Durch Darstellung der Spalte im Frontalblick auf das retronasale Dreieck
   b. Durch eine darstellbare Lücke in der Maxilla, die durch die Vorluxierung der Prämaxilla verursacht ist
   c. Durch tangentiale Anlage einer Linie an die ventralen Ränder der Maxilla und der Mandibula, die nach kranial verlängert wird. In der Regel berührt diese Linie das Os frontale. Durch die Vorluxierung der Prämaxilla weicht die Linie deutlich vom Os frontale ab.

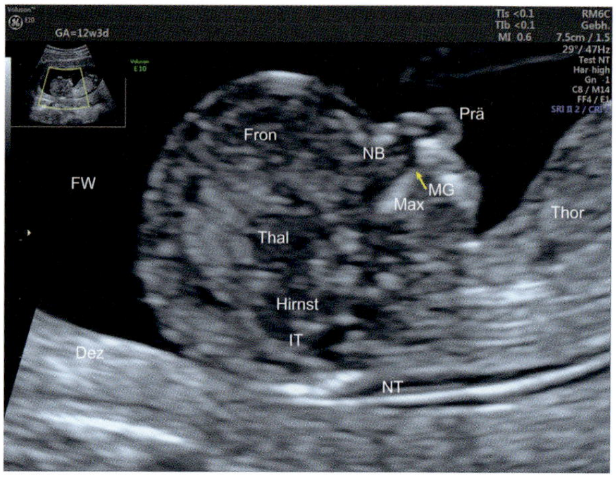

Abb. 1.52 Fallbeispiel 4: bilaterale Lippen-Kiefer-Gaumen-Spalte. Sagittalschnitt. FW = Fruchtwasser, Dez = Dezidua, Fron = Frontalhirn, Thal = Thalamus, Hirnst = Hirnstamm, IT = Intracranial Lucency, NT = Nackentransparenz, NB = Nasenbein, Max = Maxilla, MG = Maxillary Gap, Prä = Prämaxilla, Thor = Thorax.

Typische Hinweiszeichen

Die Gesichtsspalten können entsprechend der Ausprägung in eine Lippen-, Gaumen-, Lippen-Kiefer- und eine Lippen-Kiefer-Gaumen-Spalten unterteilt werden. Zudem wird zwischen einer unilateralen, bilateralen und einer medianen Spalte unterschieden. Die typischen Merkmale der **bilateralen Lippen-Kiefer-Gaumen-Spalte** führen dazu, dass diese bei Beurteilung des fetalen Profils im Ersttrimesterscreening in der Mehrheit der Fälle auffallen.

PRAXISTIPP

Im Ersttrimesterscreening nicht nur auf die Nackentransparenz achten!

Prognose

Die Versorgung erfolgt in aller Regel mehrzeitig, um ein gutes funktionelles und kosmetisches Ergebnis zu erhalten. Die Prognose ist gut, hängt aber von assoziierten Begleiterkrankungen ab.

Prozedere

Eine Diagnose einer Lippen-Kiefer-Gaumen-Spalte sollte immer auch Grund für eine Feindiagnostik im ersten und zweiten Trimenon sein. Zudem sollte eine diagnostische Punktion erwogen werden.

MERKE

Eine bilaterale Lippen-Kiefer-Gaumen-Spalte kann in der Darstellung des Profils des Fetus erkannt werden.

LITERATUR

Chaoui R et al. Maxillary gap at 11–13 weeks' gestation: marker of cleft lip and palate. Ultrasound Obstet Gynecol, 2015 Dec; 46(6): 665–669.

Hoopmann M et al. Frontal space distance in facial clefts and retrognathia at 11–13 weeks' gestation. Ultrasound Obstet Gynecol, 2016 Aug 2; 48(2): 171–176.

Tonni G, Grisolia G, Sepulveda W. Early prenatal diagnosis of orofacial clefts: evaluation of the retronasal triangle using a new three-dimensional reslicing technique. Fetal Diagn Ther, 2013; 34(1): 31–37.

Fallbeispiel 5

Klinische Angaben

Die 38-jährige IG wird in der 12+ SSW überwiesen. Die Serummarker PAPP-A und β-hCG lagen in der 10+ SSW bei jeweils 0,1 MoM.

Fragen

1. Was fällt auf?
2. Verdachtsdiagnose/Diagnose?
3. Sind die Diagnosen sicher?

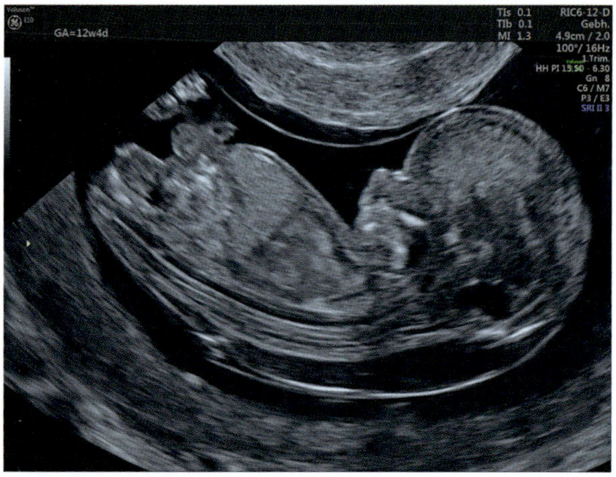

Abb. 1.53 Fallbeispiel 5

Antworten

1. Es fällt zunächst die Erweiterung der Nackentransparenz auf 5,2 mm auf. Die Nasenwurzel ist eingesunken. Das Herz erscheint auffällig groß für den Thorax.
   Zudem fallen die Strukturen in der hinteren Schädelgrube auf. Die Erweiterung der Intracranial Translucency deutet auf eine Cerebellum-Fehlbildung, in aller Regel auf eine Dandy-Walker-Malformation hin.
2. Die niedrigen Serummarker in Kombination mit der Erweiterung der Nackentransparenz und der auffälligen hinteren Schädelgrube deuten auf eine Chromosomenstörung, allen voran auf eine digyne Triploidie.
3. Die Verdachtsdiagnose einer Chromosomenstörung muss immer mittels diagnostischer Punktion, d. h. mittels CVS oder Amniozentese gesichert werden.
   Die Diagnose einer Dandy-Walker-Malformation kann in der 12+ SSW noch nicht mit ausreichender Sicherheit gestellt werden. Die Erweiterung der Intracranial Lucency kann nur als ein Hinweiszeichen auf eine zerebellare Fehlbildung gewertet werden. Eine unauffällige Entwicklung ist noch möglich, wenn auch unwahrscheinlich.

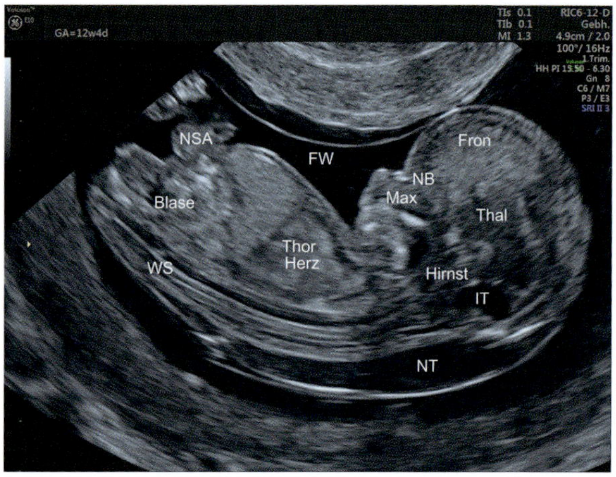

Abb. 1.54 Fallbeispiel 5. Auffällige hintere Schädelgrube: erweiterte Intracranial Lucency. Bilaterale Lippen-Kiefer-Gaumen-Spalte. Sagittalschnitt. FW = Fruchtwasser, Fron = Frontalhirn, Thal = Thalamus, Hirnst = Hirnstamm, IT = Intracranial Lucency, NT = Nackentransparenz, NB = Nasenbein, Max = Maxilla, Thor = Thorax, Herz = Herz, WS = Wirbelsäule, Blase = Blase, NSA = Nabelschnuransatz.

Typische Hinweiszeichen

In der midsagittalen Einstellung lassen sich im hinteren Anteil des Gehirns dorsal des Os sphenoideus bis zum Os occipitale normalerweise drei parallele echoarme Zonen demonstrieren, welche durch zwei echogene Linien voneinander getrennt werden. Die am weitesten anterior lokalisierte Struktur bzw. echoarme Zone der Fossa posterior entspricht hierbei dem Hirnstamm. Nach posterior lässt sich der Hirnstamm klar durch eine echogene Grenzschicht von den flüssigkeitsgefüllten rhombenzephalen und mesenzephalen Ventrikeln abgrenzen. Während der rostral gelegene mesenzephale Anteil in den Aquaeductus cerebri und III. Ventrikel übergehen wird, entwickelt sich aus dem kaudal gelegenen Anteil der IV. Ventrikel. Diese Zone wird daher von einigen Arbeitsgruppen auch gleichbedeutend mit dem IV. Ventrikel bezeichnet. Sie entspricht sonomorphologisch der **Intracranial Translucency (IT).** Die zweite echogene Linie besteht überwiegend aus Plexus choroideus, welcher sich in der weiteren Entwicklung in den IV. Ventrikels verlagern wird. Nach kaudal geht der Plexus choroideus in die posteriore membranöse Area über.

Im vorliegenden Bespiel ist diese typische Aufteilung nicht zu erkennen. Die Intracranial Lucency erscheint erweitert. Der Quotient aus Hirnstammdicke und Distanz zwischen Hirnstamm und Os occipitale is deutlich zu Ungunsten des Hirnstamms verschoben.

PRAXISTIPP

Im Ersttrimesterscreening nicht nur auf die Nackentransparenz achten!

Prognose

Sollte sich die **Dandy-Walker-Malformation** bestätigen, ohne dass eine Chromosomenstörung oder sonstige syndromale Erkrankung vorliegt, so besteht ein etwa 50%iges Risiko einer neurologischen Entwicklungsstörung.

Insgesamt wird die Prognose aber maßgeblich durch die verursachende Erkrankung oder begleitende Fehlbildungen geprägt. In diesem Fall liegt eine Triploidie vor.

Prozedere

Diagnostische Punktion. Hinsichtlich der auffälligen Schädelgrube sollte eine Kontrolle im zweiten Trimenon erfolgen.

MERKE

Bei Auffälligkeiten der Intracranial Lucency sollte eine Kontrolle im zweiten Trimenon erfolgen.

LITERATUR

Volpe P et al. Appearance of fetal posterior fossa at 11–14 weeks in fetuses with Dandy-Walker malformation or chromosomal anomalies. Ultrasound in Obstetrics & Gynecology, 2016 Jun 1; 47(6): 720–725.

Fallbeispiel 6

Klinische Angaben

Die 30-jährige IVG IP kommt zum Ersttrimesterscreening. Z. n. Spontanpartus eines gesundes Kindes, 2 Frühaborte.

Fragen

1. Was fällt im Profil auf?
2. Verdachtsdiagnose/Diagnose?
3. Sind noch andere Merkmale der Erkrankung im Profil erkennbar?

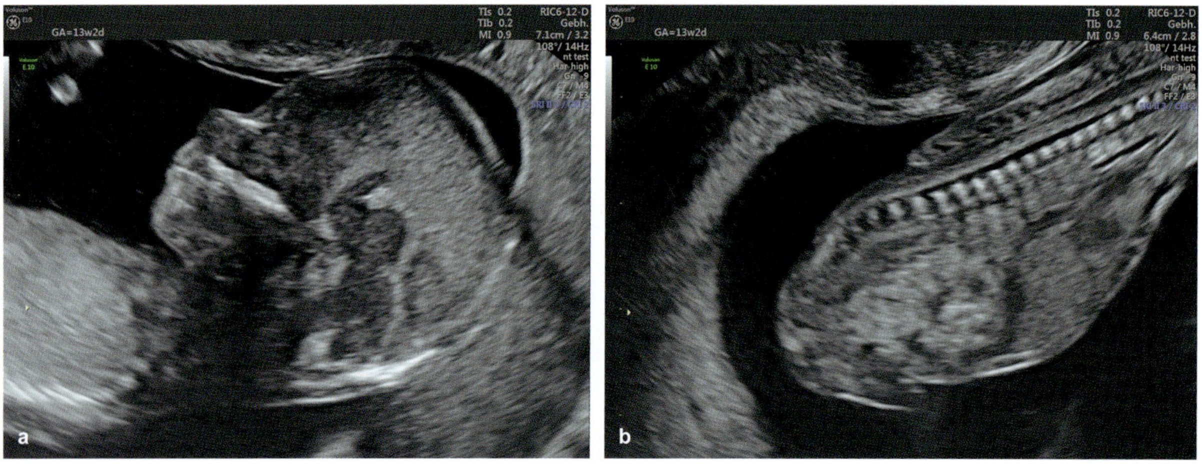

Abb. 1.55 Fallbeispiel 6

Antworten

1. Die Intracranial Lucency ist nicht darstellbar. Zudem ist der Hirnstamm nach kranial verlagert und die Cisterna magna verschmälert.
2. Die Auffälligkeiten deuten auf eine Spina bifida aperta hin.
3. Die Kaudalverlagerung des Hirnstamms ist auch am Bereich des Os frontale zu erkennen. Der frontomaxillare Winkel ist erweitert.

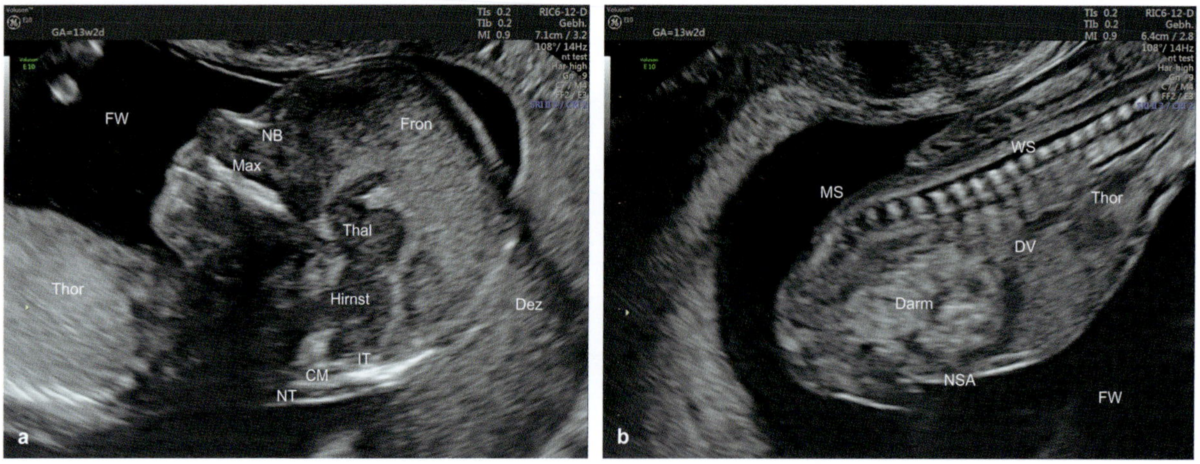

Abb. 1.56 Fallbeispiel 6: auffällige hintere Schädelgrube.
a) Kollabierte Intracranial Lucency, Sagittalschnitt. FW = Fruchtwasser, Dez = Dezidua, Fron = Frontalhirn, Thal = Thalamus, Hirnst = Hirnstamm, IT = Intracranial Lucency, NT = Nackentransparenz, CM = Cisterna magna, NB = Nasenbein, Max = Maxilla, Thor = Thorax.
b) Wirbelsäule mit Spina bifida, Sagittalschnitt. WS = Wirbelsäule, MS = Myeloschisis, Thor = Thorax, DV = Ductus venosus, Darm = Darm, NSA = Nabelschnuransatz, FW = Fruchtwasser.

Typische Hinweiszeichen

Durch die Beurteilung der Fossa posterior ergeben sich bereits im Ersttrimesterscreening Hinweise auf eine **Spina bifida aperta,** vergleichbar mit dem Banana Sign des zweiten Trimenons. Die erste standardisierte Beurteilung wurde hierbei durch die Vermessung der Distanz zwischen den beiden zentralen, echogenen Linien (Intercranial Translucency [IT]) beschrieben. Erste retrospektive Beobachtungen an kleineren Fallserien wiesen darauf hin, dass im Falle einer Spina bifida die IT verschmälert oder kollabiert ist. Die charakteristischen zwei getrennten weißen Linien und die daraus folgenden drei schwarzen Zonen lassen sich nicht mehr in typischer Weise differenzieren.

Die Vermessung des Breitenverhältnisses zwischen dem Hirnstamm als am weitesten anterior gelegene echoarme Zone und dem dahinter gelegenen Bereich bis zur Innenseite des Okzipitalknochens wurde ebenfalls zur Beurteilung vorgeschlagen (Brain Stem – Brain Stem to Occipital Bone [BSOB]-Ratio). Andere Arbeitsgruppen fokussieren auf die Aufhebung der Cisterna magna als bedeutsames Hinweiszeichen.

In der Zusammenschau der aktuellen Datenlage erscheint eine Gesamtbeurteilung aller Aspekte sinnvoller als die ausschließliche Betrachtung eines Einzelmarkers.

PRAXISTIPP

Im Ersttrimesterscreening nicht nur auf die Nackentransparenz achten!

MERKE

Sollte sich die Intracranial Translucency nicht darstellen lassen, so muss an eine Spina bifida aperta gedacht werden.

Prognose

Die Prognose hängt von der Größe und der Lokalisation der Spina bifida aperta ab.

Prozedere

Beurteilung der Wirbelsäule.

LITERATUR

Mangione R et al. Screening for fetal spina bifida at the 11–13-week scan using three anatomical features of the posterior brain. Ultrasound in Obstetrics & Gynecology, 2013 Oct; 42(4): 416–420.

Fallbeispiel 7

Klinische Angaben

Die 41-jährige IG befindet sich in der 13+ SSW. Die Nackentransparenzdicke lag bei 1,3 mm, das freie β-hCG und PAPP-A bei 0,9 MoM und 1,2 MoM.

Fragen

1. Sieht das Herz normal aus?
2. Wie ist die Echogenitätserhöhung im Bereich des Septums zu erklären?
3. Wie wird das Herz in 10 Wochen aussehen?
4. Wie lautet die Diagnose?

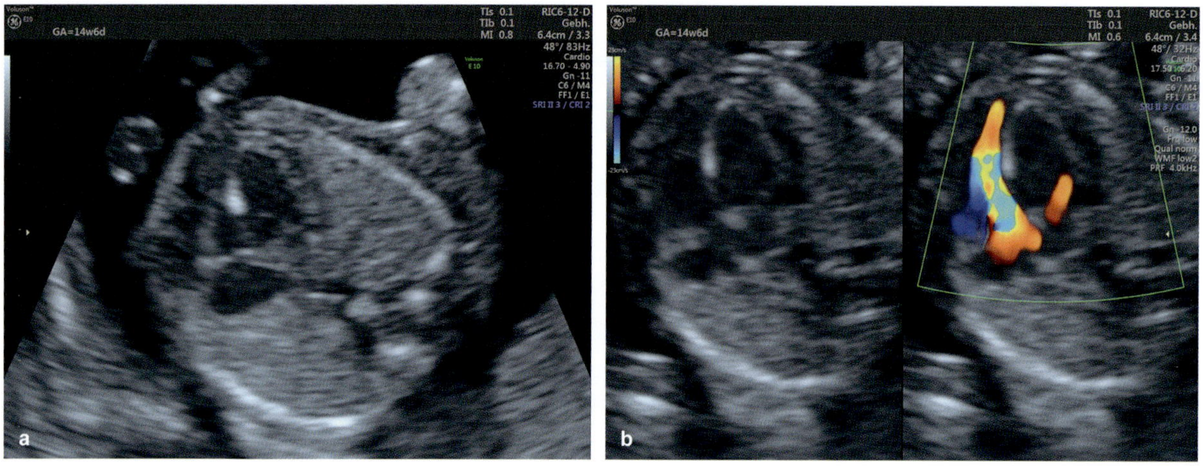

Abb. 1.57 Fallbeispiel 7

Antworten

1. Das Herz ist insgesamt normal groß, es fällt aber eine Diskordanz der Ventrikelgröße auf. Der linke Ventrikel erscheint im Vergleich zum rechten Ventrikel vergrößert.
2. Die Echogenitätserhöhung ist als erstes Zeichen einer Fibroelastose zu deuten.
3. Der linke Ventrikel wird sich nicht weiterentwickeln und im Verlauf regressieren.
4. Kritische Aortenstenose

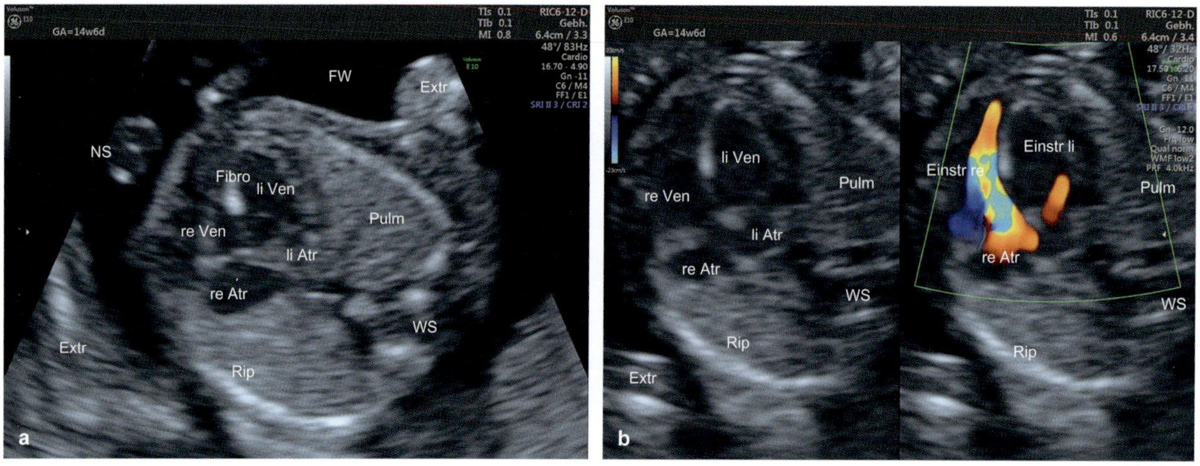

Abb. 1.58 Fallbeispiel 7: Herzfehler.
a) 4-Kammerblick. FW = Fruchtwasser, NS = Nabelschnur, Extr = Extremitäten, Rip = Rippen, WS = Wirbelsäule, Pulm = Lunge, re Ven = rechter Ventrikel, li Ven = linker Ventrikel, re Atr = rechter Vorhof, li Atr = linker Vorhof, Fibro = Fibroelastose.
b) Wirbelsäule mit Spina bifida. Sagittalschnitt. Rip = Rippen, WS = Wirbelsäule, Pulm = Lunge, re Ven = rechter Ventrikel, li Ven = linker Ventrikel, re Atr = rechter Vorhof, li Atr = linker Vorhof, Fibro = Fibroelastose, Einstr re = dopplersonografisch dargestellter Einstrom in den rechten Ventrikel, Einstr li = dopplersonografisch dargestellter Einstrom in den linken Ventrikel.

Typische Hinweiszeichen

Die Vergrößerung des linken Ventrikels ist durch die Obstruktion des linken Ausflusstrakts, d. h. durch die kritische **Aortenstenose** verursacht. Die Echogenitätserhöhung wird durch den Untergang der Ventrikelmuskulatur verursacht. Durch Einsatz der Farbdopplersonografie lässt sich der normale Einstrom in den rechten Ventrikel erkennen. Im Vergleich dazu ist der Einstrom in den linken Ventrikel aufgrund der **Ausflusstraktobstruktion** auf ein Minimum reduziert.

PRAXISTIPP

Im Ersttrimesterscreening nicht nur auf die Nackentransparenz achten!

Prognose

In den kommenden Wochen ist von einer Regression des linken Ventrikels auszugehen, sodass sich dann ein **hypoplastisches Linksherz** zeigen wird.

MERKE

Eine frühe Echokardiografie im Ersttrimesterscreening ist möglich und ermöglicht die Detektion von etwa der Hälfte aller Herzfehler.

Prozedere

Beratung zusammen mit den Kinderkardiologen, Entbindung in einem Perinatalzentrum mit entsprechender Expertise.

LITERATUR

Rossi AC, Prefumo F. Accuracy of ultrasonography at 11–14 weeks of gestation for detection of fetal structural anomalies: a systematic review. Obstet Gynecol, 2013 Dec; 122(6): 1160–1167.

1

Fallbeispiel 8

Klinische Angaben

Die 35-jährige IIIG 0P wird in der 13+ SSW aufgrund einer erhöhten Nackentransparenz überwiesen.

Fragen

1. Sieht das Herz normal aus?
2. Verdachtsdiagnose/Diagnose?
3. Welche Chromosomenstörung ist häufig mit dem Herzfehler assoziiert?

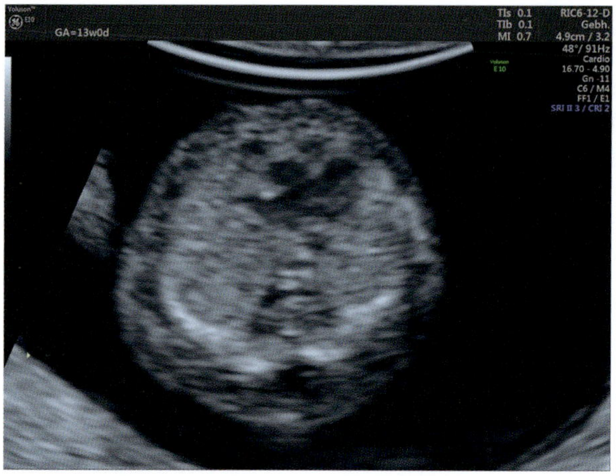

Abb. 1.59 Fallbeispiel 8

Antworten

1. Das Herz ist insgesamt normal groß, die Ventrikel erscheinen ebenfalls normal. Auffällig ist, dass das Klappenkreuz nicht zur Darstellung kommt.
2. Balancierter, kompletter atrioventrikulärer Septumdefekt
3. Dieser Herzfehler ist häufig mit einer Trisomie 21 vergesellschaftet.

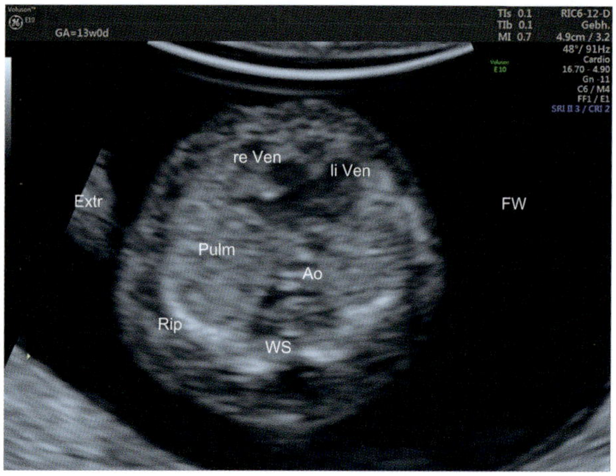

Abb. 1.60 Fallbeispiel 8: Herzfehler. 4-Kammerblick. FW = Fruchtwasser, Extr = Extremitäten, Rip = Rippen, WS = Wirbelsäule, Pulm = Lunge, Ao = Aorta, re Ven = rechter Ventrikel, li Ven = linker Ventrikel.

Typische Hinweiszeichen

Der Herzfehler zeichnet sich sowohl durch einen **Vorhof-** als auch einen **Kammerscheidewanddefekt** aus. Über dem Septumdefekt öffnet sich eine große atrioventrikuläre Klappe anstellte der Mitral- und der Trikuspidalklappe.

MERKE

Ein größerer atrioventrikulärer Septumdefekt ist schon im Rahmen des Ersttrimesterscreenings erkennbar.

Prognose

Die Prognose des Herzfehlers hängt von der Größe des Scheidewanddefekts ab. Bei sehr großen Defekten muss ein univentrikulärer Repair erwogen werden.

Die geistige Entwicklung ist bei Vorliegen eines isolierten Herzfehlers gut. Bei zusätzlicher Chromosomenstörung wird die Prognose durch die Grunderkrankung definiert.

Prozedere

Es sollten eine diagnostische Punktion und eine Beratung zusammen mit den Kinderkardiologen angeboten werden. Die Entbindung sollte in einem Perinatalzentrum mit entsprechender Expertise stattfinden.

PRAXISTIPP

Im Ersttrimesterscreening nicht nur auf die Nackentransparenz achten!

LITERATUR

Morlando M et al. The association between prenatal atrioventricular septal defects and chromosomal abnormalities. Eur J Obstet Gynecol Reprod Biol, 2017 Jan; 208: 31–35.

Fallbeispiel 9

Klinische Angaben
Die 31-jährige IG wird Ersttrimesterscreening in der 12+ SSW überwiesen.

Fragen
1. Welche kennzeichnenden Strukturen sind in diesem Bild erkennbar?
2. Verdachtsdiagnose/Diagnose?

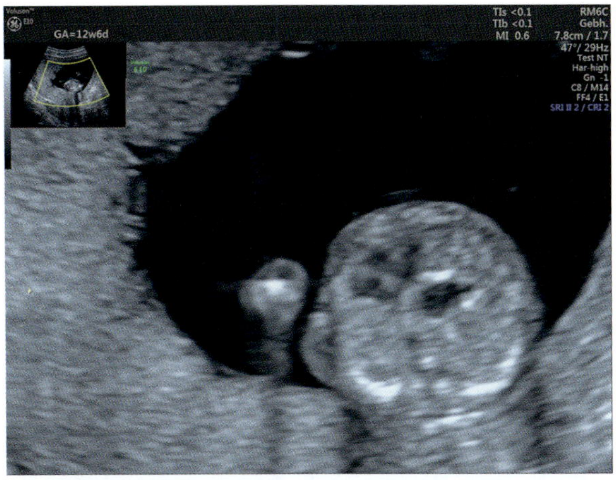

Abb. 1.61 Fallbeispiel 9

Antworten
1. In dieser Schnittebene durch den Thorax ist sowohl das Herz als auch der Magen auf selber Höhe zu erkennen. Das Herz ist nach rechts verdrängt.
2. Linksseitige Zwerchfellhernie.

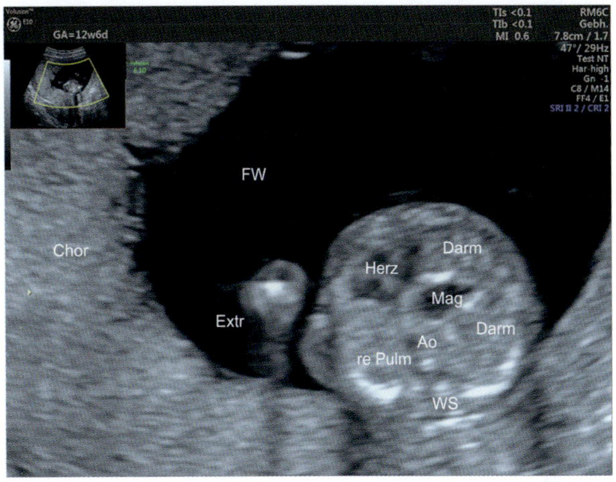

Abb. 1.62 Fallbeispiel 9: Zwerchfellhernie. Transversalschnitt durch den Thorax. Chor = Chorion, FW = Fruchtwasser, Extr = Extremitäten, WS = Wirbelsäule, re Pulm = Residuum der rechten Lunge, Ao = Aorta, Herz = Herz, Mag = Magen, Darm = Darm.

Typische Hinweiszeichen
Bei der **linksseitigen Zwerchfellhernie** kommt es durch eine Verlagerung der Bauchorgane in den Thorax zu einer Verschiebung des Herzens nach rechts und gleichzeitig zu einer Kompression der Lungen. In aller Regel ist der Magen und der Darm in den Thorax luxiert. Teile der Leber können ebenfalls im Thorax zu finden sein. Dies stellt einen zusätzlichen und unabhängigen Risikofaktor für ein ungünstiges Outcome nach Geburt dar.

PRAXISTIPP

Im Ersttrimesterscreening auf die Position des Magens achten!

Prognose
Durch die Kompression der Lunge kommt es nachgeburtlich zum gestörten Gasaustausch und einer pulmonalen Hypertension. Je ausgeprägter die Lunge komprimiert ist, desto ungünstiger ist die Prognose.

Mithilfe der **Lung-to-Head-Ratio,** insbesondere der Ratio aus gemessener und erwarteter Lung-to-Head-Ratio gelingt eine vorgeburtliche Risikoeinschätzung. Die Ratio vergleicht zunächst die Lungenfläche der verbleibenden rechten Lunge mit dem Kopfumfang. Um eine Gestationsalter-unabhängige Einschätzung zu ermöglichen, wird die beobachtete Ratio mit dem Erwartungswert ins Verhältnis gesetzt.

MERKE

Sollte der Magen im Thorax dargestellt werden können, liegt eine linksseitige Zwerchfellhernie vor.

Prozedere
Bei sehr früh darstellbaren Zwerchfellhernien ist die Prognose per se nicht gut. Es gilt auch assoziierte Fehlbildungen sowie genetische Grunderkrankungen zu berücksichtigen und eine diagnostische Punktion zu erwägen. Eine erste Einschätzung der Lungengröße kann erstmals ab etwa 20+ SSW erfolgen.

LITERATUR

Bouchghoul H et al. Congenital diaphragmatic hernia: does gestational age at diagnosis matter when evaluating morbidity and mortality? Am J Obstet Gynecol, 2015 Oct; 213(4): 535.e1–7.

Fallbeispiel 10

Klinische Angaben

Die 28-jährige IIIG IIP stellt sich wegen einer periodenstarken vaginalen Blutung in der 10+ SSW vor

Fragen

1. Was fällt auf?
2. Verdachtsdiagnose/Diagnose?
3. Bis zu welcher Schwangerschaftswoche lässt sich die Diagnose stellen?

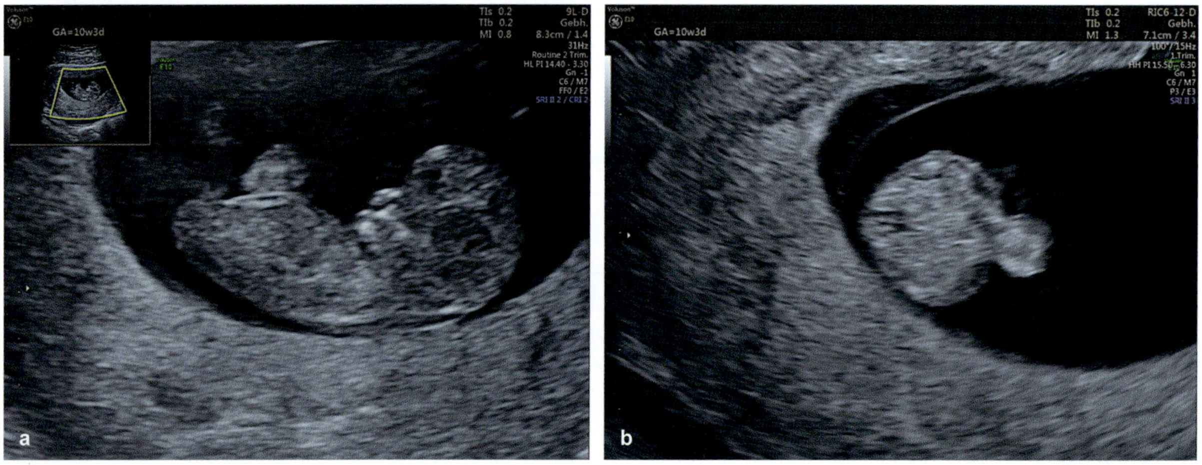

Abb. 1.63 Fallbeispiel 10

Antworten

1. In beiden Schnittebenen lässt sich eine kleine Herniation von Darm vor das Abdomen erkennen.
2. Physiologische Omphalozele
3. Die physiologische Omphalozele ist in der Regel bis zu einer Scheitel-Steiß-Länge von 45 mm erkennbar.

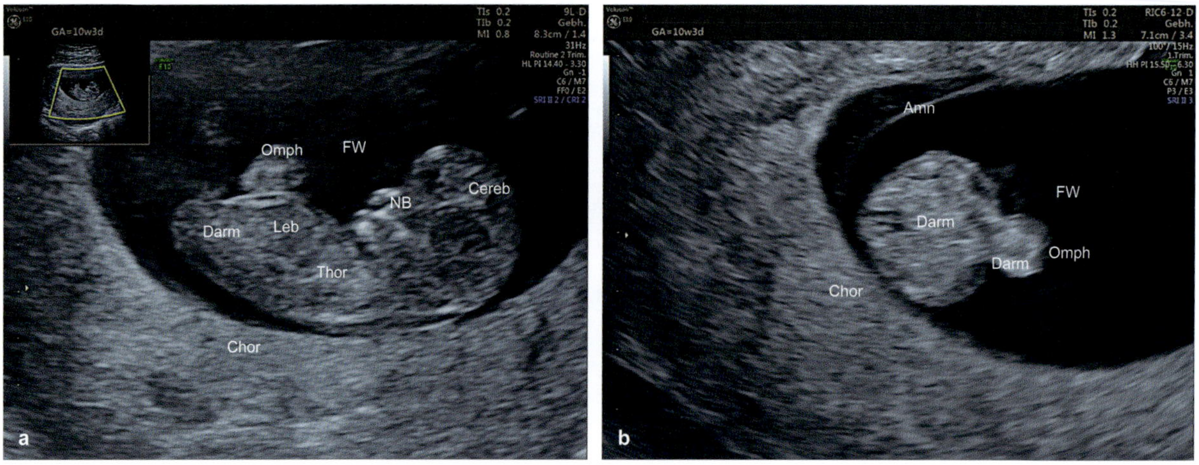

Abb. 1.64 Fallbeispiel 10: physiologische Omphalozele.
a) Sagittalschnitt mit Darstellung der Scheitel-Steiß-Länge. Chor = Chorion, Omph = physiologische Omphalozele, Leb = Leber, Darm = Darm, Thor = Thorax, NB = Nasenbein, Cereb = Cerebrum, FW = Fruchtwasser.
b) Transversalschnitt durch den Nabelschnuransatz. Amn = Amnion, Chor = Chorion, Omph = physiologische Omphalozele, Darm = Darm, FW = Fruchtwasser.

Typische Hinweiszeichen

Bei der **physiologischen Omphalozele** handelt es sich um eine Herniation von Darm in den Nabelschnuransatz hinein. Sie stellt ein Normalbefund in der Frühschwangerschaft dar und ist der Regel ab 11 SSW nicht mehr erkennbar. Eine physiologische Omphaozele enthält niemals Lebergewebe.

PRAXISTIPP

Sollte die Omphalozele im Gespräch mit der Patientin erwähnt werden, so sollte doch immer auch erwähnt werden, dass dies ein Normalbefund darstellt.

Prognose

Es handelt sich um einen Normalbefund. Selbst wenn die Omphalozele noch bei einer Scheitel-Steiß-Länge um 45 mm zu erkennen ist, ist die Prognose gut, wenn keine weiteren Auffälligkeiten vorliegen.

Prozedere

Eine physiologische Omphalozele ist ein Normalbefund und nicht kontrollbedürftig.

MERKE

Vor 11 SSW ist eine Omphalozele mit Darm im Bruchsack ein physiologischer Befund.

LITERATUR

Bogers H et al. Evaluation of First-Trimester Physiological Midgut Herniation Using Three-Dimensional Ultrasound. Fetal Diagn Ther, 2018 Aug; 15: 1–7.

Fallbeispiel 11

Klinische Angaben

Die 34-jährige IIG IP wird in der 12+ SSW aufgrund eines Bauchwanddefekts überwiesen.

Fragen

1. Was fällt auf?
2. Welche Organe befinden sich im Bruchsack?
3. Worauf deuten die Auffälligkeiten?

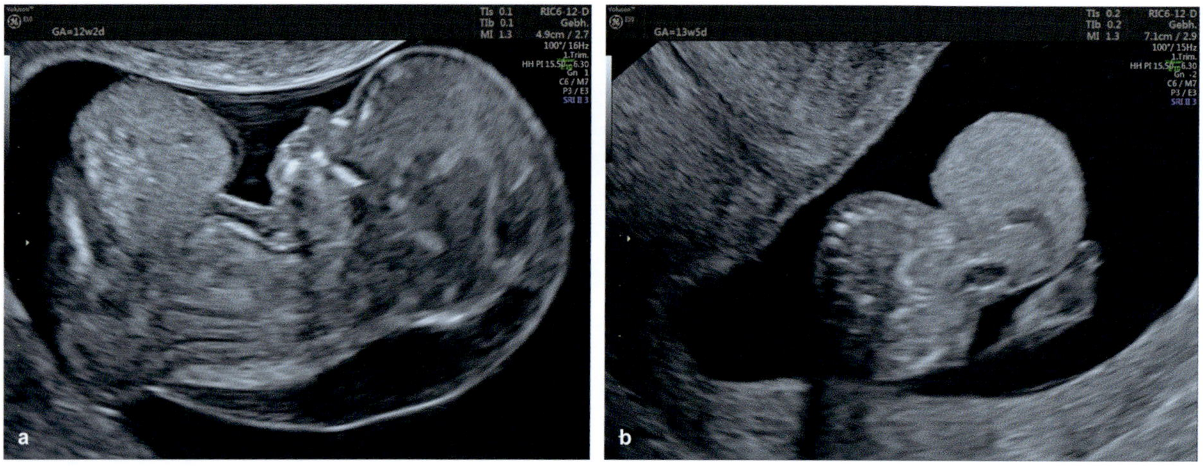

Abb. 1.65 Fallbeispiel 11

Antworten

1. Es ist eine große Omphalozele und eine erhöhte Nackentransparenz erkennbar. Zudem ist die hintere Schädelgrube auffällig, der Thalamus ist nach dorsal verlagert. Dies deutet auf eine Spina hin. Diese ist wohl nicht so gut wie in ➤ Fallbeispiel 6 dargestellt, ein auffälliger Verlauf der Wirbelsäule im kaudalen Abschnitt und eine verkürzt erscheinender Rumpf sind dennoch erkennbar.
2. Im Bruchsack befinden sich sowohl Leber als auch Darm und der Magen.
3. Die Fehlbildungskonstellation deutet auf eine genetische Grunderkrankung, allen voran auf eine Chromosomenstörung hin.

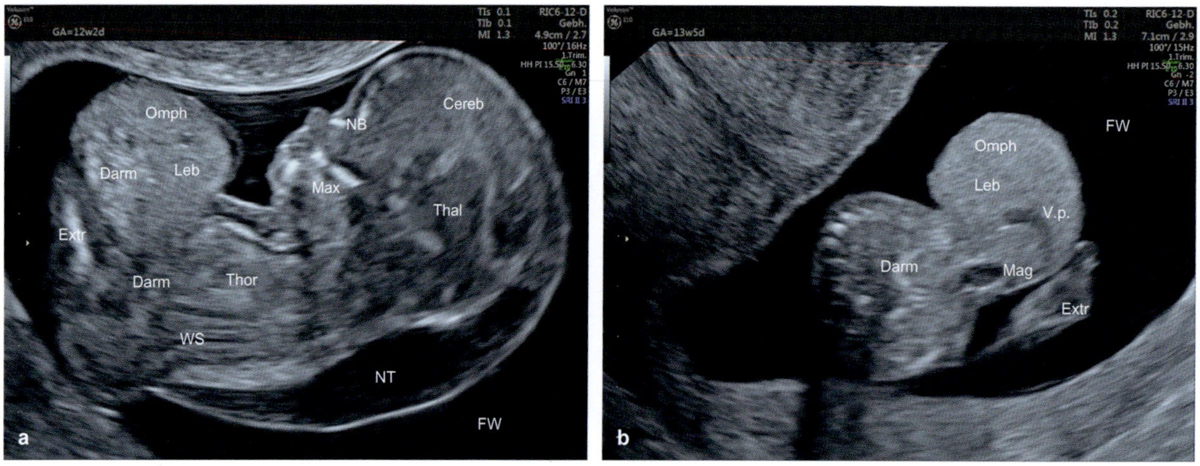

Abb. 1.66 Fallbeispiel 11: große Omphalozele.
a) Sagittalschnitt mit Darstellung der Scheitel-Steiß-Länge. Cereb = Cerebrum, Thal = Thalamus, NB = Nasenbein, Max = Maxilla, NT = Nackentransparenz, Thor = Thorax, WS = Wirbelsäule, Darm = Darm, Leb = Leber, Omph = Omphalozele, Extr = Extremitäten, FW = Fruchtwasser.
b) Transversalschnitt durch den Nabelschnuransatz. Darm = Darm, Leb = Leber, Mag = Magen, V. p. = V. portae, Omph = Omphalozele, Extr = Extremitäten, FW = Fruchtwasser.

Typische Hinweiszeichen

Größere **Omphalozelen** mit Leber im Bruchsack werden zuverlässig im Ersttrimesterscreening erkannt. Der Anteil an Lebergewebe, welches extraabdominal verlagert ist, kann variieren. Entgegen der früheren Auffassung, dass **Hepato-Omphalozelen** seltener mit Chromosomenstörungen vergesellschaftet sind, weiß man heute, dass auch diese Bauchwanddefekte mit einem 50%igen Risiko für eine Chromosomenstörungen vergesellschaftet sind.

PRAXISTIPP

Bei einer großen Omphalozele sollte immer an assoziierte Begleitfehlbildungen und an Chromosomenstörungen gedacht werden.

Prognose

Selbst bei großen Omphalozelen, bei denen die gesamt Leber vorluxiert ist, hängt die Prognose von den Begleitfehlbildungen und von der Grunderkrankung ab. Zudem wird die Prognose durch das Gestationsalter bei Geburt bestimmt. Bei isolierten Omphalozelen und einer terminnahen Entbindung ist die Prognose generell gut.

MERKE

Auch eine große Omphalozele hat als isolierter Befund eine gute Prognose.

Prozedere

Bei Diagnose einer Omphalozele sollten immer eine ausführliche, feindiagnostische Ultraschalluntersuchung und auch eine diagnostische Punktion erfolgen.

LITERATUR

Kagan KO et al. The 11–13-week scan: diagnosis and outcome of holoprosencephaly, exomphalos and megacystis. Ultrasound Obstet Gynecol, 2010 Mar 24; 36(1): 10–14.

Fallbeispiel 12

Klinische Angaben

Die 19-jährige IG kommt notfallmäßig aufgrund einer vaginalen Blutung.

Fragen

1. Welche Schnittebenen sind dargestellt?
2. Welche Organe liegen intra- und extraabdominal?
3. Welche Fehlbildung liegt vor?

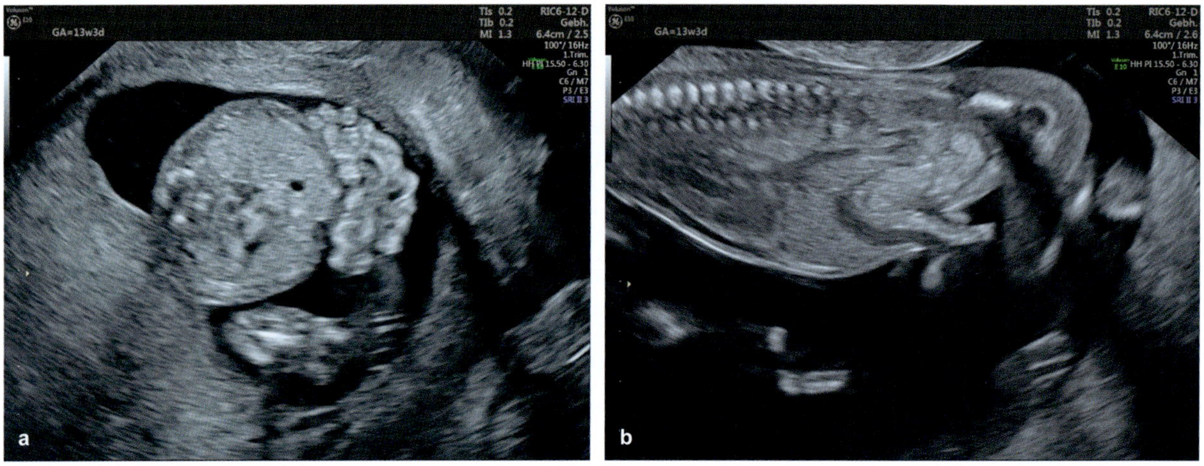

Abb. 1.67 Fallbeispiel 12

Antworten

1. Es ist eine Transveralschnittebene durch das Abdomen auf Höhe der Leber dargestellt (➤ Abb. 1.67a). Im zweiten Schnitt ist ein Sagittalschnitt durch die Nabelschnurinsertion zusehen (➤ Abb. 1.67b).
2. Der Darm befindet sich extraabdominal. Die Leber und die Nieren sind intraabdominal dargestellt. Im zweiten Bild ist der Durchtritt einer Darmschlinge durch den Bauchwanddefekt zu sehen.
3. Es liegt eine Gastroschisis vor.

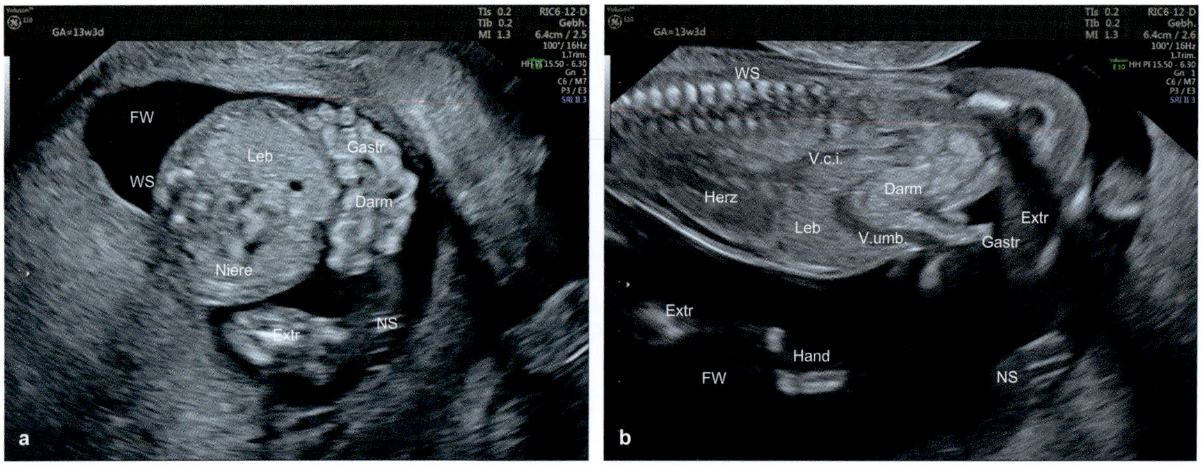

Abb. 1.68 Fallbeispiel 12: Gastroschisis.
a) Transversalschnitt durch das Abdomen. FW = Fruchtwasser, WS = Wirbelsäule, Leb = Leber, Niere = Niere, Gastr = Gastroschisis, Darm = Darm.
b) Sagittalschnitt durch den Nabelschnuransatz. WS = Wirbelsäule, Herz = Herz, V. c. i = V. cava inferior, Leb = Leber, V. umb. = V. umbilicalis, Darm = Darm, Gastr = Gastroschisis, Extr = Extremitäten, Hand = Hand, NS = Nabelschnur, FW = Fruchtwasser.

Typische Hinweiszeichen

Bei der **Gastroschisis** ist rechts von der Nabelschnurinsertion eine Bauchwandlücke zu finden. Die hervorluxierten Bauchorgane – in der Regel der Darm – schwimmen frei im Fruchtwasser und sind nicht durch einen Bruchsack geschützt.

MERKE

Durch Darstellung einer normalen Nabelschnurinsertion können größere Bauchwanddefekte immer ausgeschlossen werden.

Prognose

Die Prognose ist insgesamt gut. Die Prognose kann aber durch eine gastrointestinale Obstruktion oder durch eine Fruchtwasser-bedingte Schädigung des Darms beeinträchtigt werden. Eine seltene aber gefürchtete nachgeburtliche Komplikation ist das **Kurzdarmsyndrom.**

Prozedere

Gemeinsame Beratung zusammen mit den Kinderchirurgen.

PRAXISTIPP

Die Nabelschnurinsertion sollte im ersten Trimenon immer beurteilt werden.

LITERATUR

Fleurke-Rozema H et al. Prevalence, timing of diagnosis and pregnancy outcome of abdominal wall defects after the introduction of a national prenatal screening program. Prenat Diagn, 2017 Apr; 37(4): 383–388.

1

Fallbeispiel 13

Klinische Angaben

Die 32-jährige III G IP wird zum Ersttrimesterscreening überwiesen. Z. n. einem Frühabort in der 9+ SSW.

Fragen

1. Welche Schnittebene ist dargestellt?
2. Was fällt auf?
3. Worauf deutet die Auffälligkeit hin?

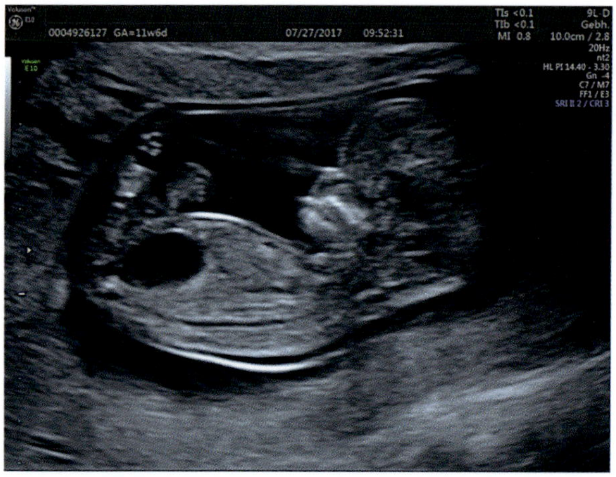

Abb. 1.69 Fallbeispiel 13

Antworten

1. Der Fetus ist in der Sagittalebene dargestellt, die zur Messung der Scheitel-Steiß-Länge verwendet wird.
2. Auffällig ist die 10 mm große, echoleere Struktur im Unterbauch des Fetus. Es handelt sich hier um eine vergrößerte Blase.
3. Die vergrößerte Blase, Megazystis genannt, kann ein Hinweiszeichen für eine Chromosomenstörung oder für eine obstruktive Uropathie darstellen.

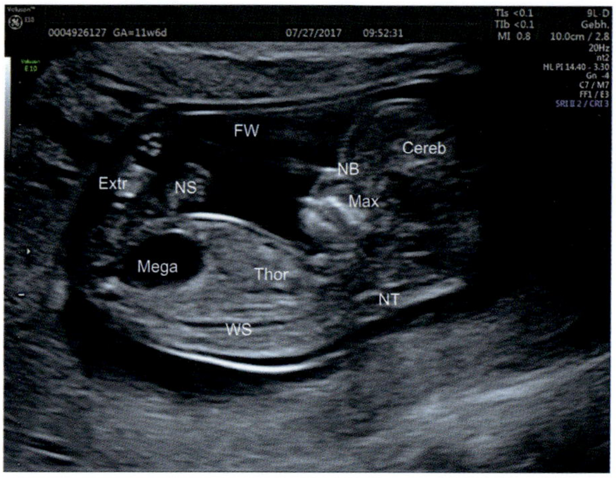

Abb. 1.70 Fallbeispiel 13: Megazystis, 7–15 mm. Sagittalschnitt. FW = Fruchtwasser, Ext = Extremität, NS = Nabelschnur, Mega = Megazystis, Thor = Thorax, WS = Wirbelsäule, Max = Maxilla, NB = Nasenbein, NT = Nackentransparenz, Cereb = Cerebrum.

Typische Hinweiszeichen

Die **Megazystis** wird als vergrößerte Blase mit einem Durchmesser über 7 mm definiert. Die Prävalenz liegt bei etwa 1:1.600. Feten mit einer vergrößerten Blase werden in zwei Gruppen eingeteilt: Megazystis zwischen 7 und 15 mm und Megazystis über 15 mm.

PRAXISTIPP

Die Blase sollte im Ersttrimesterscreening immer beurteilt werden.

Prognose

Bei einer Megazystis von 7–15 mm ist die Prognose gut. Etwa 90 % der Blasenvergrößerungen werden sich bis 16 SSW normalisieren. Ein kleinerer Anteil wird sich vergrößern und im Formenkreis der obstruktiven Uropathie enden. Zudem muss ein erhöhtes Risiko für Chromosomenstörungen, allen voran für Trisomie 13 bedacht werden.

Prozedere

Es sollte eine diagnostische Punktion und eine Kontrolle in 2 Wochen empfohlen werden.

MERKE

Eine Megazystis zwischen 7 und 15 mm kann eine Normvariante darstellen. Sie sollte aber abgeklärt und kontrolliert werden.

LITERATUR

Kagan KO et al. The 11–13-week scan: diagnosis and outcome of holoprosencephaly, exomphalos and megacystis. Ultrasound Obstet Gynecol, 2010 Mar 24; 36(1): 10–14.

Fallbeispiel 14

Klinische Angaben

Die 42-jährige IG wird aufgrund einer zystischen Raumforderung im fetalen Unterbauch überwiesen.

Fragen

1. Welche Fehlbildung ist dargestellt?
2. Worauf deutet die Auffälligkeit hin?
3. Welche Organe sollten in diesen Fällen besonders detailliert untersucht werden?

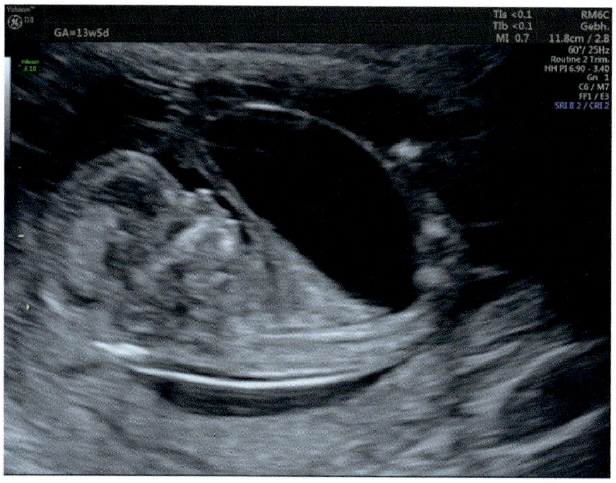

Abb. 1.71 Fallbeispiel 14

Antworten

1. Die Blase ist deutlich vergrößert. Der Durchmesser beträgt 58 mm.
2. Es handelt sich um eine Megazystis über dem Grenzwert von 15 mm. Damit ist von einer obstruktiven Uropathie auszugehen.
3. Die fetalen Nieren sollten eingehend untersucht werden. Häufig weisen diese bereits irreversible Veränderungen auf, die sich durch die Stauungsproblematik ergeben.

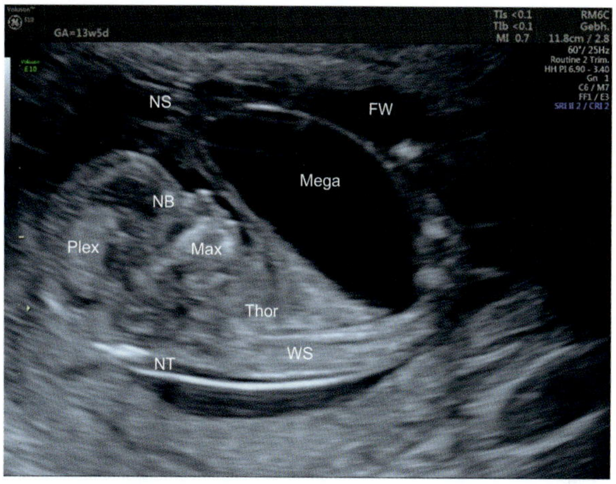

Abb. 1.72 Fallbeispiel 14: Megazystis > 15 mm. Sagittalschnitt. FW = Fruchtwasser, NS = Nabelschnur, Mega = Megazystis, Thor = Thorax, WS = Wirbelsäule, Max = Maxilla, NB = Nasenbein, NT = Nackentransparenz, Plex = Plexus choroideus.

Typische Hinweiszeichen

Im Gegensatz zur Megazystis zwischen 7 und 15 mm, deutet die **Megazystis über 15 mm** immer auf eine obstruktive Uropathie hin. Bei männlichem Geschlecht sind meist Urethralklappen ursächlich. Bei weiblichen Feten sind es in der Regel komplexere Urogenitalfehlbildungen.

Die Harnabfluss-Störung ist so ausgeprägt, dass es zur ausgeprägten Dilatation der Harnblase kommt. Diese kann die Abdominalwand überdehnen, sodass die Blase die Größe des Fetus übersteigen kann. Der Harnstau bewirkt auch einen Rückstau in die Nieren, die zunächst eine Hydronephrose aufweisen und im Verlauf zystisch-dysplastisch verändert sind.

PRAXISTIPP

Die Blase sollte im Ersttrimesterscreening immer beurteilt werden.

Prognose

Im weiteren Verlauf kommt es zu einem **Oligohydramnion** und konsekutiv zu einer Lungenhypoplasie. Gleichzeitig sind die Nieren irreversibel geschädigt, sodass nachgeburtlich keine ausreichende Nierenfunktion zu erwarten ist. Um die Nierenfunktion zu erhalten und den Ablauf des Urins zu gewährleisten, kann versucht werden einen vesiko-amnialen Schunt zu legen. Die diesbezüglichen Studien werfen aber ein überwiegend negatives Licht auf diese Intervention. Gegebenenfalls führt eine Intervention bei 12 SSW zu besseren Ergebnissen.

Prozedere

Der Fortgang der Schwangerschaft sollte kritisch diskutiert werden. Bei einem exspektativen Management ohne Intervention ist von einer möglicherweise therapieresistenten Lungenhypoplasie und einer Dialysepflichtigkeit auszugehen. Eine Shunt-Anlage sollte sehr kritisch beleuchtet werden.

MERKE

Bei einer Megazystis über 15 mm ist nicht mehr von einer Regression auszugehen.

LITERATUR

Fontanella F et al. Prenatal diagnosis of LUTO: improving diagnostic accuracy. Ultrasound Obstet Gynecol, 2018 Dec; 52(6): 739–743.
Stadié R et al. Intrauterine vesicoamniotic shunting for fetal megacystis. Arch Gynecol Obstet, 2016 Nov; 294(6): 1175–1182.

1

Fallbeispiel 15

Klinische Angaben

Die 36-jährige IVG IIIP stellt sich zum Ersttrimesterscreening vor.

Fragen

1. Was fällt am Arm des Fetus auf?
2. Worauf gilt es besonders zu achten?

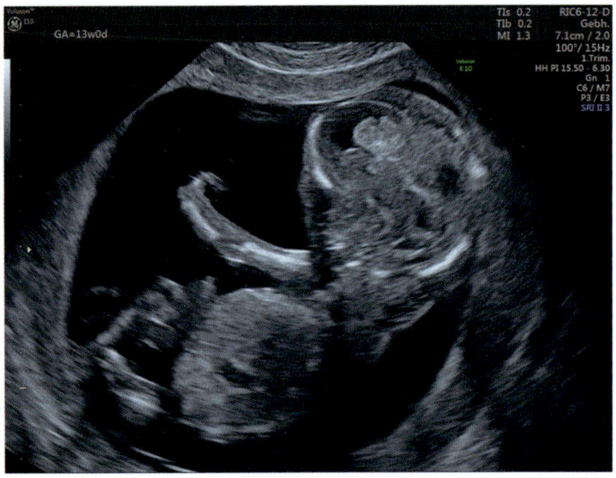

Abb. 1.73 Fallbeispiel 15

Antworten

1. Der Radius ist nicht darstellbar. Zudem ist die Hand nur rudimentär erkennbar, was weniger an der Schnittebene als vielmehr an der Anlagestörung liegt.
2. Neben der Frage nach anderen Fehlbildungen ist insbesondere zu klären, ob die Fehlbildung nur an einem Arm oder an beiden Armen zu finden ist. Bei einem bilateralen Befund sind syndromale Erkrankungen deutlich häufiger zu finden.

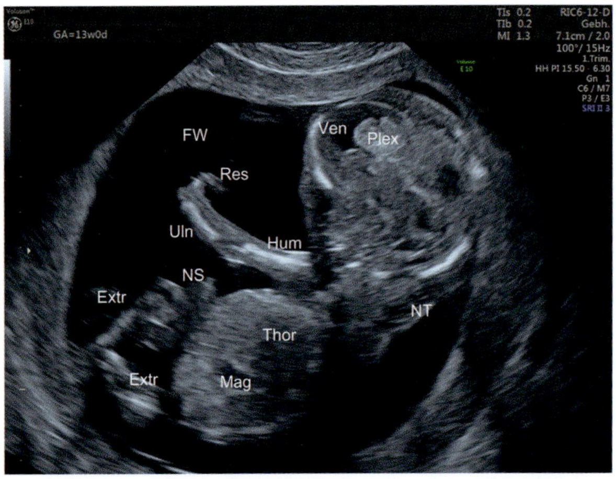

Abb. 1.74 Fallbeispiel 15: Radiusaplasie. Darstellung des Arms inkl. der Hand. Ven = Ventrikel, Plex = Plexus, Hum = Humerus, Uln = Ulna, Res = Residuen der Hand und der Finger, FW = Fruchtwasser, NS = Nabelschnur, Extr = Extremität, Mag = Magen, Thor = Thorax, NT = Nackentransparenz.

Typische Hinweiszeichen

Die **Radiusaplasie** mit Handfehlbildung kann isoliert oder im Rahmen einer komplexen Fehlbildungskonstellation vorkommen. Einseitige Befunde sind häufiger isoliert. Dennoch sollten auch diese adäquat abgeklärt werden. In einer Fallserie von Pajkrt et al. waren 20 % mit einer Chromosomenstörung, allen voran mit einer Trisomie 18 vergesellschaftet und 20 % mit einer syndromalen Erkrankung. In 20 % blieb die Syndromzuordnung unklar. In 40 % der Fälle war der Befund isoliert. Im Gegensatz dazu war bei einem beidseitigen Befund nur in 5 % der Fälle ein isolierter Befund zu finden. 40 % waren aneuploid, vor allem war die Trisomie 18 führend. Etwa die Hälfte der Fälle war syndromal bedingt.

MERKE

Anlagefehlbildungen der Extremitäten sind im ersten Trimenon häufiger besser zu erkennen als im Rahmen des zweiten Screenings.

Prognose

Bei isolierten Befunden ohne genetische Grunderkrankung ist die Prognose gut. Die nachgeburtliche Versorgung wird durch die Ausbildung der Hand bzw. der Finger bestimmt. Es wird die Möglichkeit eines Pinzettengriffs angestrebt.

Prozedere

Es sollten eine diagnostische Punktion und eine genetische Beratung empfohlen werden. Bei einer normalen zytogenetischen Analyse sind weiterführende Maßnahmen bis hin zum Whole Exome Sequencing indiziert. Hinsichtlich der Armfehlbildung ist eine Beratung zusammen mit einem Kinderchirurgen mit entsprechender Expertise sinnvoll.

PRAXISTIPP

Bei einer Radiusaplasie sollte eine gemeinsame Aufarbeitung zusammen mit den Kollegen der Humangenetik erfolgen, da die Ursachen mannigfaltig sind.

LITERATUR

Pajkrt E et al. Fetal forearm anomalies: prenatal diagnosis, associations and management strategy. Prenat Diagn, 2012 Nov; 32(11): 1084–1093.

Fallbeispiel 16

Klinische Angaben

Die 19-jährige IG wird mit einer dichorialen diamnioten Geminigravidität überwiesen. Bei einem Fetus sei die Scheitel-Steiß-Länge nicht messbar.

Fragen

1. Warum ist die Scheitel-Steiß-Länge bei dem dargestellten Fetus nicht messbar?
2. Welche Erkrankung liegt vor?
3. Wie könnte das Management dieser Schwangerschaften aussehen, insbesondere in Hinblick auf die dichoriale diamniote Geminigravidität?

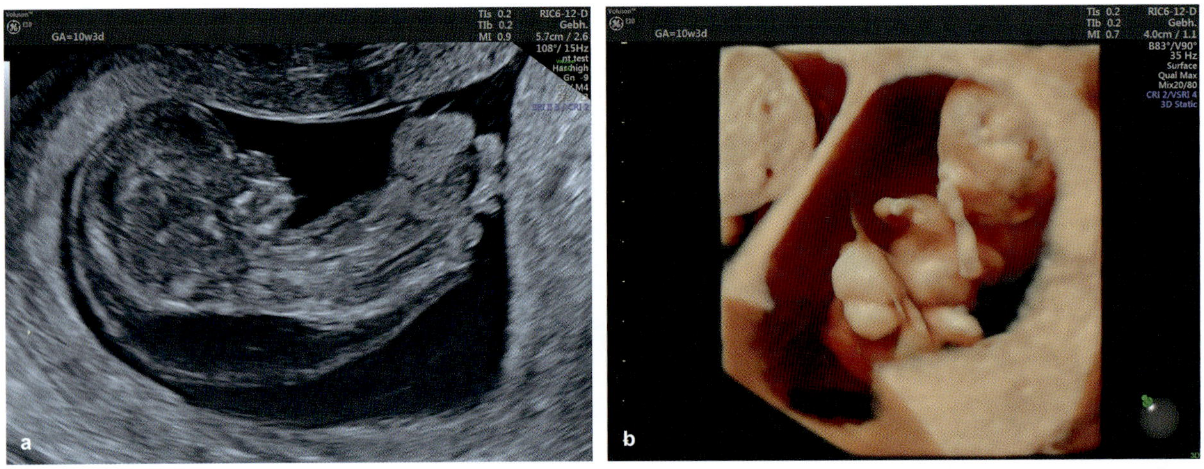

Abb. 1.75 Fallbeispiel 16

Antworten

1. Die Scheitel-Steiß-Länge ist nicht messbar, weil der Steiß nicht erkennbar ist. Dieser ist aufgrund einer komplexen Fehlbildungskonstellation nicht korrekt angelegt. Diese Fehlbildung führt zu einem großem Bauchwanddefekt bzw. Rumpfdefekt, bei dem sich ein erheblicher Anteil des Fetus extraamnial befindet. Vor allem der Rumpf mit den Abdominalorganen, die Wirbelsäule und die unteren Extremitäten sind betroffen. Dies wird insbesondere im 3D-Bild klar. Im vorgestellten Fall sind die Leber, der Darm und der kaudale Anteil des Rumpfes extraamnial verlagert. Die Nackentransparenz ist deutlich erhöht, was für diese Fehlbildung typisch ist.
2. Es liegt eine Body-Stalk-Anomalie vor.
3. Das Management richtet sich nach der Ausprägung des Bauchwanddefekts. In aller Regel ist die Fehlbildung letal. Bei einer Einlingsgravidität wäre eine palliative Betreuung nach Geburt oder der Schwangerschaftsabbruch eine mögliche Option.
   In Hinblick auf die dichoriale Geminigravidität ist neben dem Management der Fehlbildung auch die möglichst terminnahe Entbindung des zweiten, gesunden Fetus ein wichtiges Ziel. Als Optionen kommen daher die selektive Reduktion bis 14 SSW, ein selektiver Fetozid bei etwa 32 SSW oder eine palliative Betreuung nach Geburt infrage. Eine Reduktion im zweiten Trimenon würde ein zu großes Risiko einer Fehl- oder Frühgeburt nach sich ziehen.

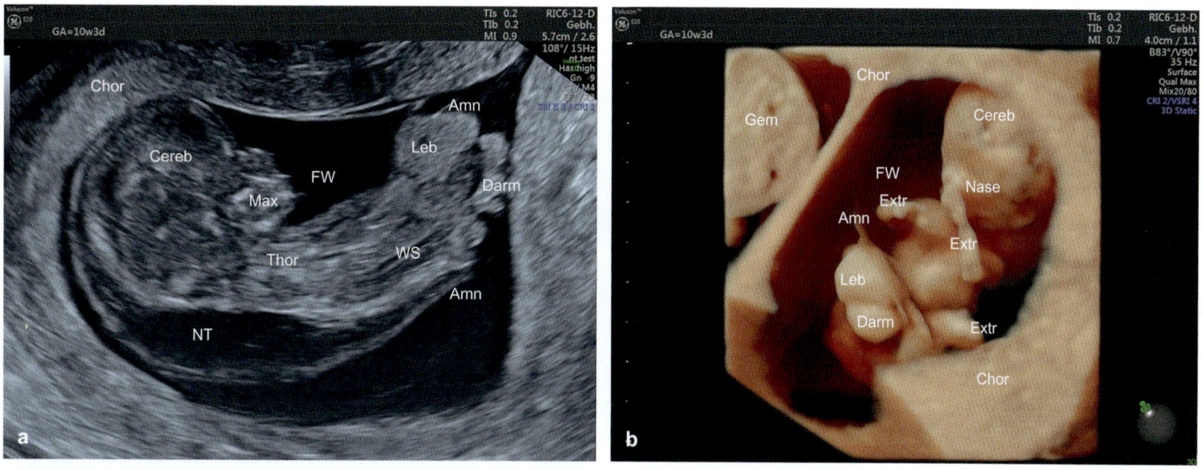

Abb. 1.76 Fallbeispiel 16: Body-Stalk-Anomalie.
a) Sagittalschnitt des Fetus. Chor = Chorion, Cereb = Cerebrum, Max = Maxilla, NT = Nackentransparenz, FW = Fruchtwasser, Thor = Thorax, WS = Wirbelsäule, Amn = Amnion, Leb = Leber, Darm = Darm.
b) 3D-Bild des Fetus mit der Body-Stalk-Anomalie. Gem = gesunder Geminus, Chor = Chorion, Cereb = Cerebrum, Nase = Nase, FW = Fruchtwasser, Extr = Extremitäten, Amn = Amnion, Leb = Leber, Darm = Darm.

Typische Hinweiszeichen

Die Prävalenz der **Body-Stalk-Anomalie** liegt bei etwa 1:40.000. Sie stellt die Maximalvariante des Bauchwanddefekts dar. Dabei befindet sich ein Großteil der Bauchorgane extraabdominal und ist nach extramniot verlagert.

Auch die unteren Extremitäten und die Wirbelsäule sind in aller Regel betroffen. Typischerweise ist die Nabelschnur deutlich verkürzt. Die Ursache ist unklar. Es wird eine Amnionruptur oder eine vaskuläre Ursache diskutiert.

PRAXISTIPP

Die Body-Stalk-Anomalie sollte nicht mit einer Gastroschisis oder Omphalozele verwechselt werden, die eine gute Prognose haben.

Prognose

Die Prognose ist von der Ausprägung des Befunds abhängig. In aller Regel ist die Prognose letal.

MERKE

Die Body-Stalk-Anomalie ist in der Regel letal und kann gut im Ersttrimesterscreening erkannt werden.

Prozedere

Bei Einlingsschwangerschaften sollten die palliative Betreuung und der Schwangerschaftsabbruch diskutiert werden. Eine Maximalversorgung nach Geburt ist in der Regel nicht möglich.

LITERATUR

Bergamelli S et al. Management of monochorionic twin pregnancy discordant for body-stalk anomaly. Ultrasound Obstet Gynecol, 2018 Apr; 51(4): 556–557.

Fallbeispiel 17

Klinische Angaben

Die 22-jährige IG wird notfallmäßig aufgrund einer periodenstarken vaginalen Blutung mit Gewebeabgang vorgestellt. Bisher sei in der Schwangerschaft keine Ultraschalluntersuchung erfolgt. Die letzten Periodenblutungen waren unregelmäßig. Die Schwangerschaft wird auf etwa 14 SSW geschätzt.

Fragen

1. Welche Fehlbildung liegt hier vor?
2. Ist ein besonders hoher oder niedriger beta-hCG-Wert in diesen Schwangerschaft zu erwarten?

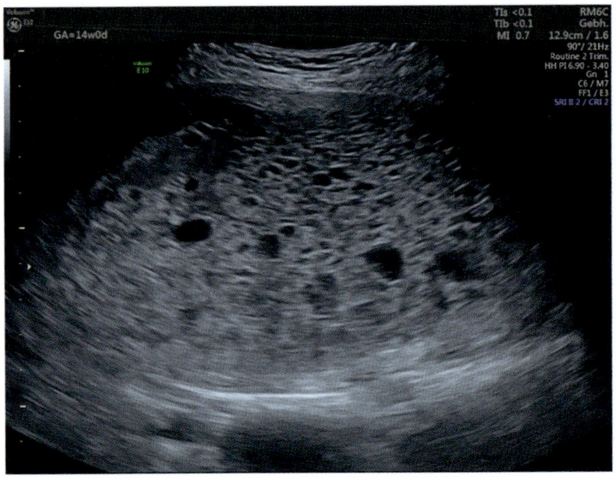

Abb. 1.77 Fallbeispiel 17

Antworten

1. Dies ist das Bild einer kompletten Molenschwangerschaft.
2. Das β-hCG ist deutlich erhöht.

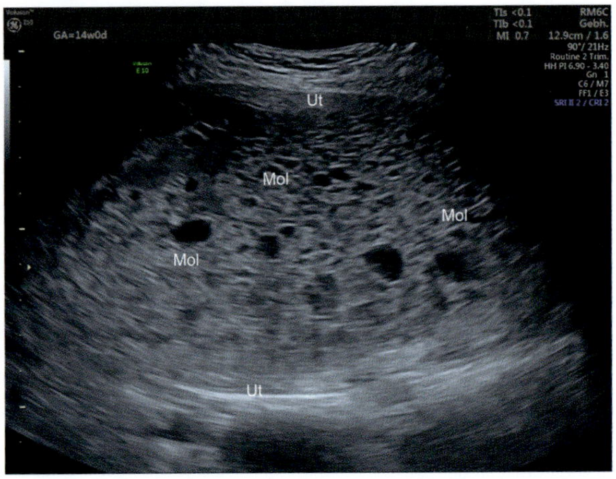

Abb. 1.78 Fallbeispiel 17: komplette Mole. Transversalschnitt durch den Uterus. Ut = Uteruswand, Mol = Molenschwangerschaft.

Typische Hinweiszeichen

Bei der **kompletten Molenschwangerschaft** kommt es nur zur Ausbildung der Mole, nicht aber zur Entwicklung eines Embryos/Fetus. Die Prävalenz liegt bei etwa 1:600 Schwangerschaften.

Im Ultraschall erscheint die Mole zystisch und deutlich größer als die Gestationsalter-entsprechende Plazenta. Nicht selten steht der Uterus dadurch bereits am Ende des ersten Trimenons deutlich über dem Nabel. Die β-hCG-Werte sind deutlich erhöht. Vaginale Blutungen und Gewebeabgang sowie eine Hyperemesis und eine Hyperthyreose kennzeichnen das klinische Bild.

Die komplette Mole hat in der Regel einen diploiden, aber vollständig paternalen Chromosomensatz. Im Gegensatz dazu liegt bei der Partialmole eine diandrische Triploidie vor.

Prognose

Aufgrund einer fehlenden Embryonalanlage gibt es keinen Grund zur Prolongation der Schwangerschaft. Zu berücksichtigen sind im Nachgang Trophoblasterkrankungen wie das Chorionkarzinom.

Prozedere

Die Schwangerschaft ist zeitnah zu beenden. Bei der Kürettage bestehen eine erhöhte Uterusrupturgefahr und das Risiko einer unvollständigen Ausschabung. Daher sollte die Kürettage immer unter sonografischer Sicht erfolgen.

MERKE

Im Nachgang sollte der β-hCG wöchentlich für mindestens 6 Monate kontrolliert werden.

LITERATUR

Tempfer C et al. Gestationsbedingte und nicht gestationsbedingte Trophoblasterkrankungen. Leitlinie der DGGG, OEGGG und SGG. Geburtshilfe Frauenheilkd, 2016 Feb; 76(2): 134–144.

Fallbeispiel 18

Klinische Angaben

Die 39-jährige IIIG 0P stellt sich in der 11+ SSW mit der Wunsch nach einem zellfreien DNA-Test vor.

Fragen

1. Warum sollte vor jeder zellfreien DNA-Analyse eine Ultraschalluntersuchung erfolgen?
2. Was fällt auf?
3. Welche Chromosomenstörung ist am wahrscheinlichsten?

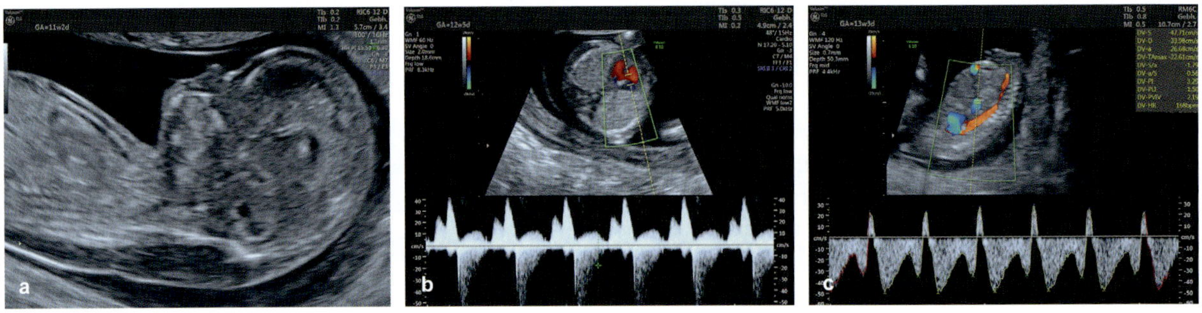

Abb. 1.79 Fallbeispiel 18

Antworten

1. Mithilfe der Ultraschalluntersuchung vor der zellfreien DNA-Analyse soll untersucht werden, ob Fehlbildungen vorliegen. Ist dies der Fall, erhöht sich das Risiko für andere Chromosomenstörungen, die nicht durch die zellfreie DNA-Analyse erkannt werden können. Die derzeit verfügbaren zellfreien DNA-Analyse fokussieren auf die Trisomie 21, 18 und 13 sowie auf gonosomale Chromosomenstörungen.
2. Der Fetus weist eine erhöhte Nackentransparenz auf. Das Nasenbein ist grenzwertig klein, wobei dies in der 11+ SSW noch eine Normvariante darstellen kann. Auffällig ist eine Trikuspidalklappenregurgitation und eine Reverse Flow der a-Welle des Ductus venosus.
3. Die wahrscheinlichste Chromosomenstörung ist eine Trisomie 21.

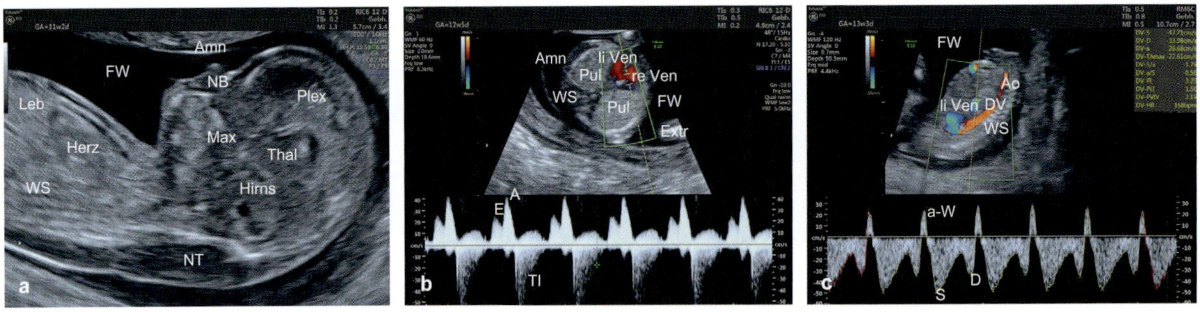

Abb. 1.80 Fallbeispiel 18: Trisomie 21.
a) Profilbild. Amn = Amnion, FW = Fruchtwasser, NB = Nasenbein, Plex = Plexus, Max = Maxilla, Thal = Thalamus, Hirns = Hirnstamm, NT = Nackentransparenz, Herz = Herz, WS = Wirbelsäule, Leb = Leber.
b) Transversalschnitt durch den 4-Kammerblick mit Farb- und Spektral-Dopplersonografie. Amn = Amnion, FW = Fruchtwasser, WS = Wirbelsäule, Pul = Lunge, li Ven = linker Ventrikel, re Ven = rechter Ventrikel, Extr = Extremität, E = E-Welle, A-Welle, TI = Trikuspidalregurgitation.
c) Sagittalschnitt durch den fetalen Rumpf mit Farb- und Spektral-Dopplersonografie Kammerblick. FW = Fruchtwasser, WS = Wirbelsäule, li Ven = linker Ventrikel, DV = Ductus venosus, Ao = Aorta, a = a-Welle mit Reverse Flow, S = S-Welle, D = D-Welle.

Typische Hinweiszeichen

Die **Trisomie 21** ist eine altersabhängige Chromosomenstörung. Im Ersttrimesterscreening sind typischerweise eine erhöhte Nackentransparenz, ein niedriger PAPP-A-Wert und ein erhöhtes β-hCG zu finden. Etwa 50–65 % der Feten weisen ein hypoplastisches Nasenbein, eine Trikuspidalklappenregurgitation und einen Reverse Flow in der a-Welle des Ductus venosus auf.

Prognose

Die geistige und körperliche Entwicklung bei einer Trisomie 21 umfasst ein breites Spektrum. Der IQ liegt zwischen 40 und 70. Herzfehler wie ein atrioventrikulärer Septumdefekt und gastrointestinale Fehlbildungen, wie eine Duodenalatresie gehören zu den häufigsten physischen Fehlbildungen.

PRAXISTIPP

Vor jeder zellfreien DNA-Analyse sollte eine Ultraschalluntersuchung erfolgen.

Prozedere

Da die Befunde auf eine Chromosomenstörung hindeuten, sollte eine diagnostische Punktion anstelle einer zellfreien DNA-Analyse durchgeführt werden. Voraussetzung ist natürlich, dass das Analyseergebnis für die Patientin relevant genug, um das Fehlgeburtsrisiko der Punktion in Höhe von etwa 0,2 % zu rechtfertigen.

MERKE

Bei Fehlbildungen oder bei einer erhöhten Nackentransparenz sollte immer eine diagnostische Punktion und keine zellfreie DNA-Analyse durchgeführt werden.

LITERATUR

Kagan KO et al. First-trimester risk assessment based on ultrasound and cell-free DNA vs combined screening: a randomized controlled trial. Ultrasound in Obstetrics & Gynecology, 2018 Apr; 51(4): 437–444.

1

Fallbeispiel 19

Klinische Angaben

Die 27-jährige IG wird in der 13+ SSW aufgrund des Verdachts auf ein siamesisches Zwillingspaar überwiesen.

Fragen

1. In welchen Bereichen sind die Feten miteinander verbunden?
2. Welche zusätzliche Fehlbildung liegt vor?

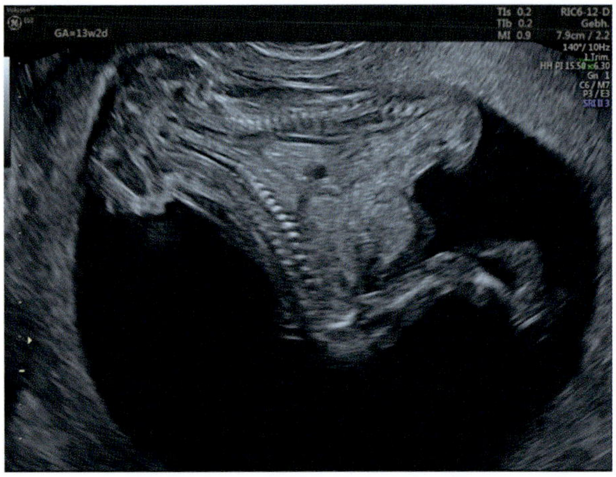

Abb. 1.81 Fallbeispiel 19

Antworten

1. Die Feten sind Bereich des Kopfes, des Thorax und des Abdomens miteinander verbunden. Die korrekte Bezeichnung ist somit Cranio-Thorako-Abdomino-Pagus.
2. Die Fusion der beiden Köpfe hat zudem zu einer Akranie geführt, sodass beide Feten eine Exenzephalie aufweisen.

Typische Hinweiszeichen

Die Häufigkeit von **siamesischen Zwillingsschwangerschaften** liegt bei etwa 1:50.000. Ursächlich ist eine monozygote Geminianlage mit einer Teilung nach dem 14. Tag. Sie werden nach den Fusionsbereichen benannt.

Prognose

Die Prognose richtet sich nach den fusionierten Körperarealen, der Fläche der Fusion und den Organen, die sich beide Kinder teilen.

Prozedere

In der Regel führt die Diagnose im ersten Trimenon zu einem Schwangerschaftsabbruch. Bei einer Prolongation der Schwangerschaft sind eine Entbindung in einem ausgewiesenen Zentrum und eine sorgfältige Planung der nachgeburtlichen Versorgung wichtig.

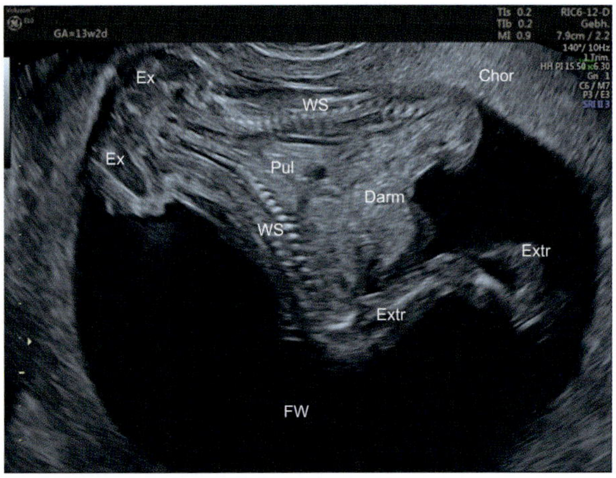

Abb. 1.82 Fallbeispiel 19: siamesische Zwillinge. Sagittalschnitt. Chor = Chorion, FW = Fruchtwasser, Ex = Exenzephalie, WS = Wirbelsäule, Pul = Lunge, Darm = Darm, Extr = Extremitäten.

KAPITEL

2

Eberhard Merz, Sonila Pashaj

3D-Sonografie in der Pränataldiagnostik

2.1 Einführung

Mit der 3D/4D-Sonografie steht heute eine Routinemethode zur Verfügung, die es erlaubt, die normale Entwicklung des Embryos und Fetus wie auch pathologische Befunde dreidimensional darzustellen. Grundvoraussetzungen dafür sind ein Ultraschallgerät mit einer integrierten 3D-Einheit und spezielle 3D-Schallköpfe, die eine transvaginale und transabdominale Volumenuntersuchung erlauben.

Generell kann jede 3D-Untersuchung in vier Hauptschritte untergliedert werden:

1. **Datenakquisition:** Bei der Datenakquisition werden mehrere hinter- oder nebeneinanderliegende zweidimensionale Schnittebenen über eine automatisierte Schwenkbewegung des Schallelements innerhalb des Schallkopfgehäuses fächerförmig erfasst und ortsgetreu in einen elektronischen Speicher abgelegt und somit zu einem Volumen zusammengesetzt.
2. **3D-Visualisierung:** Für die dreidimensionale Darstellung von Befunden stehen heute mehrere Darstellungsmodi zur Verfügung (➤ Tab. 2.1).
   Grundsätzlich wird nach einer **Volumenaufnahme** die sog. „region of interest" in Form einer multiplanaren Darstellung auf dem Monitor gezeigt, d. h., es werden drei senkrecht aufeinander stehende 2D-Ebenen abgebildet, wodurch eine exakte Überprüfung und Korrektur einer bestimmten Ebene möglich ist (➤ Abb. 2.1 und ➤ Abb. 2.2). Bei der **tomografischen Darstellung** werden mehrere parallele Bildebenen wie bei der Computertomografie oder Magnetresonanztomografie auf dem Monitor gezeigt (➤ Abb. 2.3 und ➤ Abb. 2.4). Der **Oberflächen-Modus** gestattet die dreidimensionale Darstellung von Körperoberflächen (➤ Abb. 2.5 und ➤ Abb. 2.6), aber auch von Schnittflächen. Mit dem **Transparenzmodus** lassen sich vorrangig knöcherne Strukturen erkennen (➤ Abb. 2.5 und ➤ Abb. 2.6). Der **Glass-body-Modus** gestattet die dreidimensionale Darstellung von Gefäßen innerhalb des durchsichtigen Körpers. Mit dem **Inversionsmodus** können primär echoarme Strukturen wie Hirnseitenventrikel oder Gefäße als echoreiche Strukturen in Form eines Ausgussmodells abgebildet werden.
   Der **VCI-Modus** erlaubt die kontrastreiche Darstellung von dünnen Volumina. Mit dem **Omni-View-Modus** kann im 2D-Bild eine jede beliebige Linie (gerade oder gebogen) freihändig gezogen werden, wodurch die senkrecht dazu stehende Schnittebene dreidimensional dargestellt wird. Der **Cine-Modus** ermöglicht die Betrachtung der Körperoberfläche oder des Skeletts in Form einer Rotationsbewegung aus unterschiedlichen Winkeln. Beim STIC-Modus werden mehrere Herzzyklen zu einem Herzzyklus zusammengefasst, wodurch sich das schlagende Herz des Fetus in verschiedenen Ebenen demonstrieren lässt. Die neuesten Modi **HDlive, HDlive-Silhouette** und **HDlive-Studio** erlauben eine Beleuchtung der „region of interest" mittels einer beweglichen Lichtquelle aus unterschiedlichen Winkeln. Der HDlive-Silhouette-Modus ermöglicht als „Low Silhouette" die Demonstration externer Strukturen und als „High Silhouette" die Abbildung interner Strukturen (➤ Abb. 2.5 und ➤ Abb. 2.6). **4D-Ultraschall** gestattet die dreidimensionale Betrachtung des sich bewegenden Embryos/Fetus in real-time.
3. **Volumen-/Bildbearbeitung:** Für die Volumen-/Bildbearbeitung stehen unterschiedliche Techniken zur Verfügung. Kleinere Störechos lassen sich mit dem Threshold-Regler entfernen, größere vorgelagerte Strukturen, die eine genaue Oberflächendarstellung verhindern, werden mit dem elektronischen Skalpell entfernt. Helligkeit, Kontrast und Farbe können interaktiv angepasst werden.
4. **Speicherung von Volumina, 3D-Bildern oder 4D-Bildsequenzen:** Während die zweidimensionale Sonografie nur die Speicherung von Bildern ermöglicht, erlaubt die dreidimensionale Sonografie eine verlustfreie Speicherung von Volumina oder Volumensequenzen. Dies bedeutet, dass ein oder mehrere Volumina jederzeit und ohne Qualitätsverlust aus dem Speicher erneut geladen und nochmals untersucht werden können, ohne dass die Patientin anwesend sein muss (sog. „Virtuelle Untersuchung"). Volumina lassen sich auch via Internet an unterschiedliche Experten verschicken und können somit von diesen an anderen Orten begutachtet werden. Letztlich lassen sich nicht nur Volumina, sondern auch dreidimensionale Bilder oder Bildsequenzen verlustfrei speichern.

Tab. 2.1 Überblick über die verschiedenen 3D/4D-Visualisierungsmodi, die bei der pränatalen Diagnostik zum Einsatz kommen (nach Merz und Pashaj, 2017)

3D-Modi	4D-Modi
Multiplanarer Modus	Multiplanarer Modus
Tomografischer Modus	Tomografischer Modus
Oberflächen-Modus	Oberflächen-Modus
Transparenzmodus	Transparenzmodus
Glass-body-Modus	Glass-body-Modus
Inversionsmodus	Inversionsmodus
Volume contrast imaging (VCI)-Modus	Volume contrast imaging (VCI)-Modus
Omni-View-Modus	Omni-View-Modus
3D-Cine-Modus	Spatio-temporal image correlation (STIC)-Modus
HDlive-Modus	HDlive-Modus
HDlive-Silhouette-Modus	HDlive-Silhouette-Modus
HDlive-Studio-Modus	HDlive-Studio-Modus

Multiplanarer Modus

Schallkopfführung

- Abdominale Volumenakquisition im Längsschnitt

Orientierungspunkte

- Der Drehpunkt liegt exakt auf der Medianlinie zwischen den beiden Orbitae.
- Die Marker in den Ebenen ➤ Abb. 2.2a und ➤ Abb. 2.2c verifizieren das exakte Profil im Bild ➤ Abb. 2.2b.

Checkliste

- Aufsicht von vorn
- Beide Orbitae müssen in einer Ebene liegen (Koronarebene a und Axialebene c)
- Gesicht im Sagittalschnitt ➤ Abb. 2.2b muss nach links schauen.

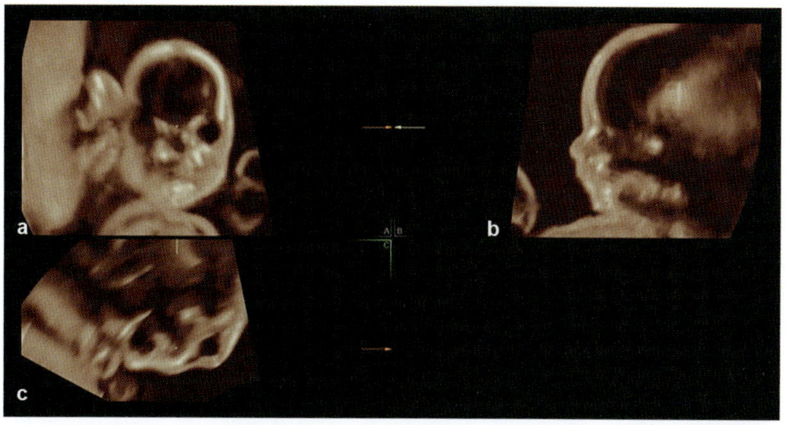

Abb. 2.1 Multiplanare Darstellung eines fetalen Gesichts nach Rotation des fetalen Kopfes in eine aufrechte Position, 23 SSW. a) Koronarschnitt, b) Sagittalschnitt, c) Axialschnitt.

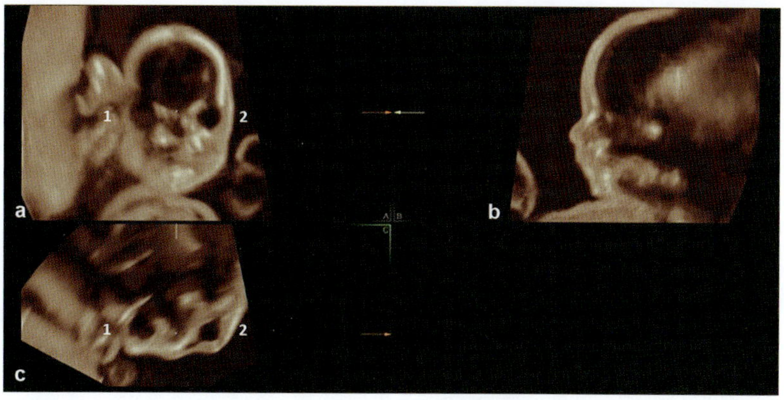

Abb. 2.2 Multiplanare Darstellung eines fetalen Gesichts nach Rotation des fetalen Kopfes in eine aufrechte Position. Im Koronarschnitt a) und Axialschnitt c) sind die anatomischen Seiten rechts (1) und links (2) korrekt dargestellt. b) Medianschnitt.

Tomografischer Modus

Schallkopfführung

- Abdominale Volumenakquisition im Längsschnitt

Orientierungspunkte

- Grüne Linie entspricht Medianebene.
- Die Sagittalebenen –3 bis 4 werden von rechts nach links dargestellt.

Checkliste

- Ausgangsbild Koronarschnitt mit Aufsicht von vorn
- Medianebene liegt in Bildmitte (grüne Umrandung).

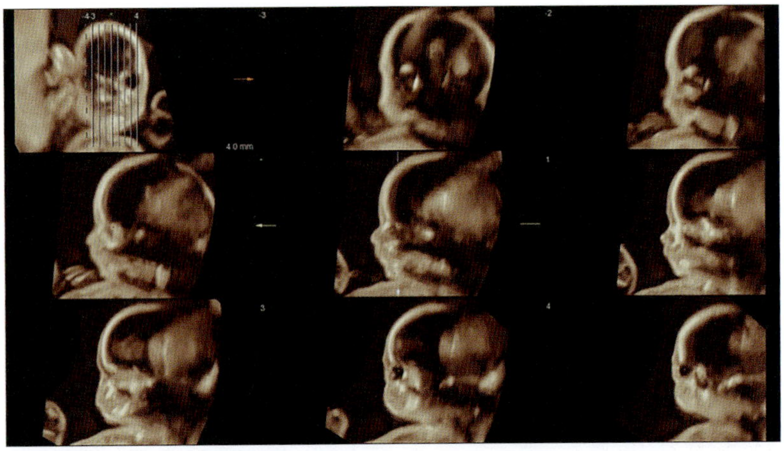

Abb. 2.3 Tomografische Darstellung des Gesichts in Sagittalschnitten, 23 SSW. Die parallelen Schnittebenen haben einen Abstand von 4 mm.

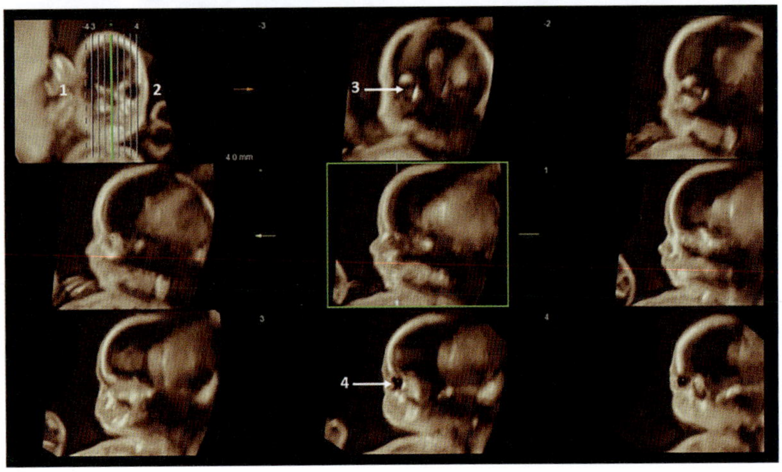

Abb. 2.4 Tomografische Darstellung des Gesichts in Sagittalschnitten. 1 = rechts, 2 = links. Die grüne Linie wie auch das grün umrandete Feld markieren den exakten Medianschnitt. Die Ebene –3 entspricht der Sagittalebene durch die rechte Orbita (3), die Ebene 4 der Sagittalebene durch die linke Orbita (4).

Oberflächen- und Transparenz-Modus

Schallkopfführung

- Abdominale Volumenakquisition im Längsschnitt

Orientierungspunkte

- Aufsichtsdarstellung von vorn und von der Seite

Checkliste

- Ausreichend viel Fruchtwasser vor dem Gesicht
- Oberflächenbilder: Gesichtsanatomie (Stirn, Orbitae, Nase, Lippen, Kinn)
- Transparenzdarstellung: Ossifikation, Weite der Sutura frontalis
- Silhouette-Darstellung: Profil- und Gehirnbeurteilung

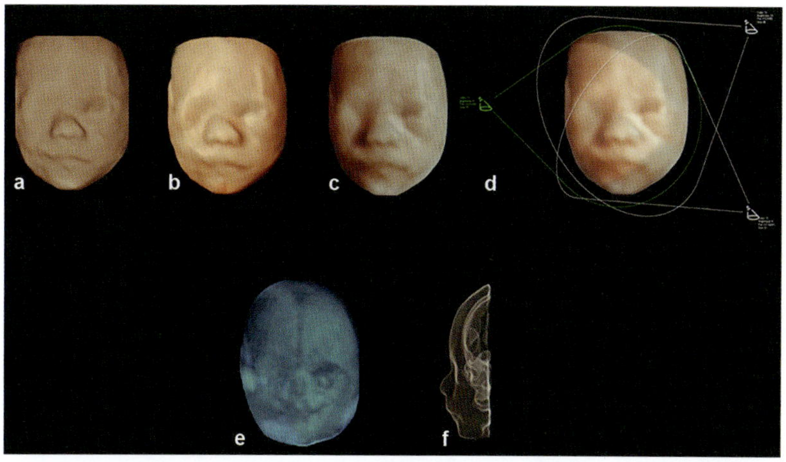

Abb. 2.5 Darstellung eines fetalen Gesichts in unterschiedlichen Rendering-Modi, 23 SSW.
a) bis d) Oberflächendarstellungen.
e) Transparenzdarstellung.
f) HDlive-Silhouette-Darstellung.

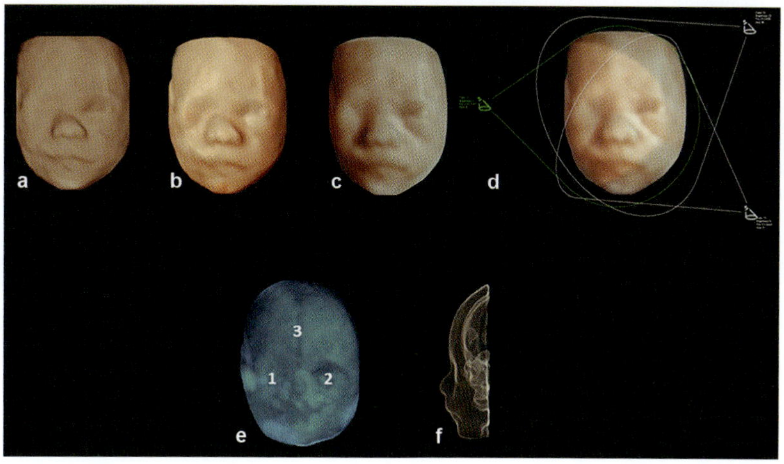

Abb. 2.6 Darstellung eines fetalen Gesichts in unterschiedlichen Rendering-Modi.
a) Oberflächen-Modus enhanced.
b) HDlive.
c) HDlive Studio (Beleuchtung mittels einer Lichtquelle).
d) HDlive Studio (Beleuchtung mittels dreier Lichtquellen).
e) Transparenzdarstellung mit Abbildung der echoreichen Gesichtsknochen, der Orbitae (1 = rechte Orbita, 2 = linke Orbita) und der Sutura frontalis (3).
f) Profildarstellung von links mit HDlive-Silhouette-Modus.

2.2 Normalbefunde

Für die Darstellung von Normalbefunden in der Schwangerschaft (➤ Abb. 2.7 bis ➤ Abb. 2.34) stehen alle in ➤ Tab. 2.1 aufgeführten Darstellungsmodi zur Verfügung. Die Qualität von dreidimensionalen Oberflächenbildern hängt ganz entscheidend von der Qualität der 2D-Bilder ab, da die 3D-Sonografie auf der 2D-Sonografie aufgebaut ist. Entscheidend ist auch, dass genügend Fruchtwasser vor der „region of interest" vorhanden ist, damit sich die Oberflächenstrukturen gut demonstrieren lassen. Im ersten Trimenon lassen sich die besten Bilder mit der Transvaginalsonografie erzielen (➤ Abb. 2.7 und ➤ Abb. 2.8), ab dem zweiten Trimenon eher mit der Abdominalsonografie (➤ Abb. 2.9 und ➤ Abb. 2.10, ➤ Abb. 2.11 und ➤ Abb. 2.12, ➤ Abb. 2.17 und ➤ Abb. 2.18, ➤ Abb. 2.25 und ➤ Abb. 2.26, ➤ Abb. 2.27a+b und ➤ Abb. 2.28a+b, ➤ Abb. 2.29 und ➤ Abb. 2.30, ➤ Abb. 2.31 und ➤ Abb. 2.32). Der Nachweis einer regelrechten Oberfläche ist insbesondere dann von Bedeutung, wenn ein erhöhtes Wiederholungsrisko für einen Oberflächendefekt besteht.

Im Oberflächen-Modus lassen sich nicht nur äußere Oberflächen, sondern auch Oberflächen von Schnittflächen innerhalb des Körpers darstellen (➤ Abb. 2.13 und ➤ Abb. 2.14, ➤ Abb. 2.15a und ➤ Abb. 2.16a, ➤ Abb. 2.23 und ➤ Abb. 2.24).

Insgesamt lassen sich mit der 3D-Sonografie jedoch nur stehende Oberflächen- und Transparenzbilder erzielen, wohingegen die 4D-Sonografie auch die Darstellung von räumlichen Bewegungen erlaubt (➤ Abb. 2.11 und ➤ Abb. 2.12).

Oberflächendarstellung von der Seite

Schallkopfführung

- Transvaginale Volumenakquisition im Längsschnitt

Checkliste

- Genügend Fruchtwasser vor der „region of interest"
- Frühgravidität: Darstellung von Embryo, Nabelschnur, Ductus vitellinus und Dottersack
- 10 SSW: Darstellung der physiologischen Nabelhernie
- 13 SSW: Darstellung des Fetus mit 4 Extremitäten und des fetalen Nabelschnuransatzes

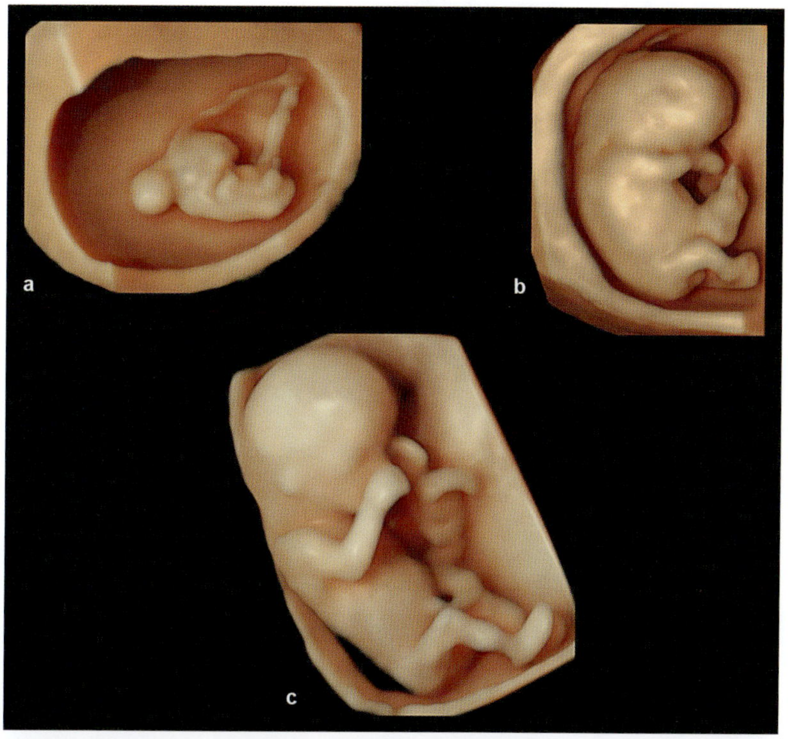

Abb. 2.7 Regelrechte Embryonal-/Fetalentwicklung in der Oberflächendarstellung (HDlive-Studio). a) 7 SSW, b) 10 SSW, c) 13 SSW.

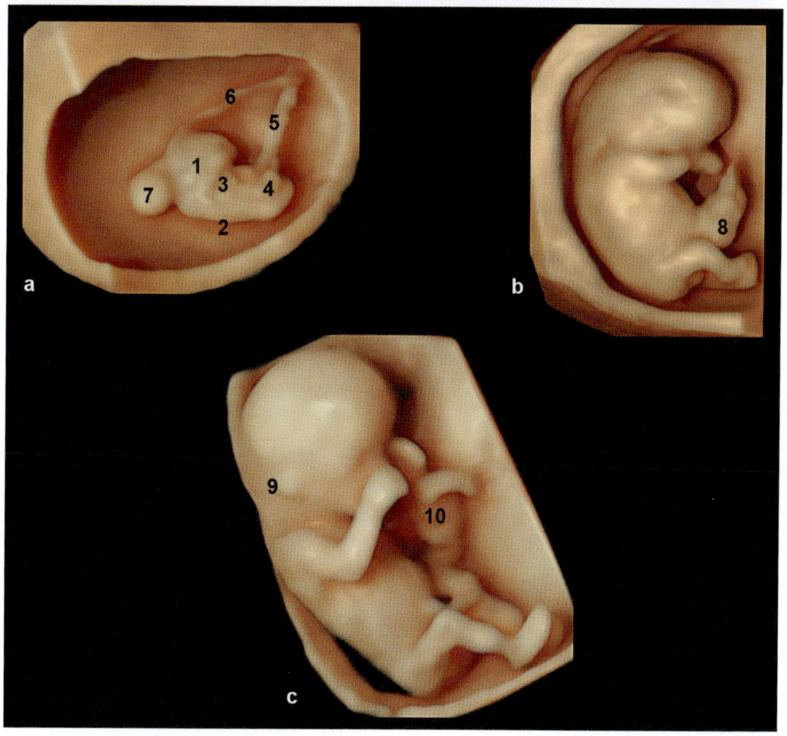

Abb. 2.8 Regelrechte Embryonal-/Fetalentwicklung in der Oberflächendarstellung (HDlive-Studio).
a) Aufsichtsbild Embryo von der rechten Seite. 1 = Caput, 2 = Wirbelsäule, 3 = obere Extremität, 4 = untere Extremität, 5 = Nabelschnur, 6 = Ductus vitellinus, 7 = Dottersack.
b) Aufsichtsbild Embryo von der rechten Seite. 8 = physiologische Nabelhernie.
c) Aufsichtsbild Fetus von der rechten Seite. 9 = Ohr, 10 = Nabelschnur.

Gesicht

Schallkopfführung

- Aufnahme des Kopfvolumens im Längsschnitt
- Gesicht zum Schallkopf gerichtet

Checkliste

- Genügend Fruchtwasser vor der „region of interest“
- Keine vorgelagerten Strukturen vor dem Gesicht

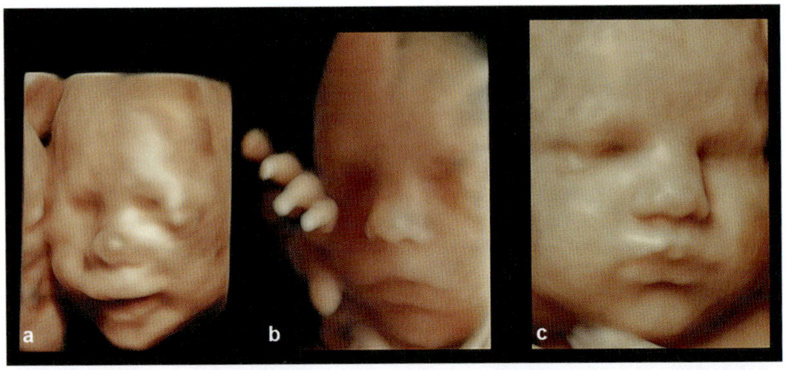

Abb. 2.9 Gesichtsdarstellung im Oberflächen-Modus (HDlive). a) 20 SSW, b) 25 SSW, c) 35 SSW.

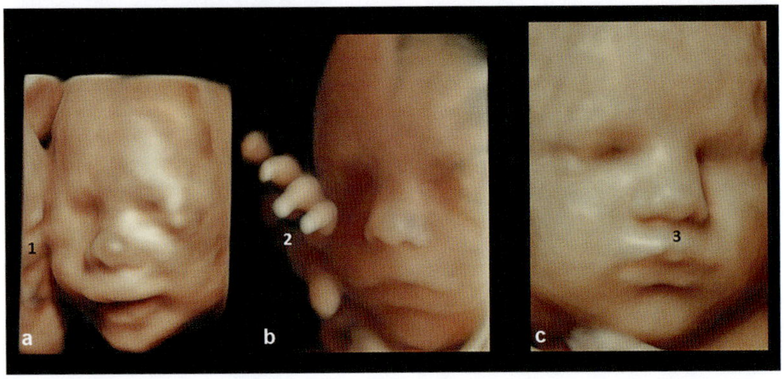

Abb. 2.10 Gesichtsdarstellung im Oberflächen-Modus (HDlive).
a) Gesicht mit leichtem Lächeln (1 = Plazenta).
b) Gesicht mit rechter Hand (2).
c) Gesicht mit Darstellung der Lippen und des Philtrums (3).

Kopf, 4D-Sequenz

Schallkopfführung

- 4D-Aufnahme des Kopfvolumens im Längsschnitt
- Gesicht zum Schallkopf gerichtet

Checkliste

- Genügend Fruchtwasser vor der „region of interest“
- Keine vorgelagerten Strukturen vor dem Gesicht
- 3D-Momentaufnahme aus dem 4D-Cine loop heraussuchen

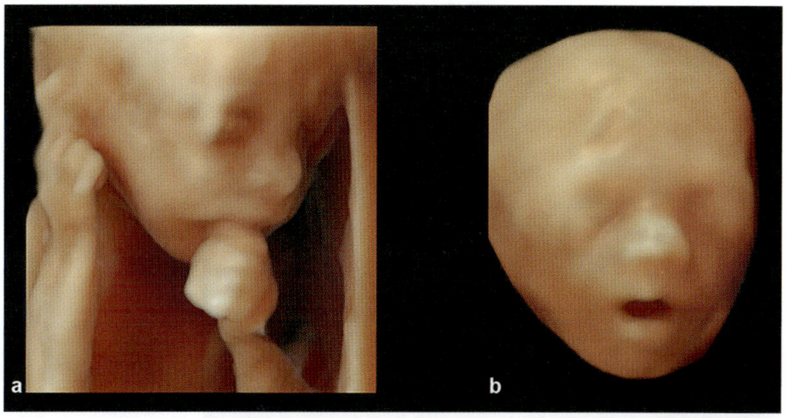

Abb. 2.11 3D-Oberflächenaufnahmen aus einer 4D-Sequenz. a) Daumenlutscher (20 SSW), b) gähnender Fetus (20 SSW).

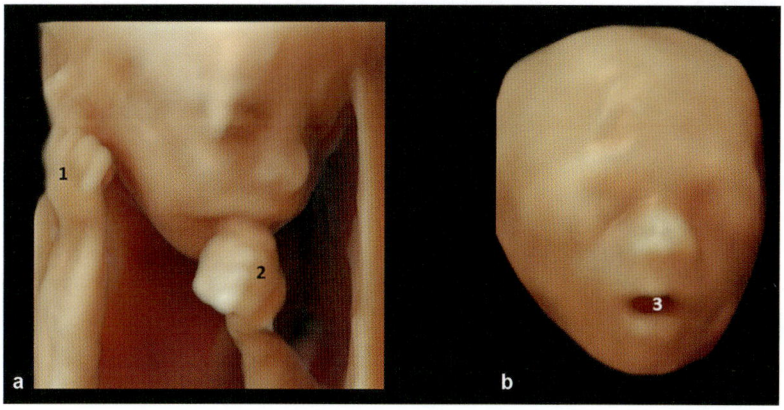

Abb. 2.12 3D-Oberflächenaufnahmen aus einer 4D-Sequenz. a) 1 = rechte Hand am Ohr, 2 = linke Hand mit Daumen im Mund, b) 3 = offener Mund.

Gehirn, Sagittalschnitt

Schallkopfführung

- Transvaginale Volumenakquisition
- Aufnahme im Sagittalschnitt

Checkliste

- Kontrolle anterior – posterior
- Oberflächen-Modus

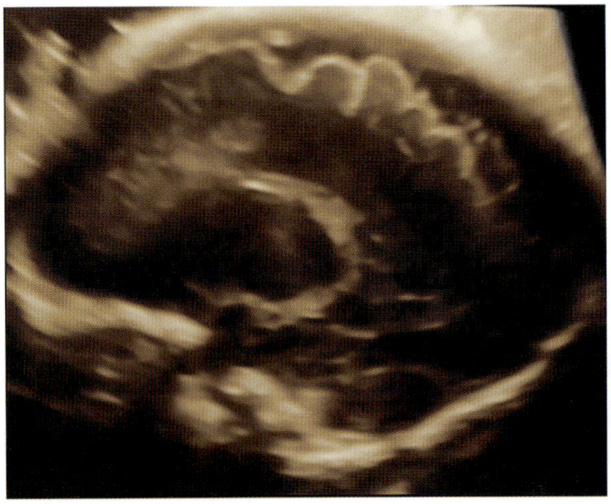

Abb. 2.13 Seitlicher Sagittalschnitt durch den Hirnmantel (Oberflächendarstellung), 32 SSW.

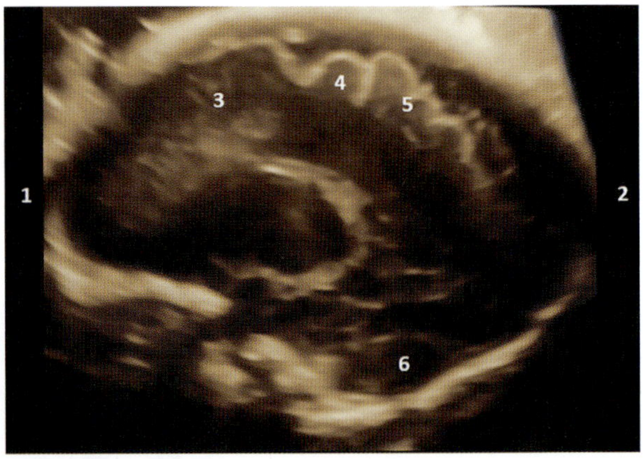

Abb. 2.14 Seitlicher Sagittalschnitt durch den Hirnmantel (Oberflächendarstellung). 1 = anterior, 2 = posterior, 3 = Hirnmantel, 4 = Gyrus, 5 = Sulcus, 6 = seitliche hintere Schädelgrube.

Gehirn, Medianschnitt

Schallkopfführung

- Transvaginale Volumenakquisition
- Aufnahme im Sagittalschnitt

Checkliste

- Kontrolle anterior – posterior
- Exakte Medianebene (Kontrolle im Multiplanarmodus in allen 3 Ebenen)
- Darstellung der medianen Schnittfläche im Oberflächen-Modus
- Gesamtes Corpus callosum nachweisbar
- Cavum septi pellucidi
- Vermis cerebelli
- A. pericallosa
- A. callosomarginalis

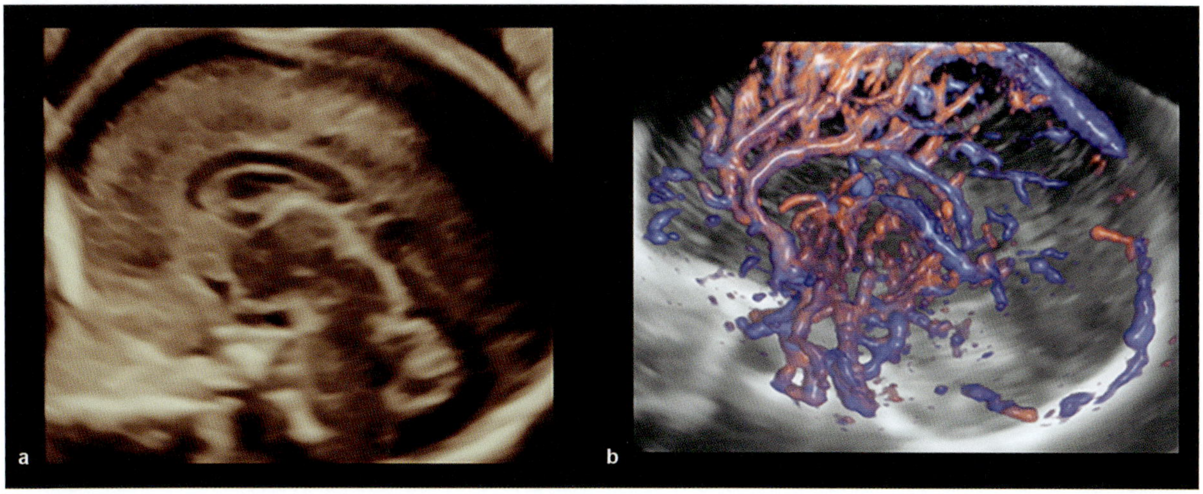

Abb. 2.15 Medianschnitt durch das Gehirn.
a) Oberflächendarstellung der Schnittfläche, 19 SSW.
b) Glass-body-Modus mit Darstellung der Hirngefäße, 30 SSW.

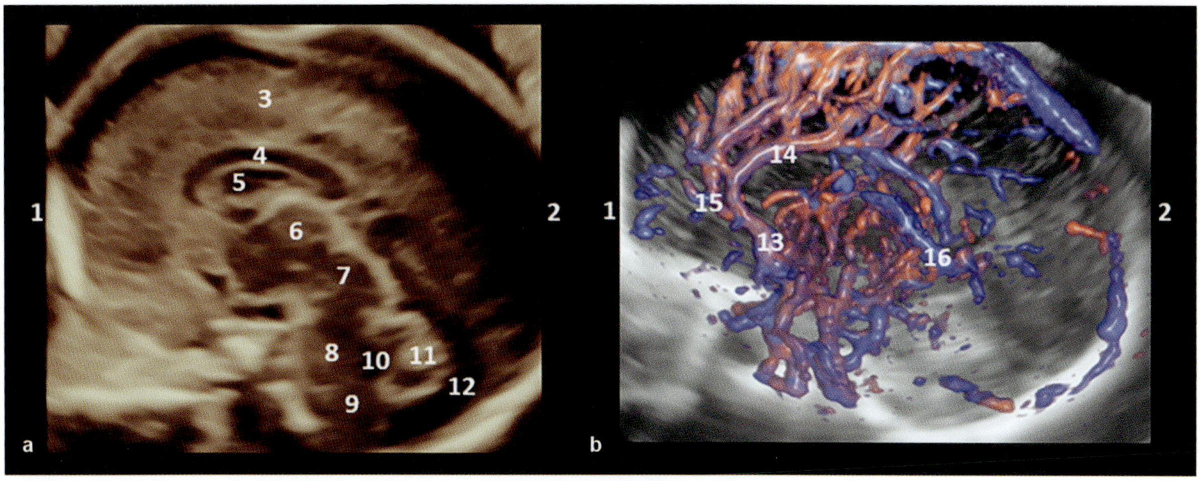

Abb. 2.16 Medianschnitt durch das Gehirn. a) und b) 1 = anterior, 2 = posterior.
a) 3 = Hirnmantel, 4 = Corpus callosum, 5 = Cavum septi pellucidi, 6 = 3. Ventrikel/Thalamus, 7 = Mesencephalon, 8 = Pons, 9 = Medulla oblongata, 10 = 4. Ventrikel, 11 = Vermis cerebelli, 12 = Cisterna magna.
b) 13 = A. cerebri anterior, 14 = A. pericallosa, 15 = A. callosomarginalis, 16 = Sinus rectus.

Oberflächendarstellung von dorsal

Schallkopfführung
- Transabdominale Volumenakquisition
- Aufnahme im Sagittalschnitt

Checkliste
- Rücken zum Schallkopf gerichtet
- Rücken ohne Oberflächendefekt

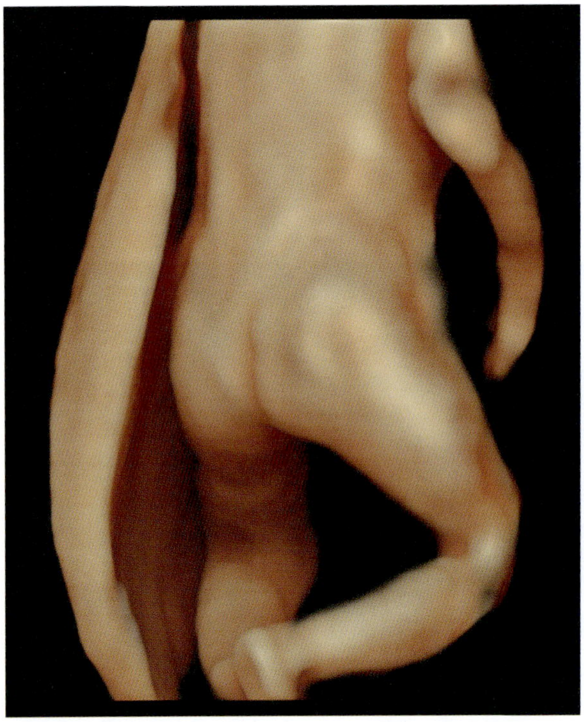

Abb. 2.17 Oberflächendarstellung des Fetus von dorsal, 17 SSW.

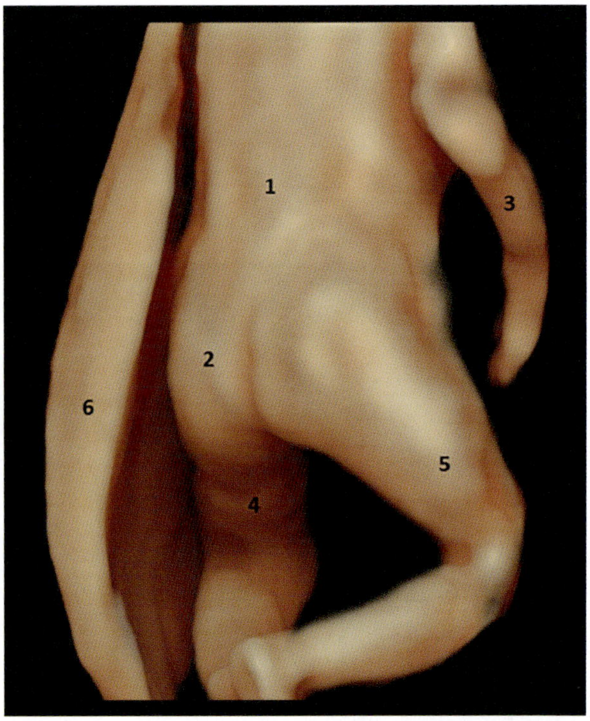

Abb. 2.18 Oberflächendarstellung des Fetus von dorsal. 1 = Rücken, 2 = Gesäß, 3 = rechter Arm, 4 = linkes Bein, 5 = rechts Bein, 6 = Uteruswand.

Skelett

Schallkopfführung

- Transabdominale Volumenakquisition
- Rücken zum Schallkopf gerichtet

Orientierungspunkte

- Letzte Rippe entspricht Thorakalwirbel 12.
- Oberrand des Os ilium entspricht Lumbalwirbel 5.

Checkliste

- Wirbelkörper symmetrisch
- Wirbelsäulenachse gerade
- Rippen gleichmäßig ossifiziert
- Scapula und Os ilium ossifiziert

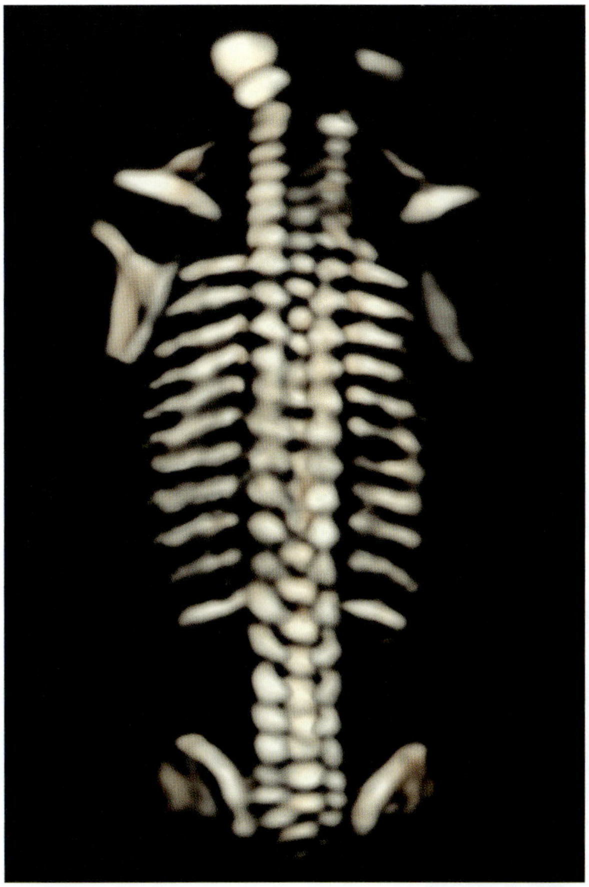

Abb. 2.19 Darstellung des fetalen Skeletts im Transparenzmodus (Dorsalansicht), 19 SSW.

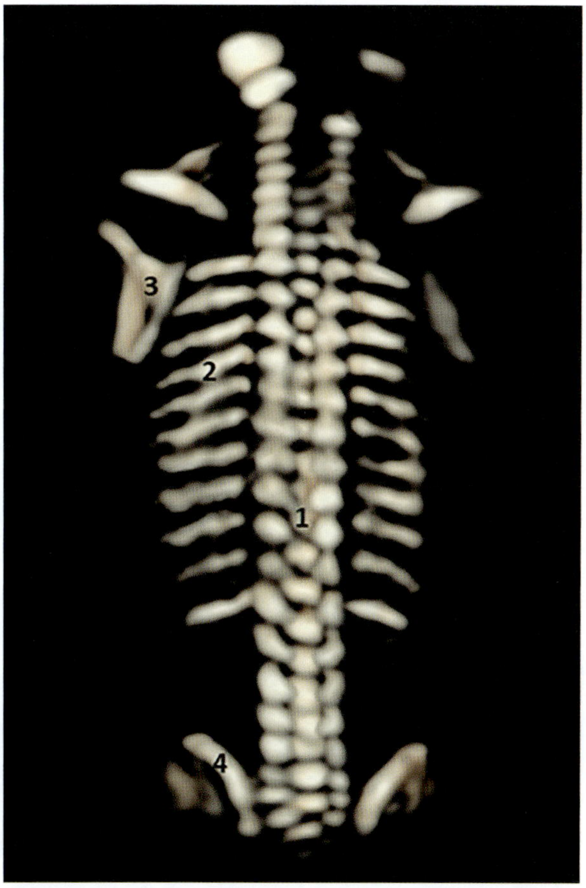

Abb. 2.20 Darstellung des fetalen Skeletts im Transparenzmodus (Dorsalansicht). 1 = Wirbelsäule mit Wirbelkörpern, 2 = Rippen, 3 = Scapula, 4 = Os ilium.

Herz

Schallkopfführung

- Transabdominale Volumenaufnahme
- ➢ Abb. 2.21a und b schräger Querschnitt durch den Thorax
- ➢ Abb. 2.21c Sagittalschnitt durch den Thorax

Checkliste

- Getrennte Herzkammern
- Aortenbogen U-förmig (umgekehrtes U)

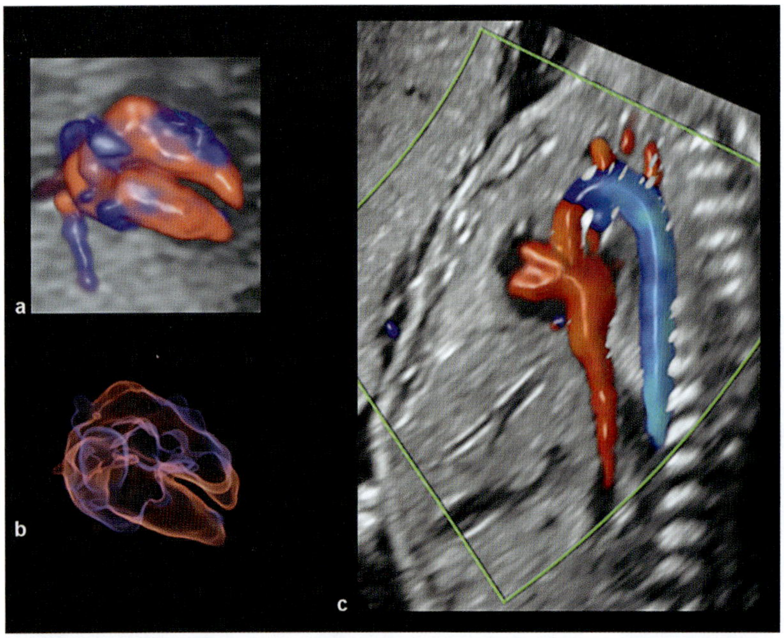

Abb. 2.21 Darstellung des fetalen Herzens.
a) Glass-body-Color-Low Silhouette-Modus (Aufsichtsbild) bei Beckenendlage, 13 SSW. Schrägschnitt durch den Thorax.
b) Dasselbe Herz wie in a); Color-High-Silhouette-Modus mit Ausblenden der Grauwerte (Durchsichtsbild).
c) Radiant flow-Modus mit Darstellung der Aorta ascendens, des Aortenbogens, der Aorta descendens und des Ductus arteriosus, 24 SSW. Sagittalschnitt durch den Thorax.

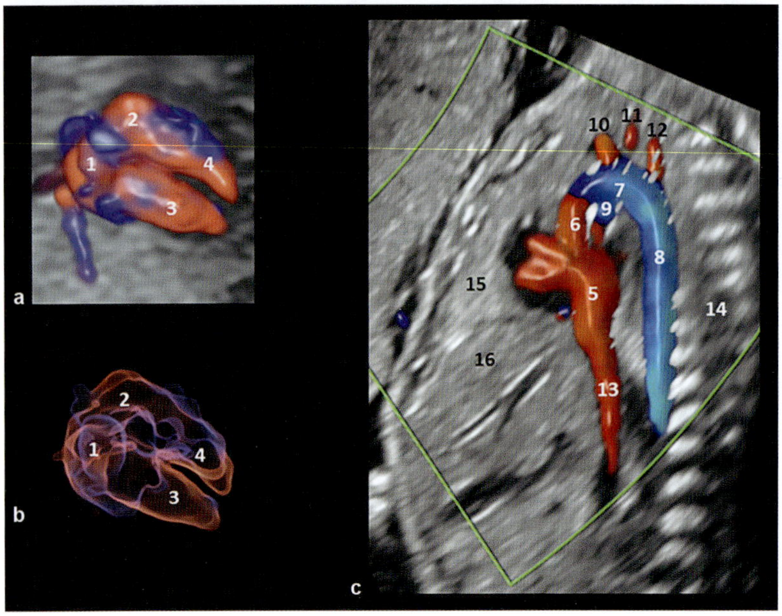

Abb. 2.22 Darstellung des fetalen Herzens.
a) und b) 1 = linker Vorhof, 2 = rechter Vorhof, 3 = linker Ventrikel, 4 = rechter Ventrikel.
c) 5 = Cor, 6 = Aorta ascendens, 7 = Aortenbogen, 8 = Aorta descendens, 9 = Ductus arteriosus, 10 = Truncus brachiocephalicus, 11 = A. carotis communis sinistra, 12 = A. subclavia sinistra, 13 = V. cava inferior, 14 = Wirbelsäule, 15 = Lunge, 16 = Leber.

Abdomenquerschnitt

Schallkopfführung

- Transabdominale Volumenaufnahme
- Querschnitt durch das Abdomen

Orientierungspunkte

- Nieren liegen lateral der Wirbelsäule.
- Nierenbecken beidseits als echoarmer Schlitz erkennbar
- Magen links

Checkliste

- Beide Nieren nachweisbar
- Nierenbecken normal oder erweitert
- Magen mit Flüssigkeit gefüllt, richtige Lage

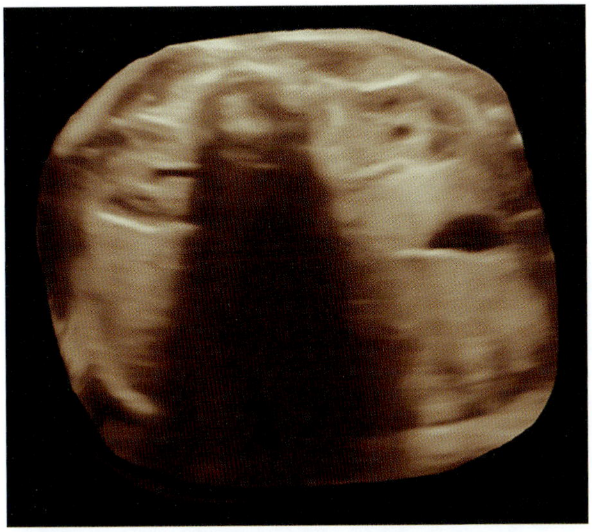

Abb. 2.23 Querschnitt durch das fetale Abdomen, 35 SSW. Oberflächendarstellung der Schnittfläche.

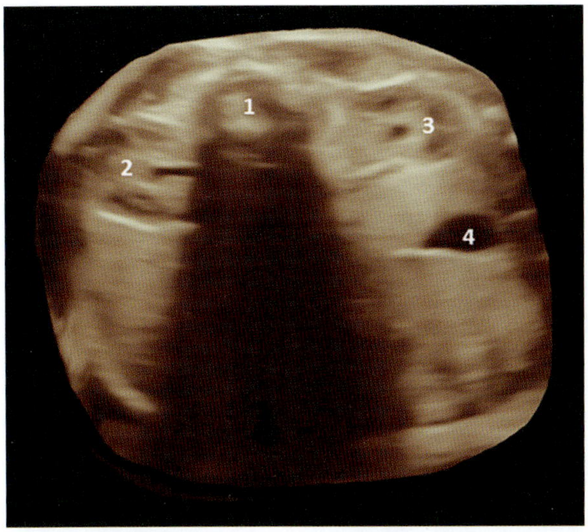

Abb. 2.24 Querschnitt durch das fetale Abdomen, Schädellage 1 = Wirbelsäule, 2 = rechte Niere, 3 = linke Niere, 4 = Magen.

Abdomenoberfläche

Schallkopfführung

- Transabdominale Volumenaufnahme
- Volumenakquisition im Längsschnitt
- Abdomen zum Schallkopf gerichtet

Checkliste

- Bauchwand unterhalb des Nabelschnurabganges geschlossen
- Nabelschnur mit zwei Arterien und einer Vene

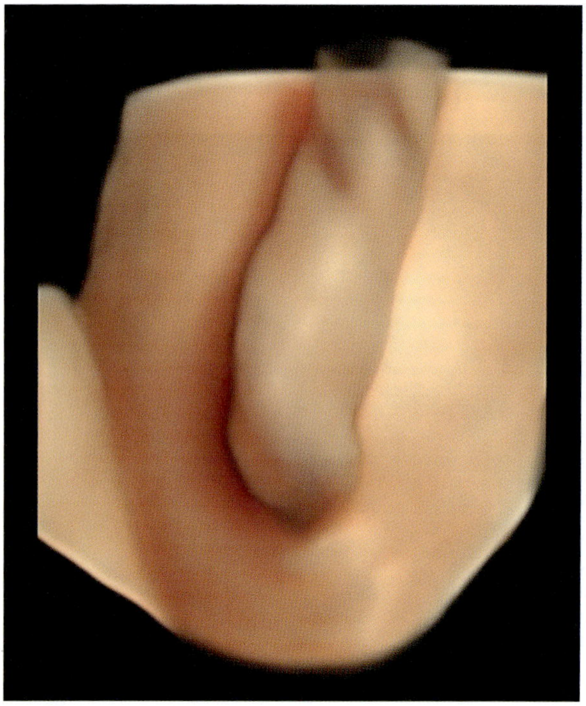

Abb. 2.25 Oberflächendarstellung des fetalen Abdomens mit Nabelschnuransatz, 31 SSW. Aufsicht von vorn.

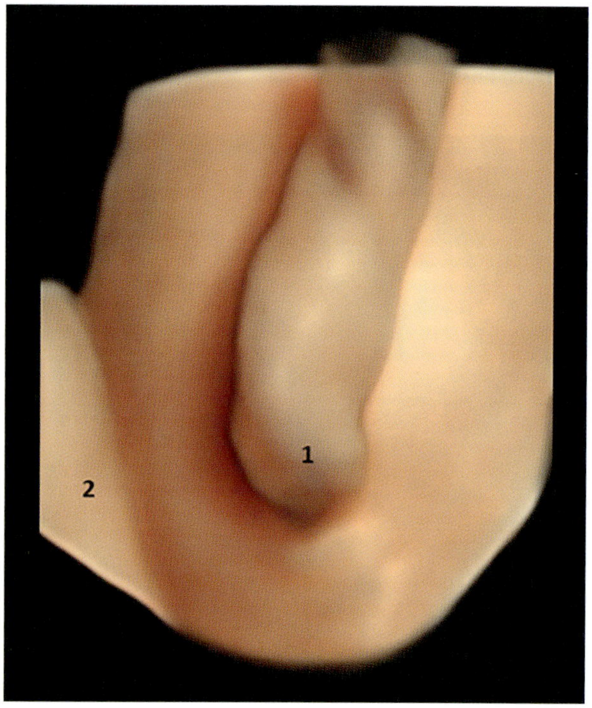

Abb. 2.26 Oberflächendarstellung des fetalen Abdomens. 1 = fetaler Nabelschnuransatz, 2 = rechter Oberschenkel.

Seitliche Darstellung, Arme

Schallkopfführung

- ➤ Abb. 2.27a: transvaginale Volumenaufnahme
- ➤ Abb. 2.27b und c: transabdominale Volumenaufnahme
- Volumenakquisition im Längsschnitt

Checkliste

- Hand mit fünf Fingern
- Nabelschnur frei beweglich
- Humerus mit normaler Ossifikation und normaler Länge

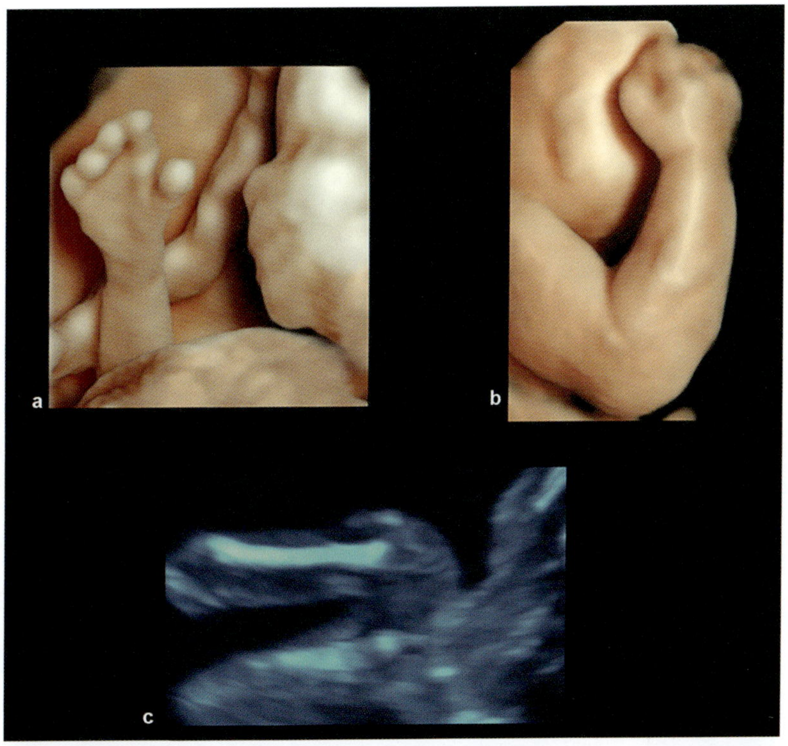

Abb. 2.27 a) Seitliche Oberflächendarstellung eines Fetus mit rechtem Arm und Nabelschnur, 12 SSW.
b) Seitliche Oberflächendarstellung eines Fetus mit rechtem Arm, 31 SSW.
c) Transparenzdarstellung des linken Arms mit Demonstration des Humerus, Aufsicht von dorsal.

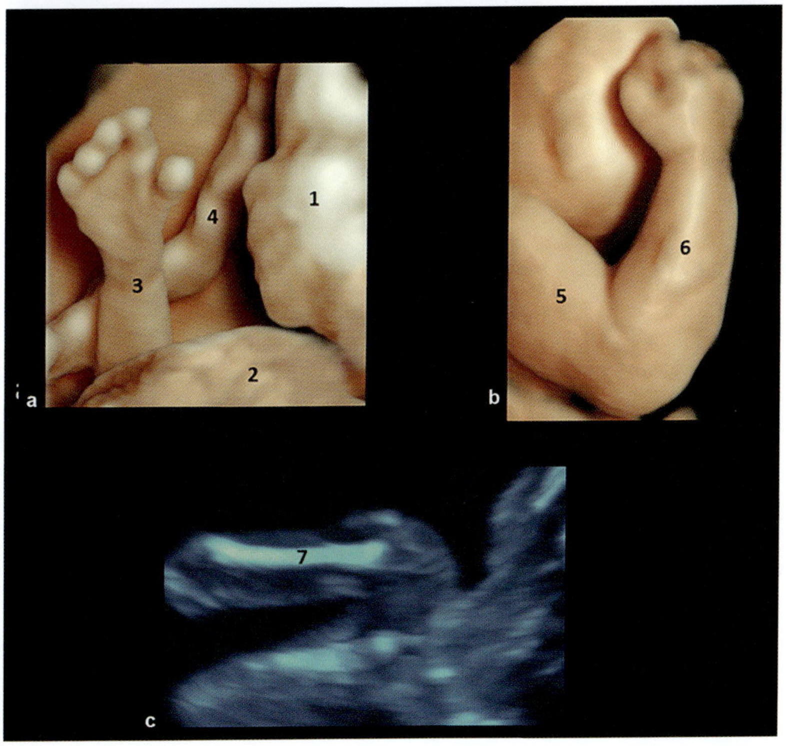

Abb. 2.28 a) 1 = Gesicht, 2 = Thorax, 3 = rechter Arm, 4 = Nabelschnur.
b) 5 = rechter Oberarm, 6 = rechter Unterarm.
c) 7 = linker Oberarm mit Humerus.

Beine, Oberfläche

Schallkopfführung
- Transabdominale Volumenakquisition
- Aufnahme im Längsschnitt
- Vorderwand der Beine zum Schallkopf gerichtet

Checkliste
- Beinachse beidseits gerade
- Füße nicht abgewinkelt

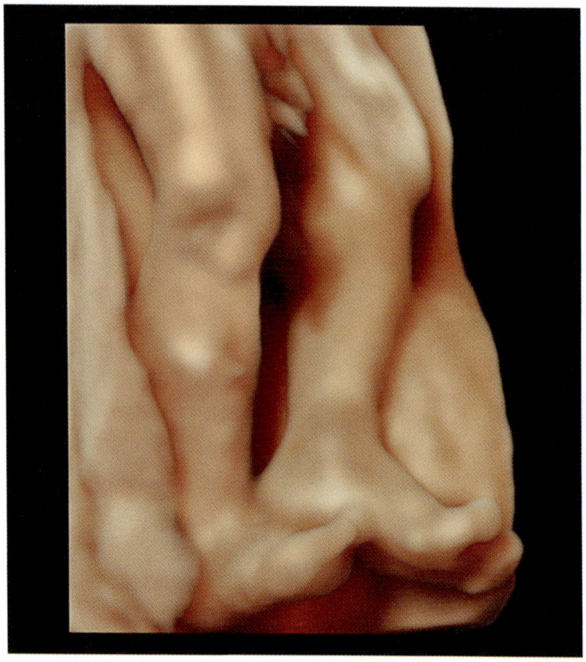

Abb. 2.29 Oberflächendarstellung beider Beine, 21 SSW. Ansicht von vorn.

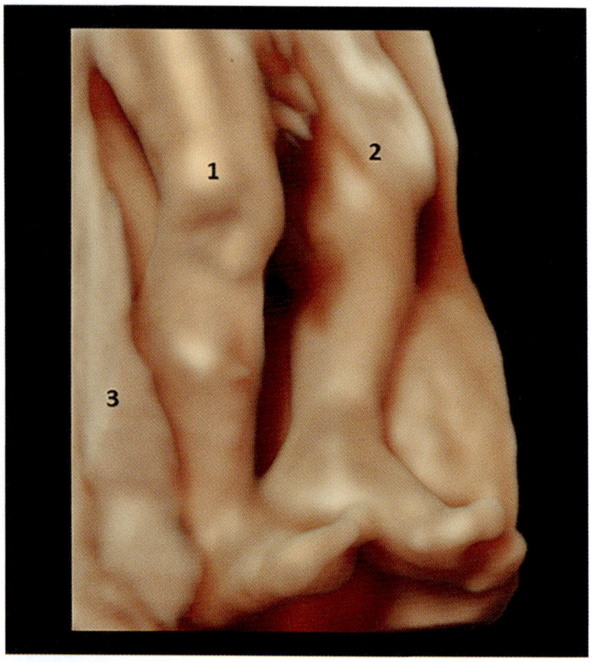

Abb. 2.30 Oberflächendarstellung beider Beine. 1 = rechtes Bein, 2 = linkes Bein, 3 = Plazenta.

Weibliches und männliches Genitale

Schallkopfführung

- Transabdominale Volumenakquisition
- Aufnahme im Längsschnitt
- Abdomen zum Schallkopf gerichtet

Checkliste

- ➤ Abb. 2.31a Labien normal angelegt, Klitoris nicht vergrößert
- ➤ Abb. 2.31b Penis und Scrotum normal konfiguriert

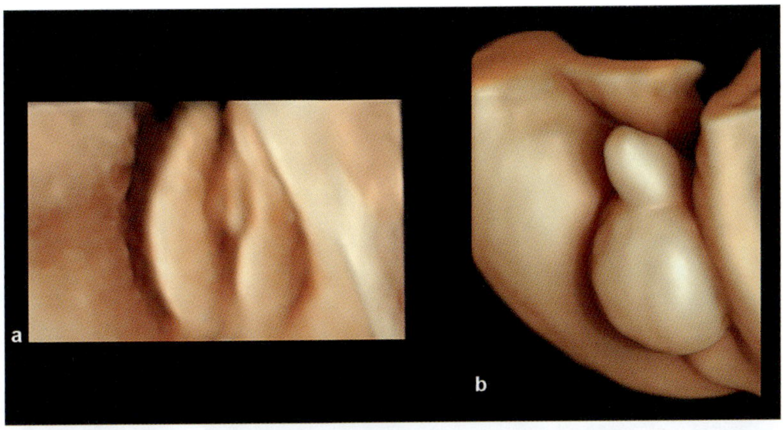

Abb. 2.31 a) Oberflächendarstellung des weiblichen Genitales, 37 SSW. Ansicht von vorn.
b) Oberflächendarstellung des männlichen Genitales, 31 SSW. Ansicht von schräg vorn.

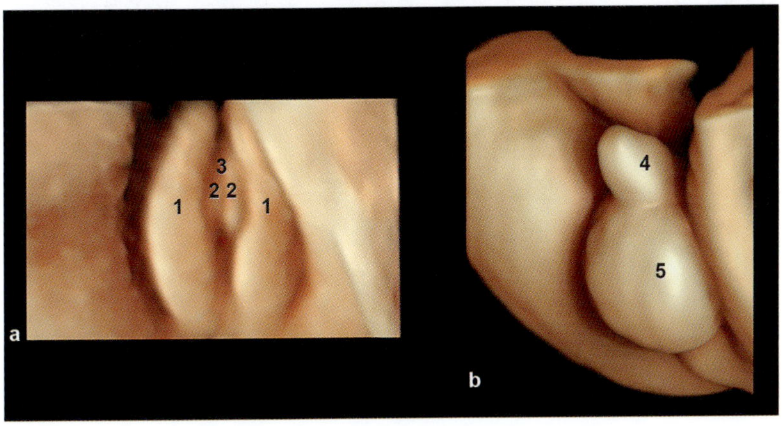

Abb. 2.32 a) Oberflächendarstellung des weiblichen Genitales. 1 = Labia majora, 2 = Labia minora, 3 = Klitoris.
b) Oberflächendarstellung des männlichen Genitales. 4 = Penis, 5 = Scrotum.

Fundus-Vorderwandplazenta

Schallkopfführung

- Transabdominale Volumenakquisition
- Aufnahme im Längsschnitt

Checkliste

- Plazentalage
- Plazentarer Nabelschnuransatz
- Perfusion der Plazenta

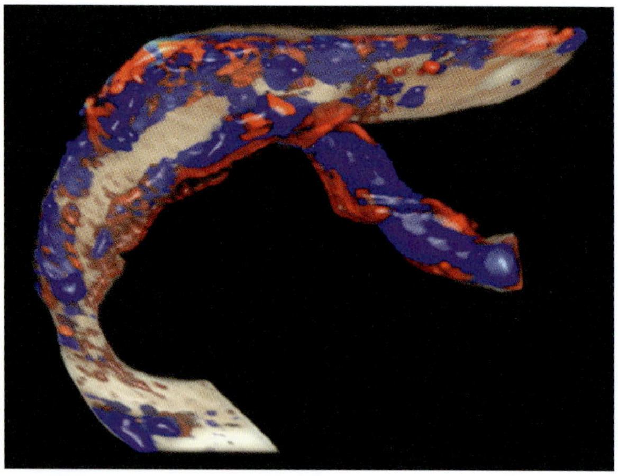

Abb. 2.33 Glass-body-Darstellung einer Fundus-Vorderwandplazenta im Sagittalschnitt, 23 SSW. Die Seitenansicht von rechts zeigt eine normale Plazentaperfusion. Zentraler Nabelschnuransatz.

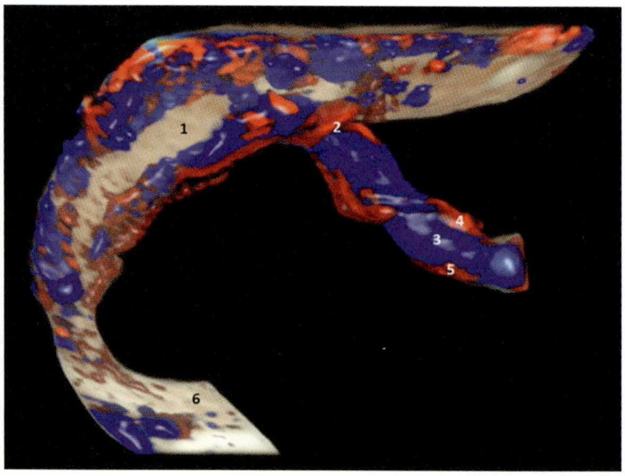

Abb. 2.34 Glass-body-Darstellung einer Fundus-Vorderwandplazenta im Sagittalschnitt. 1 = Fundus-Vorderwandplazenta, 2 = zentraler Nabelschnuransatz, 3 = Nabelschnurvene, 4 = erste Nabelschnurarterie, 5 = zweite Nabelschnurarterie, 6 = Uterushinterwand.

2.3 Pathologische Befunde

Beim exakten Nachweis von pathologischen Befunden (➤ Abb. 2.35 bis ➤ Abb. 2.62) bietet die 3D/4D-Sonografie im Vergleich zur 2D-Sonografie erhebliche Vorteile. So können gespeicherte Volumina nicht nur in allen drei Ebenen in Millimeterschritten genau durchmustert werden, sondern es können daraus beliebig viele Oberflächen-, Transparenz- und Glass-body-Bilder gerendert werden. Somit kann der Untersucher entscheiden, welchen Darstellungsmodus er für die Demonstration einer fetalen Fehlbildung am günstigsten hält. Die 3D/4D-Sonografie stellt somit eine ideale Ergänzung zur 2D-Sonografie dar und ermöglicht insbesondere dem erfahrenen Untersucher eine präzise Feindiagnostik. Letztlich hilft die plastische Darstellung von Fehlbildungen auch den Eltern, diese besser zu verstehen.

Anenzephalus

Schallkopfführung

- Transabdominale Aufnahme
- Volumenakquisition im Längsschnitt

Checkliste

- Schädelkalotte fehlt.
- Vorspringende Augen

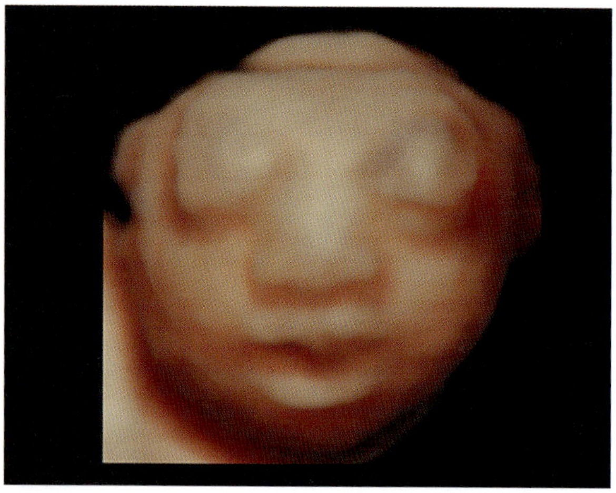

Abb. 2.35 Oberflächendarstellung eines Anenzephalus, 25 SSW. Vorderansicht des Kopfes mit fehlender Schädelkalotte, kurzer Stirn und vorstehenden Augen.

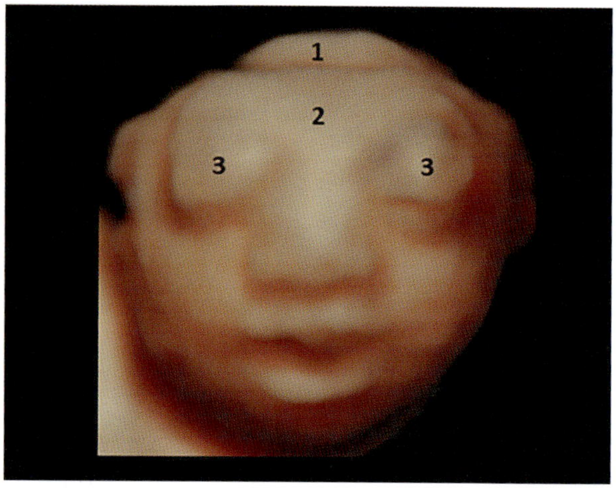

Abb. 2.36 Oberflächendarstellung eines Anenzephalus. 1 = Hirnstamm bei fehlender Schädelkalotte, 2 = kurze Stirn, 3 = vorstehende Augen.

Plexuszysten

Schallkopfführung

- Transabdominale Aufnahme
- Volumenakquisition im Querschnitt

Checkliste

- Vorne/hinten
- Weite der Hirnseitenventrikel
- Plexuszysten ein- oder beidseitig, Zystengröße
- Chromosomenanalyse (Trisomie 18)

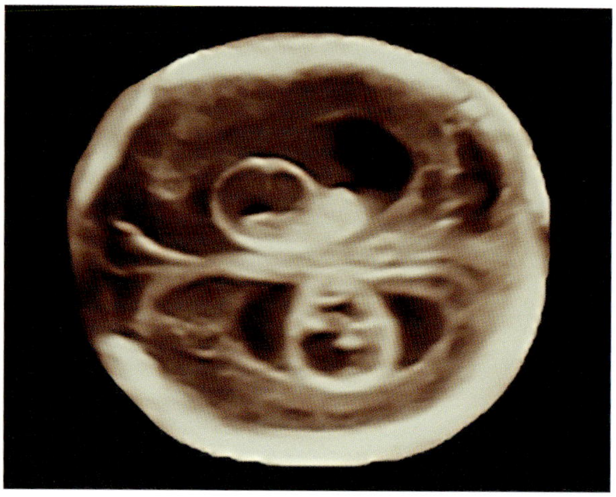

Abb. 2.37 Oberflächendarstellung eines fetalen Gehirns mit beidseitigen Plexuszysten, 19 SSW. Ansicht aus der Vogelperspektive bei geöffneter Schädelkalotte.

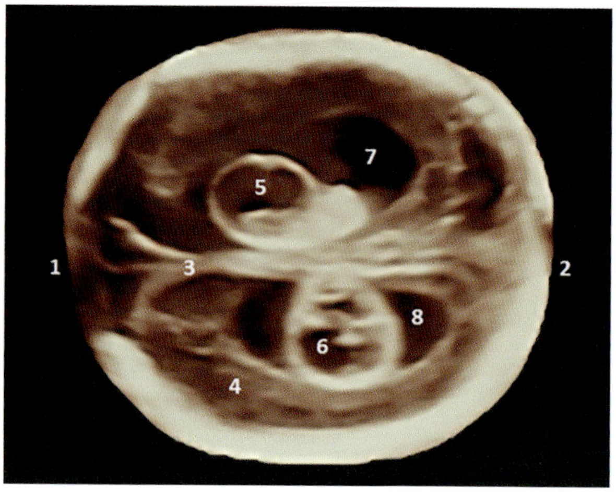

Abb. 2.38 Oberflächendarstellung eines fetalen Gehirns mit beidseitigen Plexuszysten. 1 = anterior, 2 = posterior, 3 = Falx cerebri, 4 = Großhirnrinde, 5 = rechter Plexus chorioideus mit Plexuszyste, 6 = linker Plexus chorioideus mit Plexuszyste, 7 = Hinterhorn des rechten Hirnseitenventrikels, 8 = Hinterhorn des linken Hirnseitenventrikels.

Lippen-Kiefer-Spalte

Schallkopfführung

- Transabdominale Volumenaufnahme
- Aufnahme im Längsschnitt

Checkliste

- Lippen-Kieferdefekt ein- oder beidseitig
- Gaumenspalte nachweisbar
- Chromosomenanalyse

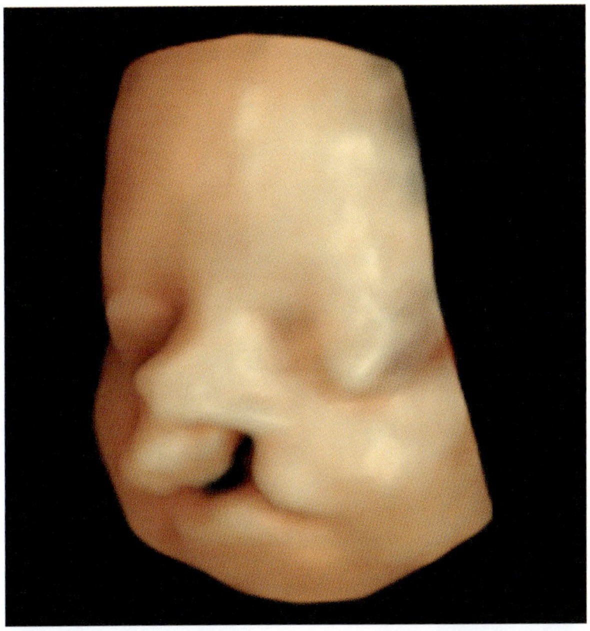

Abb. 2.39 Oberflächendarstellung einer linksseitigen Lippen-Kiefer-Spalte, 29 SSW. Die Vorderseitenansicht von links zeigt rechts neben dem Defekt eine nach vorn verschobene Oberlippe und eine nach rechts verzogene Nase.

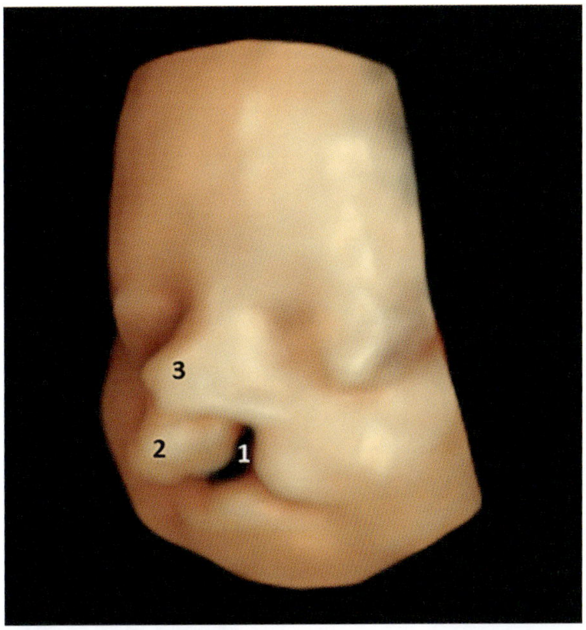

Abb. 2.40 Oberflächendarstellung einer linksseitigen Lippen-Kiefer-Spalte. 1 = einseitige Lippen-Kiefer-Spalte links, 2 = nach vorn verlagerte Oberlippe rechts, 3 = nach rechts verzogene Nase.

Myelomeningozele

Schallkopfführung

- Transabdominale Volumenakquisition
- Aufnahme im Längsschnitt, Wirbelsäule zum Schallkopf gerichtet

Checkliste

- Höhe des Defekts
- Ausmaß des Defekts
- Beinmotorik
- Chromosomenanalyse

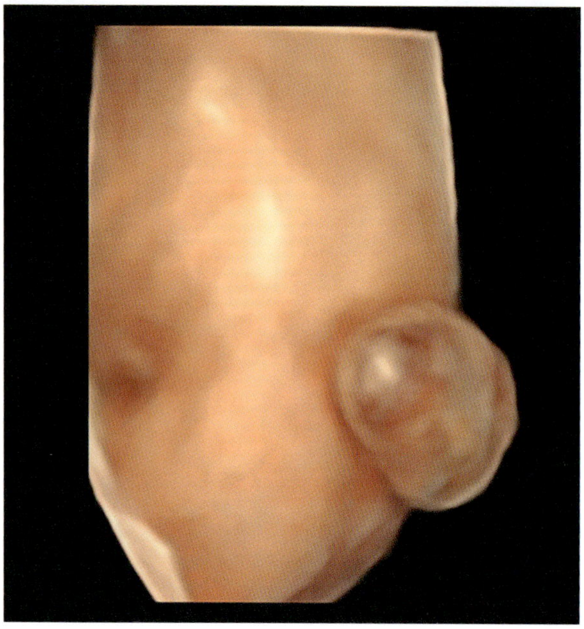

Abb. 2.41 Oberflächendarstellung einer Myelomeningozele, 21 SSW. Aufsicht von schräg hinten.

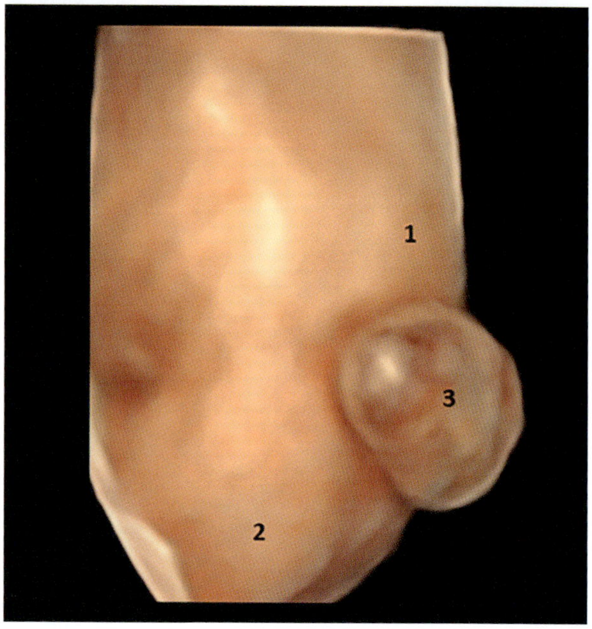

Abb. 2.42 Oberflächendarstellung einer Myelomeningozele. 1 = Rücken, 2 = linke Gesäßhälfte, 3 = Myelomeningozele.

Omphalozele

Schallkopfführung

- Transabdominale Volumenakquisition
- Aufnahme im Längsschnitt, Abdomen zum Schallkopf gerichtet

Checkliste

- Größe des Defekts
- Inhalt des Defekts
- Sonstige Fehlbildungen
- Chromosomenanalyse (Trisomie 18)

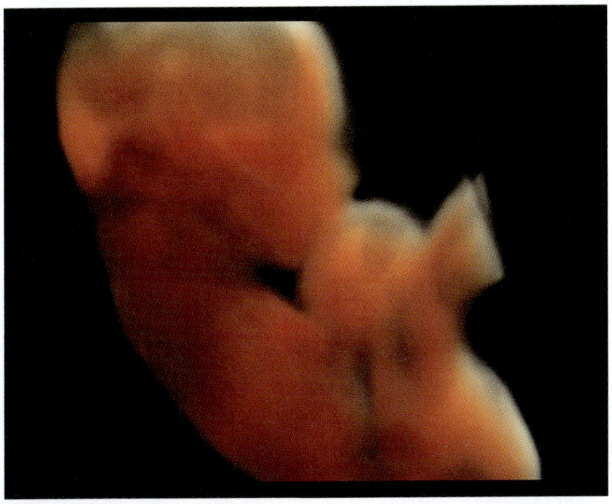

Abb. 2.43 3D-Transparenzdarstellung eines Fetus mit Omphalozele, 22 SSW. Aufsicht von rechts. Beleuchtung des Fetus mittels einer mobilen Lichtquelle vom Hintergrund aus.

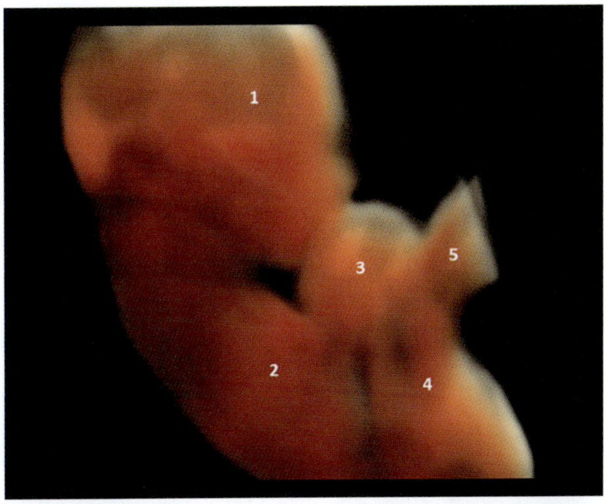

Abb. 2.44 3D-Transparenzdarstellung eines Fetus mit Omphalozele. 1 = Kopf, 2 = Abdomen, 3 = Omphalozele, 4 = Oberschenkel rechts, 5 = Unterschenkel rechts (distaler Teil durch Begrenzung der Volumenbox abgeschnitten!).

2

Tiefer Ohransatz, Peromelie

Schallkopfführung

- Transabdominale Volumenakquisition
- Aufnahme im Längsschnitt, Abdomen zum Schallkopf gerichtet

Checkliste

- Gesicht und Ohransatz
- Proximaler und distaler Armanteil
- Sonstige Fehlbildungen

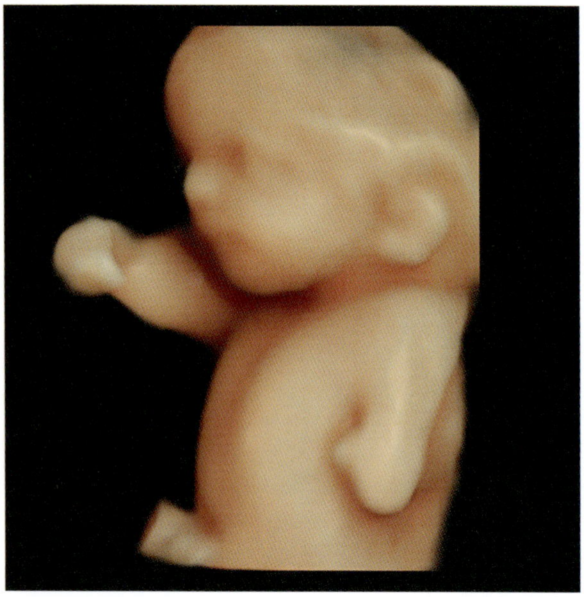

Abb. 2.45 Oberflächendarstellung eines Fetus mit tiefem Ohransatz und Peromelie beidseits, 30 SSW. Aufsicht von links.

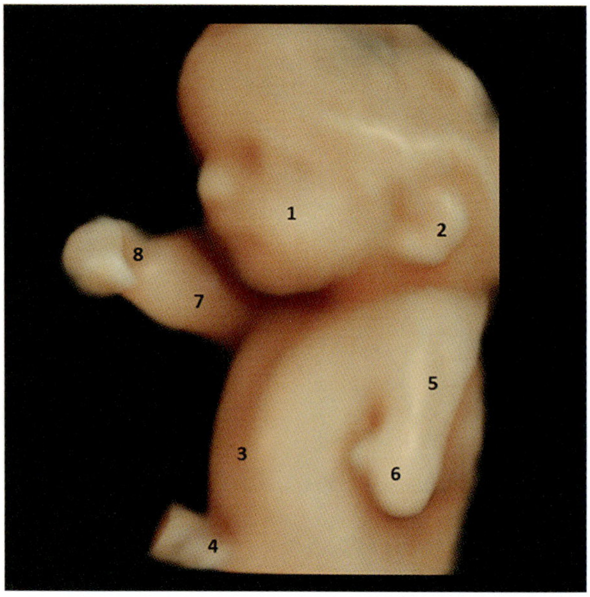

Abb. 2.46 Oberflächendarstellung eines Fetus mit tiefem Ohransatz und Peromelie. 1 = Gesicht, 2 = Ohr mit tiefem Ansatz, 3 = Abdomen, 4 = Nabelschnuransatz, 5 = normaler linker Oberarm, 6 = rudimentärer Unterarm links mit knospenartigem Fingeransatz, 7 = normaler rechter Oberarm, 8 = rudimentärer Unterarm rechts mit knospenartigem Fingeransatz.

Hexadaktylie, Klumpfuß

Schallkopfführung

- Transabdominale Volumenakquisition
- Aufnahme im Längsschnitt

Checkliste

- ➤ Abb. 2.47a: Anzahl der Finger, Position des überzähligen Fingers (präaxial oder postaxial)
- ➤ Abb. 2.47b: Pes equinovarus ein- oder doppelseitig
- Beinmotorik
- Sonstige Fehlbildungen
- Chromosomenanalyse

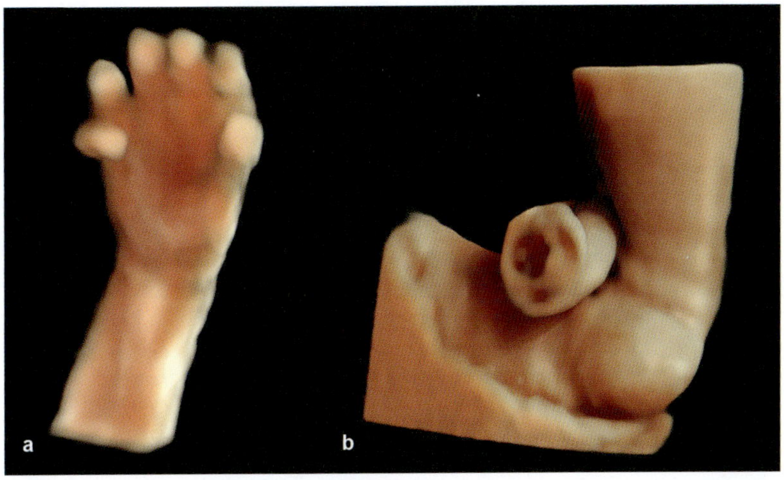

Abb. 2.47 a) Oberflächendarstellung einer fetalen rechten Hand mit postaxialer Hexadaktylie, 19 SSW. Aufsicht von palmar.
b) Oberflächendarstellung eines Klumpfußes rechts mit deutlicher Abknickung des Fußes, 33 SSW. Aufsicht von dorsal/plantar.

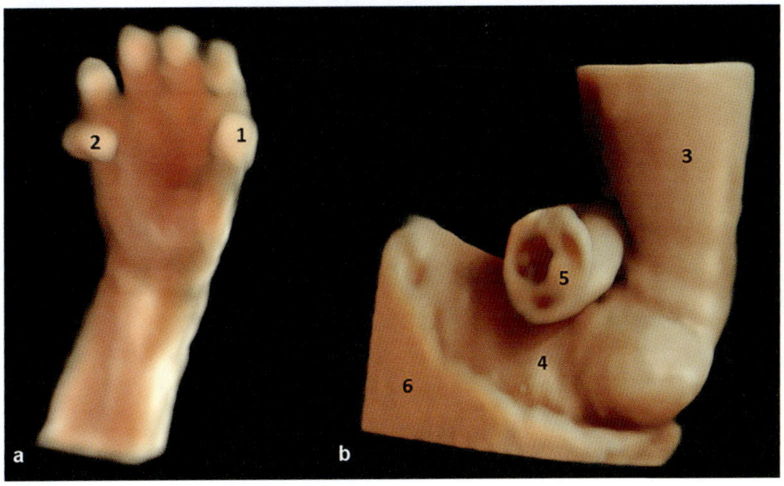

Abb. 2.48 a) Oberflächendarstellung einer fetalen rechten Hand mit postaxialer Hexadaktylie. 1 = Daumen, 2 = zusätzlicher 6. Finger neben dem kleinen Finger.
b) Oberflächendarstellung eines Klumpfußes rechts mit deutlicher Abknickung des Fußes. 3 = Unterschenkel rechts, 4 = abgeknickter rechter Fuß, 5 = Nabelschnur angeschnitten mit Darstellung der drei Nabelschnurgefäße (2 Arterien und 1 Vene), 6 = Plazenta.

Singuläre Nabelschnurarterie

Schallkopfführung

- Transabdominale Volumenakquisition
- Aufnahme im Quer- oder Längsschnitt

Checkliste

- Kontrolle der Nabelschnurgefäße
- Sonstige Fehlbildungen
- Chromosomenanalyse

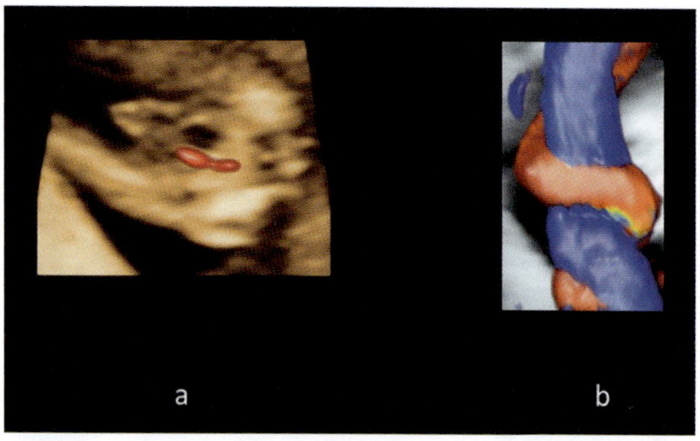

Abb. 2.49 a) Früher Nachweis einer singulären Nabelschnurarterie. Lateral der Harnblase ist nur auf der linken Seite eine Nabelschnurarterie erkennbar. 14 SSW. Querschnitt durch das fetale Becken. b) Glass body-Darstellung einer Nabelschnur im Längsschnitt mit singulärer Nabelschnurarterie, 32 SSW.

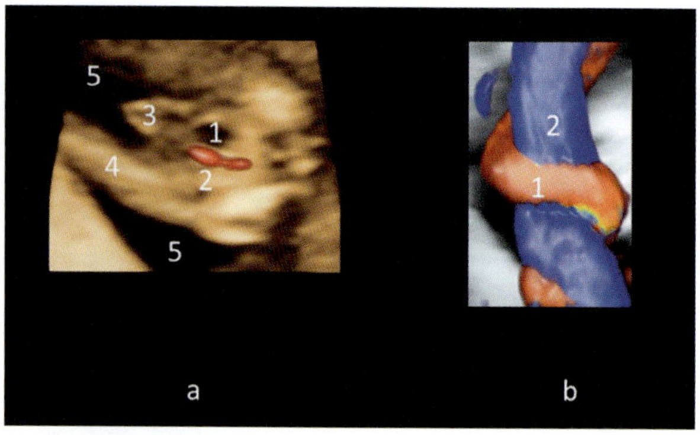

Abb. 2.50 Früher Nachweis einer singulären Nabelschnurarterie. Lateral der Harnblase ist nur auf der linken Seite eine Nabelschnurarterie erkennbar. 14 SSW. Querschnitt durch das fetale Becken. b) Glass body-Darstellung einer Nabelschnur mit singulärer Nabelschnurarterie, 32 SSW. a) 1 = Harnblase. 2 = alleinige Nabelschnurarterie links, 3 = Penis, 4 = linker Femur, 5= Fruchtwasser. b 1 = alleinige Nabelschnurarterie, die sich um die Vene (2) schlängelt.

Blasenmole

Schallkopfführung

- Transabdominale Volumenakquisition
- Aufnahme im Querschnitt

Checkliste

- Kontrolle der gesamten Plazenta
- Sonstige Fehlbildungen
- ß-HCG-Bestimmung
- Chromosomenanalyse (Triploidie)

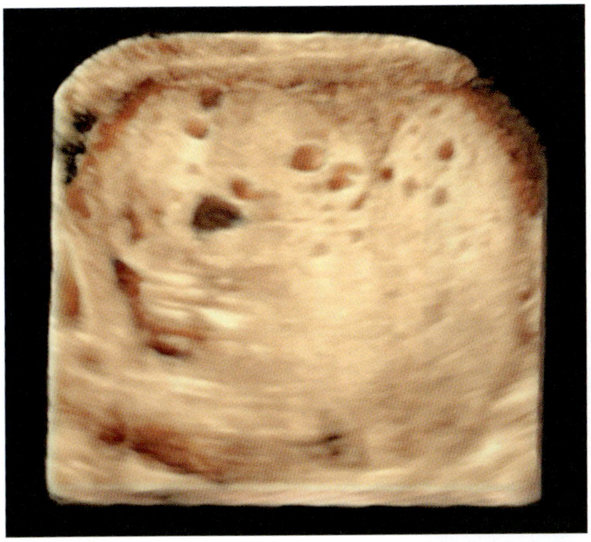

Abb. 2.51 Partielle Blasenmole mit mehreren Zysten (Schweizer Käse-Muster). 15 SSW.

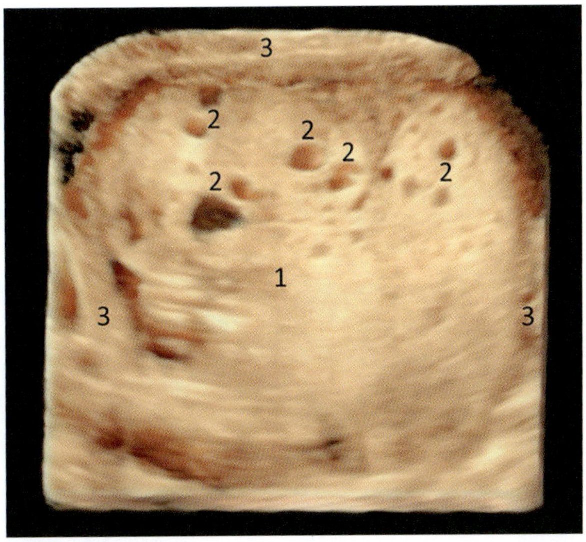

Abb. 2.52 Partielle Blasenmole mit mehreren Zysten (Schweizer Käse-Muster). 15 SSW. 1 = Plazenta, 2 = Zysten innerhalb der Plazenta, 3 = Uteruswand.

Chorangiom

Schallkopfführung

- Transabdominale Volumenakquisition
- Aufnahme im Längsschnitt

Checkliste

- Biometrie des Chorangioms
- Farbdoppler zur Perfusionsdarstellung
- Sonstige Fehlbildungen
- Engmaschige Sonografiekontrollen

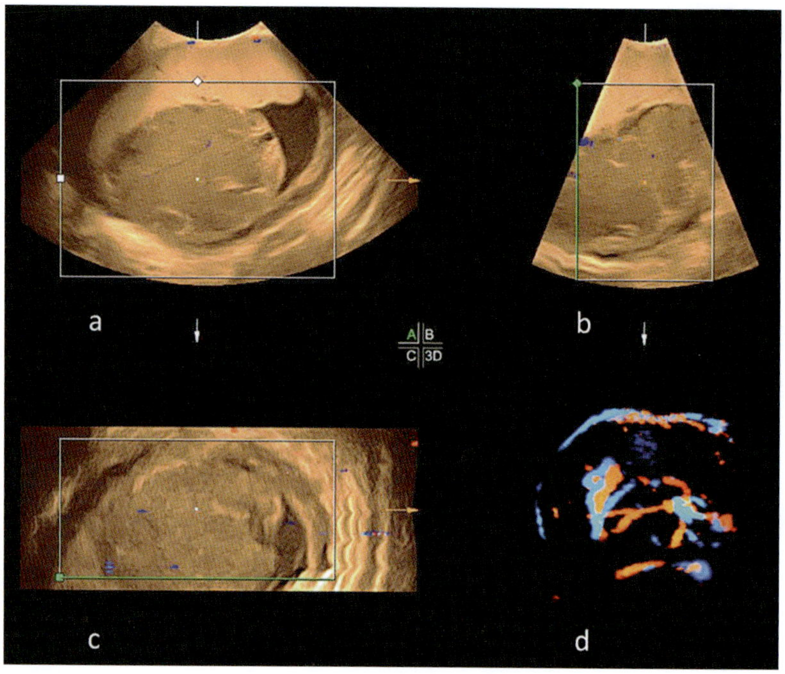

Abb. 2.53 Echoreiche Vorderwandplazenta mit echoarmem Chorangiom. 21 SSW. a) Sagittalschnitt, b) Transversalschnitt, c) Coronarschnitt, d) Farbdoppler mit Darstellung der Gefäßarchitektur innerhalb des Chorangioms. 21 SSW.

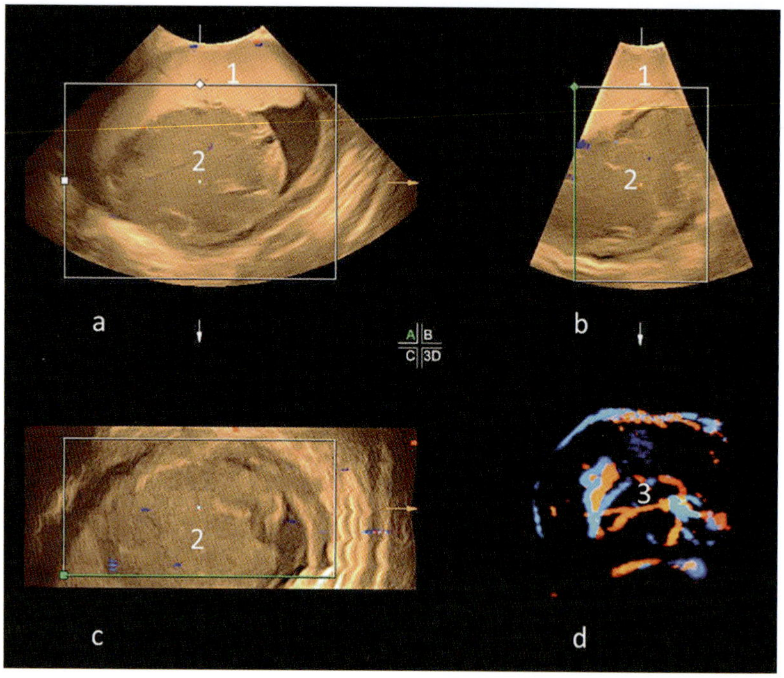

Abb. 2.54 Echoreiche Vorderwandplazenta mit echoarmem Chorangiom. 21 SSW. a) Sagittalschnitt, b) Transversalschnitt, c) Coronarschnitt, d) Farbdoppler mit Darstellung der Gefäßarchitektur innerhalb des Chorangioms. SSW.
1 = Vorderwandplazenta, 2 = Chorangiom, 3 = Gefäße innerhalb des Chorangioms.

Placenta praevia totalis

Schallkopfführung
- Transabdominale Volumenakquisition
- Aufnahme im Längsschnitt

Checkliste
- Kontrolle der gesamten Plazenta
- Farbdoppler
- Aufklärung der Patientin über Blutungsrisiko
- Sonografiekontrollen

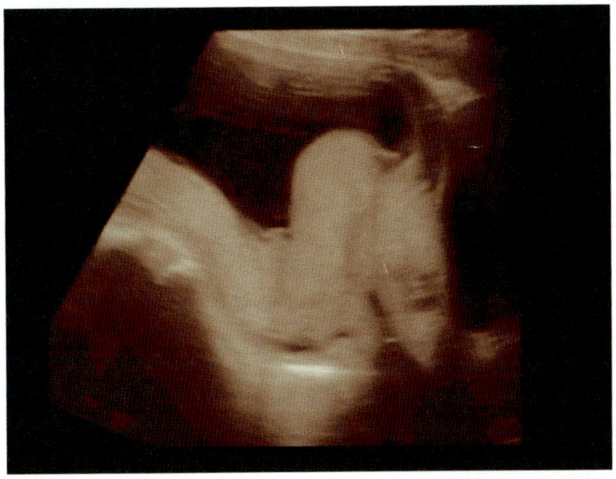

Abb. 2.55 Placenta praevia totalis mit Überdeckung des inneren Muttermundes. 19 SSW.

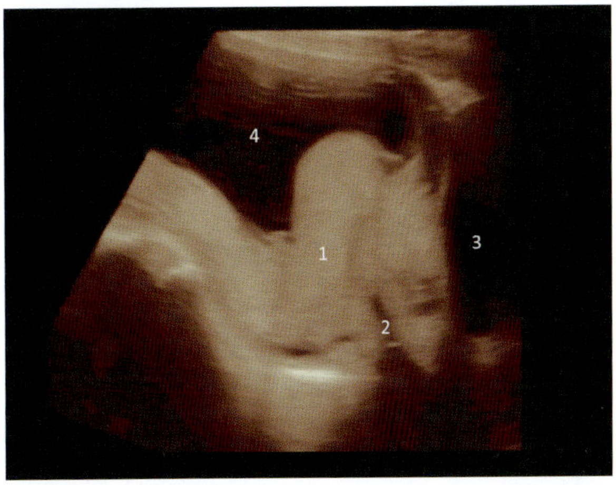

Abb. 2.56 Placenta praevia totalis mit Überdeckung des inneren Muttermundes. 19 SSW. 1 = Plazenta, 2 = Zervikalkanal, 3 = Harnblase, 4 = Fruchtwasser.

Placenta percreta

Schallkopfführung

- Transabdominale Volumenakquisition
- Aufnahme im Längsschnitt

Checkliste

- Kontrolle der gesamten Plazenta
- Kontrolle der Uteruswand
- Kontrolle der Harnblase

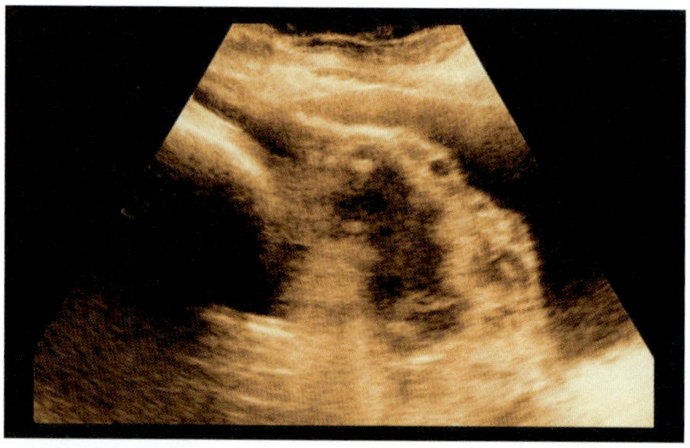

Abb. 2.57 Placenta percreta mit Infiltration der Harnblasenwand. 29 SSW.

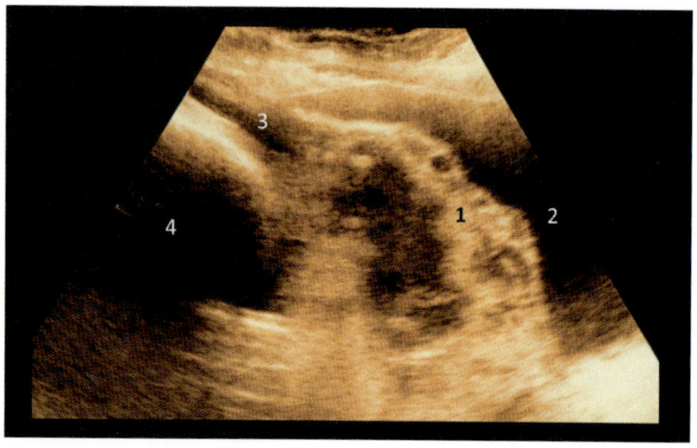

Abb. 2.58 Placenta percreta mit Infiltration der Harnblasenwand. 29 SSW. 1 = Placenta percreta, 2 = Harnblase, 3 = Uteruswand, 4 = fetaler Kopf.

Minderperfundierte Vorderwandplazenta

Schallkopfführung
- Transabdominale Volumenakquisition
- Aufnahme im Längsschnitt

Checkliste
- Qualitative Beurteilung der Plazentadurchblutung
- Kontrolle der Nabelschnurgefäße
- Wachstumskontrolle

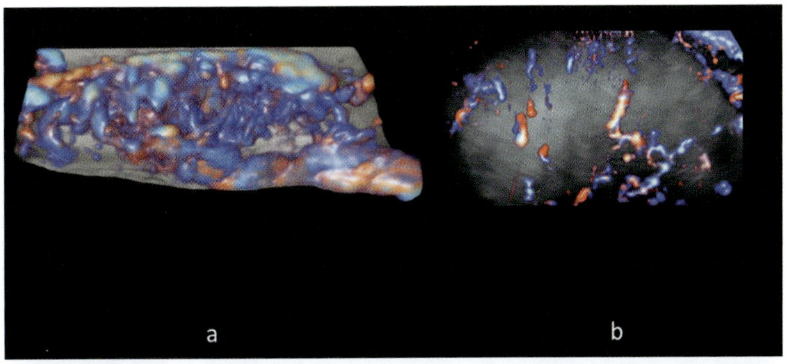

Abb. 2.59 a) Glass body-Darstellung einer normalen Vorderwandplazenta mit regelrechter Perfusion. 23 SSW. Seitliche Aufsicht. b) Glass body-Darstellung einer deutlich minderperfundierten Vorderwandplazenta, 31 SSW. Seitliche Aufsicht.

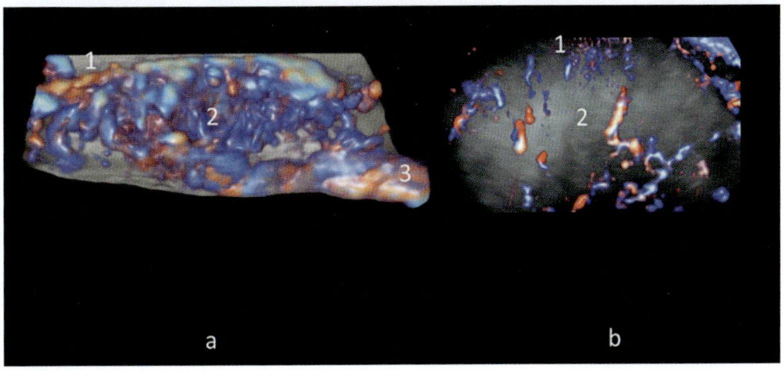

Abb. 2.60 a) Glass body-Darstellung einer normalen Vorderwandplazenta mit regelrechter Perfusion. 23 SSW. Seitliche Aufsicht. b) Glass body-Darstellung einer deutlich minderperfundierten Vorderwandplazenta, 31 SSW. Seitliche Aufsicht. 1 = Uterusvorderwand, 2 = Plazenta, 3 = Nabelschnuransatz.

Vasa praevia

Schallkopfführung

- Transvaginale Volumenakquisition
- Aufnahme im Längsschnitt

Checkliste

- Kontrolle der Plazentalage
- Gefäßdarstellung mit dem Farbdoppler
- Aufklärung der Patientin über Blutungsrisiko

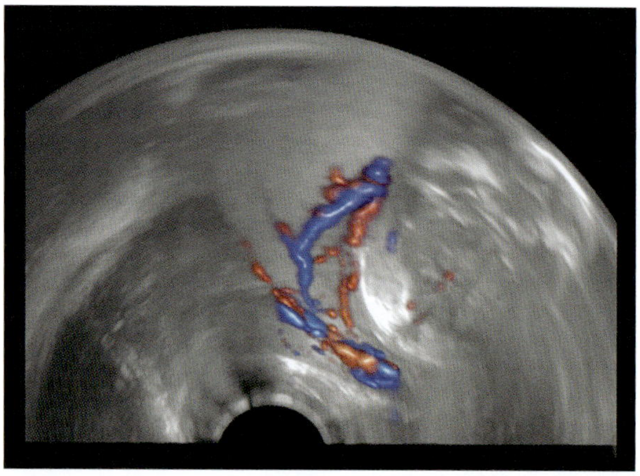

Abb. 2.61 Glass body-Darstellung einer Placenta praevia marginalis an der Uterushinterwand mit Vasa praevia vor dem inneren Muttermund. 18 SSW.

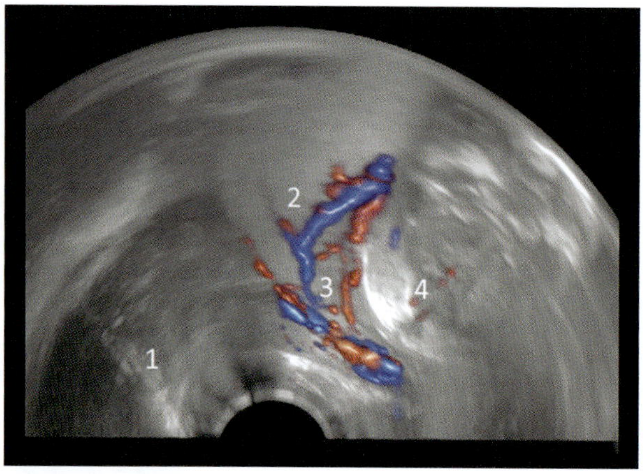

Abb. 2.62 Glass body-Darstellung einer Placenta praevia marginalis an der Uterushinterwand mit Vasa praevia vor dem inneren Muttermund. 18 SSW. Seitliche Aufsicht. 1 = Zervix, 2 = Placenta praevia marginalis, 3 = Vasa praevia, 4 = fetaler Kopf.

LITERATUR

Chaoui R, Heling KS. 3D-Sonographie in der pränatalen Diagnostik: Ein praktischer Leitfaden. Walter De Gruyter, 2016.

Merz E. 3D-Sonographie in der pränatalen Diagnostik. In Merz E (Hrsg.). Sonographische Diagnostik in Gynäkologie und Geburtshilfe. Band 2: Geburtshilfe. Thieme, 2003.

Merz E, Kurjak A. Current status of clinical use of 3D/4D ultrasound in obstetrics and gynecology. Donald School Textbook. Jaypee Brothers Medical Publishers, 2019.

Merz E, Pashaj S. Advantages of 3D ultrasound in the assessment of fetal abnormalities. J Perinat Med 2017;45:643–650.

Merz E, Pashaj S, Wellek S. Normal Fetal Growth Profile at 10–41 Weeks of Gestation - An Update Based on 10225 Normal Singleton Pregnancies and Measurement of the Fetal Parameters Using 3D Ultrasound. Ultraschall Med. 2023 Apr;44(2):179–187. English. doi: 10.1055/a-1968-0018. Epub 2023 Jan 1. PMID: 36587624.

Pashaj S, Merz E. 3-Dimensional Ultrasound: How can the Fetal Corpus Callosum Be Demonstrated Correctly? Ultraschall Med. 2021 Jun;42(3):278–284. English. doi: 10.1055/a-1365–8611. Epub 2021 Feb 22. PMID: 33618381.

Ushakov F, Sacco A, Pandya P. First-trimester 3D fetal neurosonography: five standardised views. J Obstet Gynaecol. 2024 Dec;44(1):2361848. doi: 10.1080/01443615.2024.2361848. Epub 2024 Jun 7. PMID: 38845462.

KAPITEL

3

Katrin Karl, Markus Hoopmann, Franz Kainer

Kopf, ZNS, Wirbelsäule

3.1 Einführung

ZNS-Anomalien zählen zu den häufigsten angeborenen Auffälligkeiten. Die fetale Neurosonografie ist daher ein integraler Bestandteil der pränatalen Diagnostik. Die Erstellung von geeigneten Schnittebenen ist in nationalen und internationalen Leitlinien übersichtlich und detailliert aufgeführt. Neben der abdominalen B-Bilduntersuchung ist durch den zusätzlichen Einsatz der Dopplersonografie, der 3D-Sonografie sowie der Vaginosonografie eine detaillierte Darstellung der Sonomorphologie des ZNS und der Wirbelsäule möglich geworden. Die fetale MRT-Technik hat wichtige Impulse für die Weiterentwicklung der pränatalen Neurologie gesetzt und ist in der Zwischenzeit ein integraler Bestandteil bei fetalen ZNS-Auffälligkeiten geworden (Kap. 15).

Entscheidend in der Diagnostik des fetalen Gehirns ist der Umstand, dass sich die Sonoanatomie des ZNS bis etwa 30 SSW alle 2–3 Wochen substanziell verändert. Dies muss klarerweise in der Beurteilung von pathologischen Befunden Berücksichtigung finden.

Die Darstellung der zerebralen Anatomie erfolgt anhand von standardisierten **horizontalen, axialen und sagittalen Schnittebenen.** In der Routinediagnostik werden die zwei typischen horizontalen Schnittebenen (transthalamisch, transzerebellar) auch für die Biometrie der Kopfgröße, des Cerebellums und der Ventrikelweite verwendet. Die sagittalen Schnittebenen werden für die Darstellung des Corpus callosum und die Beurteilung der hinteren Schädelgrube verwendet. Die axialen und schrägen Schnittebenen werden bei der Abklärung von bereits diagnostizierten Anomalien eingesetzt. Für die Diagnostik von Gefäßmalformationen kommt die **Farbdopplersonografie** zum Einsatz und bei schwierigen Schallwinkeln kann die 3D-Sonografie die Diagnostik erleichtern. Mithilfe der Standardebenen kann ein Großteil der typischen **pränatalen ZNS- und Wirbelsäulenfehlbildungen** diagnostiziert werden:

1. Fehlbildungen der Schädelkalotte (Anenzephalie, Enzephalozele)
2. Erweiterung der Ventrikelräume (Ventrikulomegalie, Holoprosenzephalie)
3. Fehlbildungen des Cavum septi pellucidi und des Corpus callosum (Septooptische Dysplasie)
4. Blutungen, Tumore, Infektionen
5. Gyrierungsstörungen (Schizenzephalie, Lissenzephalie), Mikrozephalie
6. Fehlbildungen der hinteren Schädelgrube (Dandy-Walker-Komplex, Chiari-Typ II-Malformation)
7. Gefäßfehlbildungen (Aneurysma Vena Galeni)
8. Wirbelsäulenfehlbildungen (Spina bifida, kaudale Regression, Tumore)

Fehlbildungen des ZNS und der Wirbelsäule gehen häufig mit Begleitfehlbildungen einher und können ein wichtiger Hinweis für das Vorhandensein von Syndromen darstellen. Es ist daher nach der Diagnose von ZNS-Auffälligkeit eine vollständige Fehlbildungsdiagnostik des Fetus durchzuführen. Ein gezielter Einsatz der fetalen MRT-Untersuchung ist für die Beurteilung der Prognose in vielen Fällen angezeigt.

Eine genetische Untersuchung zum Ausschluss von numerischen Chromosomenanomalien (Trisomie 13, 18, 21) ist mit den Eltern zu besprechen. Neben numerischen Chromosomenanomalien ist über die Möglichkeit der weiteren Abklärung mit der Beurteilung von Mikrodeletionen mit Durchführung der Array CGH (Comparative Genomic Hybridization) und der EXOM-Analyse zu beraten. 20 % der Fälle mit genetisch bedingten ZNS-Fehlbildungen können mit Anwendung der klassischen Chromosomenanalyse (Diagnose von numerischen Chromosomenaberrationen) und der Mikroarray Analyse (Untersuchung aller Mikrodeletionssyndrome) erkannt werden. 80 % der Fälle blieben bei alleiniger Anwendung dieser Methoden ungeklärt. Daher ist eine erweiterte Gendiagnostik (ZNS-Panel, EXOM-Diagnostik) angezeigt.

In einer retrospektiven Analyse (Yaron et al. 2022, ➤ Tab. 3.1) von 114 Fällen mit einer Schwangerschaftsbeendigung aufgrund von schweren ZNS-Fehlbildungen wurde neben einer Mikroarray-Analyse eine EXOM-Analyse durchgeführt. Dabei konnte mit der EXOM-Analyse signifikant häufiger genetische Ursachen für die ZNS-Auffälligkeiten gefunden werden.

Die hohe Treffsicherheit der EXOM-Analyse ist auch für die Prognoseeinschätzung wichtig und kann zudem eine zuverlässige Aussage über das Wiederholungsrisiko geben.

Funktionelle Diagnostik von fetalen ZNS-Fehlbildungen

Eine wesentliche Einschränkung in der prognostischen Aussagekraft der pränatalen ZNS-Befunde besteht in der Tatsache, dass eine fetale Funktionsdiagnostik des ZNS derzeit noch sehr eingeschränkt zur Verfügung steht.

Tab. 3.1 Entdeckungsraten von auffälligen genetischen Befunden bei Feten mit schwerer ZNS-Fehlbildung in Anhängigkeit von der Untersuchungsmethode. CMA: Chromosomen-Mikroarray-Analyse; EXOM: EXOM Sequenzierung (Yaron et al. 2022)

Pathologie	CMA	EXOM
Komplexe Fehlbildungen	5/40 (13 %)	14/32 (44 %)
Komplexe ZNS-Fehlbildungen	5/32 (16 %)	14/24 (58 %)
Gyrierungsstörungen	0/11 (0 %)	2/9 (33 %)
Hypoxische Hirnschädigung	0/14 (0 %)	3/9 (33 %)
Subependymale/Arachnoidalzysten	0/5 (0 %)	1/4 (25 %)
Mittellinienanomalien	0/4 (0 %)	2/3 (67 %)
Mittelhirn-Hinterhirnanomalien	1/6 (17 %)	0/3 (0 %)
Wirbelsäulendefekte	0/2 (0 %)	1/2 (50 %)

Funktionelle Magnetenzephalografie

Zur Erfassung der Hirnaktivität werden auditorische Reize (Tonsignale) oder visuelle Stimuli (Lichtsignale) über der Bauchwand der Mutter dargeboten. Das fMEG registriert, ob und wie schnell das Kind diese Reize erfasst. Dazu wird die Reaktionszeit (Latenz) der durch die Licht- bzw. Tonsignale ausgelösten magnetischen Feldänderungen in der fetalen Hirnrinde erfasst und beurteilt. Auch die spontane Hirnaktivität, d. h. wenn kein Reiz dargeboten wird, kann registriert werden. Mit dem fMEG können Rückschlüsse auf die Integrität und Entwicklung der kindlichen Hirnaktivität gezogen werden. Es liefert einen Einblick in die Hirnfunktion während der fetalen Entwicklung im Mutterleib und bietet die Möglichkeit der Überwachung und Sicherung der normalen Hirnentwicklung. Die Untersuchung lieferte bislang wichtige entwicklungsneurologische Erkenntnisse, hat aber noch keinen klinischen Stellenwert in der fetalen neurologischen Diagnostik erlangt.

Die Analyse der Spontanmotorik (Analyse der General movements nach Prechtl)

Die Methode wird als Funktionsdiagnostik des ZNS bereits in der klinischen Routine in der Neonatologie eingesetzt. General movements treten bis 2 Monate nach der Geburt auf. Da dieses Bewegungsmuster ab 12 Schwangerschaftswochen mit der Sonografie beurteilt werden kann, wurde in mehreren retrospektiven Arbeiten gezeigt.

Bewertung fetaler General Movements (➤ Tab. 3.2)

Die pathologischen Bewegungsmuster bei schweren ZNS-Fehlbildungen (Anenzephalie, Trisomie 13, Akinesie-Hypokinesiesyndrom) können sehr zuverlässig erkannt werden. So zeigt sich bei Anenzephalie ein chaotisches Muster mit abruptem Bewegungsanfang und Bewegungsende. Bei mit einem Hypokinesie-Akinesie-Syndrom findet sich eine fehlende Komplexität mit kleiner Amplitude mit monoton langsamen Bewegungen. Auch pränatale Krampfanfälle können so zuverlässig erfasst werden. Da die Methode jedoch sehr zeitaufwendig ist, die Gestaltperzeption trotz eines sog. Optimalitätsscores sehr subjektiv ist und prospektive Untersuchungen fehlen, kommt die Methode derzeit nur in speziellen Einzelfällen zur Anwendung.

Fetale Reflexuntersuchungen

Grundsätzlich ist eine intrauterine Reflexuntersuchung möglich. Dies konnte von Tas und Mitarbeitern (1990) gezeigt werden. Es fehlen jedoch auch hier prospektive Daten für eine eventuelle klinische Anwendung.

Laserspektrosokopie

Die Laserspektroskopie erlaubt eine kontinuierliche nichtinvasive Messung von biochemischen Parametern ($Hb0_2$, Cytochrom aa_3). Es können die relativen Veränderungen von oxydiertem und reduziertem Hämoglobin kalkuliert werden.

Die Methode erlaubt jedoch keine prognostische Aussage, inwieweit die Funktion des ZNS beeinträchtigt ist.

Tab. 3.2 Optimalitätsscore zur Bewertung von fetalen Bewegungsmustern

		Optimalitätsscore
Amplitude	**variabel**	**2**
	hauptsächlich kleine Amplitude	1
	hauptsächlich große Amplitude	1
	nur große oder kleine Amplitude	1
Geschwindigkeit	**variabel**	**2**
	monoton langsam	1
	monoton schnell	1
	nur schnell oder langsam	1
Bewegungscharakter	**komplex und variabel**	**2**
	cramped (verkrampft)	1
	poor (reduziert)	1
	chaotisch	1
Bewegungsablauf	**variabel**	**2**
	synchronisierte Bewegungen	1
	desorganisiert	1
	monoton	1
	Wiederholung von gleichem Bewegungsablauf	1
Eleganz und Flüssigkeit	**vorhanden, viele Rotationen**	**2**
	nicht flüssig, wenig Rotationen	1
Bewegungsanfang, -ende	**fließend**	**2**
	abrupt	**1**

Funktionelle MRT-Untersuchung

Bei der funktionellen MRT-Untersuchung wird eine zusätzliche Sequenz gefahren, die den Sauerstoffverbrauch der Hirnregionen misst. Dadurch kann beurteilt werden, welche Hirnregionen aktiv sind und man kann so Rückschlüsse auf bereits ausgebildete Netzwerke ziehen. Im Gegensatz zu Traktografie-Verfahren zeigt die fMRT zwar die verbundenen Hirnregionen, nicht aber den Verlauf der Nervenverbindung selbst. Die Darstellung der Faserverbindungen (Traktografie) mittels Diffusionsbildgebung ermöglicht z. B. die Darstellung der Faserverbindungen, was bei einer Fehlbildung des Corpus callosum für die Prognoseeinschätzung von zunehmender Bedeutung ist.

LITERATUR

Frohlich J et al. Sex differences in prenatal development of neural complexity in the human brain. https://rdcu.be/dzqjT. DOI: 10.1038/s44220-024-00206-4

Kainer F et al. Qualitative Analyse von fetalen Bewegungsmustern bei Fehlbildungen. Gynäkol Geburtsh Rundsch 1994:34: 125

Prechtl HFR et al. State of the art of a new functional assessment of the young nervous system. An early predictor of cerebral palsy. EHD 50 (1997) 1–11

Tas BAPJ et al. The intercostal-to-phrenic inhibitory reflex in the human fetus near term Early Hum Dev 22 (1990) 145–149

Visser GHA et al. Abnormal motor behaviour in anencephalic fetuses. Early Hum Dev 12 (1985) 173–182

Yaron et al. Exome sequencing as first-tier test for fetuses with severe central nervous system structural anomalies. Ultrasound Obstet Gynecol 2022; 60: 59–67.

3.2 Normalbefunde

Transversalebene: transventrikulär, 16 SSW

Schallkopfführung

- Querschnitt von lateral
- Schallkopf senkrecht über dem Os parietale, tendenziell über der Sutura coronalis

Orientierungspunkte

- Ovoide Kopfform
- Noch sehr weite Suturen
- Falx cerebri als waagerechtes Mittellinienecho, keine Unterbrechung im anterioren Bereich
- **Cavum septi pellucidi als anatomische Leitstruktur (noch) nicht darstellbar**
- Schallkopfnahe Hirnhälfte typischerweise eingeschränkt einsehbar aufgrund des Schallschattens des Os parietale
- **Hirnseitenventrikel als anatomische Leitstruktur** mit Vorder- und Hinterhorn deutlich darstellbar
- Großer, oft aufgelockerter Plexus choroideus
- Flacher Kortex (Fissura sylvii noch nicht darstellbar)

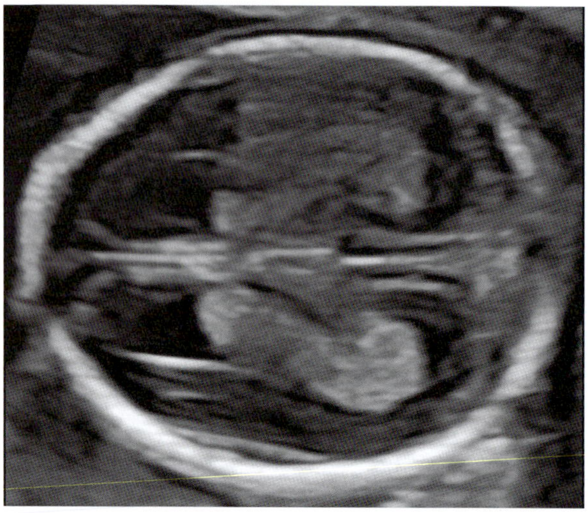

Abb. 3.1 Transversalebene: transventrikulär, 16 SSW

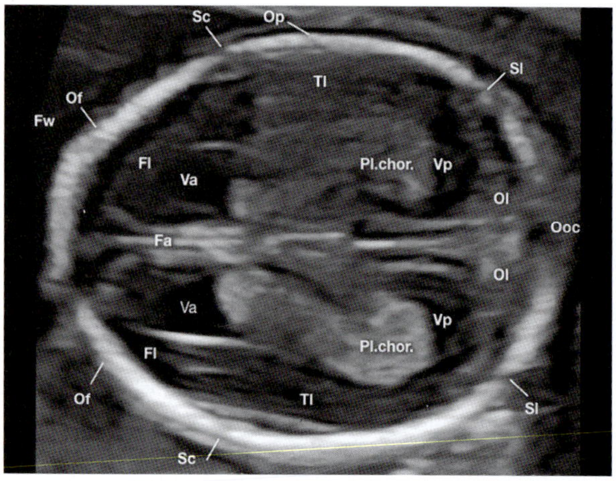

Abb. 3.2 Transversalebene: transventrikulär, 16 SSW. Fa = Falx, Fl = Frontallappen, Fw = Fruchtwasser, Of = Os frontale, Ol = Okzipitallappen, Ooc = Os occipitale, Op = Os parietale, Pl.chor. = Plexus choroideus, Sc = Sutura coronalis, Sl = Sutura lambdoidea, Tl = Temporallappen, Va = anteriores Horn Lateralventrikel, Vp = posteriores Horn Lateralventrikel.

Transversalebene: transventrikulär, 20 SSW

Schallkopfführung

- Querschnitt von lateral
- Schallkopf senkrecht über dem Os parietale, tendentiell über der Sutura coronalis

Orientierungspunkte

- Ovoide Kopfform
- Suturen enger
- Falx cerebri als waagerechtes Mittellinienecho
- **Cavum septi pellucidi als anatomische Leitstruktur** darstellbar, laterale Begrenzung durch die Vorderhörner der Hirnseitenventrikel (sog. vordere anatomische Struktur)
- Schallkopfnahe Hirnhälfte typischerweise eingeschränkt einsehbar aufgrund des Schallschattens des Os parietale
- Os occipitale kommt aufgrund der parallelen Schallausrichtung eher schwach zur Darstellung
- **Hirnseitenventrikel als anatomische Leitstruktur** mit Vorder- und Hinterhorn schmal und mit kleinem Plexus choroideus darstellbar
- Fissura sylvii ist leicht gewölbt darstellbar, sonst erscheint der Kortex noch flach.
- Sulcus parieto-occipitalis bereits flach darstellbar

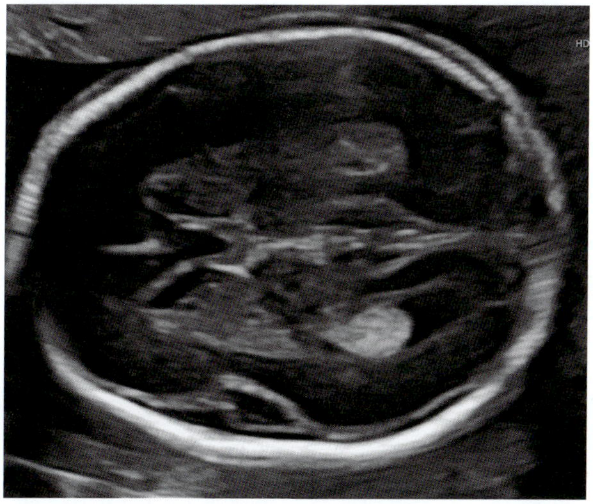

Abb. 3.3 Transversalebene: transventrikulär, 20 SSW

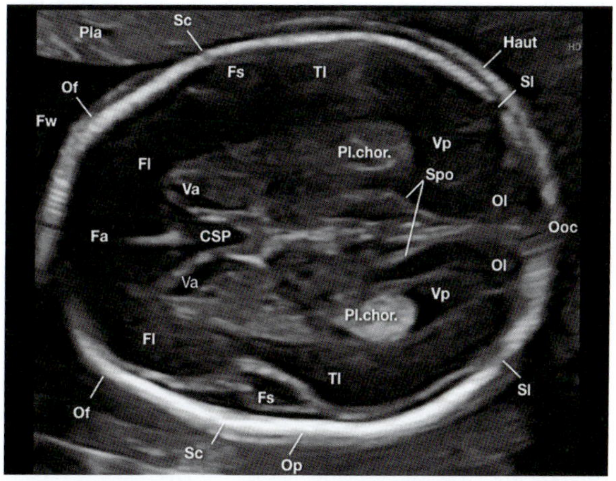

Abb. 3.4 Transversalebene: transventrikulär, 20 SSW. CSP = Cavum septi pellucidi, Fa = Falx, Fl = Frontallappen, Fs = Fissura sylvii, Fw = Fruchtwasser, Of = Os frontale, Ol = Okzipitallappen, Ooc = Os occipitale, Op = Os parietale, Pla = Plazenta, Pl.chor. = Plexus choroideus, Sc = Sutura coronalis, Sl = Sutura lambdoidea, Spo = Sulcus parieto-occipitalis, Tl = Temporallappen, Va = anteriores Horn Lateralventrikel, Vp = posteriores Horn Lateralventrikel.

Transversalebene: transventrikulär, 30 SSW

Schallkopfführung

- Querschnitt von lateral
- Schallkopf senkrecht über dem Os parietale, tendentiell über der Sutura coronalis

Orientierungspunkte

- Ovoide Kopfform
- Suturen enger
- Falx cerebri als waagerechtes Mittellinienecho
- **Cavum septi pellucidi als anatomische Leitstruktur** darstellbar, laterale Begrenzung durch die Vorderhörner der Hirnseitenventrikel (sog. vordere anatomische Struktur)
- Schallkopfnahe Hirnhälfte typischerweise eingeschränkt einsehbar aufgrund des Schallschattens des Os parietale
- Os occipitale kommt aufgrund der parallelen Schallausrichtung eher schwach zur Darstellung
- **Hirnseitenventrikel als anatomische Leitstruktur** nur noch schmal darstellbar
- Kortex mit zunehmender Gyrierung, deutliche Operkulisation der Fissura sylvii
- Sulcus parieto-occipitalis rautenförmig darstellbar

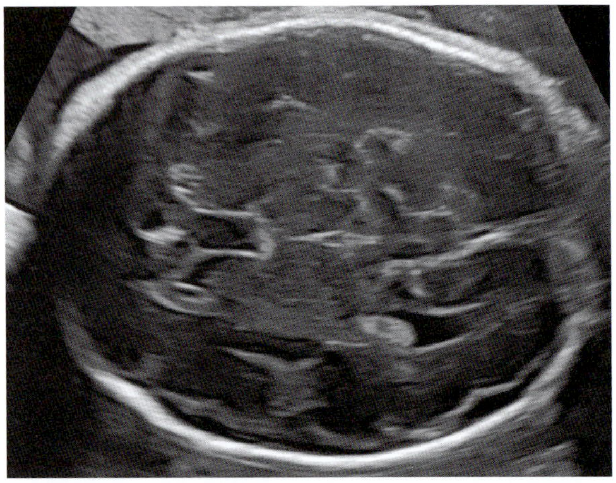

Abb. 3.5 Transversalebene: transventrikulär, 30 SSW

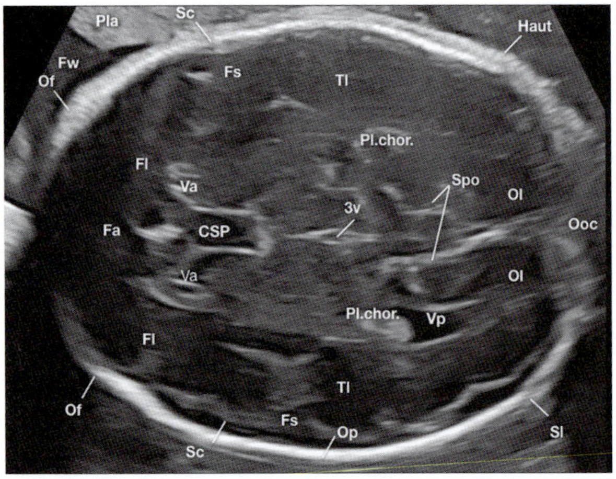

Abb. 3.6 Transversalebene: transventrikulär, 30 SSW. CSP = Cavum septi pellucidi, Fa = Falx, Fl = Frontallappen, Fs = Fissura sylvii, Fw = Fruchtwasser, Of = Os frontale, Ol = Okzipitallappen, Ooc = Os occipitale, Op = Os parietale, Pla = Plazenta, Pl.chor. = Plexus choroideus, Sc = Sutura coronalis, Sl = Sutura lambdoidea, Spo = Sulcus parieto-occipitalis, Tl = Temporallappen, Va = anteriores Horn Lateralventrikel, Vp = posteriores Horn Lateralventrikel, 3v = III. Ventrikel.

Transversalebene: transthalamisch, 16 SSW

Schallkopfführung

- Querschnitt von lateral
- Schallkopf senkrecht über dem Os parietale, tendentiell über der Sutura coronalis

Orientierungspunkte

- Ovoide Kopfform
- Falx cerebri als waagerechtes Mittellinienecho
- **Cavum septi pellucidi** je nach Schallbedingungen klein als anatomische Leitstruktur darstellbar
- Schallkopfnahe Hirnhälfte typischerweise eingeschränkt einsehbar aufgrund des Schallschattens des Os parietale
- **Hirnseitenventrikel als anatomische Leitstruktur** mit Vorder- und Hinterhorn deutlich darstellbar
- Großer Plexus choroideus
- Flacher Kortex (Fissura sylvii noch nicht darstellbar)
- Thalamus beidseits darstellbar

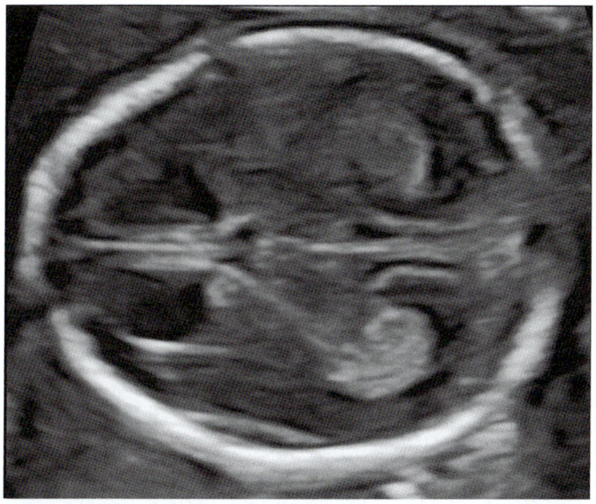

Abb. 3.7 Transversalebene: transthalamisch, 16 SSW

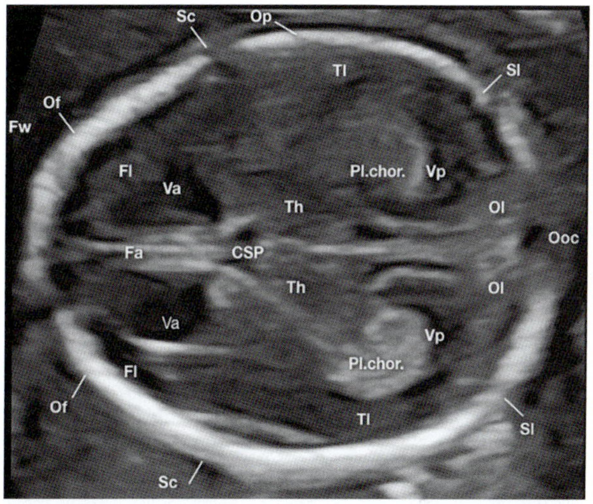

Abb. 3.8 Transversalebene: transthalamisch, 16 SSW. CSP = Cavum septi pellucidi, Fa = Falx, Fl = Frontallappen, Fw = Fruchtwasser, Of = Os frontale, Ol = Okzipitallappen, Ooc = Os occipitale, Op = Os parietale, Pl.chor. = Plexus choroideus, Sc = Sutura coronalis, Sl = Sutura lambdoidea, Th = Thalamus, Tl = Temporallappen, Va = anteriores Horn Lateralventrikel, Vp = posteriores Horn Lateralventrikel.

3

Transversalebene: transthalamisch, 20 SSW

Schallkopfführung

- Querschnitt von lateral
- Schallkopf senkrecht über dem Os parietale, tendentiell über der Sutura coronalis

Orientierungspunkte

- Ovoide Kopfform
- Suturen enger
- Falx cerebri als waagerechtes Mittellinienecho
- **Cavum septi pellucidi als anatomische Leitstruktur** darstellbar, laterale Begrenzung durch die Vorderhörner der Hirnseitenventrikel (sog. vordere anatomische Struktur)
- Schallkopfnahe Hirnhälfte typischerweise eingeschränkt einsehbar aufgrund des Schallschattens des Os parietale
- Os occipitale kommt aufgrund der parallelen Schallausrichtung eher schwach zur Darstellung.
- **Hirnseitenventrikel als anatomische Leitstruktur** mit Vorder- und Hinterhorn schmäler und mit kleinerem Plexus choroideus darstellbar
- Fissura sylvii ist leicht gewölbt darstellbar, sonst erscheint der Kortex noch flach.
- Sulcus parieto-occipitalis bereits flach darstellbar
- Die Thalami begrenzen rechts und links den schmalen III. Ventrikel.

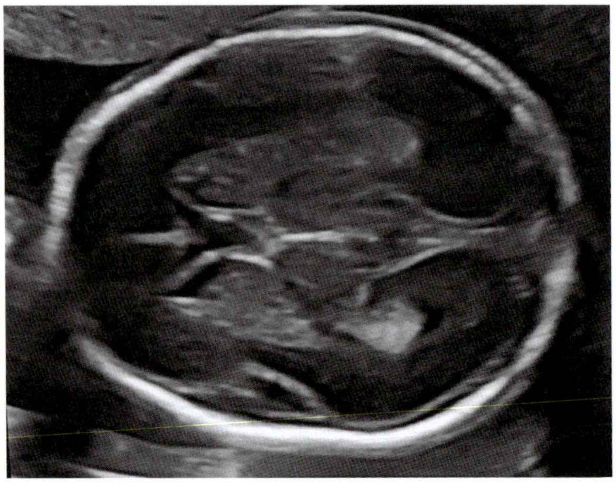

Abb. 3.9 Transversalebene: transthalamisch, 20 SSW

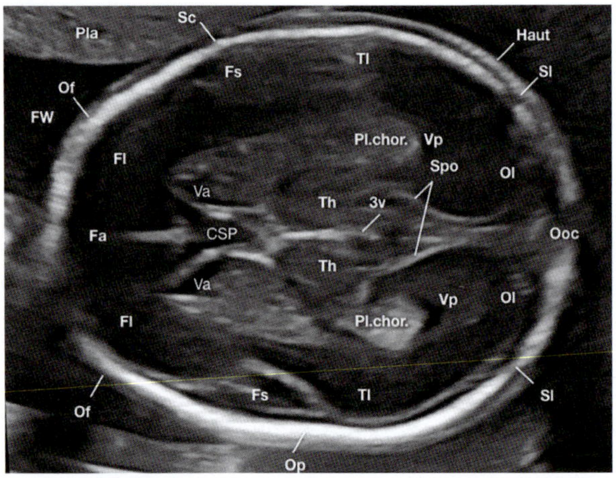

Abb. 3.10 Transversalebene: transthalamisch, 20 SSW. CSP = Cavum septi pellucidi, Fa = Falx, Fl = Frontallappen, Fs = Fissura sylvii, Fw = Fruchtwasser, Of = Os frontale, Ol = Okzipitallappen, Ooc = Os occipitale, Op = Os parietale, Pla = Plazenta, Pl.chor. = Plexus choroideus, Sc = Sutura coronalis, Sl = Sutura lambdoidea, Spo= Sulcus parieto-occipitalis, Th = Thalamus, Tl = Temporallappen, Va = anteriores Horn Lateralventrikel, Vp = posteriores Horn Lateralventrikel, 3v = III. Ventrikel.

Transversalebene: transthalamisch, 30 SSW

Schallkopfführung

- Querschnitt von lateral
- Schallkopf senkrecht über dem Os parietale, tendentiell über der Sutura coronalis

Orientierungspunkte

- Ovoide Kopfform
- Suturen enger
- Falx cerebri als waagerechtes Mittellinienecho
- **Cavum septi pellucidi als anatomische Leitstruktur** darstellbar, laterale Begrenzung durch die Vorderhörner der Hirnseitenventrikel (sog. vordere anatomische Struktur)
- Schallkopfnahe Hirnhälfte typischerweise eingeschränkt einsehbar aufgrund des Schallschattens des Os parietale
- Os occipitale kommt aufgrund der parallelen Schallausrichtung eher schwach zur Darstellung.
- **Hirnseitenventrikel als anatomische Leitstruktur** mit Vorder- und Hinterhorn schmal und mit kleinerem Plexus choroideus darstellbar
- Fissura sylvii mit deutlicher Operkulisation, Gyrierung ausgeprägt
- Sulcus parieto-occipitalis rautenförmig darstellbar
- Die Thalami begrenzen rechts und links den schmalen III. Ventrikel.

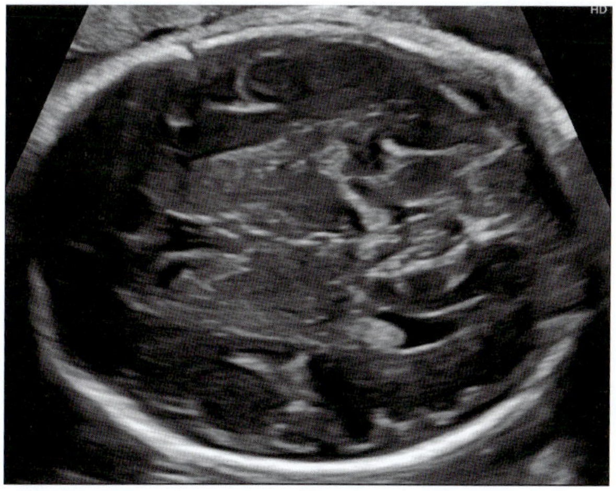

Abb. 3.11 Transversalebene: transthalamisch, 30 SSW

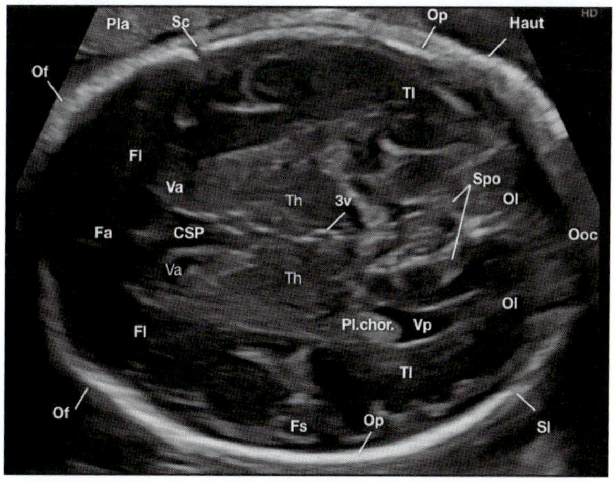

Abb. 3.12 Transversalebene: transthalamisch, 30 SSW. CSP = Cavum septi pellucidi, Fa = Falx, Fl = Frontallappen, Fs = Fissura sylvii, Fw = Fruchtwasser, Of = Os frontale, Ol = Okzipitallappen, Ooc = Os occipitale, Op = Os parietale, Pla = Plazenta, Pl.chor. = Plexus choroideus, Sc = Sutura coronalis, Sl = Sutura lambdoidea, Spo = Sulcus parieto-occipitalis, Th = Thalamus, Tl = Temporallappen, Va = anteriores Horn Lateralventrikel, Vp = posteriores Horn Lateralventrikel, 3v = III. Ventrikel.

Horizontalebene: transzerebellar, 16 SSW

Schallkopfführung

- Querschnitt von lateral
- Schallkopf über dem Os temporale, tendenziell über der Sutura lamdoidea

Orientierungspunkte

- Ovoide Kopfform
- Noch sehr weite Suturen
- Falx cerebri als Mittellinienecho
- Cavum septi pellucidi im vorderen Drittel
- Dorsale Kontur des Cerebellums noch etwas flach
- 4. Ventrikel gut abgrenzbar

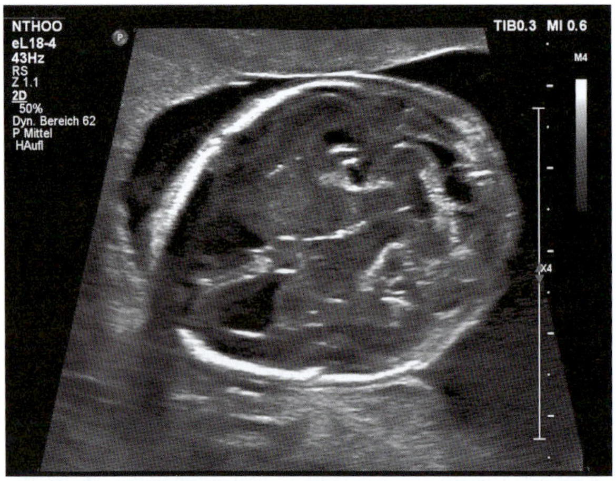

Abb. 3.13 Horizontalebene: transzerebellar, 16 SSW

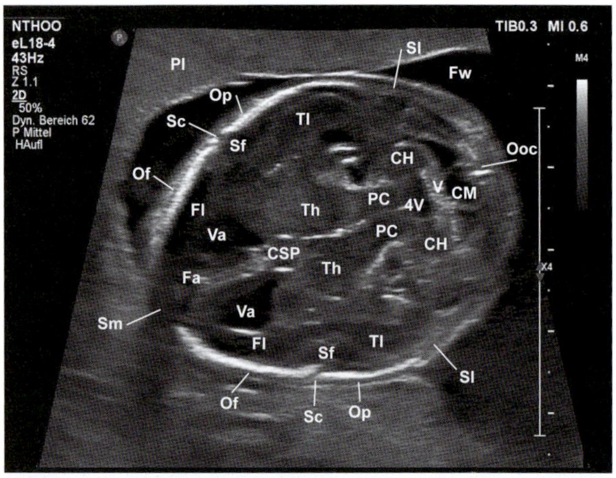

Abb. 3.14 Horizontalebene: transzerebellar, 16 SSW. Csp = Cavum septi pellucidi, CH = zerebellare Hemisphäre, CM = Cisterna magna, Fa = Falx, Fl = Frontallappen, Fw = Fruchtwasser, Ooc = Os occipitale, Of = Os frontale, Op = Os parietale, Pc = Penduculi cerebri, Pl = Plazenta, Sc = Sutura coronalis, Sl = Sutura lambdoidea, Sm = Sutura metopica, V = Vermis cerebelli, Va = anteriores Horn der Lateralventrikel; Vp = posteriores Horn der Lateralventrikel, 4v = 4. Ventrikel.

Horizontalebene: transzerebellar, 20 SSW

Schallkopfführung

- Querschnitt von lateral
- Schallkopf senkrecht und zentral über dem Os temporale

Orientierungspunkte

- Ovoide Kopfform
- Falx cerebri als waagerechtes Mittellinienecho
- Schallkopfnahe Hirnhälfte typischerweise eingeschränkt einsehbar aufgrund des Schallschattens des Os parietale
- Os occipitale kommt aufgrund der parallelen Schallausrichtung eher schwach zur Darstellung.
- Cavum septi pellucidi im vorderen Drittel
- Dorsale Kontur des Cerebellums mit konvexer Einziehung im Bereich der Cisterna magna
- 4. Ventrikel gut abgrenzbar

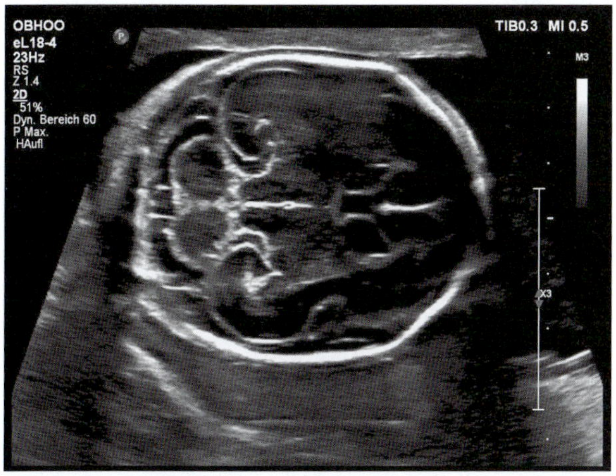

Abb. 3.15 Horizontalebene: transzerebellar, 20 SSW

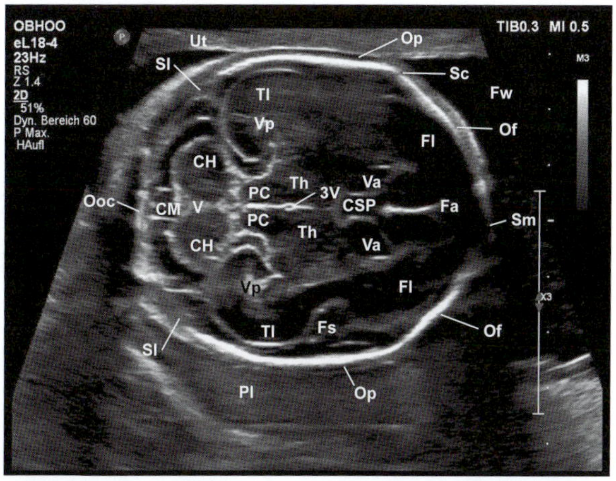

Abb. 3.16 Horizontalebene: transzerebellar, 20 SSW. CSP = Cavum septi pellucidi, CH = zerebellare Hemisphäre, CM = Cisterna magna, Fa = Falx, Fl = Frontallappen, Fs = Fissura sylvii, Fw = Fruchtwasser, Ooc = Os occipitale, Of = Os frontale, Op = Os parietale, Pc = Penduculi cerebri, Pl = Plazenta, Sc = Sutura coronalis, Sl = Sutura lambdoidea, Sm = Sutura metopica, V = Vermis cerebelli, Va = anteriores Horn der Lateralventrikel, Vp = posteriores Horn der Lateralventrikel, 3v = 3. Ventrikel.

Mittsagittalebene, 16 SSW

Schallkopfführung

- Längsschnitt von frontal
- Schallkopf waagrecht über der Sutura sagittalis, bevorzugt über der großen Fontanelle

Orientierungspunkte

- Fornix und Vierhügelplatte kommen mittig zur Abbildung.
- Cavum septi pellucidi angedeutet, ggf. schon klein darstellbar
- Vordere Anteile des Corpus callosum (Rostrum, Genu) sichtbar
- Vermis in der hinteren Fossa unterhalb des Tentorium cerebelli
- Sulcus parieto-occipitalis darstellbar

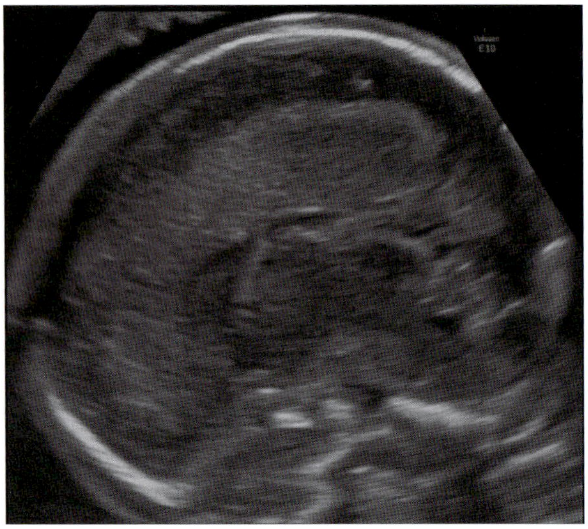

Abb. 3.17 Mittsagittalebene, 16 SSW

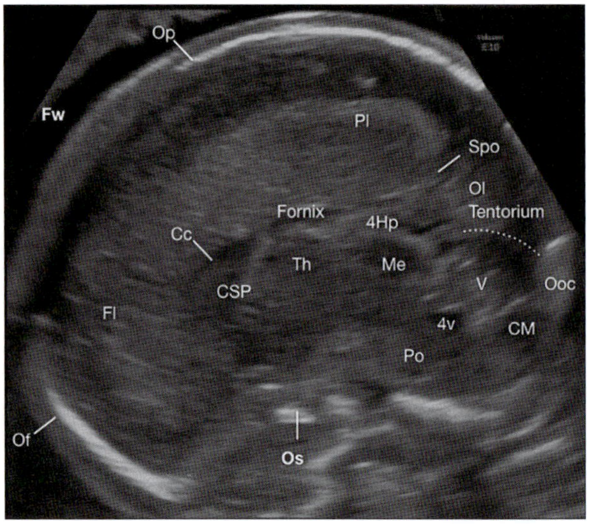

Abb. 3.18 Mittsagittalebene, 16 SSW. Cc = Corpus callosum, CM = Cisterna magna, CSP = Cavum septi pellucidi, Fl = Frontallappen, Fw = Fruchtwasser, Me = Mesenzephalon, Of = Os frontale, Ol = Okzipitallappen, Ooc = Os occipitale, Op = Os parietale, Os = Os sphenoidale, Pl = Parietallappen, Spo = Sulcus parieto-occipitalis, Th = Thalamus, V = Vermis, 4Hp = Vierhügelplatte, 4v = IV. Ventrikel.

Mittsagittalebene, 20 SSW

Schallkopfführung

- Längsschnitt von frontal
- Schallkopf waagerecht über der Sutura sagittalis, bevorzugt über der großen Fontanelle

Orientierungspunkte

- Corpus callosum mit Rostrum, Genu Truncus und Splenium als echoarme Struktur darstellbar
- Splenium bis zur Vierhügelplatte reichend
- Cavum septi pellucidi unterhalb des Corpus callosum
- Fornix (Corpus) oberhalb des Thalamus darstellbar
- Vermis in der hinteren Fossa unterhalb des Tentorium cerebelli
- Sulcus parieto-occipitalis darstellbar

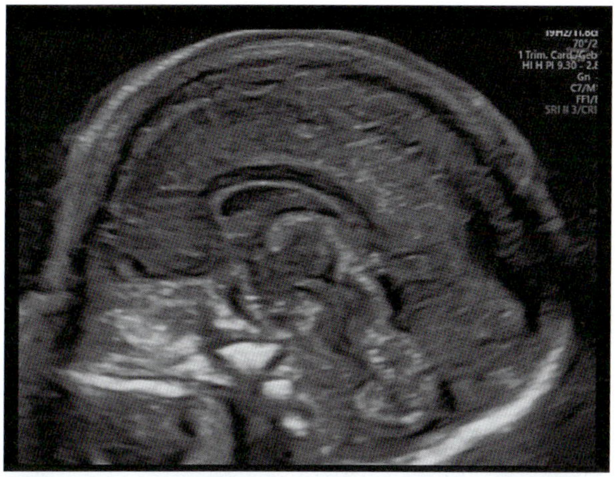

Abb. 3.19 Mittsagittalebene, 20 SSW

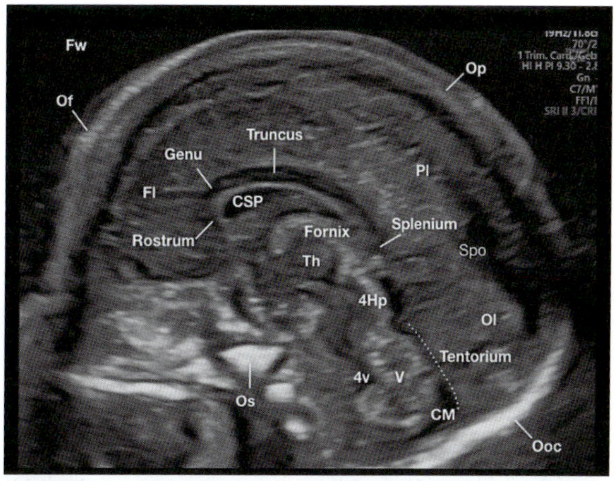

Abb. 3.20 Mittsagittalebene, 20 SSW. CM = Cisterna magna, CSP = Cavum septi pellucidi, Fl = Frontallappen, Fw = Fruchtwasser, Ooc = Os occipitale, Of = Os frontale, Ol = Okzipitallappen, Op = Os parietale, Os = Os sphenoidale, Pl = Parietallappen, Spo = Sulcus parieto-occipitalis, V = Vermis, 4Hp = Vierhügelplatte, 4v = IV. Ventrikel.

Mittsagittalebene, 20 SSW: Farbdopplersonografie

Schallkopfführung

- Längsschnitt von frontal
- Schallkopf waagerecht über der Sutura sagittalis, bevorzugt über der großen Fontanelle

Orientierungspunkte

- Verlauf der A. pericallosa aus der A. cerebri anterior über dem Corpus callosum nach dorsal
- A. callosomarginalis davon abgehend
- Corpus callosum mit Rostrum, Genu, Truncus und Splenium als echoarme Struktur darstellbar
- Cavum septi pellucidi unterhalb des Corpus callosum
- Vermis in der hinteren Fossa unterhalb des Tentorium cerebelli
- Sulcus parieto-occipitalis darstellbar

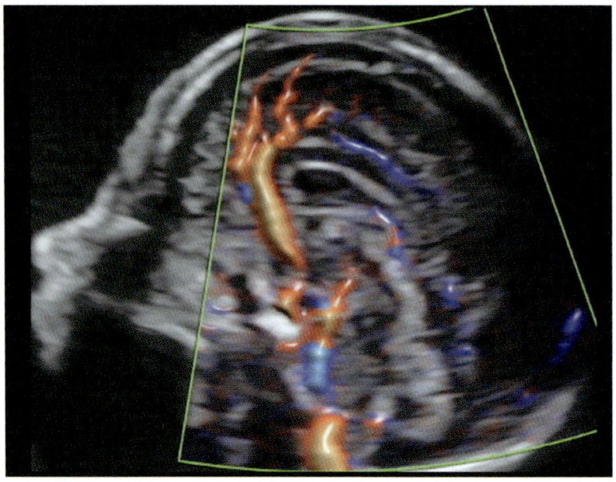

Abb. 3.21 Mittsagittalebene, 20 SSW: Farbdopplersonografie

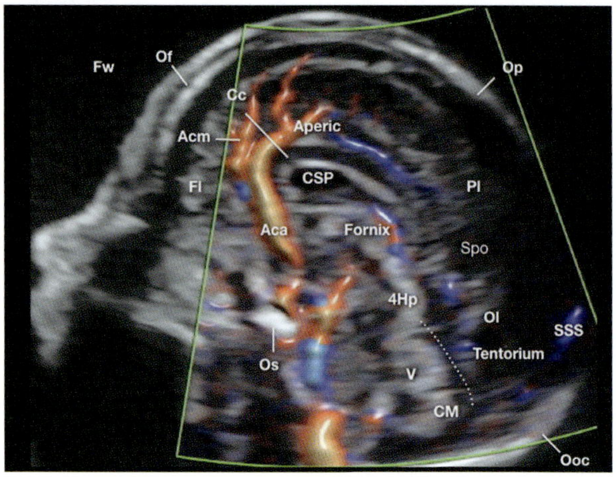

Abb. 3.22 Mittsagittalebene, 20 SSW: Farbdopplersonografie. Aca = A. cerebri anterior, Acm = A. callosomarginalis, Aperic= A. pericallosa, Cc = Corpus callosum, CM = Cisterna magna, CSP = Cavum septi pellucidi, Fl = Frontallappen, Fw = Fruchtwasser, Spo = Sulcus parieto-occipitalis, Ol = Okzipitallappen, Ooc = Os occipitale, Op = Os parietale, Os = Os sphenoidale, Pl = Parietallappen, V = Vermis, 4Hp = Vierhügelplatte.

Mittsagittalebene, 30 SSW

Schallkopfführung

- Längsschnitt von frontal
- Schallkopf waagerecht über der Sutura sagittalis, bevorzugt über der großen Fontanelle

Orientierungspunkte

- Corpus callosum mit Rostrum, Genu, Truncus und Splenium als echoarme Struktur darstellbar
- Splenium bis zur Vierhügelplatte reichend
- Cavum septi pellucidi unterhalb des Corpus callosum
- Fornix (Corpus) oberhalb des Thalamus darstellbar
- Vermis in der hinteren Fossa unterhalb des Tentorium cerebelli
- Sulcus parieto-occipitalis darstellbar

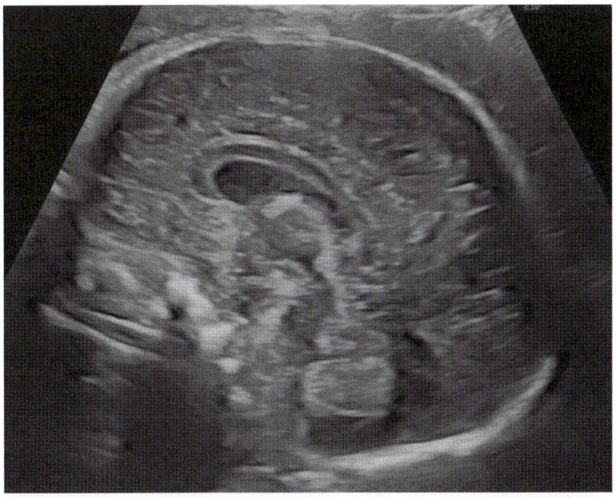

Abb. 3.23 Mittsagittalebene, 30 SSW

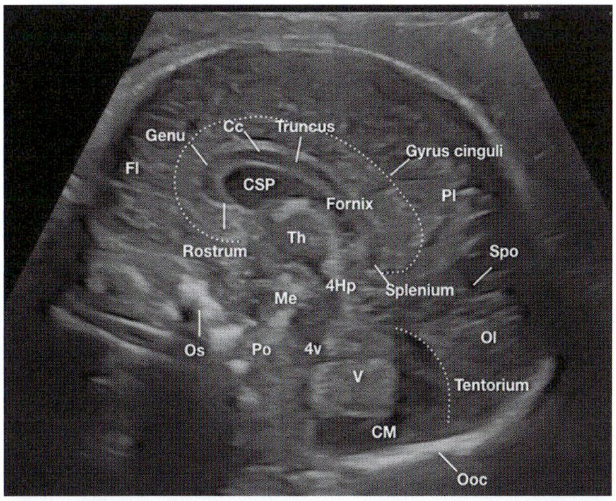

Abb. 3.24 Mittsagittalebene, 30 SSW. Cc = Corpus callosum, CM = Cisterna magna, CSP = Cavum septi pellucidi, Fl = Frontallappen, Me = Mesenzephalon, Of = Os frontale, Ol = Okzipitallappen, Ooc = Os occipitale, Os = Os sphenoidale, Pl = Parietallappen, Po = Pons, Spo = Sulcus parieto-occipitalis, Th = Thalamus, V = Vermis, 4Hp = Vierhügelplatten, 4v = IV. Ventrikel.

3

Parasagittalebene, 16 SSW

Schallkopfführung

- Längsschnitt von frontal
- Schallkopf über der Sutura sagittalis, bevorzugt über der großen Fontanelle, nach lateral gekippt

Orientierungspunkte

- Seitenventrikel mit Vorderhorn, Hinterhorn und Unterhorn darstellbar
- Aufgelockerter, teils mit Plexuszysten durchsetzter Plexus choroideus, der einen Großteil des Seitenventrikels ausfüllt
- Frontal-, Parietal- und Temporallappen darstellbar
- Kortex flach, keine Gyrierung

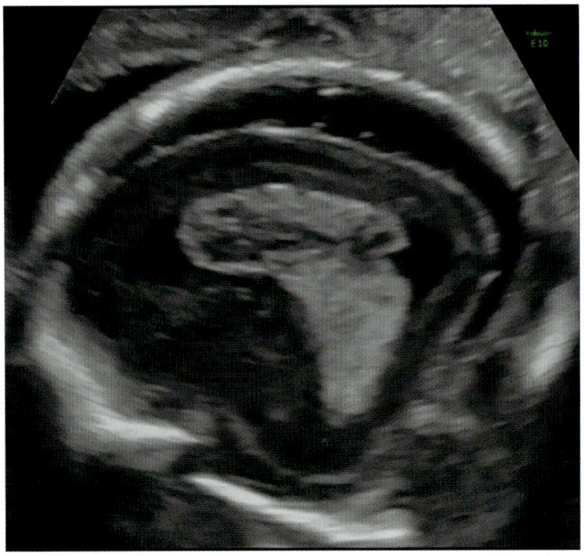

Abb. 3.25 Parasagittalebene, 16 SSW

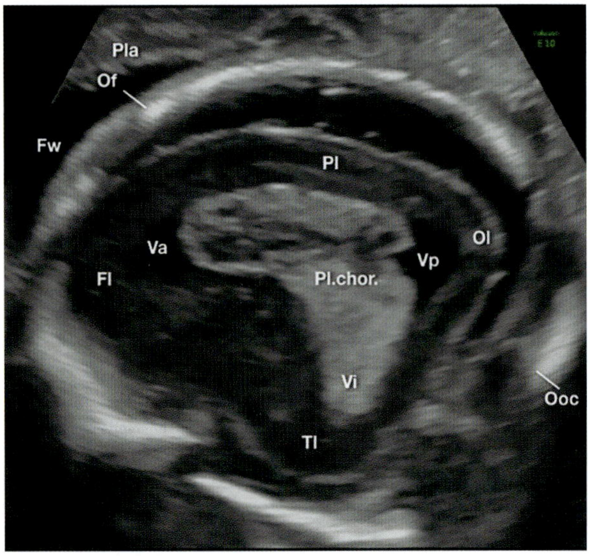

Abb. 3.26 Parasagittalebene, 16 SSW. Fl = Frontallappen, Fw = Fruchtwasser, Os frontale, Ooc = Os occipitale, Ol = Okzipitallappen, Pl = Parietallappen, Pla = Plazenta, Pl.chor. = Plexus choroideus, Tl = Temporallappen, Va = anteriores Horn Lateralventrikel, Vp = posteriores Horn Lateralventrikel, Vi = Unterhorn Lateralventrikel.

Parasagittalebene, 20 SSW

Schallkopfführung

- Längsschnitt von frontal
- Schallkopf über der Sutura sagittalis, bevorzugt über der großen Fontanelle, nach lateral leicht gekippt

Orientierungspunkte

- Seitenventrikel mit Vorderhorn, Hinterhorn und Unterhorn schmal darstellbar
- Plexus choroideus im Hinterhorn echodicht
- Frontal-, Parietal- und Temporallappen darstellbar
- Temporal Fornix (Crus) darstellbar, in den Hippocampus ziehend

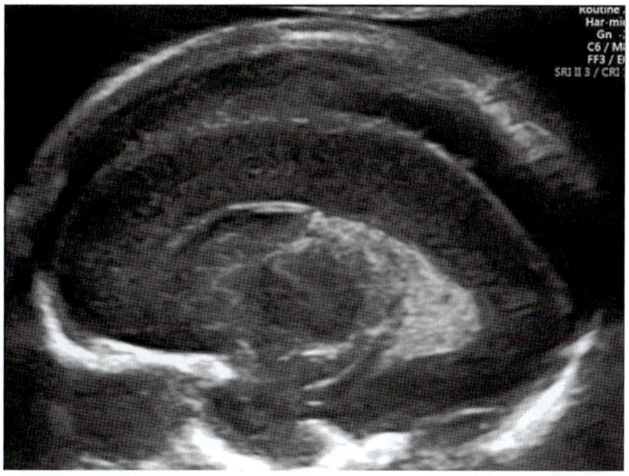

Abb. 3.27 Parasagittalebene, 20 SSW

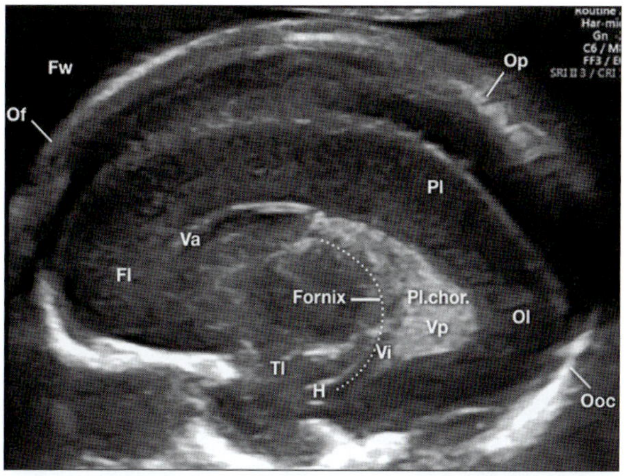

Abb. 3.28 Parasagittalebene, 20 SSW. Fw = Fruchtwasser, Fl = Frontallappen, H = Hippocampus, Of = Os frontale, Ol = Okzipitallappen, Ooc = Os occipitale, Op = Os parietale, Pl = Parietallappen, Pl.chor. = Plexus choroideus, Tl = Temporallappen, Vp = posteriores Horn Lateralventrikel, Vi = Unterhorn Lateralventrikel.

Parasagittalebene, 30 SSW

Schallkopfführung

- Längsschnitt von frontal
- Schallkopf über der Sutura sagittalis, bevorzugt über der großen Fontanelle, nach lateral leicht gekippt

Orientierungspunkte

- Seitenventrikel mit Vorderhorn, Hinterhorn schmal darstellbar
- Plexus choroideus im Hinterhorn echodicht
- Frontal-, Parietal- und Temporallappen darstellbar
- temporal Fornix (Crus) darstellbar, in den Hippocampus ziehend

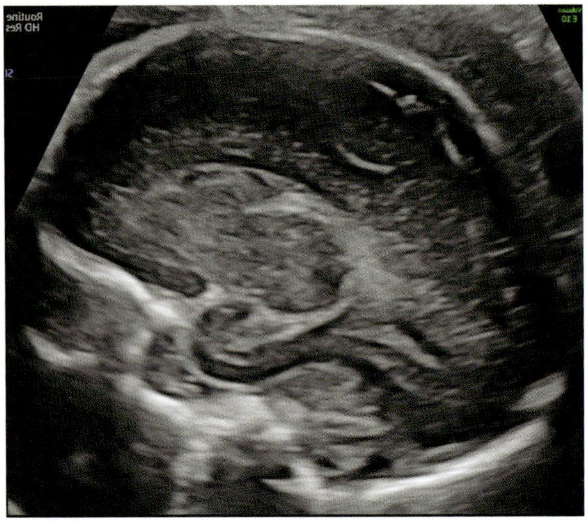

Abb. 3.29 Parasagittalebene, 30 SSW

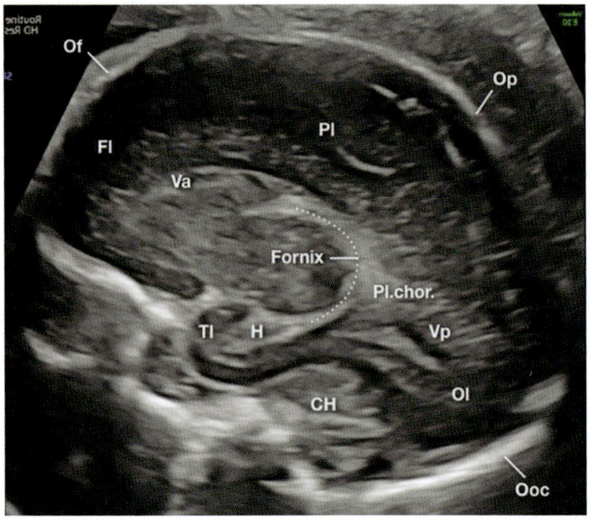

Abb. 3.30 Parasagittalebene, 30 SSW. CH = zerebelläre Hemisphäre, Fl = Frontallappen, H, Hippocampus, Of = Os frontale, Ooc = Os occipitale, Op = Os parietale, Pl = Parietallappen, Pl.chor. = Plexus choroideus, Tl = Temporallappen, Va = anteriores Horn Lateralventrikel, Vp = posteriores Horn Lateralventrikel.

Koronarebene: transfrontal, 16 SSW

Schallkopfführung

- Schallkopfpositionierung quer, bevorzugt über der Sutura sagittalis bzw. großer Fontanelle

Orientierungspunkte

- Falx cerebri als deutliche Abgrenzung zwischen linkem und rechten Frontallappen
- Bei noch weitem Ventrikelsystem die Vorderhörner der Seitenventrikel sichtbar
- Plexus beidseits aufgelockert, teils zystisch

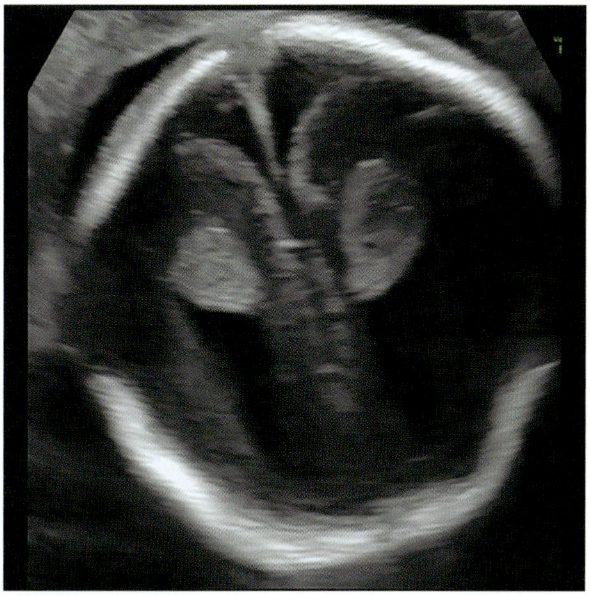

Abb. 3.31 Koronarebene: transfrontal, 16 SSW

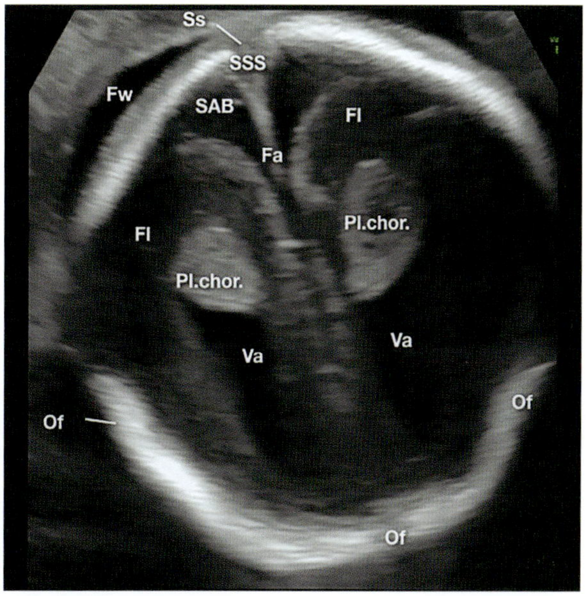

Abb. 3.32 Koronarebene: transfrontal, 16 SSW. Fa = Falx, Fl = Frontallappen, Fw = Fruchtwasser, Of = Os frontale, Pl.chor. = Plexus choroideus, SAB = Subarachnoidalraum, Ss = Sutura sagittalis, SSS = Sinus sagittalis superior, Va = anteriores Horn Lateralventrikel.

Koronarebene: transfrontal, 20 SSW

Schallkopfführung

- Schallkopfpositionierung quer, bevorzugt über der Sutura sagittalis bzw. großer Fontanelle

Orientierungspunkte

- Falx cerebri als deutliche Abgrenzung zwischen linkem und rechten Frontallappen
- Beide Orbitae darstellbar
- Sinus sagittalis superior im Querschnitt zu sehen
- Os zygomaticum unterhalb der Orbita

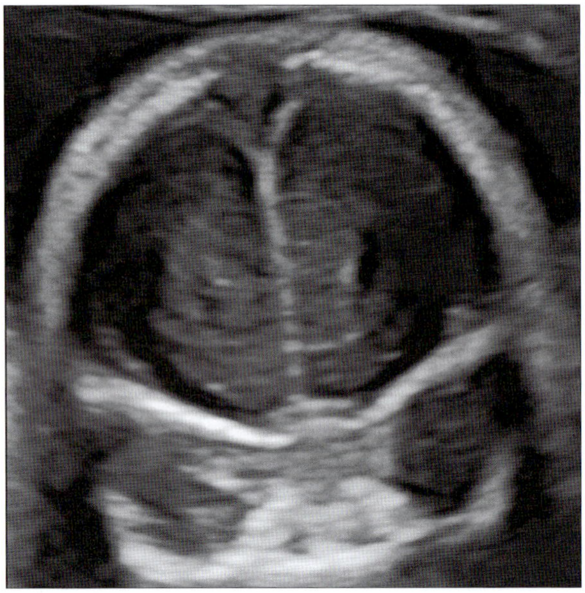

Abb. 3.33 Koronarebene: transfrontal, 20 SSW

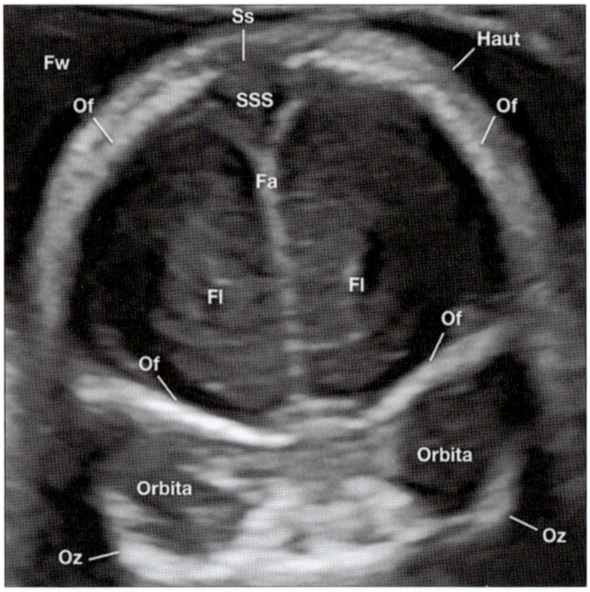

Abb. 3.34 Koronarebene: transfrontal, 20 SSW. Fa = Falx, Fl = Frontallappen, Fw = Fruchtwasser, Of = Os frontale, Oz = Os zygomaticum, Ss = Sutura sagittalis, SSS = Sinus sagittalis superior.

Koronarebene: transfrontal, 30 SSW

Schallkopfführung

- Schallkopfpositionierung quer, bevorzugt über der Sutura sagittalis bzw. großer Fontanelle

Orientierungspunkte

- Falx cerebri zwischen linkem und rechten Frontallappen
- Fortschreitende Gyrierung zu erkennen
- Beide Orbitae darstellbar

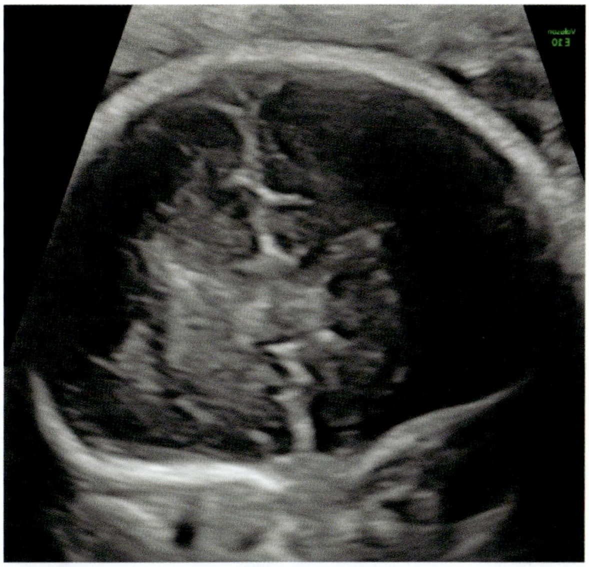

Abb. 3.35 Koronarebene: transfrontal, 30 SSW

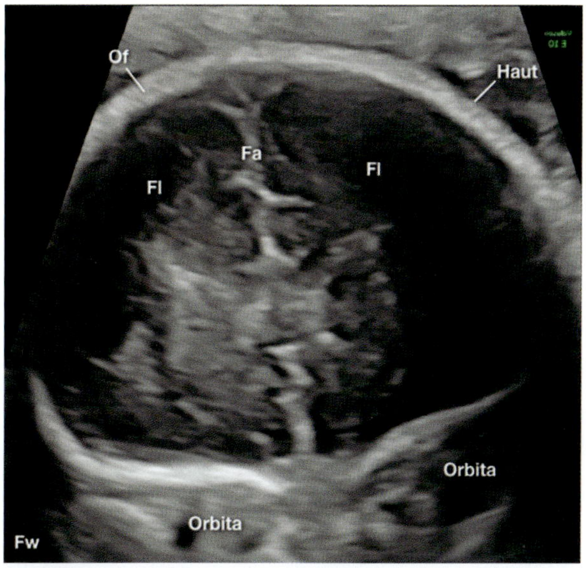

Abb. 3.36 Koronarebene: transfrontal, 30 SSW. Fa = Falx, Fl = Frontallappen, Fw = Fruchtwasser, Of = Os frontale.

Koronarebene: CSP-Ebene, 16 SSW

Schallkopfführung

- Schallkopfpositionierung quer, bevorzugt über der Sutura sagittalis bzw. großer Fontanelle

Orientierungspunkte

- Falx cerebri als deutliche Abgrenzung zwischen linkem und rechten Frontallappen
- Beide Vorderhörner der Seitenventrikel sichtbar
- Plexus beidseits aufgelockert, teils zystisch
- Cavum septi pellucidi noch nicht eindeutig als echoleere Struktur abgrenzbar
- Corpus callosum nicht darstellbar

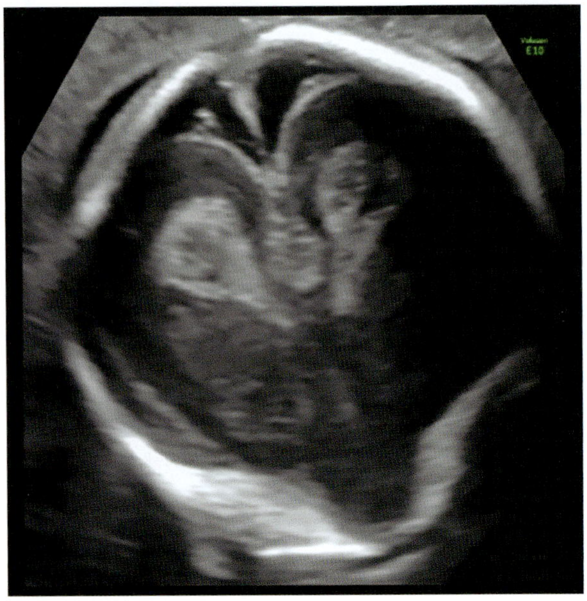

Abb. 3.37 Koronarebene: CSP-Ebene, 16 SSW

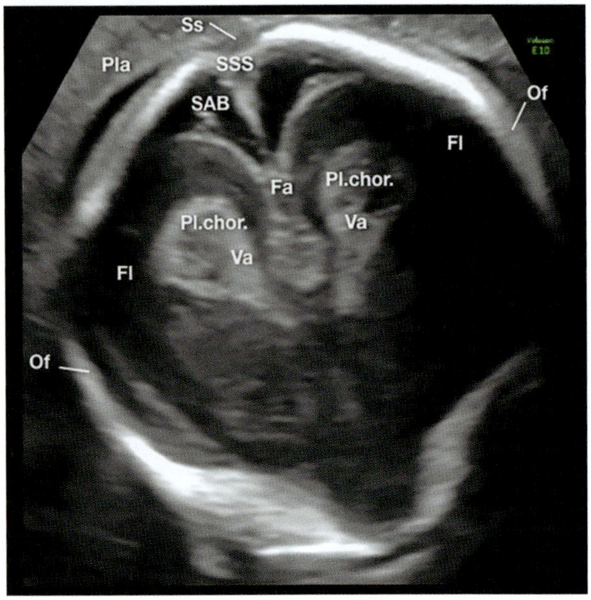

Abb. 3.38 Koronarebene: CSP-Ebene, 16 SSW. Fa = Falx, Fl = Frontallappen, Fw = Fruchtwasser, Of = Os frontale, Pl.chor. = Plexus choroideus, Pla = Plazenta, SAB = Subarachnoidalraum, Ss = Sutura sagittalis, SSS = Sinus sagittalis superior, Va = anteriores Horn Lateralventrikel.

Koronarebene: CSP-Ebene, 20 SSW

Schallkopfführung

- Schallkopfpositionierung quer, bevorzugt über der Sutura sagittalis
- Auch quer über Os parietale möglich

Orientierungspunkte

- Falx cerebri als deutliche Abgrenzung zwischen linkem und rechten Frontallappen
- Beide Vorderhörner der Seitenventrikel deutlich kleiner sichtbar
- Cavum septi pellucidi zwischen den beiden Vorderhörnern abgrenzbar
- Corpus callosum quer und echoarm sichtbar
- Fissura sylvii bereits leicht gewölbt darstellbar

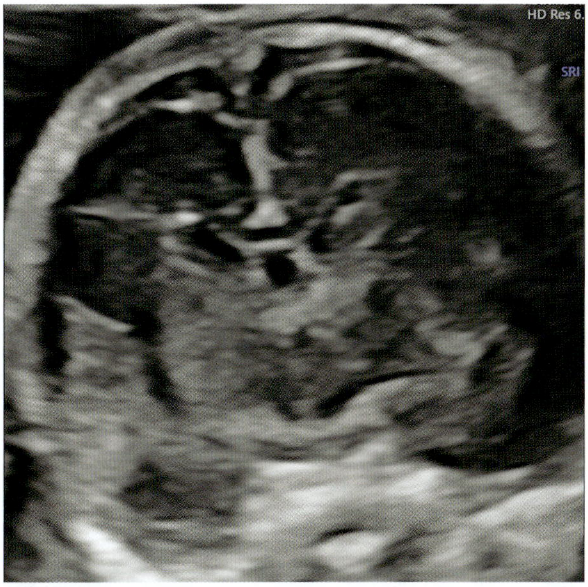

Abb. 3.39 Koronarebene: CSP-Ebene, 20 SSW

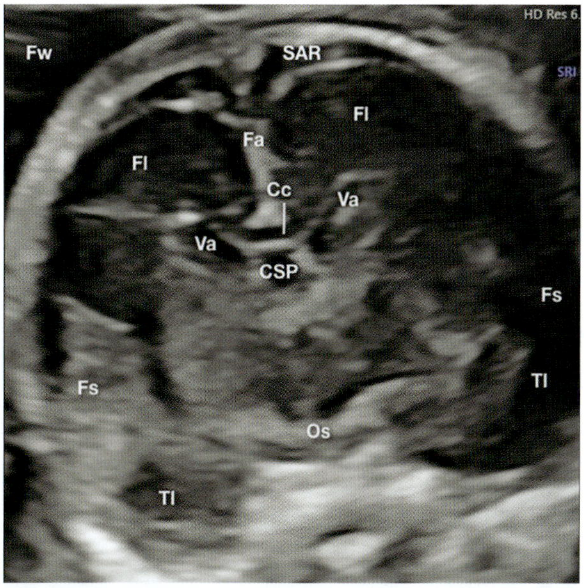

Abb. 3.40 Koronarebene: CSP-Ebene, 20 SSW. Cc = Corpus callosum, CSP = Cavum septi pellucidi, Fa = Falx, Fl = Frontallappen, Fw = Fruchtwasser, Os = Os sphenoidale, SAR = Subarachnoidalraum, Tl = Temporallappen, Va = anteriores Horn Lateralventrikel.

Koronarebene: CSP-Ebene, 30 SSW

Schallkopfführung

- Schallkopfpositionierung quer, bevorzugt über der Sutura sagittalis
- Auch quer über Os parietale möglich

Orientierungspunkte

- Falx cerebri als deutliche Abgrenzung zwischen linkem und rechten Frontallappen
- Beide Vorderhörner der Seitenventrikel deutlich kleiner sichtbar
- Cavum septi pellucidi zwischen den beiden Vorderhörnern abgrenzbar
- Corpus callosum quer und echoarm sichtbar
- Frontallappen mit Gyrus frontalis superior, Gyrus frontalis inferior darstellbar
- Fortschreitende Gyrierung auch an Gyrus cinguli (quer angeschnitten) und Sulcus cinguli nachvollziehbar
- Fissura sylvii bereits leicht gewölbt darstellbar, darunter Temporallappen

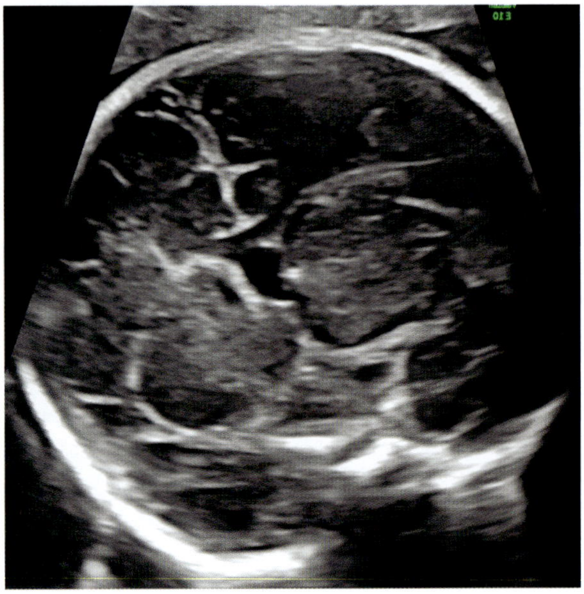

Abb. 3.41 Koronarebene: CSP-Ebene, 30 SSW

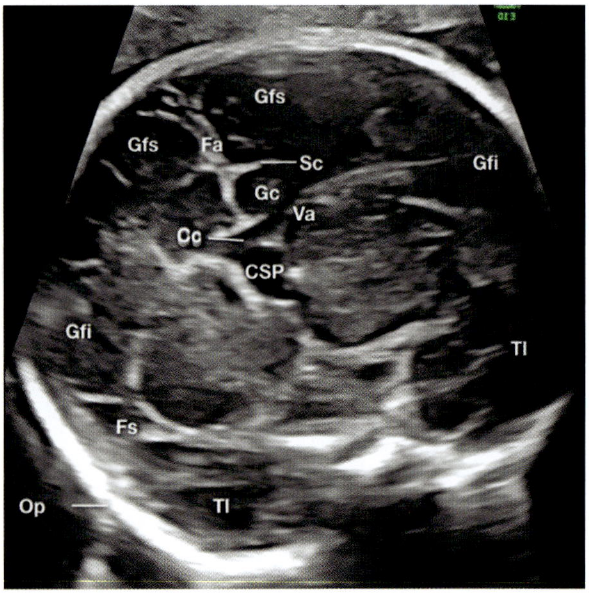

Abb. 3.42 Koronarebene:CSP-Ebene, 30 SSW. Cc = Corpus callosum, CSP = Cavum septi pellucidi, Fa = Falx, Fl = Frontallappen, Fs = Fissura sylvii, Gc = Gyrus cinguli, Gfi = Gyrus frontalis inferior, Gfs = Gyrus frontalis superior, Sc = Sulcus cinguli, Tl = Temporallappen, Va = anteriores Horn Lateralventrikel.

Koronarebene: transthalamisch, 16 SSW

Schallkopfführung

- Schallkopfpositionierung quer, bevorzugt über der Sutura sagittalis

Orientierungspunkte

- Falx cerebri als deutliche Abgrenzung zwischen linkem und rechten Frontalllappen
- Bei noch weitem Ventrikelsystem sind die Vorderhörner der Seitenventrikel sichtbar.
- Plexus beidseits aufgelockert, teils zystisch
- Thalamus beidseits echoreich darstellbar
- Subarachnoidalraum abgrenzbar

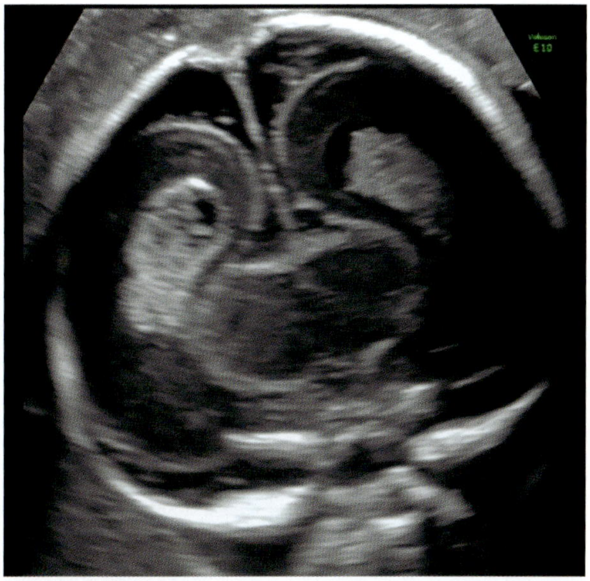

Abb. 3.43 Koronarebene: transthalamisch, 16 SSW

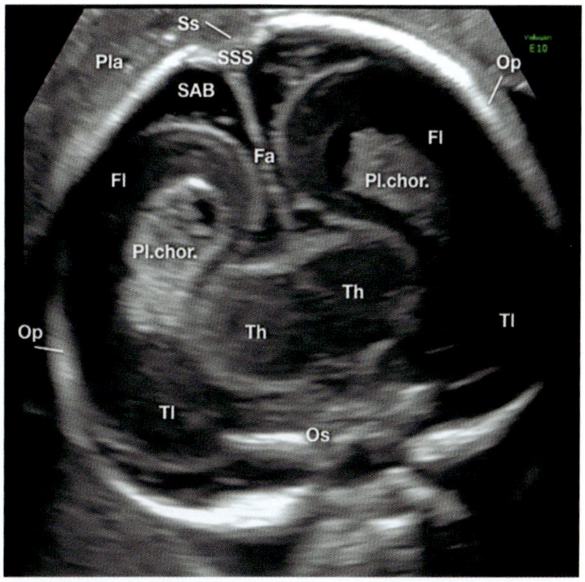

Abb. 3.44 Koronarebene: transthalamisch, 16 SSW. Fa = Falx, Fl = Frontallappen, Op = Os parietale, Os = Os sphenoidale, Pl.chor. = Plexus choroideus, Pla = Plazenta, SAB = Subarachnoidalraum, Ss = Sutura sagittalis, SSS = Sinus sagittalis superior, Th = Thalamus, Tl = Temporallappen.

Koronarebene: transthalamisch, 20 SSW

Schallkopfführung

- Schallkopfpositionierung quer, bevorzugt über der Sutura sagittalis
- Auch quer von lateral über Os parietale möglich

Orientierungspunkte

- Falx cerebri als deutliche Abgrenzung zwischen linkem und rechten Frontallappen
- Beide Vorderhörner der Seitenventrikel deutlich kleiner sichtbar
- Cavum septi pellucidi zwischen den beiden Vorderhörnern abgrenzbar
- Corpus callosum quer und echoarm sichtbar
- Fissura sylvii bereits leicht gewölbt darstellbar
- Thalami beidseits echoreich unter dem Cavum septi pellucidi sichtbar

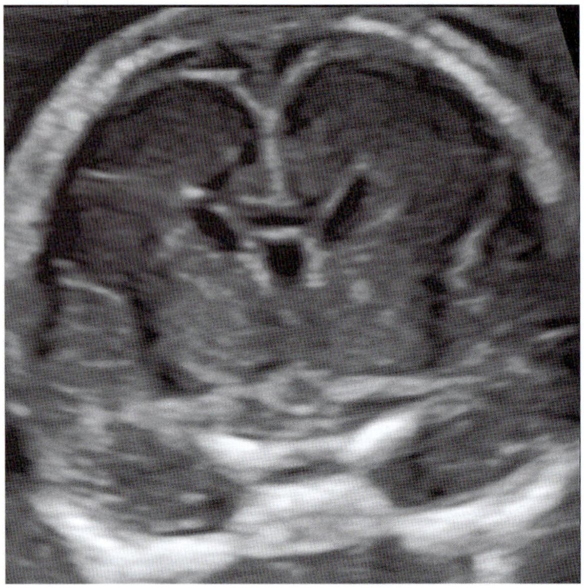

Abb. 3.45 Koronarebene: transthalamisch, 20 SSW

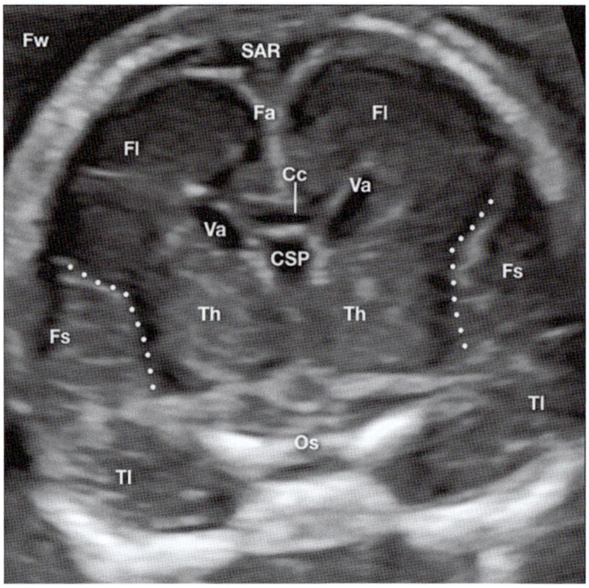

Abb. 3.46 Koronarebene: transthalamisch, 20 SSW. Cc = Corpus callosum, CSP = Cavum septi pellucidi, Fa = Falx, Fl = Frontallappen, Fw = Fruchtwasser, Op = Os parietale, Os = Os spheoidale, SAR = Subarachnoidalraum, Th = Thalamus, Tl = Temporallappen, Va = anteriores Horn Lateralventrikel.

Koronarebene: transthalamisch, 30 SSW

Schallkopfführung

- Schallkopfpositionierung quer, bevorzugt über der Sutura sagittalis
- Auch quer über Os parietale möglich

Orientierungspunkte

- Falx cerebri als deutliche Abgrenzung zwischen linkem und rechten Frontallappen
- Vorderhörner der Seitenventrikel sehr schmal
- Cavum septi pellucidi unterhalb des quer verlaufenden Corpus callosum
- Frontallappen mit Gyrus frontalis superior, Gyrus frontalis medius und Gyrus frontalis inferior darstellbar
- Fortschreitende Gyrierung auch an Gyrus cinguli (quer angeschnitten) und Sulcus cinguli nachvollziehbar
- Fissura sylvii zwischen Frontallappen und Temporallappen darstellbar, darunter Temporallappen

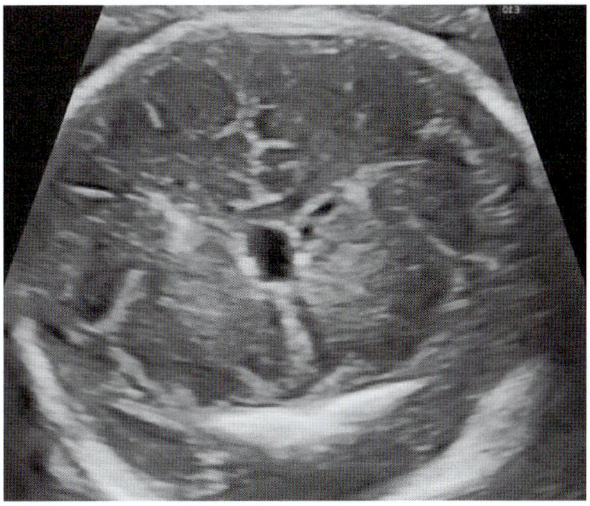

Abb. 3.47 Koronarebene: transthalamisch, 30 SSW

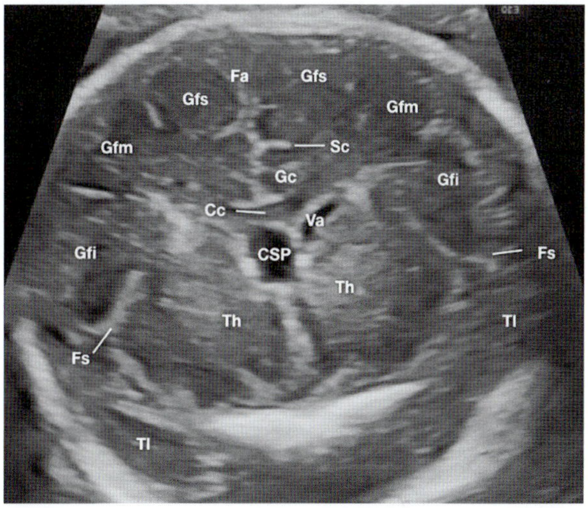

Abb. 3.48 Koronarebene: transthalamisch, 30 SSW. Cc = Corpus callosum, CSP = Cavum septi pellucidi, Fa = Falx, Gc = Gyrus cinguli, Gfi = Gyrus frontalis inferior, Gfm = Gyrus frontalis medius, Gfs = Gyrus frontalis superior, Sc = Sulcus cinguli Op = Os parietale, Pl = Parietallappen, Th = Thalamus, Tl = Temporallappen, Va = anteriores Horn Lateralventrikel.

Koronare Schnittebene: transzerebellar, 16 SSW

Schallkopfführung

- Hier lateral vom rechten zum linken Os parietale, in höheren Wochen aufgrund der Schallschatten des Os parietale Schallkopfpositionierung über der Sutura sagittalis bzw. kleiner Fontanelle zu bevorzugen

Orientierungspunkte

- Fossa posterior mit vollständiger Ansicht der zerebellaren Hemisphäre, Vermis und Cisterna magna
- Hinterhörner der Lateralventrikel können im Seitenvergleich beurteilt werden.

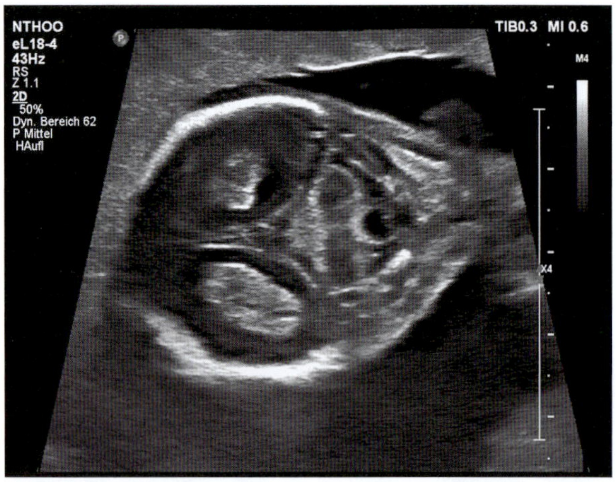

Abb. 3.49 Koronare Schnittebene: transzerebellar, 16 SSW

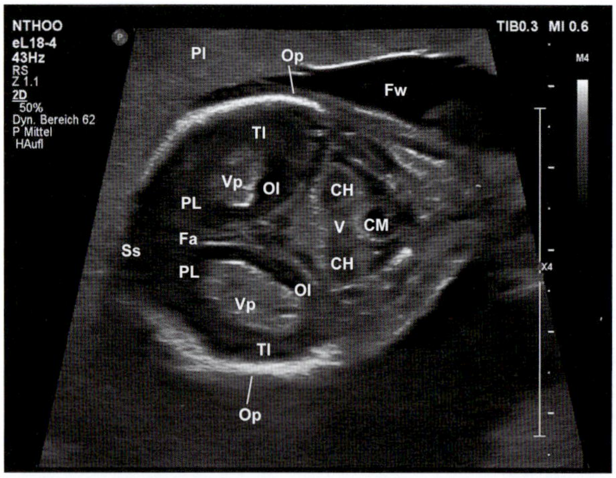

Abb. 3.50 Koronare Schnittebene: transzerebellar, 16 SSW. CH = zerebellare Hemisphäre, CM = Cisterna magna, Fa = Falx, Fl = Frontallappen, Fw = Fruchtwasser, Op = Os parietale, Pl = Plazenta, PL = Parietallappen, Ss = Sutura sagittalis, Tl = Temporallappen, Ol = Okzipitallappen, V = Vermis cerebelli, Vp = posteriores Horn der Lateralventrikel.

Koronare Schnittebene: transzerebellar, 20 SSW

Schallkopfführung

- Zentral über der Sutura sagittalis und kleiner Fontanelle

Orientierungspunkte

- Fossa posterior mit vollständiger Ansicht der zerebellaren Hemisphäre, Vermis und Cisterna magna
- Symmetrische Darstellung der Hemisphären mit Seitenvergleich der Hinterhörner der Lateralventrikel
- Fissura sylvii zumindest einseitig gut darstellbar

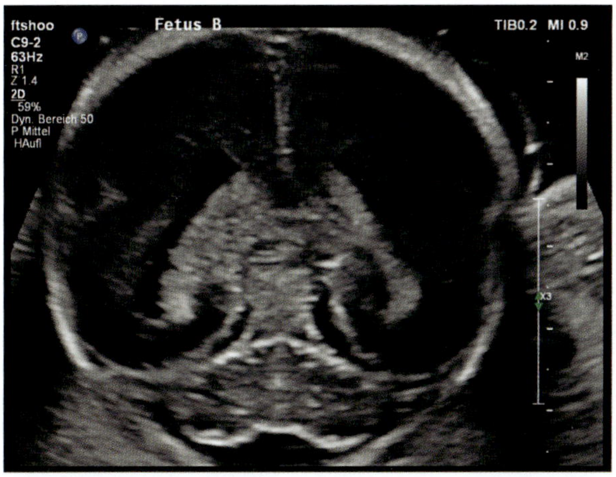

Abb. 3.51 Koronare Schnittebene: transzerebellar, 20 SSW

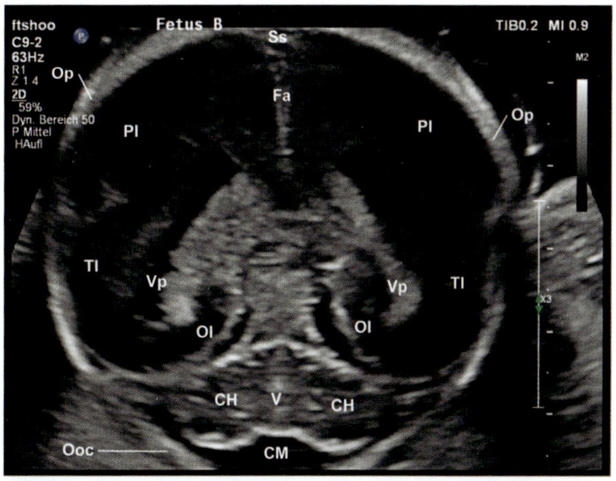

Abb. 3.52 Koronare Schnittebene: transzerebellar, 20 SSW. CH = zerebellare Hemisphäre, CM = Cisterna magna, Fa = Falx, Fl = Frontallappen, Fs = Fissura sylvii, Fw = Fruchtwasser, Ooc = Os occipitale, Op = Os parietale, Pl = Plazenta, PL = Parietallappen, Ss = Sutura sagittalis, Tl = Temporallappen, Ol = Okzipitallappen, V = Vermis cerebelli, Vp = posteriores Horn der Lateralventrikel

Wirbelsäule: longitudinal-parasagittal

Schallkopfführung

- Parallel zum fetalen Rücken, knapp neben der midsagittalen Ebene
- Processus transversus der Wirbel kommt am deutlichsten zur Darstellung.
- Zentrierung des lumbosakralen Bereichs

Orientierungspunkte

- Möglichst parallele Darstellung der Ossifikationszentren der Processus tranversus, der Wirbelkörper und der dorsalen Hautkontur
- Lumbosakraler Übergang in der Regel durch Winkeländerung am Promontorium abgrenzbar (**Cave:** Anatomische Varianten wie Sakralisation sind häufig!)
- Thorakolumbaler Übergang durch Darstellung der kaudalsten Rippe abgrenzbar (**Cave:** variable Rippenzahl!)

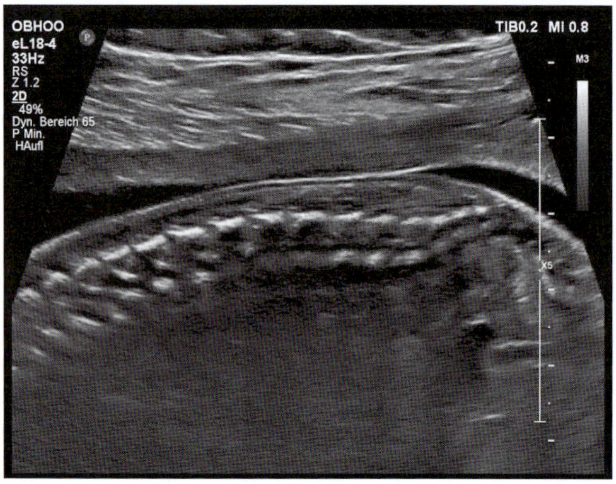

Abb. 3.53 Wirbelsäule: longitudinal-parasagittal

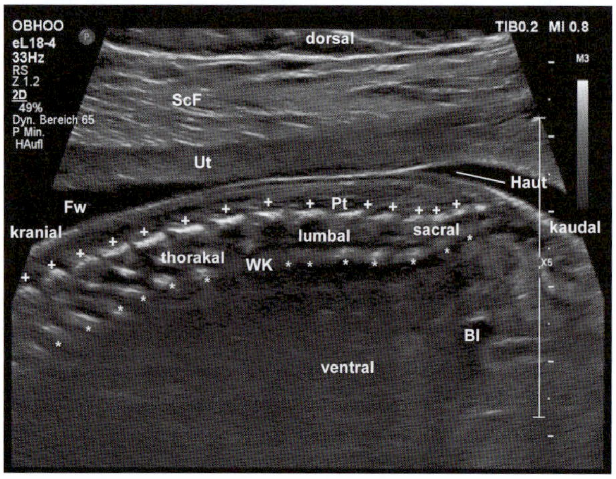

Abb. 3.54 Wirbelsäule: longitudinal-parasagittal. Bl = Blase, Fw = Fruchtwasser, Pt = Processus transversus (Ossifikationszentren sind mit + gekennzeichnet), ScF = subkutanes Fettgewebe, Ut = Uterus, Wk = Wirbelkörper (Ossifikationszentren sind mit *) gekennzeichnet

Wirbelsäule: longitudinal-midsagittal

Schallkopfführung

- Parallel zum fetalen Rücken, exakt in der midsagittalen Ebene
- Zentrierung des lumbosakralen Bereichs

Orientierungspunkte

- Processus tranversus wird nicht oder zumindest deutlich schwächer dargestellt, die Wirbelkörper sind die deutlichste ossifizierte Struktur.
- Einblick in den Spinalkanal mit Myelon, Conus medullaris, Cauda equina und spinalem Durasack
- Conusdistanz als Abstand zwischen Conus medullaris und dem kaudalsten Ossifikationszentrum des Os sacrum vermessbar

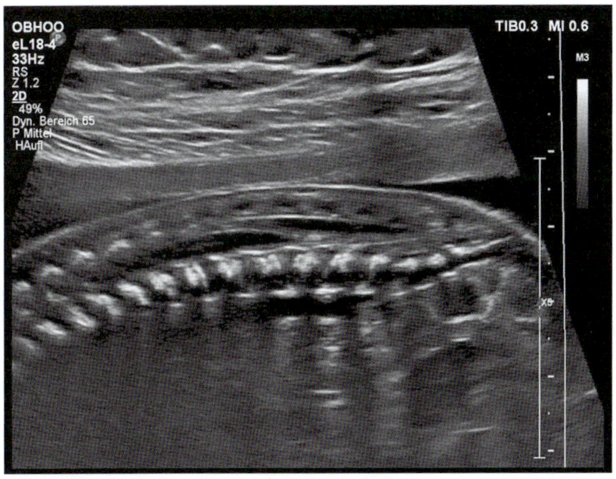

Abb. 3.55 Wirbelsäule: longitudinal-midsagittal

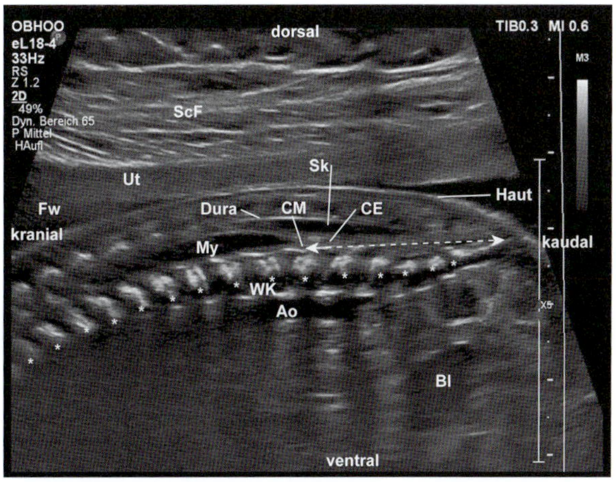

Abb. 3.56 Wirbelsäule: longitudinal-midsagittal. Ao = Aorta, Bl = Blase, CE = Cauda equina, CM = Conus medullaris, Fw = Fruchtwasser, My = Myelon, ScF = subkutanes Fettgewebe, Sk = Spinalkanal, Ut = Uterus, Wk = Wirbelkörper (Ossifikationszentren sind mit * gekennzeichnet), ↔ gestrichelter Pfeil, Conusdistanz.

Wirbelsäule: koronar

Schallkopfführung

- Lateral von linker zu rechter Flanke (oder umgekehrt)
- Wirbelsäule senkrecht zum Schallkopf
- Lumbosakraler Abbschnitt zentriert

Orientierungspunkte

- Beckenknochen und Rippen in der Regel mitangeschnitten und können durch Schallschatten bewirken, dass Teile der Wirbelsäule nicht optimal einsehbar sind.
- Processus transversus und Wirbelkörper stellen sich als strikt parallele Reihen dar (erinnert an Eisenbahntrassen).

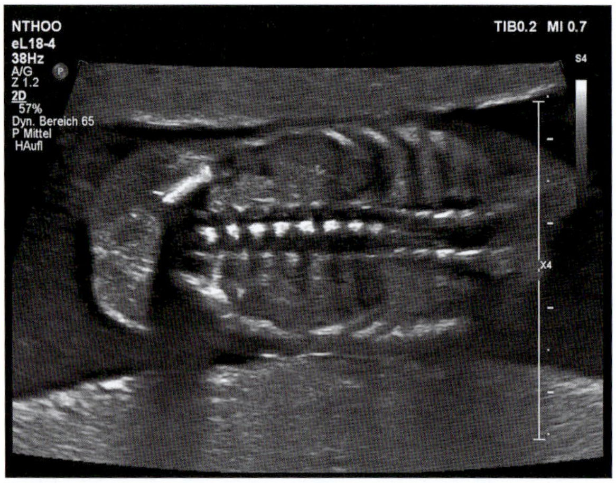

Abb. 3.57 Wirbelsäule: koronar

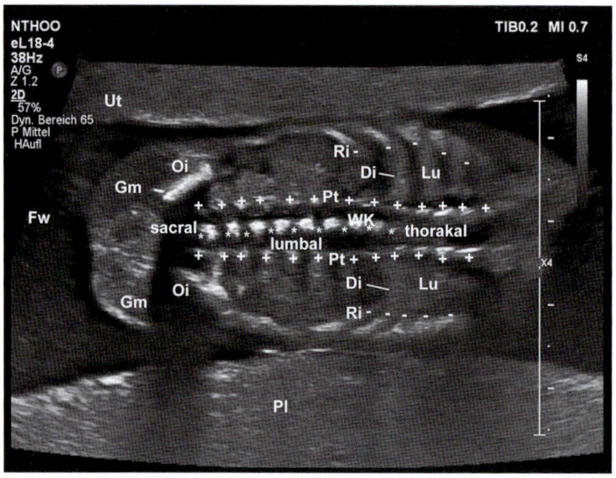

Abb. 3.58 Wirbelsäule: koronar. Di = Diaphragma, Fw = Fruchtwasser, Gm = M. gluteus maximus, Lu = Lunge, Oi = Os ischiadicum, Pl = Plazenta, Pt = Processus transversus (Ossifikationszentren sind mit + gekennzeichnet), Ri = Rippe (mit – gekennzeichnet), ScF = subkutanes Fettgewebe, Ut = Uterus, Wk = Wirbelkörper (Ossifikationszentren sind mit * gekennzeichnet).

Wirbelsäule: transversal

Schallkopfführung

- Senkrecht über der Wirbelsäule, Schallkopfausrichtung, quer zur Wirbelsäulenachse
- Darstellung eines einzelnen Wirbels vorne im Bild
- Zentraler Schallschatten hinter dem Wirbelkörper
- Anatomische Strukturen im ventralen Bereich, abhängig von der Schnitthöhe (im vorliegenden Fall auf Höhe der Nieren)

Orientierungspunkte

- Pyramidale Anordnung der drei Ossifikationszentren, kein Klaffen des Wirbelbogens
- Haut über dem Wirbel gut abgrenzbar
- Einblick in der Spinalkanal

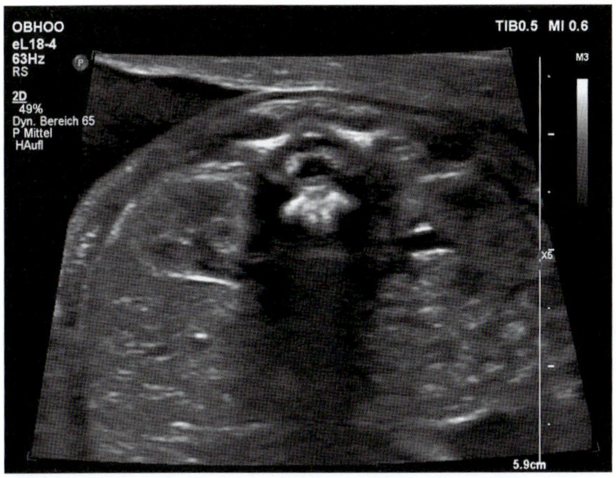

Abb. 3.59 Wirbelsäule: transversal

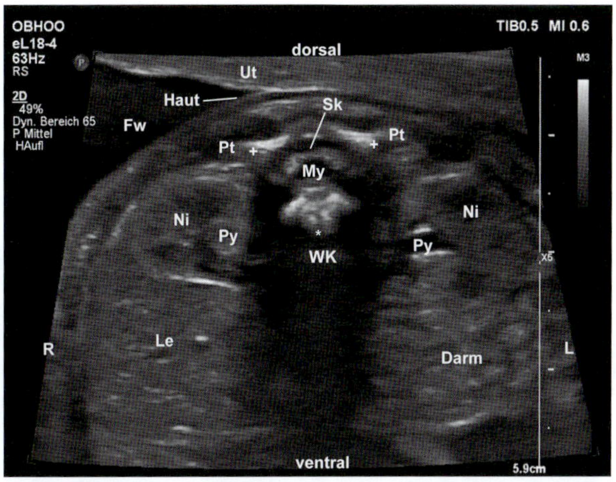

Abb. 3.60 Wirbelsäule: transversal. Di = Diaphragma, Fw = Fruchtwasser, Gm = M. gluteus maximus, L = links, Le = Leber, Lu = Lunge, My = Myelon, Ni = Niere, Oi = Os ischiadicum, Pl = Plazenta, Pt = Processus transversus (Ossifikationszentren sind mit + gekennzeichnet), Py = Pyelon, R = rechts, Ut = Uterus, Wk = Wirbelkörper (Ossifikationszentren sind mit * gekennzeichnet).

3.3 Fallbeispiele

Fallbeispiel 1

Klinische Angaben

Eine 34-jährige Patientin stellt sich zum Zweittrimesterscreening vor. Der bisherige Schwangerschaftsverlauf ist unauffällig.

Fragen

1. Welche Schnittebene ist in ➤ Abb. 3.61a dargestellt?
2. Was fällt auf?
3. Wie kann eine systematische Untersuchung den Verdacht erhärten?
4. Verdachtsdiagnose?

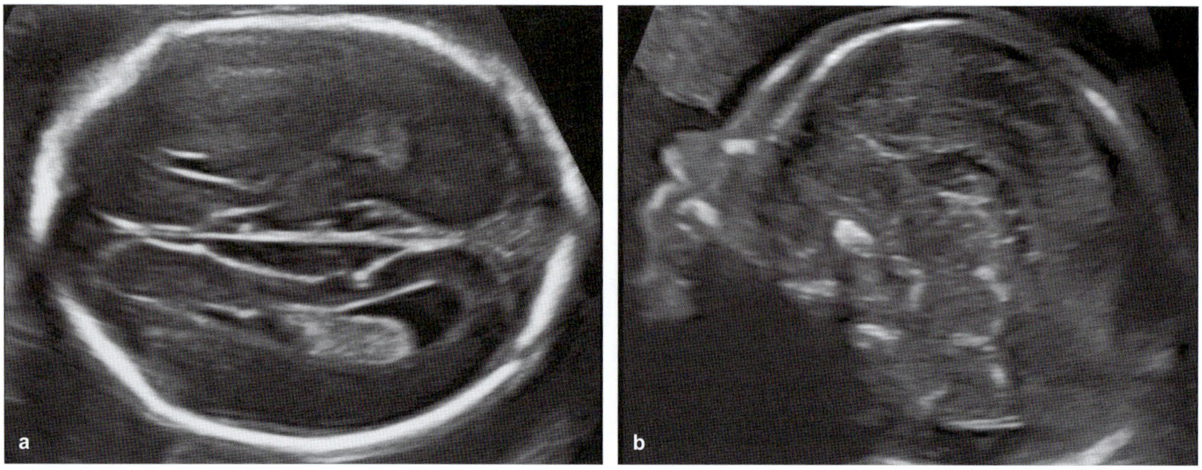

Abb. 3.61 Fallbeispiel 1

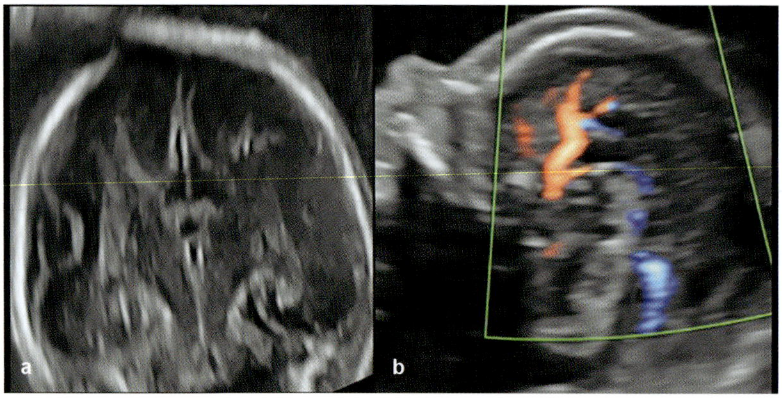

Abb. 3.62 Fallbeispiel 1: Farbdoppler

Antworten

1. Eine transversale Ebene (transventrikuläre Ebene) des fetalen ZNS
2. Das Cavum septi pellucidi (CSP) kann nicht dargestellt werden, die Mittellinie wird nicht durch das CSP unterbrochen. Darüber hinaus weist der Seitenventrikel neben einer milden Ventrikulomegalie eine auffällige „Teardrop-Form" (sog. Kolpozephalie) auf.
3. Durch die systematische Untersuchung im Rahmen der fetalen Neurosonografie kann in den koronaren Schnitten die Lateralisierung der Vorderhörner der Seitenventrikel („Stierhornphänomen") aufgezeigt werden. Die Diagnose einer Balkenanomalie ist aber nur in der Sagittalebene möglich, da hier der Balken als echoarme Struktur in seiner kompletten Länge (Rostrum – Genu – Truncus – Splenium) aufgezeigt werden kann.
4. Komplette Agenesie des Corpus callosum (Balkenagenesie)

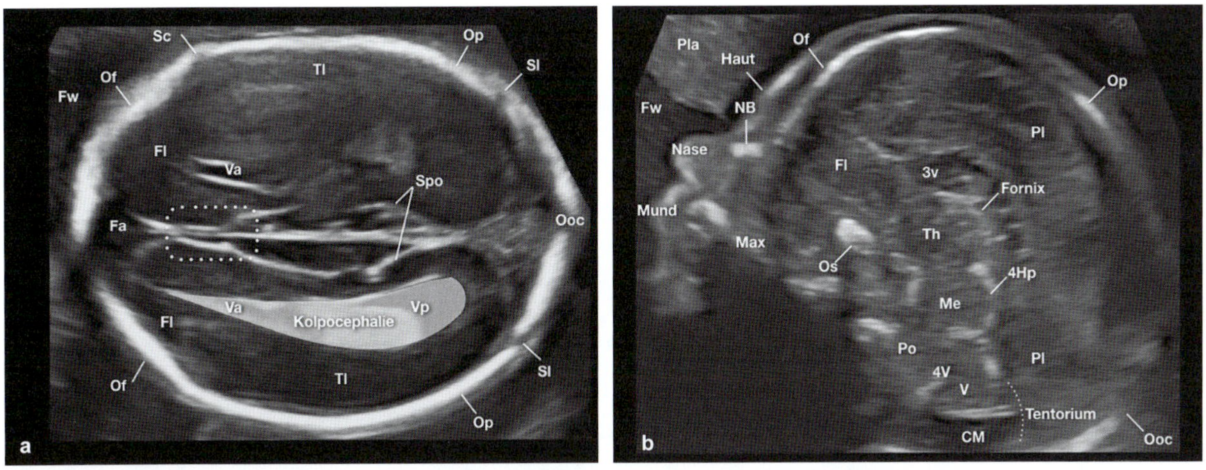

Abb. 3.63 Fallbeispiel 1: Corpus-callosum-Agenesie. a) Transversalebene, transventrikulär. b) Mittsagittalebene.
CM = Cisterna magna, Fa = Falx, Fl = Frontallappen, Fw = Fruchtwasser, NB = Nasenbein, Max = Maxilla, Me = Mesenzephalon, Of = Os frontale, Ooc = Os occipitale, Op = Os parietale, Os = Os sphenoidale, Pla = Plazenta, Pl = Parietallappen, Po = Pons, Sc = Sutura coronalis, Sl = Sutura lambdoidea, Spo = Sulcus parieto-occipitalis, Th = Thalamus, Tl = Temporallappen, V = Vermis, Va = anteriores Horn Lateralventrikel, Vp = posteriores Horn Lateralventrikel, 3v = III. Ventrikel, 4Hp = Vierhügelplatte, 4v = IV. Ventrikel.

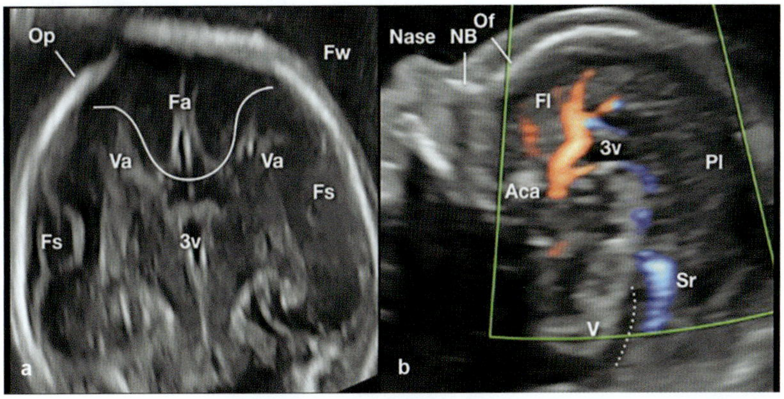

Abb. 3.64 Fallbeispiel 1: Corpus-callosum-Agenesie. Farbdoppler. a) Koronarebene, b) Mittsagittalebene.
Aca = A. cerebri anterior, Fa = Falx, Fl = Frontallappen, Fs = Fissura sylvii, Fw = Fruchtwasser, NB = Nasenbein, Of = Os frontale, Op = Os parietale, Sr = Sinus rectus, 3v = III. Ventrikel, V = Vermis.

Typische Hinweiszeichen

Das **Corpus callosum** stellt die größte Kommissur zwischen den beiden Hemisphären dar. Am häufigsten liegt eine komplette oder partielle Agenesie vor, seltener werden pränatal eine Hypoplasie oder Dysgenesie des Balkens diagnostiziert. Die Diagnose kann erst nach der 20. Schwangerschaftswoche gestellt werden, da das Corpus callosum sich von ventral nach dorsal zwischen der 10. und 20. Schwangerschaftswoche entwickelt.

MERKE

Bei fehlendem CSP immer eine detaillierte Untersuchung des fetalen Gehirns (fetale Neurosonografie) vornehmen! Die **Diagnose einer Balkenanomalie** kann nur im mittleren Sagittalschnitt erfolgen, dabei muss jedoch die Schwangerschaftswoche berücksichtigt werden!

Die A. pericallosa verläuft normalerweise um das Corpus callosum herum. Im Fallbeispiel fällt bei der Farbdopplersonografie (➤ Abb. 3.64) der frühe Abbruch des Gefäßverlaufs in Verlängerung der A. cerebri anterior auf. Der III. Ventrikel kann erweitert und – wie in diesem Fall – eleviert sein.

PRAXISTIPP

Bei Messung der Kopfbiometrie immer auf **die anatomische Leitstruktur Cavum septi pellucidi** achten. In Schädellage ist bei Verdachtsdiagnose eine transvaginale Sonografie sinnvoll.

Prognose

Die Prognose hängt im Wesentlichen immer von den zusätzlichen intra- und extrazerebralen Anomalien sowie von genetischen Zusatzbefunden ab. Insgesamt wird bei 65–75 % der Fälle bei isoliertem Befund ein normales neurologisches Outcome angegeben.

Prozedere

- Genetik
- Ggf. fetales MRT
- Interdisziplinäres Konsil mit Kinderneurologen
- Verlaufskontrollen

LITERATUR

Santo S et al. Counseling in fetal medicine: agenesis of the corpus callosum. Ultrasound Obstet Gynecol, 2012 Nov; 40(5): 513–521.

Fallbeispiel 2

Klinische Angaben

Eine 38-jährige Patientin kommt zum Zweittrimesterscreening. Der bisherige Schwangerschaftsverlauf ist unauffällig.

Fragen

1. Welche Schnittebene ist in ➤ Abb. 3.65 dargestellt?
2. Was fällt auf?
3. Wie kann eine systematische Untersuchung den Verdacht erhärten?
4. Verdachtsdiagnose?

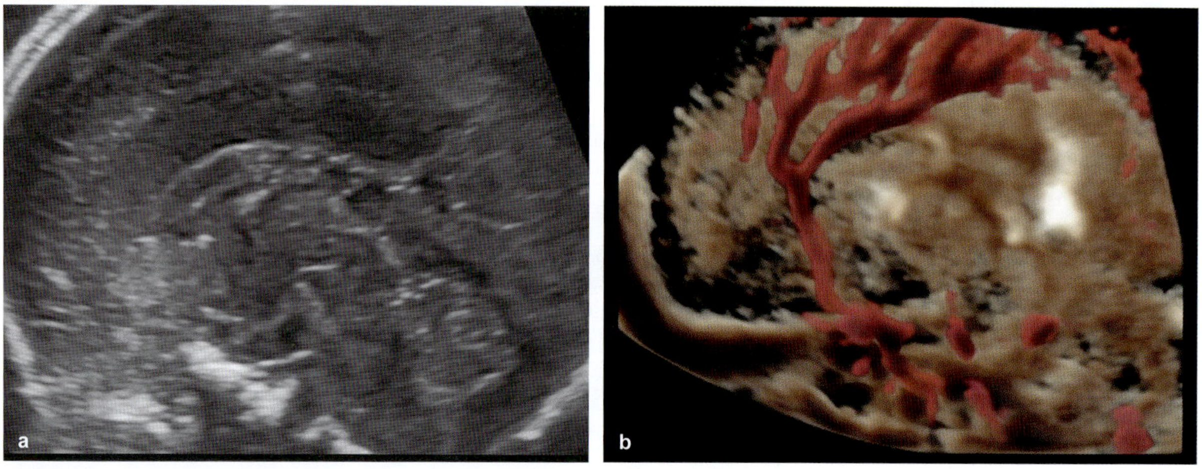

Abb. 3.65 Fallbeispiel 2

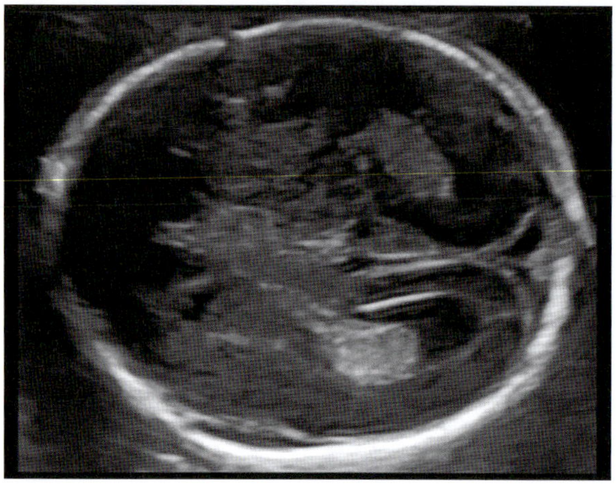

Abb. 3.66 Fallbeispiel 2

Antworten

1. Mittlere Sagittalebene des fetalen ZNS
2. Das Corpus callosum kann nicht in seiner kompletten Länge dargestellt werden. Unterhalb der vorderen vorhandenen Corpus-callosum-Anteile (Rostrum, Genu und vorderer Anteil des Truncus) ist ein kleines CSP erkennbar.
3. Koronare Schnitte weisen auch hier das „Stierhornphänomen" auf, das CSP kommt verbreitert zur Darstellung. Zudem kann die Farbdopplersonografie auf Höhe des Abbruchs des Corpus callosum auch eine Unterbrechung der A. pericallosa aufzeigen (➤ Abb. 3.67b).
4. Partielle Agenesie des Corpus callosum (Balkenagenesie)

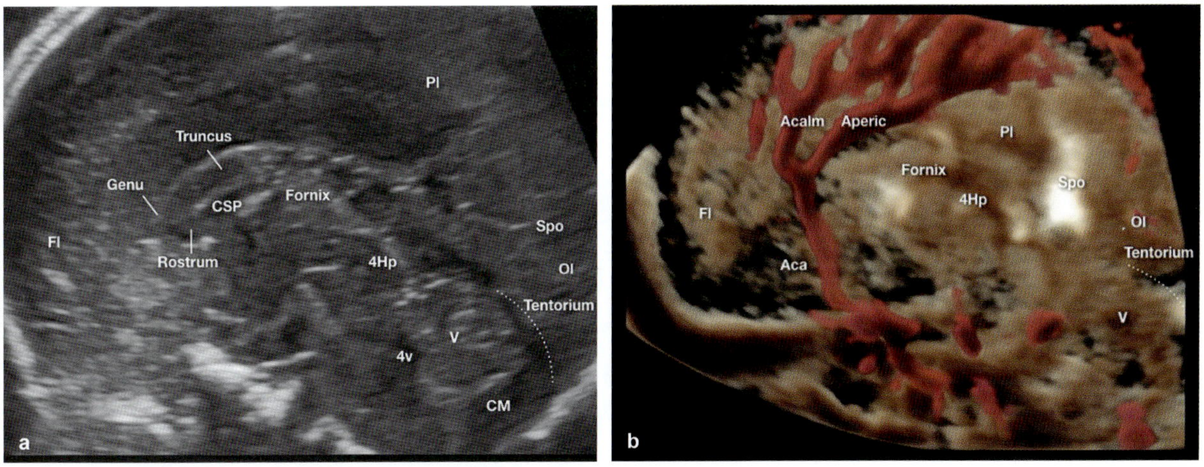

Abb. 3.67 Fallbeispiel 2: partielle Corpus-callosum-Agenesie. a) Mittsagittalebene. b) Farbdoppler, Mittsagittalebene. Aca = A. cerebri anterior, Aperic = A. pericallosa, Acalm = A. callosomarginalis, CM = Cisterna magna, Fl = Frontallappen, Ol = Okzipitallappen, Spo = Sulcus parieto-occipitalis, Pl = Parietallappen, V = Vermis, 4Hp = Vierhügelplatte, 4v = IV. Ventrikel.

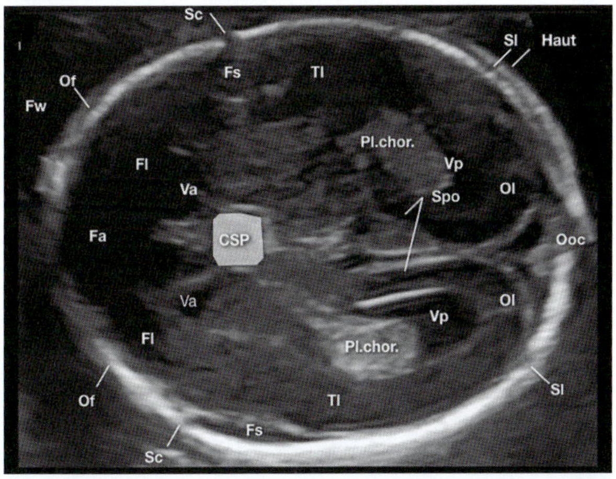

Abb. 3.68 Fallbeispiel 2: partielle Corpus-callosum-Agenesie. Transversalebene, transventrikulär. CSP = Cavum septi pellucidi, Fa = Falx, Fl = Frontallappen, Fs = Fissura Sylvii, Fw = Fruchtwasser, Of = Os frontale, Ol = Okzipitallappen, Ooc = Os occipitale, Pl.chor. = Plexus choroideus, Sc = Sutura coronalis, Sl = Sutura lambdoidea, Spo = Sulcus parieto-occipitalis, Tl = Temporallappen, Va = anteriores Horn Lateralventrikel, Vp = posteriores Horn Lateralventrikel.

Typische Hinweiszeichen

Die **Diagnosen der partiellen Agenesie ebenso wie Dysgenesien oder Hypoplasien des Corpus callosum** stellen eine Herausforderung dar, da die transversalen Ebenen häufig nicht oder nur dezent auffällig sind. Bei der partiellen Agenesie kann eine runde Verformung des Cavum septi pellucidi neben einer milden Kolpozephalie oder einer verbreiterten Falx cerebri hinweisend sein. Bei Verdacht auf einen solchen Mittelliniendefekt muss eine detaillierte Untersuchung des fetalen ZNS mit sagittalen Ebenen erfolgen. Der transvaginale Ultraschall ermöglicht bei Schädellage eine gute Diagnostik durch Zugang über den Sinus sagittalis oder die große Fontanelle.

MERKE

Das Corpus callosum sollte ab der 22. SSW mit dem Splenium bis zur Vierhügelplatte reichen.

PRAXISTIPP

Bei Messung der Kopfbiometrie immer auch auf **die Form der anatomischen Leitstruktur Cavum septi pellucidi** achten.

Prognose

Die Prognose der partiellen Agenesie ist abhängig von zusätzlichen intra- und extrazerebralen Auffälligkeiten. Die partielle Agenesie ebenso wie Dysgenesie oder Hypoplasien treten häufiger im Rahmen von syndromalen Erkrankungen auf. In ca. 12 % werden bei MRT zusätzliche Anomalien diagnostiziert, ca. 14 % weisen postnatal weitere Auffälligkeiten auf. Das neurologische Outcome wird daher nur bei isolierten Fällen mit ca. 70 % als normal angegeben, vergleichbar mit dem Outcome bei kompletten Balkenagenesien.

Prozedere

- Genetik
- Ggf. fetales MRT
- Interdisziplinäres Konsil mit Kinderneurologen
- Verlaufskontrollen

LITERATUR

D'Antonio F et al. Outcomes Associated With Isolated Agenesis of the Corpus Callosum: A Meta-analysis. Pediatrics, 2016 Sep; 138(3). pii: e20160445.

Karl K, Esser T, Heling KS, Chaoui R. Cavum septi pellucidi (CSP) ratio: a marker for partial agenesis of the fetal corpus callosum. Ultrasound Obstet Gynecol, 2017 Sep; 50(3):336–341.

Fallbeispiel 3

Klinische Angaben

Eine 28-jährige Patientin stellt sich zum Zweittrimesterscreening vor. Der bisherige Schwangerschaftsverlauf ist unauffällig.

Fragen

1. Welche Schnittebene ist dargestellt?
2. Was fällt auf?
3. Welche Differenzialdiagnosen kommen infrage?
4. Verdachtsdiagnose?

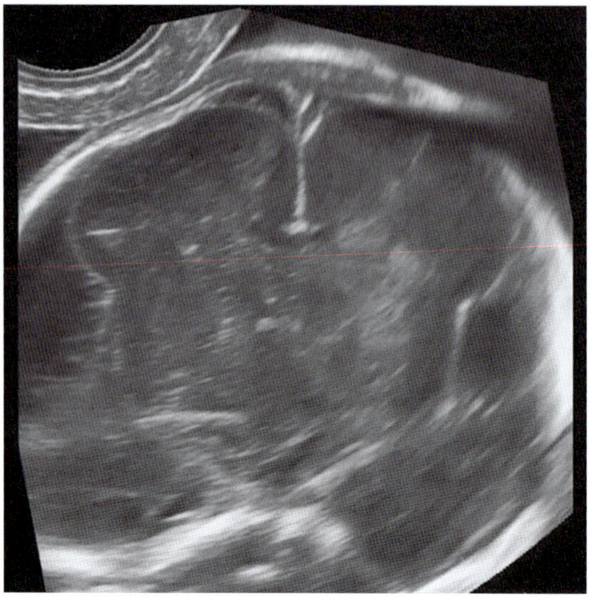

Abb. 3.69 Fallbeispiel 3

Antworten

1. Eine koronare Ebene (CSP-Ebene) des fetalen ZNS
2. Das Cavum ist zwar darstellbar, jedoch fehlt hier die seitliche Septierung, die beiden Vorderhörner sind miteinander verbunden.
3. Differenzialdiagnostisch sollte an eine septooptische Dysplasie (SOD, de-Morsier-Syndrom) gedacht werden. Die Unterscheidung zu einer SOD, gekennzeichnet durch die Trias Hypoplasie der Sehnerven, Hypophyseninsuffizienz und fehlendem Septum pellucidum, ist jedoch pränatal schwierig. Da das Chiasma opticum sonografisch nur in Expertenhänden und besser noch im dritten Trimenon dargestellt werden kann, sollte bei eine Agenesie des Septum pellucidum eine fetale Magnetresonanztomografie (MRT) angeboten werden, um die Differenzialdiagnose SOD möglichst gut pränatal auszuschließen.
   Als weitere Differenzialdiagnose ist die lobäre Holoprosenzephalie aufzuführen, bei der im Koronarschnitt die verschmolzenen Fornices hinweisgebend sein können.
4. Fehlendes Septum pellucidum

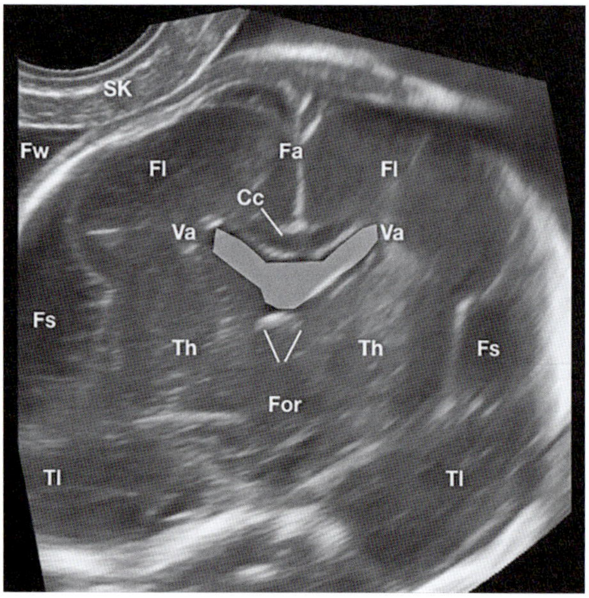

Abb. 3.70 Fallbeispiel 3: Agenesie Septum pellucidum. Koronarebene, CSP-Ebene. Cc = Corpus callosum, Fa = Falx, Fs = Fissura sylvii, For = Fornix, Fw = Fruchtwasser, Pl = Parietallappen, SK = Schallkopf, Th = Thalamus, Va = anteriores Horn Lateralventrikel, farbig: Fledermausform bei Agenesie des Septum pellucidum.

Typische Hinweiszeichen

Das Cavum septi pellucidi wird lateral durch eine echoreiche Septierung von den beiden Vorderhörnern der Hirnseitenventrikel abgegrenzt. Diese Abgrenzung fehlt bei der **Agenesie des Septum pellucidum** sowohl in transversalen als auch koronaren Schnittebene teilweise oder komplett. Insbesondere in koronaren Schnitten kommt die typische Form einer Fledermaus (weiß hinterlegt) zur Abbildung. Die Ursachen sind häufig unbekannt, externe Faktoren (Medikamente, Alkohol, junges mütterliches Alter) sowie Mutationen in HESX1, SOX2- oder SOX3-Genen sind beschrieben.

PRAXISTIPP

Bei Messung der Kopfbiometrie immer **auf die seitliche Abgrenzung der anatomischen Leitstruktur Cavum septi pellucidi** achten. In Schädellage ist bei Verdachtsdiagnose eine transvaginale Sonografie sinnvoll.

Prognose

Die Prognose bei isolierter Agenesie des Septum pellucidum ist als günstig einzustufen.

Bei SOD-Patienten können Sehstörungen bis hin zur Blindheit und hypophysärer Hormonmangel vorliegen. Bei der „SOD plus“ fallen zusätzliche ZNS-Anomalien, insbesondere Schizenzephalie oder Polymikrogyrie auf, weshalb Kinder häufig unter psychomotorischen Entwicklungsverzögerung mit motorischen Defiziten leiden.

MERKE

Bei fehlendem Septum pellucidum verschlechtern zusätzliche ZNS-Anomalien die Prognose deutlich.

Prozedere

- Fetales MRT
- Ggf. Genetik
- Interdisziplinäres Konsil mit Kinderneurologen
- Verlaufskontrollen

LITERATUR

García-Arreza A et al. Isolated absence of septum pellucidum: prenatal diagnosis and outcome. Fetal Diagn Ther, 2013; 33(2): 130–132.

3

Fallbeispiel 4

Klinische Angaben

Eine 38-jährige Patientin wird in der 16. SSW wegen Verdacht auf Hydrozephalus überwiesen.

Fragen

1. Welche Schnittebenen sind in ➢ Abb. 3.71 dargestellt?
2. Was fällt auf?
3. Welche zusätzlichen Auffälligkeiten können den Verdacht erhärten?
4. Verdachtsdiagnose?

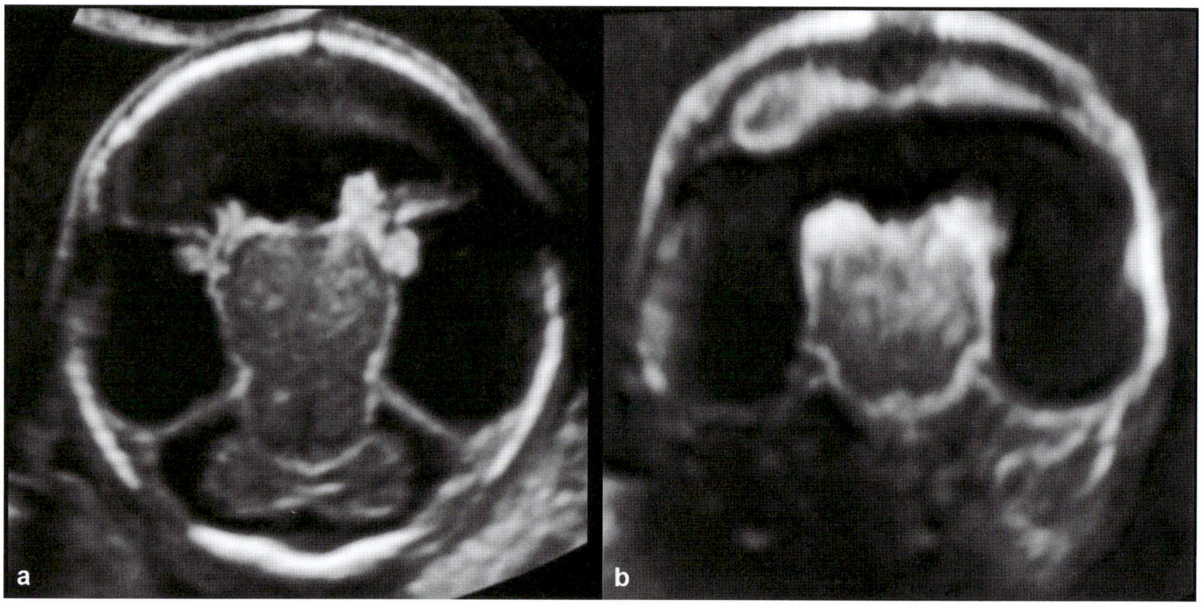

Abb. 3.71 Fallbeispiel 4

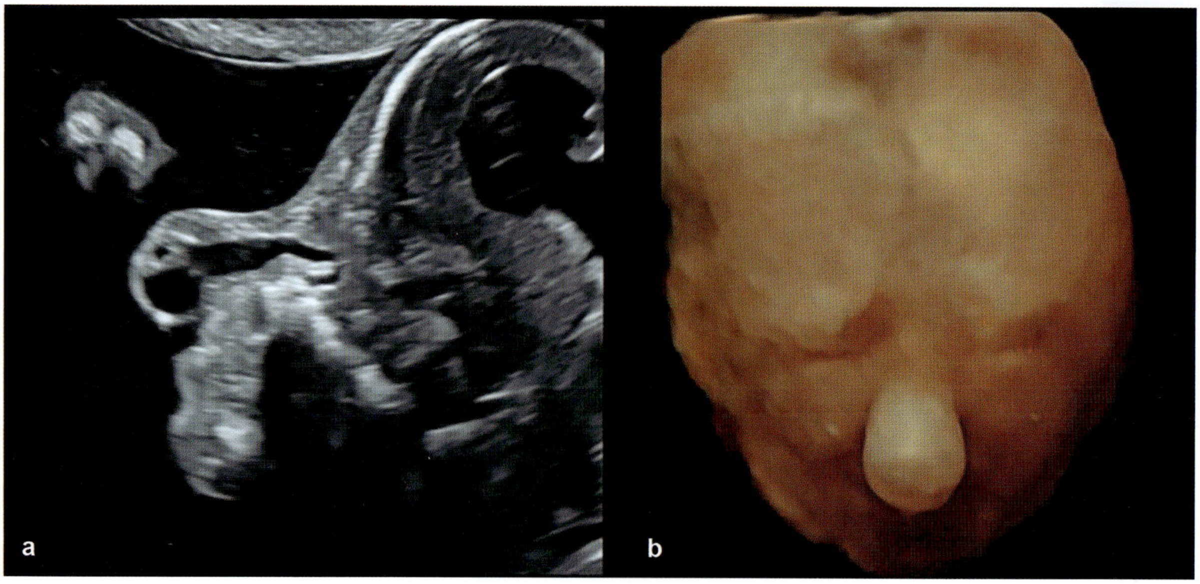

Abb. 3.72 Fallbeispiel 4

Antworten

1. Eine transversale (transzerebelläre, ➤ Abb. 3.71a) und eine koronare (transthalamische, ➤ Abb. 3.71b) Ebene
2. Die Teilung der beiden Hemisphären fehlt bei deutlich vermehrter intrazerebraler Flüssigkeit vor allem in den vorderen Anteilen, das Cavum septi pellucidi ist nicht darstellbar. Die Thalami sind bei fehlender Falx cerebri fusioniert, was vor allem im koronaren Schnitt gut zur Abbildung kommt (➤ Abb. 3.71b). Das Ventrikelsystem weist hier die Form eines Monoventrikels (Halbmondform) auf. Die Kopfform ist rund, es liegt eine Mikrozephalie vor.
3. Neben den Ebenen der fetalen Neurosonografie ist die Beurteilung des fetalen Gesichts hilfreich, da Mittelliniendefekte häufig mit Gesichtsanomalien einhergehen („the face predicts the brain"). Im Fallbeispiel fällt eine sog. Cebozephalie (rüsselförmiges Nasenrudiment, zwei Lidspalten, leere Orbitalhöhlen) auf.
4. Alobäre Holoprosenzephalie

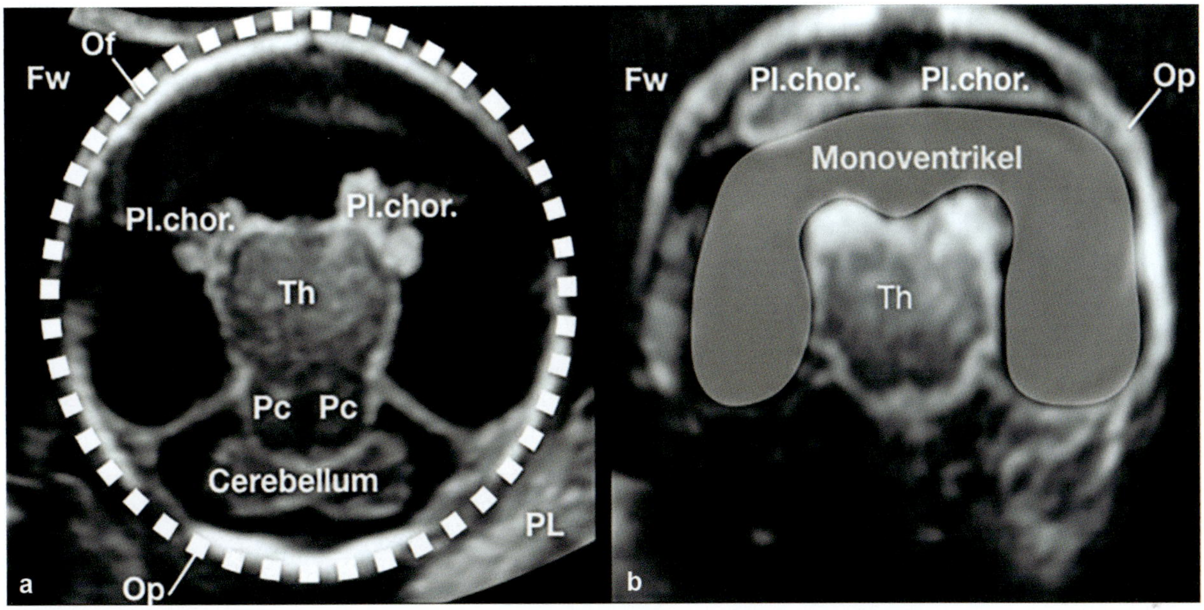

Abb. 3.73 Fallbeispiel 4: Holoprosenzephalie. a) Transversalebene, transzerebellär. b) Koronarebene, transthalamisch.
Fw = Fruchtwasser, Of = Os frontale, Op = Os parietale, Pc = Pedunculi cerebri, Pla = Plazenta, Pl.chor. = Plexus choroideus, Th = Thalamus.

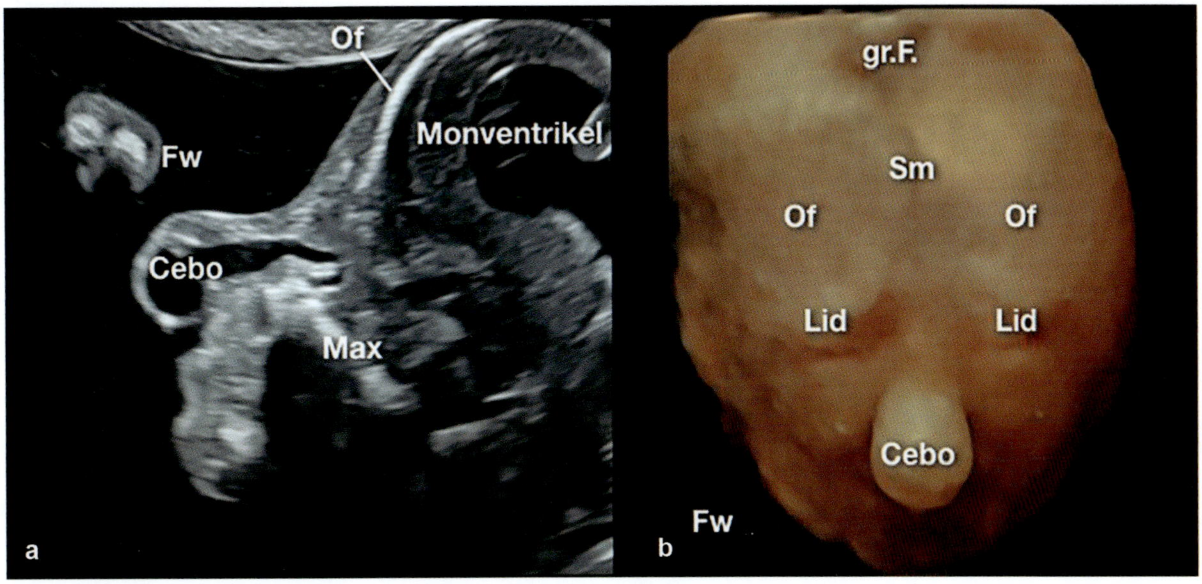

Abb. 3.74 Fallbeispiel 4: Holoprosenzephalie. a) Mittsagittalebene, b) 3D-Sonografie.
Cebo = Cebozephalie, Fw = Fruchtwasser, gf. F. = große Fontanelle, Max = Maxilla, Of = Os frontale, Sm = Sutura metopica.

Typische Hinweiszeichen

MERKE

Die sonografische Abgrenzung der verschiedenen Formen der Holoprosenzephalie ist häufig schwierig. Die Diagnose der alobären und semilobären Holoprosenzephalie gelingt meist bereits im ersten Trimenon.

Die unterschiedlichen Formen der Holoprosenzephalie beruhen auf einer unvollständigen Teilung des embryonalen Prosenzephalons in beide Hemisphären. Je nach Ausprägung der Fusion der vorderen Hirnlappen wird in alobäre, lobäre und semilobäre Holoprosenzephalie unterschieden. Im Gegensatz zur alobären Holoprosenzephalie können bei den anderen beiden Formen Teile des Corpus callosum, der Interhemisphärenspalt, die Falx cerebri und getrennte hintere Anteile der Hemisphären vorliegen. Bei dem seltenen Subtyp der mittleren interhemisphärischen Variante sind statt der vorderen Hirnlappen die hinteren Hemisphären fusioniert.

PRAXISTIPP

Bei allen Formen der Holoprosenzephalie **fehlt die anatomische Leitstruktur Cavum septi pellucidi.**

Prognose

Etwa 80 % der Feten mit Holoprosenzephalie haben einen auffälligen Karyotyp (Trisomie 13, 18, Triploidie), meist mit zusätzlichen extrazerebralen Anomalien und Wachstumsretardierung im weiteren Verlauf. Bei unauffälligem Karyotyp können darüber hinaus durch das Next Generation Sequencing (NGS) Panel in ca. 30 % ursächliche Mutationen nachgewiesen werden. Die Prognose hängt neben der Genetik auch von dem Ausprägungsgrad der Holoprosenzephalie ab, wobei das klinische Spektrum bei der familiär gehäuft auftretenden, meist autosomal-dominant vererbten Form sehr breit sein kann. In diesem Fallbeispiel wurde die Schwangerschaft bei Trisomie 13 beendet.

Prozedere

- Genetik
- Ggf. fetales MRT
- Interdisziplinäres Konsil mit Kinderneurologen
- Beratung der Eltern im Hinblick auf Terminierung der Schwangerschaft

LITERATUR

Hinreiner S et al. Further evidence for complex inheritance of holoprosencephaly: Lessons learned from pre- and postnatal diagnostic testing in Germany. Am J Med Genet C Semin Med Genet, 2018 Jun; 178(2): 198–205.

Syngelaki A et al. Impact of holoprosencephaly, exomphalos, megacystis and increased nuchal translucency on first-trimester screening for chromosomal abnormalities. Ultrasound Obstet Gynecol, 2017 Jul; 50(1): 45–48.

Fallbeispiel 5

Klinische Angaben

Eine 24-jährige Patientin stellt sich zum Zweittrimesterscreening bei unauffälligem Ersttrimesterscreening vor.

Fragen

1. Welche Schnittebene ist dargestellt?
2. Was fällt auf?
3. Warum ist hier eine systematische Untersuchung des ZNS indiziert?
4. Verdachtsdiagnose?

Antworten

1. Eine transversale (transventrikuläre) Ebene
2. Die Hinterhörner der Hirnseitenventrikel sind beidseits mild erweitert (11,5 mm). Der Plexus choroideus ist zur lateralen Wand abgedrängt (sog. „Dangling"). Weitere Auffälligkeiten sind in dieser Ebene nicht zu erkennen.
3. Die Diagnose einer „isolierten" Ventrikulomegalie stellt eine Ausschlussdiagnose dar. Aus diesem Grund sollte eine fetale Neurosonografie zusätzliche ZNS-Anomalien ausschließen. Auch auf extrazerebrale Auffälligkeiten, die z. B. einen Hinweis auf eine Aneuploidie geben können, sollte geachtet werden.
4. Milde Ventrikulomegalie

Typische Hinweiszeichen

Zur Beurteilung des fetalen Ventrikelsystems (beide Seitenventrikel, III. und IV. Ventrikel), wird die Weite des Hinterhorns des Seitenventrikels im transventrikulären Transversalschnitt auf Höhe des Sulcus parieto-occipitalis gemessen. Von einer **milden Ventrikulomegalie** spricht man ab der 15. SSW bei einer Ventrikelweite von 10–12 mm, von einer **moderaten Ventrikulomegalie** bei 12–15 mm und von einer **schweren Form (Hydrozephalus)** bei einer Weite > 15 mm. Während die Diagnosestellung sonografisch einfach ist, ist die Ursache der Ventrikulomegalie häufig schwierig zu eruieren. Neben Neuralrohrdefekten können zerebrale Fehlbildungen (Balkenagenesie, Dandy-Walker-Malformation, Lissenzephalie), Infektionen (CMV, Parvovirus B19 etc.), Tumoren, Blutungen oder genetische Ursachen zugrunde liegen.

PRAXISTIPP

Bei Messung der Kopfbiometrie **auf die Weite der anatomischen Leitstruktur Hirnseitenventrikel** achten. Die Kaliper werden auf Höhe des Sulcus parieto-occipitalis innen-innen angesetzt.

Prognose

Die Prognose wird bei einer milden isolierten Ventrikulomegalie als sehr gut mit einem normalen neurologischen Outcome in > 90 % angegeben. Dabei muss die Patientin darauf hingewiesen werden, dass das Risiko für eine Aneuploidie bei Diagnose einer milden Ventrikulomegalie um das 4- bis 10-Fache ansteigt.

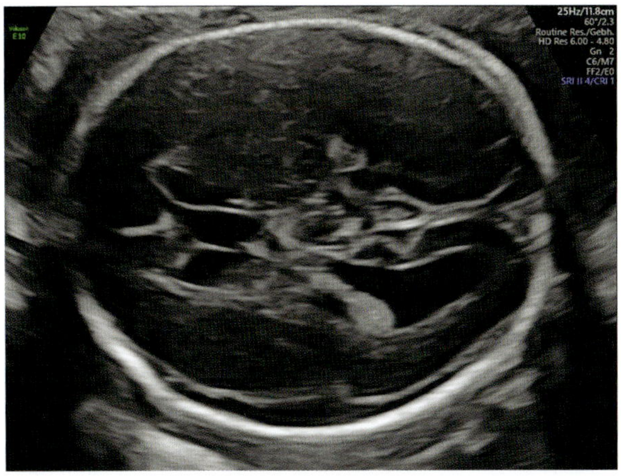

Abb. 3.75 Fallbeispiel 5

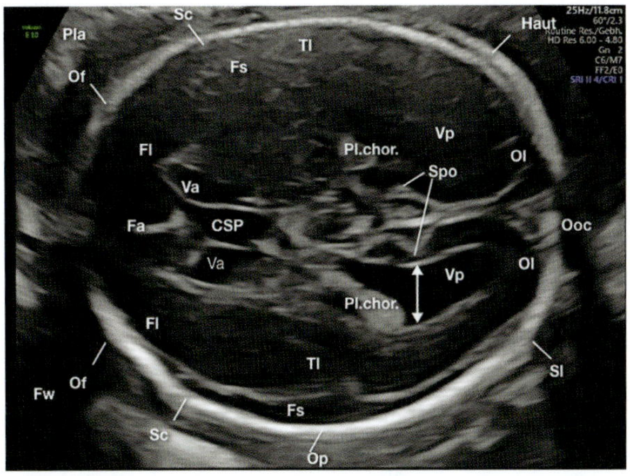

Abb. 3.76 Fallbeispiel 5: milde Ventrikulomegalie. Transversalebene, transventrikulär. CSP = Cavum septi pellucidi, Fa = Falx, Fl = Frontallappen, Fs = Fissura sylvii, Fw = Fruchtwasser, Of = Os frontale, Ol = Okzipitallappen, Ooc = Os occipitale, Op = Os parietale, Pla = Plazenta, Pl.chor. = Plexus choroideus, Sc = Sutura coronalis, Sl = Sutura lambdoidea, Spo = Sulcus parieto-occipitalis, Tl = Temporallappen, Va = anteriores Horn Lateralventrikel, Vp = posteriores Horn Lateralventrikel. Pfeil = Messpunkte für Ventrikelweite.

MERKE

Bei **Ventrikulomegalie** ist die Differenzierung zwischen milder, moderater und schwerer Form entscheidend für die Beratung der Eltern im Hinblick auf eine Prognoseeinschätzung. Eine schwere Ventrikulomegalie oder die Zunahme der Ventrikelweite im Verlauf der Schwangerschaft gehen mit einer schlechteren Prognose einher.

Prozedere

- Genetik
- Ggf. fetales MRT,
- TORCH-Serologie
- Interdisziplinäres Konsil mit Kinderneurologen
- Verlaufskontrollen

LITERATUR

Gaglioti P, Oberto M, Todros T. The significance of fetal ventriculomegaly: etiology, short- and long-term outcomes. Prenat Diagn, 2009 Apr; 29(4): 381–388.

Fallbeispiel 6

Klinische Angaben

Eine 36-jährige Patientin wird mit 32 SSW wegen Verdacht auf Hydrozephalus überwiesen.

Fragen

1. Welche Schnittebene ist dargestellt?
2. Was fällt auf?
3. Welche zusätzlichen Auffälligkeiten können den Verdacht erhärten?
4. Verdachtsdiagnose?

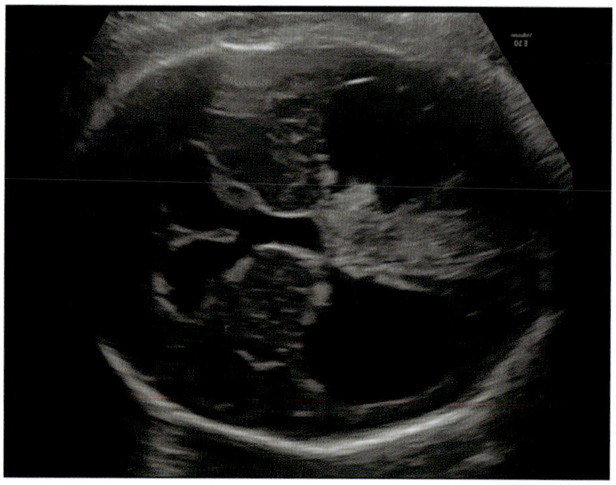

Abb. 3.77 Fallbeispiel 6

Antworten

1. Eine transversale (transventrikuläre) Ebene
2. Die Hinterhörner der Hirnseitenventrikel sind stark erweitert (20 mm), aber auch die Vorderhörner und der III. Ventrikel sind dilatiert. Die beidseitigen Verbindungen zwischen den Seitenventrikeln und dem III. Ventrikel, die Foramina von Monroe, sind hier aufgrund der Zunahme der zerebrospinalen Flüssigkeit im Ventrikelsystem darstellbar. Im Bereich der Hinterhörner fallen echoreiche, inhomogen begrenzte Areale auf. Die Dilatation des Ventrikelsystems hat zu einer deutlichen Kompression des Kortex im Temporallappen geführt.
3. Der Kopfumfang liegt über der 95. Perzentile. Eine fetale Neurosonografie sollte erfolgen, um mögliche Ursachen zu erkennen: Insbesondere die hintere Fossa mit Kleinhirnwurm sollte beurteilt werden. Der Parasagittalschnitt bestätigt hier die vermehrte Echogenität der Ventrikelwände sowie echogene Strukturen im hinteren Ventrikellumen, was den Verdacht auf einen ischämohämorrhagischen Insult erhärtet.
4. Triventrikulärer Hydrocephalus internus aufgrund einer sekundär bedingten Aquäduktstenose

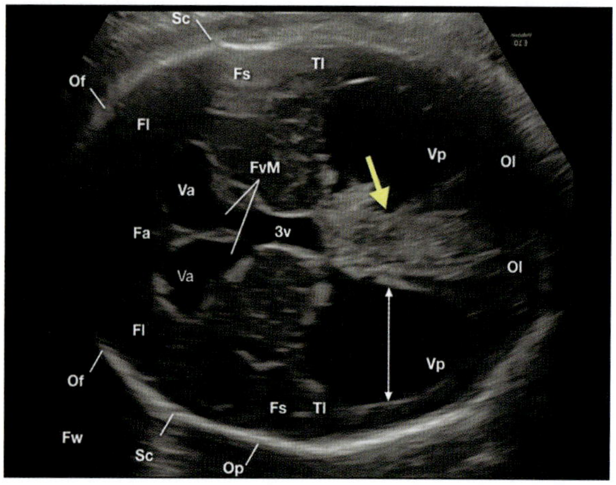

Abb. 3.78 Fallbeispiel 6: Hydrozephalus. Transversalebene, transventrikulär. Fa = Falx, Fl = Frontallappen, Fs = Fissura sylvii, FvM, Foramen von Monroe, Fw = Fruchtwasser, Of = Os frontale, Ol = Okzipitallappen, Op = Os parietale, Sc = Sutura coronalis, Tl = Temporallappen, Va = anteriores Horn Lateralventrikel, Vp = posteriores Horn Lateralventrikel, 3v = III. Ventrikel. Pfeil = Messpunkte für Ventrikelweite.

Typische Hinweiszeichen

Eine **schwere Ventrikulomegalie** (korrekte Bezeichnung bei erhöhtem Liquordruck: Hydrozephalus) kann Ausdruck einer schweren primären Erkrankung des ZNS oder einer sekundären Reaktion auf eine gestörte Wechselwirkung von Liquorbildung und Liquorresorption sein. Es wird zwischen einer **obstruktiven Form,** die pränatal häufig auftritt, und einer **nichtobstruktiven Form** unterschieden. Eine Stenose des Aquädukt von Sylvius führt zu einer Dilatation des III. Ventrikels und der Lateralventrikel und kann unterschiedliche Ursachen haben: X-Linked Hydrozephalus, autosomal-rezessiv, postinfektiös, posthämorrhagisch (wie in diesem Fallbeispiel), Kompression durch Tumor oder Rhombenzephalosynapsis.

Eine Verlegung der Foramina von Magendi oder Luschkae kann zur Dilatation des III., IV. und der Lateralventrikel führen und hinter einer kleinen Gruppe der Dandy-Walker-Malformation stecken. In Fällen ohne Verbindung zwischen Ventrikelsystem und Subarachnoidalraum spricht man von einem nichtkommunizierenden Hydrozephalus.

MERKE

Bei **Erweiterung der Leitstruktur Hirnseitenventrikel > 15 mm** spricht man von einer schweren Ventrikulomegalie. Die Häufigkeit von zusätzlichen Anomalien liegt hier bei > 60 % (v. a. Agenesie des Corpus callosum und Spina bifida aperta).

Prognose

Die Prognose hängt von der zugrunde liegenden Ursache ab. Die Inzidenz von perinatalem oder postnatalem Versterben wird bei der schweren Ventrikulomegalie mit 25 % angegeben, prospektive Studien zum Outcome mit hohen Fallzahlen fehlen jedoch.

Prozedere

- Genetik (COL4A1!)
- Fetale Autoimmunthrombozytopenie (FAIT)-Diagnostik bei Hämorrhagie
- Ggf. fetales MRT
- Interdisziplinäres Konsil mit Kinderneurologen
- Verlaufskontrollen

PRAXISTIPP

Verlaufskontrollen sind indiziert, um das perinatale Management zu optimieren.

LITERATUR

Gaglioti P, Oberto M, Todros T. The significance of fetal ventriculomegaly: etiology, short- and long-term outcomes. Prenat Diagn, 2009 Apr; 29(4): 381–388.

3

Fallbeispiel 7

Klinische Angaben

Eine 27-jährige Patientin kommt zum Zweittrimesterscreening bei unauffälligem Ersttrimesterscreening.

Fragen

1. Welche Schnittebene ist in ➤ Abb. 3.79a dargestellt?
2. Was fällt auf?
3. Wie kann eine systematische Untersuchung den Verdacht erhärten?
4. Verdachtsdiagnose?

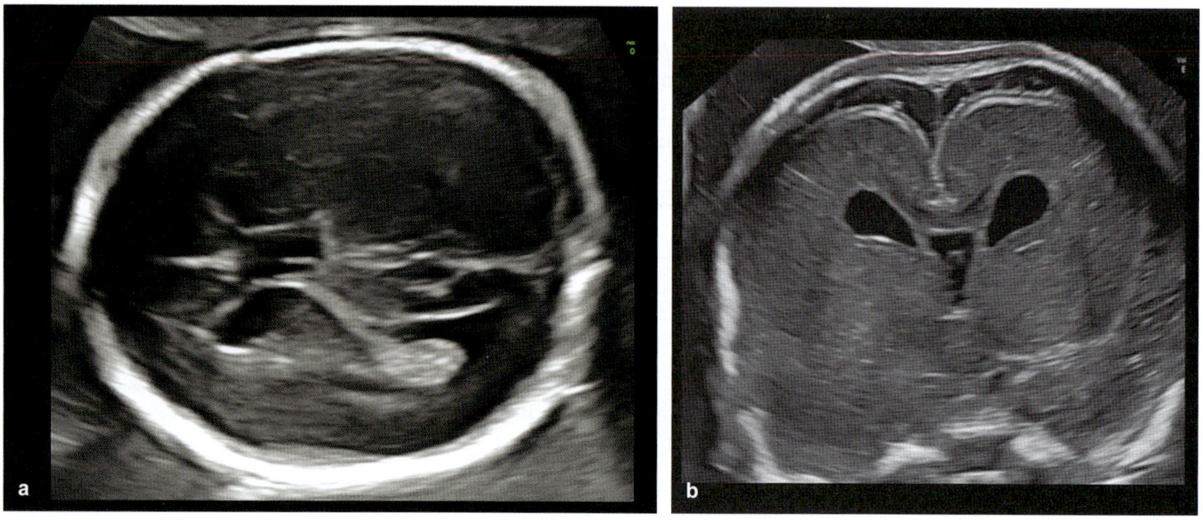

Abb. 3.79 Fallbeispiel 7

Antworten

1. Eine transversale (transventrikuläre) Ebene
2. Auf den ersten Blick ist die Mittellinie des fetalen ZNS nicht auffällig. Bei genauer Beurteilung der Hirnentwicklung jedoch fällt die flache Fissura sylvii auf, der Kortex wirkt im Frontalbereich plump und verdickt. Auch der Sulcus parieto-occipitalis ist abgeflacht.
3. Der Kopfumfang liegt unter der 5. Perzentile. Bei der transvaginalen Einstellung der Koronarschnitte bestätigt sich der Verdacht auf eine Gyrierungsstörung bei flacher Fissura sylvii (➤ Abb. 3.80b). Daneben fällt ein verbreiterter Subarachnoidalraum auf. Der sog. vordere anatomische Komplex, bestehend aus Cavum septi pellucidi, Falx cerebri und den Vorderhörnern der Hirnseitenventrikel, wirkt asymmetrisch, die Vorderhörner sind quadratisch verformt.
4. Lissenzephalie

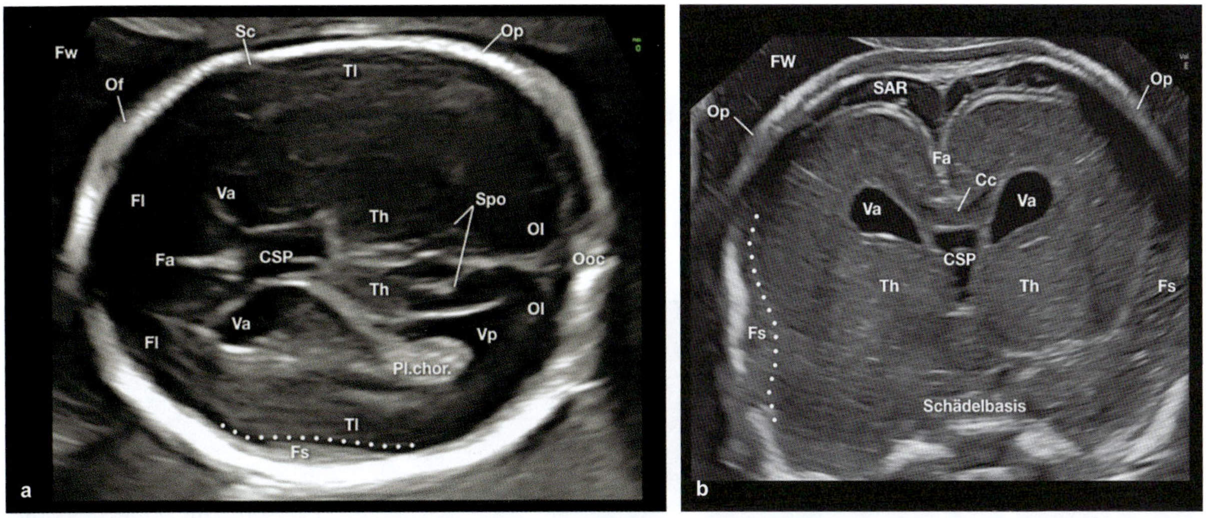

Abb. 3.80 Fallbeispiel 7: Lissenzephalie. a) Transversalebene, transventrikulär. b) Koronarebene, CSP-Ebene.
Cc = Corpus callosum, CSP = Cavum septi pellucidi, Fa = Falx, Fl = Frontallappen, Fs = Fissura sylvii, Fw = Fruchtwasser, Of = Os frontale, Ol = Okzipitallappen, Op = Os parietale, Pl.chor. = Plexus choroideus, SAR = Subarachnoidalraum, Sc = Sutura coronalis, Spo = Sulcus parieto-occipitalis, Th = Thalamus, Tl = Temporallappen, Va = anteriores Horn Lateralventrikel, Vp = posteriores Horn Lateralventrikel.

Typische Hinweiszeichen

Bei den Entwicklungsstörungen des fetalen Kortex wird je nach Stadium der Gehirnentwicklung, in dem die Läsion stattfindet, zwischen Störungen der Proliferation, der Migration und der postmigrationalen Differenzierung (kortikale Organisation) unterschieden. Neurale Migrationsdefekte führen zur **Lissenzephalie,** die durch einen flachen, verdickten Kortex gekennzeichnet ist. Dabei wird die **klassische Lissenzephalie Typ I** von der **Lissenzephalie Typ II** (Pflasterstein-Lissenzephalie, z. B. bei Walker-Warburg-Syndrom) unterschieden. Beim Typ I stehen ätiologisch 4 Mutationen im Vordergrund: Mutationen im LIS1-Gen (isolierte Lissenzephalie, Miller-Dieker-Syndrom), Lissenzephalien mit Mutationen in den TUBA3- und DCX-Genen und Lissenzephalien mit Mutationen im ARX-Gen (X-chromosomale Lissenzephalie). In diesem Fallbeispiel lag eine Tubolinopathie (TUBA1A) vor, einhergehend mit einer Mikrozephalie.

MERKE

Bei Verdacht auf **Asymmetrie der anatomischen Leitstruktur Cavum septi pellucidi** auf die Gyrierung achten. Bei Ventrikulomegalie, prominentem Subarachnoidalraum, Corpus-callosum-Agenesie und kleinem Kopfumfang sollte eine Gyrierungsstörung als Diagnose in Betracht gezogen werden. Häufig wird die Diagnose erst im dritten Trimenon gestellt.

Prognose

Die Lissenzephalie ist die häufigste Ursache für neurologische Entwicklungsverzögerungen und Epilepsien. Betroffene Kinder sind meist aufgrund der schweren Enzephalopathie psychomotorisch schwer retardiert.

Prozedere

Genetik, ggf. fetales MRT, interdisziplinäres Konsil mit Kinderneurologen, Beratung der Eltern im Hinblick auf Terminierung der Schwangerschaft

PRAXISTIPP

Die Fissura sylvii verändert sich ab der 20. SSW von flach bis hin zur fortschreitenden Operkulisation. Es ist in der Praxis durchaus hilfreich, bei Verdachtsdiagnosen die Entwicklung der Sulci mit den hierzu veröffentlichten Stadien nach Pistorius zu vergleichen. Dabei ist die genaue Schwangerschaftswoche zu berücksichtigen.

LITERATUR

Pistorius LR et al. Grade and symmetry of normal fetal cortical development: a longitudinal two- and three-dimensional ultrasound study. Ultrasound Obstet Gynecol, 2010 Dec; 36(6): 700–708.

Fallbeispiel 8

Klinische Angaben

Eine 28-jährige Patientin wird mit 24 SSW mit einem fetalen Kopfumfang unter der 5. Perzentile überwiesen. Der bisherige Schwangerschaftsverlauf ist unauffällig.

Fragen

1. Welche Schnittebenen sind in ➢ Abb. 3.81 dargestellt?
2. Was fällt auf?
3. Welche sonografischen Hinweise können den Verdacht erhärten?
4. Verdachtsdiagnose?

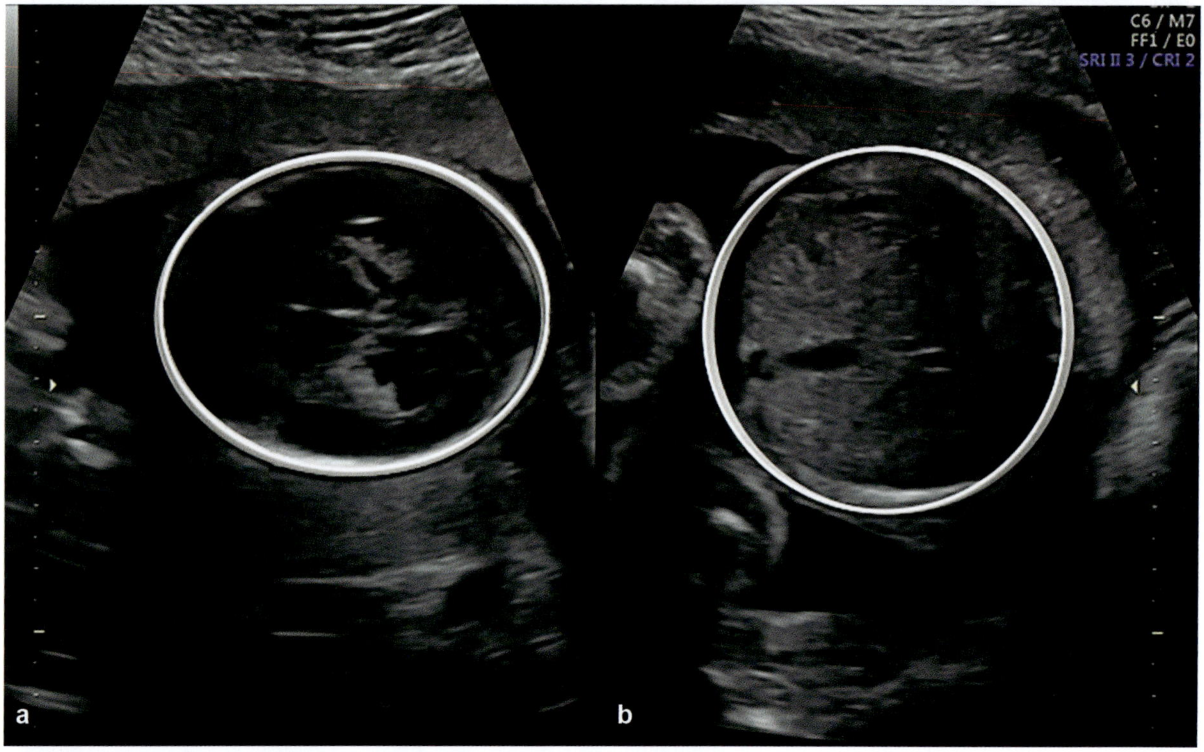

Abb. 3.81 Fallbeispiel 8

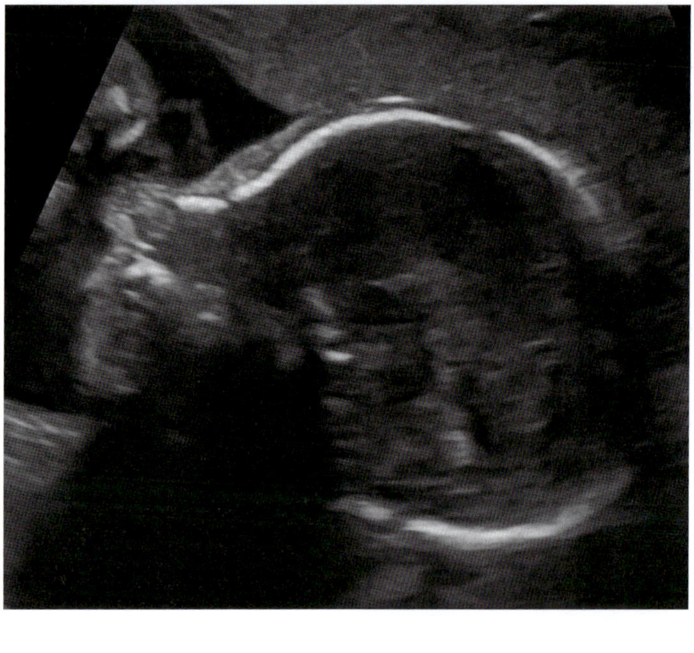

Abb. 3.82 Fallbeispiel 8: Mittsagittalschnitt mit Profil

Antworten

1. Hier handelt es sich um eine transventrikuläre Transversalebene des fetalen ZNS (➤ Abb. 3.81a) sowie um einen axialen Schnitt des fetalen Abdomens (➤ Abb. 3.81b).
2. Der Kopfumfang ist kleiner als der Bauchumfang und liegt unter der 3. Perzentile.
3. Sonografisch fällt in der dargestellten transversalen Ebene die für 24. SSW flache Gyrierung auf (➤ Abb. 3.83a). Daneben liegt eine milde Ventrikulomegalie vor. Die Profileinstellung zeigt die für eine Mikrozephalie typisch flache Stirn mit kleinem Frontallappen (➤ Abb. 3.84).
4. Mikrozephalie

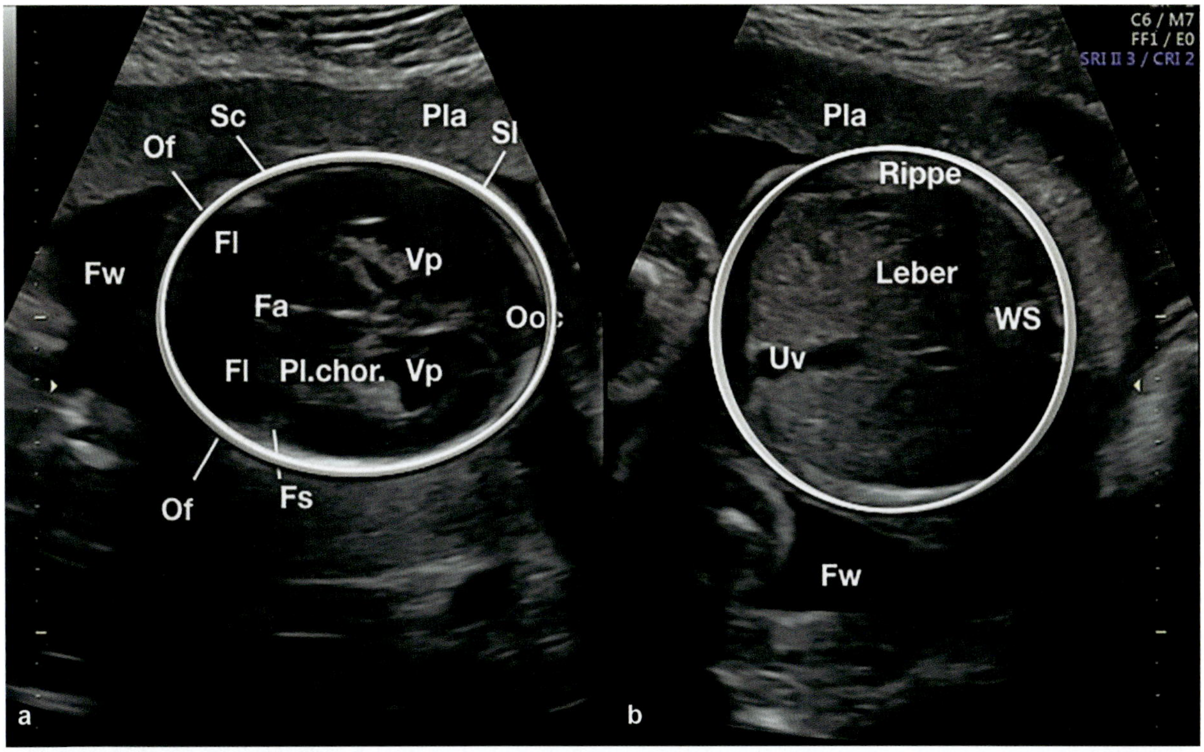

Abb. 3.83 Fallbeispiel 8: Mikrozephalie. a) Transversalschnitt, transventrikulär. b) Transversalschnitt, Abdomen.
Fa = Falx, Fl = Frontallappen, Fs = Fissura sylvii, Fw = Fruchtwasser, Of = Os frontale, Ooc = Os occipitale, Pl = Parietallappen, PL = Plazenta, Pla = Plazenta, Pl.chor = Plexus choroideus, Sc = Sulcus coronalis, Sl = Sulcus lambdoidea, Uv = Umbilikalvene, Vp = posteriores Horn Lateralventrikel, WS = Wirbelsäule.

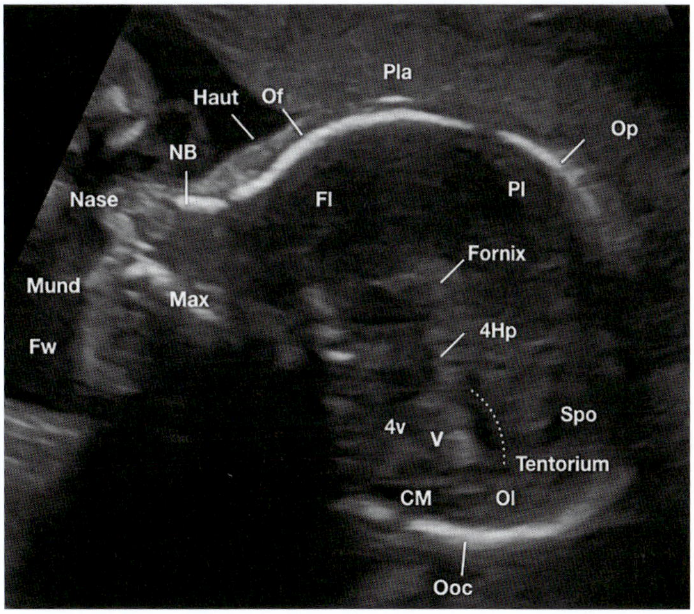

Abb. 3.84 Fallbeispiel 8: Mikrozephalie. Mittsagittalschnitt mit Profil. CM = Cisterna magna, Fl = Frontallappen, Fw = Fruchtwasser, Max = Maxilla, NB = Nasenbein, Of = Os frontale, Ol = Okzipitallappen, Ooc = Os occipitale, Op = Os parietale, Pl = Parietallappen, Pla = Plazenta, Spo = Sulcus parieto-occipitalis, V = Vermis, 4Hp = Vierhügelplatte, 4v = IV. Ventrikel.

Typische Hinweiszeichen

Eine **Mikrozephalie** ist pränatal als ein Kopfumfang unter der dritten Standardabweichung für das Schwangerschaftsalter definiert. Häufige Ursachen stellen die Spina bifida aperta, Holoprosenzephalie, Infektionen (CMV, Zikavirus bei Anamnese), Aneuploidie oder Enzephalozelen dar. Seltener liegt eine primäre oder syndromale Mikrozephalie vor.

MERKE

Die Diagnose **Mikrozephalie** sollte erst ab einem Kopfumfang unter der dritten Standardabweichung gestellt werden.

Insbesondere bei Konsanguinität sollten monogene Ursachen mit hohem Wiederholungsrisiko, z. B. bei autosomal-rezessiver Vererbung, untersucht werden.

Meist wird die Diagnose erst im dritten Trimenon gestellt, bei schwerer Mikrozephalie (➤ Fallbeispiel 7) ist dies auch früher möglich.

PRAXISTIPP

Das Schwangerschaftsalter sollte vor Diagnosestellung überprüft werden.

Prognose

Die Prognose hängt auch hier von der zugrunde liegenden Ursache und den assoziierten Fehlbildungen ab. Bei isolierter Mikrozephalie ist bei ca. zwei Dritteln der Kinder mit einer mittelgradigen oder schweren geistigen Retardierung zu rechnen. Spezielle Förderung kann die Entwicklungsfähigkeit verbessern.

Prozedere

- Genetik
- Ggf. fetales MRT
- Infektionsdiagnostik
- Interdisziplinäres Konsil mit Kinderneurologen
- Beratung der Eltern im Hinblick auf Terminierung der Schwangerschaft

LITERATUR

Chaoui R, Hehr U. medgen, 2015; 27: 351.

Fallbeispiel 9

Klinische Angaben

Eine 30-jährige Patientin kommt zum Zweittrimesterscreening. Bereits im Ersttrimesterscreening bestand der Verdacht auf eine Enzephalozele.

Fragen

1. Welche Schnittebene ist in ➤ Abb. 3.85a dargestellt?
2. Was fällt auf?
3. Wie kann eine systematische Untersuchung den Verdacht erhärten?
4. Verdachtsdiagnose?

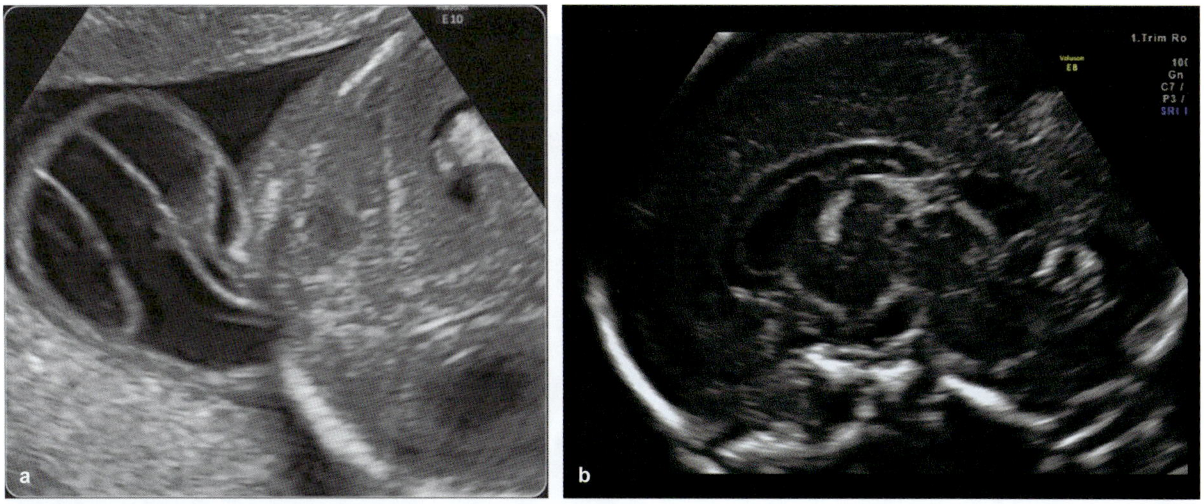

Abb. 3.85 Fallbeispiel 9

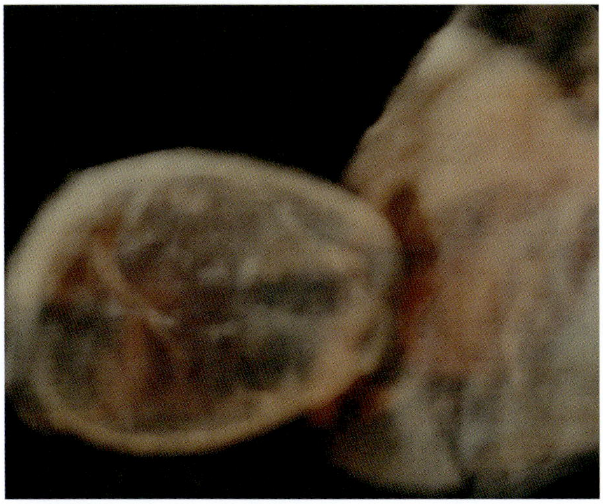

Abb. 3.86 Fallbeispiel 9: 3D-Sonografie

➤ Fortsetzung auf S. 136

Fortsetzung

Antworten

1. Hier ist der okzipitale Bereich des fetalen ZNS in einer transventrikulären Ebene zu sehen.
2. Es fällt eine Zephalozele im Bereich des Os occipitale auf.
3. Die fetale Neurosonografie zeigt – wie im Mittsagittalschnitt erkennbar (➢ Abb. 3.87b)– eine vollkommen unauffällige ZNS-Entwicklung, die hintere Fossa weist ebenfalls keine Pathologien auf. Die Zele wirkt septiert, aber es zeigt sich kein Hinweis auf eine Protrusion von zerebralem Gewebe (keine Enzephalozele).
4. Okzipitale Meningozele

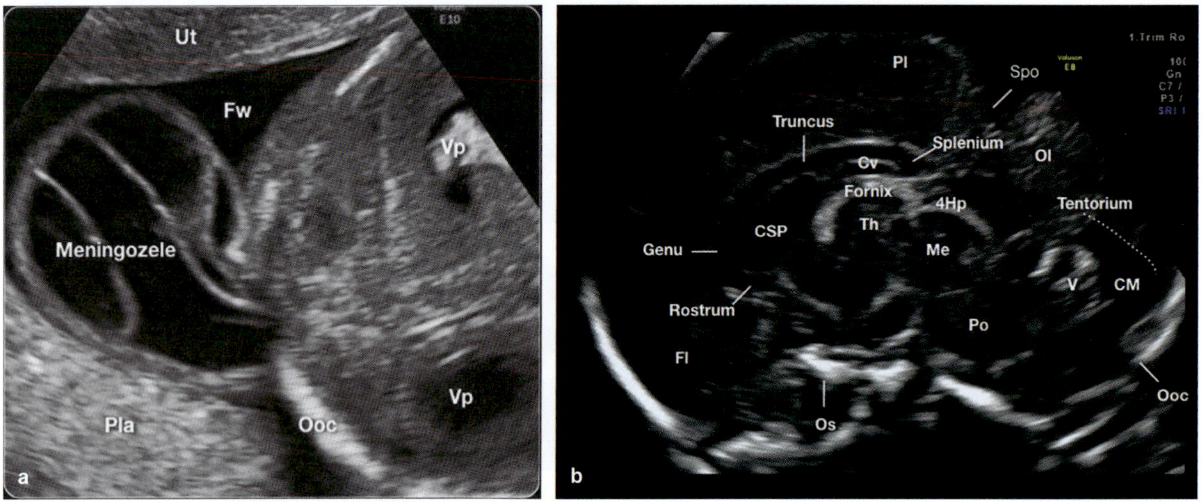

Abb. 3.87 Fallbeispiel 9: okzipitale Meningozele. a) Transversalebene, transventrikulär. b) Mittsagittalebene.
CM = Cisterna magna, CSP = Cavum septi pellucidi, Cv = Cavum vergae, Fl = Frontallappen, Fw = Fruchtwasser, Me = Mesencephalon, Ooc = Os occipitale, Ol = Okzipitallappen, Os = Os sphenoidale, Pl = Parietallappen, Pla = Plazenta, Po = Pons, Spo = Sulcus parieto-occipitalis, Th = Thalamus, Ut = Uterus, V = Vermis, Vp = posteriores Horn Lateralventrikel, 4Hp = Vierhügelplatte.

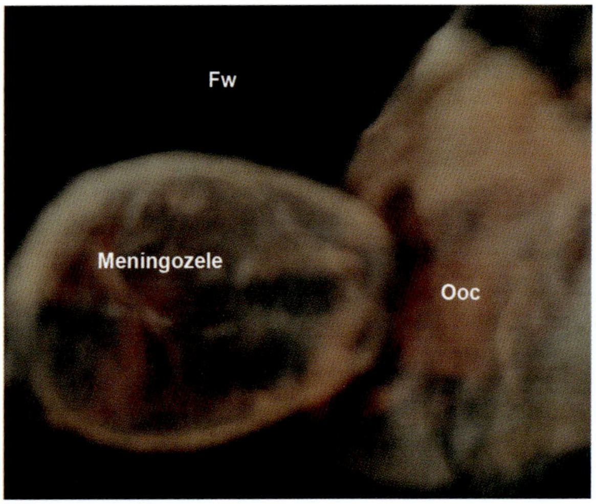

Abb. 3.88 Fallbeispiel 9: okzipitale Meningozele. 3D-Sonografie.
Fw = Fruchtwasser, Ooc = Os occipitale.

Typische Hinweiszeichen

MERKE

Zelen können bereits im Ersttrimesterscreening diagnostiziert werden – immer auf die **Kontinuität der Schädelkalotte** achten!

Zephalozelen können im Bereich der Schädeldecke (okzipital, zerviko-okzipital, temporal, im Bereich der Fontanelle etc.), frontoethmoidal (nasofrontal, nasoethmoidal, nasoorbital) oder basal (transethmoidal, transsphenoidal etc.) auftreten. Der Bruchsack kann in Größe und Inhalt variieren (Liquor, Leptomeningen mit und ohne ZNS-Beteiligung).

Das **Meckel-Gruber-Syndrom (MGS)** sollte bei Diagnose einer okzipitalen Enzephalozele in Betracht gezogen werden. Dabei können pränatal neben einer Polydaktylie zusätzliche Nierenzysten hinweisend sein. Das MKS wird autosomal-rezessiv vererbt bei drei MKS-Genloci.

PRAXISTIPP

Die 3D-Sonografie ermöglicht eine gute Beurteilung der Lokalisation, Art und Größe der Läsion.

Prognose

Neben der Ausprägung und der Lokalisation der Zelen spielen vor allem zusätzliche intra- und extrazerebrale Anomalien eine entscheidende Rolle in der Beratung der Eltern. In einer Mehrzahl der Fälle entscheiden sich die Eltern für die Beendigung der Schwangerschaft. Die Prognose bei MKS ist infaust. Bei isolierter Meningozele wie in diesem Fallbeispiel ist jedoch die Prognose als günstig einzustufen. Das Kind wurde postnatal neurochirurgisch versorgt und ist bisher mit 3 Lebensjahren neurologisch unauffällig.

Prozedere

- Verlaufskontrollen
- Ggf. Genetik (MKS)
- Ggf. fetales MRT
- Beratung der Eltern im Hinblick auf Terminierung der Schwangerschaft

LITERATUR

Weichert J et al. Fetal cephaloceles: prenatal diagnosis and course of pregnancy in 65 consecutive cases. Arch Gynecol Obstet, 2017 Sep; 296(3): 455–463.

3

Fallbeispiel 10

Klinische Angaben

32-jährige IIIG 0P in der 20 + 5 SSW, Z. n. ICSI. Dichoriale-diamniote Gemini. Im ETS Nackentransparenz 4,3 mm bei Fetus 2, Karyotyp mittels CVS bei beiden Feten unauffällig. Jetzt Überweisung wegen „V. a. IUGR Fetus 2".

Fragen

1. Welche Schnittebene ist dargestellt?
2. Was fällt auf?
3. Auf welche weiteren möglichen Auffälligkeiten sollte gezielt geschaut werden?
4. Verdachtsdiagnose und Differenzialdiagnosen?
5. Möglichkeiten der diagnostischen Sicherung?

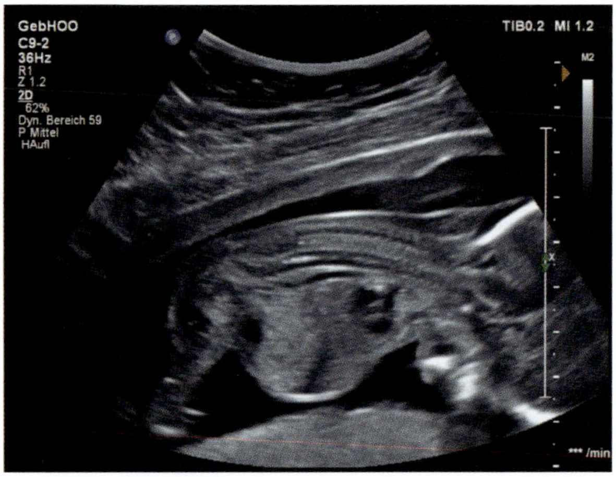

Abb. 3.89 Fallbeispiel 10

Antworten

1. Sagittalschnitt von dorsal nach ventral mit fast vollständiger Darstellung des Fetus 2
2. Kaum Ossifikation der Wirbelsäule, Mikromelie, Missverhältnis Kopf-Rumpf, verdickte Nackenfalte und Thoraxhypoplasie
3. Verformung der langen Röhrenknochen? Frakturen? Polydaktylie? Nierenauffälligkeiten? Profil?
4. Skelettdysplasie, aufgrund der charakteristischen Ossifikationsminderung der Wirbelsäule am ehesten Achondrogenesis. DD: andere Form der letalen Skelettdysplasien wie thanatophore Dysplasie oder Short-Rib-Polydaktylie-Syndrome.
5. Molekulargenetische Abklärung über gezielte Aufarbeitung des SLC26A2-Gens und COL2A1-Gens, Panel-Diagnostik oder „Whole-exom-sequencing", nachgeburtlich Skeletträntgen und Obduktion

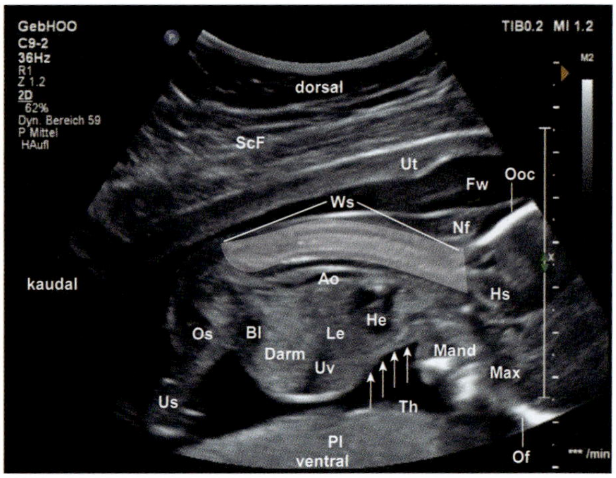

Abb. 3.90 Fallbeispiel 10: nicht ossifizierte Wirbelsäule bei Achondrogenesis. Ao = Aorta, Bl = Blase, Fw = Fruchtwasser, He = Herz, Hs = Hirnstamm, Le = Leber, Mand = Mandibula, Max = Maxilla, Nf = Nackenfalte, Occ = Os occipitale, Of = Os frontale, Os = Oberschenkel, Pl = Plazenta, ScF = subkutanes Fettgewebe, Th = Thorax, Us = Unterschenkel, Ut = Uterus, Uv = Umbilikalvene,

Typische Hinweiszeichen

Früh einsetzende Tetramikromelie (erstes Trimenon bis frühes zweites Trimenon), verkürzter Stamm, verkürzte Conusdistanz, letale Thoraxhypoplasie („Sektkorken-Phänomen"), erweiterte Nackentransparenz/Ödeme, Makrozephalie, flaches Profil mit Mikrognathie, meist Polyhydramnie in der 2. Schwangerschaftshälfte.

Prognose

Letal aufgrund der ausgeprägten Thoraxhypoplasie.

Prozedere

Interdisziplinäre Aufklärung der Eltern über die Optionen des Schwangerschaftsabbruchs und des abwartenden Vorgehens mit palliativer Begleitung,

MERKE

Insbesondere, um für Folgeschwangerschaften eine Einschätzung des Wiederholungsrisikos und gezielte Frühdiagnostik anbieten zu können, ist stets die genetische Sicherung der Diagnose zu empfehlen.

LITERATUR

Hoopmann M et al. Position of the conus medullaris in fetuses with skeletal dysplasia. Prenat Diagn, 2012 Dec; 32(13): 1313–1317.
Schramm T et al. Prenatal sonographic diagnosis of skeletal dysplasias. Ultrasound Obstet Gynecol, Wiley-Blackwell; 2009 Aug; 34(2): 160–170.

Fallbeispiel 11

Klinische Angaben

23-jährige IG 0P. Die Überweisung erfolgt wegen „V. a. Mediastinalverschiebung“.

Fragen

1. Welche Schnittebene ist dargestellt?
2. Was fällt auf?
3. Verdachtsdiagnose/Diagnose?
4. Auf welche weiteren möglichen Auffälligkeiten sollte gezielt geschaut werden?
5. An welche syndromalen wie genetischen Assoziationen sollte gedacht werden?
6. Welche weiteren diagnostischen Maßnahmen sind zu erwägen?

Antworten

1. Mittelebene zwischen Sagittalschnitt von dorsal nach ventral und Koronarschnitt
2. Sigmoidale Verkrümmung im thorakolumbalen Abschnitt der Wirbelsäule
3. Thorakolumbale Kyphoskoliose, Segmentationsstörung mit Bildung von Hemivertebrae und Blockwirbeln
4. Thoraxhypoplasie durch Rippendeformität? Veränderungen der Halswirbelsäule (im Bild nicht ausreichend zu sehen)? Hinweise für Beeinträchtigung des Spinalkanals/Myelons? Assoziierte Fehlbildungen, insbesondere im Sinne einer VACTERL-Assoziation (vertebrale Anomalien, Herzfehler, ösophagotracheale Fisten/Ösophagusatresie, Nierenfehlbildungen und/oder Extremitätendefekte)?
5. Es besteht eine große Bandbreite: unter anderem VACTERL-Assoziation, CHARGE-Syndrom (in ca. 20 % Wirbelsäulenanomalien), spondylokostale Dysostose (Jarcho-Levin-Syndrom), Klippel-Feil-Syndrom.
6. Die 3D-Sonografie ist hilfreich, um einen besseren Eindruck der räumlichen Achsenabweichung und Thoraxdeformität zu erhalten. Im Einzelfall mit grenzwertiger Prognoseeinschätzung kann ein fetales MRT erwogen werden. Bei assoziierten Fehlbildungen sollte die diagnostische Punktion zwecks genetischer Diagnostik angeboten werden.

Typische Hinweiszeichen

Im Koronarschnitt – oft knickartige – Abweichung vom geraden Parallelverlauf der Ossifikationszentren, variabler Rippenabstand. Bei Thoraxdeformität sind eine Veränderung der Herzlage und/oder eine Mediastinalverschiebung möglich. Bei Einzelbeurteilung der Wirbelkörper können abgeflachte Keilwirbel und/oder fusionierte Blockwirbel dargestellt werden.

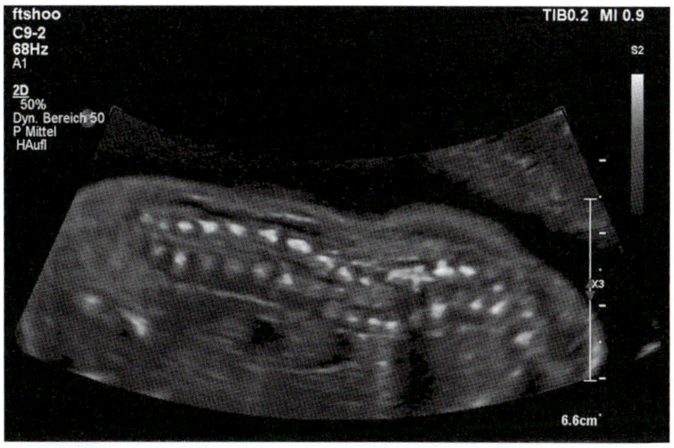

Abb. 3.91 Fallbeispiel 11

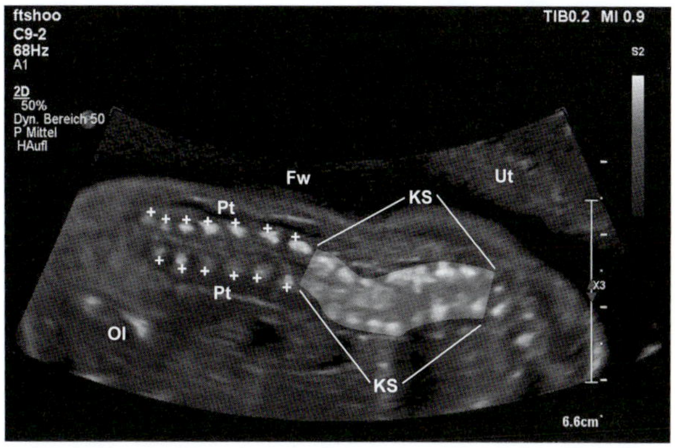

Abb. 3.92 Fallbeispiel 11: thorakolumbale Kyphoskoliose. Fw = Fruchtwasser, Ks = Kyphoskoliose, Ol = Os ischiadicum, Pt = Processus transversus (Ossifikationszentren sind mit * gekennzeichnet), Ut = Uterus.

Prognose

Sehr variabel und deutlich abhängig von den nicht seltenen Begleitproblemen.

MERKE

Bei isolierten Befunden ohne Thoraxhypoplasie, ohne Kompression des Myelons durch Verengung des Spinalkanals und/oder relevante Begleitfehlbildungen ist die Prognose gut.

Prozedere

Nach Ausschluss limitierender Thoraxhypoplasie und Begleitfehlbildungen sind keine spezifischen vorgeburtlichen Maßnahmen erforderlich. Bei deutlicher Achsabweichung sind geburtsmechanische Probleme möglich, sodass im Individualfall eine primäre Sectio zu diskutieren ist.

LITERATUR

Basude S et al. Fetal hemivertebra: associations and perinatal outcome. Ultrasound in Obstetrics & Gynecology, 2015 Apr; 45(4): 434–438.

Song MJ, Kim Y-H. Vertebral abnormality without spine-curvature deformity on prenatal ultrasonography: sonographic findings and postnatal radiographic correlations. J Med Ultrason, 2018 Jan; 45(1): 89–95.

Fallbeispiel 12

Klinische Angaben

Die Patientin wird in der 21. SSW wegen V. a. Spina bifida aperta überwiesen.

Fragen

1. Welche Schnittebene ist dargestellt?
2. Was fällt auf?
3. Auf welche Begleitfehlbildungen ist zu achten?
4. Welche weiterführende Diagnostik ist zu besprechen?

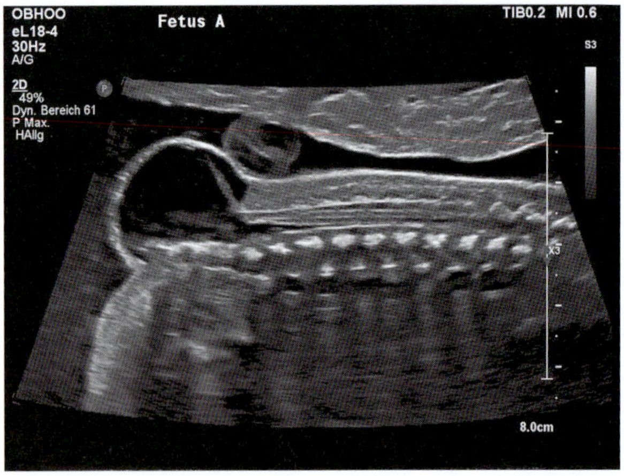

Abb. 3.93 Fallbeispiel 12a

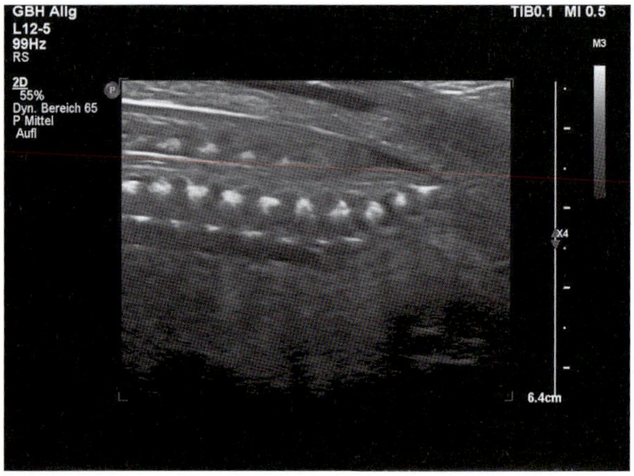

Abb. 3.94 Fallbeispiel 12b

Antworten

1. Midsagittaler Schnitt von dorsal nach ventral
2. Unterbrechung der dorsalen Hautkontur im Sakralbereich, tief stehendes Rückenmark. In ➤ Abb. 3.95 abgrenzbare Myelomeningozele als zystische Aussackung mit Spitze des Conus medullaris und Cauda equina im Sakralbereich.
3. Arnold-Chiari-II-Malformation? Hydrozephalus? Mikrozephalie? Bewegungseinschränkung der unteren Extremitäten (Talipes?)? Aber auch zahlreiche andere Assoziationen sind möglich.
4. Assoziation zu Aneuploidien bis zu 6 %, daher sollte eine diagnostische Punktion zwecks Karyotypisierung (Inklusive Array-Diagnostik) angeboten werden. Bei V. a. eine assoziierte ZNS-Fehlbildung kann eine fetales MRT erwogen werden.

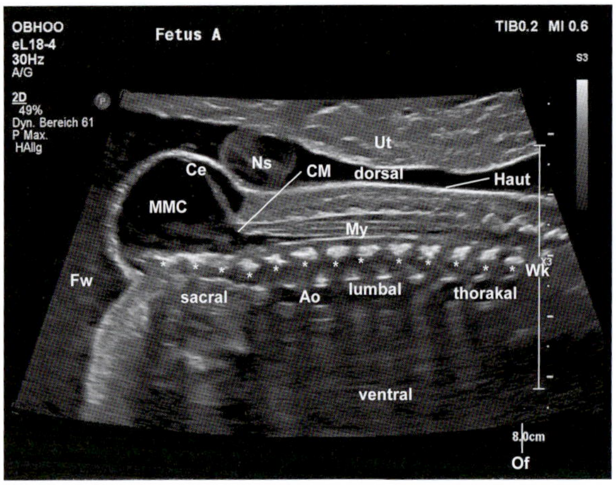

Abb. 3.95 Fallbeispiel 12a: sakrale Myelomeningozele. Ao = Aorta, Ce = Cauda equina, CM = Conus medullaris, Fw = Fruchtwasser, MMC = Myelomeningzele, My = Myelon, Ns = Nabelschnur, Ut = Uterus, Wk = Wirbelkörper (Ossifikationszentren sind mit * gekennzeichnet).

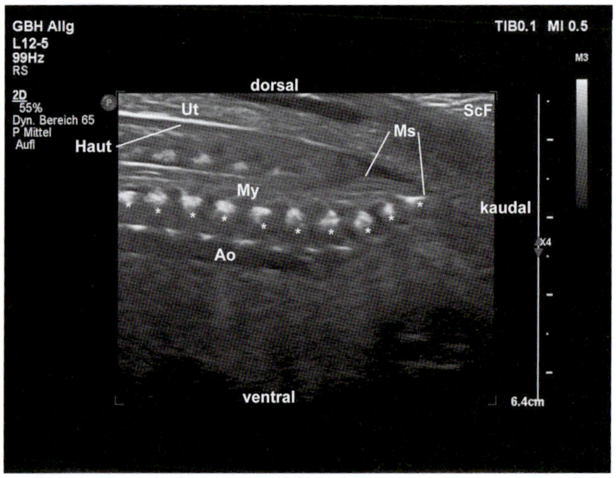

Abb. 3.96 Fallbeispiel 12b: sakrale Myeloschisis. Ao = Aorta, My = Myelon, Ms = Myeloschisis, Ns = Nabelschnur, ScF = subkutanes Fettgewebe, Ut = Uterus (Ossifikationszentren sind mit * gekennzeichnet).

Typische Hinweiszeichen

Die Linie der Hautkontur bricht ab. In über 80 % der Fälle liegt eine **Myelomeningozele** als zystische Aussackung vor. Das Rückenmark ist im unterschiedlichen Ausmaß im Defekt beteiligt und steht stets zu tief. Meist ist kein Conus medullaris mehr abgrenzbar. Kraniale Begleiterscheinungen sind in über 95 % der Fälle zu finden und daher diagnostisch oft wegführend.

Prognose

Abhängig von der neurologischen Defekthöhe: Bei rein sakralen Befunden bleibt die Gehfähigkeit meist erhalten. Allgemein liegt die Rate der Rollstuhlpflichtigkeit bei 40 %. Verschiedene Schweregrade der Blaseninkontinenz sind stets zu erwarten. Auch Stuhlinkontinenz tritt in ca. 30 % der Fälle auf. Die intellektuelle Entwicklung ist abhängig von der Hydrozephalusausprägung und von ZNS-Begleitfehlbildungen, im Gesamtdurchschnitt jedoch kaum gemindert.

Prozedere

Nach Komplettierung der Diagnostik interdisziplinäre Aufklärung. Bei Austragen der Schwangerschaft primäre Sectio nach Abschluss der Frühgeburtlichkeit in einem Perinatalzentrum mit pädiatrisch-neurochirurgischen Versorgungsmöglichkeiten. Insbesondere bei lumbosakralen Befunden kann mit den Eltern eine intrauterine Versorgung gemäß MOMS-Trial diskutiert werden.

LITERATUR

Adzick NS et al. Randomized Trial of Prenatal versus Postnatal Repair of Myelomeningocele. N Engl J Med, 2011 Mar 17; 364(11): 993–1004.

Bahlmann et al. Cranial and cerebral signs in the diagnosis of spina bifida between 18 and 22 weeks of gestation: a German multicentre study. Prenat Diagn, 2014 Oct 24.

Hoopmann M et al. Prenatal evaluation of the position of the fetal conus medullaris. Ultrasound Obstet Gynecol, 2011 Jul 6; 38(5): 548–552.

Fallbeispiel 13

Klinische Angaben

Die Überweisung erfolgt in der 22 + 0 SSW wegen nicht darstellbarem Cerebellum.

Fragen

1. Welche Schnittebene ist dargestellt?
2. Was fällt auf?
3. Auf welche Begleitfehlbildungen ist zu achten?

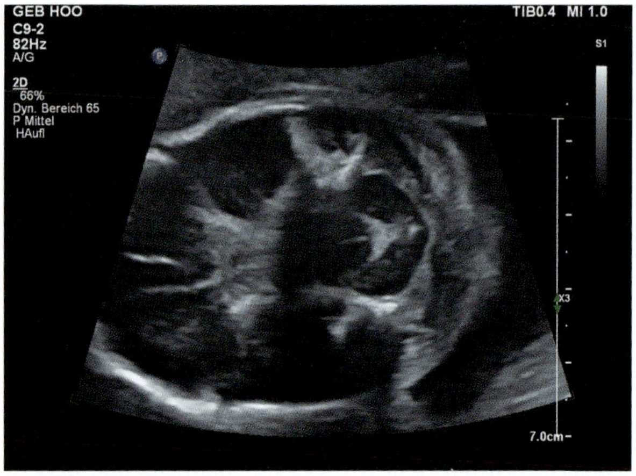

Abb. 3.97 Fallbeispiel 13

Antworten

1. Transversaler Schnitt, unmittelbar kaudal der eigentlichen transzerebellaren Ebene, daher teilweise Anschnitt der Schädelbasisstrukturen
2. Arnold-Chiari-II-Malformation (Banana Sign)
3. Spina bifida aperta

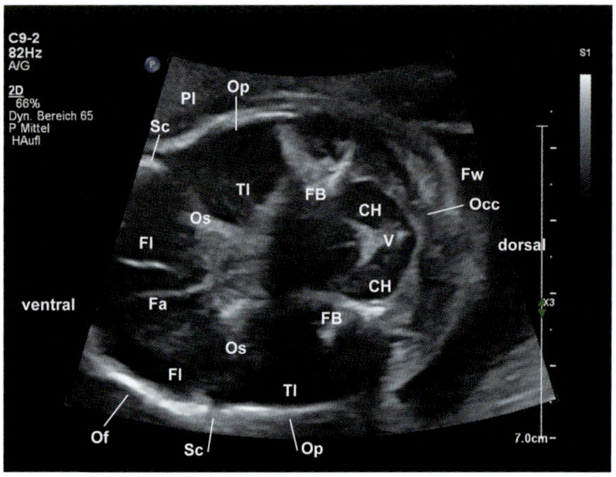

Abb. 3.98 Arnold-Chiari-II-Malformation (Banana Sign) bei Spina bifida aperta. CH = zerebellare Hemisphäre, Fa = Falx, FB = Felsenbein, Fl = Frontallappen, Fw = Fruchtwasser, Of = Os frontale, Ooc = Os occipitale, Op = Os parietale, Os = Os sphenoidale, Sc = Sutura coronalis.

Typische Hinweiszeichen

Durch die Spina bifida aperta kommt es zur Liquorleckage und konsekutiv zur Verlagerung des Cerebellums nach kaudal. Hierbei verschieben sich Anteile des Cerebellums in das Foramen magnum und teilweise in den Spinalkanal der Halswirbelsäule. Das Cerebellum wird hierdurch gegen die Innenseite des Os occipitale gedrückt, sodass es sich von der gewohnten konkaven Außenkontur zu einer konvexen Form **(Banana Sign)** verändert. Die Cisterna magna wird deutlich verschmälert und obliteriert in den meisten Fällen vollständig. Wie im vorliegenden Fall kann es sein, dass das Cerebellum so tief nach kaudal verlagert wird, dass es in der konventionellen transversalen transzerebellaren Schnittebene in der Fossa posterior gar nicht mehr zur Darstellung kommt.

MERKE

Das **Banana Sign** ist ein typisches Sekundärzeichen der **Spina bifida aperta,** welches sich in > 95 % der Fälle findet.

Prognose

Bei der Prognoseeinschätzung der Spina bifida aperta spielt auch das Ausmaß der zerebellaren Kaudalverlagerung eine Rolle. Je tiefer das Cerebellum in den Spinalkanal der Halswirbelsäule abrutscht, desto höher ist die neurologische Komplikationsrate (z. B. durch Kompression im Bereich der Hirnnervenkerne).

Prozedere

Wird in der Regel durch den Hauptbefund der Spina bifida geleitet.

LITERATUR

Fleurke-Rozema JH et al. Impact of introduction of mid-trimester scan on pregnancy outcome of open spina bifida in The Netherlands. Ultrasound Obstet Gynecol, 2014 May; 43(5): 553–556.
Nicolaides KH et al. Ultrasound screening for spina bifida: cranial and cerebellar signs. Lancet, 1986 Jul 12; 2(8498): 72–74.

Fallbeispiel 14

Klinische Angaben

30-jährige IIG 0P, dichoriale-diamniote Gemini im Z. n. ICSI. Überweisung wegen V. a. Mikrozephalie eines Fetus.

Fragen

1. Welche Schnittebene ist dargestellt?
2. Welche Unterschiede zeigen sich zwischen den beiden Feten?
3. Auf welche Begleitfehlbildungen ist zu achten?

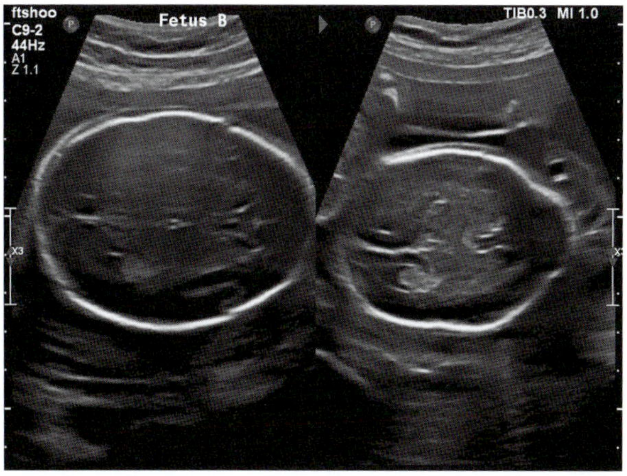

Abb. 3.99 Fallbeispiel 14

Antworten

1. Horizontale Transversalschnitte der Köpfe der beiden Zwilling im Splitscreen
2. Der rechts dargestellte Kopf ist deutlich kleiner und weist eine stufenförmige Einziehung im Bereich des vorderen Os temporale auf.
3. Spina bifida aperta

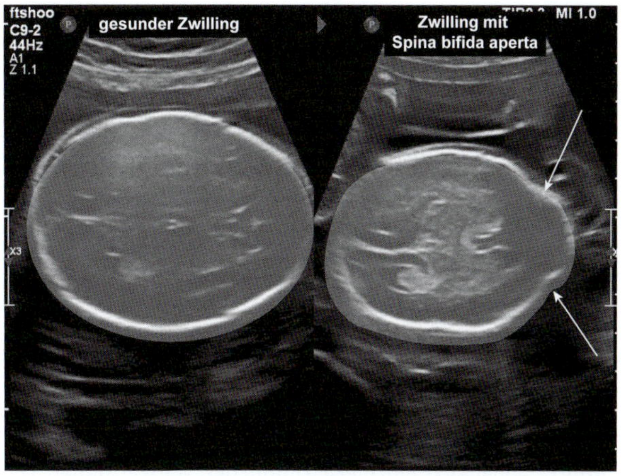

Abb. 3.100 Fallbeispiel 14: dichoriale-diamniote Gemini mit Spina bifida aperta des 2. Fetus: Splitscreen-Vergleich beider Köpfe im transthalamischen Horizontalschnitt mit Darstellung des Lemon Sign. Weiß hinterlegt: Kopfform, weiße Pfeile: stufenförmige, temporale Einziehung.

Typische Hinweiszeichen

Abwandlung der normalen ovoiden Kopfform **(Lemon Sign).** Wie bei der Arnold-Chiari-II-Malformation handelt es sich um eine Sekundärerscheinung der Spina bifida aperta, welche durch den Liquorverlust hervorgerufen wird. Die daraus folgenden Verlagerungen führen bei ca. 70 % der Kinder zu einer Verschmälerung des biparietalen Durchmessers unter die 5. Perzentile.

Prognose

MERKE

Das Lemon Sign ist kein Prognosefaktor und entwickelt sich meist im späten zweiten sowie dritten Trimenon zurück.

Prozedere

Wird durch den Hauptbefund der Spina bifida aperta geleitet.

LITERATUR

Coleman BG, Langer JE, Horii SC. The Diagnostic Features of Spina Bifida: The Role of Ultrasound. Fetal Diagn Ther. Karger Publishers, 2014 Oct 21; 37(3): 179–196.

Fallbeispiel 15

Klinische Angaben

25-jährige IG 0P, 22 + 5 SSW. Die Überweisung erfolgt wegen fetaler Spina bifida aperta zur Zweitmeinung und Beratung.

Fragen

1. Welche Schnittebene ist dargestellt?
2. Welcher verkomplizierende Befund zeigt sich an der Wirbelsäule?
3. Welcher erschwerende Befund findet sich im thorakalen Spinalkanal?

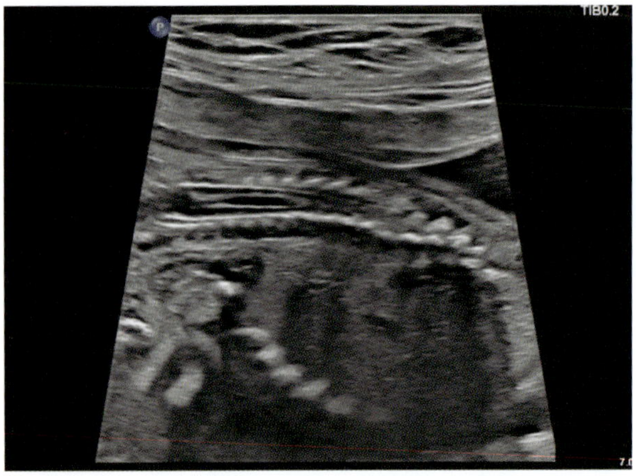

Abb. 3.101 Fallbeispiel 15

Antworten

1. Sagittalschnitt von dorsal nach ventral
2. Gibbus-Bildung mit wulstartiger Verformung des lumbalen Wirbelsäulenabschnitts
3. Syringomyelie: Aushöhlung im Bereich des Myelons

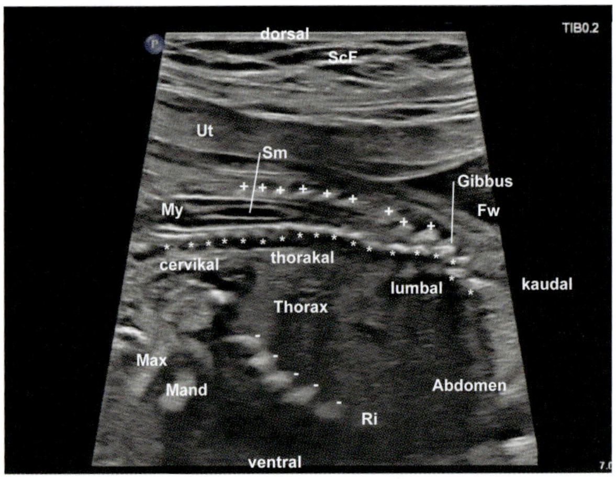

Abb. 3.102 Fallbeispiel 15: thorakale Syringomyelie und Gibbus-Bildung bei thorakolumbaler Spina bifida aperta. Fw = Fruchtwasser, Mand = Mandibula, Max = Maxilla, My = Myelon, Sm = Syringomyelie, Ut = Uterus, ScF = subkutanes Fettgewebe, Ri = Rippen. Die Ossifikationszentren der Rippen sind mit – gekennzeichnet. Die Ossifikationszentren der Wirbelkörper sind mit * gekennzeichnet und die Ossifikationszentren des Processus transversus mit +.

Typische Hinweiszeichen

Es wird nahezu unmöglich, die Wirbelkörper in einer 2D-Schnittebene kontinuierlich zu verfolgen. Die Wirbel zeigen in ihrer Folge einer wulstartige Aufwerfung **(Gibbus-Bildung)**, wobei sich ein meist rundlicher Winkel bildet. Die Wirbelsäule wirkt gestaucht und verkürzt.

DEFINITION

Die **Syringomyelie** findet sich als spindelförmige Zyste innerhalb des Rückenmarks, meist im zervikalen und/oder thorakalen Abschnitts des Rückenmarks. Sie wird als Folge von mechanischem Stress auf das Rückenmark verstanden.

Prognose

Die Gibbus-Bildung erschwert die chirurgische Versorgung bzw. Deckung des Defekts deutlich und ist somit ein relevanter Prognosefaktor. Die Syringomyelie führt durch Druck auf die umgebenden Bahnen zu neurologischen Störungen bzw. Ausfallserscheinungen, insbesondere im Bereich der oberen Extremitäten.

Prozedere

Bei Wunsch nach Maximalversorgung ist eine Entbindung in einem Zentrum mit hoher neurochirurgischer und kinderorthopädischer Expertise erforderlich. Die Syringomyelie kann nur symptomatisch angegangen werden.

LITERATUR

Coleman BG, Langer JE, Horii SC. The Diagnostic Features of Spina Bifida: The Role of Ultrasound. Fetal Diagn Ther, 2014 Oct 21; 37(3): 179–196.

Fallbeispiel 16

Klinische Angaben
Eine 30-jährige IG 0P, 22 + 3 SSW stellt sich wegen V. a. fetalen Tumor vor.

Fragen
1. Welche Schnittebene ist dargestellt?
2. Was fällt auf?
3. Sind weitere diagnostische Verfahren erforderlich?
4. Sind Verlaufskontrollen erforderlich? Warum?
5. Welche vorgeburtlichen Komplikationen können auftreten?
6. Sollte intrauterin therapiert werden?

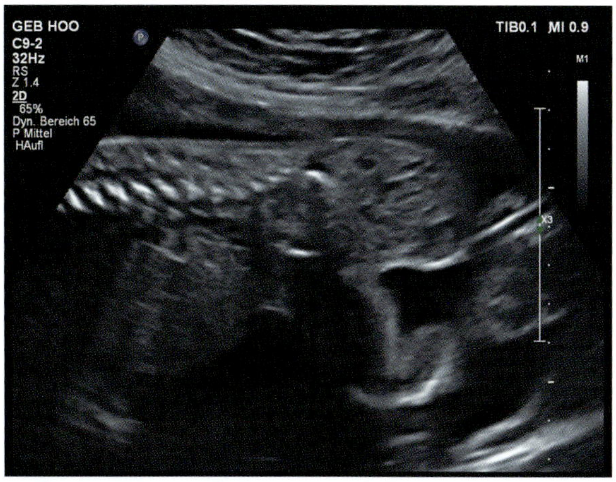

Abb. 3.103 Fallbeispiel 16

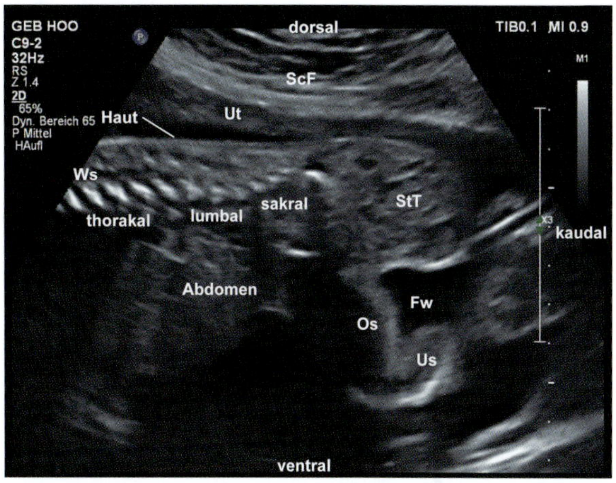

Abb. 3.104 Fallbeispiel 16: Steißbeinteratom. Fw = Fruchtwasser, Os = Oberschenkel, ScF = subkutanes Fettgewebe, StT = Steißbeinteratom, Us = Unterschenkel, Ut = Uterus, Ws = Wirbelsäule.

Antworten
1. Parasagittalschnitt von dorsal nach ventral
2. Nach außen wachsende überwiegend solide, mit kleinen Zysten durchsetzte Raumforderung, die vom unteren Pol der Wirbelsäule ausgeht
3. Dopplersonografische Untersuchung der Perfusion und fetalen Kreislaufsituation (inklusiver fetaler Echokardiografie). Diagnostische Punktion bei isolierten Befunden nicht obligat. In Einzelfällen mit unklarer intraabdominaler Ausdehnung kann eine fetales MRT erwogen werden.
4. Ja, aufgrund der fast immer zu erwartenden Größenprogredienz
5. Kardialer Hydrops durch Volumenüberlastung, fetale Panzytopenie durch Kasabach-Meritt-Sequenz, Polyhydramnie mit Frühgeburtlichkeit. Bei großen intraabdominalen Anteilen funktionelle Beeinträchtigung benachbarter Organe (z. B. der ableitenden Harnwege).
6. Bisherige Ansätze haben sich nicht bewährt, daher ist die untrauterine Therapie nur im Ausnahmefall als individueller Heilversuch zu erwägen.

Typische Hinweiszeichen
Von der Innenseite des Os sacrum ausgehender abgekapselter Tumor. Dieser ist in der Regel solide mit unterschiedlich ausgeprägten zystischen Anteilen. Die **Teratome** unterscheiden sich in ihrer anatomischen Ausdehnung (Klassifikation nach Altman), d. h. in ihrem Verhältnis, wieviel Tumoranteil nach außen wächst und wieviel nach intrapelvin/intraabdominal. Während die externen Anteile meist durch die massive Ausdehnung und auffällige Veränderung der kaudalen Körperform auffallen, können die internen Anteile gelegentlich schwierig einzuschätzen sein. Bei deutlicher hämodynamischer Belastung können Sekundärphänomene wie Hydrops, Polyhydramnie und Kardiomegalie auftreten.

Prognose
Die Prognose ist sehr variabel und hängt insbesondere vom Zeitpunkt der Erstmanifestation und der initialen Tumorgröße ab. Ungünstige Prognosefaktoren sind Hydrops, Polyhydramnie/Plazentamegalie, Hypervaskularisation/-perfusion, High-cardiac-output, Tumorgröße > 10 cm und ein schnelles Tumorwachstum (> 150 cm^3/Woche).

Prozedere
Intrauterine Therapieansätze konnten sich bisher nicht bewähren. Lediglich symptomatische, vorübergehend stabilisierende Maßnahmen, z. B. Transfusionen bei Anämisierung, sind zu erwägen. Wenn möglich, Prolongation bis in ein reifes Gestationsalter. Die Entbindung erfolgt per Sectio, da der Tumor aufgrund der Blutungsneigung schonend entwickelt werden muss. Entbindung in einem Perinatalzentrum mit entsprechender kinderchirurgischer Expertise.

LITERATUR
Gucciardo L et al. Prenatal assessment and management of sacrococcygeal teratoma. Nicolaides KH, Chitty LS, editors. Prenat Diagn, 2011 Jul; 31(7): 678–688.

Fallbeispiel 17

Klinische Angaben

Die 34-jährige IIG IP stellt sich in der 21+5 SSW zur erweiterten Fehlbildungsdiagnostik wegen Einnahme von Antibiotika in der Frühschwangerschaft vor.

Fragen

1. Welche Schnittebene ist dargestellt?
2. Was fällt auf?
3. Erwarten Sie Auffälligkeiten in der Fossa posterior?
4. Sind unmittelbar perinatale Komplikationen zu erwarten?

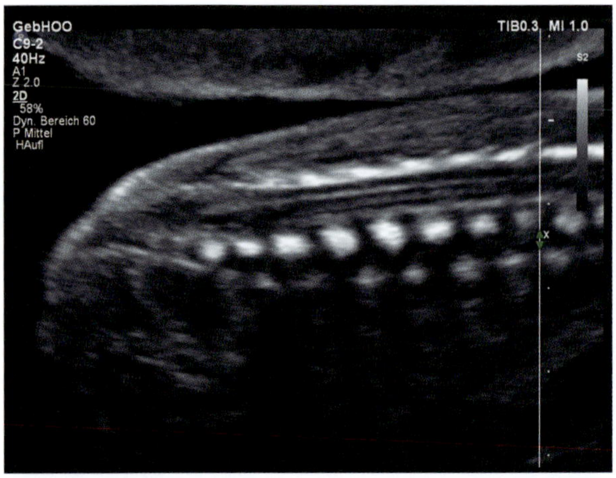

Abb. 3.105 Fallbeispiel 17

Antworten

1. Midsaggittaler Schnitt von dorsal nach ventral im Lumbosakralbereich
2. Tethered Cord
3. Nein, im Gegensatz zu offenen Spina bifida zeigen sich in der Regel keine Sekundärveränderungen im Kopf- und ZNS-Bereich.
4. Meist zeigt sich noch keine neurologische Symptomatik, aber ein engmaschiges postnatales Monitoring ist erforderlich.

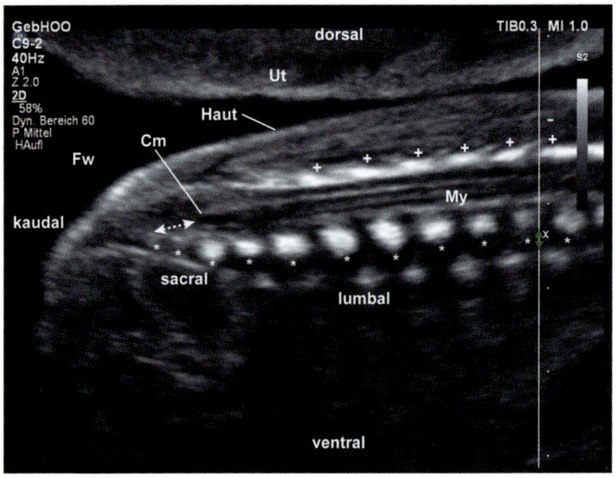

Abb. 3.106 Fallbeispiel 17: Tethered Cord. Cm = Conus medullaris, Fw = Fruchtwasser, My = Myelon, Ossifikationszentren der Wirbelkörper sind mit * gekennzeichnet, Ossifikationszentren des Processus transversus sind mit + gekennzeichnet. Gestrichelter Pfeil = Conusdistanz.

Typische Hinweiszeichen

Bei den **geschlossenen („okkulten") Formen der Spina bifida** gibt es zwar häufig Sekundärerscheinungen auf Höhe der Läsion wie Pigmentierungsstörungen, Lipome oder abnorme Behaarung. Diese sind pränatal jedoch in der Regel nicht erkennbar. Kraniale Symptome fehlen, da es nicht zu einem Liquorverlust kommt. Einzige Möglichkeit ein **isoliertes Tethered Cord** pränatal zu detektieren, ist die Beurteilung des Höhenstands des Conus medullaris. Eine gut zu objektivierende Methodik ist hierbei die **Messung der Conusdistanz,** also der Distanz zwischen dem unteren Ende des Conus medullaris und kaudalsten Ossifikationszentrum der Wirbelsäule.

Prognose

Kann im Kontext von Syndromen oder Assoziationen (z. B. VACTERL-Assoziation) auftreten. Als isolierter Befund ist die Prognose gut. Der Benefit der pränatalen Diagnose liegt hier in der Früherkennung und frühzeitigen Zuführung zu einem nachgeburtlichen, neurologischen Monitoring, sodass eine operative Intervention (Untethering) durchgeführt werden kann, bevor irreversible neurologische Schäden im Laufe des Längenwachstums auftreten.

Prozedere

Pränatal ist bei isolierten Befunden keine Intervention erforderlich. Eine interdisziplinäre Beratung mit Kollegen der Neurochirurgie sollte angeboten werden.

LITERATUR

Hoopmann M et al. Prenatal evaluation of the position of the fetal conus medullaris. Ultrasound Obstet Gynecol, 2011 Jul 6; 38(5): 548–552.

Fallbeispiel 18

Klinische Angaben
Die 27-jährige IG 0P wird zur weiterführenden Abklärung bei V. a. Spina bifida überwiesen.

Fragen
1. Welche Schnittebene ist dargestellt?
2. Was fällt auf?
3. Liegt eine Spina bifida vor?
4. Erwarten Sie Auffälligkeiten in der Fossa posterior?

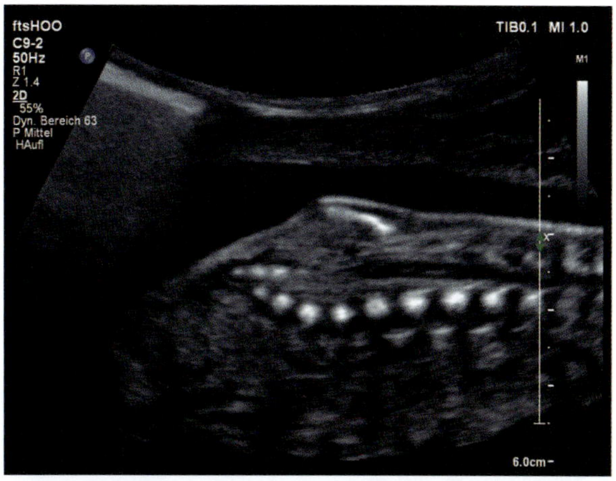

Abb. 3.107 Fallbeispiel 18

Antworten
1. Midsaggittaler Schnitt von dorsal nach ventral im Lumbosakralbereich
2. Solide Erhebung der Rückenkontur auf Niveau des lumbosakralen Übergangs. Hautkontur intakt, schollige echogene Raumforderung innerhalb der Wulst im Rückenbereich, tief stehender Conus medullaris.
3. Aufgrund der intakten Hautkontur und des Fehlens einer Myelomeningozele ist nicht von einer Spina bifida aperta auszugehen. Der tief stehende Conus medullaris im Sinne eines Tethered Cord in Kombination mit der echogenen Raumforderung spricht für eine geschlossene/okkulte Form der Spina bifida, der Diastematomyelie, auch Split-Cord-Malformation genannt.
4. Wie auch beim isolierten Tethered Cord kommt es in der Regel nicht zu Veränderungen im Kopf-/ZNS-Bereich.

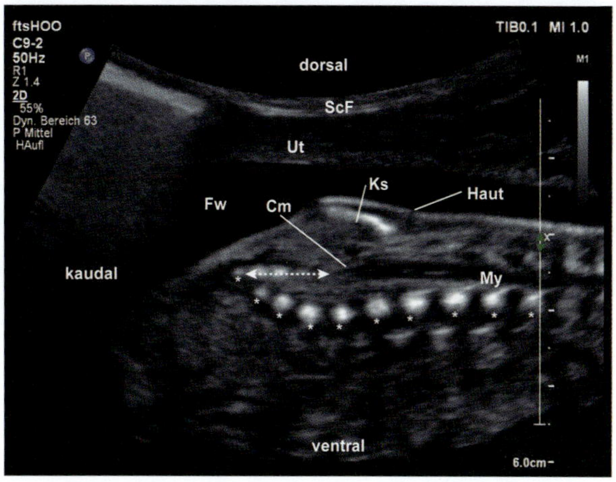

Abb. 3.108 Fallbeispiel 18: Diastematomyelie/Split-Cord-Malformation. Cm = Conus medullaris, Fw = Fruchtwasser, Ks = Knochensporn, My = Myelon, Ut = Uterus, ScF = subkutanes Fettgewebe, Ossifikationszentren der Wirbelkörper sind mit * gekennzeichnet. Gestrichelter Pfeil = Conusdistanz.

Typische Hinweiszeichen
Die **Diastematomyelie/Split-Cord-Malformation** geht mit einem Tethered Cord und somit mit einer verkürzten Conusdistanz einher. Ursächlich für diese dysraphische Rückenmarksfehlbildung ist die Ausbildung einer fibrösen, knorpeligen und/oder knöchernen Trennschicht in sagittaler Ausrichtung des Spinalkanals. Hierdurch bilden sich zwei getrennte Spinalkanäle und darin zwei Rückenmarkshälften **(Split Cord).** Diese Aufteilung kann in koronaren und transversalen Schnitten dargestellt werden. In der koronaren Schnittebene zeigt sich typischerweise ein kahnförmiges Auseinanderweichen der Processus transversus. In dieser koronaren Schnittebene ähnelt das Bild einer Spina bifida aperta. Allerdings zeigt sich meist ein zentraler echogener Fokus im Niveau des Spinalkanals. Auch skoliotische Veränderungen können an dieser Stelle auftreten.

Prognose
Analog zu anderen Formen der geschlossenen/okkulten Spina bifida ist die Prognose bei isolierten Formen günstig.

Prozedere
Pränatal ist bei isolierten Befunden keine Intervention erforderlich. Eine interdisziplinäre Beratung mit Kollegen der Neurochirurgie sollte angeboten werden.

LITERATUR
Ben-Sira L et al. Prenatal diagnosis of spinal dysraphism. Childs Nerv Syst, 2013 Sep; 29(9): 1541–1552.

Fallbeispiel 19

Klinische Angaben

Wegen V. a. Hydrozephalus wird eine 25-jährige IIG IP in der 21 + 3 SSW überwiesen.

Fragen

1. Welche Schnittebene ist dargestellt?
2. Stimmt die Überweisungsdiagnose?
3. Wie beurteilen Sie die Ventrikelform?
4. Welche Strukturen, die in der transversalen Schnittebene (➤ Abb. 3.109a) bei normaler Anatomie zu finden wären, sind hier nicht darstellbar?
5. Wie beurteilen Sie die zerebellaren Strukturen bzw. die Fossa posterior in ➤ Abb. 3.109b?
6. Welche Auffälligkeiten finden sich?
7. Welche weiterführenden Untersuchungen sind zu diskutieren?

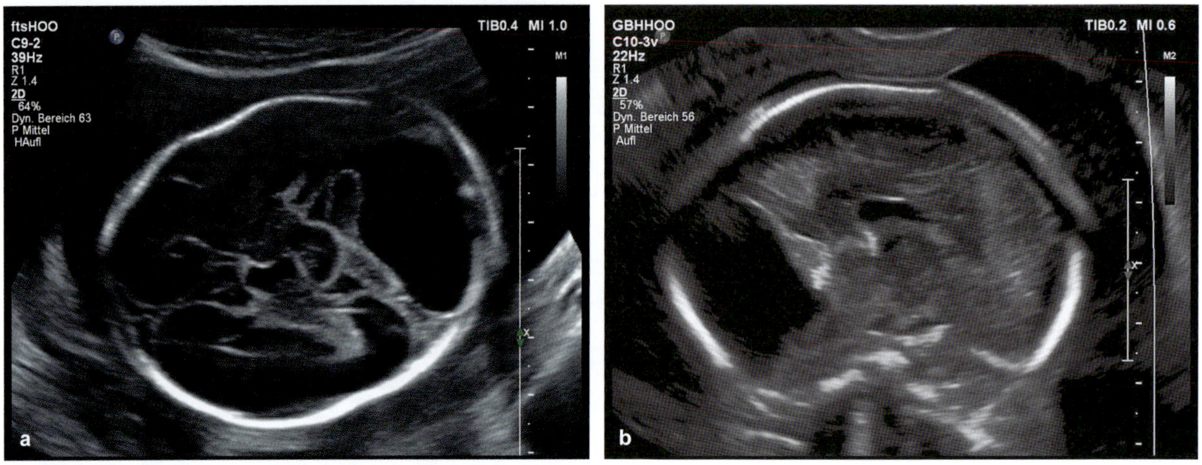

Abb. 3.109 Fallbeispiel 19: a) Horizontalschnitt, b) Sagittalschnitt

Antworten

1. Transzerebellarer Transversalschnitt (➤ Abb. 3.109a), Schallkopf über der rechten Sutura lambdoidea, und midsagittaler Schnitt (➤ Abb. 3.109b), von transvaginal über der Sutura sagittalis akquiriert
2. Die Lateralventrikel erscheinen normal weit, sodass kein Hydrozephalus vorliegt.
3. Die Vorderhörner sind lateralisiert und verjüngen sich. Die Hinterhörner wirken hierzu im Vergleich abgerundet. Dadurch erhalten die Ventrikel eine Tear-drop-Form.
4. Cavum septi pellucidi und Vermis cerebelli
5. Es zeigt ein hypoplastischer, nur rudimentär abgrenzbarer Vermis cerebelli. Dieser ist stark nach kranial rotiert. Cisterna magna und 4. Ventrikel kommunizieren breit bzw. sind nicht mehr voneinander abgrenzbar. Massive Flüssigkeitserweiterung in der Fossa posterior. Angehobenes Tentorium.
6. Dandy-Walker-Malformation in Kombination mit einer Corpus-callosum-Agenesie
7. Eine diagnostische Punktion mit Abklärung von Karyotyp und Array-CGH sollten angeboten werden. Im vorliegenden Fall lag ein 5p-Deletion vor (Cri-du-chat). Bei unauffälligem Ergebnis sollte im Rahmen einer humangenetischen Beratung eine weiterführende molekulargenetische Untersuchung diskutiert werden (z. B. Whole-Exome-Sequencing). Weiterhin kann ein fetales MRT diskutiert werden.

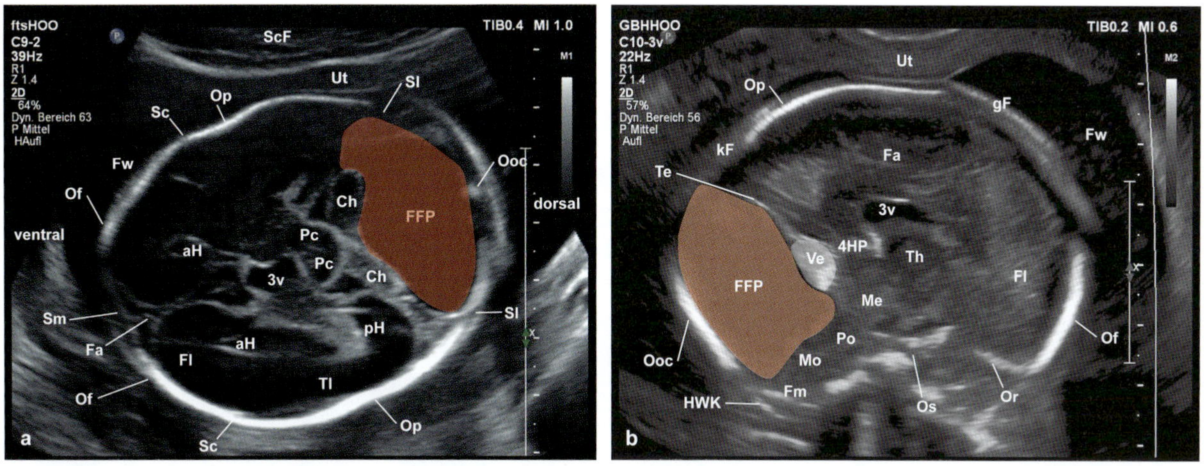

Abb. 3.110 Fallbeispiel 19: Dandy-Walker-Malformation (in Kombination mit einer Corpus-callosum-Agenesie): a) Horizontalschnitt, b) Sagittalschnitt.
aH = anteriores Horn der Lateralventrikel, Ch = zerebellare Hemisphäre, Fa = Falx, FFP = flüssigkeitsgefüllte Fossa posterior (rot schraffiert), Fl = Frontallappen, Fm = Foramen magnum, Fw = Fruchtwasser, gF = große Fontanelle, HWK = Halswirbelkörper, kF = kleine Fontanelle, Me = Mesenzephalon, Mo = Medulla oblongata, Of = Os frontale, Ooc = Os occipitale, Op = Os parietale, Os = Os sphenoidale, Pc = Pedunculi cerebri, pH = posteriores Horn, Po = Pons, ScF = subkutanes Fettgewebe, Sl = Sutura lambdoidea, Sm = Sutura metopica, Te = Tentorium, Th = Thalamus, Tl = Temporallappen, Ut = Uterus, Ve = Vermis, 3v = 3. Ventrikel, 4Hp = Vierhügelplatte.

Typische Hinweiszeichen

Im transversalen Schnitt fällt erst einmal die zystisch erweiterte Fossa posterior auf. Die zerebellaren Hemisphären sind nach anterior und lateral verdrängt. Der Vermis cerebelli kann in dieser Schnittebene meist nicht dargestellt werden. Allerdings genügt dies nicht zur definitiven Diagnosestellung. Der **Vermis cerebelli** ist bei **Fossa-posterior-Anomalien** in der Regel die differenzialdiagnostische Leitstruktur. Dieser muss im midsagittalen Schnitt bezüglich seiner Form (3 Lappen und 2 Fissuren?), Größe (insbesondere kraniokaudale Länge) und Position (dem Hirnstamm aufliegend oder nach kranial rotiert) beurteilt werden. Neben der Hypoplasie und kranialen Rotation des Vermis ist das Anheben des Tentoriums ein wichtiges bildgebendes Kriterium für die **Dandy-Walker-Malformation.** In der nachgeburtlichen Bildgebung wird hier die Position des Torcular herophili herangezogen.

Corpus-callosum Agenesie mit Colpozephalie, Agenesie des Cavum septi pellucidi und im midsagittalen Schnitt fehlender Darstellung des Corpus callosum, bei Ansatz der Dopplersonografie kann ein abnormer Verlauf der A. pericallosa und ihrer Aufzweigungen dargestellt werden.

Prognose

CAVE!

Die Prognose der Dandy-Walker-Malformation ist insgesamt ungünstig.

Auch wenn Einzelfälle mit gutem kognitivem Outcome beschrieben sind, so wird die psychomotorische Entwicklung doch in den meisten Fällen durch Begleitfehlbildungen und assoziierte genetische wie chromosomale Aberrationen geprägt. Eine Liquorzirkulationsstörung mit progredientem Hydrozephalus ist eine häufige Komplikation.

Prozedere

Komplettierung der genetischen wie bildgebenden Diagnostik, interdisziplinäre Beratung der Eltern.

LITERATUR

Gandolfi Colleoni G et al. Prenatal diagnosis and outcome of fetal posterior fossa fluid collections. Ultrasound Obstet Gynecol, 2012 Jun; 39(6): 625–631.

Fallbeispiel 20

Klinische Angaben

30-jährige IG 0P in der 23 + 0 SSW. Die Überweisung erfolgt wegen eines auffälligen Cerebellums.

Fragen

1. Welche Schnittebene ist dargestellt?
2. Ist das Cerebellum auffällig?
3. Wie beurteilen Sie die zerebellaren Strukturen bzw. die Fossa posterior in ➤ Abb. 3.111b?
4. Welche Diagnose liegt vor?
5. Was sind mögliche Differenzialdiagnosen?
6. Wie ist die Prognose einzuschätzen?

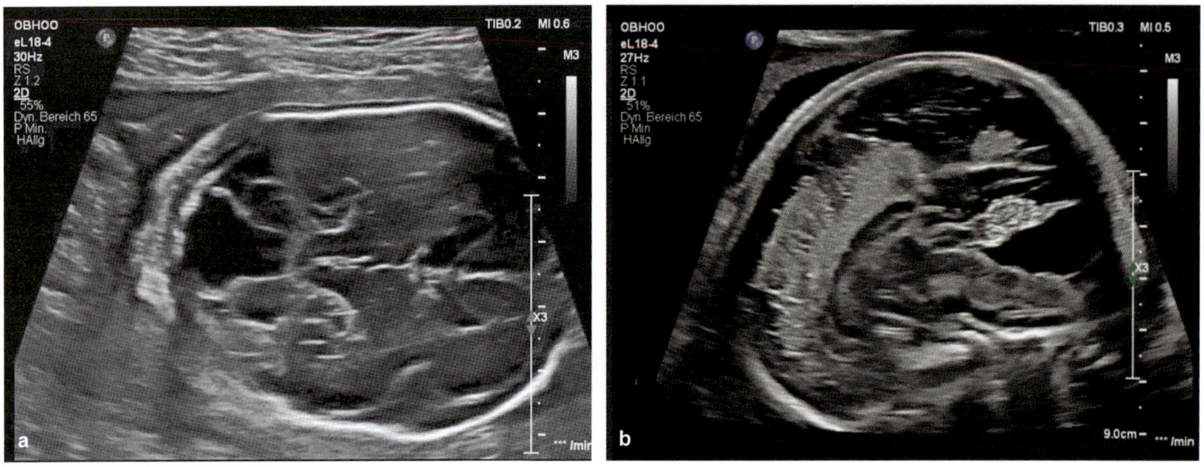

Abb. 3.111 Fallbeispiel 20: a) Horizontalschnitt, b) Sagittalschitt

Antworten

1. ➤ Abb. 3.111a: transzerebellarer Transversalschnitt, Schallkopf über der linken Sutura lambdoidea und relativ orthogonal zur frontookzipitalen Kopfachse.
   ➤ Abb. 3.111b: midsagittaler Schnitt, von transvaginal über der kleinen Fontanelle.
2. Ja, die Einschätzung als auffällig ist korrekt, da im transversalen Schnitt eine zu große Flüssigkeitsansammlung retrozerebellar zu finden ist und zwischen den beiden lateralisierten Hemisphären kein Vermis cerebelli zu objektivieren ist.
3. Im Gegensatz zum Transversalschnitt kann hier der Vermis cerebelli sehr gut eingesehen werden. Die Größe und Struktur sind altersentsprechend. Es zeigt sich jedoch eine Rotation nach kranial, sodass der Vermis cerebelli dem Hirnstamm nicht mehr eng anliegt. Dadurch entsteht eine breite Kommunikation zwischen 4. Ventrikel und Cisterna magna.
4. Blakes Pouch-Zyste/persistierender Blakes Pouch
5. Differenzialdiagnosen:
   - Megacisterna magna: erweiterter retrozerebellarer Flüssigkeitsraum ohne Veränderung von Form, Größe und Lage des Vermis cerebelli
   - Vermisaplasie: erweiterter retrozerebellarer Flüssigkeitsraum, kein oder hypoplastischer Vermis, Tentorium nicht angehoben
   - Dandy-Walker-Malformation: deutliche Lateralisierung der zerebellaren Hemisphären, erweiterter retrozerebellarer Flüssigkeitsraum, kein oder hypoplastischer Vermis, Tentorium angehoben
6. Bei isolierten Befunden ist die Prognose günstig. Allerdings muss die sonstige Anatomie detailliert untersucht werden und eine genetisch/chromosomale Abklärung diskutiert werden.

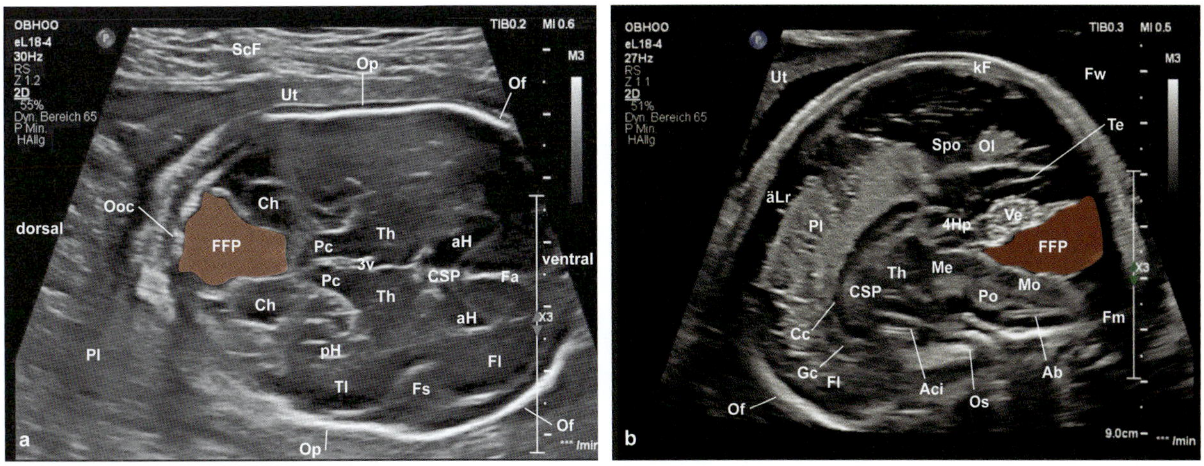

Abb. 3.112 Fallbeispiel 20: Blakes-Pouch-Zyste. a) Horizontalschnitt, b) Sagittalschnitt.
Ab = A. basilaris, Aci = A. carotis interna, aH = anteriores Horn der Lateralventrikel, äLr = äußerer Liquorraum, Cc = Corpus callosum, Ch = zerebellare Hemisphäre, CSP = Cavum septi pellucidi, Fa = Falx, FFP = flüssigkeitsgefüllte Fossa posterior (rot schraffiert), Fl = Frontallappen, Fw = Fruchtwasser, Gc = Gyrus cinguli, kF = kleine Fonatelle, Me = Mesenephalon, Mo = Medulla oblongata, Of = Os frontale, Ooc = Os occipitale, Op = Os parietale, Pc = Pedunculi cerebri, pH = posteriores Horn, Pl = Plazenta, Po = Pons, ScF = subkutanes Fettgewebe, Sl = Sutura lambdoidea, Sm = Sutura metopica, Spo = Sulcus parietooccipitale, Te = Tentorium, Th = Thalamus, Tl = Temporallappen, Ut = Uterus.

Typische Hinweiszeichen

Im transversalen Schnitt fällt erst einmal die zystisch erweiterte Fossa posterior auf. Im Vergleich zur Dandy-Walker-Malformation sind die zerebellaren Hemisphären allenfalls diskret nach anterior und lateral verdrängt. Der Vermis cerebelli kann in dieser Schnittebene meist nicht dargestellt werden, was jedoch in diesem nicht in einer Aplasie oder Hypoplasie begründet ist, sondern einzig in seiner Verlagerung aus der Standardebene. Im midsagittalen Schnitt zeigt sich der Vermis in normaler Form (3 Lappen und 2 Fissuren) und Größe (unauffällige kraniokaudale Länge). Auffällig ist die Aufwärtsrotation und breite Kommunikation zwischen 4. Ventrikel und Cisterna magna.

PRAXISTIPP

Die saubere Beurteilung des **Vermis cerebelli** bedarf einer **exakten midsagittalen Einstellung.** Hierbei kann 3D-Sonografie hilfreich sein. Prinzipiell sollte darauf geachtet werden, dass sich der Vermis durch eine deutlich erhöhte Echogenität von den Hemisphären abgrenzen lässt. Eine weitere hilfreiche Orientierungsstruktur für die ZNS-Mittellinie ist das in vollständiger Länge dargestellte Corpus callosum.

Prognose

Die Prognose der **Blakes-Pouch-Zyste** ist in isolierten Fällen günstig. Allerdings ist die das Risiko assoziierter Fehlbildungen, insbesondere Herzfehler, erhöht. Eine Häufung bei Trisomie 21 wird von einzelnen Autoren postuliert.

Prozedere

Bei isolierten Fällen sind keine spezifischen vorgeburtlichen Maßnahmen erforderlich.

Bei unsicheren Fällen der anatomischen Einschätzung kann eine fetales MRT hinzugezogen werden.

LITERATUR

Guibaud L, Portes des V. Plea for an anatomical approach to abnormalities of the posterior fossa in prenatal diagnosis. Ultrasound in Obstetrics & Gynecology, 2006 May; 27(5): 477–481.

Paladini D et al. Abnormal or delayed development of the posterior membranous area of the brain: anatomy, ultrasound diagnosis, natural history and outcome of Blake's pouch cyst in the fetus. Ultrasound in Obstetrics & Gynecology, 2012 Mar; 39(3): 279–287.

Fallbeispiel 21

Klinische Angaben

31-jährige IIIG 0P, Z. n. ICSI. Die Überweisung erfolgt wegen V. a. Dandy-Walker-Malformation.

Fragen

1. Welche Schnittebene ist dargestellt?
2. Wie beurteilen Sie die supratentoriellen Strukturen?
3. Wie beurteilen Sie die zerebellaren Strukturen bzw. die Fossa posterior?
4. Verdachtsdiagnose/Diagnose?

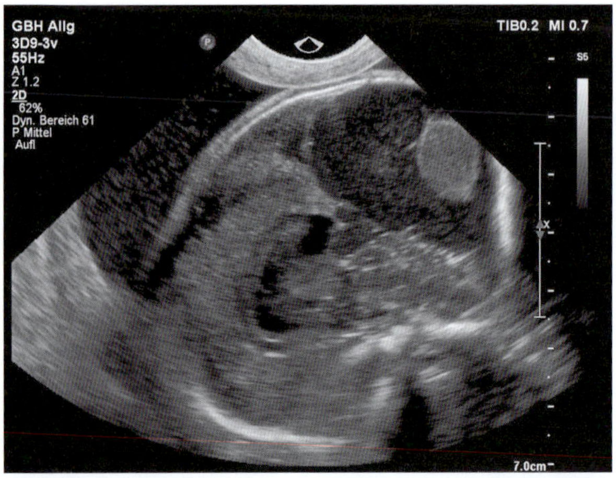

Abb. 3.113 Fallbeispiel 21

Antworten

1. Transvaginaler Ultraschall, midsagittaler Schnitt über die kleine Fontanelle in Richtung Gesichtsschädel
2. Falx, Corpus callosum und 3. Ventrikel stellen sich normal dar. Der Okzipitallappen ist nach anterior verdrängt.
3. Die Fossa posterior ist flüssigkeitsgefüllt. Das Tentorium ist angehoben und nach anterior verdrängt. Zentral zeigt sich auf der Innenseite des Os occipitale eine kugelige echogene Raumforderung. Das Cerebellum ist schwierig einsehbar und erscheint als abgeflachte Struktur unmittelbar auf den Hirnstamm gedrängt.
4. Thrombose des Torcular herophili

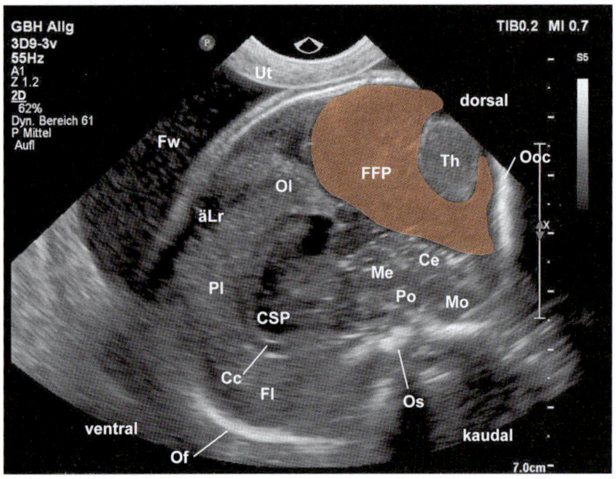

Abb. 114 Fallbeispiel 21: Thrombose des Torcular herophili. äLR = äußerer Liquorraum, Ce = Cerebellum, CC = Corpus callosum, CSP = Cavum septi pellucidi, FFP = flüssigkeitsgefüllte Fossa posterior, Fl = Frontallappen, Fw = Fruchtwasser, Me = Mesencephalon, Mo = Medulla oblongata, Ol = Okzipitallappen, Ooc = Os occipitale, Of = Os frontale, Os = Os sphenoidale, Pl = Parietallappen, Po = Pons, Ut = Uterus.

Typische Hinweiszeichen

Der **Torcular herophili** stellt den anatomischen Ort des Zusammenflusses der venösen Sinus rectus, Sinus sagittalis superior und Sinus occipitalis dar und wird auch **Sinus confluens** bezeichnet. Er befindet sich am hinteren kaudalen Ansatzpunkt der Falx und projiziert sich auf den Scheitelpunkt des Os occipitale. An dieser Stelle zeigt sich ein Thrombus als echogene kugelige Raumforderung. Sie ist umgeben von einer zystischen Raumforderung. Hierbei handelt es sich um Exsudat, das sich auf dem Boden des erhöhten venösen Drucks entwickelt.

PRAXISTIPP

Der beeinträchtige venöse Flow kann dopplersonografisch dargestellt werden.

Prognose

In mehr als der Hälfte der Fälle zeigt sich eine Spontanremission mit guter postnataler Prognose. Milde neurologische Beeinträchtigungen werden bei einem Teil der Kinder im Langzeit-Outcome beschrieben.

Prozedere

Ein fetales MRT kann eingesetzt werden, um parenchymatöse Schäden durch die Minderdurchblutung und assoziierte Hirnfehlbildungen bestmöglich auszuschließen.

LITERATUR

Corral E et al. Thrombosis of the torcular herophili in the fetus: a series of eight cases. Prenat Diagn, 2014 Dec; 34(12): 1176–1781.

Fallbeispiel 22

Klinische Angaben

40-jährige IG 0P in der 24 + 0 SSW. Dichoriale-diamniote Gemini im Zn ICSI. Die Patientin stellt sich wegen IUGR und V. a. Hydrozephalus bei Fetus 2 vor.

Fragen

1. Welche Schnittebene ist dargestellt?
2. Stimmt die Überweisungsdiagnose?
3. Was ist die Ursache?
4. Welche weiteren diagnostischen Maßnahmen sind zu erwägen?

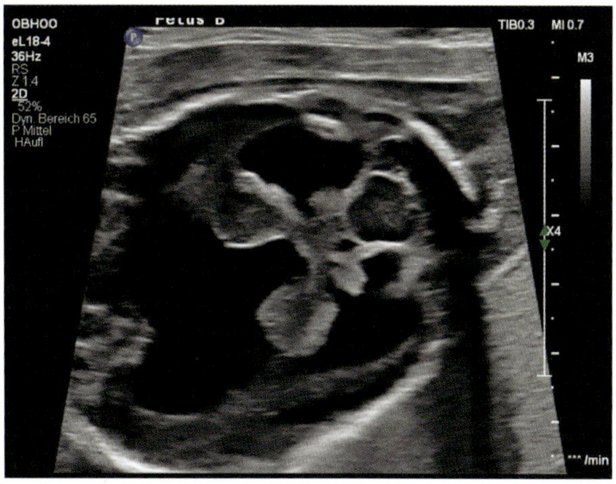

Abb. 3.115 Fallbeispiel 22

Antworten

1. Transversaler transzerebellarer Schnitt, Schallkopf über der Sutura lambdoidea
2. Ja, die Lateralventrikel und 3. Ventrikel sind massiv dilatiert, breite Kommunikation zwischen Lateralventrikel und 3. Ventrikel ohne abgrenzbares Cavum septi pellucidi.
3. Rhombenzephalosynapsis
4. Detaillierte Suche nach weiteren Fehlbildungen und Karyotypisierung. Im vorliegenden Fall lag eine Trisomie 18 mit noch multiplen weiteren Fehlbildungen vor.

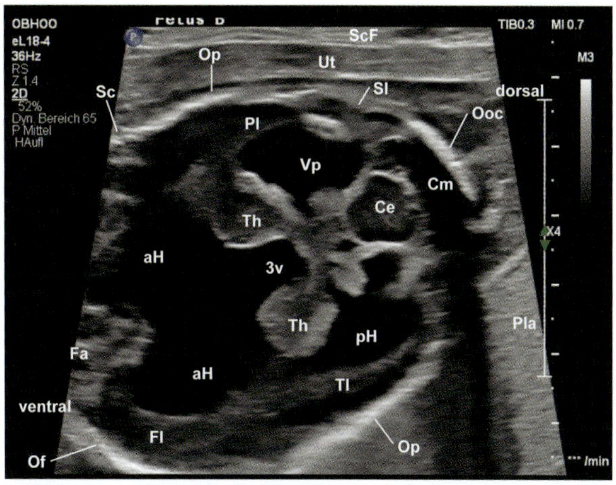

Abb. 3.116 Fallbeispiel 22: Rhombenzephalosynapsis mit ausgeprägtem Hydrozephalus. aH = anteriores Horn der Lateralventrikel, Ce = Cerebellum, Cm = Cisterna magna, Fa = Falx, Fl = Frontallappen, Of = Os frontale, Ooc = Os occipitale, Op = Os parietale, Pla = Plazenta, Pl = Parietallappen, Sc = Sutura coronalis, Sl = Sutura lambdoidea, Th = Thalamus, Tl = Temporallappen, Ut = Uterus, 3v = 3. Ventrikel

Typische Hinweiszeichen

DEFINITION

Rhombenzephalosynapsis

Abnormes Cerebellum mit reduzierter Breite und Verschmelzung der beiden Kleinhirnhemisphären, meist Fehlen der Anlage des Vermis cerebelli und Verengung des 4. Ventrikels. Form des Cerebellums erinnert an einen Huf.

Bei fortgeschrittenen Wochen kann beobachtet werden, dass die Foliae die Mittellinie überschreiten. Häufig assoziierte supratentorielle ZNS-Fehlbildungen, insbesondere Hydrozephalus als Folge des gestörten Liquorflusses im Bereich des 4. Ventrikels.

Prognose

Variable neurologische Ausprägung beschrieben, jedoch meist kognitive Retardierung, Ataxien, Dyskinesien und Epilepsien. Durch die gehäufte Assoziation zu weiteren strukturellen Fehlbildungen und chromosomalen wie genetischen Aberrationen ist die Prognose insgesamt ungünstig.

Prozedere

Im vorliegenden Fall wurde aufgrund der Zwillingskonstellation, der fortgeschrittenen Woche und dem insgesamt infausten Krankheitsbild des 2. Fetus ein abwartendes Prozedere mit palliativer Begleitung des 2. Fetus besprochen.

LITERATUR

McAuliffe F et al. Rhombencephalosynapsis: prenatal imaging and autopsy findings. Ultrasound Obstet Gynecol. Wiley-Blackwell; 2008 May; 31(5): 542–548.

Fallbeispiel 23

Klinische Angaben

39-jährige IIG 0P in der 24 + 5 SSW. Die Patientin wird wegen V. a. IUGR stationär eingewiesen. Schätzgewicht 300 g, Oligohydramnie. Hochpathologische fetomaternale Doppler mit umbilikalem Reverse-Flow, Brain-Sparing und Nullfluss im Ductus venosus.

Fragen

1. Welche Schnittebene ist dargestellt?
2. Was fällt auf?
3. Was ist die Ursache?

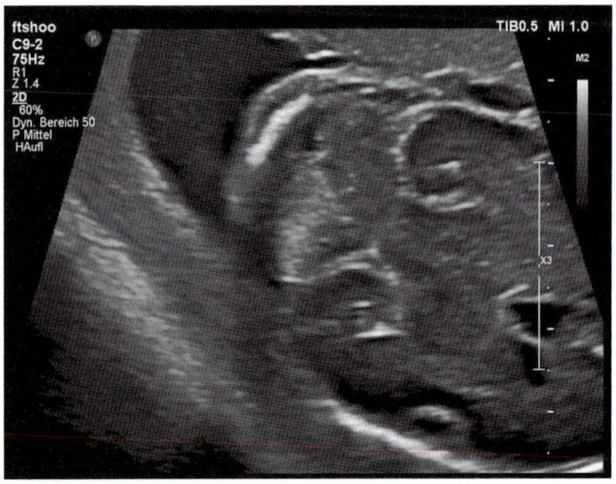

Abb. 3.117 Fallbeispiel 23

Antworten

1. Transversaler transzerebellarer Schnitt, Schallkopf über der linken Sutura lambdoidea
2. Echogene Demarkierungszone im Bereich der rechten zerebellaren Hemisphäre, der Vermis cerebelli ist nicht sauber abgrenzbar.
3. Hypoxisch bedingte zerebellare Einblutung

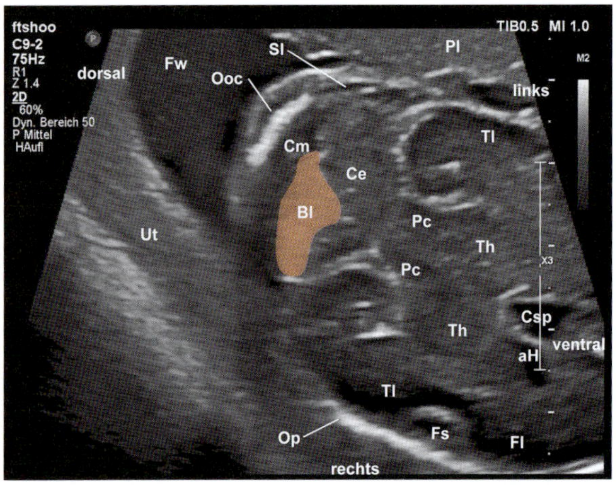

Abb. 3.118 Fallbeispiel 23: zerebellare Einblutung bei schwerster intrauteriner Wachstumsrestriktion. aH = anteriores Horn der Lateralventrikel, Bl = Blutung, Ce = Cerebellum, Cm = Cisterna magna, Csp = Cavum septi pellucidi, Fl = Frontallappen, Fw = Fruchtwasser, Fs = Fissura sylvii, Ooc = Os occipitale, Op = Os parietale, Pc = Pedunculi cerebri, Pl = Plazenta, Th = Thalamus, Tl = Temporallappen, Ut = Uterus.

Typische Hinweiszeichen

Parenchymatöse Einblutungen zeigen sich initial als echogene Aufhellungen. Im Verlauf entwickeln sich porenzephale Zysten oder keilförmige Schizenzephalien. Supratentoriell sind diese Defekte meist periventrikulär anzufinden und häufig mit intraventrikulären Einblutungen assoziiert. Letztere weisen echogen auskleidete Ventrikel und Koagelbildung im Ventrikel auf.

Prognose

Bei **zerebralen Blutungen** hängt die Prognose stets von der Lokalisation, Ausdehnung und Ursache ab. Im vorliegenden Fall ist die Einblutung sicherlich als ausgesprochen ungünstiges Zeichen zu werten, da sie eine bereits fortgeschrittene Hypoxie im präfinalen Zustand widerspiegelt. Das Kind verstarb nach entsprechender Aufklärung der Eltern wenige Tage später intrauterin.

Prozedere

Neben der Hypoxie sollte bei Hirnblutungen an HPA-Antikörper gedacht werden und eine entsprechende Konstellation der Eltern getestet werden.

LITERATUR

Malinger G et al. Fatal outcome following foetal cerebellar haemorrhage associated with placental thrombosis. Eur J Paediatr Neurol, 2006 Mar; 10(2): 93–96.

KAPITEL

4 Gesicht

Kai-Sven Heling

4.1 Einführung

Die sonografische Untersuchung des fetalen Gesichts ist ein wichtiger Teil der pränatalen Diagnostik. Zum einem kann den werdenden Eltern ein erster Eindruck des Ungeborenen gegeben werden. Hierbei ist insbesondere die 3D-Sonografie von großer Bedeutung (➤ Kap. 2). In der **2D-Sonografie** bekommt man den räumlichen Eindruck des Gesichts durch eine leichte Schallkopfbewegung. Dokumentiert werden in der 2D-Sonografie standardisierte Schnittebenen. Es ist zu beachten, dass das Gesicht eines Fetus erst mit etwa **28 SSW** dem Gesicht eines Kindes nach der Geburt entspricht. Vorher fehlt noch weitestgehend das Unterhautfettgewebe und die Feten sehen im Gesicht sehr dünn aus. Insbesondere < 20 SSW und im Zeitraum des Ersttrimesterscreenings wirkt das fetale Gesicht sehr knöchern und entspricht dem eines Embryos. Dies sollte den werdenden Eltern erläutert werden.

Weiterhin dient die Untersuchung des fetalen Gesichts der **Beschreibung der normalen Anatomie:**
- 2 Frontalknochen mit Frontalnaht
- 2 Augenhöhlen mit 2 Augäpfeln und je 1 Linse
- Nase mit 2 Nasenknochen
- Oberkiefer
- Zunge
- Unterkiefer

Die Beschreibung der normalen Anatomie schließt entsprechende Fehlbildungen aus. Damit ist natürlich auch die sichere **Diagnostik von Fehlbildungen** des Gesichts möglich. Diese lassen sich folgendermaßen einteilen:
- Veränderungen der Frontalnaht
- Veränderungen der Augen
- Veränderungen der Nase
- Veränderungen Lippe/Oberkiefer
- Veränderungen der Zunge
- Veränderungen des Unterkiefer

Eine optimale Beurteilung des Gesichts gelingt im Allgemeinen nur durch eine systematische Untersuchung. Diese erfolgt in **Längsschnitten (Sagittalschnitt und Frontalschnitt)** oder in **Querschnitten (Horizontalschnitt).** Dabei sollte man auf die Reproduzierbarkeit des Normal- oder pathologischen Befunds in jeder Ebene achten. Die 3D-Sonografie bietet hier natürlich den Vorteil einer räumlichen Darstellung, was oft die Diagnostik erleichtert. Mittlerweile gibt es auch elektronische Schallköpfe, die die Echtzeituntersuchung in zwei aktiven Schnittebenen ermöglichen, welches ebenfalls die korrekte Beurteilung des Gesichts erleichtert.

4.2 Normalbefunde

Ersttrimester: Sagittalschnitt

Schallkopfführung

- Sagittaler Längsschnitt (mediosagittal/parasagittal)
- Parallelverschiebung von der Nase nach links und rechts

Orientierungspunkte

- Profil des Gesichts
- Stirn mit Frontalknochen
- Nase mit Nasenknochen
- Oberkiefer
- Evtl. Zunge (bei geöffnetem Mund)
- Unterkiefer
- Augen im Parasagittalschnitt

4

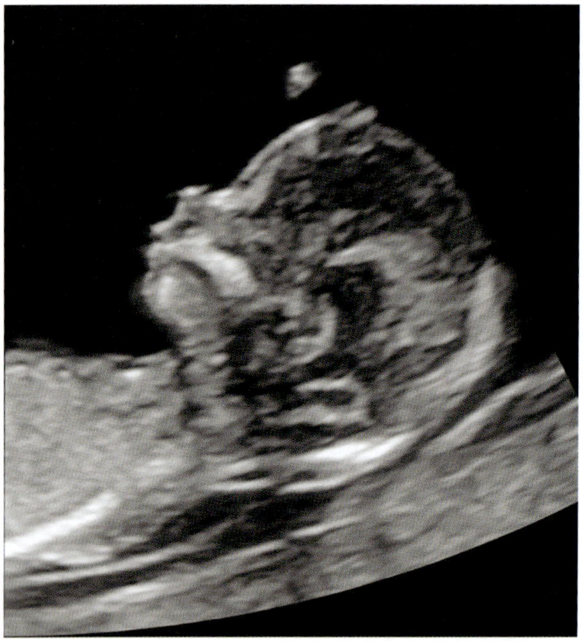

Abb. 4.1 Gesicht: Ersttrimester – Sagittalschnitt

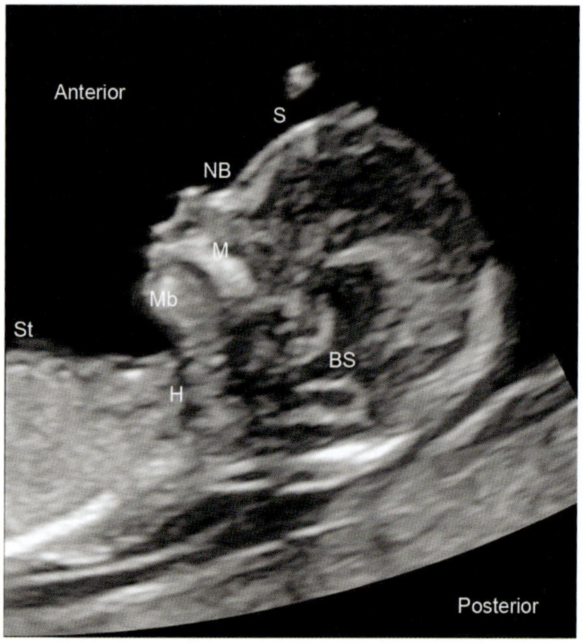

Abb. 4.2 Gesicht: Ersttrimester – Sagittalschnitt. S = Stirn, NB = Nasenknochen, M = Maxilla, Mb = Mandibula, H = Hals, St = Sternum.

Ersttrimester: Frontalschnitt

Schallkopfführung

- Frontaler oder koronaler Längsschnitt
- Parallelverschiebung zwischen Nasenspitze und Hinterhaupt, wobei der Fokus auf dem Bereich des Gesichts liegt

Orientierungspunkte

- Klassische Frontalansicht des Gesichts von vorn
- 2 Frontalknochen (Stirn)
- Frontalnaht
- 2 Augenhöhlen mit den Augen, ggf. mit Linse (je nach Schnittführung)
- Nase mit Processus maxillaris
- Oberkiefer
- Evtl. Zunge
- Unterkiefer

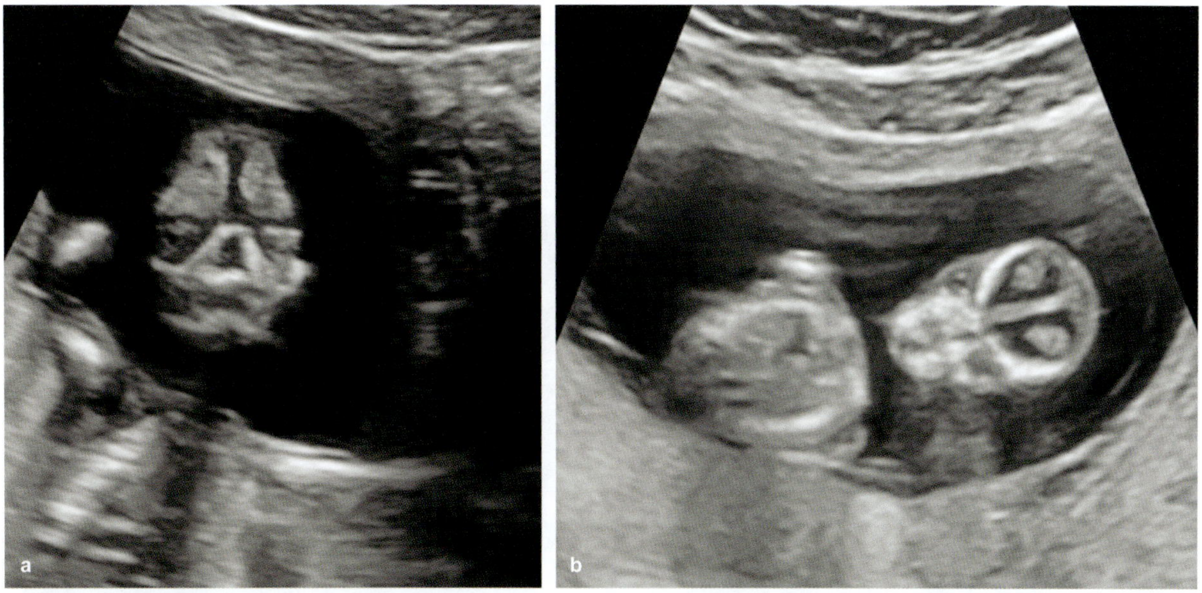

Abb. 4.3 Gesicht: Ersttrimester – Frontalschnitt

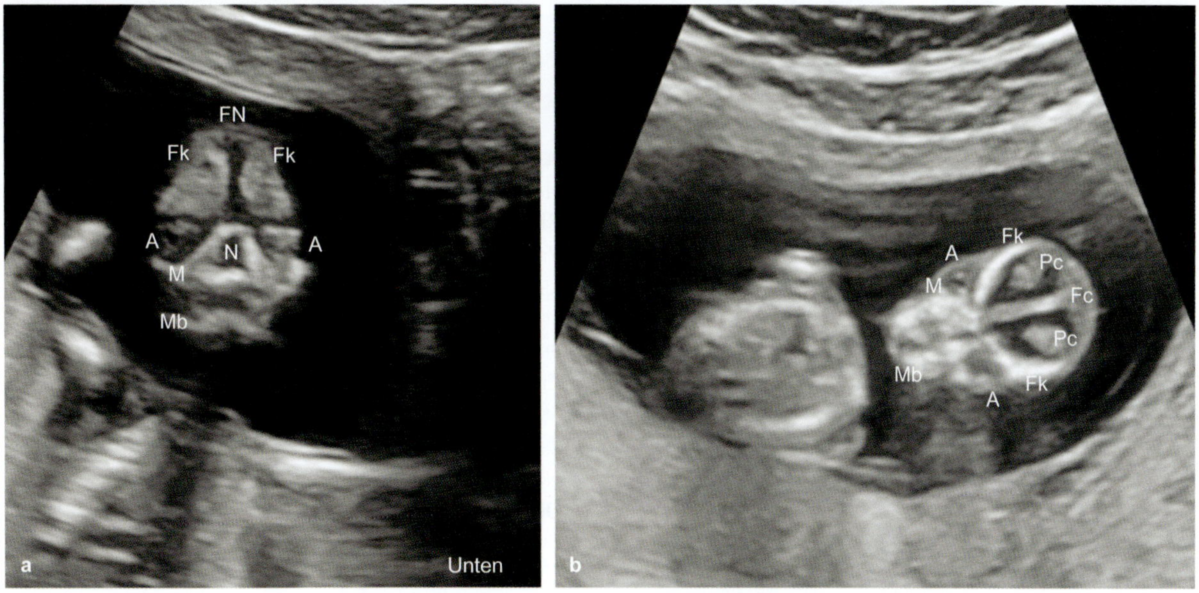

Abb. 4.4 Gesicht Ersttrimester – Frontalschnitt. FN = Frontalnaht, Fk = Frontalknochen, A = Augenhöhle mit Auge, N = Nase, M = Maxilla, Mb = Mandibula, Fc = Falx cerebri, Pc = Plexus choroideus.

Ersttrimester: Querschnitt

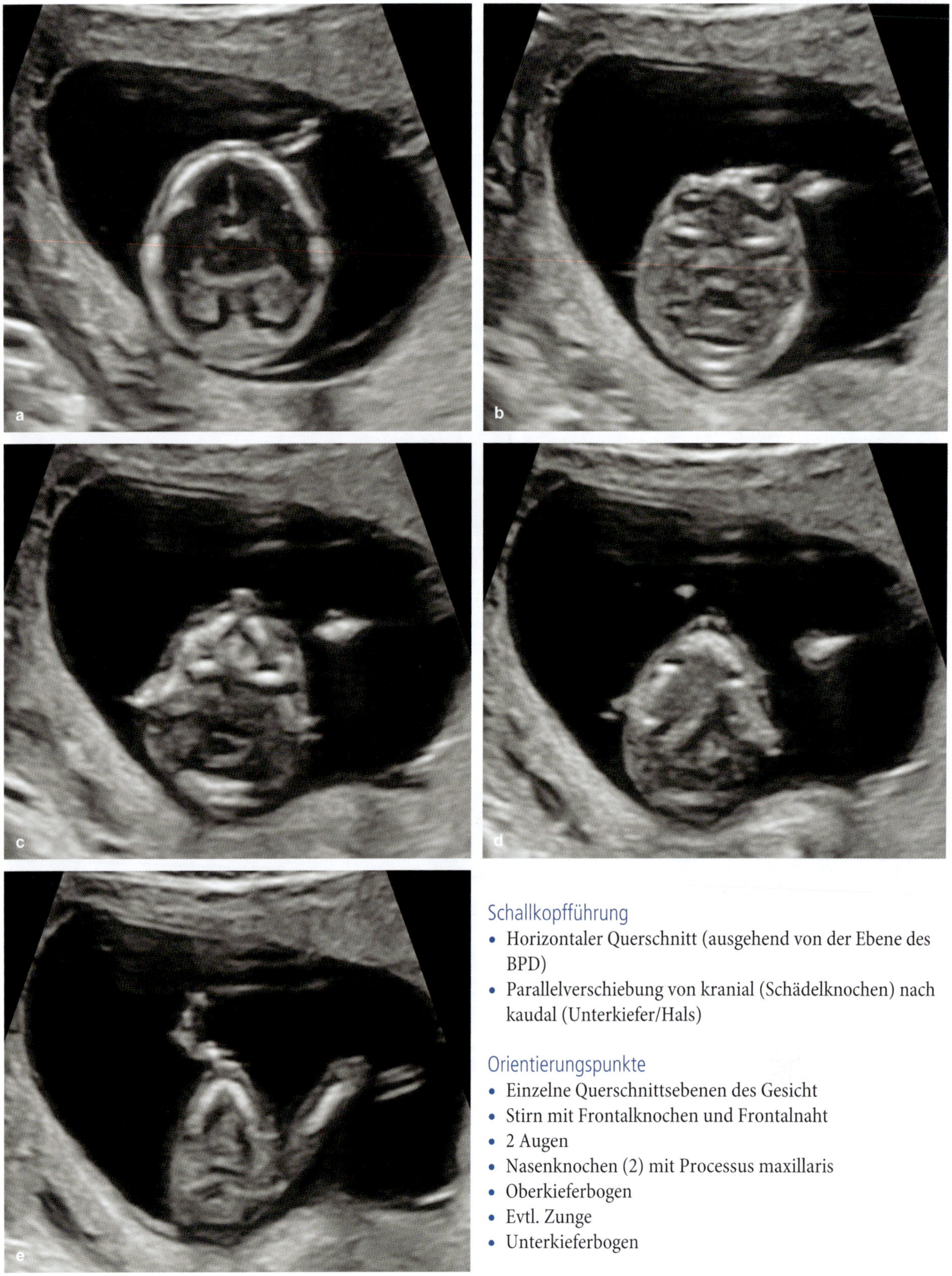

Abb. 4.5 Gesicht: Ersttrimester – Querschnitt

Schallkopfführung

- Horizontaler Querschnitt (ausgehend von der Ebene des BPD)
- Parallelverschiebung von kranial (Schädelknochen) nach kaudal (Unterkiefer/Hals)

Orientierungspunkte

- Einzelne Querschnittsebenen des Gesicht
- Stirn mit Frontalknochen und Frontalnaht
- 2 Augen
- Nasenknochen (2) mit Processus maxillaris
- Oberkieferbogen
- Evtl. Zunge
- Unterkieferbogen

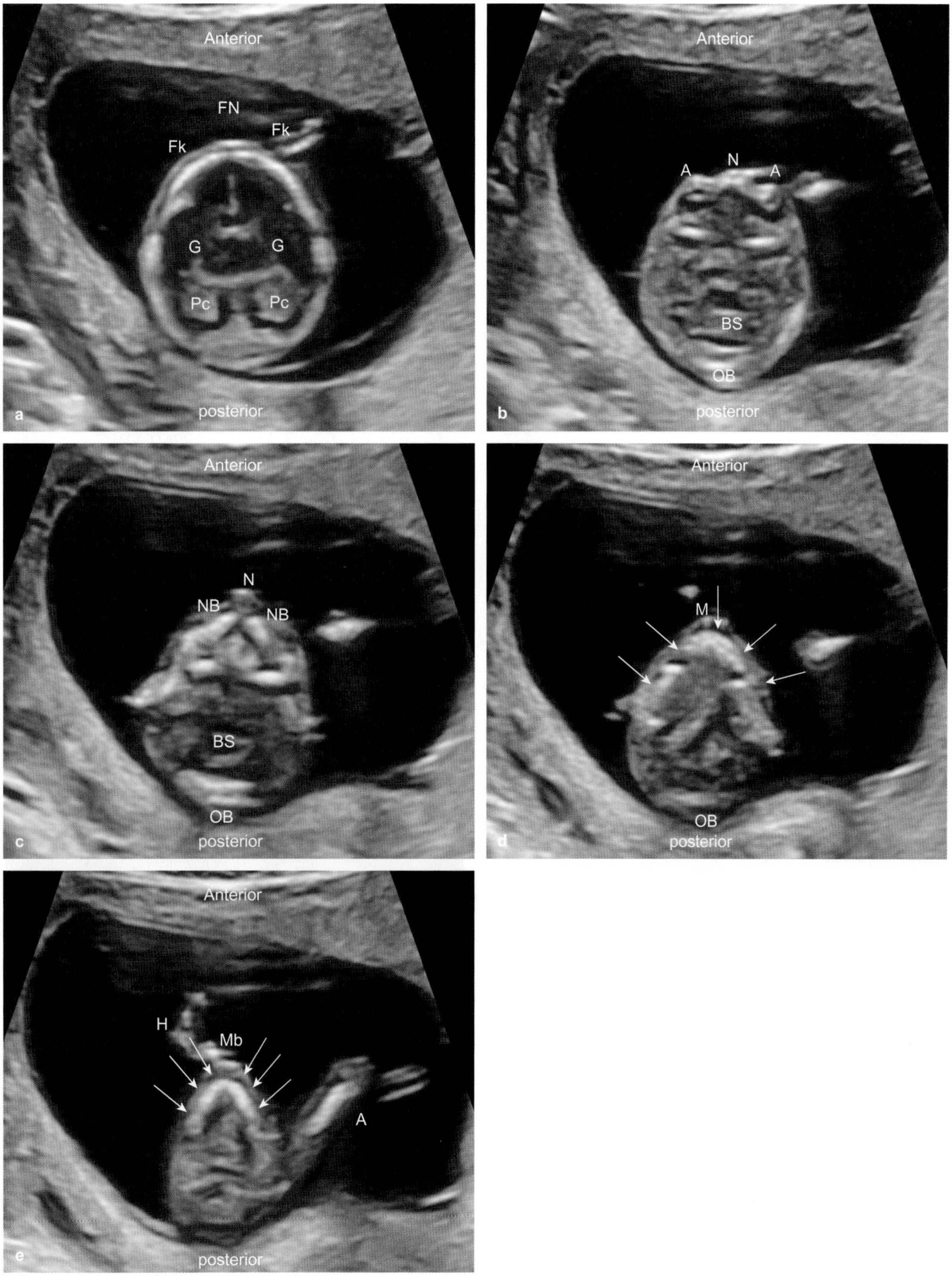

Abb. 4.6 Gesicht: Ersttrimester – Querschnitt. Fk = Frontalknochen, FN = Frontalnaht, A = Augenhöhle mit Auge, N = Nase, NB = Nasenknochen, M = Maxilla, Mb = Mandibula, Pc = Plexus choroideus, G = Gehirn, BS = Hirnstamm, OB = Okzipitalknochen, H = Hand.

Ersttrimester: 3D-Sonografie

Schallkopfführung

- Volumenakquisition aus einem schrägem Parasagittalschnitt heraus
- 3D-statische Volumenakquisition oder
- 4D-Volumenakquisition
- Schallkopf muss vor dem Gesicht liegen.
- Es muss ein ausreichendes Fruchtwasserdepot vor dem Gesicht liegen.
- Der Fetus muss das Gesicht zur Bauchwand (zum Schallkopf) gerichtet haben.

Orientierungspunkte

- Entspricht praktisch einem Foto eines Embryo
- Stirn
- 2 Augen
- Nase
- Mund
- Da der Fetus sehr dünn ist, schimmern die knöchernen Strukturen und die Knochennähte des Schädels immer durch die Haut durch

Checkliste Gesicht: Erstes Trimenon

- Einstellung in 3 Ebenen (Querschnitt, Frontal, Sagittal)
- Nachweis von:
- Stirn mit 2 Frontalknochen
- Frontalnaht
- 2 Augen
- 2 Nasenknochen
- Oberkieferbogen
- Unterkieferbogen
- Ober-und Unterkiefer im Sagittalschnitt

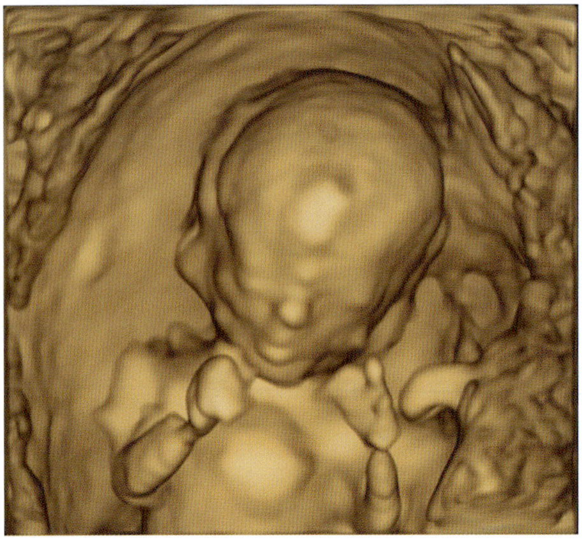

Abb. 4.7 Gesicht: Ersttrimester – 3D-Sonografie mit Oberflächendarstellung

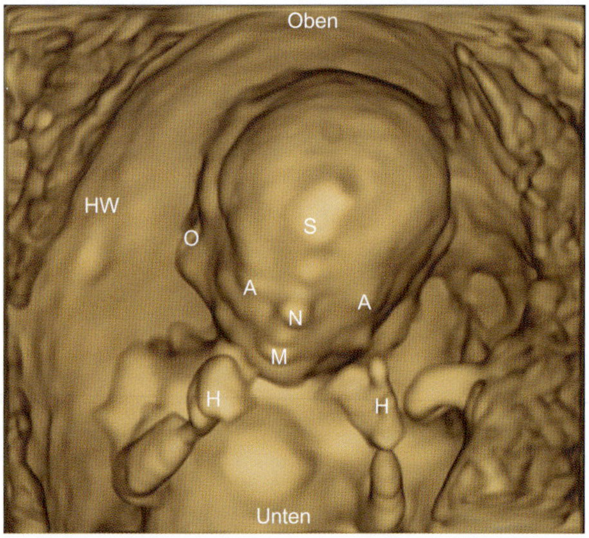

Abb. 4.8 Gesicht: Ersttrimester – 3D-Sonografie mit Oberflächendarstellung. S = Stirn, A = Auge, N = Nase, M = Mund, H = Hand, O = Ohr, HW = Hinterwand.

Zweites Trimenon: Sagittalschnitt

Schallkopfführung

- Klassische Profileinstellung des Gesichts
- Sagittaler bzw. parasagittaler Längsschnitt
- Von links nach rechts bzw. von der Mitte zu beiden Seiten

Orientierungspunkte

- Stirn
- Nase mit Nasenknochen und knorpeligem Nasenanteil
- Pränasale Haut
- Oberkiefer
- Zunge
- Unterkiefer
- Augen bei parasagittaler Schnittführung

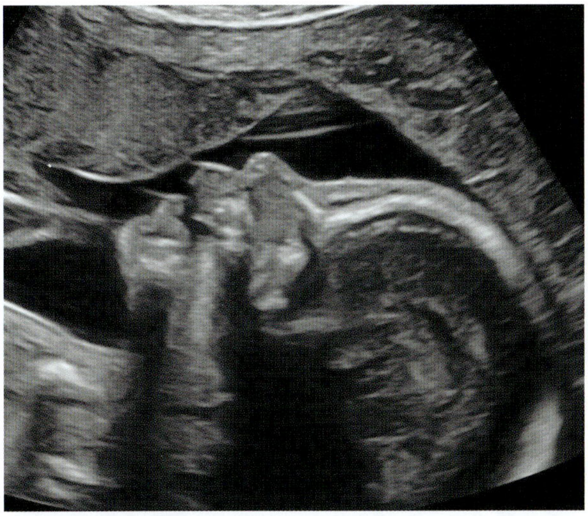

Abb. 4.9 Gesicht: zweites Trimenon – Sagittalschnitt

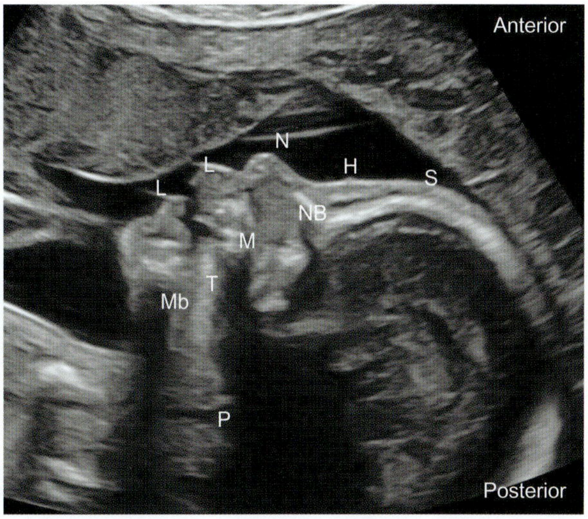

Abb. 4.10 Gesicht: zweites Trimenon – Sagittalschnitt. S = Stirn, H = Stirnhaut, NB = Nasenknochen, N = Nase, M = Maxilla, T = Zunge, Mb = Mandibula, L = Lippe, P = Pharynx.

Zweites Trimenon: Frontalschnitt

Schallkopfführung

- Klassische Frontalansicht des Gesichts
- Frontaler oder koronaler Längsschnitt
- Frontalverschiebung von ventral (Nasenspitze) nach dorsal Richtung Wirbelsäule
- Gesicht sollte nicht direkt der Plazenta oder Uteruswand anliegen.

Orientierungspunkte

- Stirn mit Frontalnaht und 2 Frontalknochen
- 2 Augen mit echoarmer Linse
- Augenlider mit Lidspalt
- Nase mit Processus maxillaris
- Oberkiefer
- Zunge
- Unterkiefer

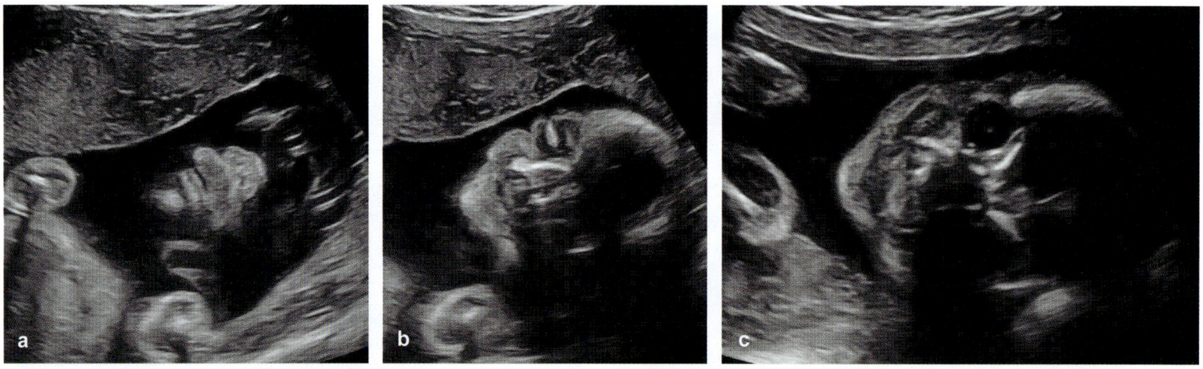

Abb. 4.11 Gesicht: zweites Trimenon – Frontalschnitt

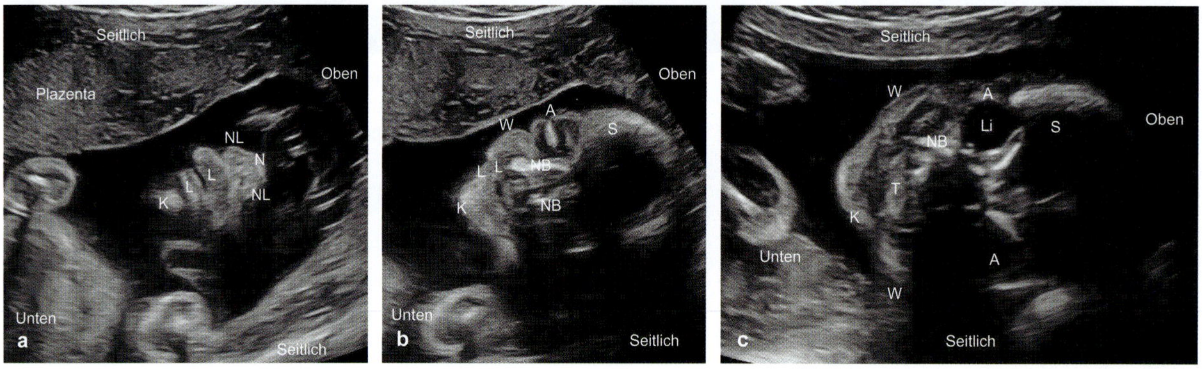

Abb. 4.12 Gesicht: zweites Trimenon – Frontalschnitt. N = Nase, NL = Nasenlöcher, L = Lippe, K = Kinn, S = Stirn, A = Auge, NB = Nasenknochen, W = Wange, Li = Linse, T = Zunge.

Zweites Trimenon: Querschnitt

Schallkopfführung

- Ausgangspunkt ist praktisch die Einstellung des Kopfes in der Ebene des BPD.
- Parallelverschiebung des Schallkopfes in einem horizontalen Querschnitt von kranial (Schädelknochen) nach kaudal (Unterkiefer/Hals).
- Der Fetus sollte nach vorne (zur Bauchdecke) bzw. zur Seite schauen.
- Bei dorsoanteriorer Lage des Fetus ist eine Gesichtsbeurteilung nicht möglich.

Orientierungspunkte

- Einzelne Querschnittsebenen des Gesicht
- Stirn mit 2 Frontalknochen und Frontalnaht
- 2 Augen mit Linsen (klar)
- Nase mit 2 Nasenknochen und dem knorpeligen Anteil der Nasenspitze (echoarm)
- Oberkieferbogen
- Zunge
- Unterkieferbogen

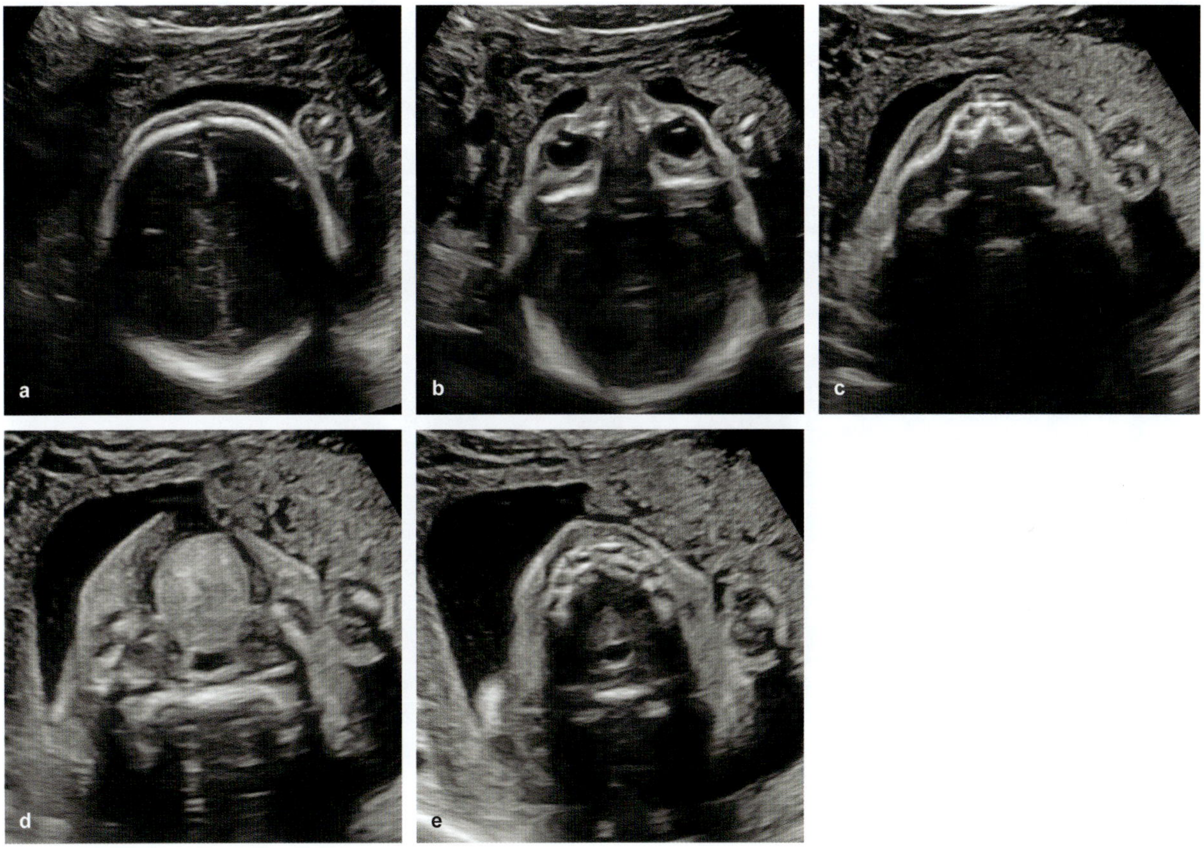

Abb. 4.13 Gesicht: zweites Trimenon – Querschnitt

➢ Fortsetzung auf S. 164

Fortsetzung

Zweites Trimenon: Querschnitt

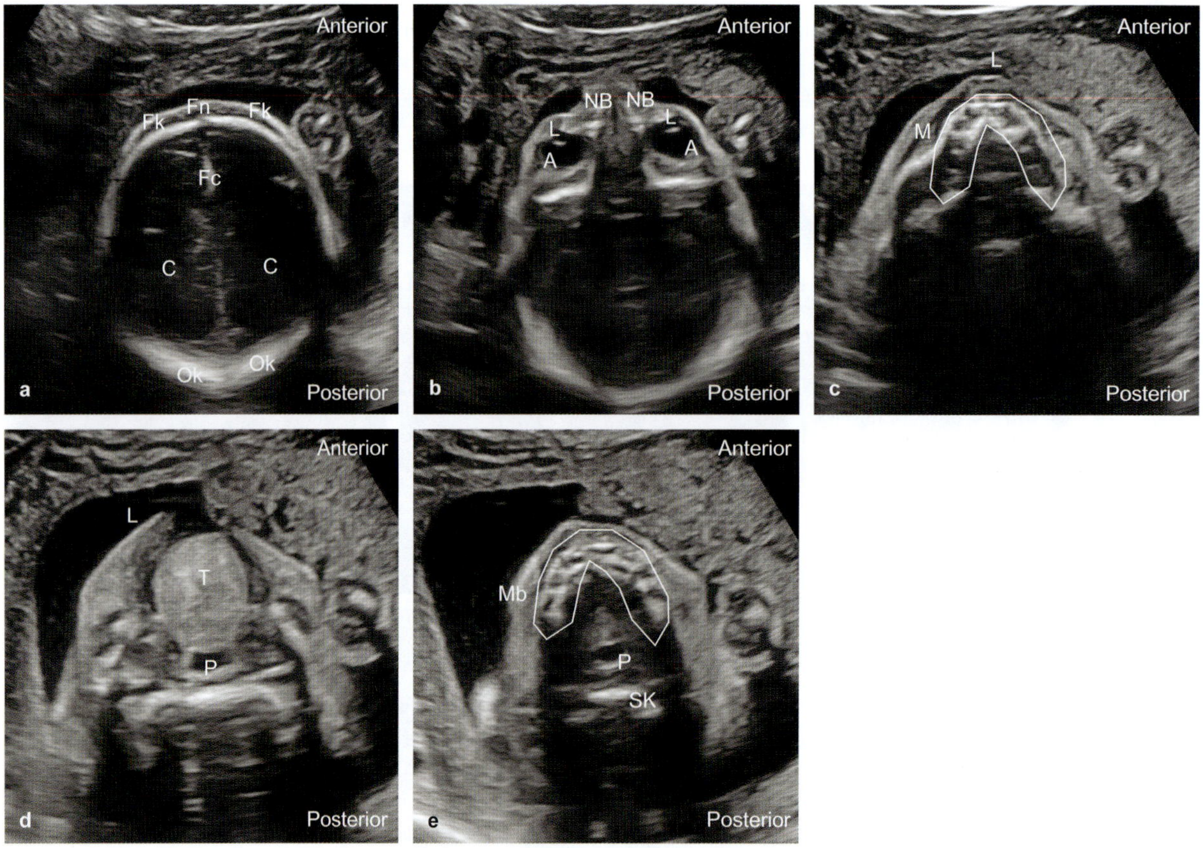

Abb. 4.14 Gesicht: zweites Trimenon – Querschnitt. Fn = Frontalnaht, Fk = Frontalknochen, Fc = Falx cerebri, C = Cerebrum, OK = Okzipitalknochen, NB = Nasenknochen, A = Auge, L = Linse, M = Maxilla, L = Lippe, T = Zunge, P = Pharynx, Mb = Mandibula, SK = Sphenoidalknochen.

Zweites Trimenon: Biplane-Darstellung

Schallkopfführung

- Biplane-Aktivierung erlaubt die simultane Betrachtung zweier orthogonal zueinander stehenden Schnittebenen.
- Es wird eine „Kameralinie“ durch die zu interessierende Struktur gelegt und man sieht im Bild B die orthogonale Ebene.
- Durch den direkten Vergleich beider Bilder ist eine exakte Kontrolle möglich.
- In ➢ Abb. 4.16a ist die Kameralinie im Mediosagittalschnitt durch den Oberkiefer gelegt, den man in der orthogonalen Ebene im Querschnitt sieht
- In ➢ Abb. 4.16b ist die Kameralinie im Mediosagittalschnitt durch Nase und Augenregion gelegt, die man in der orthogonalen Ebene im Querschnitt korrekt sieht.

Orientierungspunkte

- Ausgangsbild Bild A Sagittalschnitt – dann ist Bild B Querschnitt.
- Ausgangsbild Bild A Frontalschnitt – dann ist Bild B Querschnitt.
- Ausgangsbild Bild A ist Querschnitt – dann ist Bild B Sagittal- oder Frontalschnitt.
- Methode ist auch bei direktem Kontakt des Gesichts mit der Plazenta anwendbar.

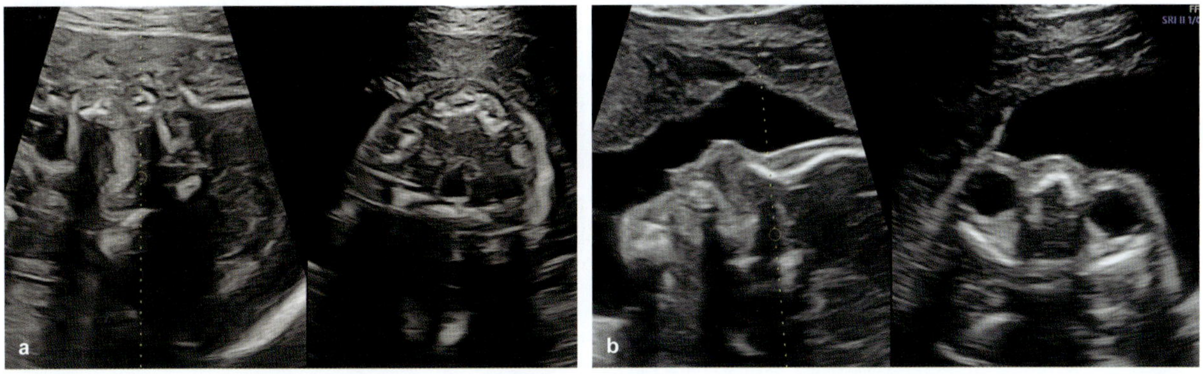

Abb. 4.15 Gesicht: zweites Trimenon – Biplane-Darstellung mit elektronischem Schallkopf

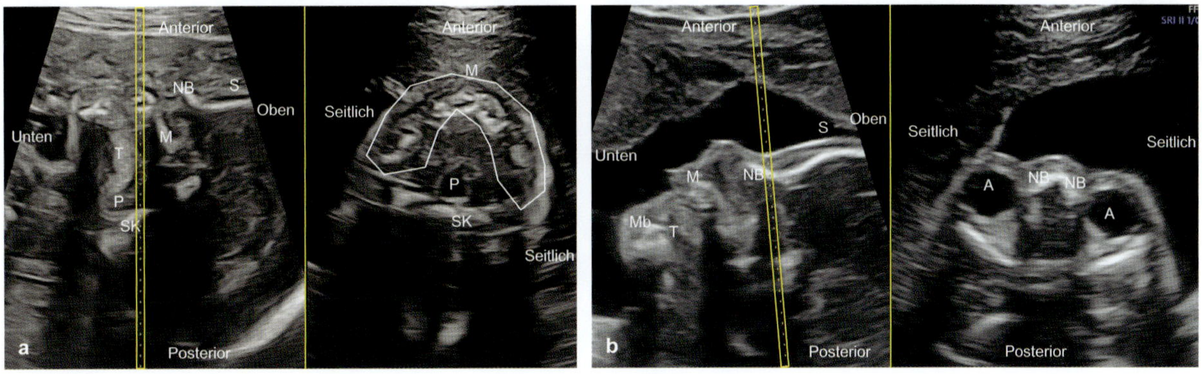

Abb. 4.16 Gesicht: zweites Trimenon – Biplane-Darstellung mit dem elektronischem Schallkopf.
a) Die Kameralinie ist durch den Oberkiefer gelegt, der sich im orthogonalen Bild als Oberkieferbogen darstellt.
b) Die Kameralinie wird durch die Region Nase/Augen im Sagittalschnitt gelegt und man sieht im orthogonalen Bild beide Augen und die Nase.
S = Stirn, NB = Nasenknochen, M = Maxilla, T = Zunge, Mb = Mandibula, P = Pharynx, SK = Sphenoidalknochen.

Zweites Trimenon: Auge mit Linse

Schallkopfführung

- Querschnitt durch das Gesicht
- Fokussierung auf das Auge im Querschnitt
- Bildvergrößerung
- Meist stellt man nur ein Auge so dar (zweites Auge liegt im Schallschatten des Nasenknochens).

Orientierungspunkte

- Augapfel mit Linse im ventralen Teil
- A. hyaluoridea verläuft durch den Glaskörper.
- Der Halteapparat der Linse ist sichtbar.
- Augenlider mit Wimpern

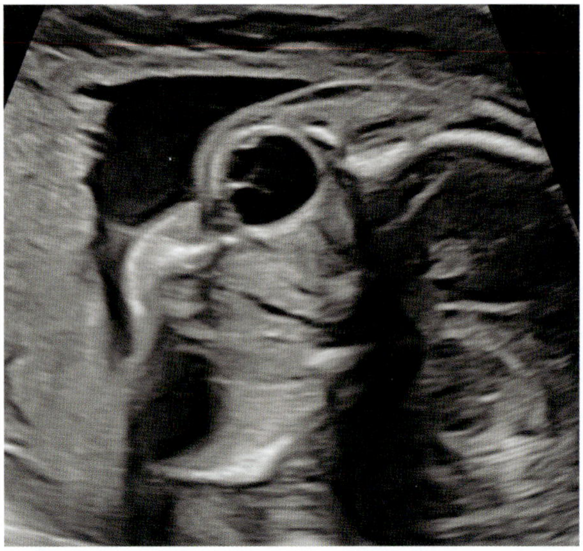

Abb. 4.17 Gesicht: zweites Trimenon – Auge mit Linse

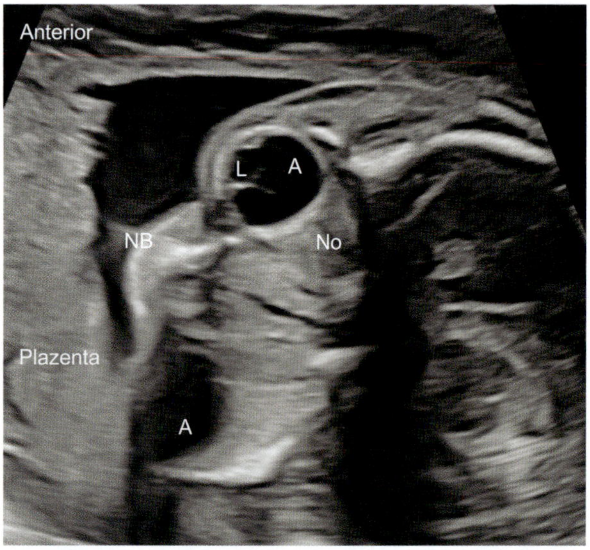

Abb. 4.18 Gesicht: zweites Trimenon – Auge mit Linse. A = Auge, L = Linse, NB = Nasenknochen, No = N. opticus.

Zweites Trimenon: Auge mit Sehnerv

Schallkopfführung

- Querschnitt durch das Gesicht
- Fokussierung auf das Auge im Querschnitt
- Bildvergrößerung
- Nutzung eines hochfrequenten Schallkopfes

Orientierungspunkte

- Augapfel mit Linse im ventralen Teil
- Retrobulbäres Fettgewebe
- Sehnerv (echoarm)

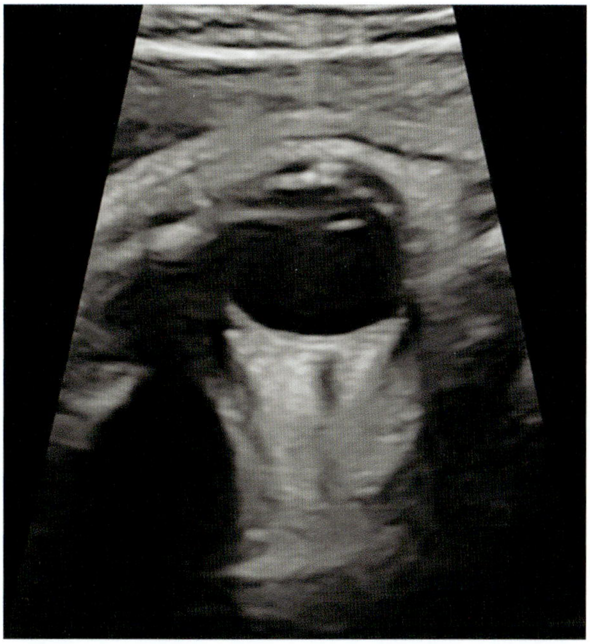

Abb. 4.19 Gesicht: zweites Trimenon – Auge mit Sehnerv

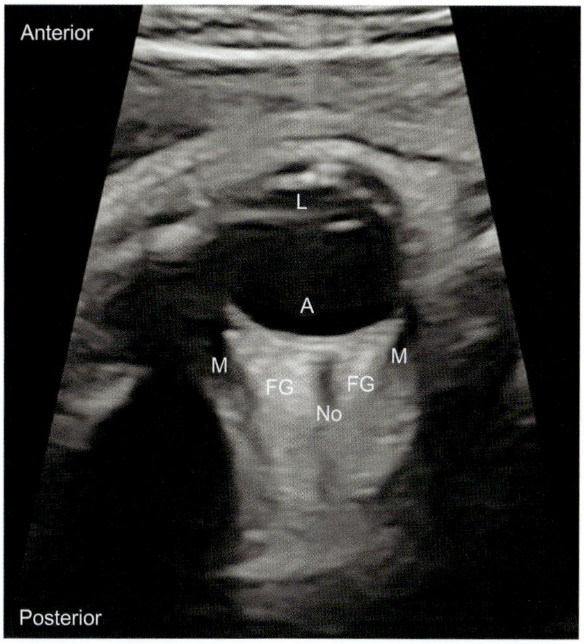

Abb. 4.20 Gesicht: zweites Trimenon – Auge mit Sehnerv. L = Linse, A = Auge, FG = retrobulbäres Fettgewebe, No = Nervus opticus, M = Augenmuskeln.

Drittes Trimenon: Frontalschnitt mit Öffnungsbewegungen der Augenlider

Schallkopfführung

- Frontaler Längsschnitt
- Leichte Parallelverschiebung von ventral nach dorsal

Orientierungspunkte

- Stirn
- Geöffnetes Augenlid
- Nasenknochen
- Wange
- Man sieht meist nur das schallkopfnahe Auge, da das andere im Schallschatten der Nase liegt.

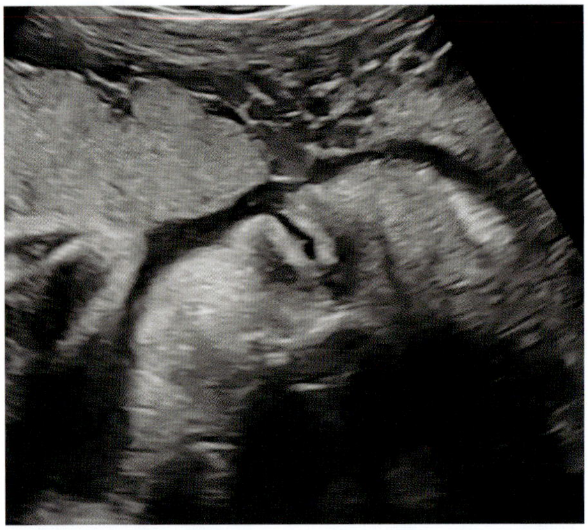

Abb. 4.21 Gesicht: drittes Trimenon – Frontalschnitt mit Öffnungsbewegungen der Augenlider

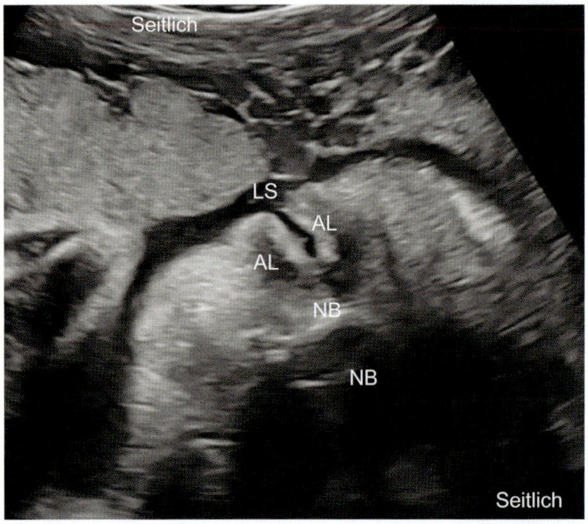

Abb. 4.22 Gesicht: drittes Trimenon – Frontalschnitt mit Öffnungsbewegung der Augenlider. AL = Augenlid, LS = Lidspalt, NB = Nasenknochen.

Zweites Trimenon: 3D-Sonografie mit Oberflächendarstellung

Schallkopfführung

- Volumenakquisition aus einem schrägem Parasagittalschnitt heraus
- Der Schallkopf sollte sich vor dem Gesicht befinden.
- Es muss Fruchtwasser vor dem Gesicht sein.
- Der Fetus muss in Richtung der mütterlichen Bauchdecke schauen.

Orientierungspunkte

- Praktisch entspricht das Bild dem Foto eines Fetus in der 22. SSW.
- Stirn
- 2 Augen mit Lidspalt
- Nase mit Nasenlöchern
- Mund mit Ober- und Unterlippe
- Wangen
- Kinn

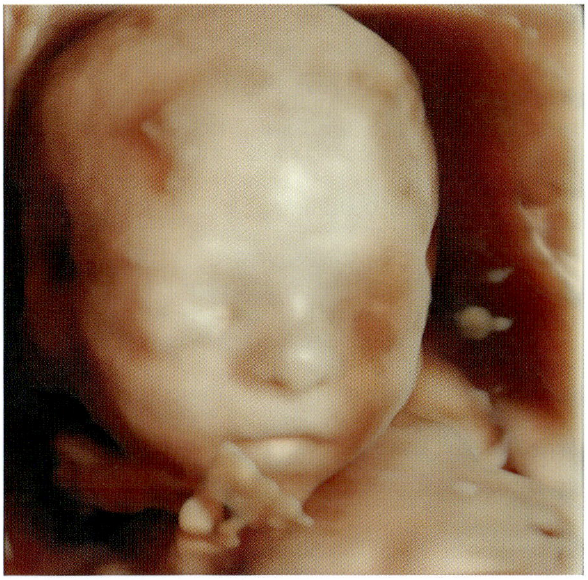

Abb. 4.23 Gesicht: zweites Trimenon – 3D-Sonografie mit Oberflächendarstellung

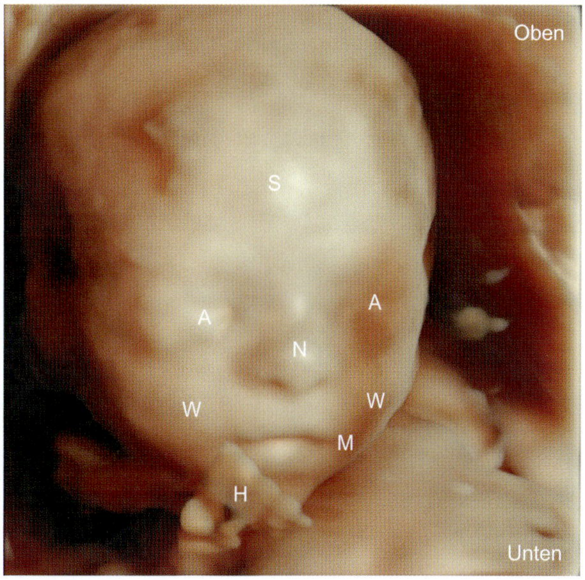

Abb. 4.24 Gesicht: zweites Trimenon – 3D-Sonografie mit Oberflächendarstellung. S = Stirn, A = Auge, N = Nase, M = Mund, W = Wange, H = Hand.

Zweites Trimenon: 3D-Sonografie mit Knochendarstellung

Schallkopfführung

- Volumenakquisition aus einem parasagittalen Längsschnitt heraus
- Schallkopf sollte mehr seitlich bzw. schräg vor dem Gesicht positioniert werden.
- Fruchtwasser vor dem Gesicht ist hilfreich, aber nicht notwendig.
- B-Bild sollte im Gain vor der Volumenakquisition reduziert werden.
- Es dürfen keine Extremitäten vor dem Gesicht während der Akquisition liegen
- Danach Darstellung in der Knochendarstellung

Orientierungspunkte

- Schädelknochen (temporal, parietal, frontal)
- Schädelnähte
- Augenhöhle
- Ober- und Unterkiefer

Checkliste Gesicht: Zweites Trimenon

- Einstellung in 3 Ebenen (Querschnitt, Frontal, Sagittal)
- Nachweis von:
- Stirn mit 2 Frontalknochen
- Frontalnaht
- 2 Augen mit Linse
- 2 Nasenknochen
- Nasenspitze
- Oberkieferbogen mit Zahnanlagen
- Zunge
- Unterkieferbogen mit Zahnanlagen
- Ober- und Unterkiefer im Sagittalschnitt

LITERATUR

Benoit R, Chaoui R. Three-dimensional ultrasound with maximum mode rendering: a novel technique for the diagnosis of bilateral or unilateral absence or hypoplasia of nasal bones in second trimester screening. Ultrasound Obstet Gynecol, 2005; 25: 19–24.

Chaoui R, Heling KS. Three-dimensional ultrasound in prenatal diagnosis. Curr Opin Obstet Gynecol, 2006: 18: 192–202.

De Jong-Pleij EAP, Ribbert LSM, Trompf E, Bilardo CM. Threedimensional multiplanar ultrasound is a valuable toll in the study of the fetal profil in the second trimester of pregnancy. Ultrasound Obstet Gynecol, 2010; 35: 195–200.

Heling KS, Lebek H. Gesicht und Hals. In: Gembruch U, Hecher K, Steiner H (Hrsg.). Ultraschalldiagnostik in Geburtshilfe und Gynäkologie. 2. Aufl. Springer, 2018.

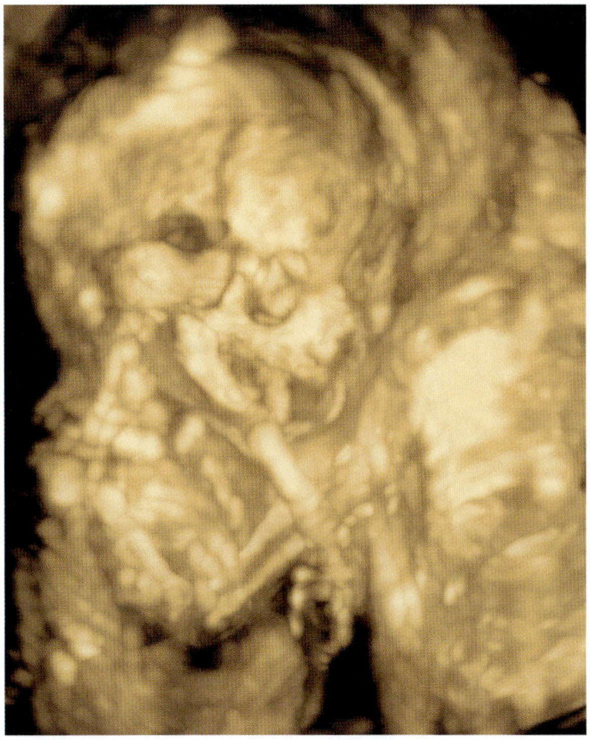

Abb. 4.25 Gesicht: zweites Trimenon – 3D-Sonografie mit Knochendarstellung

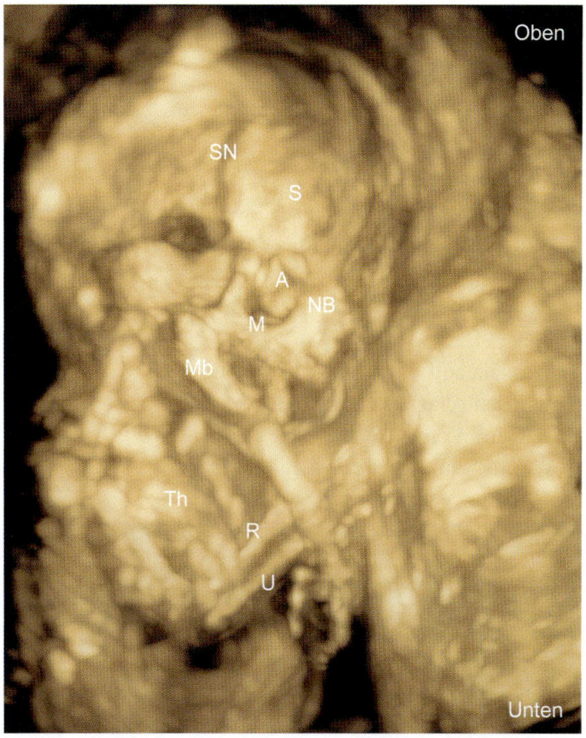

Abb. 4.26 Gesicht: zweites Trimenon – 3D-Sonografie mit Knochendarstellung. SN = Schädelnaht (Temporal), S = Stirn, A = Auge, NB = Nasenknochen, M = Maxilla, Mb = Mandibula, Th = Thorax, R = Radius, U = Ulna.

4.3 Fallbeispiele

Fallbeispiel 1

Klinische Angaben

Die 30-jährige IIG IP wurde zur Zweitmeinung wegen einer Makrozephalie und Borderline-Ventrikulomegalie überwiesen.

Fragen

1. Was fällt auf?
2. Verdachtsdiagnose/Diagnose?
3. Weiteres Vorgehen?
4. Welche Schnittebene ist dargestellt?

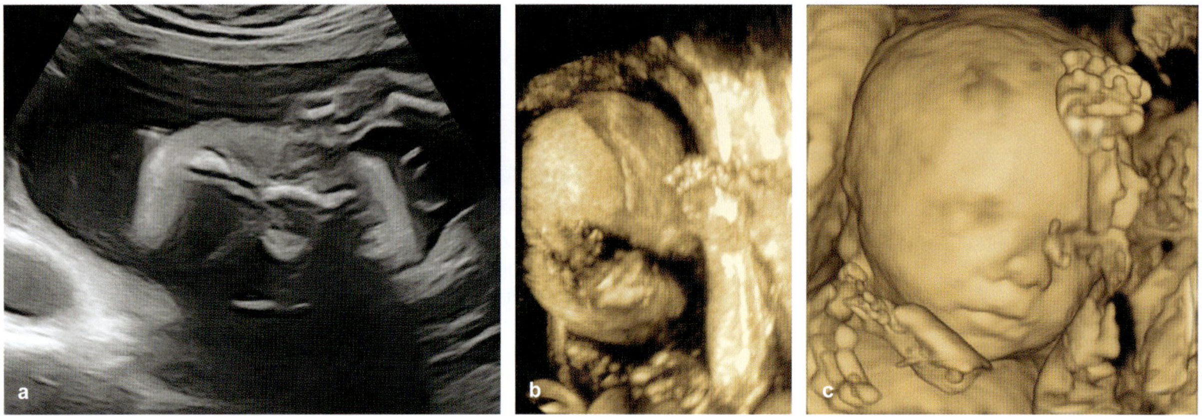

Abb. 4.27 Fallbeispiel 1

Antworten

1. Zusätzlicher Knochen in der Frontalnaht (Worm-Knochen).
2. Worm-Knochen (engl. Wormian Bone)
3. Ausschluss von assoziierten Anomalien
4. Frontalschnitt

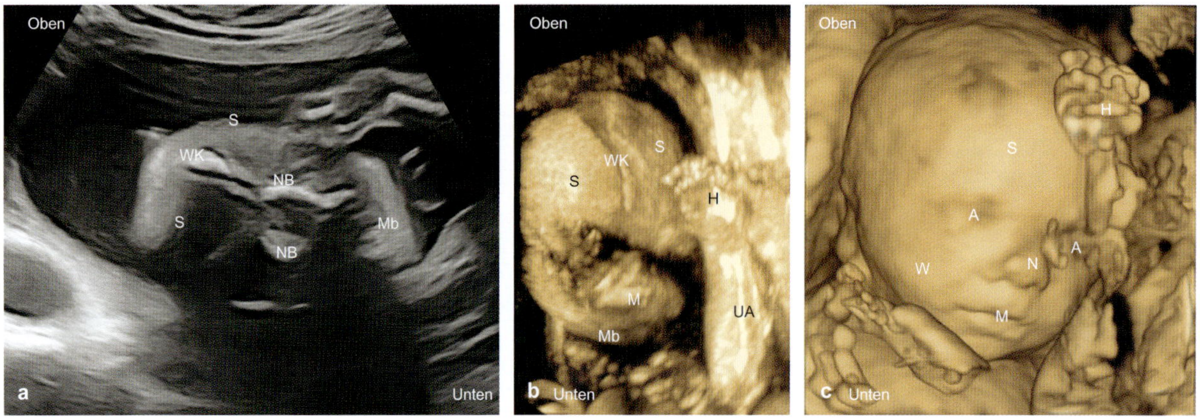

Abb. 4.28 Fallbeispiel 1: Worm-Knochen. WK = Worm-Knochen, S = Stirn, NB = Nasenknochen, A = Auge, W = Wange, M = Maxilla, Mb = Mandibula, UA = Unterarm, H = Hand.

Typische Hinweiszeichen

Ein **Worm-Knochen** bezeichnet kleine akzessorische Knochen innerhalb einer Schädelnaht. Diese überzähligen Knochen stellen eine Normvariante dar. Das Gesicht ist äußerlich vollkommen unauffällig.

Prognose

Es handelt sich um eine Normvariante. In seltenen Fällen besteht eine Assoziation zu Syndromen wie Kraniosynostosen oder Skelettfehlbildungen, weshalb eine detaillierte Feindiagnostik erfolgen sollte.

Prozedere

Ausschluss von Fehlbildungen, sonst keine weiteren Empfehlungen

PRAXISTIPP

Kleine Extraknochen findet man am häufigsten in der Frontalnaht oder okzipital. Diese sind in der 2D-Sonografie gut darstellbar, besonders aber in der **3D-Sonografie** mit Knochendarstellung.

Die 3D-Sonografie in der Oberflächendarstellung kann den Eltern das unauffällige Gesicht demonstrieren.

LITERATUR

Jeanty P. Prenatal diagnosis of wormian bones. J Ultrasound Med, 2007; 19: 863–869.

Sanchez-Lara PA. The morphogenesis of wormian bones: a study of craniosynostosis and purposeful cranial deformation. Am J Med Genet, 2007; 143: 3243–3251.

Fallbeispiel 2

Klinische Angaben

Die 36-jährige IIG IP wurde zur Feindiagnostik in der 21. SSW überwiesen. Ein Ersttrimesterscreening mit NIPT war testnegativ.

Fragen

1. Was fällt auf?
2. Verdachtsdiagnose/Diagnose?
3. Weiteres Vorgehen?
4. Welche Schnittebene ist dargestellt?

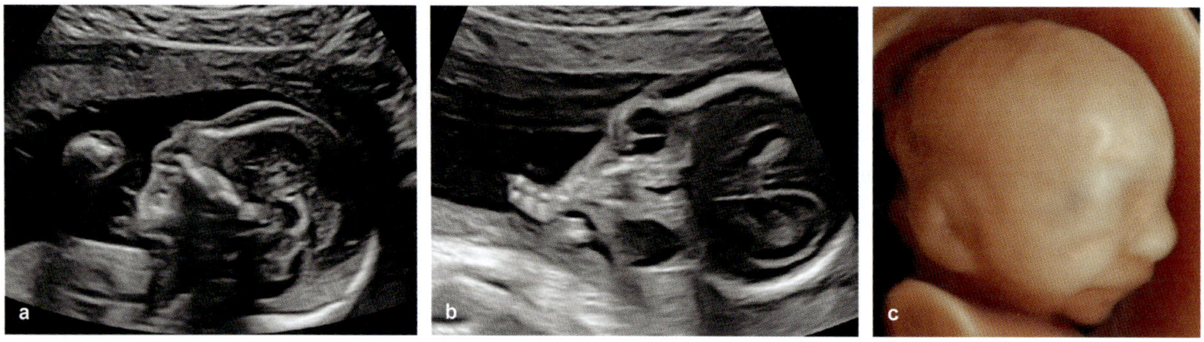

Abb. 4.29 Fallbeispiel 2

Antworten

CAVE!
Fehlmessung in der Biometrie, deshalb immer Wiederholung der Messung!

1. Fliehende Stirn, Disproportion zwischen Kopf und Hirnschädel, wobei der Hirnschädel deutlich kleiner erscheint, der Kopf an sich ist darstellbar, die Augen erscheinen sehr prominent und groß.
2. Mikrozephalus
3. Diagnostische Punktion mit Array, Infektionsdiagnostik, Ausschluss von Begleitfehlbildungen, gezielte Diagnostik der Extremitäten hinsichtlich Kontrakturen oder Fehlhaltungen
4. Sagittalschnitt (➤ Abb. 4.30a), Horizontalschnitt (➤ Abb. 4.30b)

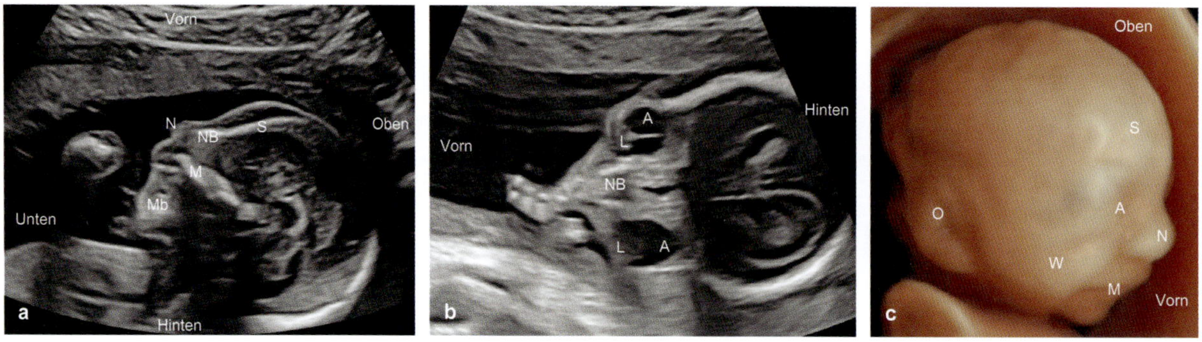

Abb. 4.30 Fallbeispiel 2: Mikrozephalie. S = Stirn, A = Auge, L = Linse, NB = Nasenknochen, N = Nase, M = Maxilla, Mb = Mandibula, O = Ohr, W = Wange.

PRAXISTIPP

1. Eine auffällige Kopfbiometrie sollte immer mehrfach kontrolliert werden!
2. Hat man biometrisch eine Mikrozephalie, so sollte das Gesichtsprofil eingestellt werden, das bei echter Mikrozephalie auffällig ist.
3. Weiterhin sollten die Extremitäten (Bewegungen, Haltung) beachtet werden.

Typische Hinweiszeichen

- Flache zurückgewichene Stirn, es besteht ein Stirnhautödem (die Haut erscheint zu groß für den Kopf).
- Disproportion zwischen Gesichtsschädel und Hirnschädel (Gesichtsschädel erscheint größer als der Hirnschädel)
- Prominente Augen
- Kopf ist geschlossen

Prognose

Die Prognose hängt in der Regel von der Grundkrankheit ab und ist meist schlecht. Im vorliegenden Fall bestanden zusätzlich noch eine Gyrierungsstörung (typisch bei Mikrozephalie) und ausgeprägte Kontrakturen aller vier Extremitäten.

Prozedere

Es sollte unbedingt eine diagnostische Punktion mit Array empfohlen werden. Ein fetales MRT in der Hand eines erfahrenen Untersuchers ist nach der 22. SSW empfehlenswert. Eine Diagnosebestätigung kann sinnvollerweise nach etwa 2 Wochen erfolgen, dann ist eine Neumessung der Biometrie sinnvoll und gleichzeitig würde sich ein normales Gehirn deutlich weiterentwickeln. Bei Schwangeren mit entsprechender Anamnese sollte auch an eine Zika-Virusinfektion gedacht werden.

Milde Formen einer Mikrozephalie ohne weitere klinische Symptome und ohne Begleitfehlbildungen (auch keine genetische Störung) können auch eine Normvariante sein. In diesen Fällen würde aber nur die Kopfbiometrie auffallend sein.

Aufgrund der schlechten Prognose sollte auch über die Möglichkeit einer Beendigung der Schwangerschaft gesprochen werden. Im Falle eines Austragens der Schwangerschaft sollte eine Anbindung an ein SPZ gewährleistet sein, um dem Kind eine entsprechende Betreuung zu gewährleisten.

MERKE

Auffällige Kopfbiometrie → Einstellung Gesichtsprofil

LITERATUR

Chervenak F. A prospective study of the accuracy of ultrasound in predicting fetal microcephaly. Obstet Gynecol 1987, 69: 908–910.

Goldstein I. Sonographic assessment of the frontal lobe: a potential tool for prenatal diagnosis of microcephaly. Am J Obstet Gynecol, 1988; 158: 1057–1062.

Goldstein I, Tamir A, Weiner Z, Jakobi P. Dimension of the fetal facial profile in normal pregnancy. Ultrasound Obstet Gynecol, 2010; 35: 191–194.

Malinger G, Lev D, Lerman-Sagie T. Normal and abnormal fetal brain development during the third trimester as demonstrated by neurosonography. Eur J Radiol, 2006; 57: 226–232.

Martin HP. Microcephaly and mental retardation. Am J Dis Child, 1970; 119: 128–131.

LeRay C. Late onset microcephaly: failure of prenatal diagnosis. Ultrasound Obstet Gynecol, 2004; 24: 481–483.

Fallbeispiel 3

Klinische Angaben

Die 38-jährige IVG IIIP war bereits in der 17. SSW zur Amniozentese vorstellig. Genetik war unauffällig. In der Vorgeschichte 1 gesundes Kind, danach 2 Schwangerschaften, bei denen jeweils mit 30 SSW ein nicht immunologischer Hydrops fetalis auftrat, an dem die Kinder beide jeweils postnatal verstarben. In der aktuellen Schwangerschaft war auch die Feindiagnostik unauffällig.

Fragen

1. Was fällt auf?
2. Verdachtsdiagnose/Diagnose?
3. Weiteres Vorgehen?
4. Welche Schnittebene ist dargestellt?

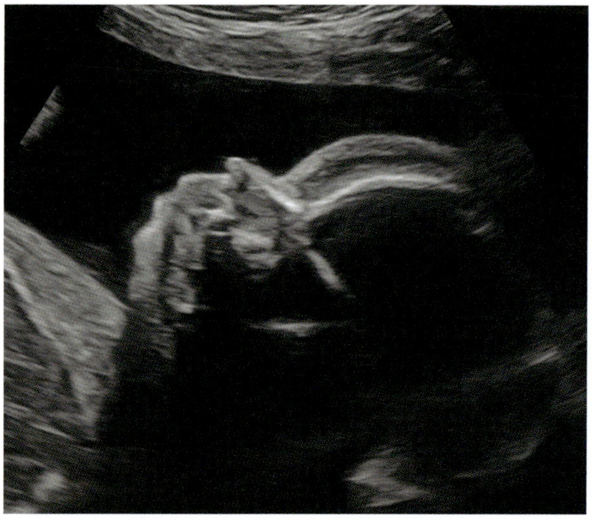

Abb. 4.31 Fallbeispiel 3

Antworten

1. Stirnödem, Schädelknochen und Nasenknochen sind darstellbar.
2. Verdachtsdiagnose Stirnödem im Rahmen eines nicht-immunologischen Hydrops fetalis
3. Diagnostische Punktion, ggf. mit Array
4. Sagittalschnitt des Gesichts (Gesichtsprofils)

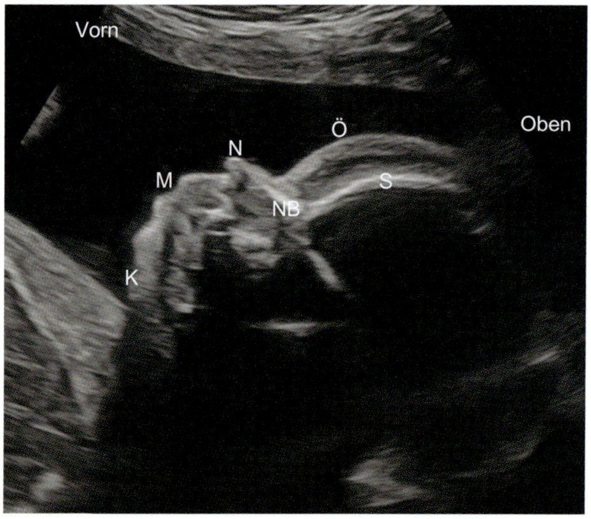

Abb. 4.32 Fallbeispiel 3: Stirnödem. S = Stirn, Ö = Stirnödem, N = Nase, NB = Nasenknochen, M = Mund, K = Kinn.

Typische Hinweiszeichen

- Deutliches Stirnödem, Doppelkontur der Haut
- Nasenknochen ist darstellbar.
- Schädelknochen sind darstellbar.

Prognose

Die Prognose hängt entscheidend von der Grundkrankheit ab. Im vorliegenden Fall wurde mit 28 SSW die Diagnose einer **Mitochondriopathie,** bedingt durch eine Mutation im Exon des AARS2-Gens gestellt, wobei beide Eltern gesunde Träger sind und ein autosomal-dominantes Vererbungsmuster besteht. Zu diesem Zeitpunkt trat dann auch in der aktuellen Schwangerschaft erstmals der **Hydrops fetalis** auf. Nach ausführlicher Beratung erfolgte die Beendigung der Schwangerschaft aus medizinischer Indikation.

Bei unklaren sonografischen Befunden sollte immer eine diagnostische Punktion mit einer Array-Diagnostik empfohlen werden.

MERKE

Bei unklaren Befunden immer neu evaluieren! Die Medizin verändert sich rasant.

Prozedere

- Diagnostische Punktion mit Array
- Genetische Beratung
- Infektionsdiagnostik
- Anämiediagnostik
- Ausschluss von Begleitfehlbildungen

LITERATUR

Bellini C et al. Etiology of nonimmune hydrops fetalis: a systematic review. Am J Med Genet, 2009; 149: 844–851.

Bellini C et al. Etiology of non-immune hydrops fetalis: an update. Am J Med Genet, 2015; 167: 1082–1088.

Moreno CA et al. Non-immune hydrops fetalis: a prospective study of 53 cases. Am J Med Genet, 2013; 161: 3078–3086.

Fallbeispiel 4

Klinische Angaben

Die 25-jährige IG wurde zur Feindiagnostik überwiesen. Der bisherige Schwangerschaftsverlauf war unauffällig.

Fragen

1. Was fällt auf?
2. Verdachtsdiagnose/Diagnose?
3. Weiteres Vorgehen?
4. Welche Schnittebene ist dargestellt?

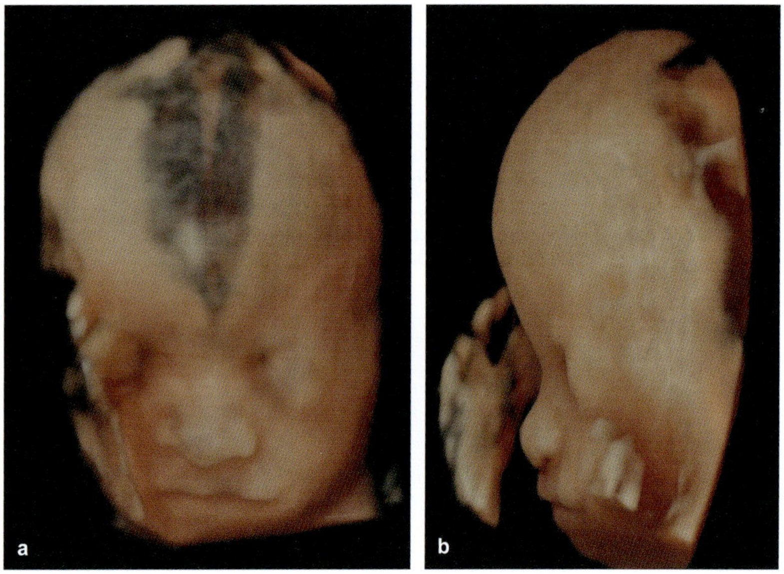

Abb. 4.33 Fallbeispiel 4

Antworten

1. Vorgewölbte Stirn, weit offene Frontalnaht, hervorstehende Augen
2. Kraniosynostose, Apert-Syndrom, Crouzon-Syndrom
3. Kopfform, Handhaltung, Augen, genetische Diagnostik mit Array
4. Frontalschnitt (➤ Abb. 4.34a), Sagittalschnitt (➤ Abb. 4.34b)

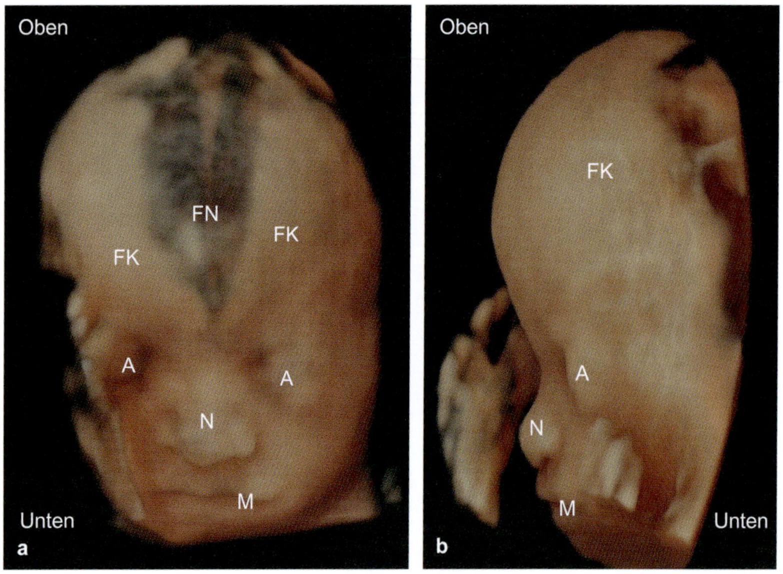

Abb. 4.34 Fallbeispiel 4: Kraniosynostose. FN = Frontalnaht, FK = Frontalknochen, A = Augen, N = Nase, M = Mund.

Typische Hinweiszeichen

- Weit offene Frontalnaht
- Hervorgewölbte Stirn
- Hervorstehende Augen

PRAXISTIPP

Bei stark vorgewölbter Stirn, immer Kopfform im Querschnitt betrachten.
Danach gezielte Betrachtung der Frontalnaht (typischerweise weit offen, d. h., man kann gut in das Gehirn schallen).

Prognose

Die Prognose hängt von der Ursache ab. Zu den **Kraniosynostosen** gehört ein weites klinisches Spektrum, eine genetische Diagnostik ist möglich. Bei Diagnosestellung in der 22. SSW ist zu beachten, dass vorgeburtlich eher die schweren klinischen Verläufe entdeckt werden. Nachgeburtlich erfolgt dann die operative Therapie wobei die parietalen Schädelnähte eröffnet werden.

Prozedere

- Diagnostische Punktion mit Array
- Suche nach typischen Zeichen (Kopfform, Augen, Handhaltung)

LITERATUR

Delahaye S. Prenatal ultrasound diagnosis of fetal craniosynostosis. Ultrasound Obstet Gynecol, 2003; 21: 347–353.
Ghi T. Two-dimensional ultrasound is accurate in the diagnosis of fetal craniofacial malformation. Ultrasound Obstet Gynecol, 2002; 21: 347–353.
Hansen WF. Prenatal diagnosis of Apert Syndrom. Fetal Diagn Ther, 2004; 19: 127–130.

Fallbeispiel 5

Klinische Angaben

Die 32-jährige IVG, IIIP wurde wegen eines stark verdickten Nackens mit 12 SSW vorgestellt. Es wurde eine symmetrische Wachstumsretardierung und eine kleine Omphalozele gefunden. Es besteht eine Konsanguinität. Mit 17 SSW erfolgte eine Amniozentese, wobei die Biometrie unverändert auffällig war, ebenfalls die kleine Omphalozele. Der Nacken war weiterhin deutlich verdickt. Die Genetik war zunächst unauffällig, mit 21 SSW wurde eine Balkenagenesie festgestellt.

Fragen

1. Was fällt auf?
2. Verdachtsdiagnose/Diagnose?
3. Weiteres Vorgehen?
4. Welche Schnittebene ist dargestellt?

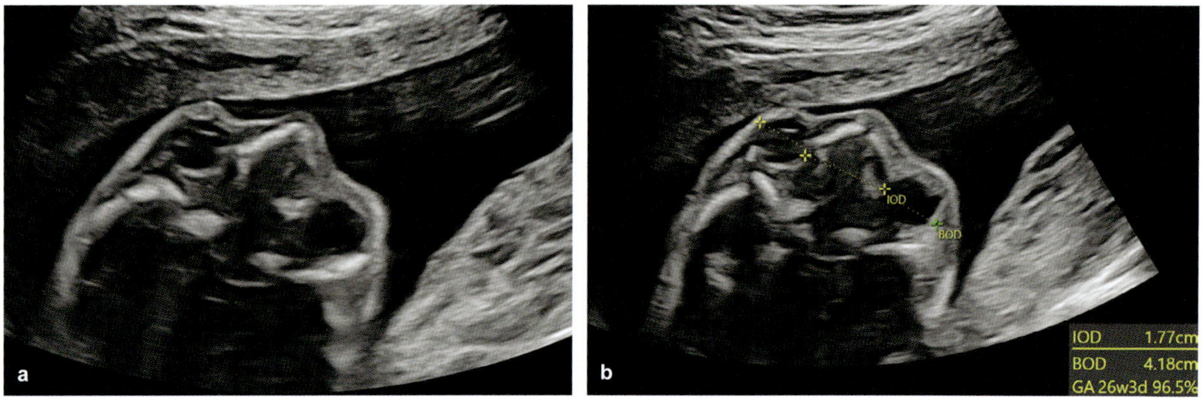

Abb. 4.35 Fallbeispiel 5

Antworten

1. Augen erscheinen groß, Augenabstand? Hypertelorismus.
2. Hypertelorismus bei Hirnfehlbildung (Balkendysgenesie), Omphalozele und stark verdicktem Nacken. Verdachtsdiagnose Chromosomenanomalie: hier Genmutation in einem Einzelgendefekt.
3. Diagnostische Punktion mit Array
4. Querschnittsebene

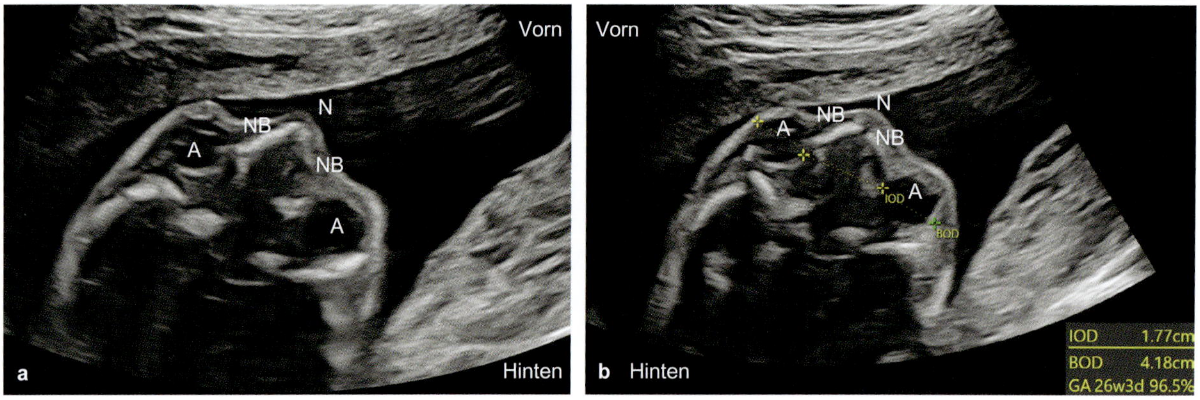

Abb. 4.36 Fallbeispiel 5: Hypertelorismus. A = Auge, NB = Nasenknochen, N = Nase.

Typische Hinweiszeichen

- Subjektiv weiter Augenabstand
- Auffällige Augenbiometrie

PRAXISTIPP

Bei subjektiven Auffälligkeiten (zu groß, zu klein, o. a.) unbedingt messen!

Prognose

Die Prognose hängt von der Grundkrankheit ab. Ist es ein akzidenteller Zufallsbefund ohne weitere Auffälligkeiten, so ist dies durchaus auch als Normvariante zu betrachten. Abhängig von der Grundkrankheit

Prozedere

Es sollten auf jeden Fall eine diagnostische Punktion mit Array sowie eine gezielte Feindiagnostik mit der Suche nach Begleitfehlbildungen angeboten werden. Die Befunde sollten seriell kontrolliert werden, insbesondere da sich das fetale Gehirn im Verlauf der Schwangerschaft verändert.

LITERATUR

Heling KS, Lebek H. Gesicht und Hals. In: Gembruch U, Hecher K, Steiner H (Hrsg.). Ultraschalldiagnostik in Geburtshilfe und Gynäkologie. 2. Aufl. Springer, 2018.

Mashiac R et al. Early sonographic detection of recurrent fetal eye anomalies. Ultrasound Obstet Gynecol, 2004; 24: 640–643.

Roth P et al. Prenatal ultrasonic measurements of the eye and the interorbital distance. J Gynecol Obstet Biol Reprod, 1999; 28: 343–351.

Fallbeispiel 6

Klinische Angaben

Die 23-jährige IG wurde zur Feindiagnostik überwiesen. Der bisherige Schwangerschaftsverlauf war unauffällig.

Fragen

1. Was fällt auf?
2. Verdachtsdiagnose/Diagnose?
3. Weiteres Vorgehen?
4. Welche Schnittebene ist dargestellt?

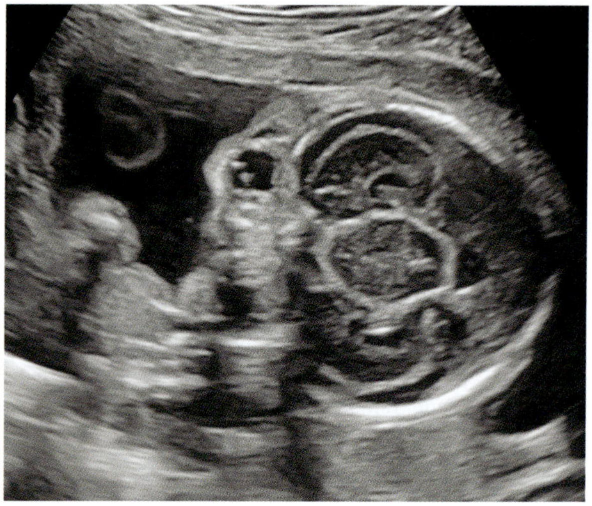

Abb. 4.37 Fallbeispiel 6

Antworten

1. Augen erscheinen beidseits klein; Augenabstand erscheint weit? Nase ist fraglich? Verdachtsdiagnose Mikroophthalmie bedseits, Hypertelorismus bei Holoprosenzephalie.
2. Gesichtsdismorphie bei Chromosomenstörung, Verdachtsdiagnose Trisomie 13
3. Diagnostische Punktion, im Falle normaler Chromosomen mit Array; Suche nach Begleitfehlbildungen
4. Querschnittsebene

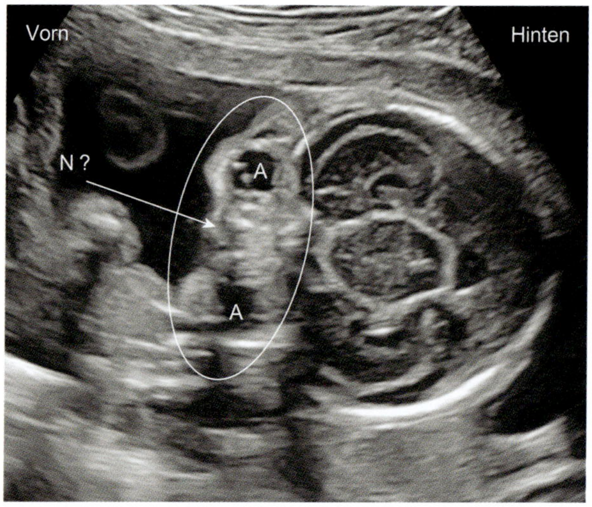

Abb. 4.38 Fallbeispiel 6 Hypertelorismus bei Gesichtsdismorphie. A = Auge, N = Nase.

Typische Hinweiszeichen

- Augengröße
- Augenabstand
- Nase? (Kreis)

Prognose

Abhängig von der Grundkrankheit. Bei Begleitfehlbildungen und/oder Chromosomenstörungen in der Regel sehr schlecht. Bei isoliertem Befund (selten) sind Funktionsstörungen des Auges zu erwarten.

Im vorliegenden Fall bestanden eine Holoprosenzephalie, ein Herzfehler (Double Outlet Right Ventricle), eine Zwerchfellhernie, polyzystische Nieren beidseits sowie ein Hypertelorismus mit Mikroophthalmie beidseits bei Gesichtsdismorphie. Genetisch lag eine **Trisomie 13** vor.

Prozedere

- Diagnostische Punktion, bei normalen Chromosomen mit Array
- Suche nach Begleitfehlbildungen

LITERATUR

Bronshtein M (1991) First and second trimester diagnosis of fetal ocular defects and associated anomalies: report of eight cases. Obstet Gynecol 77:443–449

Heling KS, Lebek H. In: Gembruch U, Hecher K, Steiner H (Hrsg.). Ultraschalldiagnostik in Geburtshilfe und Gynäkologie. 2. Aufl. Springer, 2018.

Mashiac R et al. Early sonographic detection of recurrent fetal eye anomalies. Ultrasound Obstet Gynecol, 2004; 24: 640–643.

Roth P et al. Prenatal ultrasonic measurements of the eye and the interorbital distance. J Gynecol Obstet Biol Reprod, 1999; 28: 343–351.

Fallbeispiel 7

Klinische Angaben

Die 41-jährige Patientin (IIG IP) wurde mit 15 SSW wegen der Verdachtsdiagnose auf eine Wachstumsretardierung überwiesen. Aus Altersgründen wurde eine NIPT durchgeführt, welche testnegativ war.

Fragen

1. Was fällt auf?
2. Verdachtsdiagnose/Diagnose?
3. Weiteres Vorgehen?
4. Welche Schnittebene ist dargestellt?

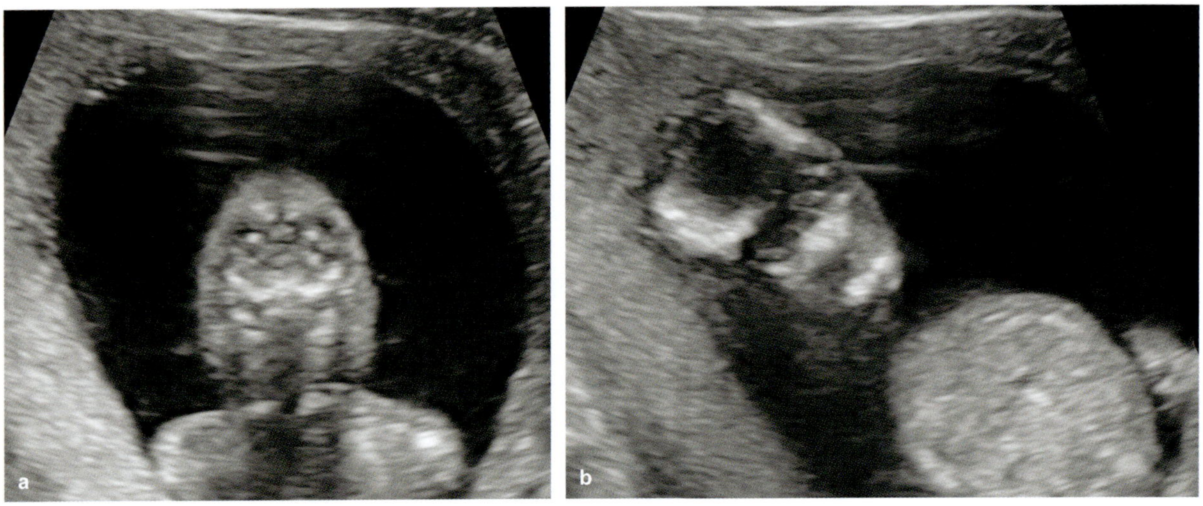

Abb. 4.39 Fallbeispiel 7

Antworten

1. Augengröße und Augenabstand
2. Verdachtsdiagnose Hypotelorismus bei Hirnfehlbildung (Holoprosenzephalie) und Wachstumsretardierung
3. Diagnostische Punktion mit Array
4. Frontalschnitt

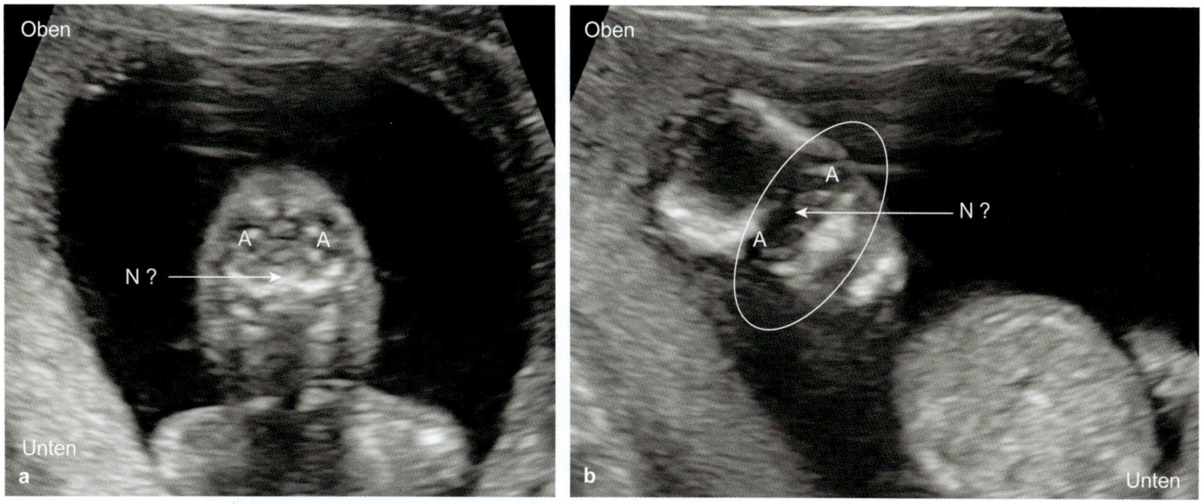

Abb. 4.40 Fallbeispiel 7: Hypotelorismus mit Mikroophthalmie. A = Auge, N = Nase.

Typische Hinweiszeichen

- Augenabstand ist sehr eng
- Nase?
- Gesichtsknochen sind auffällig.

PRAXISTIPP

Bei Gehirnauffälligkeiten (fallen beim Messen des BPD auf) immer zu den fetalen Augen schauen!

Prognose

Ein **Hypotelorismus** ist meist Ausdruck einer weitergehenden Störung, die letztlich die Prognose bestimmt. Im vorliegenden Fall bestand zusätzlich eine Wachstumsretardierung und eine Holoprosenzephalie. Die genetische Diagnostik ergab **Monosomie 18p.**

Prozedere

Da die Prognose eher schlecht ist, sollte auch über die Möglichkeit einer Beendigung der Schwangerschaft gesprochen werden. Im Falle normaler Chromosomen sollte unbedingt eine Array-Diagnostik erfolgen.

LITERATUR

Heling KS, Lebek H. In: Gembruch U, Hecher K, Steiner H (Hrsg.). Ultraschalldiagnostik in Geburtshilfe und Gynäkologie. 2. Aufl. Springer, 2018.

Mashiac R et al. Early sonographic detection of recurrent fetal eye anomalies. Ultrasound Obstet Gynecol, 2004; 24: 640–643.

Roth P et al. Prenatal ultrasonic measurements of the eye and the interorbital distance. J Gynecol Obstet Biol Reprod, 1999; 28: 343–351.

Fallbeispiel 8

Klinische Angaben

Die 24-jährige IG wurde erstmals in der 33. SSW aufgrund des Verdachts auf eine Wachstumsretardierung bei Oligohydramnion vorgestellt. Der bisherige Schwangerschaftsverlauf war unauffällig.

Fragen

1. Was fällt auf?
2. Verdachtsdiagnose/Diagnose?
3. Weiteres Vorgehen?
4. Welche Schnittebene ist eingestellt?

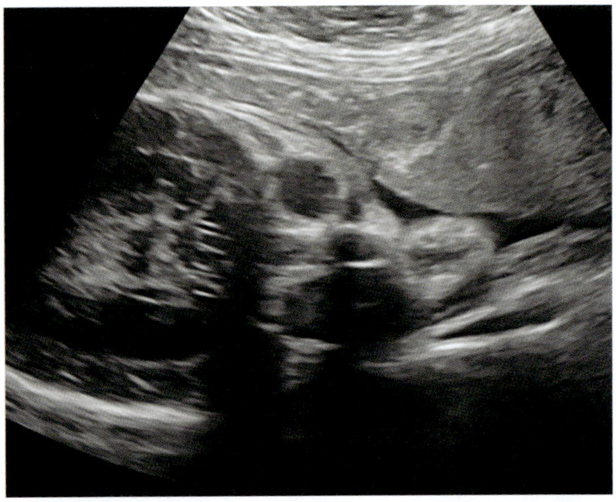

Abb. 4.41 Fallbeispiel 8

Antworten

1. Enger Augenabstand, Verdachtsdiagnose Hypotelorismus, normale Augengröße, untypische Nasenform und -lokalisation
2. Verdachtsdiagnose Hypotelorismus und Gesichtsdismorphie bei Verdachtsdiagnose auf Chromosomenstörung
3. Diagnostische Punktion
4. Querschnittsebene

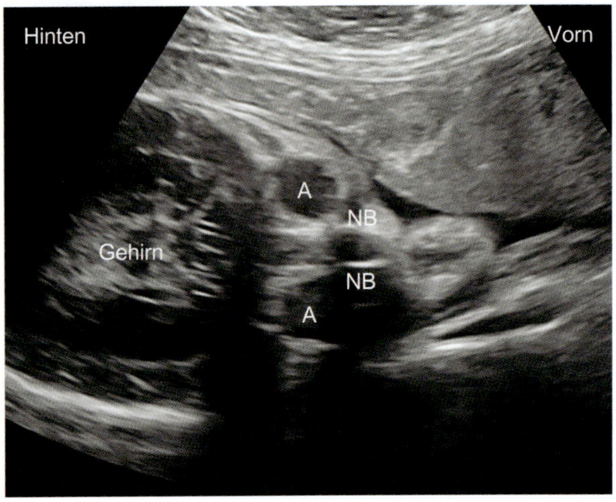

Abb. 4.42 Fallbeispiel 8: Hypotelorismus bei normaler Augengröße. Gehirn, A = Auge, NB = Nasenknochen.

Typische Hinweiszeichen

- Augenabstand
- Nase?

Prognose

Die Prognose hängt von der Grundkrankheit ab. Ein Hypotelorismus ist praktisch immer Bestandteil assoziierter Fehlbildungen und Syndrome. Im vorliegenden Fall handelte es sich um eine Wachstumsretardierung, eine Hirnfehlbildung (Dandy Walker), auffällige Hände und Füße beidseits sowie als Nebenbefund eine links persistierende V. cava superior. Die Genetik bestätigte den Verdacht einer Chromosomenstörung: Trisomie 9pter-q22.

Prozedere

- Diagnostische Punktion, im Falle normaler Chromosomen mit Array
- Suche nach Begleitfehlbildungen

LITERATUR

Heling KS, Lebek H. In: Gembruch U, Hecher K, Steiner H (Hrsg.). Ultraschalldiagnostik in Geburtshilfe und Gynäkologie. 2. Aufl. Springer, 2018.

Mashiac et al. Early sonographic detection of recurrent fetal eye anomalies. Ultrasound Obstet Gynecol, 2004; 24: 640–643.

Roth P et al. Prenatal ultrasonic measurements of the eye and the interorbital distance. J Gynecol Obstet Biol Reprod, 1999; 28: 343–351.

Fallbeispiel 9

Klinische Angaben

Die 34-jährige IIG IP wurde wegen des Verdachts auf eine symmetrische Wachstumsretardierung überwiesen.

Fragen

1. Was fällt auf?
2. Verdachtsdiagnose/Diagnose?
3. Weiteres Vorgehen?
4. Welche Schnittebene ist eingestellt?

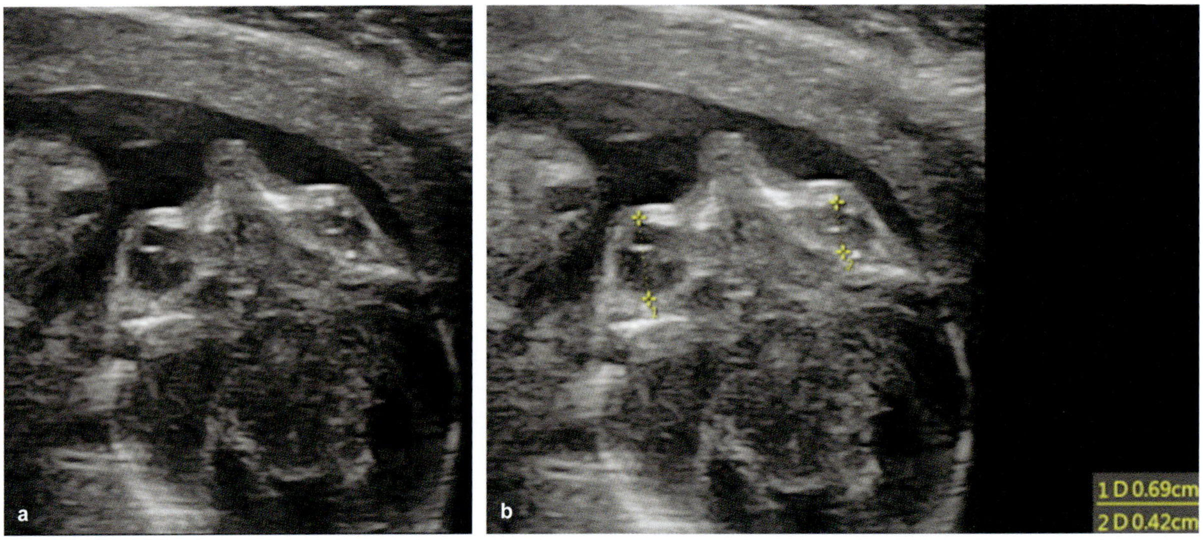

Abb. 4.43 Fallbeispiel 9

Antworten

1. Augengröße erscheint unterschiedlich.
2. Mikroophthalmie einseitig, symmetrische Wachstumsretardierung, Hirnfehlbildung und dysplastischen Nieren beidseits
3. Diagnostische Punktion
4. Querschnittsebene

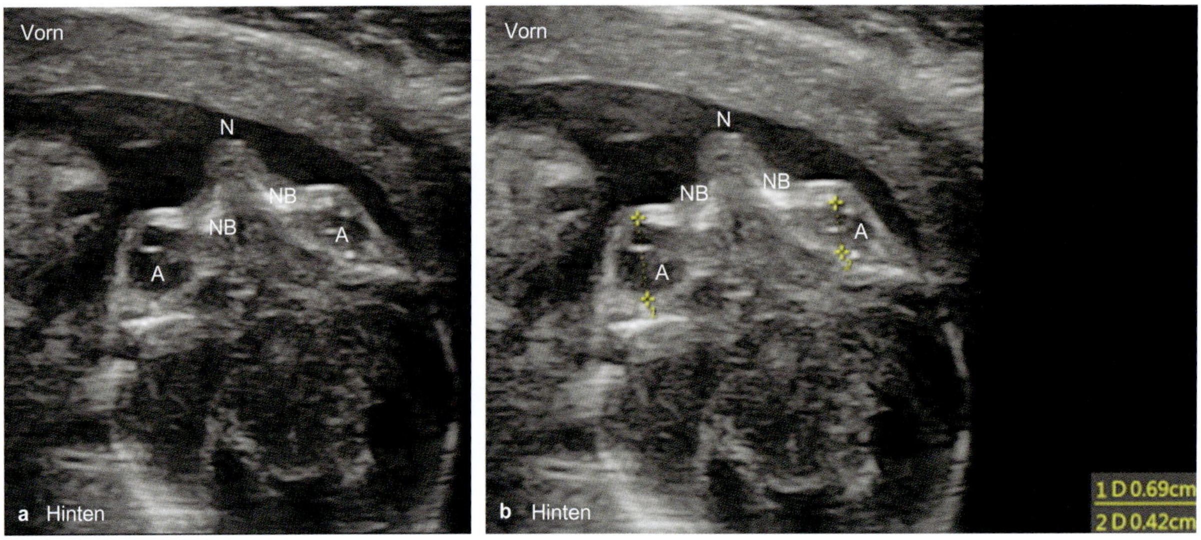

Abb. 4.44 Fallbeispiel 9: Mikroophthalie. A = Auge, NB = Nasenknochen, N = Nase.

Typische Hinweiszeichen

- Unterschiedliche Augengröße
- Biometrie der Augen
- Nasenknochen sind darstellbar.
- Linsen sind in beiden Augen nachweisbar.
- Biometrie ist beweisend.

PRAXISTIPP

Diese Diagnose gelingt nur, wenn man beide Augen in einer Ebene einstellt, am besten in einer Querschnittsebene.

Prognose

- Abhängig von der Grundkrankheit, hier Nachweis einer Triploidie.
- Bei isoliertem Auftreten Funktionseinschränkungen

Prozedere

- Diagnostische Punktion mit Array
- Ausschluss/Suche nach Begleitfehlbildungen

LITERATUR

Heling KS, Lebek H. In: Gembruch U, Hecher K, Steiner H (Hrsg.). Ultraschalldiagnostik in Geburtshilfe und Gynäkologie. 2. Aufl. Springer, 2018.

Mashiac R et al. Early sonographic detection of recurrent fetal eye anomalies. Ultrasound Obstet Gynecol, 2004; 24: 640–643.

Roth P et al. Prenatal ultrasonic measurements of the eye and the interorbital distance. J Gynecol Obstet Biol Reprod, 1999; 28: 343–351.

Fallbeispiel 10

Klinische Angaben

Die 28-jährige IIG 0P kommt wegen des Verdachts auf eine Holoprosenzephalie, einer Lippen-Kiefer-Gaumen-Spalte und Verdachtsdiagnose Herzfehler zur Feindiagnostik.

Fragen

1. Was fällt auf?
2. Verdachtsdiagnose/Diagnose?
3. Weiteres Vorgehen?
4. Welche Schnitteinstellung liegt vor?

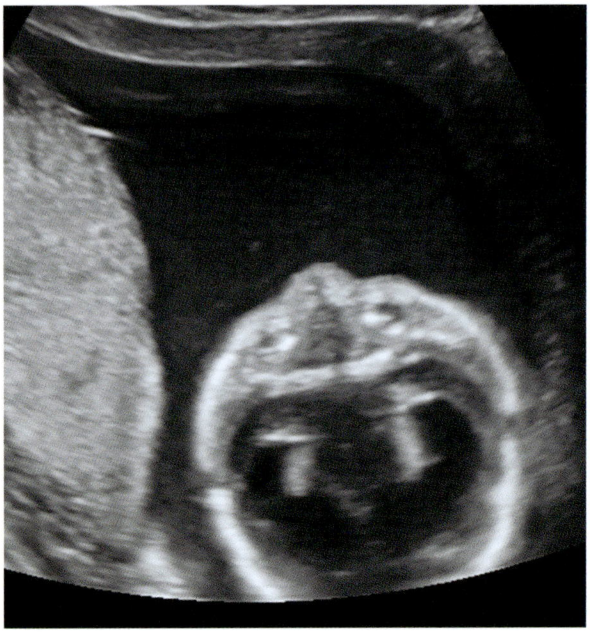

Abb. 4.45 Fallbeispiel 10

Antworten

1. Sehr kleine Augen beidseits, keine sichere Trennung zwischen Augapfel und Linse
2. Verdachtsdiagnose Mikroophthalmie beidseits, Verdachtsdiagnose Holoprosenzephalie
3. Diagnostische Punktion, ggf. mit Array
4. Querschnitt

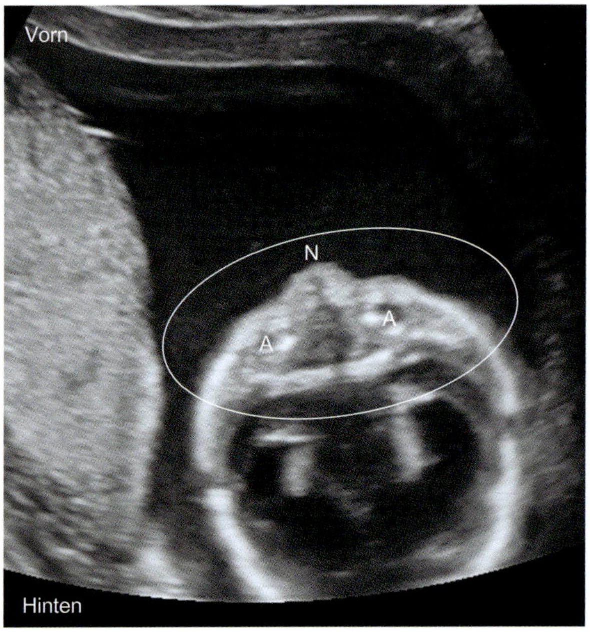

Abb. 4.46 Fallbeispiel 10: Mikroophthalmie beidseits. A = Auge, N = Nase.

Typische Hinweiszeichen

- Kleine Augen beidseits
- Augenabstand
- Linse?
- Nasenknochen

Prognose

Die Prognose hängt von der Grundkrankheit ab. Da eine **Mikroophthalmie** in der Regel immer Bestandteil von assoziierten Fehlbildungen oder Syndromen ist, so ist die Prognose in der Regel schlecht. Im vorliegenden Fall bestand eine **Trisomie 13.** Sollte der Befund isoliert sein, so sind schwere Funktionseinschränkungen der Augen zu erwarten.

Prozedere

Diagnostische Punktion, ggf. mit Array

LITERATUR

Heling KS, Lebek H. In: Gembruch U, Hecher K, Steiner H (Hrsg.). Ultraschalldiagnostik in Geburtshilfe und Gynäkologie. 2. Aufl. Springer, 2018.

Mashiac R et al. Early sonographic detection of recurrent fetal eye anomalies. Ultrasound Obstet Gynecol, 2004; 24: 640–643.

Roth P et al. Prenatal ultrasonic measurements of the eye and the interorbital distance. J Gynecol Obstet Biol Reprod, 1999; 28: 343–351.

Fallbeispiel 11

Klinische Angaben

Die 24 jährige IIG IP wurde zur Zweitmeinung wegen der Frage Anophthalmie unilateral geschickt. Der Befund wurde bestätigt.

Fragen

1. Was fällt auf?
2. Verdachtsdiagnose/Diagnose?
3. Weiteres Vorgehen?
4. Welche Schnittebene ist eingestellt?

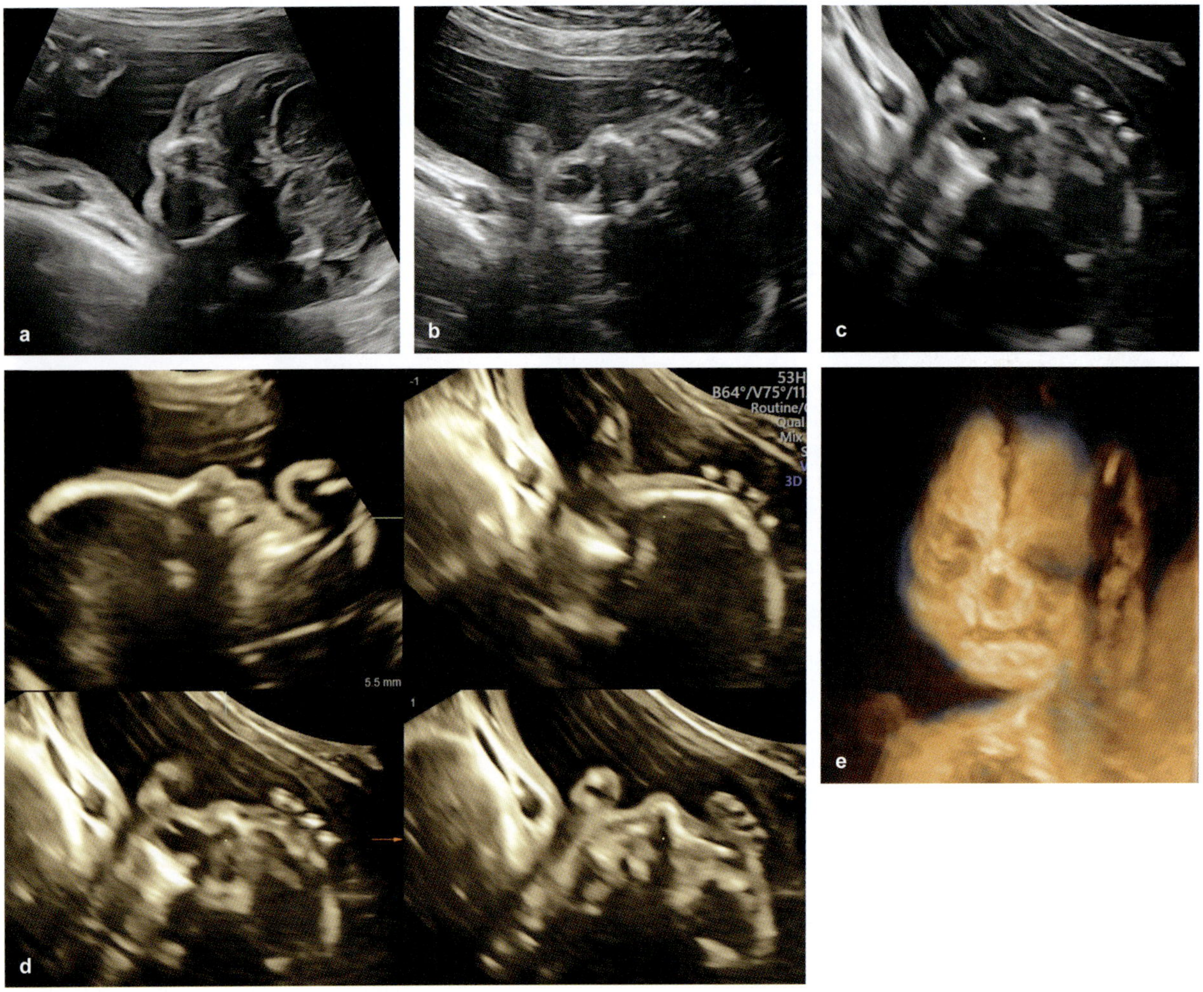

Abb. 4.47 Fallbeispiel 11

Antworten

1. Fehlendes Auge
2. Verdachtsdiagnose Anophthalmie unilateral
3. Diagnostische Punktion mit Array, 3D-Sonografie, Ausschluss von Begleitfehlbildungen, ggf. fetales MRT.
4. Querschnitt: ➤ Abb. 4.48a–d; Frontalschnitt: ➤ Abb. 4.48e
   a. Horizontaler Querschnitt: Das vorhandene Auge liegt unten, das fehlende oben.
   b. Horizontaler Querschnitt: Das vorhandene Auge ist gut darstellbar.
   c. Statische 3D-Aufnahme, Darstellung im Schnittbildmodus. Der Schnittpunkt der 3 Ebenen liegt im gesunden Auge, das andere fehlt.
   d. Statische 3D-Aufnahme, Darstellung im Schnittbildmodus mit Schichtdicke (Volume Contrast Imaging 2 mm). Der Schnittpunkt der 3 Ebenen liegt im gesunden Auge, das andere fehlt. Es wurden 3 aktive Bildlinien in der Augenregion ausgewählt.
   e. Statische 3D-Aufnahme des Gesichts, Darstellung im Knochenmodus. Es sind deutlich die Asymmetrie der betroffenen Seite und die verkümmerte Augenhöhle darstellbar.

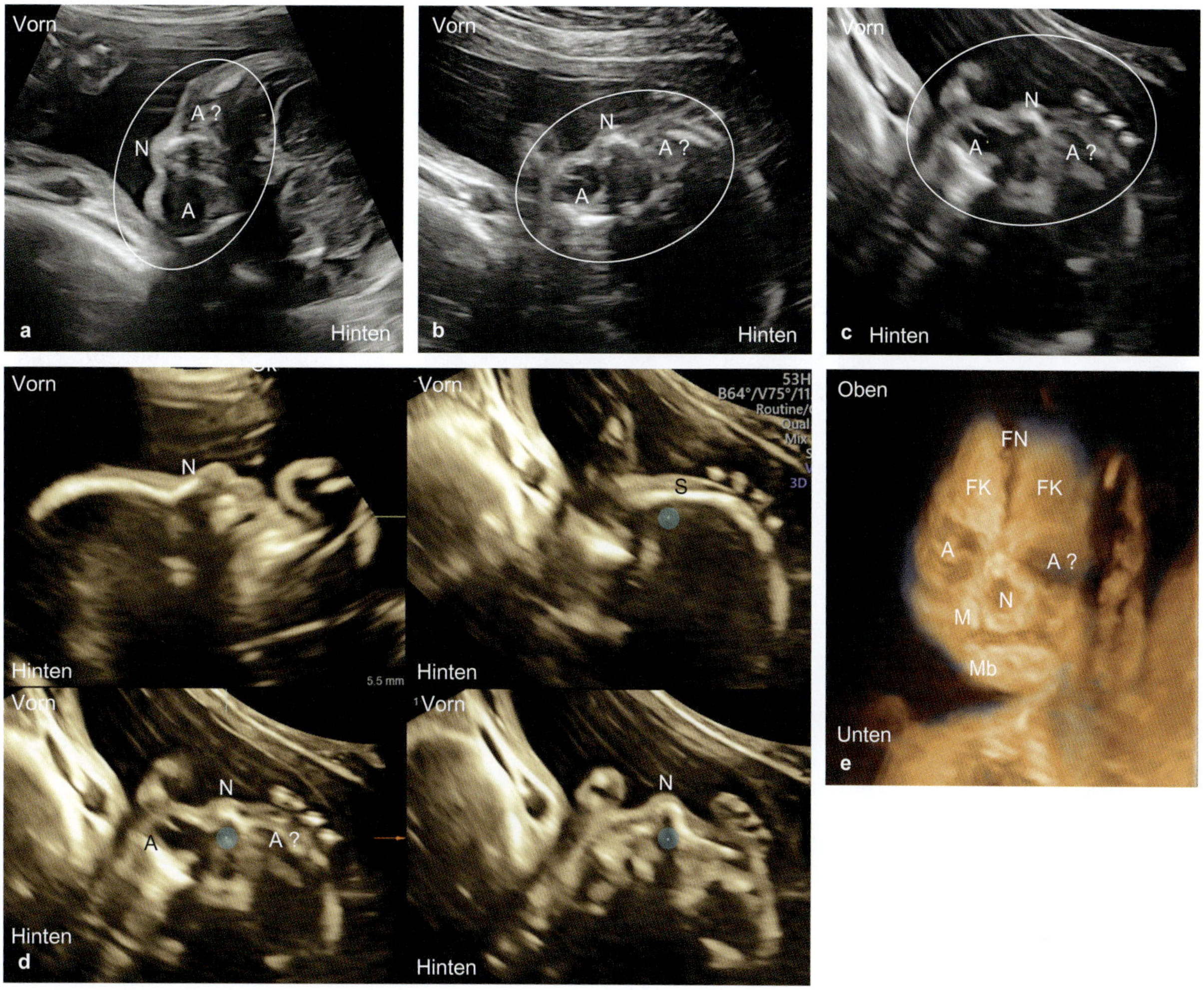

Abb. 4.48 Fallbeispiel 11: Anophthalmie unilateral. A = Auge, N = Nase, markierter Punkt – Schnittpunkt der 3 Ebenen, FN = Frontalnaht, FK = Frontalknochen, M = Maxilla, Mb = Mandibula.

Typische Hinweiszeichen

- Fehlendes Auge einseits
- Gesichtsasymmetrie
- Sicherer Nachweis in der 3D-Sonografie

PRAXISTIPP

Die Darstellung dieser Fehlbildung gelingt nur, wenn man immer beide Augen in einer Ebene darstellt, üblicherweise im Querschnitt. Die 3D-Sonografie ist durch die Möglichkeit der Standardisierung hier extrem hilfreich.

Prognose

Die Prognose ist schwer einzuschätzen. Grundsätzlich besteht in jedem Fall eine einseitige Blindheit. Da aber nie ein Auge vorhanden war, ist dies nicht mit dem unfallbedingtem Verlust eines Auges später im Leben zu vergleichen. In jedem Fall wird sich eine Gesichtsasymmetrie entwickeln. Aber auch Migrationsstörungen sind beschrieben.

Im vorliegenden Fall ergab die Standardfruchtwasseruntersuchung einen normalen Karyotyp, die weiterführende genetische Diagnostik ergab 12 Monate nach der durchgeführten Diagnostik dann eine Einzelgenmutation. Die Eltern hatten sich aufgrund der Fehlbildung für eine Beendigung der Schwangerschaft entschlossen.

Prozedere

- Diagnostische Punktion mit Array
- 3D-Sonografie
- Ausschluss von Begleitfehlbildungen, fetales MRT

LITERATUR

Heling KS, Lebek H. In: Gembruch U, Hecher K, Steiner H (Hrsg.). Ultraschalldiagnostik in Geburtshilfe und Gynäkologie. 2. Aufl. Springer, 2018.

Mashiac R et al. Early sonographic detection of recurrent fetal eye anomalies. Ultrasound Obstet Gynecol, 2004; 24: 640–643.

Roth P et al. Prenatal ultrasonic measurements of the eye and the interorbital distance. J Gynecol Obstet Biol Reprod, 1999; 28: 343–351.

Fallbeispiel 12

Klinische Angaben

Bei der Patientin (IG, 0P) wurde ein Herzfehler (AVSD) in der 27. SSW diagnostiziert. Das in 3D darstellbare Gesicht unterstützte die Verdachtsdiagnose einer Trisomie 21, die in der Amniozentese bestätigt wurde.

Fragen

1. Was fällt auf?
2. Verdachtsdiagnose/Diagnose?
3. Weiteres Vorgehen?
4. Welche Schnittebene ist dargestellt.
5. Welche Ultraschalltechnik wurde verwendet?

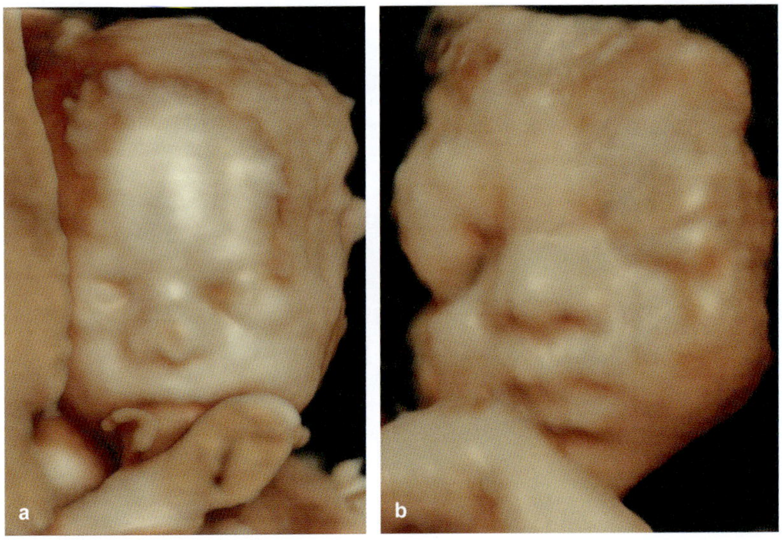

Abb. 4.49 Fallbeispiel 12

Antworten

1. Lidachse, breite Nase
2. Verdachtsdiagnose Trisomie 21
3. Diagnostische Punktion, ggf. mit Array
4. Frontalschnitt
5. 3D-Sonografie mit Oberflächendarstellung

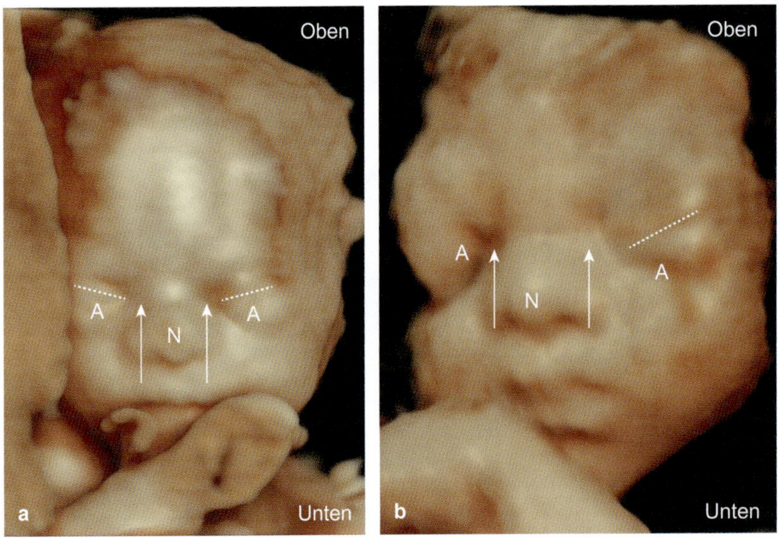

Abb. 4.50 Fallbeispiel 12: Trisomie 21. A = Auge, gestrichelte Linie = Lidachse, Pfeile = breite Nasenwurzel.

Typische Hinweiszeichen

- Lidachse
- Nase
- Nasenwurzel

Prognose

Bei Nachweis einer **Trisomie 21** (wie im vorliegenden Fall) ist die Prognose durch die Grundkrankheit bestimmt. Natürlich können diese Gesichtszüge einen normalen Feten zeigen.

Die Bilder werden vorgestellt, um die Schwierigkeiten und die Subjektivität der Gesichtsbeurteilung hinsichtlich Trisomie 21 zu zeigen, was viele Patientinnen gerne möchten. ➢ Abb. 4.50a zeigt ein Fetus mit isolierter Trisomie 21 mit 27 SSW, ➢ Abb. 4.50b einen Fetus mit Trisomie 21 und begleitendem Herzfehler (AV-Kanal) mit 28 SSW. Wenn überhaupt, so kann man erst relativ spät in der Oberflächendarstellung Hinweise sehen. Die Methode eignet sich nicht zur Suche nach Trisomie 21.

Prozedere

- Genetische Beratung, Diagnostische Punktion
- Klinischer Blick auf die Eltern

LITERATUR

Benoit B, Chaoui R (2005) Three-dimensionalultrasound with maximum mode rendering: novel technique for the diagnosis of bilateral or unilateral absence or hypoplasia of nasal bones in second trimester screening for down syndrome. Ultrasound Obstet Gynecol 25:19–24 s

Heling KS, Lebek H. In: Gembruch U, Hecher K, Steiner H (Hrsg.). Ultraschalldiagnostik in Geburtshilfe und Gynäkologie. 2. Aufl. Springer, 2018.

Fallbeispiel 13

Klinische Angaben

Die Patientin wurde zu einer Verlaufskontrolle in der 30. SSW überwiesen, der bisherige Schwangerschaftsverlauf einschließlich Feindiagnostik war unauffällig.

Fragen

1. Was fällt auf?
2. Verdachtsdiagnose/Diagnose?
3. Weiteres Vorgehen?
4. Welche Schnittebene ist eingestellt?

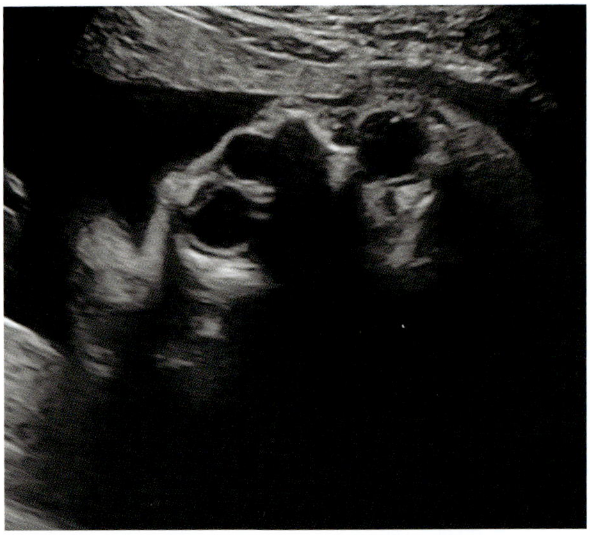

Abb. 4.51 Fallbeispiel 13

Antworten

1. Zystische RF zwischen den Augen, 3. Auge?
2. Verdachtsdiagnose Dakryozystozele unilateral
3. Keine weitere Diagnostik
4. Querschnitt

Typische Hinweiszeichen

- Zystische RF zwischen den Augen (am Augeninnenwinkel), kann beidseits auftreten
- Späte Diagnosestellung > 30 SSW

PRAXISTIPP

Es handelt sich um eine Diagnose, die meist erst nach 30 SSW gestellt wird. Sie kann auch beidseits auftreten.

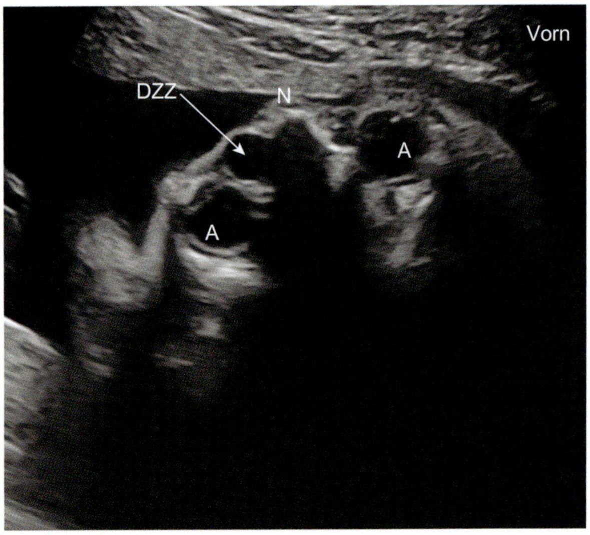

Abb. 4.52 Fallbeispiel 13: Dakryozystozele. A = Auge, DZZ = Dakryozystozele, N = Nase.

Prognose

Es handelt sich um eine Normvariante mit einer günstigen Prognose. Postnatal kommt es meist zur Spontanremission, sehr selten ist ein operativer Eingriff notwendig.

Prozedere

Keine speziellen Empfehlungen, Information an Kinderarzt.

LITERATUR

Heling KS, Lebek H. In: Gembruch U, Hecher K, Steiner H (Hrsg.). Ultraschalldiagnostik in Geburtshilfe und Gynäkologie. 2. Aufl. Springer, 2018.

Fallbeispiel 14

Klinische Angaben

Mit 11 SSW wurde ein stark verdickter Nacken festgestellt, der mit 13 SSW immer noch nachweisbar war. Hier bestand dann zusätzlich die Verdachtsdiagnose auf Herzfehler (Truncus arteriosus communis) und lymphangiomartige Zysten, die am Hals seitlich nach kaudal wuchsen. Die klassische Zytogenetik war ohne Befund.

Fragen

1. Was fällt auf?
2. Verdachtsdiagnose/Diagnose?
3. Weiteres Vorgehen?
4. Welche Schnittebene ist eingestellt?

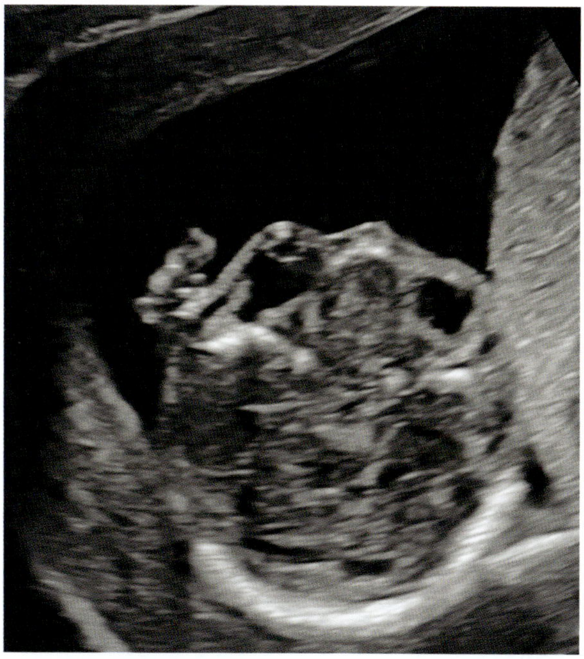

Abb. 4.53 Fallbeispiel 14

Antworten

1. Unregelmäßig geformte Augäpfel, Verdachtsdiagnose Kolobom, Linse unterschiedlich?
2. Verdachtsdiagnose Kolobom bei Verdachtsdiagnose Herzfehler und verdickter NT, Verdachtsdiagnose Chromosomenstörung
3. Diagnostische Punktion mit Array
4. Querschnitt

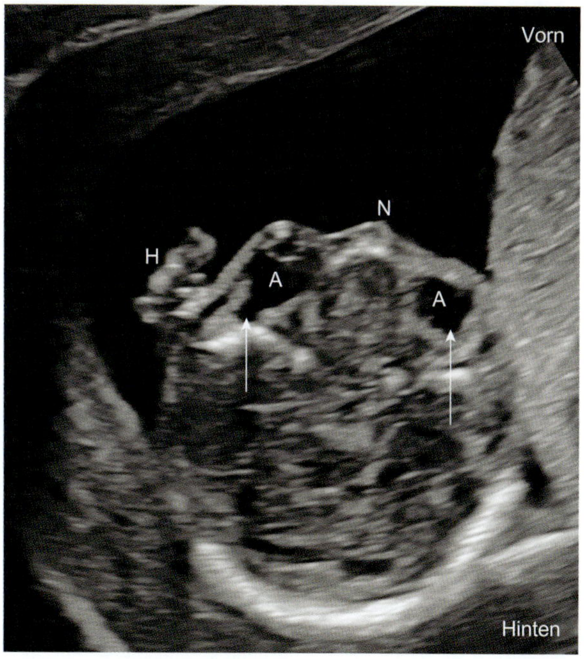

Abb. 4.54 Fallbeispiel 14: Kolobom mit Katarakt. A = Auge, N = Nase, H = Hand, Pfeile = unregelmäßige Augenform.

Typische Hinweiszeichen

- Unregelmäßig konfigurierte Augäpfel
- Linse erscheint unterschiedlich (Größe, Transparenz).

Prognose

Die Diagnose eines **Koloboms** ist ausgesprochen schwierig. Hier führten die Mehrfachfehlbildungen zur Diagnose. Die durchgeführte Array-Diagnostik ergab letztlich die Diagnose eines Kleefstra-Syndroms (9q34.3) mit multiplen Fehlbildungen.

Sind die Augenbefunde isoliert (keine genetische Störung, keine Begleitfehlbildungen), so ist mit Funktionseinschränkungen zu rechnen.

Prozedere

- Diagnostische Punktion mit Array
- Suche nach assoziierten Anomalien
- Ggf. hochauflösende Sonografie in höheren SSW

LITERATUR

Moore KL, Persaud TV, Viebahn CH. Embryologie. Entwicklungsstadien, Frühentwicklung, Organogenese. Klinik. 5. Aufl. Elsevier, 2007: S. 518–519.

4

Fallbeispiel 15

Klinische Angaben

Bei der Patientin IIG, IP wurde im Rahmen der Feindiagnostik eine Fallot-Tetralogie beim Feten diagnostiziert. Die klassische Genetik war unauffällig. Bei einer Verlaufskontrolle in der 30. SSW wurden multiple Kontrakturen aller vier Extremitäten und ein beidseitiger Katarakt der Linse festgestellt.

Fragen

1. Was fällt auf?
2. Verdachtsdiagnose/Diagnose?
3. Weiteres Vorgehen?
4. Welche Schnittebene ist dargestellt?

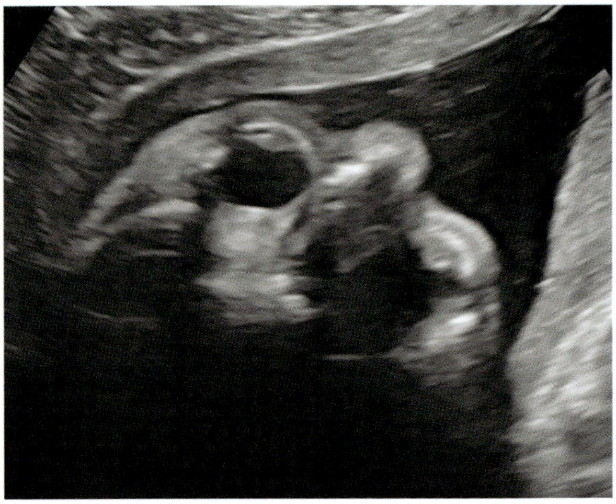

Abb. 4.55 Fallbeispiel 15

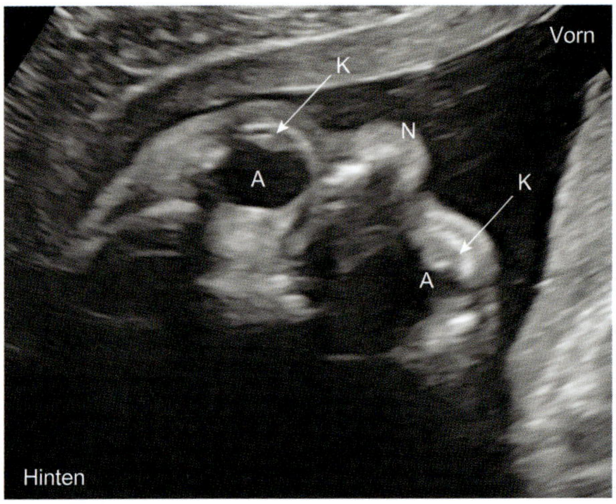

Abb. 4.56 Fallbeispiel 15: Katarakt beidseits. A = Auge, K= Katarakt, N = Nase.

Antworten

1. Echogene Linsen beidseits
2. Verdachtsdiagnose Katarakt beidseits, hier im Zusammenhang mit Herzfehler
3. Diagnostische Punktion mit Array, Begleitfehlbildungen?
4. Querschnittsebene

Typische Hinweiszeichen

- Echogene Linsen beidseits
- Normale Augengröße

MERKE

Ein **Katarakt** kann einseits oder beidseits vorliegen.
Ein Katarakt kann sich in der Schwangerschaft entwickeln.

Prognose

- Abhängig von Grundkrankheit
- Einschränkung der Sehfähigkeit

Prozedere

- Diagnostische Punktion mit Array
- Suche nach Begleitfehlbildungen

LITERATUR

Heling KS, Lebek H. In: Gembruch U, Hecher K, Steiner H (Hrsg.). Ultraschalldiagnostik in Geburtshilfe und Gynäkologie. 2. Aufl. Springer, 2018.

Kivilevitch Z, Solomon L, Benoit B, Achiron R. Fetal interlens distance: normal values during pregnancy. Ultrasound Obstet Gynecol, 2010; 36: 186–190.

Monteguado A, Timor-Tritsch IE, Friedmann AH, Santos R. Autosomal dominant cataracts of the fetus: early detection by transvaginal ultrasound.Ultrasound Obstet Gynecol, 1996; 8: 104–108.

Fallbeispiel 16

Klinische Angaben

Es bestanden positive Blutbefunde für eine frische Infektion mit Toxoplasmose bei der Mutter. Die Feindiagnostik war noch unauffällig, mit 24 SSW Borderline Ventrikulomegalie, mit 26 SSW Ventrikulomegalie sowie Hepatosplenomegalie. Im Fruchtwasser positiver PCR-Befund für Toxoplasmose.

Fragen

1. Was fällt auf?
2. Verdachtsdiagnose/Diagnose?
3. Weiteres Vorgehen?
4. Welche Schnittebene ist eingestellt?

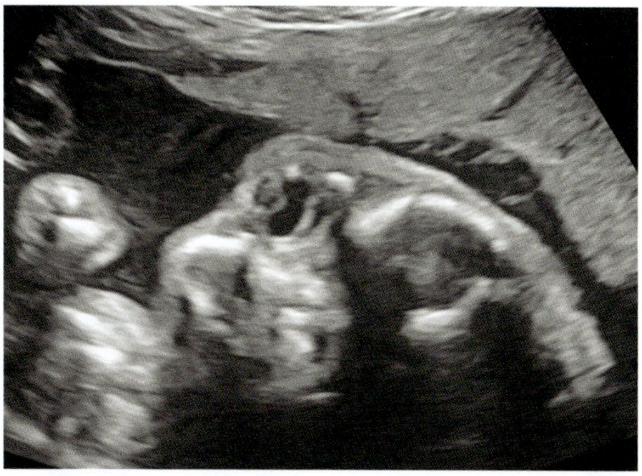

Abb. 4.57 Fallbeispiel 16

Antworten

1. Doppelkontur im Bereich des Augenhintergrunds
2. Verdachtsdiagnose Netzhautablösung im Rahmen einer Toxoplasmoseinfektion
3. Diagnostische Punktion mit Infektionsnachweis im Fruchtwasser
4. Querschnitt

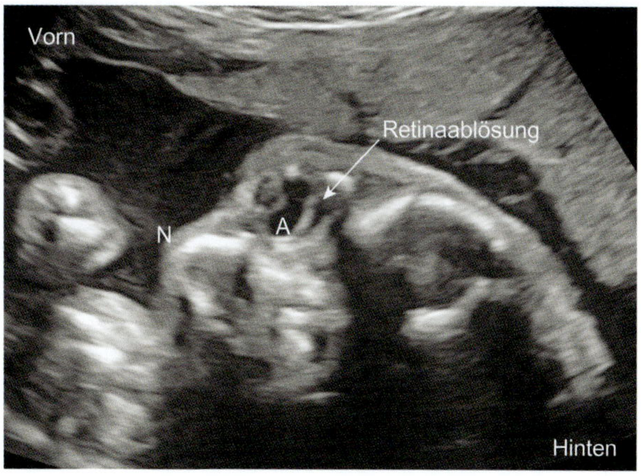

Abb. 4.58 Fallbeispiel 16: Netzhautablösung bei fetaler Infektion. L = Linse, A = Auge, Pfeil = Retinaablösung.

Typische Hinweiszeichen

- Doppelkontur am Augenhintergrund

Prognose

- Abhängig von der Grundkrankheit

Prozedere

- Diagnostische Punktion mit Array
- Infektionsdiagnostik
- Suche nach Begleitfehlbildungen

LITERATUR

Boyer KM. Risk factors for Toxoplasma gondii infection in mothers of infants with congenital toxoplasmosis: Implications for prenatal management and screening. Am J Obstet Gynecol, 2005; 192: 564–571.

Christoph J, Kattner E, Seitz HM, Reiter O I. Strategies for the diagnosis and treatment of prenatal toxoplasmosis – a survey. Z Geburtshilfe Neonatol, 2004; 208: 10–16.

4

Fallbeispiel 17

Klinische Angaben

Hier erfolgte die Feindiagnostik, bei der sich die Augen als sehr prominent darstellten. Eine Ursache wurde nicht gefunden, im Verlauf relativierte sich der Befund. Im Nachhinein wurde dies als Normvariante betrachtet.

Fragen

1. Was fällt auf?
2. Verdachtsdiagnose/Diagnose?
3. Weiteres Vorgehen?
4. Welche Schnittebene ist eingestellt?

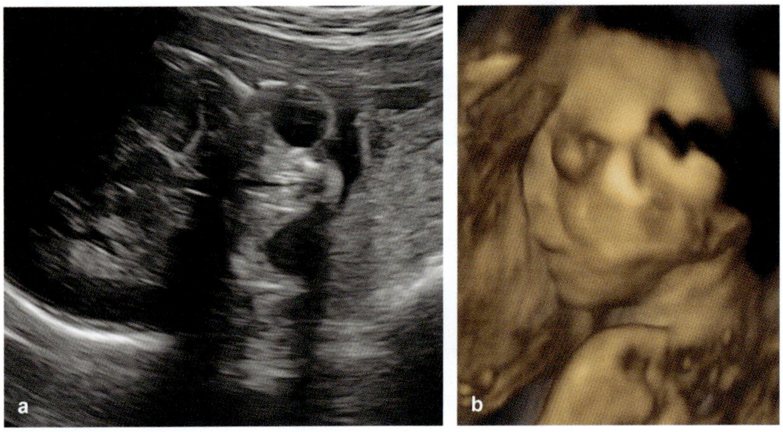

Abb. 4.59 Fallbeispiel 17

Antworten

1. Große Augen beidseits, befinden sich bis auf Höhe der Nasenspitze
2. Verdachtsdiagnose Proptosis beidseits
3. Diagnostische Punktion, ggf. Array, 3D-Sonografie
4. Querschnitt: ➤ Abb. 4.60a 2D-Darstellung; ➤ Abb. 4.60b 3D-Darstellung mittels Oberflächendarstellung

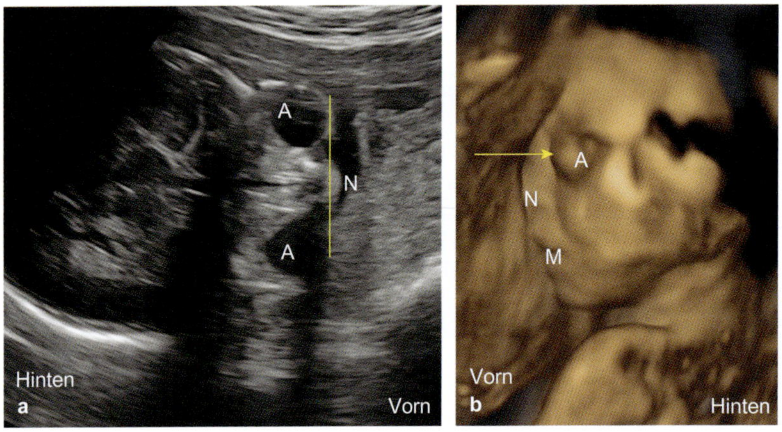

Abb. 4.60 Fallbeispiel 17: Proptosis beidseits. A = Auge, N = Nase, Linie = Augen und Nasenspitze auf einer Ebene, Pfeil = Augapfel, M = Mund.

Typische Hinweiszeichen

- Große, vorgewölbte Augen
- Augen reichen bis in Höhe Nasenspitze

Prognose

Die Prognose hängt von der Grundkrankheit ab. Die Proptosis ist sehr selten. Im vorliegenden Fall hat sich der Befund im Verlauf als eine Normvariante herausgestellt.

Prozedere

- Diagnostische Punktion, mit Array

LITERATUR

Heling KS, Lebek H. In: Gembruch U, Hecher K, Steiner H (Hrsg.). Ultraschalldiagnostik in Geburtshilfe und Gynäkologie. 2. Aufl. Springer, 2018.

Woodward P J et al. Diagnostic Imaging: Obstetrics. 2nd edition, Amirsys, 2011, 2. Aufl.

Fallbeispiel 18

Klinische Angaben

Zuweisung zur Feindiagnostik. Dort wurden ein Herzfehler (VSD und links persistierende V. cava superior) sowie eine Thymushypoplasie festgestellt.

Fragen

1. Was fällt auf?
2. Verdachtsdiagnose/Diagnose?
3. Weiteres Vorgehen?
4. Welche Schnittebene ist dargestellt?

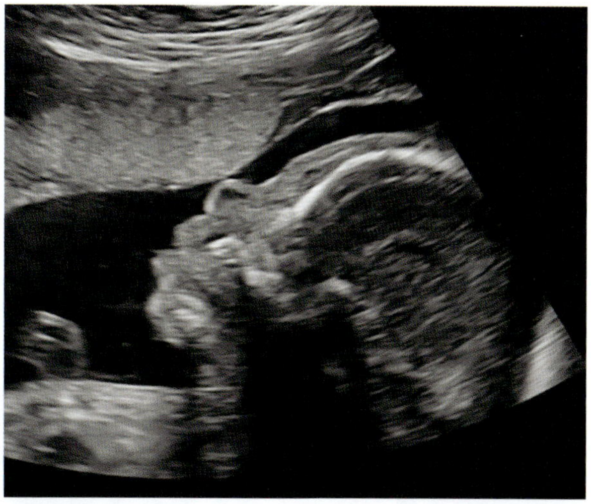

Abb. 4.61 Fallbeispiel 18

Antworten

1. Bulböse Nasenspitze, Stirnödem, Thymus? Herzfehler?
2. Verdachtsdiagnose Mikrodeletion 22q 11
3. Diagnostische Punktion mit FISH
4. Sagittale Schnittebene

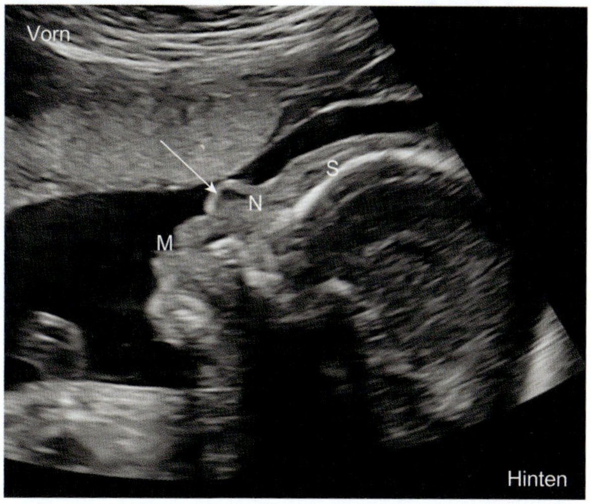

Abb. 4.62 Fallbeispiel 18: bulböse Nase/Nasenzyste. S = Stirn, N = Nase, M = Mund, Pfeil = bulböse Nasenspitze.

Typische Hinweiszeichen

- Bulböse Nasenspitze
- Sieht wie eine Nasenzyste aus
- Stirnödem
- FW kann vermehrt sein.

PRAXISTIPP

Bei Verdacht auf Herzfehler immer Gesichtsprofil einstellen, insbesondere bei konotrunkalen Herzfehlern.

Prognose

Hierbei handelt es sich um eine häufige Assoziation bei Chromosomenstörungen, insbesondere **Mikrodeletion 22q 11.** Dieser Verdacht bestätigte sich hier. Der vorhandene VSD war klein, die links persistierende V. cava superior war sichtbar. Thymushypoplasie. Weist man die Chromosomenstörung durch eine diagnostische Punktion nach, so ist dies die Prognose. Wird eine Chromosomenstörung (auch mit Array) ausgeschlossen, so handelt es sich um eine Normvariante, die dann natürlich eine günstige Prognose hat.

Prozedere

- Diagnostische Punktion mit FISH, falls normale Chromosomen dann auch mit Array
- Gezielter Fehlbildungsausschluss, insbesondere Herz

LITERATUR

Bronshtein M et al. Prenatal sonographic diagnosis of nasal malformations. Prenat Diagn, 1998; 18: 447–454.Chaoui R et al. The thymic-thoracic ratio in fetal heart defects: a simple way to identify fetuses at high risk for microdeletion 22q 11. Ultrasound Obstet Gynecol, 2011; 37: 397–403.

Fallbeispiel 19

Klinische Angaben

Dichorial-diamniale Geminischwangerschaft, 1 Fetus mit fehlendem Nasenknochen.

Fragen

1. Was fällt auf?
2. Verdachtsdiagnose/Diagnose?
3. Weiteres Vorgehen?
4. Welche Schnittebene ist eingestellt?

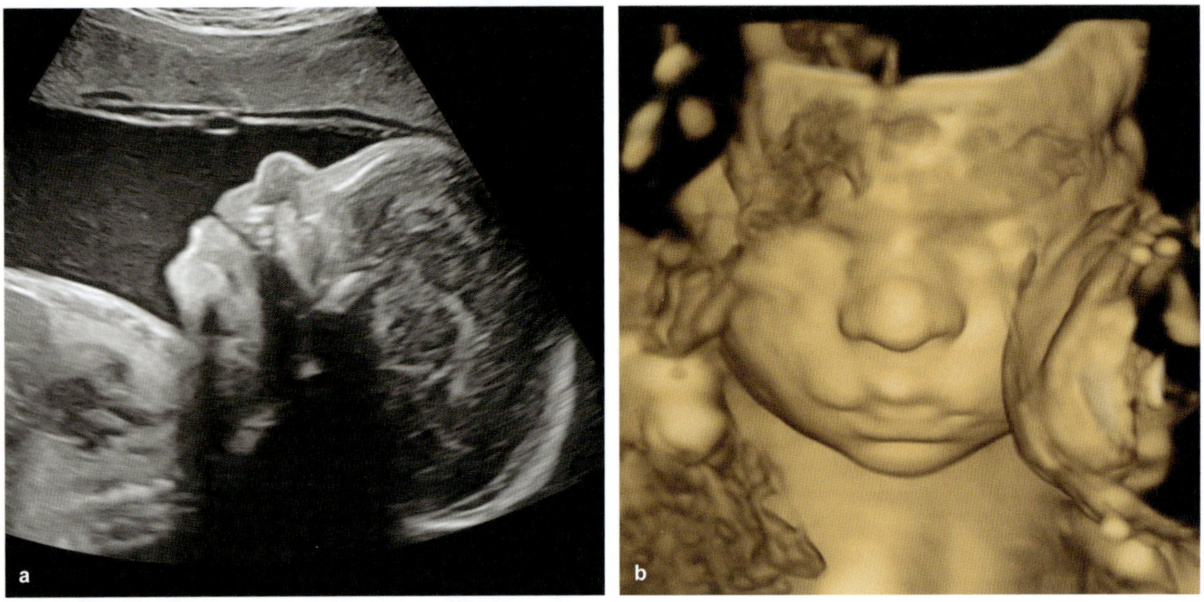

Abb. 4.63 Fallbeispiel 19

Antworten

1. Fehlender Nasenknochen
2. Verdachtsdiagnose Chromosomenstörung, DD Normvariante
3. Diagnostische Punktion, ggf. mit Array
4. ➤ Abb. 4.64a Sagittalschnitt, ➤ Abb. 4.64b Frontalschnitt

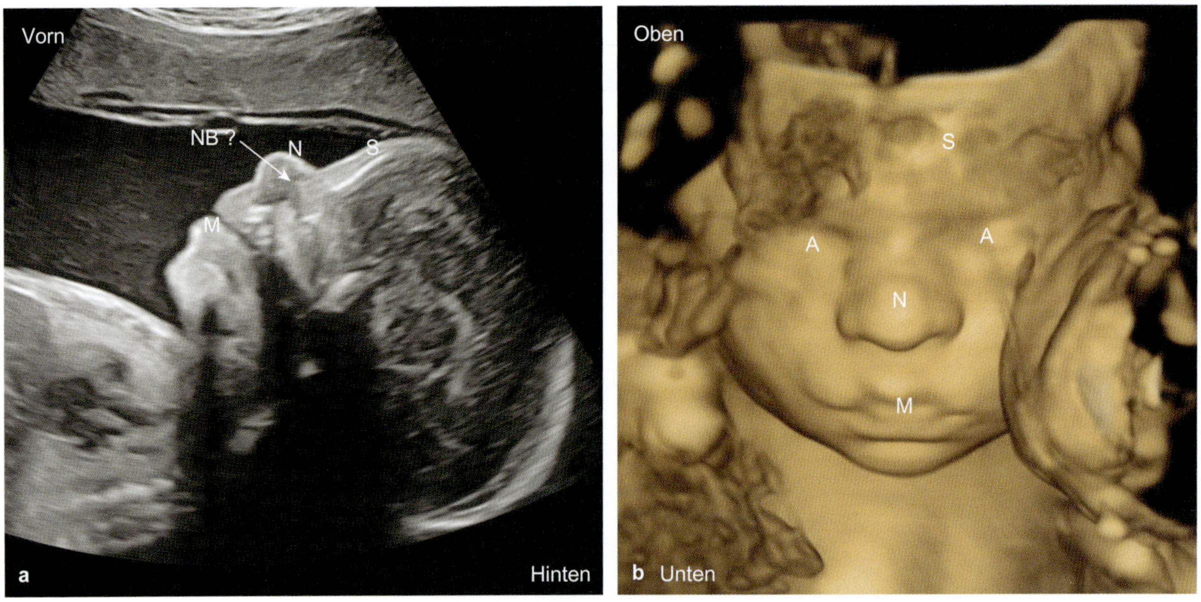

Abb. 4.64 Fallbeispiel 19: fehlender Nasenknochen. S = Stirn, N = Nase, NB = Nasenknochen?, M = Mund, A = Auge.

Typische Hinweiszeichen

- Fehlender Nasenknochen
- Nase ist aber vorhanden

CAVE!

Der sonografisch fehlende bzw. nicht nachweisbare Nasenknochen bedeutet nicht, dass der Fetus keine Nase hat! Dies muss den Eltern im Beratungsgespräch unbedingt vermittelt werden.

Prognose

- Abhängig von Grundkrankheit
- Bei Chromosomenstörung, dann Prognose dieser Chromosomenanomalie, z. B. Trisomie 21. Im vorliegenden Fall De-novo-Mikroduplikation.
- Wenn Genetik normal, dann Normvariante mit günstiger Prognose
- Bei normaler Genetik sollte ein Array bedacht werden.

Prozedere

- Diagnostische Punktion, ggf. mit Array
- Ausschluss von Begleitfehlbildungen

LITERATUR

Cicero S et al. Nasal bone hypoplasia in trisomy 21 at 15–22 weeks's gestation. Ultrasound Obstet Gynecol, 2003; 21: 15–18.

Minderer S, Gloning KP, Henrich W, Stöger H. The nasal bone in fetuses with trisomy 21: sonographic versus pathomorphological findings. Ultrasound Obstet Gynecol, 2003; 22:16–21.

Persico N, Molina F, Borenstein M, Azumendi G, Nicilaides KH. Nasal-bone length in euploid fetuses at 16–24 week's gestation by three dimensional ultrasound. Ultrasound Obstet Gynecol, 2010; 36: 285–290.

Fallbeispiel 20

Klinische Angaben

Die Patientin (40 J, IG) wurde zur Feindiagnostik wegen Wachstumsretardierung überwiesen. Dort wurden zusätzlich noch eine Holoprosenzephalie, ein Herzfehler (Double Outlet Right Ventricle), dysplastische Nieren beidseits, überlappende Finger sowie ein auffälliges Gesicht gefunden.

Fragen

1. Was fällt auf?
2. Verdachtsdiagnose/Diagnose?
3. Weiteres Vorgehen?
4. Welche Schnittebene ist eingestellt?

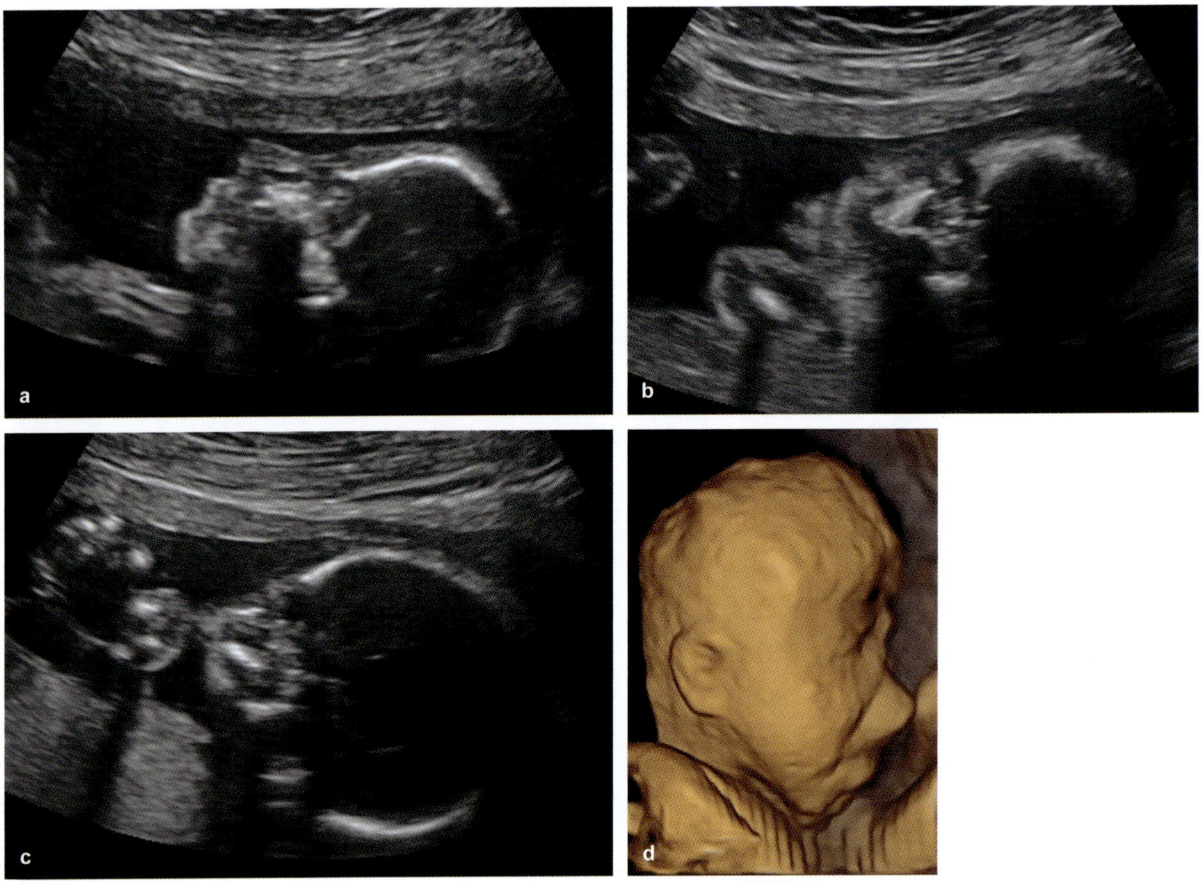

Abb. 4.65 Fallbeispiel 20

Antworten

1. Auffällige Nase, diese setzt atypisch im Verhältnis zu den Augen an, deutlich zu tief. Die Augen zeigen eine atypische Stellung.
2. Verdachtsdiagnose Zebozephalie bei Gesichtsdismorphie, Verdachtsdiagnose Chromosomenstörung (Trisomie 13)
3. Diagnostische Punktion, falls Genetik normal, dann Array
4. ➤ Abb. 4.66a Sagittalschnitt, ➤ Abb. 4.66b Frontalschnitt, ➤ Abb. 4.66c Horizontalschnitt, ➤ Abb. 4.66d Sagittalschnitt

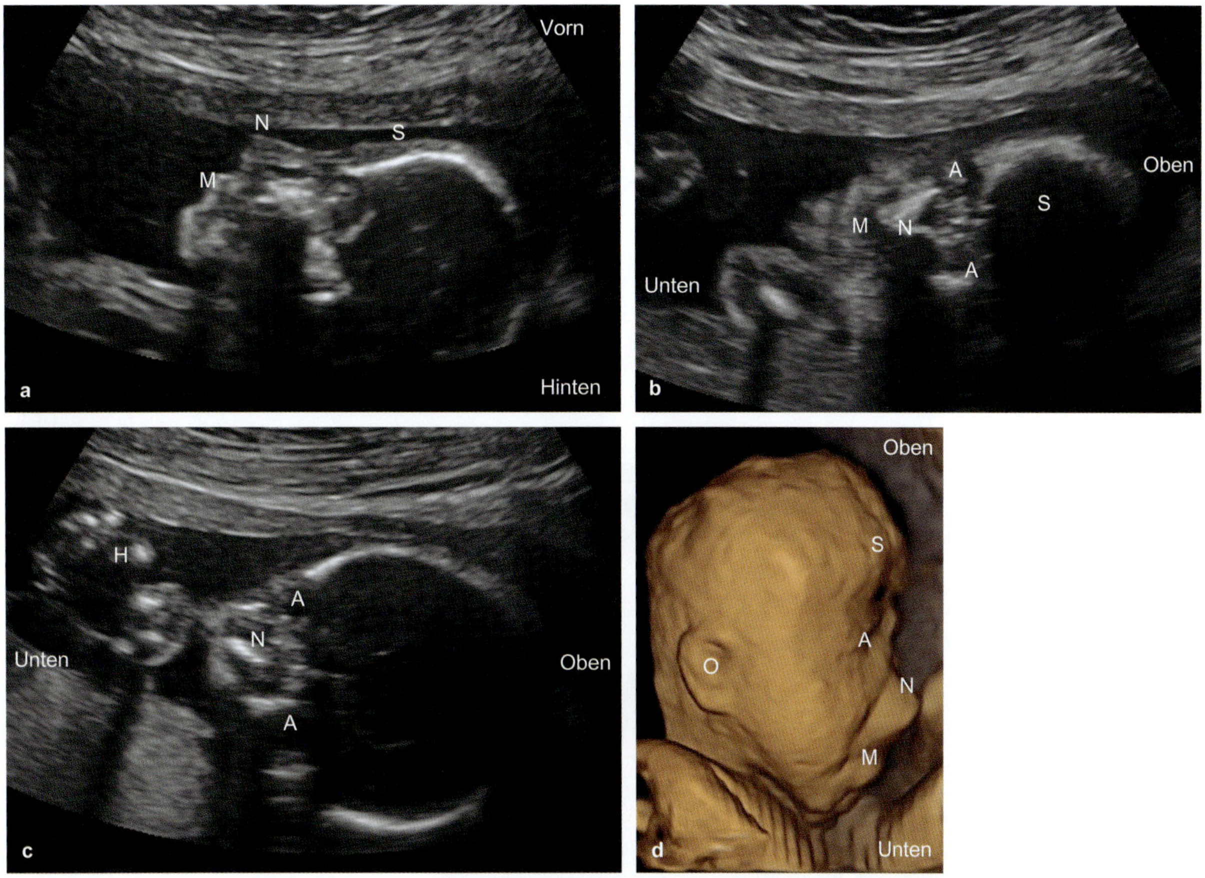

Abb. 4.66 Fallbeispiel 20: Gesichtsdismorphie mit Zebozephalie. S = Nase, M = Mund, A = Auge, H = Hand, O = Ohr.

Typische Hinweiszeichen

- Atypische Nase, eher tief ansetzend
- Atypische Stellung der Nasenknochen, auch in Bezug zu den Augen
- Hochgradig auffälliges Profil in der 3D-Sonografie

Prognose

Die Prognose ist abhängig von der Grundkrankheit. Im demonstrierten Fall handelte es sich um eine **Trisomie 13.** Die Schwangerschaft wurde bis zum Termin fortgesetzt, es kam zur Spontangeburt ohne Überwachung und das Kind verstarb unter medizinischer Palliativbetreuung in der ersten Lebenswoche. Isolierte Fälle von **Zebozephalie** sind nicht bekannt.

Prozedere

- Diagnostische Punktion, falls normal, dann mit Array
- Suche nach Begleitfehlbildungen

LITERATUR

ACOG. Screening for fetal chromosomal abnormalities. ACOG Practice Bulletin No 77. Obstet Gynecol, 2007; 109: 217.

Bronshtein M et al. Prenatal sonographic diagnosis of nasal malformations. Prenat Diagn, 1998; 18: 447–454.

Tongsong T. Sonographic features of trisomy 13 at midpregnancy. Int J Gynecol Obstet, 2002; 76: 143–148.

4

Fallbeispiel 21

Klinische Angaben

Im Rahmen der Ersttrimesterscreening (26 Jahre, IG) wurden beim Feten in der 13. SSW eine Holoprosenzephalie und eine schwere Gesichtsdismorphie, in Verbindung mit einer großen medianen Lippe-Kiefer-Gaumenspalte gefunden.

Fragen

1. Was fällt auf?
2. Verdachtsdiagnose/Diagnose?
3. Weiteres Vorgehen?
4. Welche Schnittebenen sind eingestellt?

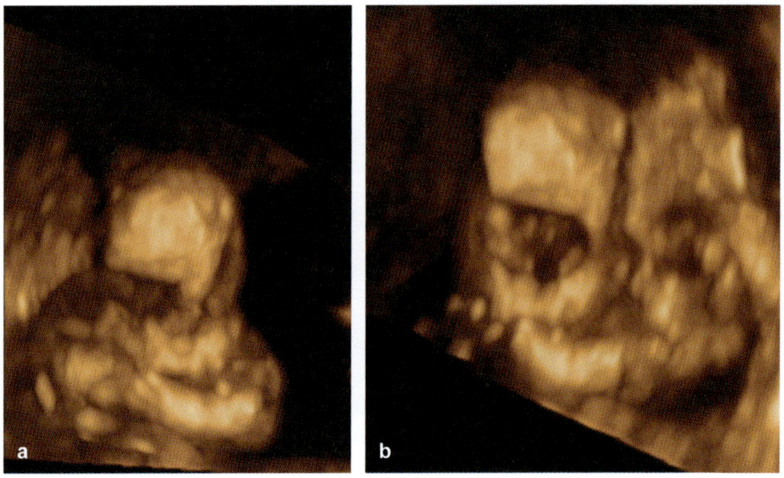

Abb. 4.67 Fallbeispiel 21

Antworten

1. Gesichtsdismorphie im Profil, Disproportion zwischen Ober- und Unterkiefergröße, Oberkiefer erscheint deutlich zu klein, Verdachtsdiagnose Spaltbildung
2. Verdachtsdiagnose Hypoplasie der Maxilla, DD überstarkes Wachstum des Unterkiefers (Progenie)
3. Diagnostische Punktion, ggf. Array, Suche nach Begleitfehlbildungen
4. ➤ Abb. 4.68a Sagittalschnitt, ➤ Abb. 4.68b Frontalschnitt

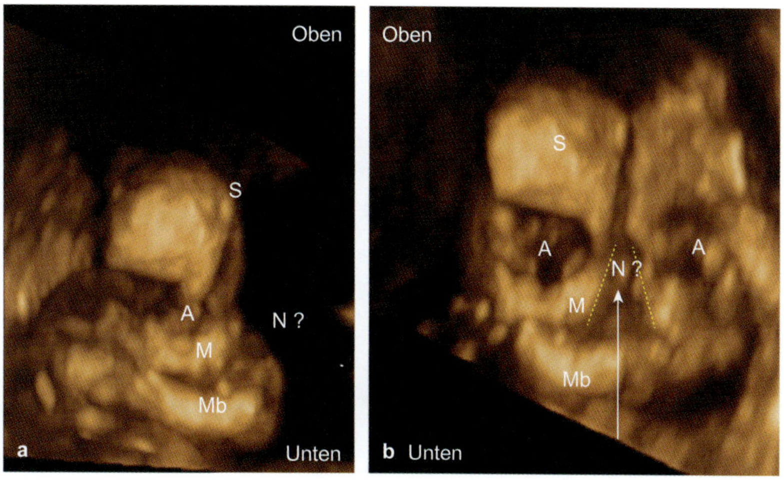

Abb. 4.68 Fallbeispiel 21: Maxillahypoplasie mit Spaltbildung. S = Stirn, A = Auge, N? = Nase?, M = Maxilla, Mb = Mandibula, gestrichelte Linien = Spalte.

Typische Hinweiszeichen

- Disproportion Oberkiefer zu Unterkiefer
- Überbiss des Unterkiefers
- Gesichtsdismorphie
- Mediane LKG

Prognose

Abhängig von Grundkrankheit, hier Trisomie 13, 13. SSW.

Prozedere

- Diagnostische Punktion, ggf. mit Array
- Suche nach Begleitfehlbildungen

LITERATUR

ACOG. Screening for fetal chromosomal abnormalities. ACOG Practice Bulletin No 77. Obstet Gynecol, 2007; 109: 217.

Blaas HG et al. Brain and faces in holoprosencephaly: pre- and postnatal description of 30 cases. Ultrasound Obstet Gynecol, 2002; 19: 24–38.

Cuillier F. Maxillo-nasal dysplasia (binder syndrome): antenatal discovery and implications. Fetal Diagn Ther, 2005; 20: 301–305.

Tongsong T. Sonographic features of trisomy 13 at midpregnancy. Int J Gynecol Obstet, 2002; 76: 143–148.

Fallbeispiel 22

Klinische Angaben

21-jährige IG mit bisher unauffälligem Schwangerschaftsverlauf.

Fragen

1. Was fällt auf?
2. Verdachtsdiagnose/Diagnose?
3. Weiteres Vorgehen?
4. Welche Schnittebenen sind dargestellt?

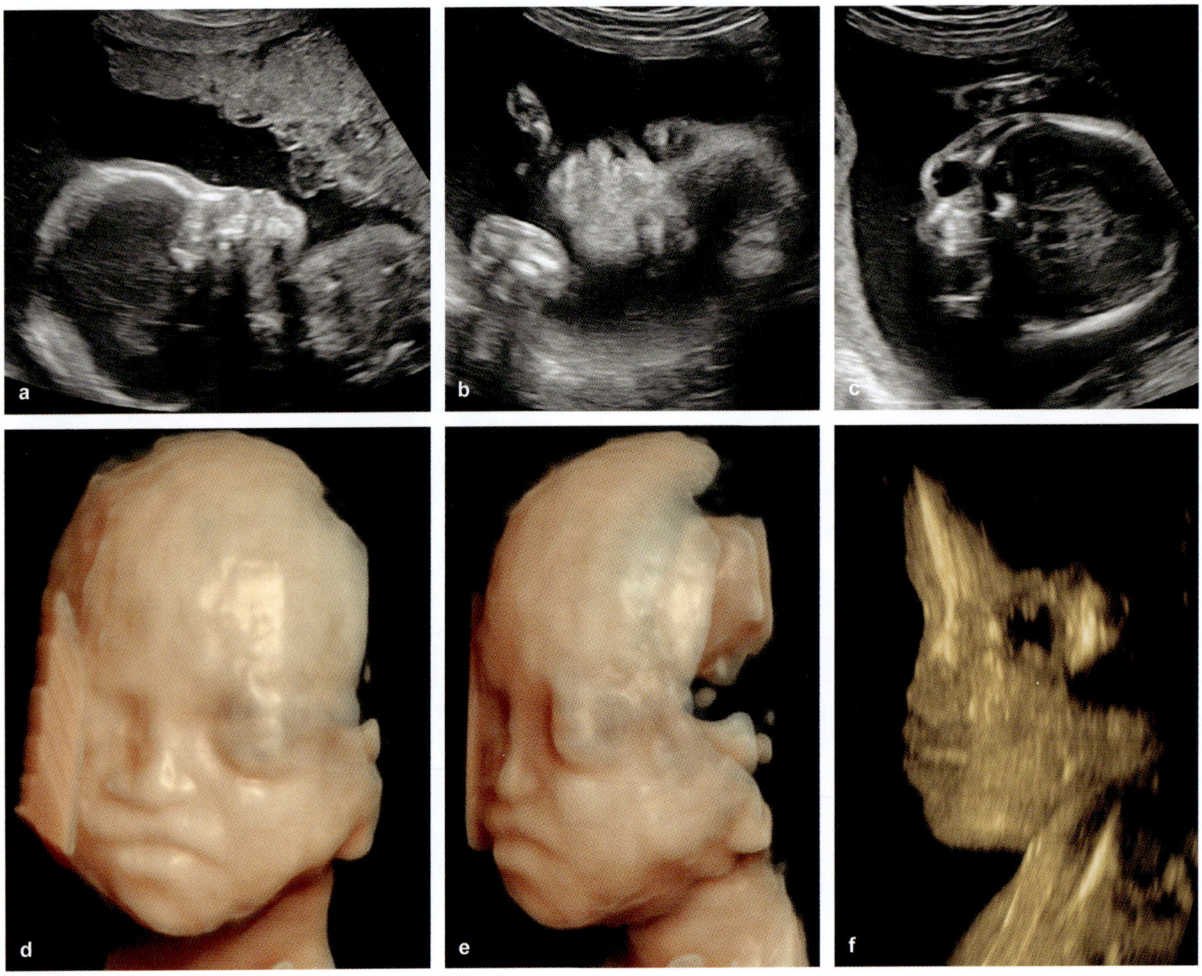

Abb. 4.69 Fallbeispiel 22

Antworten

1. Keine typische Nase, Nasenknochen ist „irgendwie" da?, Gesichtsdismorphie
2. Verdachtsdiagnose frontomaxilläre Dysplasie – Binder-Syndrom
3. Diagnostische Punktion, ggf. mit Array, Begleitfehlbildungen
4. ➤ Abb. 4.70a Sagittalschnitt, ➤ Abb. 4.70b Frontalschnitt, ➤ Abb. 4.70c Horizontalschnitt

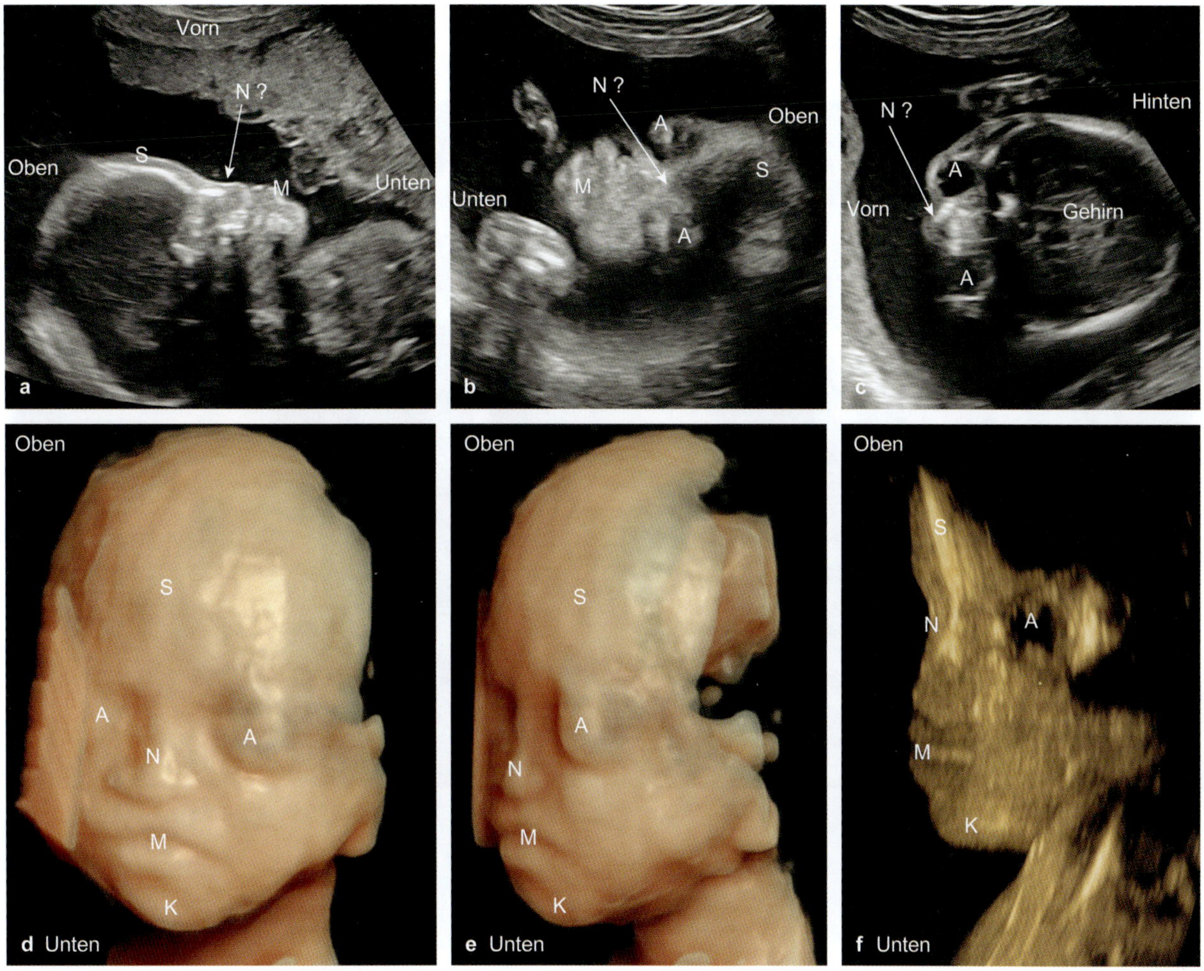

Abb. 4.70 Fallbeispiel 22: frontomaxilläre Dysplasie (Binder-Syndrom). S = Stirn, N? = Nase?, M = Mund, A = Auge, K = Kinn.

Typische Hinweiszeichen

- Keine typische Nase
- Keine typischen Nasenknochen
- Auffälliges Gesichtsprofil
- Atypisches Verhältnis zwischen Augen und Nase
- Ausgeprägte Mittelgesichtshypoplasie im 3D

Prognose

Abhängig von Grundkrankheit, Notwendigkeit nachgeburtlicher operativer Therapie.

Prozedere

- Diagnostische Punktion ggf. mit Array
- Suche nach Begleitfehlbildungen

LITERATUR

Cook K et al. The prenatal diagnosis of Binder Syndrome before 24 weeks of Gestation: a case report. Ultrasound Obstet Gynecol, 2000; 16: 578–581.

Cuillier F. Maxillo-nasal dysplasia (binder syndrome): antenatal discovery and implications. Fetal Diagn Ther, 2005; 20: 301–305.

4

Fallbeispiel 23

Klinische Angaben

25-jährige IIG IP, Zuweisung wegen Verdachtsdiagnose auf Herzfehler, der sich bestätigte (Pulmonalatresie mit intaktem Ventrikelseptum).

Fragen

1. Was fällt auf?
2. Verdachtsdiagnose/Diagnose?
3. Weiteres Vorgehen?
4. Welche Schnittebenen sind dargestellt?

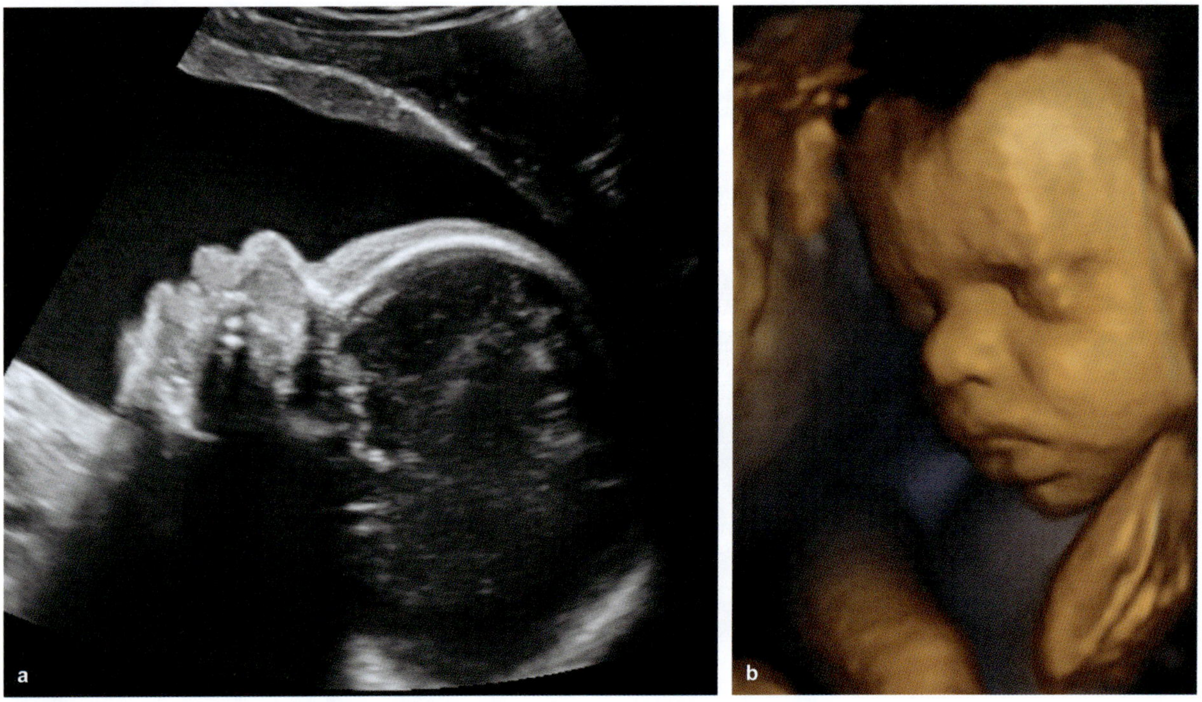

Abb. 4.71 Fallbeispiel 23

Antworten

1. Auffälliges Gesichtsprofil, Zunge erscheint ständig zwischen den Lippen, ändert sich nie, Polyhydramnion.
2. Verdachtsdiagnose Makroglossie
3. Diagnostische Punktion mit Array, Begleitfehlbildungen?
4. ➢ Abb. 4.72a Sagittalschnitt

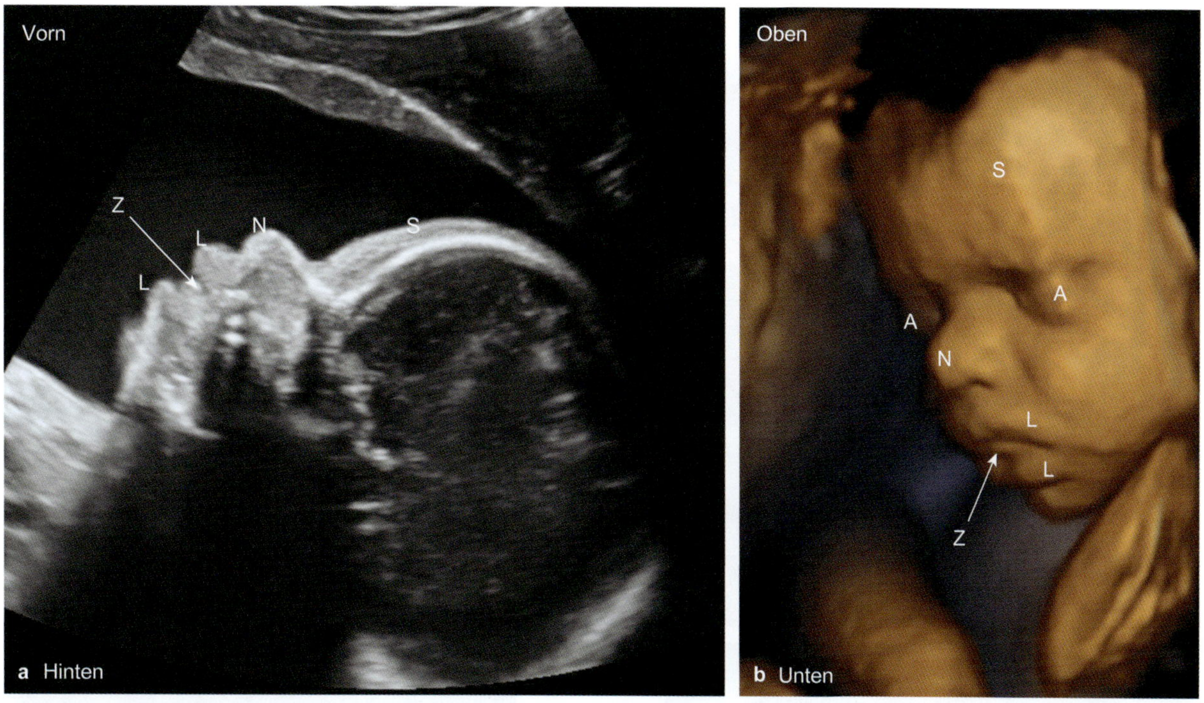

Abb. 4.72 Fallbeispiel 23: Makroglossie. S = Stirn, N = Nase, L = Lippe, Z = Zunge, A = Auge.

Typische Hinweiszeichen

- Zunge ständig zwischen den Lippen sichtbar
- Mund immer etwas geöffnet
- Polyhydramnion

Prognose

Abhängig von der Grundkrankheit, im Regelfall günstig.

Prozedere

- Diagnostische Punktion mit Array
- Suche nach Begleitfehlbildungen

LITERATUR

Achiron R et al. Development of the fetal tongue between 14 and 26 weeks of gestation: in utero ultrasonographic measurements. Ultrasound Obstet, 1997; 9: 39–41.

Weissman A. Macroglossia: prenatal ultrasonographic diagnosis and proposed management. Prenat Diagn, 1995; 15: 66–69.

4

Fallbeispiel 24

Klinische Angaben

Überweisung mit Verdachtsdiagnose auf Pierre-Robin-Syndrom. NIPT wurde im Vorfeld durchgeführt, war testnegativ.

Fragen

1. Was fällt auf?
2. Verdachtsdiagnose/Diagnose?
3. Weiteres Vorgehen?
4. Welche Schnittebenen sind dargestellt?

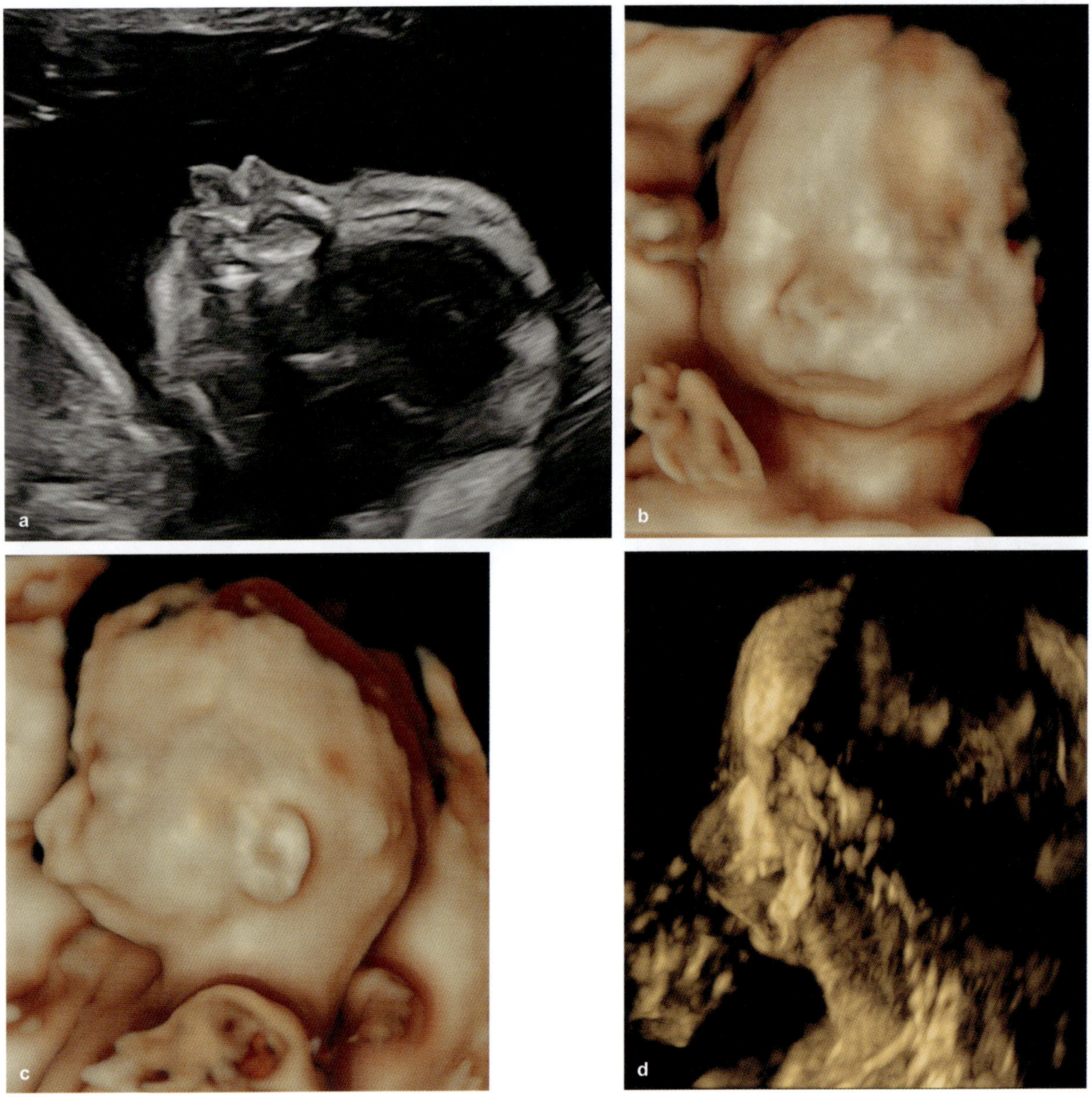

Abb. 4.73 Fallbeispiel 24

Antworten

1. Atypischen Gesichtsprofil, deutliche Mikrogenie
2. Verdachtsdiagnose Retrogenie/Hypoplasie/Mikrogenie des Unterkiefers – Verdachtsdiagnose Pierre-Robin-Sequenz
3. Diagnostische Punktion mit Array, Suche nach Begleitfehlbildungen
4. ➤ Abb. 4.74a Sagittalschnitt, ➤ Abb. 4.74b Frontalschnitt, ➤ Abb. 4.74c/d Sagittalschnitt

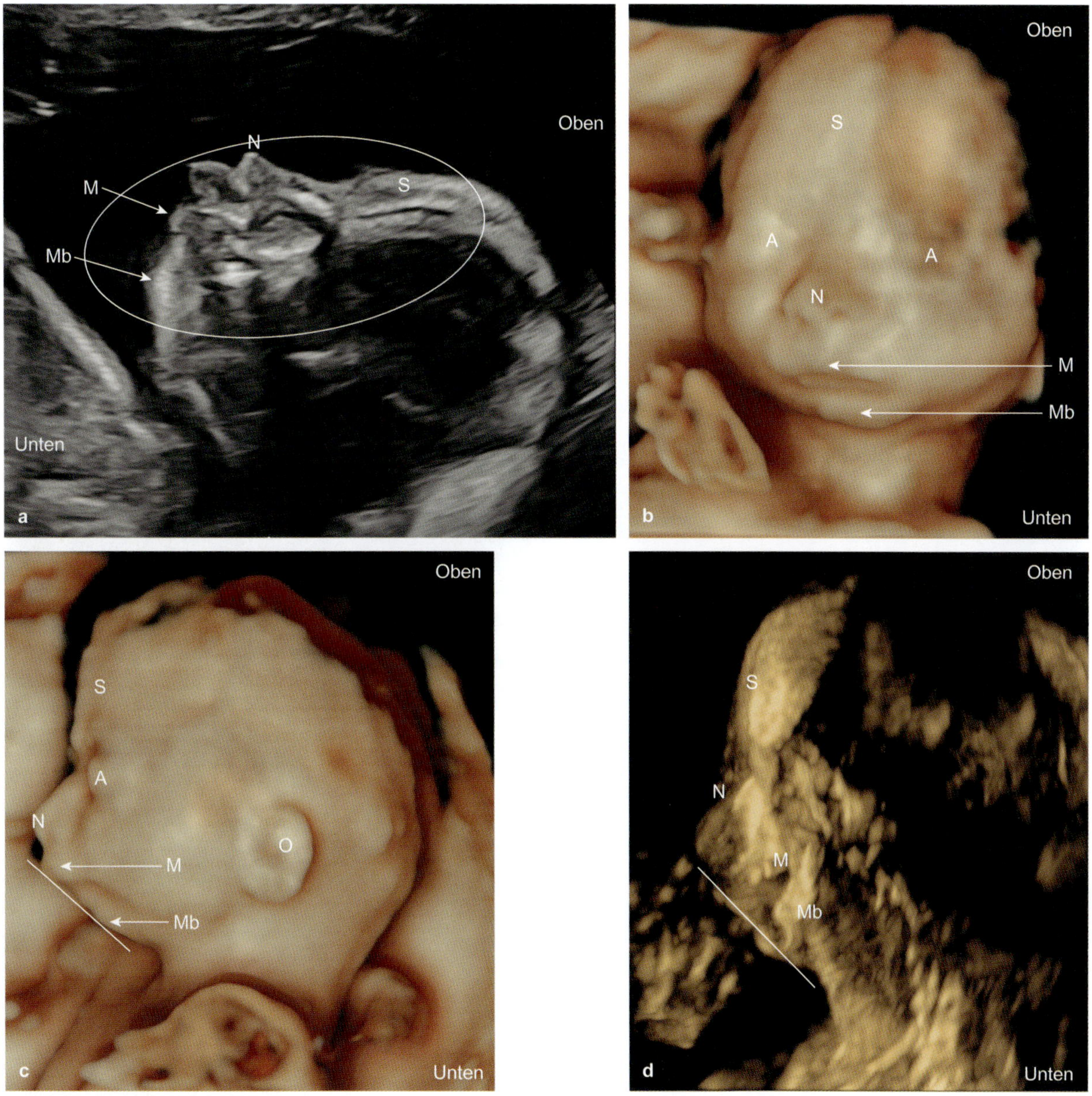

Abb. 4.74 Fallbeispiel 24: Retrogenie/Mikrogenie (Pierre-Robin-Syndrom). S = Stirn, N = Nase, M = Maxilla, Mb = Mandibula, Pfeile = Stufenbildung, O = Ohr.

Typische Hinweiszeichen

- Retrogenie des Unterkiefers
- Auffälliges Gesichtsprofil
- Disproportion zwischen Unterkiefer und Oberkiefer

Prognose

Abhängig von Grundkrankheit, meist günstig. Notwendigkeit nachgeburtlicher operativer Therapie.

Prozedere

- Diagnostische Punktion, ggf. mit Array
- Suche nach Begleitfehlbildungen

LITERATUR

Luedders DW et al. Fetal micrognathia: objective assessment and associated anomalies on prenatal sonogram. Prenat Diagn, 2011; 31: 146–151.

Paladini D. Fetal micrognathia: almost always an ominous finding. Ultrasound Obstet Gynecol, 2010; 35: 377–384.

4

Fallbeispiel 25

Klinische Angaben

Die Überweisung der 32-jährigen IIG 0P erfolgte wegen Verdachtsdiagnose Wachstumsretardierung und Verdachtsdiagnose Fehlbildungen.

Fragen

1. Was fällt auf?
2. Verdachtsdiagnose/Diagnose?
3. Weiteres Vorgehen?
4. Welche Schnittebene

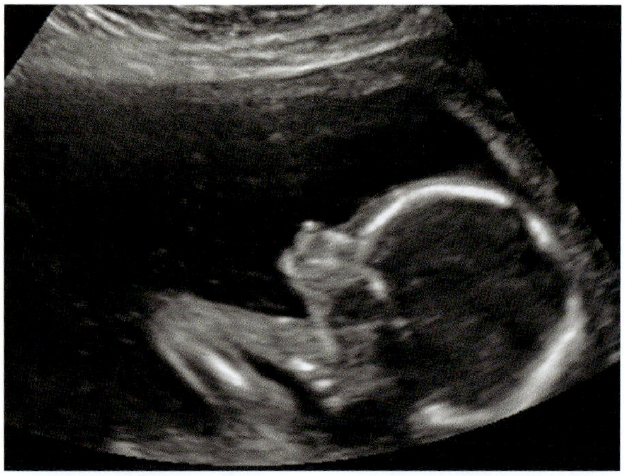

Abb. 4.75 Fallbeispiel 25

Antworten

1. Deutliche Disproportion zwischen Oberkiefer und Unterkiefer, der Unterkiefer scheint zu fehlen.
2. Verdachtsdiagnose Agnathie
3. Diagnostische Punktion, ggf. mit Array, Suche nach Begleitfehlbildungen (Finger, Wachstum, Herzfehler)
4. Sagittalschnitt

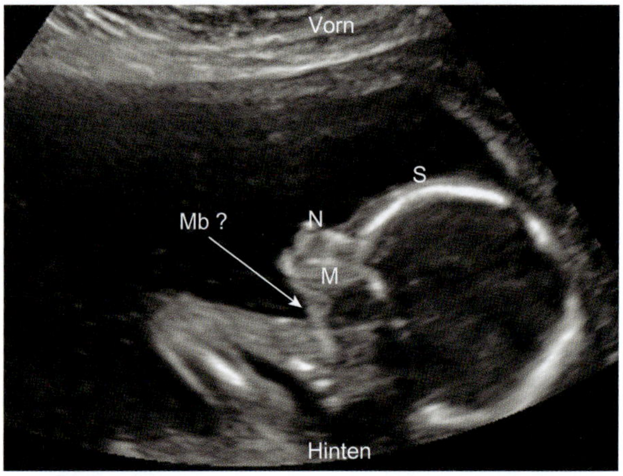

Abb. 4.76 Fallbeispiel 24: Agnathie (Fehlen des Unterkiefers). S = Stirn, N = Nase, M = Maxilla, Mb? = Mandibula?

Typische Hinweiszeichen

- Fehlender Unterkiefer
- Deutliche Stufe zwischen Oberkiefer und Unterkiefer

Prognose

Abhängig von Grundkrankheit, eher ungünstig. Im vorliegenden Fall handelte es sich um ein **Agnathie-Adaktylie-Syndrom** (Fehlen von jeweils einem Fingerstrahl beider Hände), zusätzlich bestand ein Herzfehler (AVSD). Die Genetik war unauffällig.

Prozedere

- Diagnostische Punktion, mit Array
- Suche nach Begleitfehlbildungen

LITERATUR

Chaoui R, Heling KS, Thiel G, Karl K. Agnathia – otocephaly with holoprosencephaly on prenatal three-dimensional ultrasound. Ultrasound Obstet Gynecol, 2011; 37: 745–748.

Fallbeispiel 26

Klinische Angaben

Überweisung mit Verdachtsdiagnose auf Lippen-Kiefer-Gaumen-Spalte.

Fragen

1. Was fällt auf?
2. Verdachtsdiagnose/Diagnose?
3. Weiteres Vorgehen?
4. Welche Schnittebene ist dargestellt?

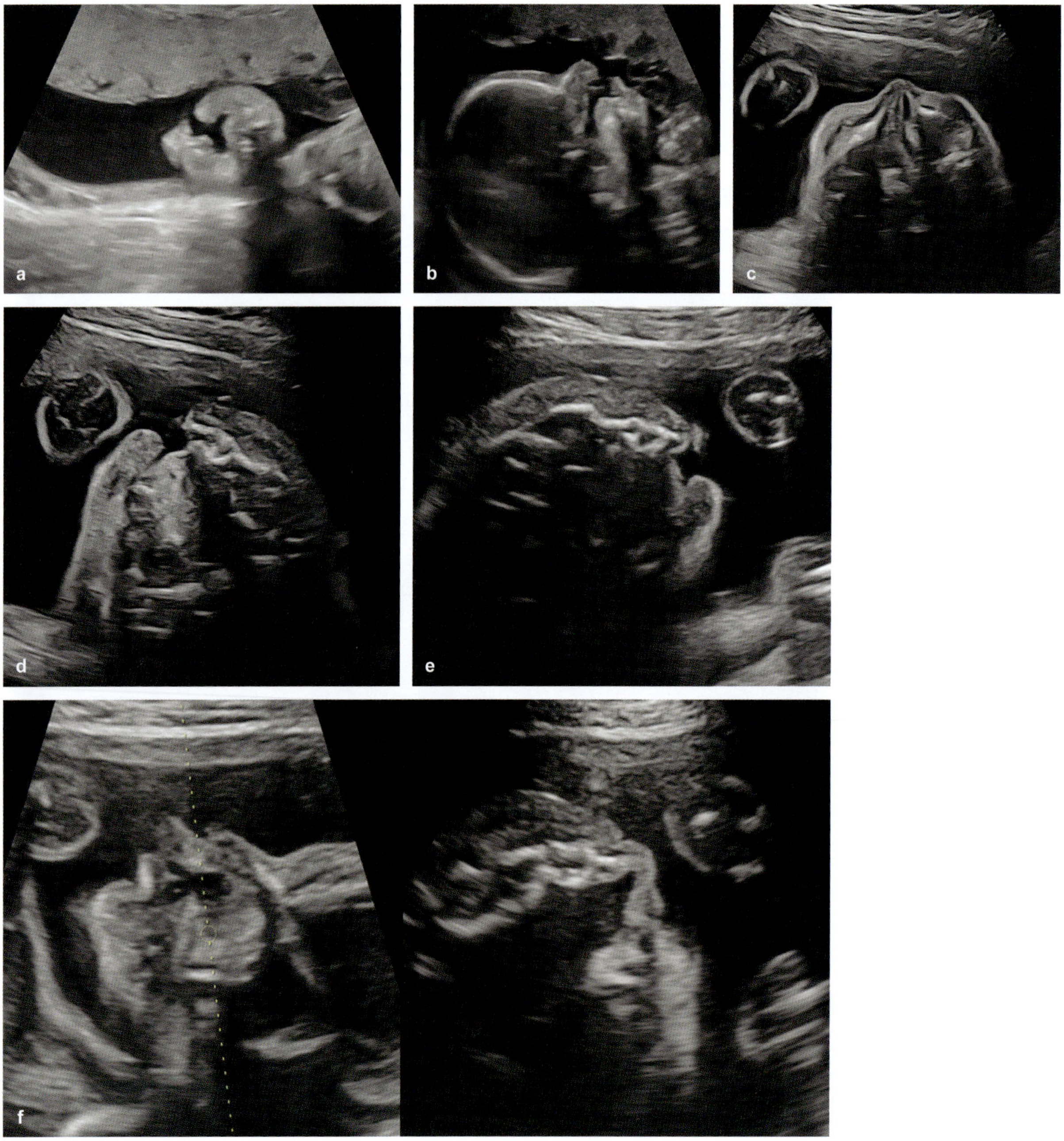

Abb. 4.77 Fallbeispiel 26

Antworten

1. Einseitige Spaltbildung der Oberlippe, Verdachtsdiagnose Lippen-Kiefer-Gaumen-Spalte
2. Verdachtsdiagnose Lippen-Kiefer-Gaumen-Spalte
3. Diagnostische Punktion mit Array, Suche nach Begleitfehlbildungen
4. ➤ Abb. 4.78a Frontalschnitt, ➤ Abb. 4.78b Sagittalschnitt, ➤ Abb. 4.78c Querschnitt

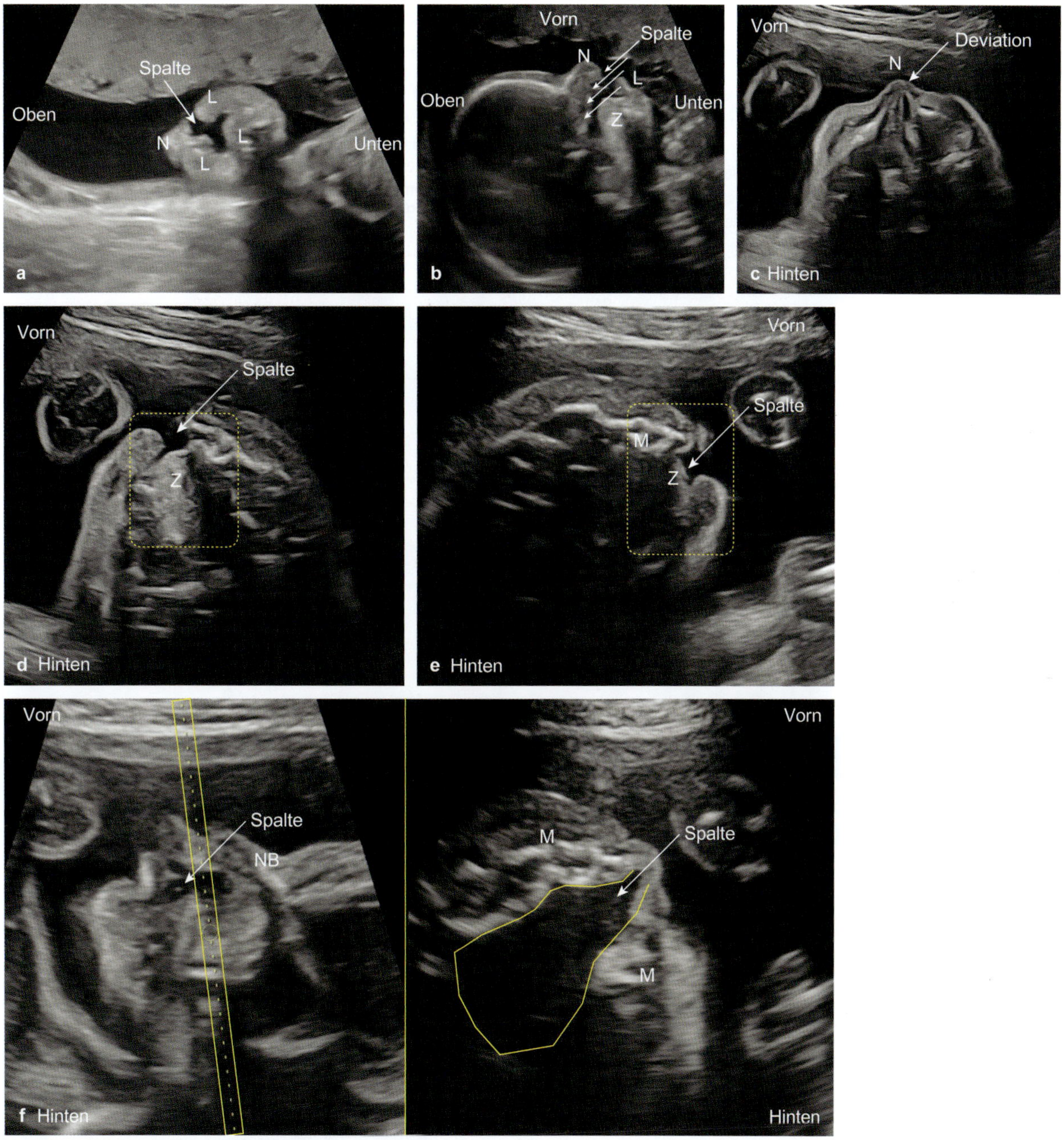

Abb. 4.78 Fallbeispiel 26: Lippen-Kiefer-Gaumen-Spalte. N = Nase, NB = Nasenknochen, L = Lippe, Spalte, Z = Zunge, Deviation, gestrichelte Box = innerer Defekt, M = Maxilla, durchgezogene Linie = innerer Defekt.

Typische Hinweiszeichen

- Spalte der Oberlippe, einseitig
- Profil kann unauffällig erscheinen.
- Häufig Nasendeviation
- Nachweis der inneren Spalte im Querschnitt, die Gaumenspalte kann durch die Zunge im Verlauf aufgedehnt werden.
- Nachweis des Kieferdefekts im Querschnitt
- Nachweis der Größe (oft unterschätzt) des Kiefer- und Gaumendefekts durch Anwendung der Biplane-Technologie

PRAXISTIPP

Man braucht mitunter Geduld, da die Kinder oft die Hände vor dem Gesicht haben.
Die diagnostizierte Spalte wird mit dem Wachstum des Kindes größer.
Oft ist der innere Defekt größer, als man dies anhand des äußeren Erscheinens erwartet.

Prognose

- Abhängig von Grundkrankheit und Begleitfehlbildungen
- Wenn isoliert, dann günstige Prognose

Prozedere

- Diagnostische Punktion mit Array
- Suche/Ausschluss Begleitfehlbildungen

LITERATUR

Pilu, G, Segata M. A novel technique for visualization ofv the normal and cleft fetal secondary palate: angled insonation an three dimensional ultrasound. Ultrasound Obstet Gynecol, 2007; 29: 166–169.

Rotten D, Levaillant J. Two- and three-dimensional sonographic assessment of the fetal face. 2. Analysis of cleft lip, alveolus and palate. Ultrasound Obstet Gynecol, 2004; 24: 402–411.

Sommerlad M et al. Detection of lip, alveolar ridge, and hard palate abnormalities using two-dimensional ultrasound enhanced with the three dimensional revers face view. Ultrasound Obstet Gynecol, 2010; 36: 596–600.

Fallbeispiel 27

Klinische Angaben

Die Schwangere selbst hat ein Nager-Syndrom mit einer Vielzahl an Operationen.

Fragen

1. Was fällt auf?
2. Verdachtsdiagnose/Diagnose?
3. Weiteres Vorgehen?
4. Welche Schnittebene ist eingestellt?

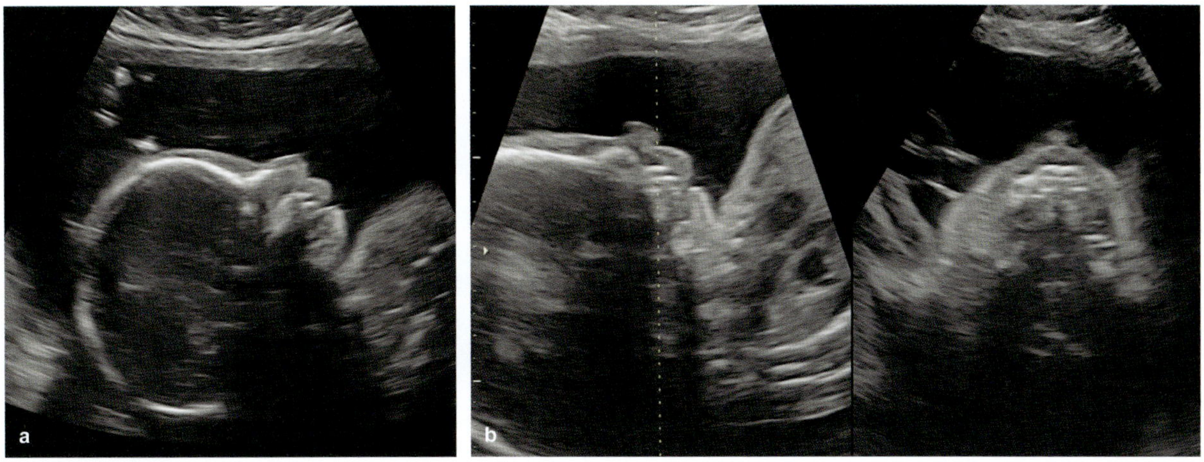

Abb. 4.79 Fallbeispiel 27

Antworten

1. Gesichtsdismorphie mit Retrogenie, in der Biplane-Technologie Verdachtsdiagnose auf Gaumenspalte
2. Verdachtsdiagnose Pierre-Robin-Syndrom mit Gaumenspalte, DD Nager-Syndrom mit Gaumenspalte
3. Familienanamnese, diagnostische Punktion mit Array, Suche nach Begleitfehlbildungen
4. Sagittalschnitt

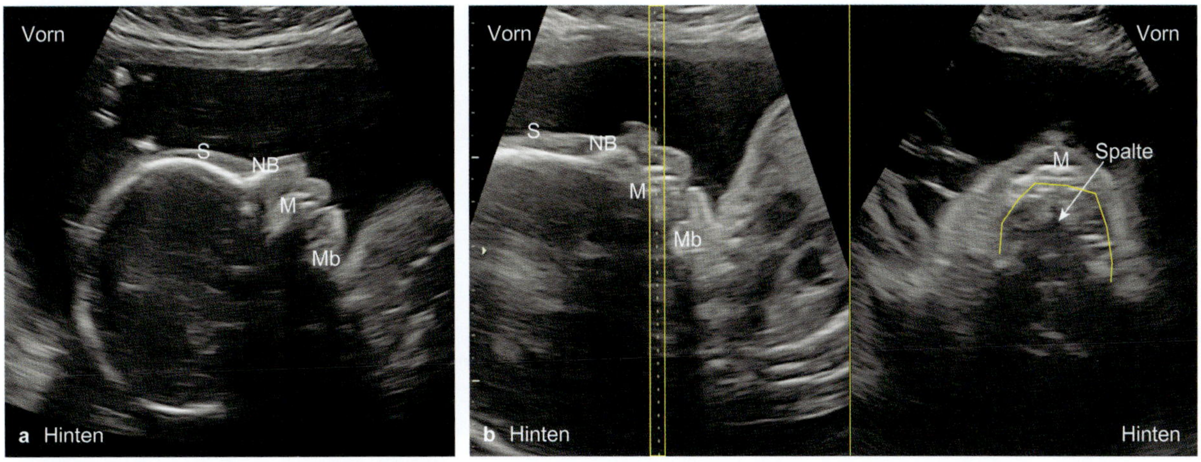

Abb. 4.80 Fallbeispiel 27: Gaumenspalte bei Nager-Syndrom (Mikrognathie). S = Stirn, NB = Nasenknochen, M = Maxilla, Mb = Mandibula, durchgezogene Linie, Maxilla, Pfeil = Gaumenspalte.

Typische Hinweiszeichen

- Gesichtsdismorphie mit Retrogenie
- Polyhydramnion
- Verdachtsdiagnose Gaumenspalte (Biplane)

Prognose

Abhängig von Grundkrankheit, häufig günstige Prognose, aber Notwendigkeit nachgeburtlicher operativer Therapie. Im vorliegenden Fall wurde beim Kind dieselbe genetische Krankheit wie bei der Mutter gefunden.

Prozedere

- Diagnostische Punktion mit Array
- Ausschluss von Begleitfehlbildungen

LITERATUR

Luedders DW et al. Fetal micrognathia: objective asserssment and associated anomalies on prenatal sonogram. Prenat Diagn, 2001; 31: 146–151.

Paladini D. Fetal micrognathia: almost always an ominous finding. Ultrasound Obstet Gynecol, 2010; 35: 377–384.

Fallbeispiel 28

Klinische Angaben

Bei der Patientin (IIG, 0P) erfolgte ein Ersttrimesterscreening.

Fragen

1. Was fällt auf?
2. Verdachtsdiagnose/Diagnose?
3. Weiteres Vorgehen?
4. Welche Schnittebene ist eingestellt?

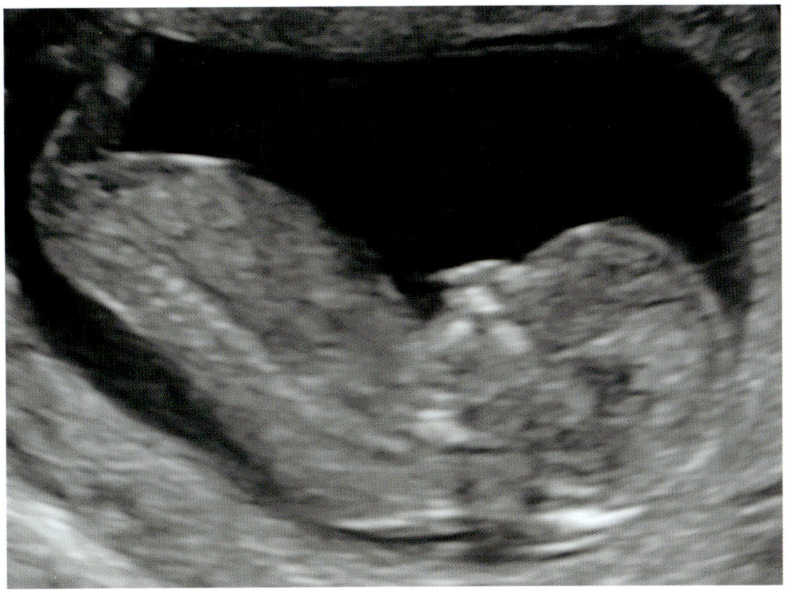

Abb. 4.81 Fallbeispiel 28

Antworten

1. Verdachtsdiagnose auf Unterbrechung des Oberkiefers im ersten Trimenon, Verdachtsdiagnose Maxillary Gap, Verdachtsdiagnose Lippen-Kiefer-Gaumen-Spalte
2. Verdachtsdiagnose Lippen-Kiefer-Gaumen-Spalte
3. Diagnostische Punktion mit Array, Suche nach Begleitfehlbildungen
4. Sagittalschnitt

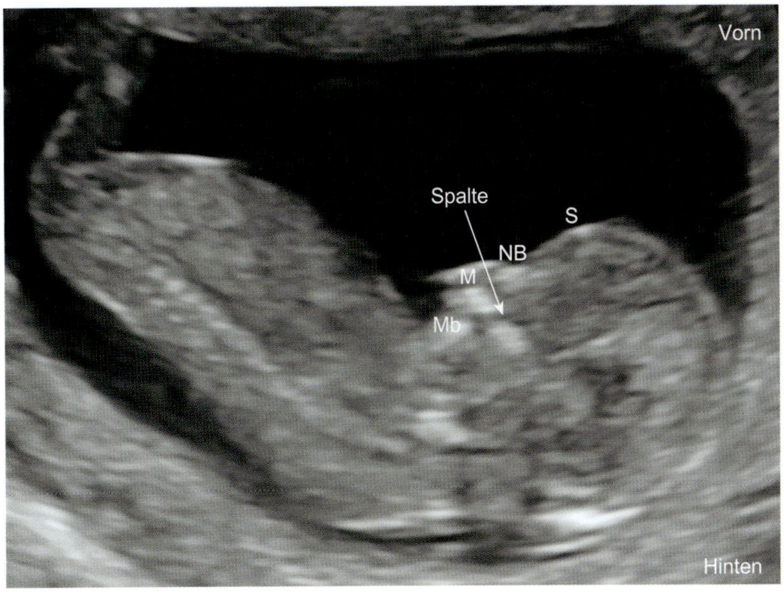

Abb. 4.82 Fallbeispiel 28: Maxillary Gap als Hinweiszeichen für eine Lippen-Kiefer-Gaumen-Spalte im ersten Trimenon. S = Stirn, NB = Nasenknochen, M = Maxilla, Mb = Mandibula, Pfeil = Maxillary Gap.

Typische Hinweiszeichen

- Unterbrechung des Oberkiefers, sog. Maxillary Gap

PRAXISTIPP

Die Maxillary Gap bekommt man exakt in der Einstellung der Messung der Nackentransparenz bzw. des Nasenknochens.

Prognose

- Abhängig von Grundkrankheit
- Wenn isoliert, dann günstige Prognose

Prozedere

- Diagnostische Punktion, ggf. mit Array
- Suche nach Begleitfehlbildungen

LITERATUR

Chaoui R et al. Maxillary Gap at 11–13 week's gestation: Marker of cleft lip and palate. Ultrasound Obstet Gynecol, 2015; 46: 665–669.

KAPITEL

5 Thorax

Boris Tutschek

5.1 Einführung

Die Untersuchung des fetalen Thorax und seiner Organe erfolgt zusammen mit der Untersuchung des fetalen Herzens. Fehlbildungen thorakaler Organe fallen in der Regel bei der Herzuntersuchung auf. Der führende Orientierungsschnitt ist der **Axialschnitt auf der Höhe des Vierkammerblicks:** In ihm sind neben der wichtigsten Herzebene auch die Lungenflügel und die Rippen sowie im Normalfall das Fehlen anderer Raumforderungen zu dokumentieren.

Flüssigkeiten oder flüssigkeitsgefüllte Raumforderungen im Thorax wie z. B. der Magen und der Darm bei vielen Fällen mit Zwerchfellhernie oder makroskopisch erkennbare Zysten bei der großzystischen Lungenmalformation (CPAM) fallen leicht ins Auge. Geringere Echogenitätsunterschiede z. B. beim Lungensequester oder beim Vorfall von Leber in den Thorax sind ggf. schwieriger zu erkennen. Eine veränderte Lage des Herzens, insbesondere die Verlagerung eines normal nach links gewendeten Herzens, ist ein eventuell subtiles, aber hochgradig verdächtiges Zeichen.

5.2 Normalbefunde

Thorax

Schallkopfführung

- Axial auf der Höhe des Vierkammerblicks des Herzens
- Frontal auf der Ebene des größten queren Thoraxdurchmessers

Orientierungspunkte

- Axial: Vierkammerblick
- Axial: eine Rippe oder ein Zwischenrippenraum, nicht Anschnitte mehrerer Rippen
- Sagittal: Wirbelsäule längs

LITERATUR

International Society of Ultrasound in Obstetrics and Gynecology, Carvalho JS, Allan LD, Chaoui R, Copel JA, DeVore GR, Hecher K, Lee W, Munoz H, Paladini D, Tutschek B, Yagel S. ISUOG Practice Guidelines (updated): sonographic screening examination of the fetal heart. Ultrasound Obstet Gynecol, 2013 Mar; 41(3): 348–539.

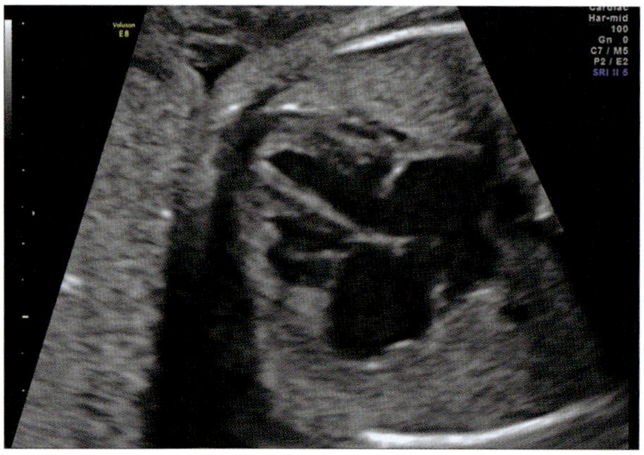

Abb. 5.1 Normaler Situs thoracalis, 28 SSW

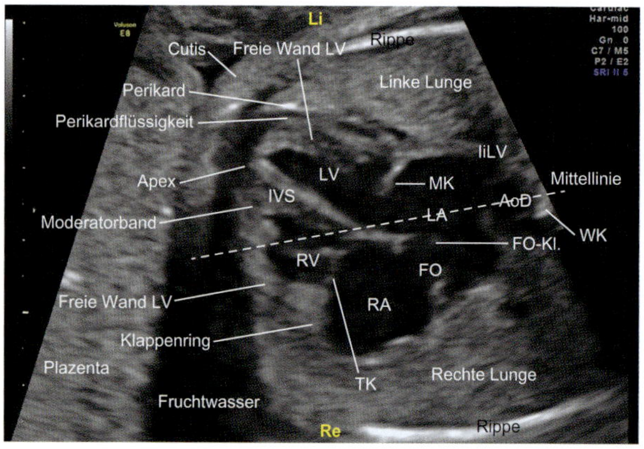

Abb. 5.2 Normaler Situs thoracalis, 28 SSW. LV = linker Ventrikel, IVS = intraventrikulares Septum, MK = Mitralklappe, liLV = linke Lungenvene, LA = linker Vorhof, AoD = Aorta descendens, RV = rechter Ventrikel, TK = Triksupidalklappe, RA = rechter Vorhof, FO = Foramen ovale, FO-Kl = Foramen-ovale-Klappe, WK = Wirbelkörper.

Thymus

Normaler Thymus

Schallkopfführung

- Axial auf der Höhe des Drei-Gefäße-Blicks oder direkt kranial davon

Orientierungspunkte

- Axial: Vierkammerblick, dann Schallkopf parallel zur fetalen Längsachse nach kranial verschieben

LITERATUR

Tonni G, Rosignoli L, Cariati E, Martins WP, Miyague AH, Bruns RF, Araujo Júnior E. Fetal thymus: visualization rate and volume by integrating 2D- and 3D-ultrasound during 2nd trimester echocardiography. J Matern Fetal Neonatal Med. 2016; 29(14): 2223–2228.

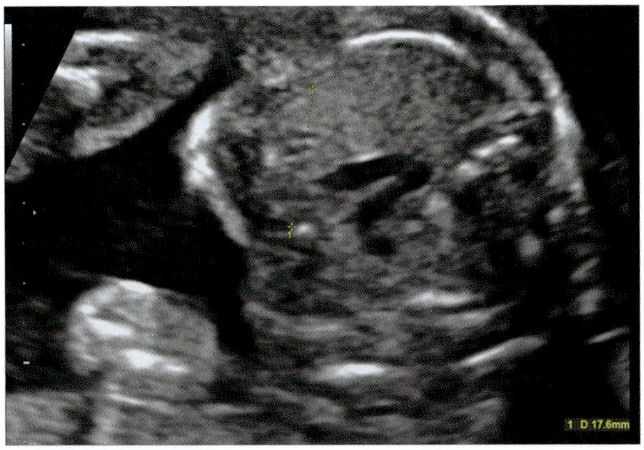

Abb. 5.3 Normaler Thymus

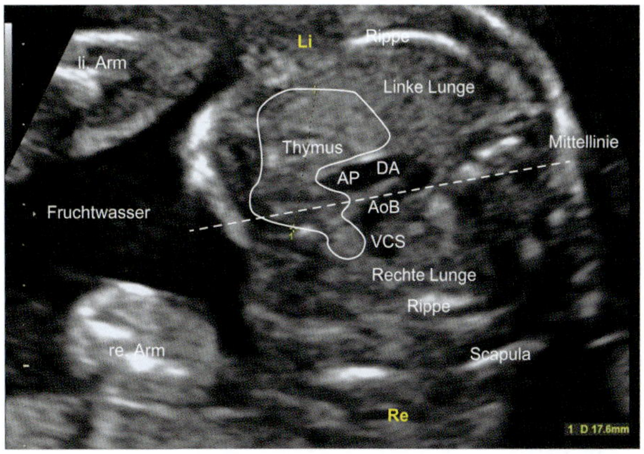

Abb. 5.4 Normaler Thymus. AP = A. pulmonalis, DA = Ductus arteriosus, AoB = Aortenbogen, VCS = V. cava superior.

Normaler Thymus, eine Zwerchfellhernie vortäuschend

Schallkopfführung

- Axial auf der Höhe des Drei-Gefäße-Blicks oder direkt kranial davon; in diesem Beispiel etwas schräg (siehe linke Rippen), sodass neben dem Vierkammblick eine „Raufforderung" erscheint

Orientierungspunkte

- Axial: Vierkammerblick, dann Schallkopf parallel zur fetalen Längsachse nach kranial verschieben

LITERATUR

Tonni G, Rosignoli L, Cariati E, Martins WP, Miyague AH, Bruns RF, Araujo Júnior E. Fetal thymus: visualization rate and volume by integrating 2D- and 3D-ultrasound during 2nd trimester echocardiography. J Matern Fetal Neonatal Med, 2016; 29(14): 2223–2228.

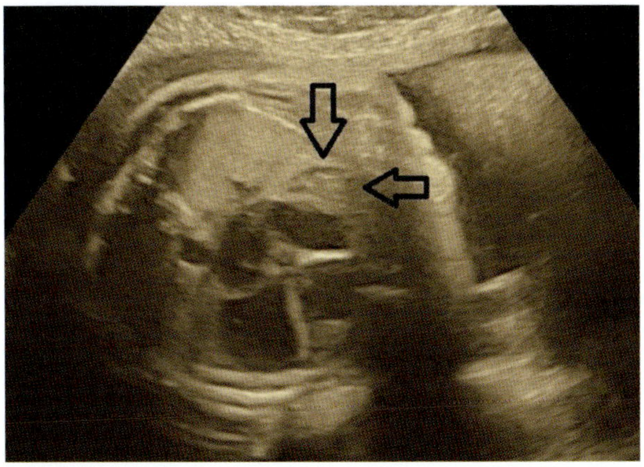

Abb. 5.5 Normalbefund: Der Thymus imitiert eine Zwerchfellhernie.

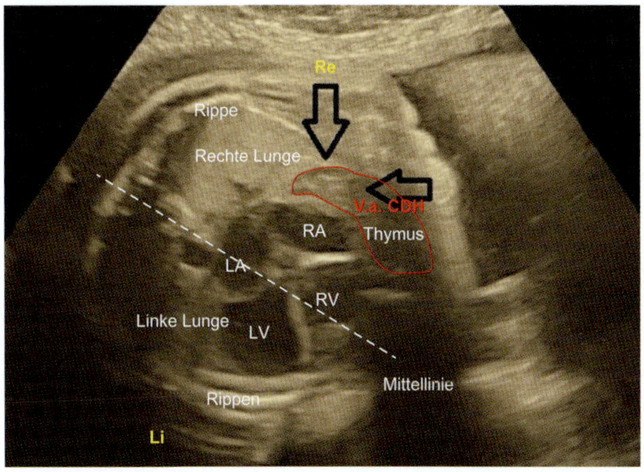

Abb. 5.6 Normalbefund: Der Thymus imitiert eine Zwerchfellhernie. LV = linker Ventrikel, LA = linker Vorhof, RA = rechter Vorhof, RV = rechter Ventrikel. Li = links, Re = rechts.

5.3 Fallbeispiele

Fallbeispiel 1

Klinische Angaben

24-jährige IIG IP, 34 + 1 SSW. V. a. großes Herz.

Fragen

1. Was fällt auf?
2. Verdachtsdiagnose/Diagnose?
3. Weiteres Vorgehen?
4. Typische und seltene Assoziationen?

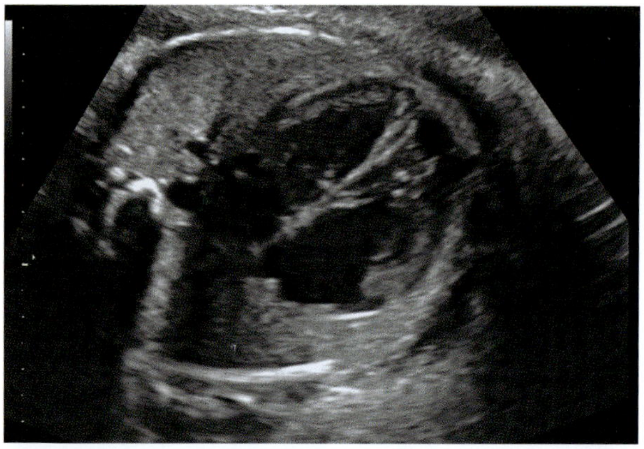

Abb. 5.7 Fallbeispiel 1: normaler Thorax, 34 SSW (bei IStA)

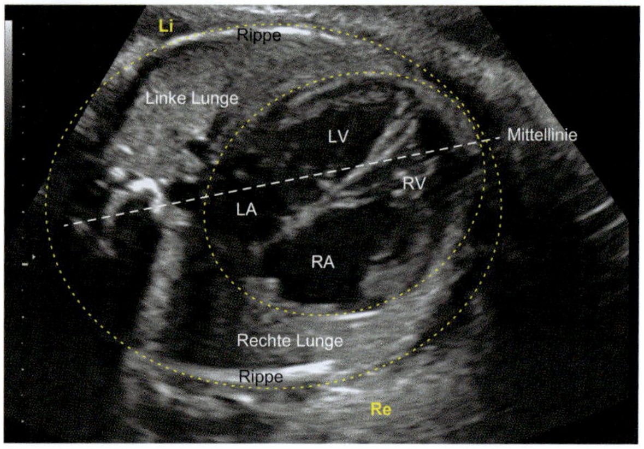

Abb. 5.8 Fallbeispiel 1: Kardiomegalie. Normaler Thorax, 34 SSW (bei IStA). LV = linker Ventrikel, LA = linker Vorhof, RA = rechter Vorhof, RV = rechter Ventrikel. Li = links, Re = rechts.

Antworten

1. Das Herz ist nach links gewendet und zeigt einen strukturell normalen Vierkammerblick, erscheint aber im Vergleich zum Thoraxumfang (zu) groß.
2. Kardiomegalie
3. Kardiale Biometrie: Umfang Herz zu Thorax. Detaillierte Herzuntersuchung inkl. der großen Gefäße und ihrer Verläufe, Infektionsserologie und Abklärung Anämie (inkl. Antikörpersuchtest).
4. Herzfehler, Shunt oder Gefäßverengung herznah; Arrhythmie; extrakardiale Gründe wie Anämie, „Shunts" (fetaler Tumor, fetofetales Transfusionssyndrom bei monochorialen Zwillingen, Chorangiom, TRAP-Zwilling)

Typische Hinweiszeichen

- Subjektiver Eindruck, dann Bestätigung durch Messung
- Herz oft strukturell normal oder aber fehlgebildet
- Globale Vergrößerung (wie in diesem Beispiel) oder isolierte Atriomegalie (z. B. bei Trikuspidalinsuffizienz oder Trikuspidaldysplasie)

PRAXISTIPP

Falls Herzgröße inspektorisch unklar: Verhältnis Herz zu Thoraxumfang messen.

MERKE

Kardiomegalie ist ein Symptom, keine Diagnose.

Prognose

Die Prognose hängt von der Ursache der Kardiomegalie ab.

Prozedere

Je nach Ursache. Falls die Ursache unklar ist, sollte die Geburt in einer Klinik mit Möglichkeit der neonatalen Echokardiografie stattfinden.

Fallbeispiel 2

Fragen

1. Was fällt auf?
2. Verdachtsdiagnose/Diagnose?
3. Weiteres Vorgehen?
4. Typische und seltene Assoziationen?

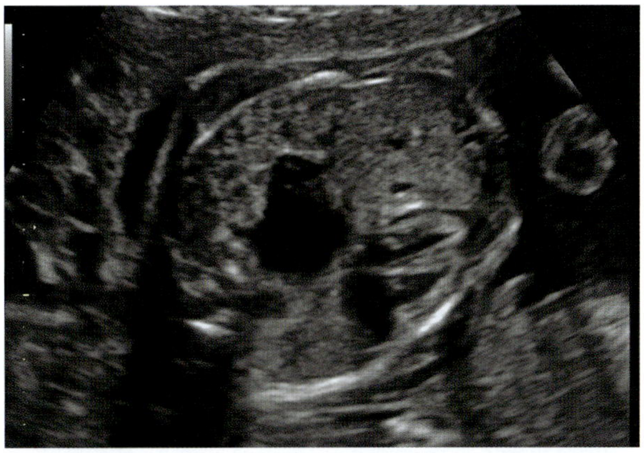

Abb. 5.9 Fallbeispiel 2: 23 SSW. Links Leber, Darm, Magen.

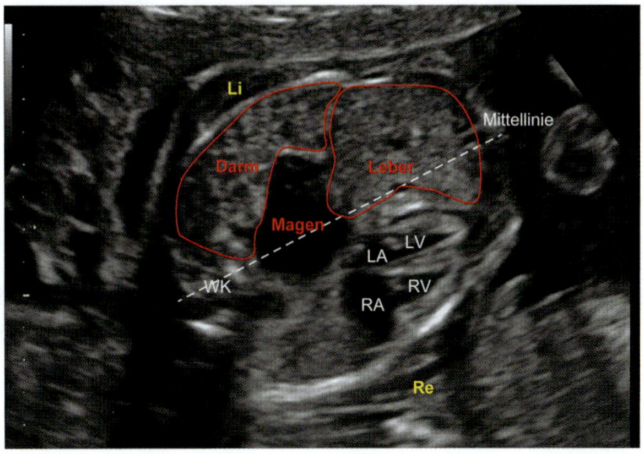

Abb. 5.10 Fallbeispiel 2: Zwerchfellhernie (congenital diaphragmatic hernia CDH, liver up). 23 SSW. Links Leber, Darm, Magen. WK = Wirbelkörper, LV = linker Ventrikel, LA = linker Vorhof, RA = rechter Vorhof, RV = rechter Ventrikel. Li = links, Re = rechts.

Antworten

1. Ein echofreier Fleck im Thorax, und das Herz liegt rechts im Thorax
2. Zwerchfellhernie
3. Karyotypisierung, Beratung durch Kinderchirurgen, evtl. pränatale Therapie (endoskopische passagere „Plug"-Einlage in fetale Trachea)
4. Herz nicht normal positioniert, evtl. atypische Strukturen im Thorax

Typische Hinweiszeichen

- Anomale Herzlage plus anomale Strukturen im Thorax (Magen und/oder Darm und/oder Leber)

DEFINITION

Zwerchfellhernie (CDH, liver up)

Zwerchfelldefekt (selten: Zwerchfellaplasie) mit Vorfall von Bauchorganen in den Thorax

PRAXISTIPP

- Die Herzlage ist auffällig (strukturell normales Herz verdrängt)!
- Die Differenzierung der hernierten Organe ist oft schwierig.
- Die Messung der Lungengröße ist nicht trivial.

Prognose

Die Prognose hängt vom Karyogramm und der Größe des Lungenflügels kontralateral zum Zwerchfelldefekt ab.

CAVE!

Keine Negation des Verdachts!
Abklären statt „Verlaufskontrollen" durchführen!

Prozedere

Die Geburt sollte im Perinatalzentrum mit Erfahrung in der Behandlung von Zwerchfellhernien erfolgen.

MERKE

Karyotypisierung durchführen!
Immer interdisziplinär beraten!
Option der pränatalen Therapie erwägen!

LITERATUR

Deprest J, Brady P, Nicolaides K, Benachi A, Berg C, Vermeesch J, Gardener G, Gratacos E. Prenatal management of the fetus with isolated congenital diaphragmatic hernia in the era of the TOTAL trial. Semin Fetal Neonatal Med, 2014 Dec; 19(6): 338–348.

Fallbeispiel 3

Klinische Angaben

26-jährige IG, 22 SSW. Anomale Herzachse.

Fragen

1. Was fällt auf?
2. Verdachtsdiagnose/Diagnose?
3. Weiteres Vorgehen?
4. Direkte und indirekte Zeichen?

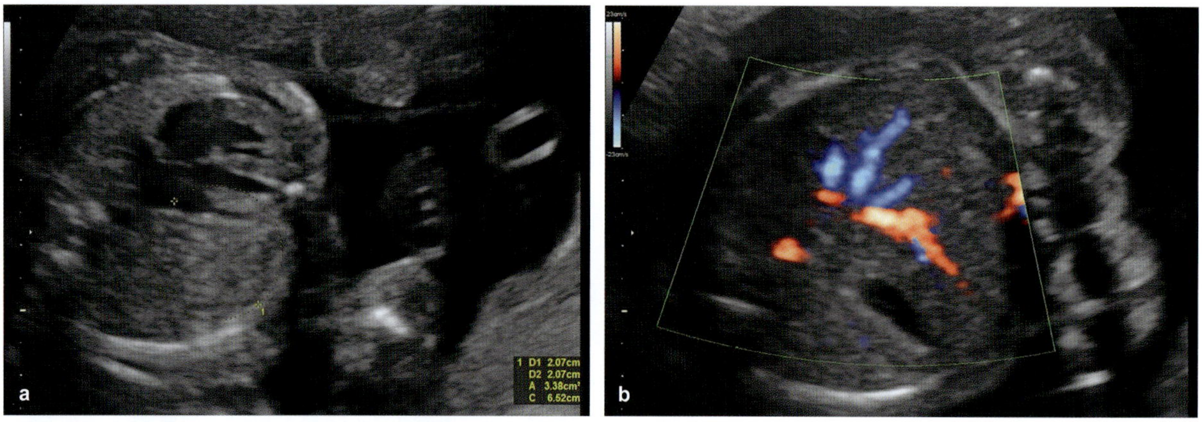

Abb. 5.11 Fallbeispiel 3: 22 SSW. a) Thorax, b) Abdomen-Situs, Farbdoppler.

Antworten

1. Das Herz liegt im rechten Thorax, die Herzspitze zeigt aber nach links.
2. Zwerchfellhernie, Lungentumor (z. B. CHAOS)
3. Karyotypisierung, Beratung durch Kinderchirurgen, evtl. pränatale Therapie (endoskopische passagere „Plug"-Einlage in fetale Trachea)
4. Herz nicht normal positioniert, evtl. atypische Strukturen im Thorax

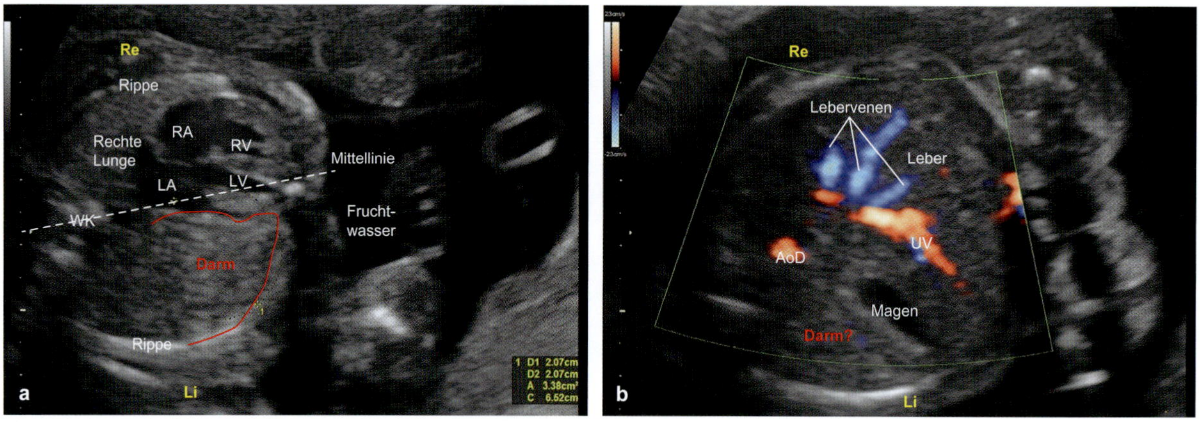

Abb. 5.12 Fallbeispiel 3: Zwerchfellhernie links (congenital diaphragmatic hernia CDH, liver down), 22 SSW.
a) Thorax. WK = Wirbelkörper, LV = linker Ventrikel, LA = linker Vorhof, RA = rechter Vorhof, RV = rechter Ventrikel.
b) Abdomen-Situs, Farbdoppler. AoD = Aorta descendens, UV = Umbilikalvene, auf den Portalsinus und den Lebevenenstern zulaufend. Li = links, Re = rechts.

Typische Hinweiszeichen

- Anomale Herzlage plus anomale Strukturen im Thorax (Darm, ggf. Magen und/oder Leber)

DEFINITION

Zwerchfellhernie links (CDH, liver down)

Zwerchfelldefekt (selten: Zwerchfellaplasie) mit Vorfall von Bauchorganen in den Thorax

PRAXISTIPP

- Die Herzlage ist auffällig (strukturell normales Herz verdrängt).
- Die Differenzierung der hernierten Organe ist oft schwierig.
- Die Messung der Lungengröße ist nicht trivial.

Prognose

Die Prognose ist abhängig vom Karyogramm und der Größe des Lungenflügels kontralateral zum Zwerchfelldefekt.

CAVE!

Keine Negation des Verdachts!
Abklären statt „Verlaufskontrollen" durchführen!

Prozedere

Die Geburt sollte im Perinatalzentrum mit Erfahrung in der Behandlung von Zwerchfellhernien stattfinden.

MERKE

Karyotypisierung durchführen!
Immer interdisziplinär beraten!
Option der pränatalen Therapie erwägen!

LITERATUR

Deprest J, Brady P, Nicolaides K, Benachi A, Berg C, Vermeesch J, Gardener G, Gratacos E. Prenatal management of the fetus with isolated congenital diaphragmatic hernia in the era of the TOTAL trial. Semin Fetal Neonatal Med, 2014 Dec; 19(6): 338–348.

Fallbeispiel 4

Klinische Angaben

31-jährige IIG, 33 SSW. V. a. Dextrokardie.

Fragen

1. Was fällt auf?
2. Verdachtsdiagnose/Diagnose?
3. Weiteres Vorgehen?
4. Direkte und indirekte Zeichen?

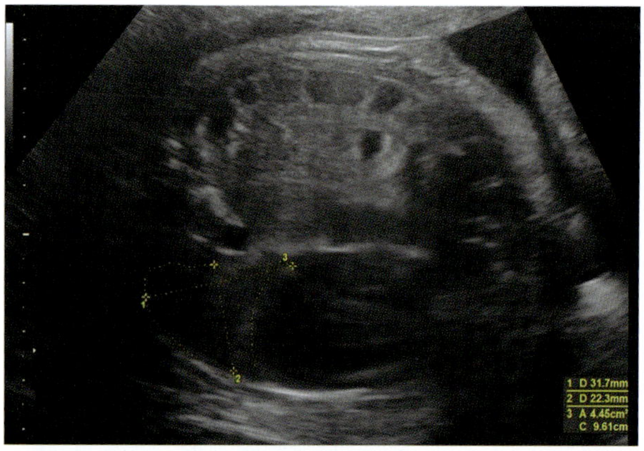

Abb. 5.13 Fallbeispiel 4: 33 SSW.

Antworten

1. Das Herz liegt im rechten Thorax, die Herzspitze zeigt nach rechts. Die fetale Leber und der Dünndarm scheinen herniert zu sein (unsicher) sowie das Kolon (direkt neben den linken Rippen).
2. Zwerchfellhernie, Lungentumor (z. B. CHAOS)
3. Karyotypisierung, Beratung durch Kinderchirurgen, evtl. pränatale Therapie (endoskopische passagere „Plug"-Einlage in fetale Trachea)
4. Herz nicht normal positioniert, evtl. atypische Strukturen im Thorax

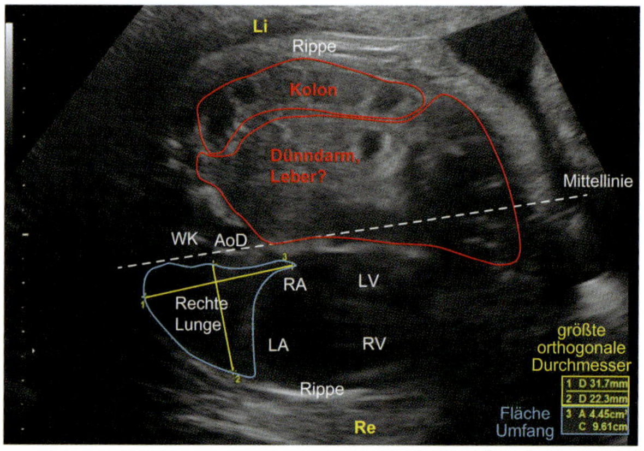

Abb. 5.14 Fallbeispiel 4: Zwerchfellhernie (congenital diaphragmatic hernia, CDH), wahrscheinlich „liver up", 33 SSW. WK = Wirbelkörper, LV = linker Ventrikel, LA = linker Vorhof, RA = rechter Vorhof, RV = rechter Ventrikel, AoD = Aorta descendens. Li = links, Re = rechts.

Typische Hinweiszeichen

- Anomale Herzlage plus anomale Strukturen im Thorax (Darm, ggf. Magen und/oder Leber)

DEFINITION

Zwerchfellhernie (CDH, liver up)

Zwerchfelldefekt (selten: Zwerchfellaplasie) mit Vorfall von Bauchorganen in den Thorax

PRAXISTIPP

- Die Herzlage ist auffällig (strukturell normales Herz verdrängt).
- Die Differenzierung der hernierten Organe ist oft schwierig.
- Die Messung der Lungengröße ist nicht trivial.

Prognose

Die Prognose hängt vom Karyogramm und der Größe des Lungenflügels kontralateral zum Zwerchfelldefekt ab.

CAVE!

Keine Negation des Verdachts!
Abklären statt „Verlaufskontrollen" durchführen!

Prozedere

Die Geburt sollte im Perinatalzentrum mit Erfahrung in der Behandlung von Zwerchfellhernien stattfinden.

MERKE

Karyotypisierung durchführen!
Immer interdisziplinär beraten!
Option der pränatalen Therapie erwägen!

LITERATUR

Deprest J, Brady P, Nicolaides K, Benachi A, Berg C, Vermeesch J, Gardener G, Gratacos E. Prenatal management of the fetus with isolated congenital diaphragmatic hernia in the era of the TOTAL trial. Semin Fetal Neonatal Med, 2014 Dec; 19(6): 338–348.

Fallbeispiel 5

Klinische Angaben

31-jährige IIG, 33 SSW. V. a. Dextrokardie.

Fragen

1. Was fällt auf?
2. Verdachtsdiagnose/Diagnose?
3. Weiteres Vorgehen?
4. Direkte und indirekte Zeichen?

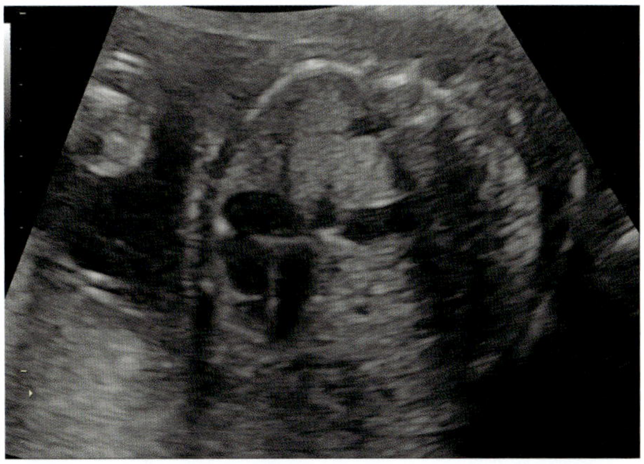

Abb. 5.15 Fallbeispiel 5: 33 SSW

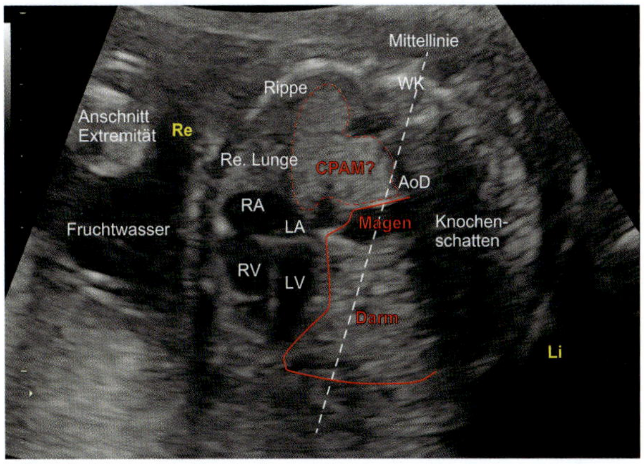

Abb. 5.16 Fallbeispiel 5: Zwerchfellhernie plus CPAM, 33 SSW. WK = Wirbelkörper, LV = linker Ventrikel, LA = linker Vorhof, RA = rechter Vorhof, RV = rechter Ventrikel, AoD = Aorta descendens. Li = links, Re = rechts.

Antworten

1. Das Herz liegt im rechten Thorax, die Herzspitze zeigt nach rechts. Die fetale Leber und der Dünndarm scheinen herniert zu sein (unsicher) sowie das Kolon (direkt neben den linken Rippen).
2. Zwerchfellhernie, Lungentumor (z. B. CHAOS)
3. Karyotypisierung, Beratung durch Kinderchirurgen, evtl. pränatale Therapie (endoskopische passagere „Plug"-Einlage in fetale Trachea)
4. Herz nicht normal positioniert, evtl. atypische Strukturen im Thorax

Typische Hinweiszeichen

- Anomale Herzlage plus anomale Strukturen im Thorax (Darm, ggf. Magen und/oder Leber)

DEFINITION

Zwerchfellhernie plus CPAM

Zwerchfelldefekt (selten: Zwerchfellaplasie) mit Vorfall von Bauchorganen in den Thorax

PRAXISTIPP

- Die Herzlage ist auffällig (strukturell normales Herz verdrängt).
- Die Differenzierung der hernierten Organe ist oft schwierig.
- Die Messung der Lungengröße ist nicht trivial.

Prognose

Die Prognose hängt vom Karyogramm und der Größe des Lungenflügels kontralateral zum Zwerchfelldefekt ab.

CAVE!

Keine Negation des Verdachts!
Abklären statt „Verlaufskontrollen" durchführen!

Prozedere

Die Geburt findet im Perinatalzentrum mit Erfahrung in der Behandlung von Zwerchfellhernien statt.

MERKE

Karyotypisierung durchführen!
Immer interdisziplinär beraten!
Option der pränatalen Therapie!

LITERATUR

Deprest J, Brady P, Nicolaides K, Benachi A, Berg C, Vermeesch J, Gardener G, Gratacos E. Prenatal management of the fetus with isolated congenital diaphragmatic hernia in the era of the TOTAL trial. Semin Fetal Neonatal Med, 2014 Dec; 19(6): 338–348.

Fallbeispiel 6

Klinische Angaben

23-jährige IG, 25 SSW. Zweitmeinung wegen fetalem Aszites.

Fragen

1. Was fällt auf?
2. Verdachtsdiagnose/Diagnose?
3. Weiteres Vorgehen?

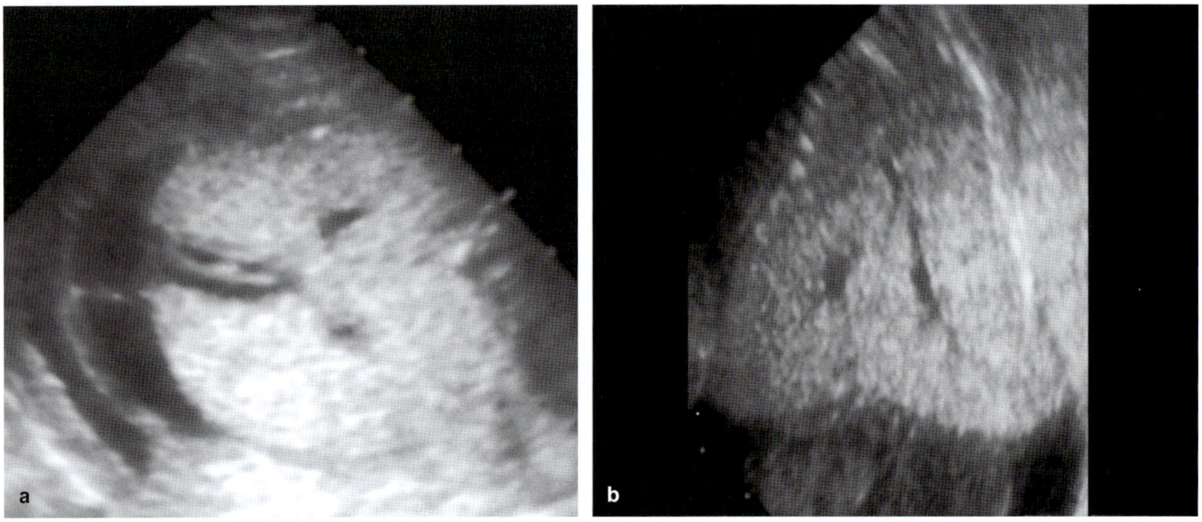

Abb. 5.17 Fallbeispiel 6: a) Querschnitt. b) Längsschnitt. 25 SSW. (Die Bilder wurden freundlicherweise von Prof. Karim Kalache zu Verfügung gestellt.)

Antworten

1. Deutlich zu helle Lungen.
2. CHAOS (durchgehend echogene Lungen), DD große Zwerchfellhernie oder Zwerchfellaplasie (unterschiedliche Echogenitäten je nach hernierten Organen, ggf. Magen im Thorax)
3. Interdisziplinäre Beratung über schlechte Prognose

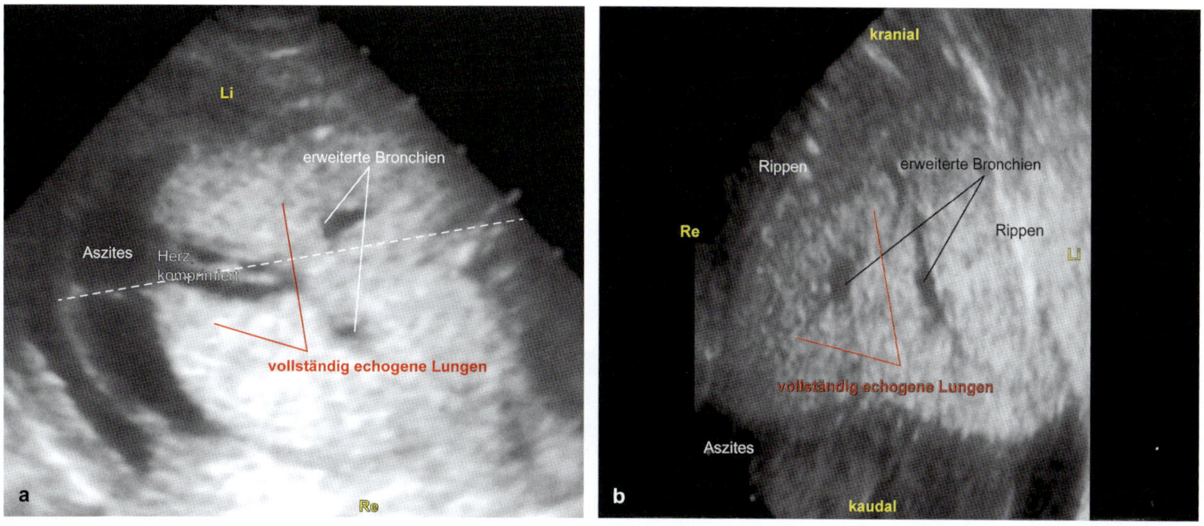

Abb. 5.18 Fallbeispiel 6: CHAOS (congenital high-airways obstruction, Larynxatresie), 25 SSW.
a) Querschnitt.
b) Längsschnitt. Li = links, Re = rechts. (Die Bilder wurden freundlicherweise von Prof. Karim Kalache zu Verfügung gestellt.)

Typische Hinweiszeichen

- Deutlich vermehrte Echogenität der Lunge
- Herzlage verschoben: mittig; Herz wirkt komprimiert.
- Dilatierte Trachea und Hauptbronchien, die aufgrund der echogene Lungen sehr gut erkennbar sind
- Im Längsschnitt Zwerchfellgrenze nach kaudal konvex (paradox)

PRAXISTIPP

- Das Herz erscheint komprimiert zwischen großen, echogenen Lungenflügeln.
- Das Herz liegt mittig im Thorax.
- Die Herzlage ist auffällig (strukturell normales Herz).
- Es sind keine Flüssigkeitsbewegung in der Trachea bei fetaler Atmung nachweisbar.

Prognose

Die Prognose ist schlecht.

Prozedere

Interdisziplinäre Beratung!

LITERATUR

Kalache KD, Chaoui R, Tennstedt C, Bollmann R. Prenatal Diagnosis of laryngeal Atresia in two cases of congenital high airway obstruction syndrome (CHAOS). Prenat Diagn, 1998 Dec; 17(6): 577–581.

Fallbeispiel 7

Klinische Angaben

23-jährige IG, 25 SSW. Zweitmeinung wegen fetalem Aszites.

Fragen

1. Was fällt auf?
2. Verdachtsdiagnose/Diagnose?
3. Weiteres Vorgehen?

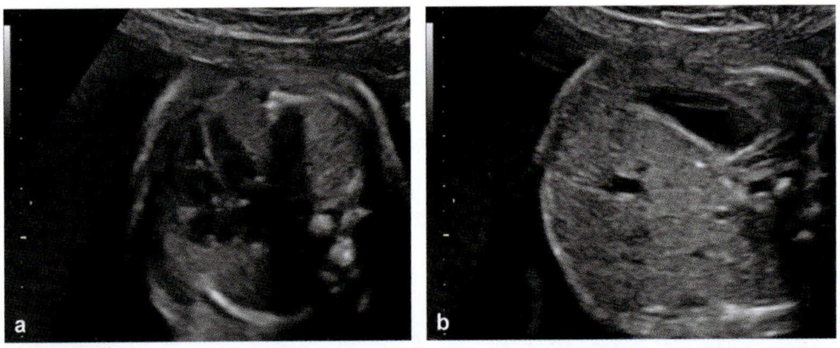

Abb. 5.19 Fallbeispiel 7: a) Thorax. b) Abdomen. 25 SSW.

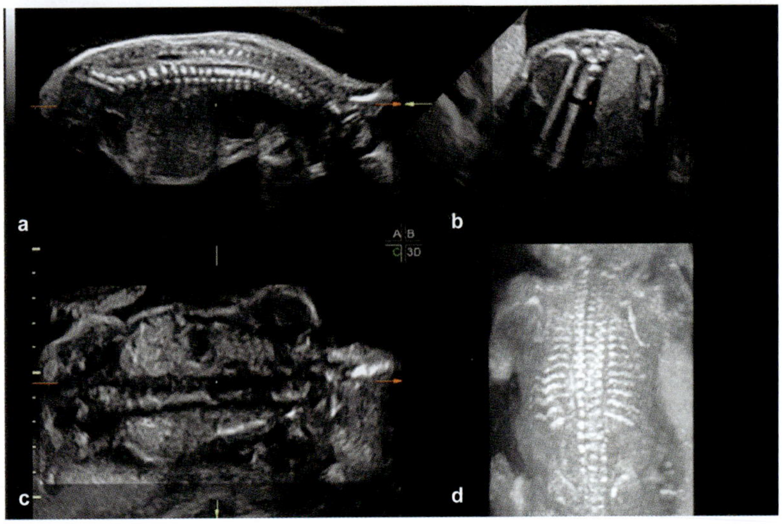

Abb. 5.20 Fallbeispiel 7: 25 SSW.
a) Medianer Längsschnitt des Rumpfes.
b) Axialer Schnitt direkt am Übergang von Thorax zu Abdomen.
c) Frontalschnitt des Rumpfes.
d) 3D-Aufnahme der Wirbelsäule und Rippen.

Antworten

1. Deutlicher Unterschied zwischen Thoraxumfang und Abdomenumfang, kurze Rippen, Herzlage und -Ausrichtung in der Regel normal
2. Enger Thorax, evtl. Skelettdysplasie (SD)
3. Suche nach anderen Zeichen einer SD: in erster Linie kurze Extremitätenknochen, auffällige Kopfform oder Größe

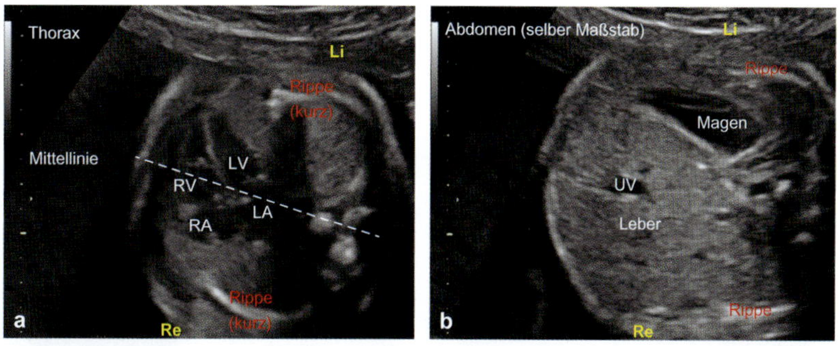

Abb. 5.21 Fallbeispiel 7: enger knöcherner Thorax bei Skelettdysplasie (thanatophore Dysplasie), 25 SSW. Li = links, Re = rechts.
a) Thorax. LV = linker Ventrikel, LA = linker Vorhof, RA = rechter Vorhof, RV = rechter Ventrikel.
b) Abdomen. UV = Umbilikalvene.

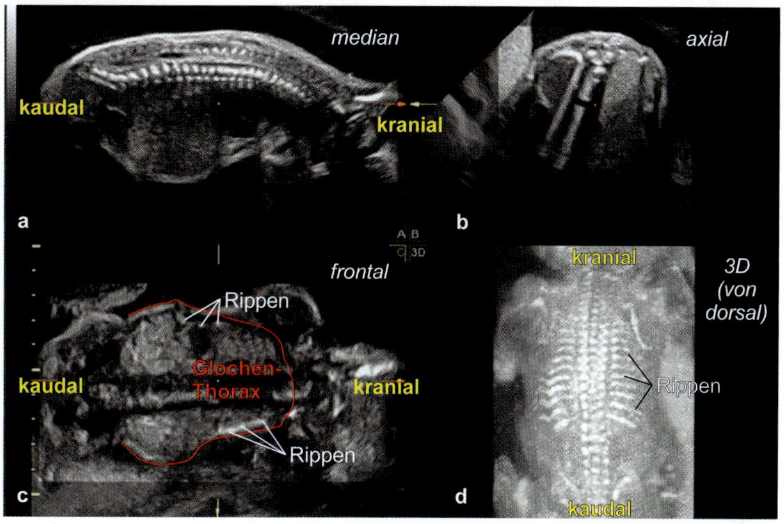

Abb. 5.22 Fallbeispiel 7: 25 SSW.
a) Medianer Längsschnitt des Rumpfes: Kalibersprung vom engen Thorax zum normal großen Abdomen.
b) Axialer Schnitt direkt am Übergang von Thorax zu Abdomen. Beachte: kurze Rippen.
c) Frontalschnitt des Rumpfes: Kontur der Thoraxes und des Abdomens zeigen eine Kalibersprung („Glockenthorax").
d) Die 3D-Aufnahme der Wirbelsäule und Rippen zeigt kurze und unregelmäßige Rippen.

Typische Hinweiszeichen

- Enger Thorax/kurze Rippen mit konsekutiver Lungenhypoplasie, wahrscheinlich im Rahmen einer generalisierten Wachstumsstörung der langen Knochen (Skelettdysplasie)
- Glockenthorax im Frontalschnitt ➤ Abb. 5.22a und b
- Kurze Knochen auch bei anderen Skelettdysplasien, ebenso wie unregelmäßige Rippen, erkennbar in 2D und 3D.

PRAXISTIPP

- Ein erster Verdacht besteht in der Regel aufgrund eines zu kurzen Femurs, dann erfolgt die Untersuchung aller Röhrenknochen.
- Eine grobe Beurteilung der Letalität ist durch den Kaliberunterschied Thoraxquerschnitt zu Abdomenquerschnitt möglich.
- Eventuell gibt es assoziierte „kleinere" Fehlbildungen.
- Es besteht die Möglichkeit der spezifischen fetalen molekularen Diagnostik.

Prognose

Erste Triage nach Lungengröße sowie nach assoziierten Fehlbildungen, die typischerweise bei manchen Skelettdysplasien auftreten.

Prozedere

Besprechung alle Symptome mit Genetikern, ggf. direkte molekulare Testung nach Verdachtsdiagnose. Anschließend erfolgt eine interdisziplinäre Beratung. Bei letaler Skelettdysplasie sollte ggf. eine vorzeitige Beendigung der Schwangerschaft diskutiert werden.

LITERATUR

Schramm T, Gloning KP, Minderer S, Daumer-Haas C, Hörtnagel K, Nerlich A, Tutschek B. Prenatal sonographic diagnosis of skeletal dysplasias. Ultrasound Obstet Gynecol, 2009 Aug; 34(2): 160–70.

Fallbeispiel 8

Klinische Angaben

33-jährige IIG IP mit Thalassaemia minor, 20 + 6 SSW. Screening.

Fragen

1. Was fällt auf?
2. Verdachtsdiagnose/Diagnose?
3. Weiteres Vorgehen?
4. Zusätzliche Untersuchungen

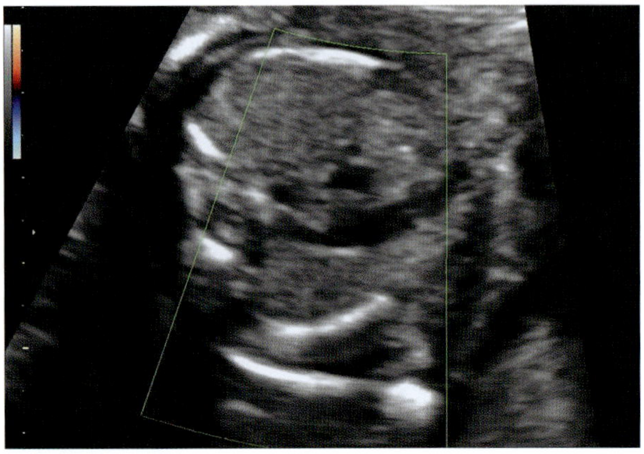

Abb. 5.23 Fallbeispiel 8: Drei-Gefäße-Blick, 20 + 6 SSW.

Antworten

1. Drei-Gefäße-Blick. Dabei wird der anomale Verlauf des Aortenbogen erkennbar: nicht spitzwinklig mit dem Ductus arteriosus zusammenlaufend, sondern ungewöhnlich weit nach rechts ausladend.
2. Aortenbogenanomalie
3. Detaillierte Herz- und gesamte Fetaldiagnostik
4. Karyotypisierung diskutieren inkl. DiGeorge-Syndrom

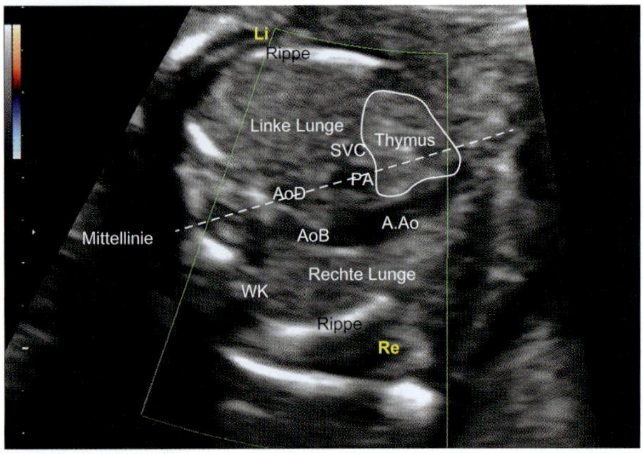

Abb. 5.24 Fallbeispiel 8: Drei-Gefäße-Blick, 20 + 6 SSW. Normaler Thymus bei rechts verlaufendem Aortenbogen. SVC = obere Hohlvene (superiore V. cava), AoD = Aorta descendens, PA = Pulmonalarterie, AoB = Aortenbogen, A.Ao = aufsteigende Aorta, WK = Wirbelkörper. Li = links, Re = rechts.

Typische Hinweiszeichen

- Kein spitzwinkliges Zusammenfließen der Aorta und des Ductus arteriosus beim Organultraschall um 21 Wochen.

PRAXISTIPP

- Oft wenig augenfällig!
- Der Drei-Gefäße-Blick ist nicht normal einstellbar.
- Der Thymus ist evtl. nicht darstellbar oder zu klein.
- Auch im Screening erfolgt eine sorgfältige Einstellung der abgehenden Gefäße, insbesondere Drei-Gefäße-Blick.

Prognose

Die Prognose ist günstig, falls es sich um einen isolierten Befund handelt.

MERKE

Assoziation von Aortenbogenanomalien mit Aneuploidie, insbesondere DiGeorge-Syndrom!

Prozedere

Eine Karyotypisierung kann erwogen werden. Eine detaillierte fetale Echokardiografie sollte stattfinden.

LITERATUR

Bravo C, Gámez F, Pérez R, Álvarez T, De León-Luis J. Fetal Aortic Arch Anomalies: Key Sonographic Views for Their Differential Diagnosis and Clinical Implications Using the Cardiovascular System Sonographic Evaluation Protocol. J Ultrasound Med, 2016 Feb; 35(2): 237–251.

Fallbeispiel 9

Klinische Angaben

24-jährige IG, 20 + 5 SSW. Vorstellung zur weiteren Abklärung bei Plexuszysten und suboptimaler Einstellbarkeit des fetalen Schädels.

Fragen

1. Was fällt an der Lunge auf?
2. Verdachtsdiagnose/Diagnose?
3. Weiteres Vorgehen?

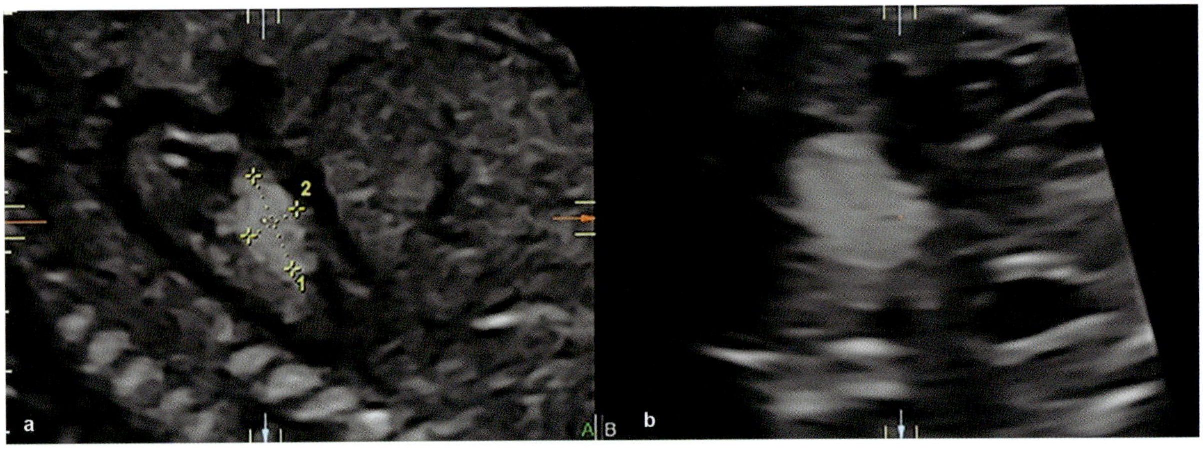

Abb. 5.25 Fallbeispiel 9: a) Medianschnitt. b) Axialschnitt. 20 + 5 SSW.

Antworten

1. Scharf begrenztes echogenes Areal im Brustkorb
2. Lungensequester oder CPAM (unabhängig von Plexuszysten)
3. Verlaufskontrollen, oft spontane Rückbildung

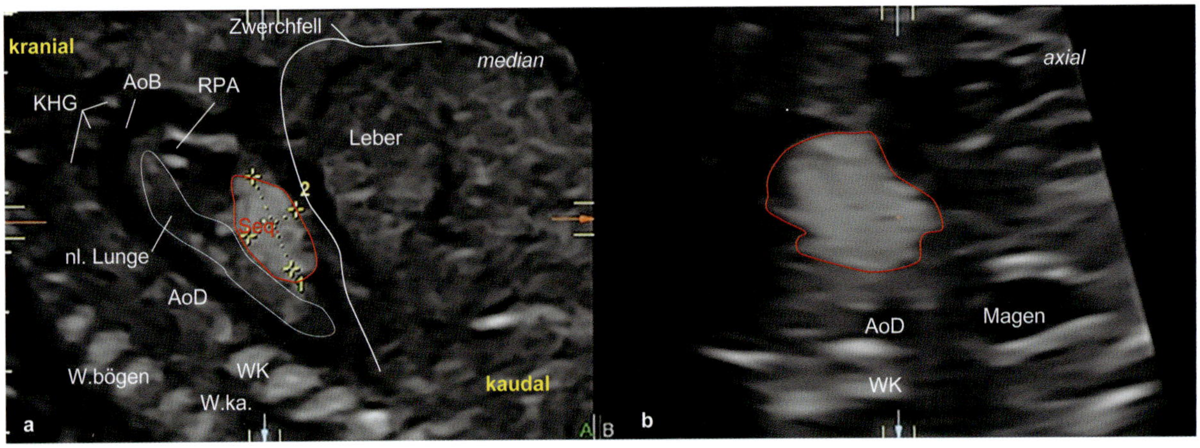

Abb. 5.26 Fallbeispiel 9: Lungensequester, 20 + 5 SSW.
a) Medianschnitt. KHG = Kopf-Hals-Gefäße, AoB = Aortenbogen, RPA = rechte Pulmonalarterie, nl. Lunge = normale Lunge, AoD = Aorta descendens, Seq. = Sequester, WK = Wirbelkörper, W. ka. = Wirbelkanal.
b) Axialschnitt. AoD = Aorta descendens, WK = Wirbelkörper.

Typische Hinweiszeichen

- Scharf begrenztes hyperechogenes Areal in der Lunge

DEFINITION

Lungensequester

- Nicht normal an den Bronchialbaum angeschlossenes Lungengewebe
- Echogen verändertes Lungengewebe (Sekretstau)
- Blutversorgung nicht aus Lungenarterie, sondern aus der Aorta

Prognose

Die Prognose ist in der Regel günstig, es ist aber auch eine Dekompensation (Hydrops) möglich.

MERKE

Hinweis auf die Möglichkeit der spontanen Rückbildung geben!

Prozedere

Die genaue Lokalisation erfolgt ggf. unter Zuhilfenahme der 3D-Darstellung (multiplanare Darstellung). Gegebenenfalls kann die arterielle Gefäßzufuhr aus der Bauchaorta dargestellt werden.

MERKE

Primär exspektatives Vorgehen!

CAVE!

Kein Aktionismus (vorzeitige Entbindung)!

LITERATUR

Pinto RM, Araujo Júnior E, Augusto LC, Costa JI, Dias DA, Aguiar LB, Carvalho FH. Spontaneous regression of intralobar pulmonary sequestration during the pregnancy: report of two cases through relationships between mass and fetal biometry and review of the literature. J Matern Fetal Neonatal Med. 2016; 29(11): 1720–1724.

5

Fallbeispiel 10

Klinische Angaben

28-jährige IG, 21 + 2 SSW. V. a. echogene Raumforderung in der Lunge.

Fragen

1. Was fällt auf?
2. Verdachtsdiagnose/Diagnose?
3. Weiteres Vorgehen?

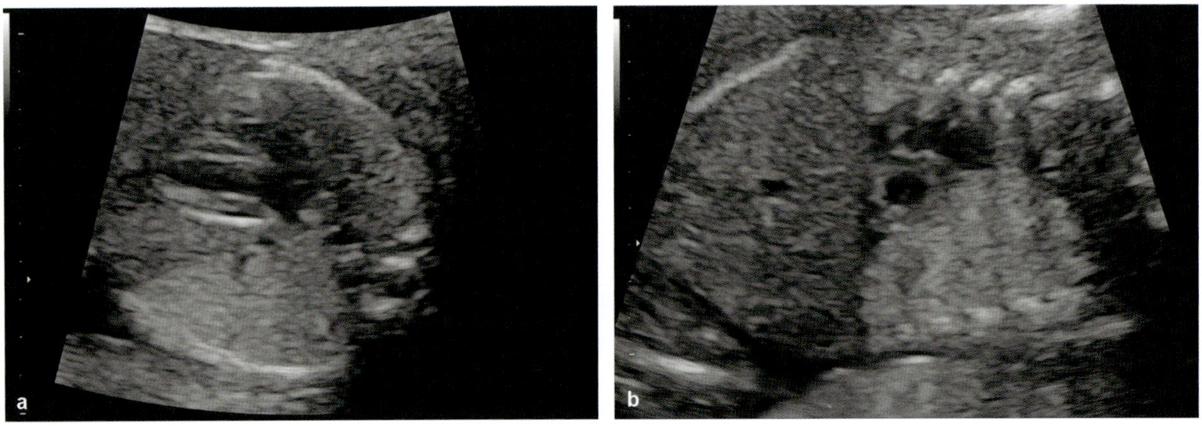

Abb. 5.27 Fallbeispiel 10: a) Axialschnitt. b) Längsschnitt. 21 + 2 SSW.

Antworten

1. Das Herz ist nach links gewendet, liegt aber mehrheitlich rechts im Thorax.
2. CPAM oder Lungensequester
3. Karyotypisierung, Verlaufskontrollen (evtl. spontane Rückbildung)

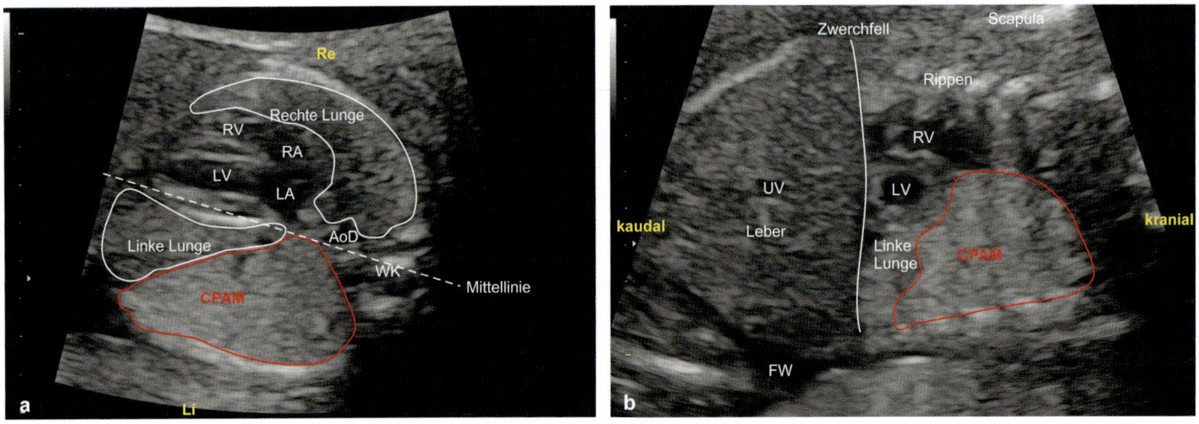

Abb. 5.28 Fallbeispiel 10: CPAM, kleinzystisch (congenital pulmonary airway malformation, cystic pulmonary adenomatoid malformation; früher: zystische adenomatoide Lungenmalformation), 21 + 2 SSW.
a) Axialschnitt. LV = linker Ventrikel, LA = linker Vorhof, RA = rechter Vorhof, RV = rechter Ventrikel, AoD = Aorta descendens, WK = Wirbelkörper. Li = links, Re = rechts.
b) Längsschnitt. LV = linker Ventrikel, RV = rechter Ventrikel, UV = Umbilikalvene, FW = Fruchtwasser.

Typische Hinweiszeichen

- Echogenitätsunterschied innerhalb der Lunge
- Herzlage verschoben

DEFINITION

CPAM, kleinzystisch

- Echogen verändertes Lungengewebe
- Oft mikroskopische (im Ultraschall nicht erkennbare) Zysten vorhanden

PRAXISTIPP

Die Herzlage ist auffällig (strukturell normales Herz verdrängt). Eine fokal höhere Echogenität in der Lungen ist diagnostisch.

Prognose

Die Prognose ist oft günstig. Es ist aber auch eine Dekompensation (Hydrops) möglich.

MERKE

Hinweis auf die Möglichkeit der spontanen Rückbildung geben!

Prozedere

Exspektativ. Alle 2 Wochen erfolgt eine Verlaufskontrolle.

MERKE

Karyotypisierung durchführen!
Primär exspektatives Vorgehen!

CAVE!

Kein Aktionismus (vorzeitige Entbindung)!

LITERATUR

Kunisaki SM, Ehrenberg-Buchner S, Dillman JR, Smith EA, Mychaliska GB, Treadwell MC. Vanishing fetal lung malformations: Prenatal sonographic characteristics and postnatal outcomes. J Pediatr Surg, 2015 Jun; 50(6): 978–982.

Fallbeispiel 11

Klinische Angaben

38-jährige IIIG, 23 SSW. Auffälliger Thorax, V. a. Zwerchfellhernie.

Fragen

1. Was fällt auf?
2. Verdachtsdiagnose/Diagnose?
3. Weiteres Vorgehen?

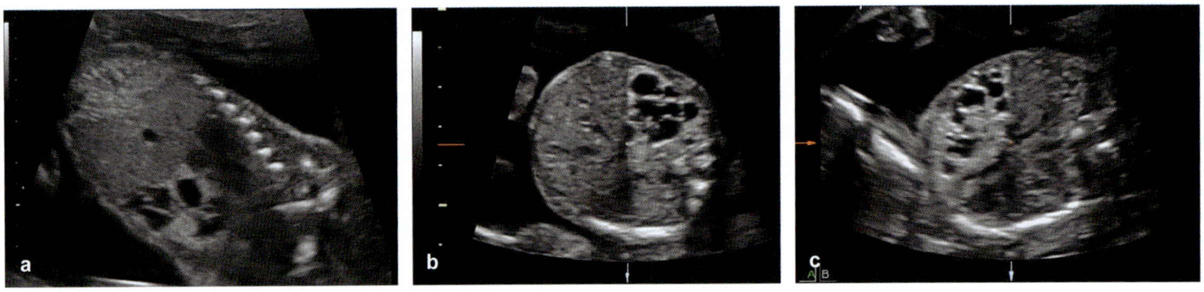

Abb. 5.29 Fallbeispiel 11.
a) Paramedianer Längsschnitt Thorax und Abdomen.
b) Axialschnitt ab Übergang Thorax zu Abdomen (aus einem 3D-Volumen).
c) Paramedianer Längsschnitt Thorax und Abdomen (aus einem 3D-Volumen). 23 SSW.

Antworten

1. Zwerchfell erscheint durchgehend, Leber orthotop.
2. Großzystische CPAM
3. Karyotypisierung, Verlaufskontrollen, Kreislaufbeurteilung, evtl. fetale Intervention

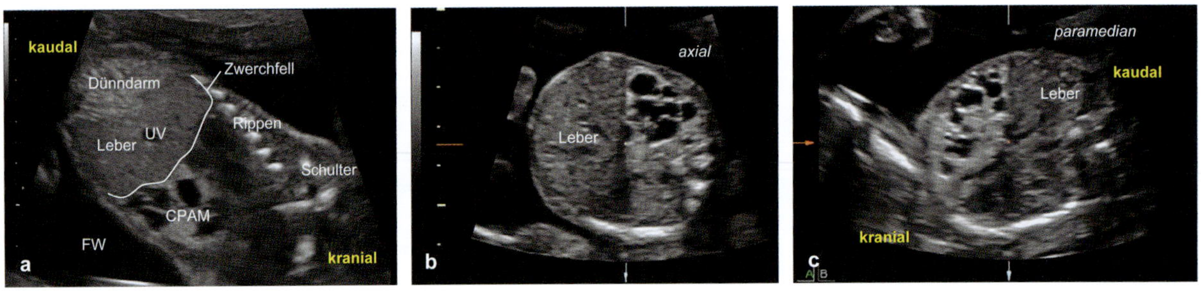

Abb. 5.30 Fallbeispiel 11: CPAM, großzystisch, 23 SSW.
a) Paramedianer Längsschnitt Thorax und Abdomen. UV = Umbilikalvene, FW = Fruchtwasser.
b) Axialschnitt ab Übergang Thorax zu Abdomen (aus einem 3D-Volumen).
c) Paramedianer Längsschnitt Thorax und Abdomen (aus einem 3D-Volumen).

Typische Hinweiszeichen

DEFINITION

CPAM, großzystisch

- Echogen verändertes Lungengewebe mit makroskopisch erkennbaren Zysten unterschiedlicher Größe
- Echogenitätsunterschied innerhalb der Lunge
- Herzlage verschoben

PRAXISTIPP

Die Herzlage ist auffällig (strukturell normales Herz verdrängt). Eine fokal höhere Echogenität neben Zysten unterschiedlicher Größe in der Lungen ist diagnostisch.

Prognose

MERKE

Hinweis auf die Möglichkeit der spontanen Rückbildung geben! Die Prognose ist oft günstig. Es ist aber auch eine Dekompensation (Hydrops) möglich.

Prozedere

MERKE

Karyotypisierung durchführen!
Primär exspektatives Vorgehen!

CAVE!

Kein Aktionismus (vorzeitige Entbindung)!
Exspektativ. Alle 2 Wochen erfolgt eine Verlaufskontrolle.

LITERATUR

Litwińska M, Litwińska E, Janiak K, Piaseczna-Piotrowska A, Gulczyńska E, Szaflik K. Thoracoamniotic Shunts in Macrocystic Lung Lesions: Case Series and Review of the Literature. Fetal Diagn Ther, 2017; 41(3): 179–183.

Fallbeispiel 12

Klinische Angaben

28-jährige IG, 33 SSW. V. a. Pleuraerguss.

Fragen

1. Was fällt auf?
2. Verdachtsdiagnose/Diagnose?
3. Weiteres Vorgehen?

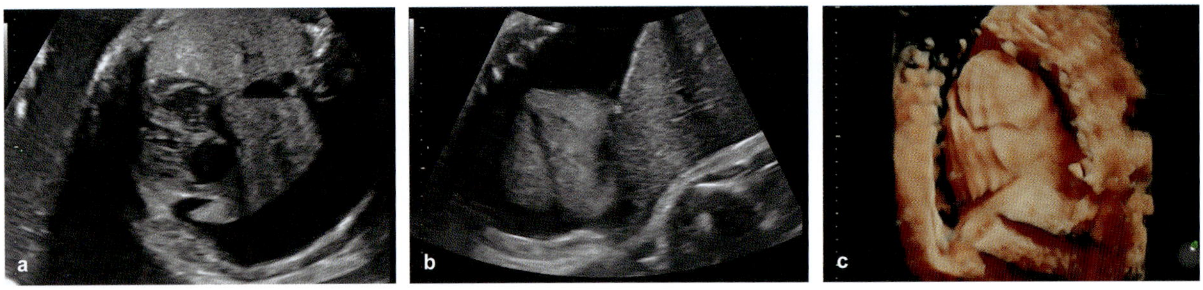

Abb. 5.31 Fallbeispiel 12: a) Axialschnitt. b) Längsschnitt. c) 3D-Aufnahme. 33 SSW.

Antworten

1. Einseitiger Flüssigkeitssaum um die Lunge
2. Pleuraerguss
3. Je nach Schwangerschaftswoche ggf. Karyotypisierung (falls keine Trisomie 21: mit Micro-Array und ggf. Untersuchung auf Rasopathien/Noonan-Syndrom)

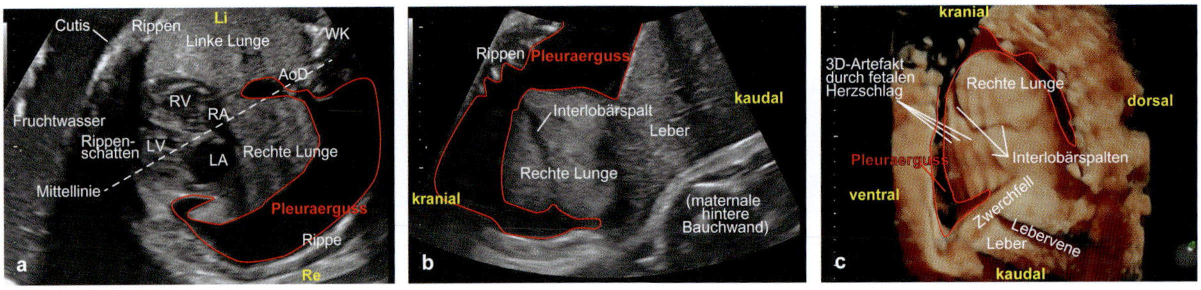

Abb. 5.32 Fallbeispiel 12: Pleuraerguss. 33 SSW.
a) Axialschnitt. LV = linker Ventrikel, LA = linker Vorhof, RA = rechter Vorhof, RV = rechter Ventrikel, AoD = Aorta descendens, WK = Wirbelkörper. Li = links, Re = rechts.
b) Längsschnitt.
c) 3D-Aufnahme.

Typische Hinweiszeichen

- Deutlicher Flüssigkeitssaum um einen oder beide Lungenflügel
- Evtl. Mediastinalverschiebung
- Manchmal mit anderen Ergüssen oder Hautödem (Hydrops) assoziiert

PRAXISTIPP

- Meist unerwartet, im Ultraschall dann aber sehr auffällig
- Eine ausführliche Beratung der Eltern ist erforderlich, am besten eine zusätzliche Beratung durch einen Genetiker anbieten.

Prognose

Die Prognose ist günstig, falls der Befund isoliert vorliegt, weil dann oft eine spontane Rückbildung stattfindet.

MERKE

Auf die Möglichkeit der spontanen Rückbildung hinweisen!

Prozedere

Chromosomale, genetische und infektiöse Ursachen sowie Anämie ausschließen, dann Verlaufskontrollen durchführen.

CAVE!

Kein Aktionismus (sofortige Punktion)!

MERKE

Karyotypisierung und Genuntersuchungen durchführen!
Primär exspektatives Vorgehen!
Falls isoliert, ist eine fetale Intervention möglich.

LITERATUR

Shamshirsaz AA, Erfani H, Aalipour S, Shah SC, Nassr AA, Stewart KA, Rezaei A, Sanz Cortes M, Espinoza J, Belfort MA. Primary fetal pleural effusion: Characteristics, outcomes, and the role of intervention. Prenat Diagn, 2019 May; 39(6): 484–488.

Weissbach T, Kushnir A, Rasslan R, Rosenblatt O, Yinon Y, Berkenstadt M, Weisz B, Mazaki Tovi S, Kassif E. Fetal pleural effusion: Contemporary methods of genetic evaluation. Prenat Diagn. 2019 Aug; 39(9):751–757.

KAPITEL

6 Herz

Rabih Chaoui

6.1 Einführung

Die gezielte pränatale Untersuchung des Herzens beinhaltet die Darstellung verschiedener Schnittebenen. Mit hochauflösenden **2D-Ultraschallsonden** in Kombination mit der **Farbdopplersonografie** ist eine zuverlässige Darstellung der kardialen Strukturen möglich und so können die meisten komplexen Herzfehler pränatal diagnostiziert werden.

Am besten lässt sich der Fetus in einer **dorsoposterioren Lage** untersuchen. Man beginnt mit einem **Querschnitt in Höhe des oberen Abdomens** zur Beurteilung des fetalen Situs (➢ Abb. 6.1, ➢ Abb. 6.2). Aus dieser Ebene gleitet man leicht nach kranial zum Herzen, stellt den Vierkammerblick ein und arbeitet eine Checkliste ab (➢ Abb. 6.5 bis ➢ Abb. 6.8). Mittels Farbdoppler lässt sich die **Füllung beider Ventrikel in der Diastole** überprüfen (➢ Abb. 6.7, ➢ Abb. 6.8). Durch leichtes Kippen und Drehen demonstriert der Untersucher dann den Abgang der Aorta aus dem linken (➢ Abb. 6.9, ➢ Abb. 6.10) und der Pulmonalarterie aus dem rechten Ventrikel. Eine Parallelebene kranial des Vierkammerblicks ermöglicht die Darstellung des **Drei-Gefäß-Trachea-Blicks** (➢ Abb. 6.11, ➢ Abb. 6.12), eine wichtige Ebene, in der die meisten Anomalien der großen Gefäße diagnostiziert werden können (Carvalho et al. 2023). Nach diesen Querschnitteinstellungen kann der Untersucher durch Drehung des Schallkopfs um 90° einen **Längsschnitt des Aortenbogens** mit dem Abgang der großen Gefäße abbilden. Mithilfe dieser Schnittebenen können wichtige Anomalien erkannt werden.

Typische **pränatal diagnostizierte Herzfehlbildungen sind:** Lageanomalien, Kardiomegalie, Herztumoren, Anomalien der einzelnen Klappen und Ventrikel wie ein hypoplastisches Linksherzsyndrom, eine Aortenisthmusstenose mit Ventrikeldisproportionen und ein singulärer Ventrikel. Ventrikuläre oder atrioventrikuläre Septendefekte lassen sich ebenfalls im Vierkammerblick einsehen und mit der Farbdopplersonografie bestätigen. Bei der Darstellung des Abgangs und Verlaufs der großen Gefäße kann durch den Nachweis einer über einen Ventrikelseptumdefekt reitenden Aorta auch die Diagnose einer Fallot-Tetralogie und durch die Entdeckung eines falschen Abgangs mit parallelen Verlaufs der Gefäße die Diagnose der Transposition der großen Arterien gestellt werden. Die Beurteilung des Verlaufs der Aorta in Beziehung zur Trachea ermöglicht die Diagnose eines rechten bzw. doppelten Aortenbogens.

Herzfehler gehören zu den häufigsten Fehlbildungen des Menschen und viele Herzfehler sind mit extrakardialen Anomalien, inklusive Chromosomenanomalien vergesellschaftet. Es empfiehlt sich daher nach Entdeckung einer kardialen Auffälligkeit der **Ausschluss von additiven Fehlbildungen.** Neben einem auffälligen Karyotyp wie eine Trisomie 21, 18, 13, Triploidie und eine Monosomie X findet man häufig auch eine Mikrodeletion 22q11 (DiGeorge-Syndrom). Weitere Deletionen und Duplikationen lassen sich durch Array CGH (Comparative Genomic Hybridization) Technik entdecken.

Die Diagnose von monogenen syndromalen Erkrankungen kann durch eine Panel- oder Exom-Untersuchung erfolgen.

Eine pränatale Entdeckung einer kardialen Anomalie ermöglicht die **Planung der Geburt an einem spezialisierten Zentrum** unter optimierten Bedingungen. Im Vorfeld ermöglicht die interdisziplinäre Beratung der werdenden Eltern unter Einbeziehung von Neonatologen, Kinderkardiologen, Genetikern, Kinderherzchirurgen und Psychologen die Schwangerschaft und die Geburt zu optimieren. Somit konnten in Studien das fetale Outcome der Kinder nach pränataler Entdeckung eines Herzfehlers verbessern und die Morbidität und Mortalität deutlich senken.

LITERATUR

Carvalho JS et al. ISUOG Practice Guidelines (updated): fetal cardiac screening. Ultrasound Obstet Gynecol. 2023 Jun;61(6):788–803.

6.2 Normalbefunde

Abdomen-Situs

Schallkopfführung

- Querschnitt von ventral/apikal
- Rippen symmetrisch, Wirbelsäule hinten

Orientierungspunkte

- Magen gefüllt im linken Oberbauch
- Die Leber füllt die komplette rechte Seite und die Hälfte der linken Seite.
- Aorta links und V. cava inferior rechts der Wirbelsäule
- Umbilikalvene sichtbar

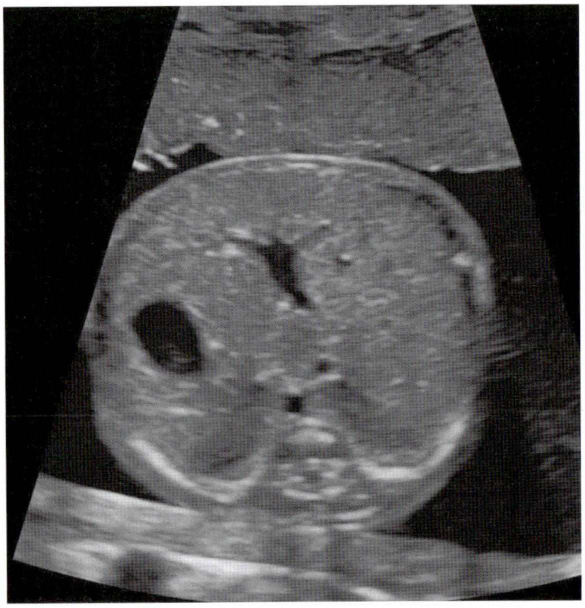

Abb. 6.1 Abdomen-Situs: Normalbefund, Grauskala

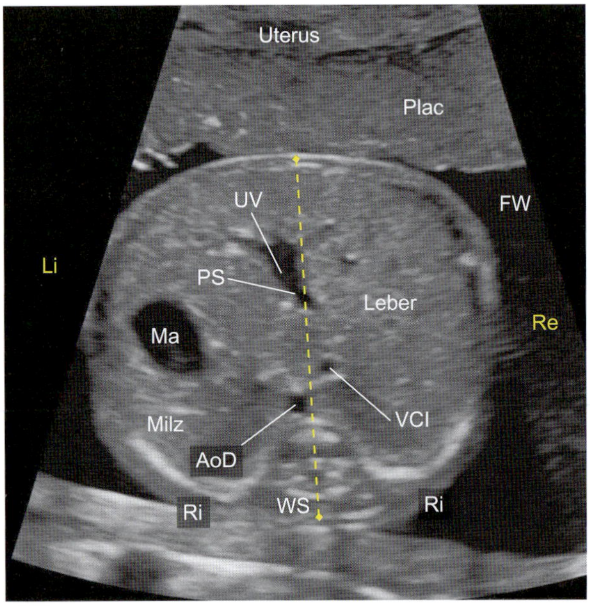

Abb. 6.2 Abdomen-Situs: Normalbefund, Grauskala. AoD = Aorta descendens, FW = Fruchtwasser, Li = links, Ma = Magen, Plac = Plazenta, PS = Portalsinus, Re = rechts, Ri = Rippe, UV = Umbilikalvene, VCI = V. cava inferior, WS = Wirbelsäule.

Thorax-Situs

Schallkopfführung

- Querschnitt von ventral/apikal
- Rippen symmetrisch
- Querschnittdarstellung in Höhe der Vierkammerblick-Ebene

Orientierungspunkte

- Herz in der Vierkammerblick-Ebene einsehbar mit Lungen links und rechts
- Als Orientierung dient eine fiktive Mittellinie zwischen Wirbelsäule und Sternum.
- Im Vergleich liegt ein Drittel des Herzens im rechten Hemithorax und zwei Drittel liegen links.
- Die Herzachse zeigt nach links mit einem Winkel von ca. 45°.
- Die Aorta descendens liegt links der Wirbelsäule
- Herzgröße, ob im Umfang oder Querdurchmesser, beträgt ca. die Hälfte der Thoraxgröße.

Checkliste

- Herzachse nach links ca. 45°
- Herzlage: Zwei Drittel des Herzens liegen links.
- Herzlage: Ein Drittel des Herzens liegt rechts.
- Die Herzgröße füllt ca. 50 % des Thoraxraums.
- Die Aorta descendens verläuft links der Wirbelsäule.

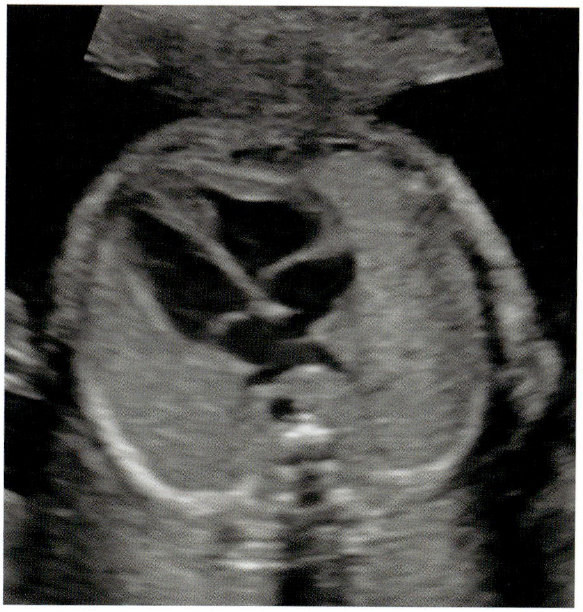

Abb. 6.3 Thorax-Situs: Normalbefund, Grauskala

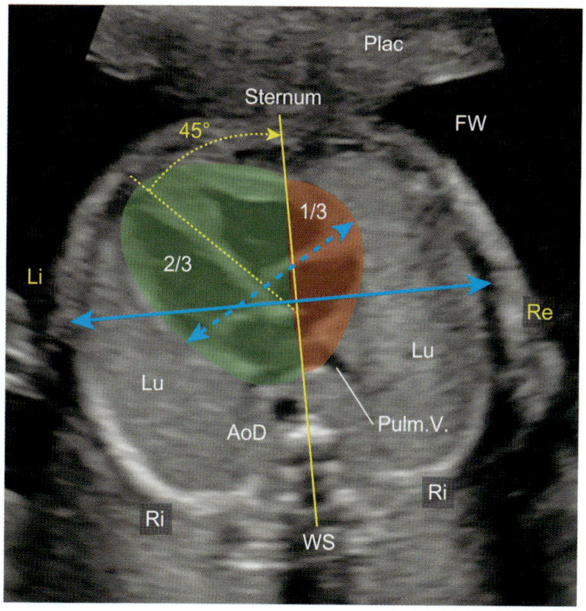

Abb. 6.4 Thorax-Situs: Normalbefund, Grauskala. AoD = Aorta descendens, FW = Fruchtwasser, Li = links, Lu = Lunge, Plac = Plazenta, Pulm.V = Pulmonalvenen, Re = rechts, Ri = Rippe, WS = Wirbelsäule. Eine fiktive Linie (gelb, durchgehend), die den Thorax in zwei Hälften teilt, lässt erkennen, dass ein Drittel des Herzens rechts und zwei Drittel links liegen. Die Achse des Herzens zur Mittellinie beträgt ca. 45°. Die blauen Pfeile zeigen die Herzbreite zur Thoraxbreite.

Vierkammerblick: Systole und Diastole

Schallkopfführung

- Querschnitt von ventral/apikal
- Rippen und Lungen symmetrisch
- Querschnittdarstellung in Höhe der Vierkammerblick-Ebene

Orientierungspunkte

- Beide Vorhöfe und Ventrikel sichtbar
- Beide Lungen sichtbar
- Die Herzachse zeigt nach links.
- Aorta descendens links
- In der Systole sind die atrioventrikulären Klappen geschlossen.
- In der Diastole sind die atrioventrikulären Klappen offen.

Checkliste

- Die Aorta descendens liegt vor der Wirbelsäule links.
- Linker Vorhof liegt direkt vor der Aorta
- Der rechte Vorhof ist rechts vom linken Vorhof und ist mit ihm durch das Foramen ovale verbunden.
- Rechter Ventrikel hinter dem Sternum und verbunden mit rechtem Vorhof über Trikuspidalklappe
- Linker Ventrikel länglich oval glatt verbunden mit linkem Vorhof über Mitralklappe
- Bei geschlossenen atrioventrikulären Klappen liegt die Trikuspidalis etwas tiefer als Mitralis.
- Bei offenen atrioventrikulären Klappen erkennt man gut die Kontinuität des interventrikulären Septums und interatrialen Septums mit Unterbrechung, letzteres durch das Foramen ovale.

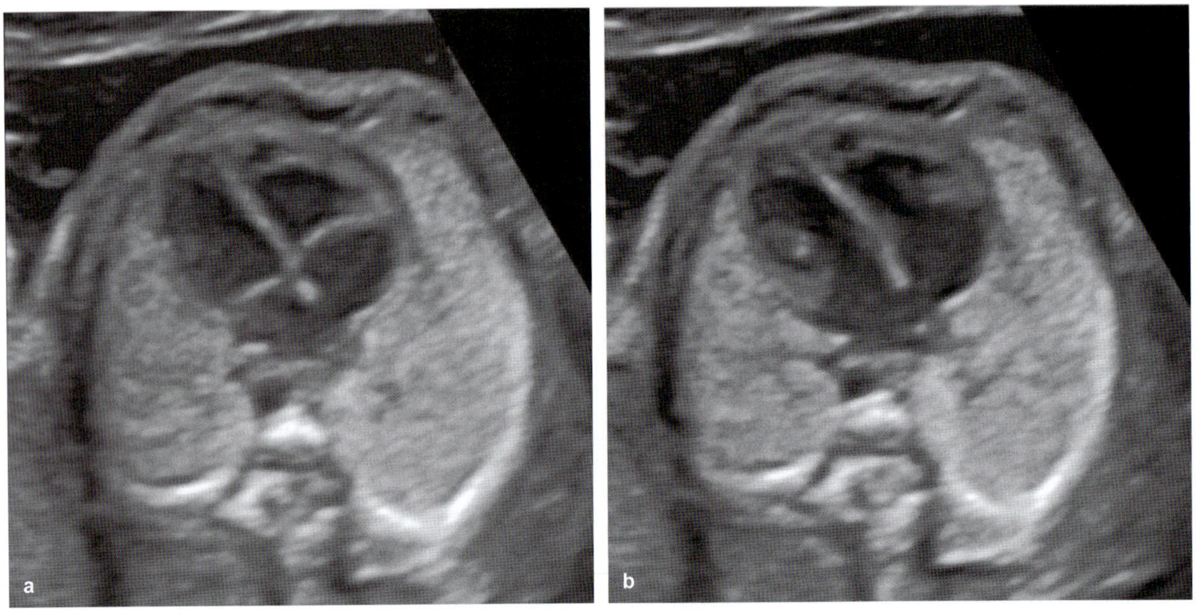

Abb. 6.5 Vierkammerblick: Normalbefund, Grauskala in Systole (a) und Diastole (b)

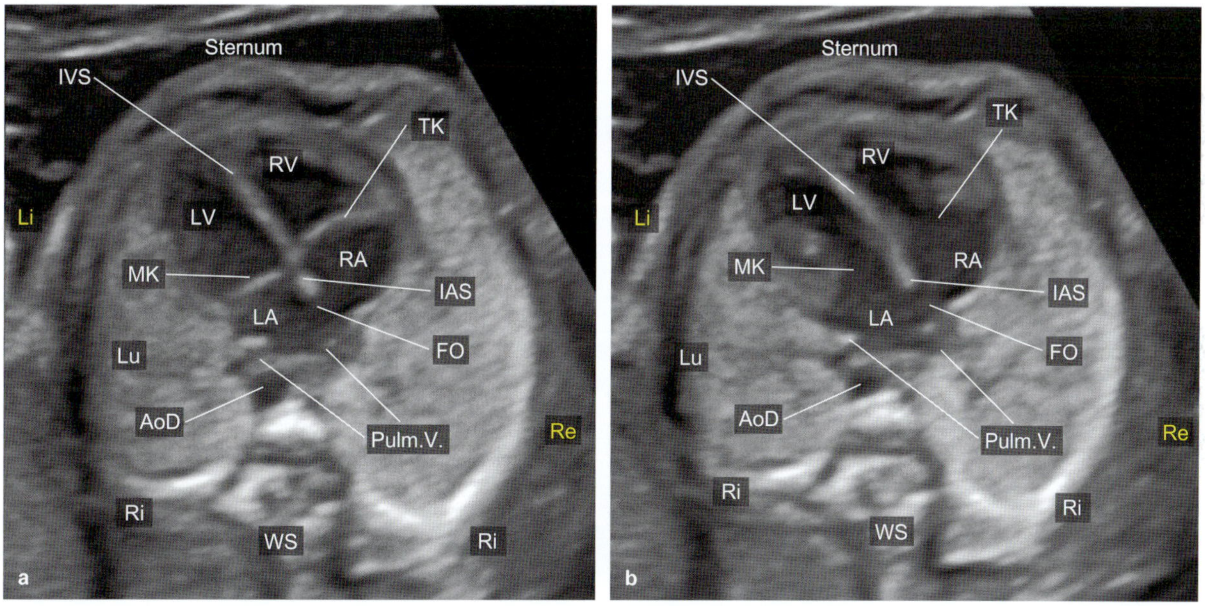

Abb. 6.6 Vierkammerblick: Normalbefund, Grauskala in Systole (a) und Diastole (b). AoD = Aorta descendens, FO = Foramen ovale, IAS = interatriales Septum, IVS = interventrikuläres Septum, LA = linker Vorhof, Li = links, Lu = Lunge, LV = linker Ventrikel, MK = Mitralklappe, Pulm.V = Pulmonalvenen, RA = rechter Vorhof, Re = rechts, Ri = Rippe, RV = rechter Ventrikel, TK = Trikuspidalklappe, WS = Wirbelsäule.

Vierkammerblick

Schallkopfführung

- Querschnitt von ventral/apikal
- Rippen und Lungen symmetrisch
- Querschnittdarstellung in Höhe der Vierkammerblick-Ebene
- Farbdoppler-Box über Vorhöfe und Ventrikel

Orientierungspunkte

- Die Herzachse zeigt nach links.
- Aorta descendens links
- Beide Vorhöfe und Ventrikel sind in ihrer Größe ausgeglichen.
- Beide Ventrikel füllen sich mit Blut in der Diastole.
- Das interventrikuläre Septum ist intakt.

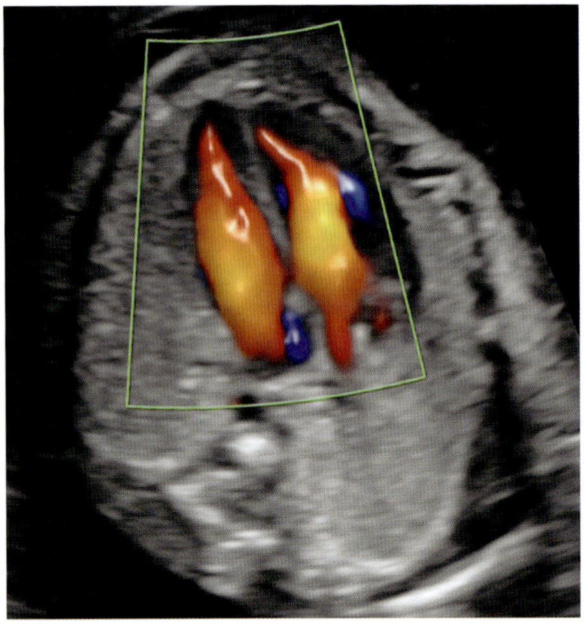

Abb. 6.7 Vierkammerblick: Normalbefund, Farbdoppler

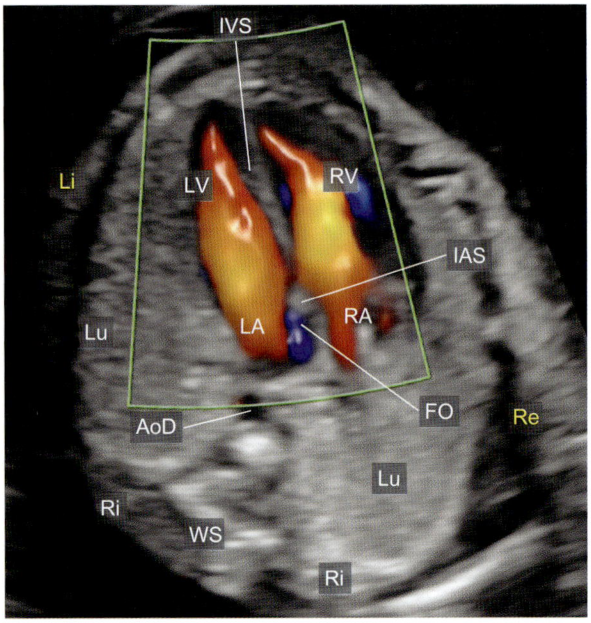

Abb. 6.8 Vierkammerblick: Normalbefund, Farbdoppler. AoD = Aorta descendens, FO = Foramen ovale, IAS = interatriales Septum, IVS = interventrikuläres Septum, LA = linker Vorhof, Li = links, Lu = Lunge, LV = linker Ventrikel, RA = rechter Vorhof, Re = rechts, Ri = Rippe, RV = rechter Ventrikel, WS = Wirbelsäule.

Fünfkammerblick

Schallkopfführung

- Querschnitt/Schrägschnitt: Darstellung vom Herzen von ventral/apikal
- Ebene etwas kranial der Vierkammerblick-Ebene mit Darstellung des Abgangs der Aorta aus dem linken Ventrikel
- Farbdoppler-Box über linken Ventrikel und Aorta ascendens

Orientierungspunkte

- Beide Ventrikel und linker Vorhof sichtbar
- Die Herzachse zeigt nach links.
- Es besteht eine Kontinuität zwischen Septum und Aorta ascendens.
- Die Aorta ascendens verläuft erst mal nach rechts.
- Aorta descendens links
- In der Systole sind die Aortenklappen offen.
- Im Farbdoppler antegrader Fluss über die Aortenklappe

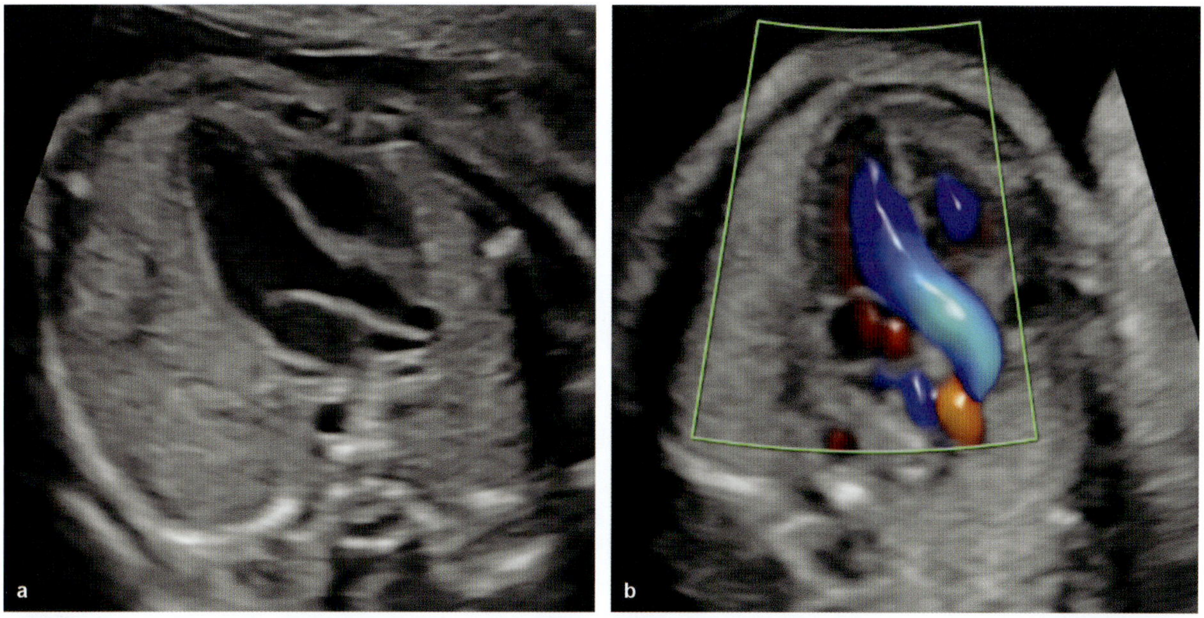

Abb. 6.9 Fünfkammerblick: Normalbefund, Grauskala (a) und Farbdoppler (b)

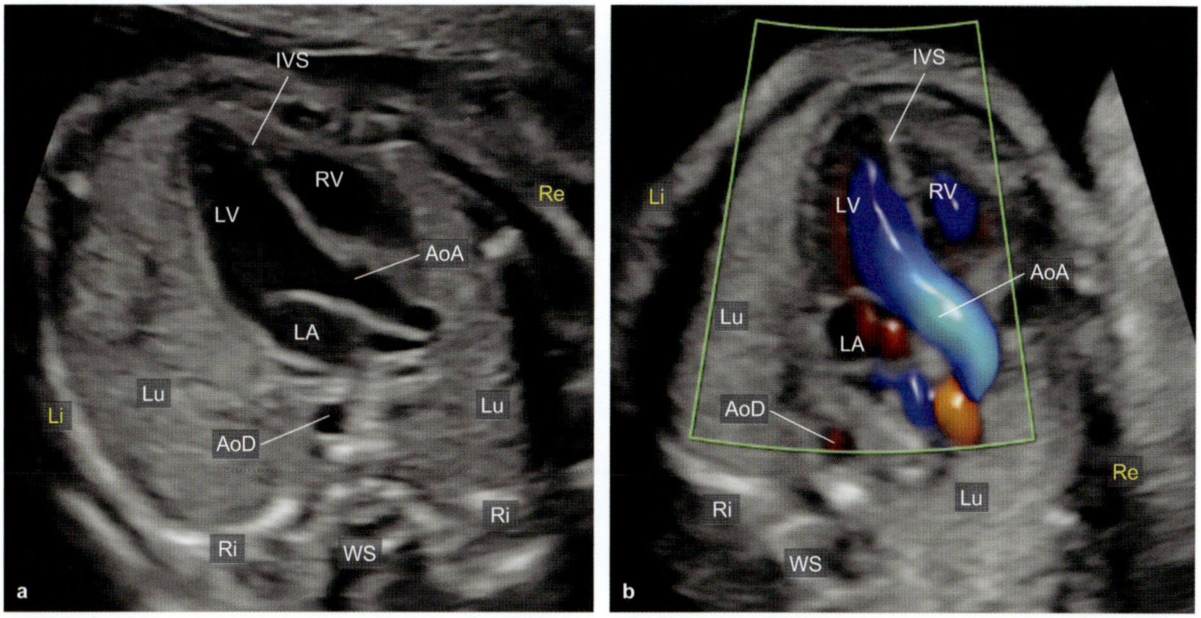

Abb. 6.10 Fünfkammerblick: Normalbefund, Grauskala (a) und Farbdoppler (b). AoA = Aorta ascendens, AoD = Aorta descendens, IVS = interventrikuläres Septum, LA = linker Vorhof, Li = links, Lu = Lunge, LV = linker Ventrikel, Re = rechts, Ri = Rippe, RV = rechter Ventrikel, WS = Wirbelsäule.

Drei-Gefäß-Trachea-Blick

Schallkopfführung

- Querschnitt von ventral/apikal in einer Ebene kranial der Vierkammerblick-Ebene
- Typische Darstellung des Querschnitts des Aortenbogens und des Pulmonalisbogen
- Farbdoppler-Box über die Gefäße

Orientierungspunkte

- Die Trachea liegt vor der Wirbelsäule.
- Der Aortenbogen mit Isthmusbereich und A. pulmonalis mit Ductus arteriosus münden zusammen in die Aorta descendens.
- Der Verlauf von beiden Gefäßen ist links der Trachea.
- Beide Gefäße bilden den Buchstaben V mit Blutfluss in gleicher Richtung.
- Das Kaliber beider Gefäße ist gleich mit der A. pulmonalis und dezent dilatierter als die Aorta.
- Die V. cava superior liegt rechts der Aorta und vor der Trachea. Selten lässt sich in diesem Querschnitt ein Blutfluss im Farbdoppler zeigen.
- Der Thymus liegt zwischen den Gefäßen und hinter dem Sternum.

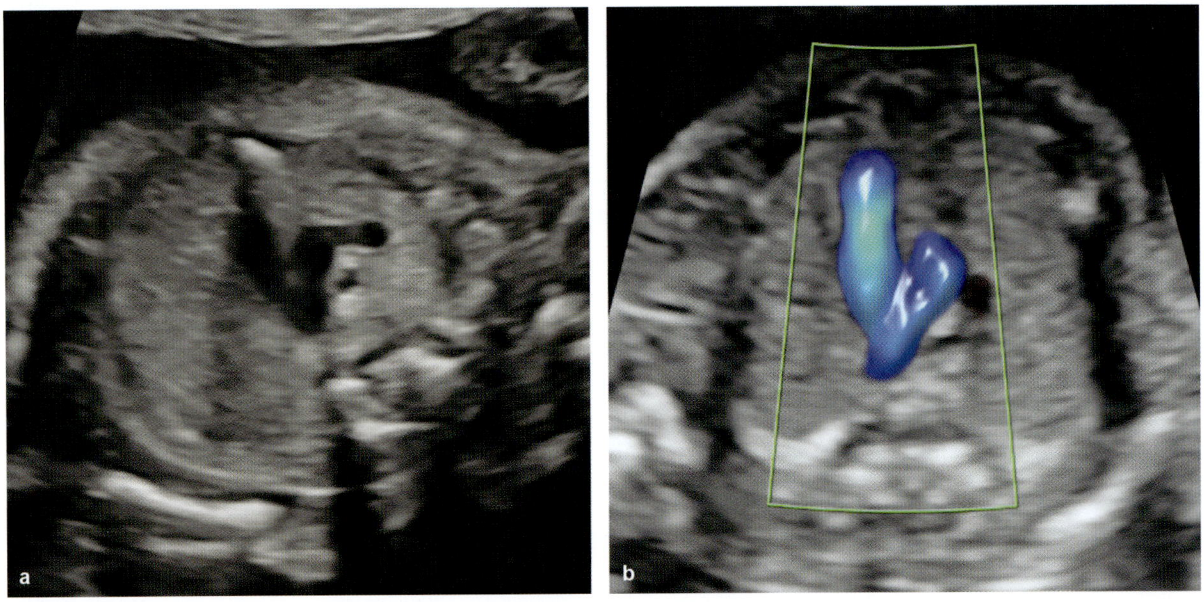

Abb. 6.11 Drei-Gefäß-Trachea-Blick: Normalbefund, Grauskala (a) und Farbdoppler (b)

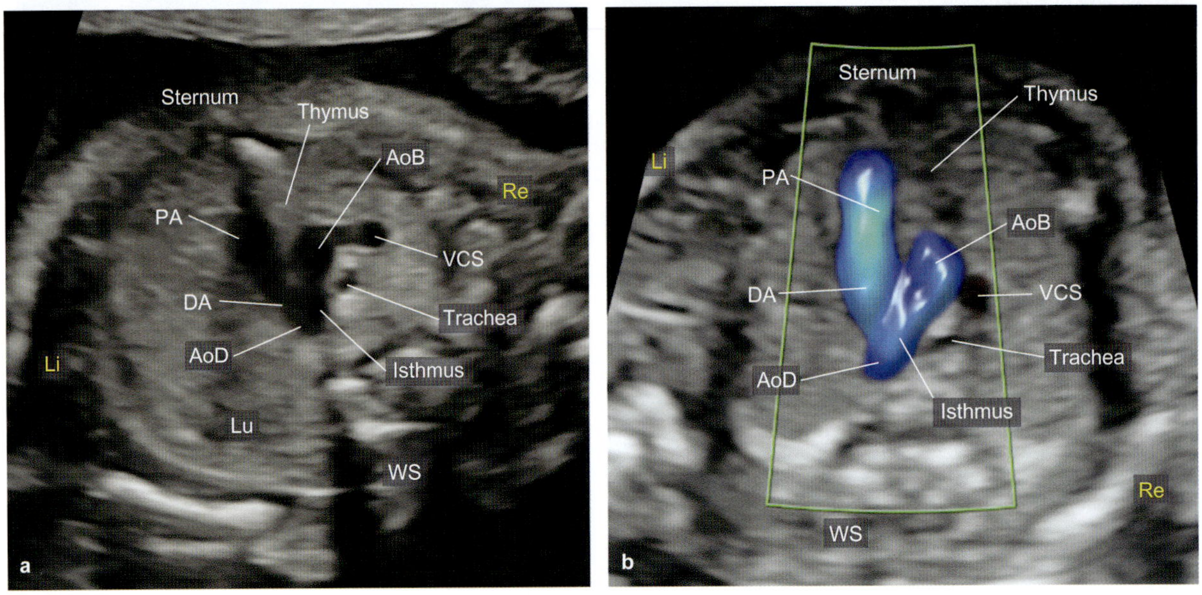

Abb. 6.12 Drei-Gefäß-Trachea-Blick, Normalbefund, Grauskala (a) und Farbdoppler (b). AoB = Aortenbogen, AoD = Aorta descendens, DA = Ductus arteriosus, Li = links, PA = Pulmonalarterie, Re = rechts, VCS = V. cava superior, WS = Wirbelsäule.

Aortenbogen

Schallkopfführung

- Längsschnitt von ventral im oberen Thorax leicht nach links gekippt
- Darstellung des Aortenbogens mit Abgang der Stammgefäße
- Farbdoppler-Box über den Aortenbogen

Orientierungspunkte

- Die verschiedenen Abschnitte der Aorta lassen sich identifizieren: Aorta ascendens, Aortenbogen mit Stammgefäßen, Isthmus aortae und Aorta descendens.
- Im Farbdoppler antegrader Fluss in den Aortenbogen und in den Stammgefäßen
- Die Kontinuität ist erhalten und das Kaliber des Aortenbogens ist unauffällig.

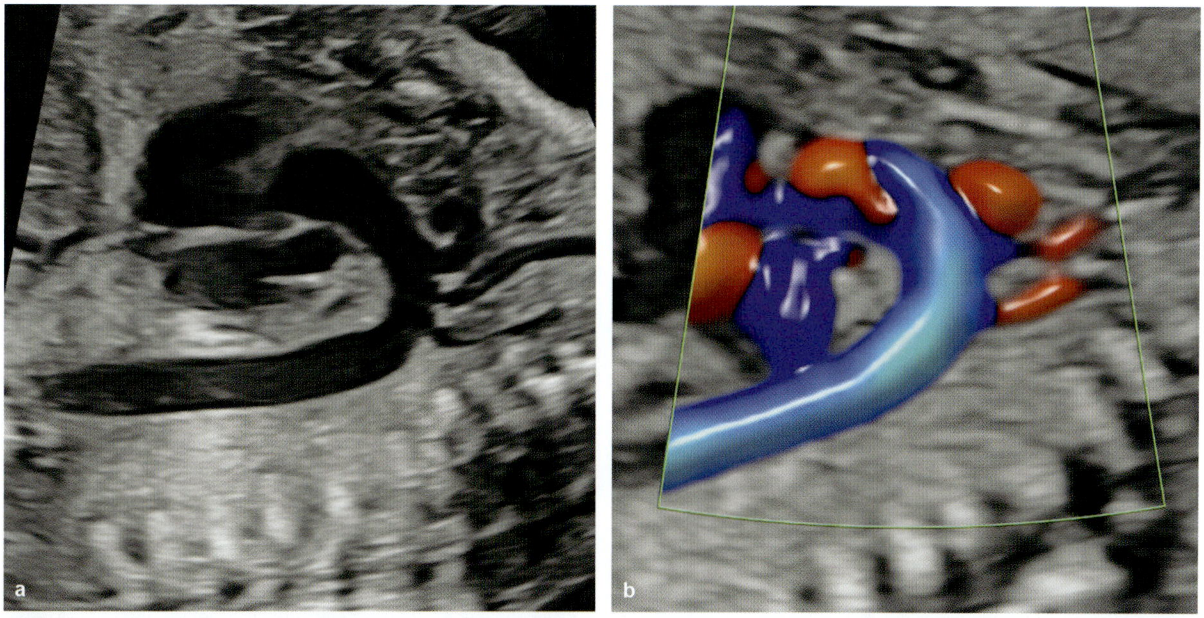

Abb. 6.13 Aortenbogen: Normalbefund, Grauskala (a) und Farbdoppler (b)

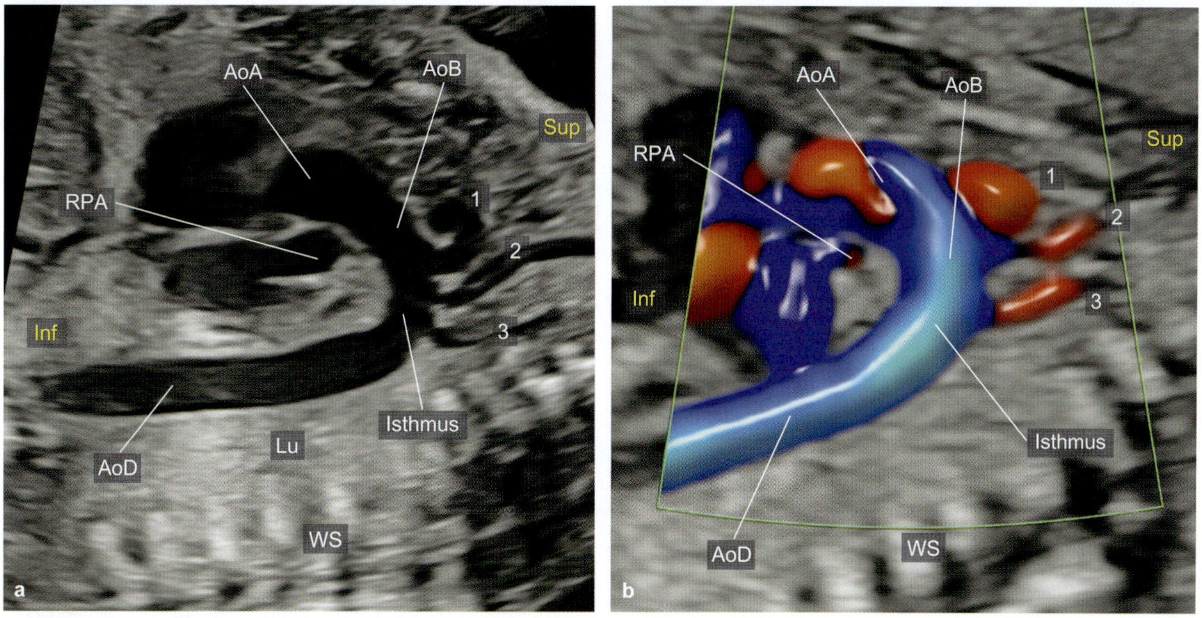

Abb. 6.14 Aortenbogen: Normalbefund, Grauskala (a) und Farbdoppler (b). 1 = A. brachiocephalica, 2 = A. carotis communis sinistra, 3 = A. subclavia sinistra, AoB = Aortenbogen, AoD = Aorta descendens, Inf. = inferior, Li = links, PA = Pulmonalarterie, Re = rechts, RPA = rechte Pulmonalarterie, Sup. = superior, VCS = V. cava superior; WS = Wirbelsäule.

6.3 Fallbeispiele

Fallbeispiel 1

Klinische Angaben

29-jährige Patientin zum zweiten Trimester Screening-Ultraschall.

Fragen

1. Welche Schnittebene ist dargestellt?
2. Was fällt auf?
3. Wie kann eine systematische Untersuchung den Verdacht erhärten?
4. Verdachtsdiagnose/Diagnose?

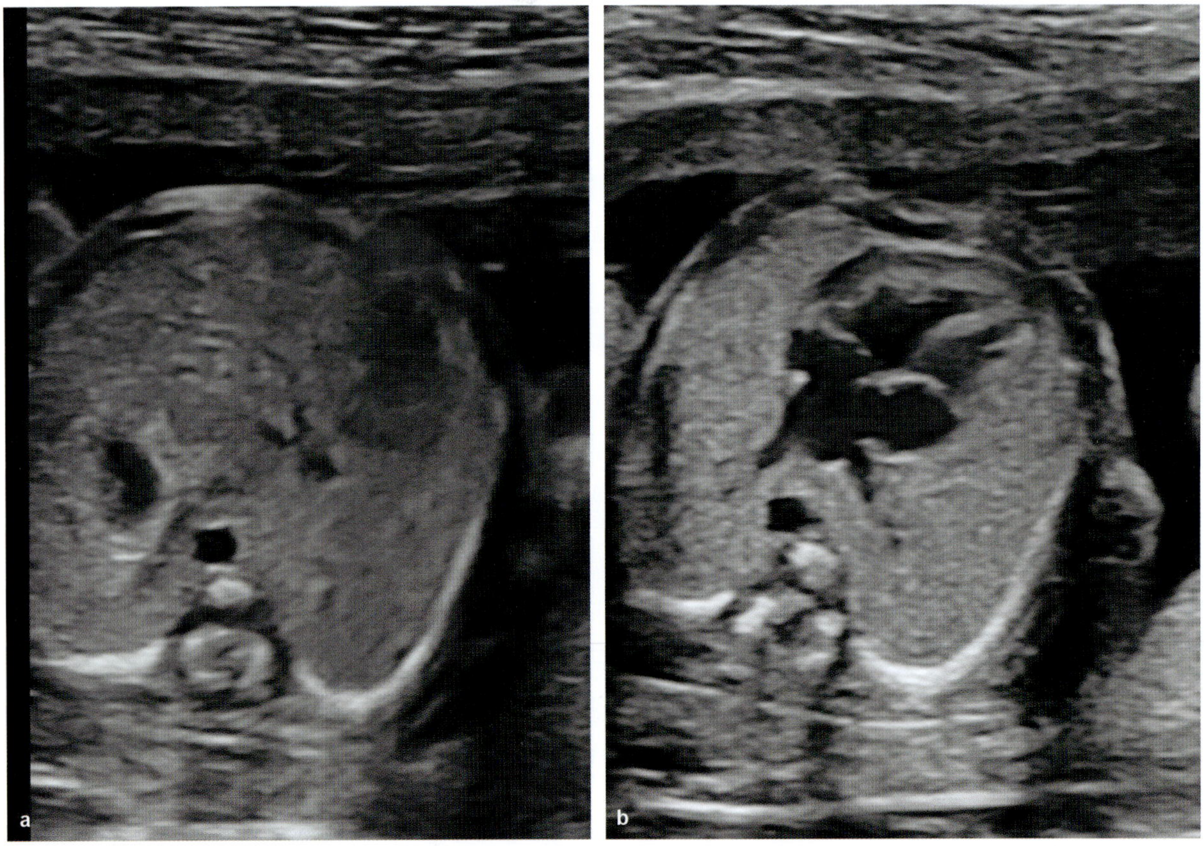

Abb. 6.15 Fallbeispiel 1

Antworten

1. Eine Schnittebene im oberen Abdomen und in der Vierkammerblick-Ebene
2. Es fällt auf, dass Magen und Herz auf unterschiedlichen Seiten liegen. Magen und Aorta descendens wahrscheinlich links und das Herz zeigt nach rechts.
3. Durch die systematische Untersuchung erkennt man, dass die Aorta liegt links, während die Herzspitze nach rechts zeigt. Die Pulmonalvenen lassen den linken Vorhof erkennen. Die Form der Ventrikel lässt die anatomischen Ventrikel differenzieren.
4. Hier liegt eine Dextrokardie vor, z. B. ein Situs inversus thoracalis. Ohne Beurteilung der großen Gefäße kann eine Enddiagnose nicht gestellt werden.

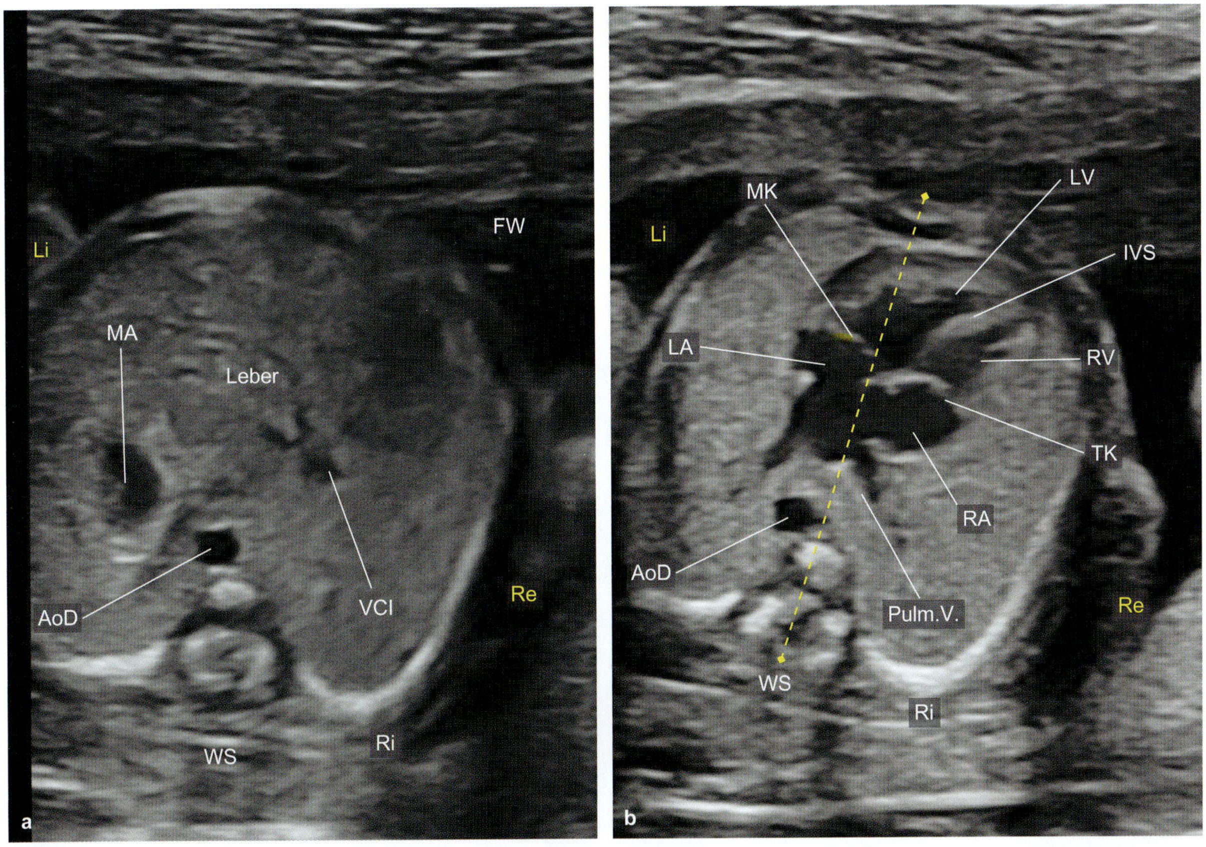

Abb. 6.16 Fallbeispiel 1: Dextrokardie. AoD = Aorta descendens, FW = Fruchtwasser, IVS = interventrikuläres Septum; LA = linker Vorhof, Li = links, LV = linker Ventrikel, Ma = Magen, MK = Mitralklappe, Pulm. V = Pulmonalvenen, RA = rechter Vorhof, Re = rechts, Ri = Rippe; RV = rechter Ventrikel; TK = Trikuspidalklappe; VCI = V. cava inferior, WS = Wirbelsäule.

MERKE

Vor der Einstellung des Vierkammerblicks immer zuerst auf die Lage vom Magen im Abdomen achten!
Bei Dextrokardie auch an nicht kardiale Erkrankungen wie Zwerchfelldefekt denken.

Typische Hinweiszeichen

Drehungsanomalien können wie ein Situs inversus komplett oder partiell sein. Viel häufiger treten dagegen komplexe Anomalien auf, die als **Heterotaxie/Isomerien** bezeichnet werden. Bei diesen werden häufig Herzfehler gefunden, die das Venensystem betreffen (Lungenvenenanomalien oder Fehlen der V. cava inferior) bzw. der Milz (Asplenie/Polysplenie). Lageanomalien des Herzens lassen sich nur durch die systematische Untersuchung der Lage von Magen, Aorta und Herz entdecken.

PRAXISTIPP

Es wird empfohlen, zuerst die Orientierung direkt am Fetus vorzunehmen und dann erst die Lage vom Magen und Herz zu überprüfen. Man sollte nicht den Fehler machen und die Lage des Magens (oder Herz) als links definieren.

Prognose

Die Prognose hängt im Wesentlichen immer von der kardialen Einschränkung und Obstruktionen ab, die in diesem Fall nicht vorliegen.

Prozedere

Verlaufskontrollen in der Schwangerschaft und nach der Geburt.

LITERATUR

Oztunc F et al. Diagnosis and outcome of pregnancies with prenatally diagnosed fetal dextrocardia. J Matern Fetal Neonatal Med, 2015; 28: 1104–1107.

6

Fallbeispiel 2

Klinische Angaben

29-jährige Patientin, überwiesen wegen auffälligem Herzen im Screening-Ultraschall.

Fragen

1. Welche Schnittebene ist dargestellt?
2. Was fällt auf?
3. Welche Zusatzinformation gibt der Farbdopplerultraschall?
4. Verdachtsdiagnose/Diagnose?
5. Worauf sollte im weiteren Verlauf geachtet werden?

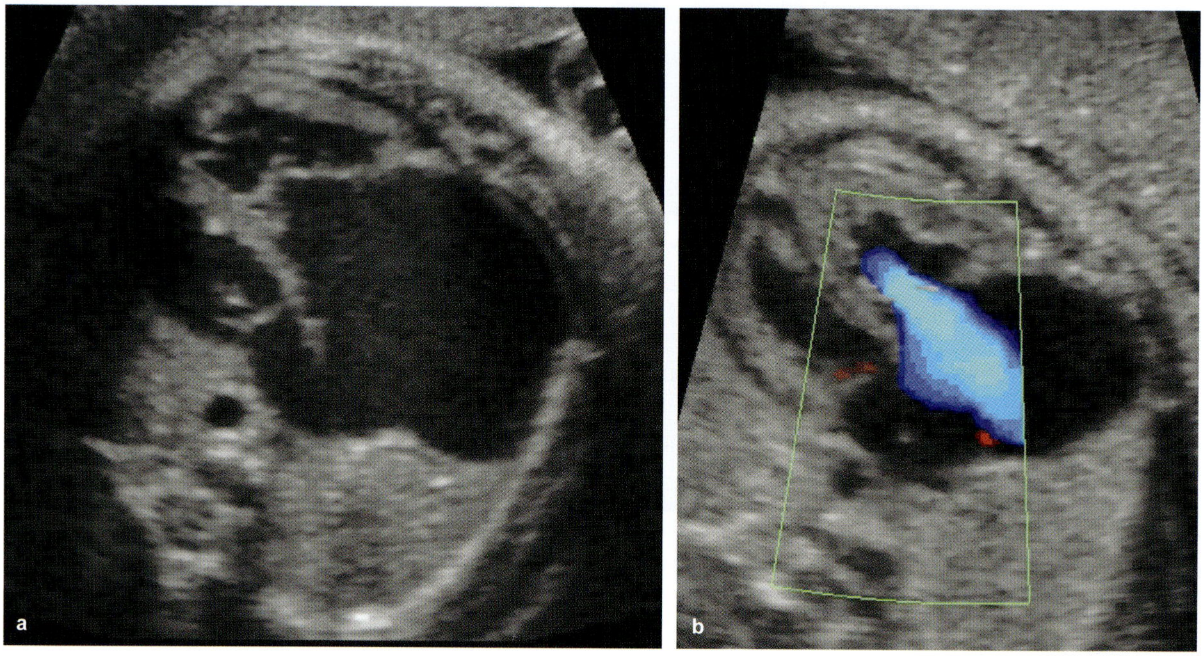

Abb. 6.17 Fallbeispiel 2

Antworten

1. Vierkammerblick-Ebene
2. Das Herz füllt mehr als die Hälfte des Thoraxraums, es handelt sich um eine Kardiomegalie. Vor allem der rechte Vorhof ist dilatiert. Die Trikuspidalklappe liegt tiefer im rechten Ventrikel als üblich.
3. Im Farbdoppler erkennt man eine schwere Trikuspidalinsuffizienz.
4. Ebstein-Anomalie
5. Eine schwere Klappeninsuffizienz kann auch zur Herzinsuffizienz und Hydrops fetalis führen.

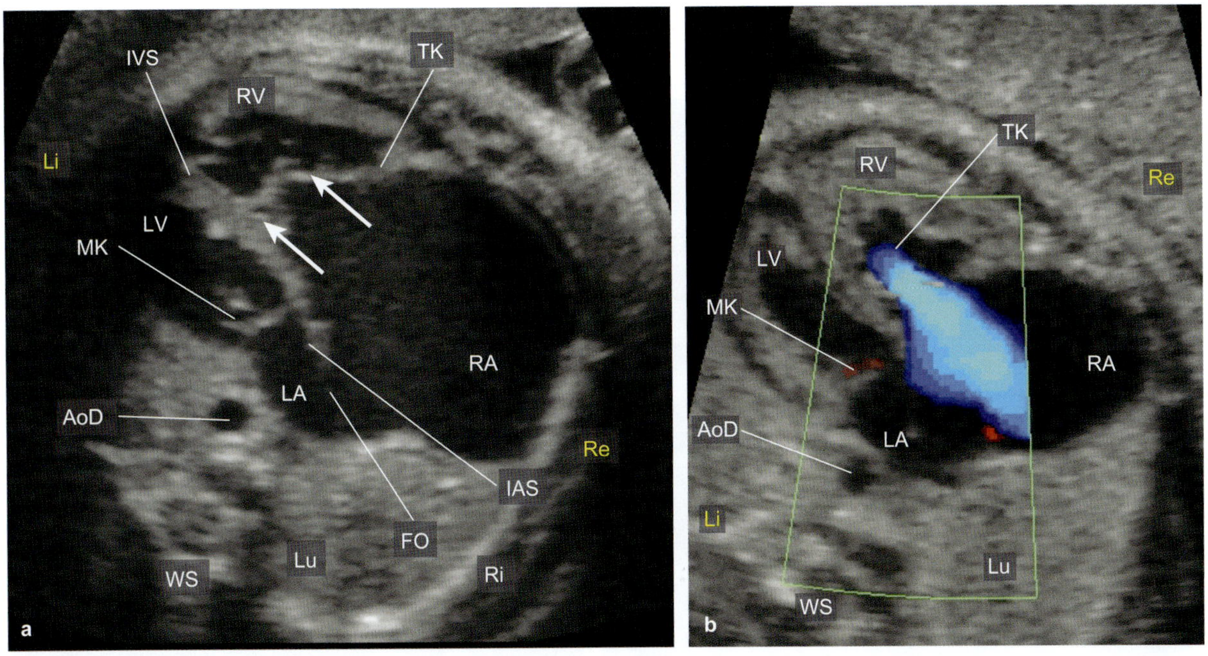

Abb. 6.18 Fallbeispiel 2: Ebstein-Anamolie. a) Die Pfeile zeigen die tief liegende Trikuspidalklappe, die typisch für die Ebstein-Anomalie ist. b) Die Farbe zeigt die schwere Insuffizienz der dysplastischen Trikuspidalklappe bei der Ebstein-Anomalie. AoD = Aorta descendens, FO = Foramen ovale, IAS = interatriales Septum, IVS = interventrikuläres Septum, LA = linker Vorhof, Li = links, Lu = Lunge, LV = linker Ventrikel, MK = Mitralklappe, Pulm.V = Pulmonalvenen, RA = rechter Vorhof, Re = rechts, Ri = Rippe, RV = rechter Ventrikel, TK = Trikuspidalklappe, WS = Wirbelsäule.

Typische Hinweiszeichen

Bei der Ebstein-Anomalie liegt eine **Dysplasie der Trikuspidalklappe** vor. Die Klappe inseriert tiefer im rechten Ventrikel als üblich. Ein Teil des Ventrikels wird demnach Teil des rechten Vorhofs **(Atrialisierung des rechten Ventrikels).** Die Trikuspidalklappe ist oft schwer insuffizient und im Farbdoppler leicht zu erkennen. Die Insuffizienz trägt noch mehr zu einer Erweiterung des rechten Vorhofs bei.

MERKE

Nicht jede **Kardiomegalie** bzw. nicht jede Trikuspidalinsuffizienz sollte als Ebstein-Anomalie klassifiziert werden. Eine Kardiomegalie kann auch funktionell bedingt sein, z. B. bei Volumenbelastung (z. B. Anämie, arteriovenöse Fistel, Akzeptor beim fetofetalen Transfusionssyndrom etc.)

Prognose

Die Prognose kann bei der **Ebstein-Anomalie** nicht vorhergesagt werden. Vom intrauterinen Fruchttod mit Hydrops bis zum guten Outcome kann sie variieren. Je früher der Befund entdeckt wird, umso schlechter ist oft die Prognose. Je größer das Herz insgesamt, desto schwerer ist der Verlauf.

Prozedere

Verlaufskontrollen in der Schwangerschaft und Entbindung am Perinatalzentrum mit anwesendem Neonatologen.

LITERATUR

Freud LR, Escobar-Diaz MC, Kalish BT et al. Outcomes and Predictors of Perinatal Mortality in Fetuses With Ebstein Anomaly or Tricuspid Valve Dysplasia in the Current Era: A Multicenter Study. Circulation, 2015; 132: 481–489.

6

Fallbeispiel 3

Klinische Angaben

29-jährige Patientin mit Epilepsie unklarer Genese seit der Kindheit und antikonvulsiver Therapie. Vorstellung zur fetalen Echokardiografie bei Risikoschwangerschaft.

Fragen

1. Welche Schnittebene ist dargestellt?
2. Was fällt auf?
3. Welche Zusatzinformation gibt der Farbdoppler?
4. Verdachtsdiagnose/Diagnose?
5. Kann der Befund genetisch erklärbar sein?
6. Worauf sollte auch diagnostisch geachtet werden?

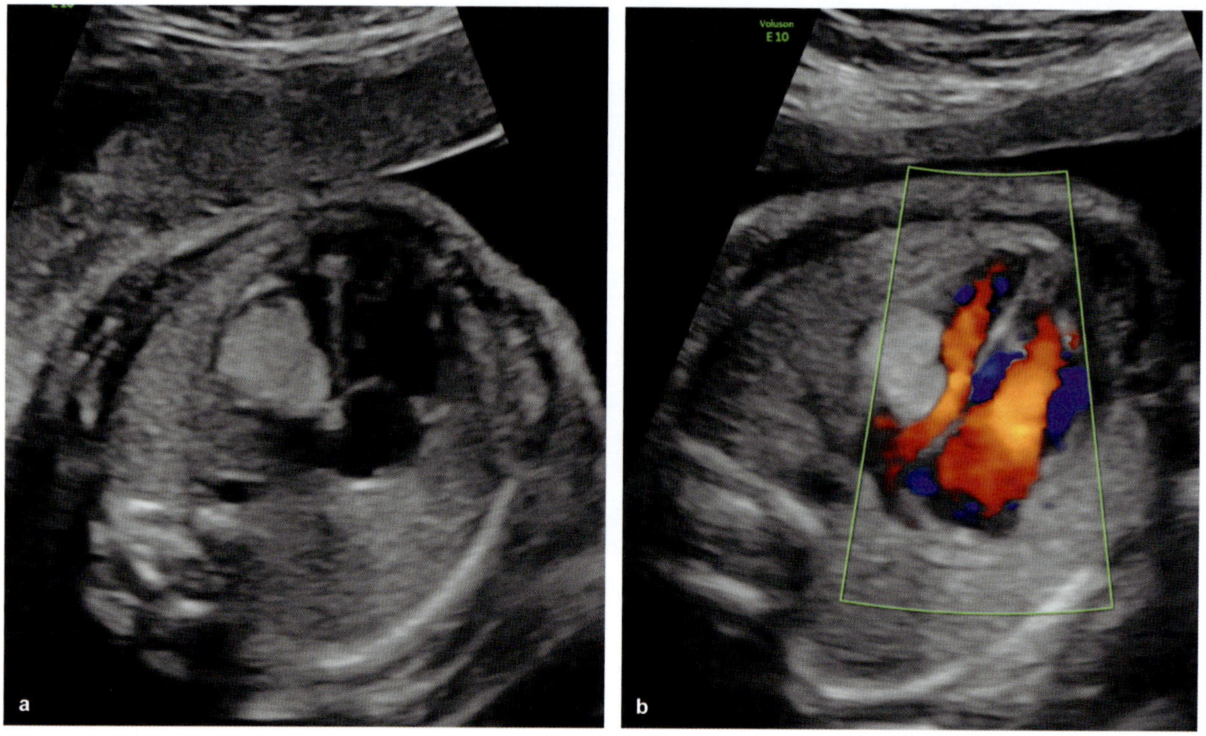

Abb. 6.19 Fallbeispiel 3

Antworten

1. Vierkammerblick-Ebene
2. Großer hyperechogener Tumor links, der in den linken Ventrikel hineinragt
3. Der Farbdoppler zeigt, dass der Blutfluss gut in beide Ventrikel gelangt.
4. Rhabdomyom
5. Häufig liegt eine **tuberöse Hirnsklerose** vor (**Morbus Bourneville Pringle).** Die genetische Krankheit ist autosomal-dominant. Daher liegt wahrscheinlich eine Vererbung von der Mutter vor, denn ihre Epilepsie kann Ausdruck von intrazerebralen Knötchen bei dieser Erkrankung sein. Typischerweise kann sie im Gesicht kleine derbe Knötchen sowie am Integument Café-au-Lait-Flecken haben.
6. Meistens findet man mehrere Tumoren, die im Verlauf der Schwangerschaft sichtbar werden. Sehr selten verlegen sie den fetalen Kreislauf am Herzen mit einer Herzinsuffizienz als Folge. Man sollte auch ab der 28. SSW transvaginal oder mittels MRT nach intrazerebralen Herden, wie kortikale Heterotopien oder Tubera, suchen da sie typisch für die Erkrankung sind. Molekulargenetisch lässt sich die Mutation nachweisen.

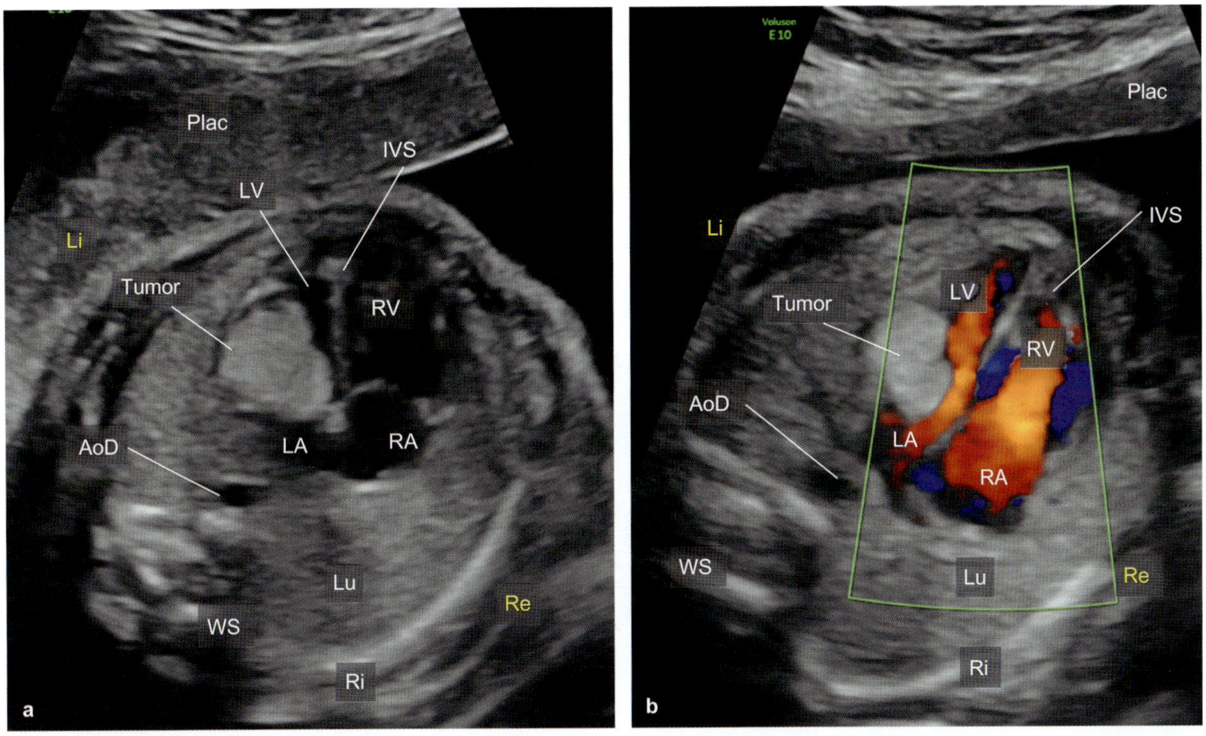

Abb. 6.20 Fallbeispiel 3: Herztumor. AoD = Aorta descendens, IVS = interventrikuläres Septum, LA = linker Vorhof, Li = links, Lu = Lunge, LV = linker Ventrikel, Plac = Plazenta, RA = rechter Vorhof, Re = rechts, Ri = Rippe, RV = rechter Ventrikel, WS = Wirbelsäule.

Typische Hinweiszeichen

Verursacht in 80 % der Fälle durch eine Mutation der TSC-1- oder TSC-2-Gens, tritt die Erkrankung in 80 % der Fälle spontan und in 20 % der Fälle durch Vererbung von Mutter oder Vater auf. **Herztumoren** können ab der 20. SSW entdeckt werden und vermehren und vergrößern sich oft im Verlauf der Schwangerschaft. Sie sind häufig in den Ventrikeln und am interventrikulären Septum zu finden. Im Ultraschallbild sind sie immer homogen. Andere Tumore sind deutlich seltener und auch an anderen Stellen lokalisiert.

Prognose

Die Prognose seitens des Tumors ist meistens sehr gut. Sie schrumpfen praktisch immer in den ersten Monaten nach der Geburt. Das Hauptproblem sind die Hirnbefunde, die mit einer Epilepsie einhergehen können und auf Dauer bei therapieresistenten Formen eine geistige Beeinträchtigung zur Folge haben können. Medikamentös können inzwischen rechtzeitig sowohl die Tumore und Hirnbefunde als auch die Epilepsien behandelt werden.

Prozedere

Viele Schwangere lassen in der Schwangerschaft die weiterführende Diagnostik, wie Molekulargenetik nach Amniozentese und MRT-Untersuchung durchführen. Sonografische Verlaufskontrollen und eine rechtzeitige Anbindung an einer Kinderklinik mit Langzeit-Follow-up in der kinderneurologischen Sprechstunde ist sinnvoll.

LITERATUR

Carrilho MC, Tonni G, Araujo Júnior E. Fetal cardiac tumors: prenatal diagnosis and outcomes. Rev Bras Cir Cardiovasc, 2015; 30: VI–VII.

Fallbeispiel 4

Klinische Angaben

30-jährige Patientin zum Screening in der 22. SSW. Zuweisung wegen suspektem Vierkammerblick.

Fragen

1. Welche Schnittebenen sind dargestellt?
2. Was sieht man in der Grauskala?
3. Welche Zusatzinformation gibt der Farbdoppler?
4. Verdachtsdiagnose/Diagnose?
5. Welche assoziierten Anomalien können vorliegen?
6. Welche Zusatzinformationen geben die anderen Schnittebenen?

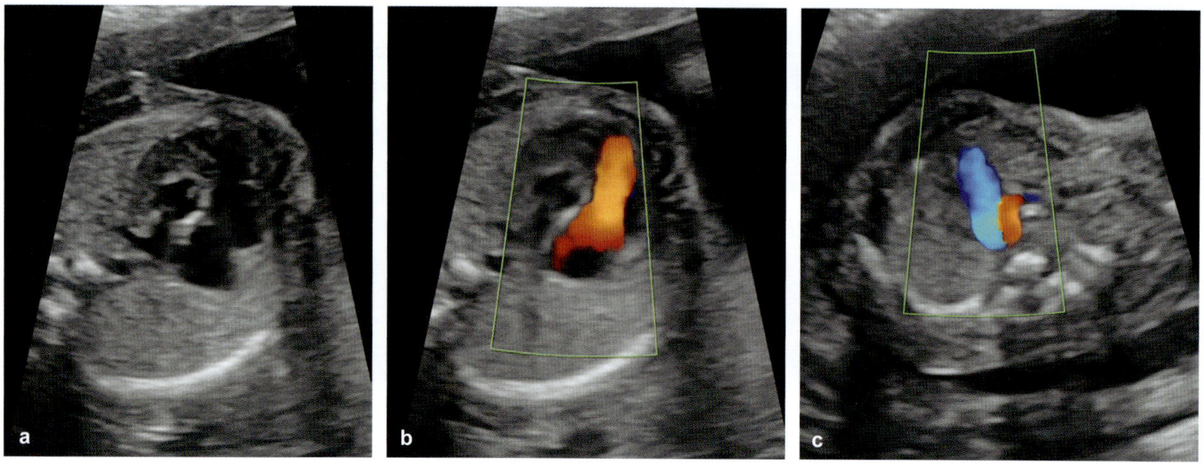

Abb. 6.21 Fallbeispiel 4

Antworten

1. Vierkammerblick-Ebene und Drei-Gefäß-Trachea-Blick-Ebene
2. Der Ventrikel links ist klein, die Wand links verdickt und hyperechogen.
3. Im Farbdoppler sieht man die fehlende Perfusion über die Mitralklappe im Vierkammerblick und einen Reverse Flow im Aortenbogen im Drei-Gefäß-Trachea-Blick.
4. Hypoplastisches Linksherzsyndrom
5. Häufig isolierter Herzfehler, manchmal mit Turner-Syndrom, Trisomie 13 oder andere Anomalien assoziiert.
6. Der Drei-Gefäß-Blick zeigt einen reversen Fluß im Aortenbogen.

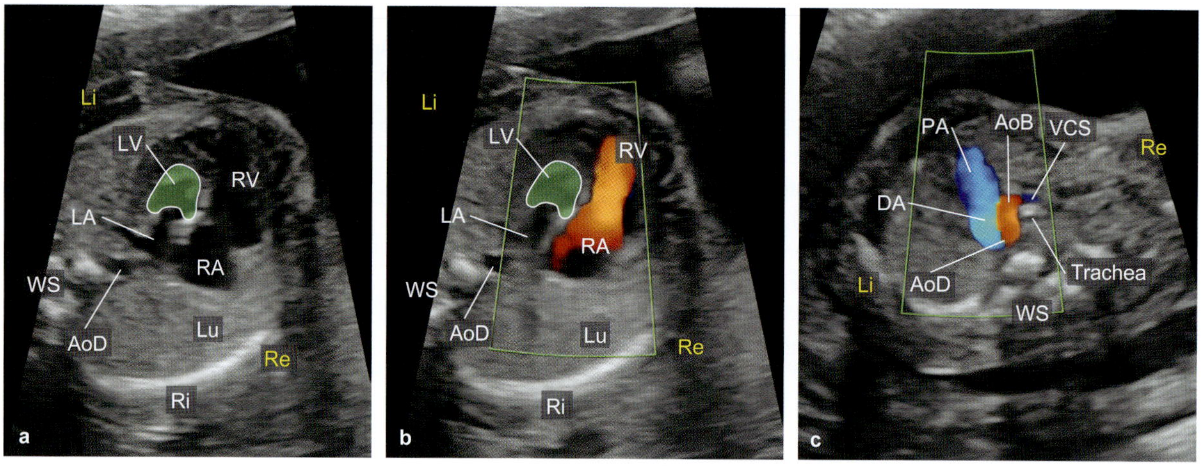

Abb. 6.22 Fallbeispiel 4: hypoplastisches Linksherzsyndrom. AoB = Aortenbogen, AoD = Aorta descendens, DA = Ductus arteriosus, LA = linker Vorhof, Li = links, LV = linker Ventrikel, PA = Pulmonalarterie, RA = rechter Vorhof, Re = rechts, Ri = Rippe, RV = rechter Ventrikel, VCS = V. cava superior, WS = Wirbelsäule.

Typische Hinweiszeichen

Beim HLHS liegt häufig eine **Atresie** oder schwere **Stenose der Aortenklappe** vor. Die Folge ist ein komplettes Fehlen oder häufiger ein unterentwickelter funktionsloser linker Ventrikel. Dieser zeigt dann typischerweise eine verdickte und hyperechogene Wand. Der linke Vorhof ist auch klein. Der Kreislauf findet praktisch nur über den rechen Ventrikel und die Pulmonalarterie statt. Der Aortenbogen wird rückwärts durchblutet und lässt sich im Farbdoppler im Drei-Gefäß-Trachea-Blick einsehen. Pränatal ist der Kreislauf ausgeglichen, aber postnatal kommt es nach dem Verschluss des Ductus arteriosus zum Kreislaufversagen und zum Tod.

MERKE

Es gibt andere Herzfehler, in denen der linke Ventrikel „klein" erscheint. Ein HLHS liegt nur dann vor, wenn der linke Ventrikel „funktionslos" ist und praktisch keine suffiziente Perfusion über die Aortenklappe in die Aorta ascendens vorliegt. Vergleiche auch mit dem ➤ Fallbeispiel 7.2.

Prognose

Unbehandelt ist der Herzfehler letal und ist demnach ein neonataler Notfall. Bei vorgeburtlicher Erkennung kann der Ductus arteriosus unmittelbar postnatal medikamentös offen gehalten werden, bis das Kind innerhalb der ersten Lebenswoche operiert werden kann. Innerhalb der nächsten 2 Jahre folgen zwei weitere Operationen. Bei diesen Operationen ist am Ende das Herz palliativ versorgt. Eine anatomische Korrektur ist nicht möglich.

Prozedere

Verlaufskontrollen in der Schwangerschaft und Planung der Geburt am Perinatalzentrum mit Kinderkardiologie und neonataler Intensivbetreuung.

LITERATUR

Axt-Fliedner R et al. Fetal diagnosis of hypoplastic left heart, associations and outcomes in the current era. Ultraschall Med, 2012; 33: E51–E56.

Fallbeispiel 5

Klinische Angaben

Zuweisung zur fetalen Echokardiografie bei belasteter Anamnese. Aortenklappenanomalie beim Kindsvater.

Fragen

1. Welche Schnittebene ist dargestellt?
2. Was sieht man in der Grauskala?
3. Welche Zusatzinformation gibt der Farbdoppler?
4. Verdachtsdiagnose/Diagnose?
5. Welche assoziierten Anomalien erwarten Sie in diesem Fall?
6. Wie können Sie die Diagnose sichern?

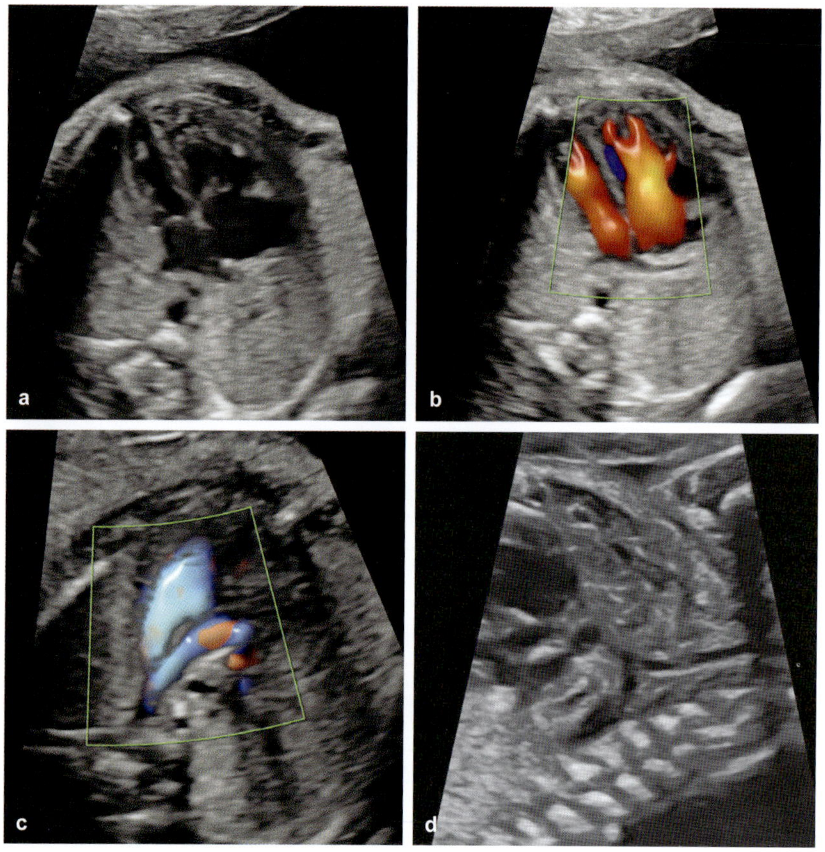

Abb. 6.23 Fallbeispiel 5

Antworten

1. Vierkammerblick-Ebene
2. Es liegt eine Ventrikeldiskrepanz vor, wobei der linke Ventrikel schmaler als der rechte Ventrikel ist.
3. Im Farbdoppler sieht man in der Diastole die Füllung beider Ventrikel.
4. Aortenisthmusstenose
5. Eher keine, da wahrscheinlich eine Vererbung vom Kindsvater vorliegt.
6. Durch Untersuchung der großen Gefäße im Drei-Gefäß-Trachea Blick und durch ein sagittale Darstellung des Aortenbogens mit dem Isthmusbereich.

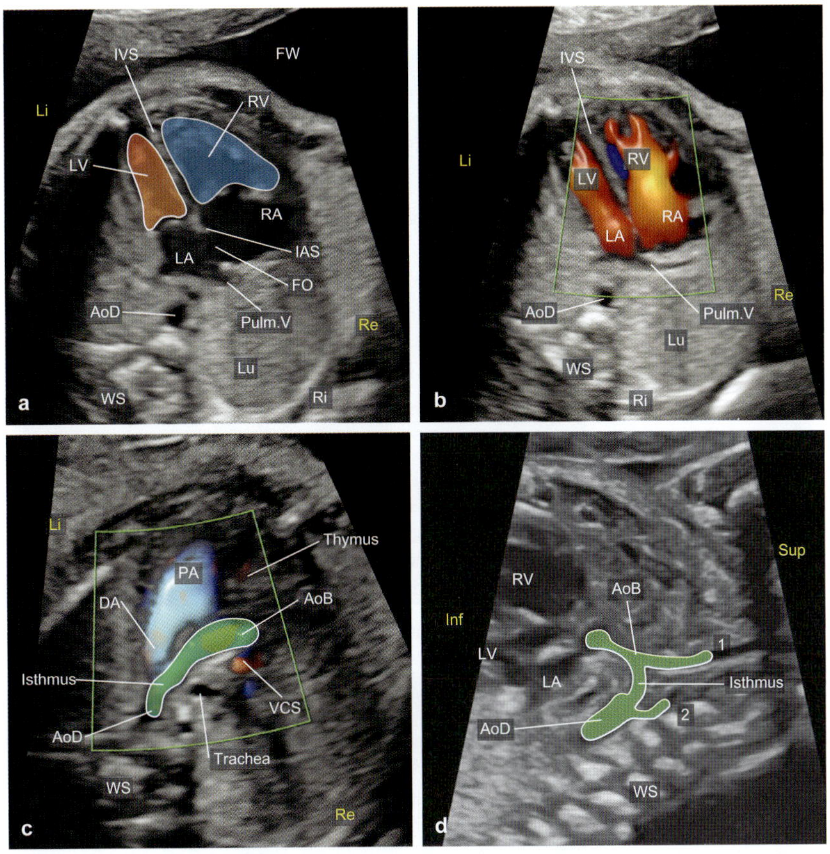

Abb. 6.24 Fallbeispiel 5: Aortenisthmusstenose. 1 = A. brachiocephalica, 2 = A. carotis communis sinistra, AoB = Aortenbogen, AoD = Aorta descendens, DA = Ductus arteriosus, FO = Foramen ovale, IAS = interatriales Septum, Inf = inferior, IVS = interventrikuläres Septum, LA = linker Vorhof, Li = links, Lu = Lunge, LV = linker Ventrikel, MK = Mitralklappe, PA = Pulmonalarterie, Pulm.V = Pulmonalvenen, RA = rechter Vorhof, Re = rechts, Ri = Rippe, RV = rechter Ventrikel, Sup = Superior TK = Trikuspidalklappe, VCS = V. cava superior, WS = Wirbelsäule.

Typische Hinweiszeichen

Die Anomalie ist durch eine **lokale Einengung des Aortenbogens im Isthmusbereich** charakterisiert. In einigen Fällen liegt auch eine langstreckige Einengung des Aortenbogens im Sinne einer tubulären Hypoplasie vor. Die Diagnose wird pränatal durch eine diskrepante Breite der Ventrikel mit schmalem, aber gut kontraktilem linken Ventrikel vermutet. Um den Verdacht zu bestätigen, stellt man idealerweise einen Längsschnitt des Aortenbogens ein. Häufig findet man eine dysplastische Aortenklappe oder bei schweren Befunden einen subaortalen Ventrikelseptumdefekt. Die Entdeckung einer linkspersistierenden V. cava superior erhöht die Wahrscheinlichkeit für die Kombination mit einer Aortenisthmusstenose.

CAVE!

Die **Ventrikeldisproportion,** die die Grundlage zur Diagnosestellung bildet, ist ein unspezifisches Zeichen. Erst mit der Darstellung des Befunds am Aortenbogen kann die Vermutung erhärtet werden. Ferner zeigen nicht alle Kinder, die eine Aortenisthmusstenose haben, eine Ventrikeldisproportion. Demnach muss der Untersucher wissen, dass bei der Diagnose sowohl falsch-positive als auch falsch-negative Befunde vorliegen können

Prognose

Bei rechtzeitigem Erkennen ist die Prognose der Aortenisthmusstenose durch eine operative Korrektur postnatal sehr gut. Selten kann die Aortenklappe so betroffen sein, dass im Verlauf des Lebens eine Operation an der Aortenklappe notwendig wird.

Prozedere

Verlaufskontrollen in der Schwangerschaft und Planung der Geburt am Perinatalzentrum mit Kinderkardiologie und neonataler Intensivbetreuung. Manche Befunde sind mild und müssen nicht unmittelbar in der Neonatalperiode sonst im Verlauf des 1. Lebensjahres operiert werden.

LITERATUR

Axt-Fliedner R et al. Course and outcome of fetuses suspected of having coarctation of the aorta during gestation. Ultraschall Med, 2009; 30: 269–276.

Fallbeispiel 6

Klinische Angaben

Screeninguntersuchung in der 22. SSW bei einer 34-jährigen Schwangeren. Bisher war keine spezialisierte Diagnostik erfolgt.

Fragen

1. Welche Schnittebene ist dargestellt?
2. Was fällt auf?
3. Verdachtsdiagnose/Diagnose?
4. Welche assoziierten kardialen Anomalien können in diesem Fall vorliegen?
5. Welche weiteren diagnostischen Maßnahmen ergreifen Sie?

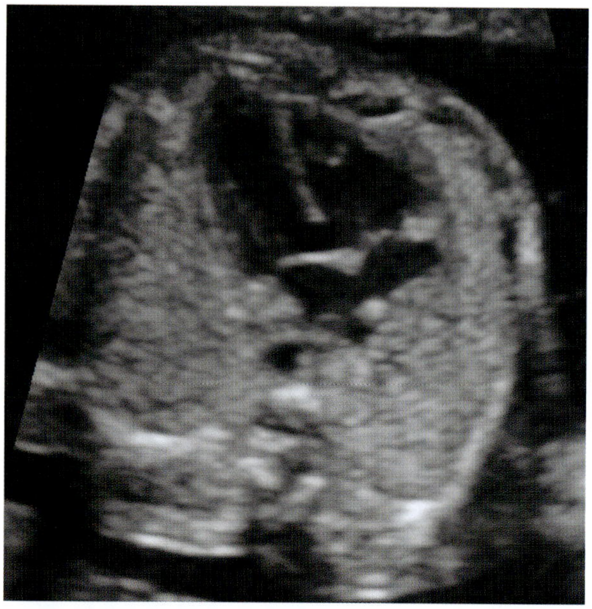

Abb. 6.25 Fallbeispiel 6

Antworten

1. Vierkammerblick-Ebene
2. Defekt im Bereich des interventrikulären Septums
3. Ventrikelseptumdefekt (VSD)
4. Ein VSD kann isoliert vorkommen, kann aber auch Teil eines atrioventrikulären Septumdefekts sein oder von Anomalien der großen Gefäße (sog. konotrunkale Anomalien). Typisch wären die Fallot-Tetralogie, der Double Outlet Right Ventricle (DORV) oder auch die Aortenisthmusstenose u. a.
5. Neben einer ausführlichen fetalen Echokardiografie sollte auch eine Amniozentese angeboten werden. Bei einer 33-Jährigen kann der VSD auch Zeichen für eine Chromosomenanomalie (z. B. Trisomie 21) sein.

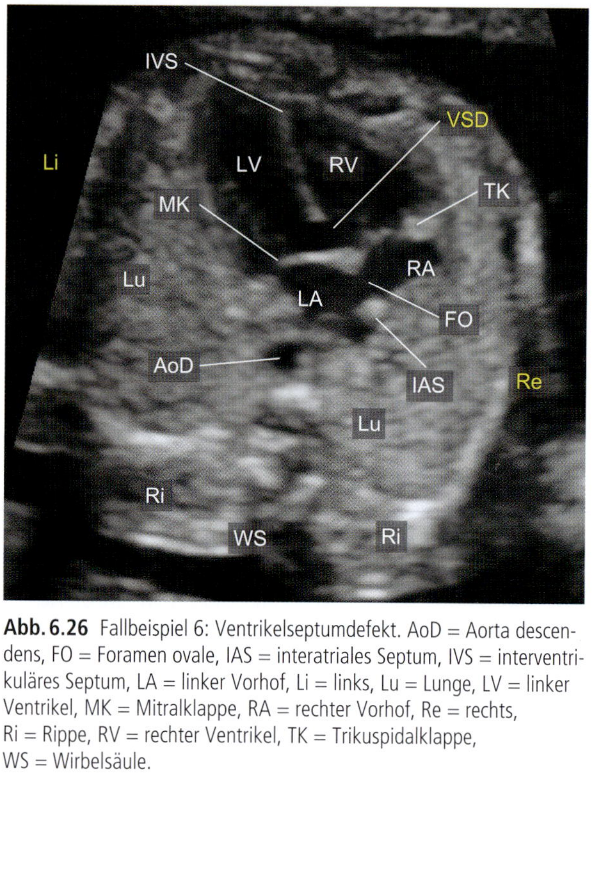

Abb. 6.26 Fallbeispiel 6: Ventrikelseptumdefekt. AoD = Aorta descendens, FO = Foramen ovale, IAS = interatriales Septum, IVS = interventrikuläres Septum, LA = linker Vorhof, Li = links, Lu = Lunge, LV = linker Ventrikel, MK = Mitralklappe, RA = rechter Vorhof, Re = rechts, Ri = Rippe, RV = rechter Ventrikel, TK = Trikuspidalklappe, WS = Wirbelsäule.

6

Typische Hinweiszeichen

Die Lücke im interventrikulären Septum kann unterschiedlich groß sein. Im muskulären Teil ist der Defekt meistens sehr klein und nur mittels Farbdoppler zu sehen. Größere Defekte findet man eher im Inlet-Bereich wie beim atrioventrikulären Septumdefekt oder im Ausflusstraktbereich perimembranös, subaortal oder subpulmonal. Das Shunt-Verhalten pränatal ist bei isolierten Formen bidirektional.

MERKE

Bei Entdeckung eines VSD sollte unbedingt das gesamte Herz sehr genau untersucht werden. Viele Erkrankungen unter Beteiligung der großen Gefäße sind obligat oder gelegentlich mit einem VSD vergesellschaftet werden.

Prognose

Bei einem kleinen VSD haben die betroffenen Kinder keine Beeinträchtigungen. Große VSD müssen im ersten Lebensjahr operiert werden. Die Prognose eines VSD als Teil einer anderen kardialen Anomalie wird demnach von der Grunderkrankung definiert.

Prozedere

Neben dem Ausschluss von Chromosomenstörungen sowie von kardialen Erkrankungen, wird pränatal nur die Verlaufsbeobachtung empfohlen. Postnatal sollte das Kind echokardiografisch untersucht werden und in einer kinderkardiologischen Ambulanz betreut werden.

LITERATUR

Gómez O et al. Isolated ventricular septal defects in the era of advanced fetal echocardiography: risk of chromosomal anomalies and spontaneous closure rate from diagnosis to age of 1 year. Ultrasound Obstet Gynecol, 2014; 43: 65–71.

6

Fallbeispiel 7

Klinische Angaben

40-jährige Patientin, 22 SSW. Der Fetus zeigt im Ultraschall-Screening einen kurzen Femur. Zuweisung zur Feindiagnostik zur Abklärung.

Fragen

1. Welche Schnittebene ist dargestellt?
2. Was fällt auf?
3. Verdachtsdiagnose/Diagnose?
4. Welche assoziierte Anomalie liegt möglicherweise vor?
5. Welche Zusatzinformation gibt der Farbdoppler?
6. Welche weiteren diagnostischen Maßnahmen empfehlen Sie?

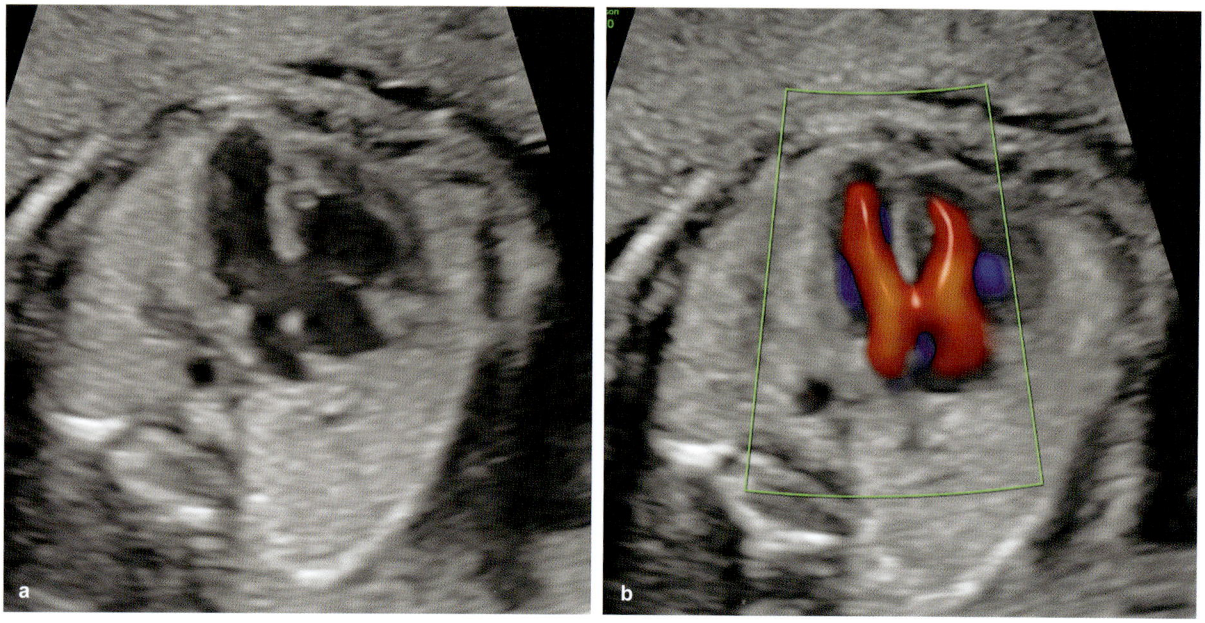

Abb. 6.27 Fallbeispiel 7

Antworten

1. Vierkammerblick-Ebene
2. Defekt im Bereich des Vorhof- und Ventrikelseptums
3. Atrioventrikulärer Septumdefekt (AVSD)
4. Mit dem kurzen Femur und der AVSD liegt mit hoher Wahrscheinlichkeit eine Trisomie 21 vor.
5. Er zeigt die Perfusion beider Ventrikel mit Mischung des Bluts über die Mittellinie.
6. Bei diesem Herzfehler wird immer eine diagnostische Punktion, z. B. eine Amniozentese, empfohlen.

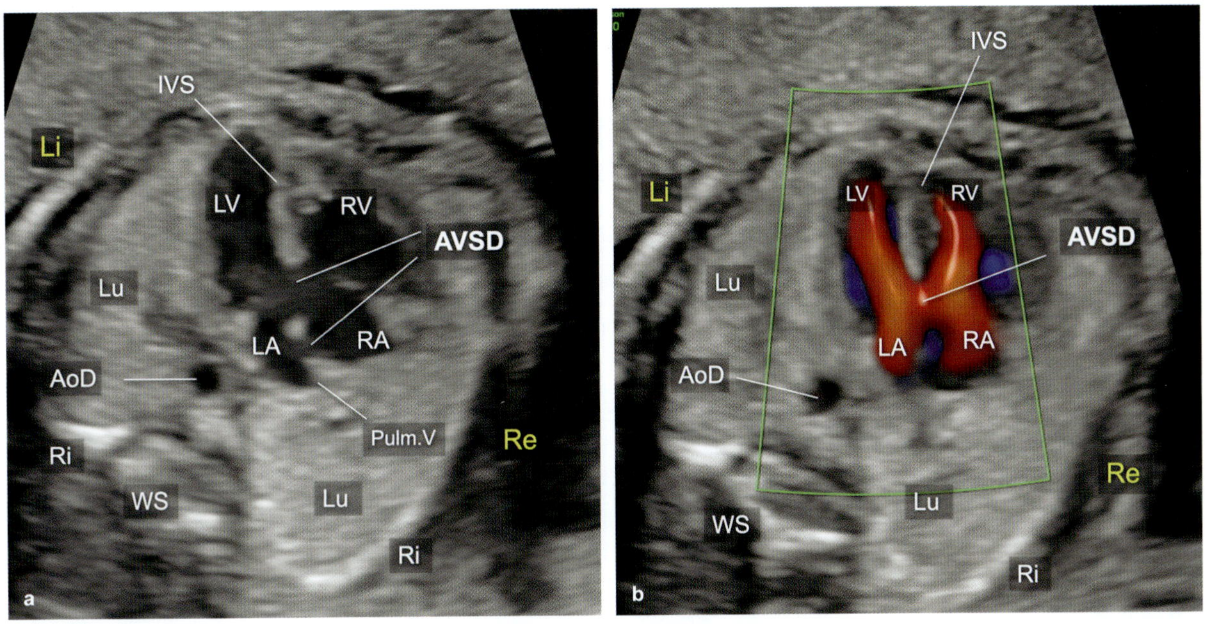

Abb. 6.28 Fallbeispiel 7: AVSD. AoD = Aorta descendens, AVSD = atrioventrikulärer Septumdefekt, LA = linker Vorhof, Li = links, Lu = Lunge, LV = linker Ventrikel, RA = rechter Vorhof, Re = rechts, Ri = Rippe, RV = rechter Ventrikel, WS = Wirbelsäule.

MERKE

Außer nach den üblichen Chromosomenanomalien sollte bei der Entdeckung eines **AVSD** auch nach weiteren Anomalien gesucht werden, besonders nach Drehungsanomalien, die vor allem mit Venenanomalien (Lungenvenen, V. cava superior und inferior) assoziiert sind.

Typische Hinweiszeichen

Statt zwei separate atrioventrikuläre Klappen findet man beim AVSD **eine gemeinsame Klappe.** In der Diastole erkennt man den Defekt in der Mitte des Herzens. Im Farbdoppler findet man in der Diastole der gemeinsame Einstrom in die Ventrikel. Der Abgang der großen Gefäße kann normal sein, aber Ausflusstraktanomalien, wie eine Fallot-Tetralogie oder andere können auch vorkommen.

PRAXISTIPP

Der Herzfehler kann durchaus schwer zu entdecken sein. Im Zweifelsfall sollte der Untersucher in Ruhe mit der Zeitlupe die Klappenbewegungen analysieren und den Defekt im Septum primum und im interventrikulären Septum sehen sowie die lineare Insertion der AV-Klappe. Am besten lässt sich der Herzfehler von apikal diagnostizieren.

Prognose

Die Prognose hängt im Wesentlichen von den assoziierten Anomalien ab. Die Prognose des Herzfehlers ist sonst sehr gut und der Herzfehler wird in den ersten Monaten nach der Geburt operiert. Eine ungünstigere Konstellation liegt beim unbalancierten AVSD mit einem kleinen linken Ventrikel vor.

Prozedere

Ein AVSD findet man nicht nur bei einer Chromosomenstörung wie Trisomie 21 oder 18, sondern auch bei Drehungsanomalien oder anderen syndromalen Erkrankungen. Diese sollten weitgehend ausgeschlossen werden, bevor der AVSD als isolierter Herzfehler betrachtet wird. Normale Verlaufskontrollen werden in der Schwangerschaft empfohlen, die Geburt sollte an einem Perinatalzentrum erfolgen.

LITERATUR

Berg C et al. Atrioventricular septal defect in the fetus-associated conditions and outcome in 246 cases. Ultraschall Med, 2009; 30: 25–32.

6

Fallbeispiel 8

Klinische Angaben

Zuweisung zur Feindiagnostik bei Verdacht auf eine Arrhythmie.

Fragen

1. Welche Schnittebene ist dargestellt?
2. Was fällt im Grauskala-Bild auf?
3. Welche Zusatzinformation gibt der Farbdoppler?
4. Verdachtsdiagnose/Diagnose?
5. Sind die großen Gefäße auch fehlentwickelt?

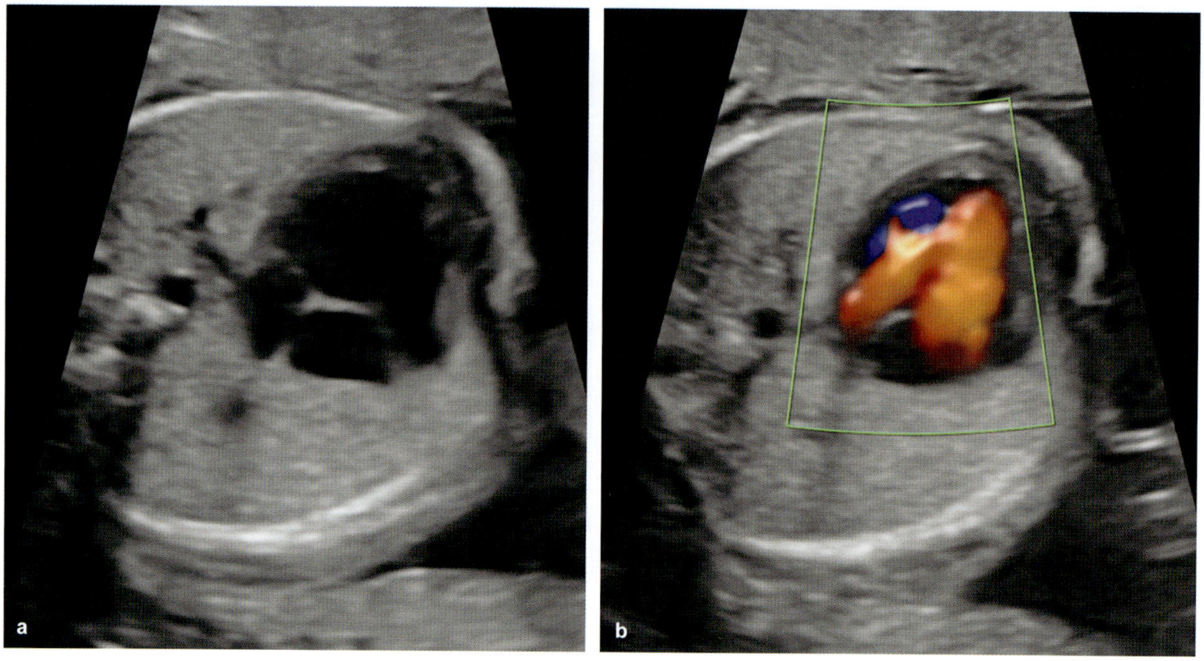

Abb. 6.29 Fallbeispiel 8

Antworten

1. Vierkammerblick-Ebene
2. Man erkennt zwei Vorhöfe mit entsprechenden atrioventrikulären Klappen, aber nur einen Ventrikel.
3. Im Farbdoppler sieht man in der Diastole die Füllung des einen Ventrikels von beiden Vorhöfen.
4. Verdacht auf singulären Ventrikel (Single Ventricle) als doppelter Einlassventrikel (Double Inlet Ventricle)
5. In dieser Darstellung kann eine mögliche Beteiligung der großen Gefäße nicht beurteilt werden. Oft entspringen sie in Parallelstellung und oft ist eines der Gefäße schmaler, entweder als Aortenisthmusstenose oder als Pulmonalstenose.

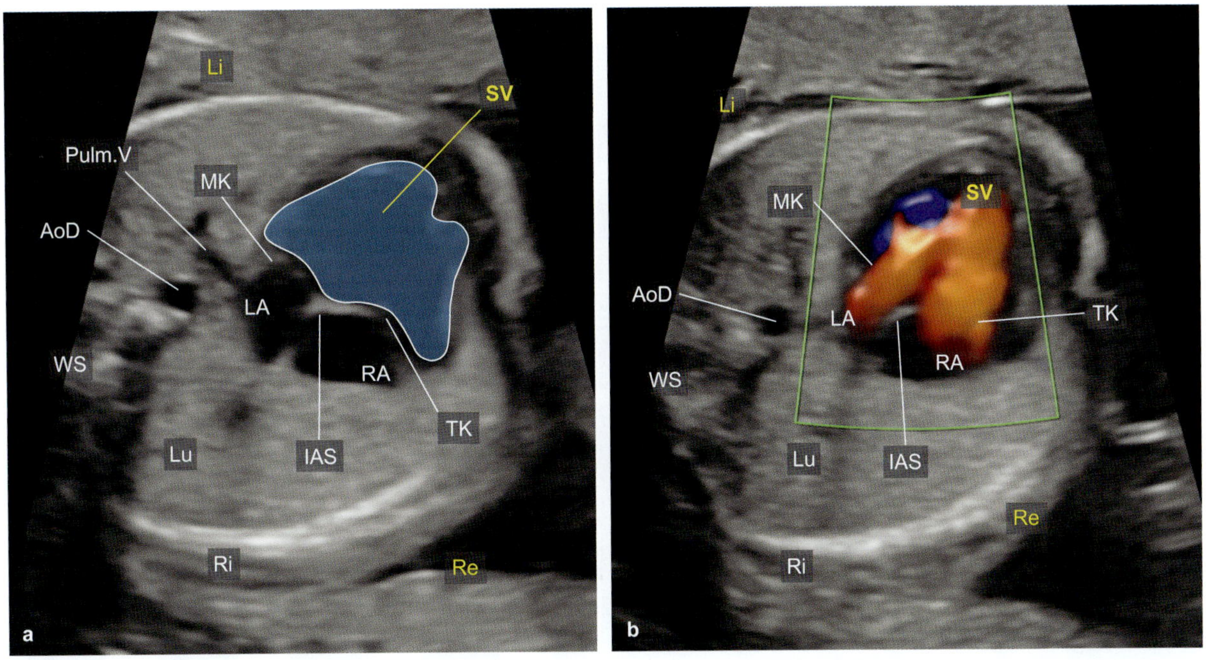

Abb. 6.30 Fallbeispiel 8: Single Ventricle. AoD = Aorta descendens, IAS = interatriales Septum, LA = linker Vorhof, Li = links, Lu = Lunge, MK = Mitralklappe, Pulm.V, = Pulmonalvenen, RA = rechter Vorhof, Re = rechts, Ri = Rippe, SV = singulärer Ventrikel, TK = Trikuspidalklappe, WS = Wirbelsäule.

Typische Hinweiszeichen

Der typische **Single Ventricle** ist ein **doppelter Einlass (Double Inlet) Single Ventricle,** wie in diesem Fall gezeigt. Dabei findet man oft einen dominanten sowie einen kleinen rudimentären Ventrikel. Die großen Gefäße entspringen unterschiedlich meistens in Double-Outlet-Stellung und das Gefäß, das aus dem rudimentären Ventrikel entspringt, ist schmal. Es gibt andere Herzfehler, die wie ein Single Ventricle imponieren können und davon abgegrenzt werden sollten.

MERKE

Oft werden andere Herzfehler mit Ein-Ventrikel-Physiologie fälschlicherweise als Single Ventricle diagnostiziert. Hier sollte man lieber die Diagnose genauer beschreiben. Diese sind u. a. die Trikuspidalatresie, die Pulmonalatresie mit intaktem Septum und das hypoplastische Linksherzsyndrom.

Prognose

Eine anatomische Korrektur ist nicht möglich. Beim Fehlen eines Herzventrikels wird das Herz palliativoperativ versorgt im Sinne eines Fontan-Kreislaufs. Unmittelbar nach der Geburt ist das Kind entsprechend der Obstruktion des Ausflusstrakts beeinträchtigt und muss notfallmäßig z. B. mit Prostaglandinen bis zur Operation versorgt werden.

Prozedere

Verlaufskontrollen und Entbindung am Perinatalzentrum in Anwesenheit eines Neonatologen.

LITERATUR

Beroukhim RS et al. Perinatal outcome after prenatal diagnosis of single-ventricle cardiac defects. Ultrasound Obstet Gynecol, 2015; 45: 657–663.

Fallbeispiel 9

Klinische Angaben

Im Screening konnten die großen Gefäße nicht optimal beurteilt werden. Verdacht auf reitende Aorta als Zuweisungsdiagnose zur fetalen Echokardiografie

Fragen

1. Welche Schnittebene ist dargestellt?
2. Was fällt auf?
3. Verdachtsdiagnose/Diagnose?
4. Welche Zusatzinformation geben Farb- und Spektral-Doppler?
5. Weiteres Vorgehen?

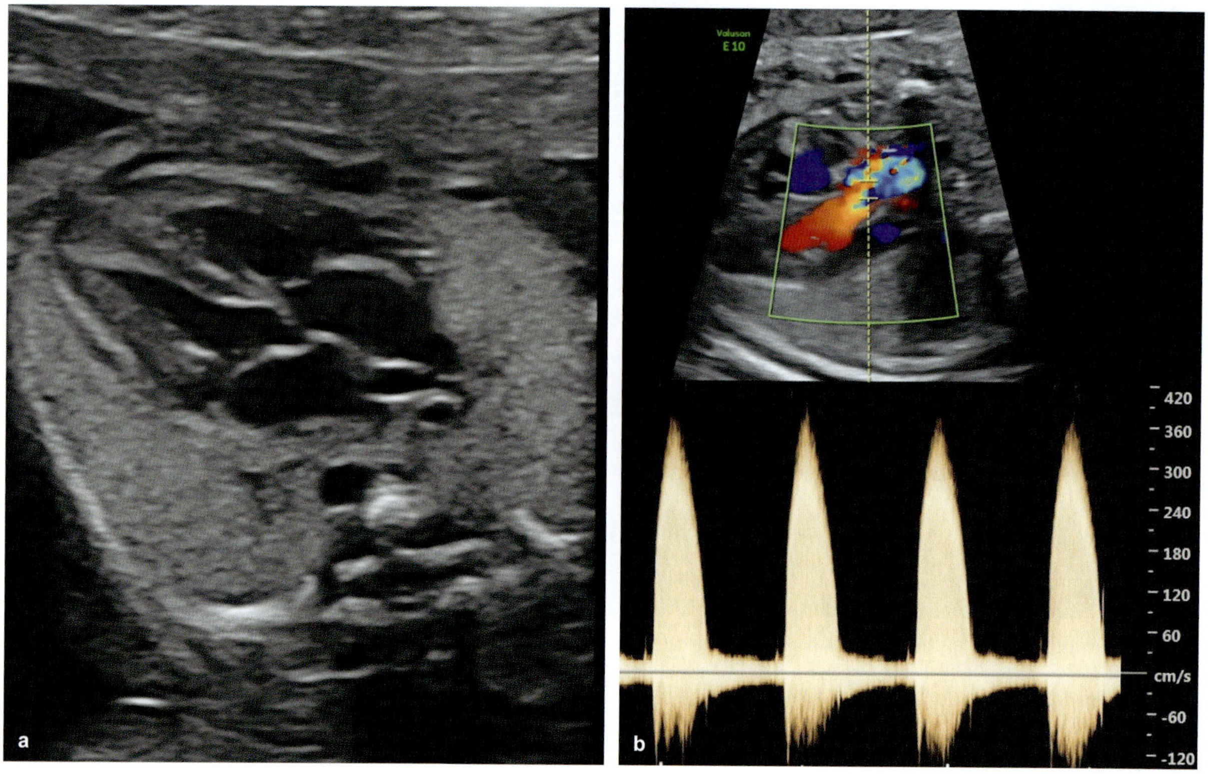

Abb. 6.31 Fallbeispiel 9

6

Antworten

1. Fünfkammerblick- bzw. linksventrikulärer Ausflusstrakt-Ebene
2. Aortenklappe verdickt und Aorta ascendens dilatiert
3. Aortenstenose
4. Turbulenzen im Farbdoppler, die im Spektral-Doppler quantifiziert werden
5. Wichtig ist ein engmaschiges Follow up in der Schwangerschaft, um eine Verschlechterung zur kritischen Aortenstenose und ein hypoplastisches Linksherzsyndrom rechtzeitig zu erkennen. Bei Bedarf kann eine intrauterine Klappensprengung eine Verschlechterung verhindern.

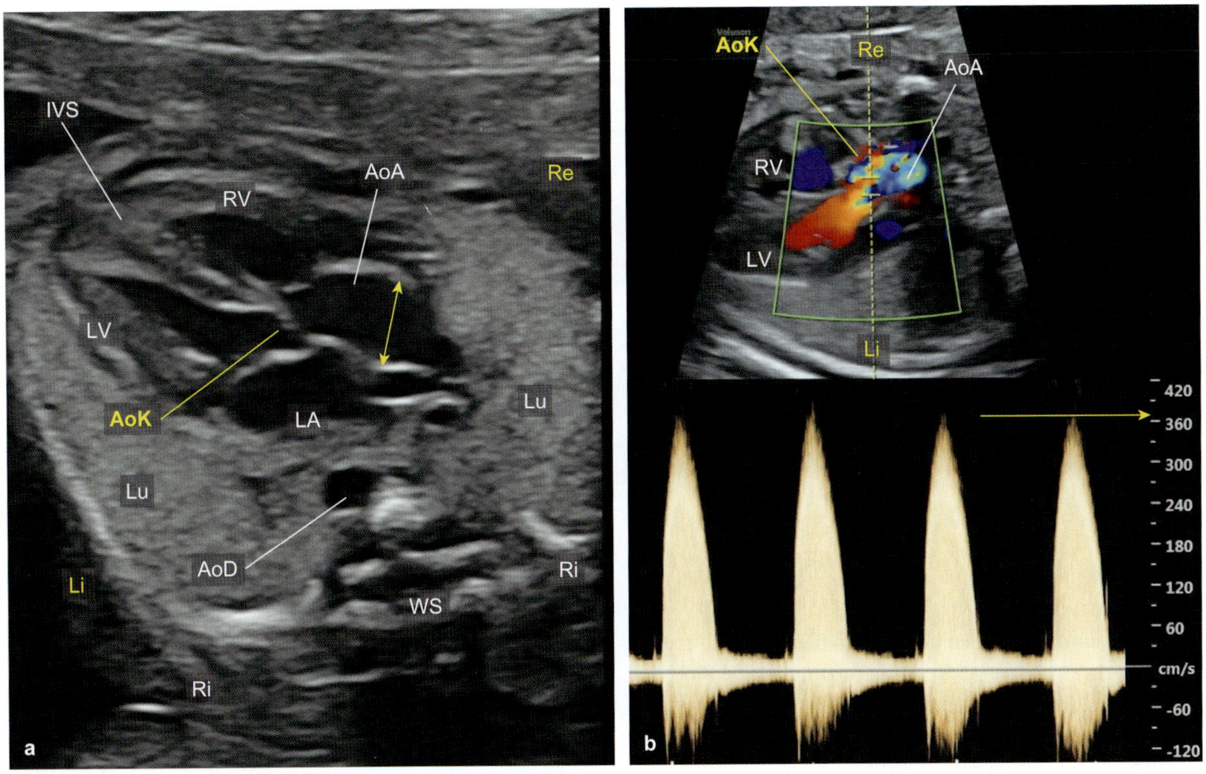

Abb. 6.32 Fallbeispiel 9: Aortenstenose. a) Die Doppelpfeile zeigen die poststenotische Dilatation der Aorta ascendens. b) Achte auf den turbulenten Fluss über die Aortenklappe. Die Maximalgeschwindigkeit beträgt in diesem Fetus 360 cm/s (Normwert 80 cm/s). AoA = Aorta ascendens, AoD = Aorta descendens, AoK = Aortenklappe, IVS = interventrikuläres Septum, L = linker Vorhof, Li = links, Lu = Lunge, LV = linker Ventrikel, Re = rechts, Ri = Rippe, RV = rechter Ventrikel, WS = Wirbelsäule.

Typische Hinweiszeichen

Bei einer Aortenklappenstenose liegt häufig eine **Aortenklappendysplasie** vor, wie z. B. eine bikuspide Klappe. Liegt eine solche Dysplasie vor, kann sich daraus ein Spektrum von Krankheiten entwickeln, von der einfachen Stenose, zur kritischen Stenose über die Aortenisthmusstenose bis hin zum hypoplastischen Linksherzsyndrom.

MERKE

Oft wird die Diagnose **Aortenstenose** im B-Bild nicht gestellt, sondern erst durch den Nachweis eines turbulenten Flusses im Farbdoppler vermutet.

Prognose

Wenn der Befund stabil bleibt, kann die Prognose gut werden und durch neonatale Klappensprengung (Aortenklappen-Valvuloplastie) das Krankheitsbild geheilt werden. Wenn sich aus der einfachen Stenose ein hypoplastisches Linksherzsyndrom entwickelt, ist die Prognose schlechter.

Prozedere

Serielle Verlaufsbeobachtungen mittels fetaler Echokardiografie im Verlauf der Schwangerschaft werden empfohlen.

LITERATUR

Gardiner HM, Kovacevic A, Tulzer G et al. Natural history of 107 cases of fetal aortic stenosis from a European multicenter retrospective study. Fetal Working Group of the AEPC. Ultrasound Obstet Gynecol. 2016; 48: 373–381.

Fallbeispiel 10

Klinische Angaben

Vorstellung zur zweiten Meinung, nachdem beim Fetus eine intrauterine Wachstumsretardierung, eine singuläre Umbilikalarterie und eine einseitige Plexuszyste entdeckt worden waren.

Fragen

1. Welche Schnittebene ist dargestellt?
2. Was fällt auf?
3. Welche Zusatzinformation gibt der Farbdoppler?
4. Welcher Herzfehler liegt möglicherweise vor?
5. Wie kann der Herzfehler konkretisiert werden?
6. Welche weiteren diagnostischen Maßnahmen empfehlen Sie?

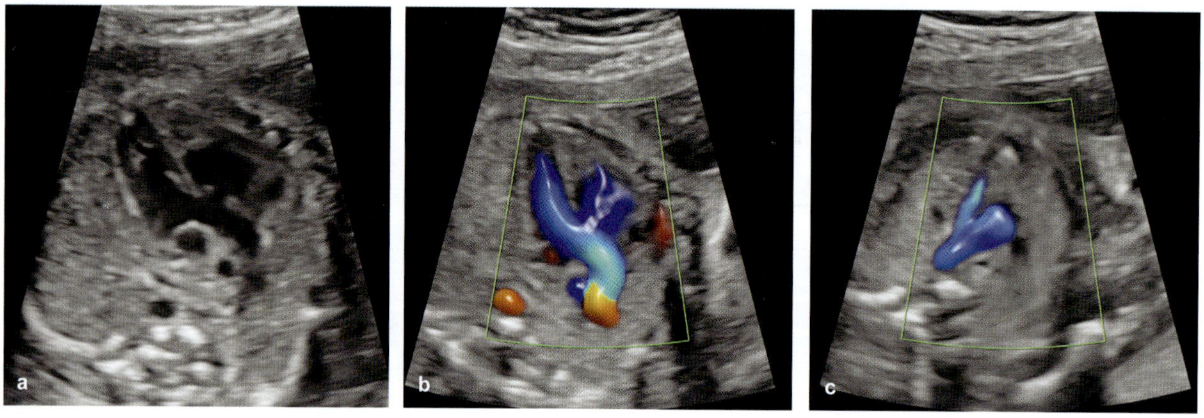

Abb. 6.33 Fallbeispiel 10

Antworten

1. Fünfkammerblick-Ebene
2. Diskontinuität zwischen interventrikulärem Septum und der Aorta ascendens als Ventrikelseptumdefekt. Die Aortenwurzel reitet über den Septumdefekt.
3. Die Vermutung der reitenden Aorta lässt sich bestätigen mit Blutfluss von beiden Ventrikeln in die Aorta.
4. Die Fallot-Tetralogie ist die wahrscheinliche Diagnose, kann aber erst mit dem Nachweis der Pulmonalstenose gestellt werden.
5. Mit Einstellung des rechtsventrikulären Ausflusstrakts oder des Drei-Gefäß-Trachea-Blicks lässt sich die schmalere antegrad perfundierte Pulmonalis einsehen.
6. Eine Fallot-Tetralogie geht beim Feten häufig mit anderen Anomalien einher. Im Zusammenhang mit den zusätzlichen Befunden spricht alles für das Vorliegen einer Trisomie 18. Daher empfiehlt man die Durchführung einer Amniozentese zur Bestimmung des Karyotyps.

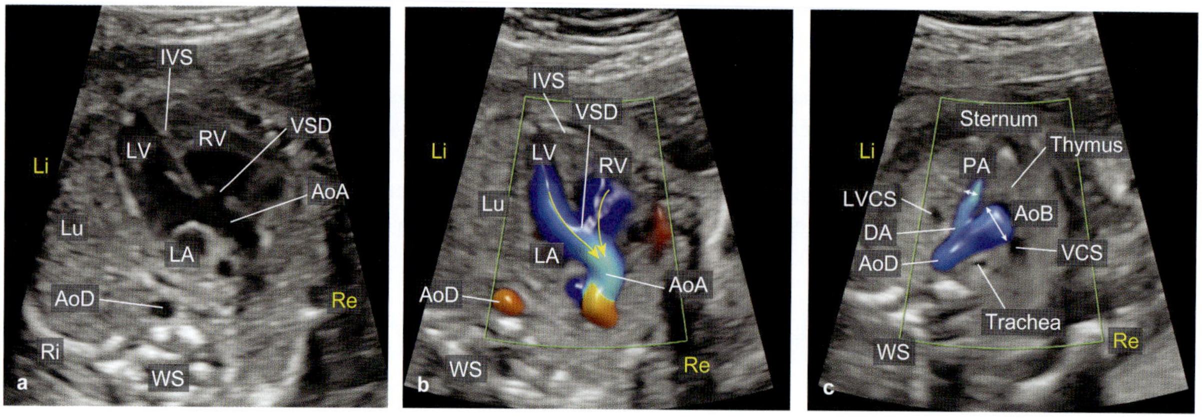

Abb. 6.34 Fallbeispiel 10: Fallot-Tetralogie. b) Die Pfeile zeigen, wie das Blut aus beiden Ventrikeln über den VSD in die Aorta ascendens fließt. c) Die Doppelpfeile heben hervor, dass die Pulmonalarterie schmaler als die Aorta ist (Zeichen einer Pulmonalstenose). AoA = Aorta ascendens, AoB = Aortenbogen, AoD = Aorta descendens, DA = Ductus arteriosus, IVS = interventrikuläres Septum, LA = linker Vorhof, Li = links, Lu = Lunge, LV = linker Ventrikel, LVCS = linke V. cava superior, PA = Pulmonalarterie, Re = rechts, Ri = Rippe, RV = rechter Ventrikel, VCS = V. cava superior, VSD = Ventrikelseptumdefekt, WS = Wirbelsäule.

Typische Hinweiszeichen

Die **reitende Aorta** ist zwar das Leitsymptom der Erkrankung, aber die Diagnose kann erst mit dem Nachweis der **Pulmonalstenose** gestellt werden.

PRAXISTIPP

Eine reitende Aorta findet nicht nur bei der Fallot-Tetralogie, sondern auch bei der Pulmonalatresie mit Ventrikelseptumdefekt, beim Syndrom der fehlenden Pulmonalklappe, beim Truncus arteriosus communis oder beim Double Outlet Right Ventricle.

Prognose

Die Fallot-Tetralogie, die pränatal diagnostiziert wird, hat eine Rate von 10–20 % an Chromosomenanomalien, inklusive Mikrodeletion 22q11 (DiGeorge-Syndrom). Andere kardiale Anomalien wie ein atrioventrikulärer Septumdefekt, ein rechtsseitiger Aortenbogen oder andere können auch vorkommen. Ist die Erkrankung isoliert, hat sie eine sehr gute Prognose.

Prozedere

Verlaufskontrollen und Entbindung am Perinatalzentrum mit Neonatologen.

LITERATUR

Zhao Y et al. Prenatal and Postnatal Survival of Fetal Tetralogy of Fallot: A Meta-analysis of Perinatal Outcomes and Associated Genetic Disorders. J Ultrasound Med, 2016; 35: 905–915.

Fallbeispiel 11

Klinische Angaben

Screening-Ultraschall mit 22 SSW.

Fragen

1. Welche Schnittebene ist dargestellt?
2. Was fällt im Farbdoppler auf?
3. Welcher Herzfehler liegt vor?
4. Warum hat der Befund vor der Geburt keine Auswirkungen auf das Kind?
5. Welche extrakardiale Anomalien erwarten Sie?

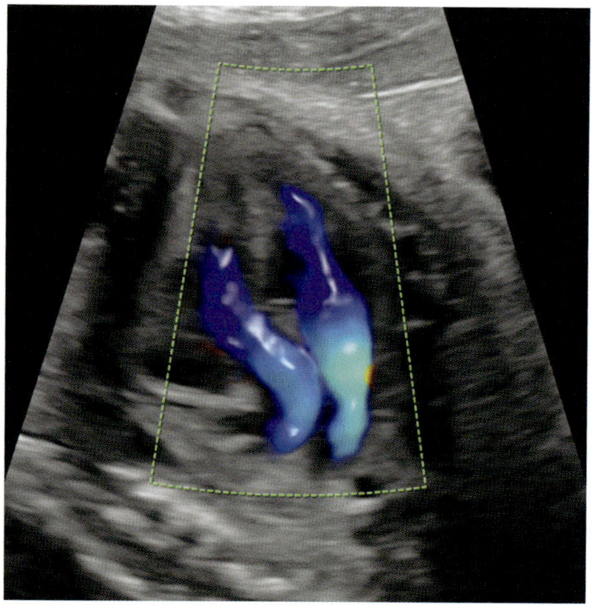

Abb. 6.35 Fallbeispiel 11

Antworten

1. Schräge Ebene
2. Es fällt auf, dass beide Gefäße aus einem jeweiligen Ventrikel entspringen und parallel verlaufen.
3. Transposition der großen Arterien (TGA)
4. Pränatal ist der Kreislauf durch die offenen Shunts wie Foramen ovale und Ductus arteriosus ausgeglichen und es entsteht keine Zyanose. Das Blut wird bekanntermaßen in der Plazenta und nicht in der Lunge arterialisiert.
5. Eine TGA ist sehr selten mit extrakardialen Anomalien oder Chromosomenstörungen vergesellschaftet. Das Risiko nimmt zu, wenn es sich um eine komplexe TGA mit Ventrikelseptumdefekt und auffälligen Ventrikeln handelt.

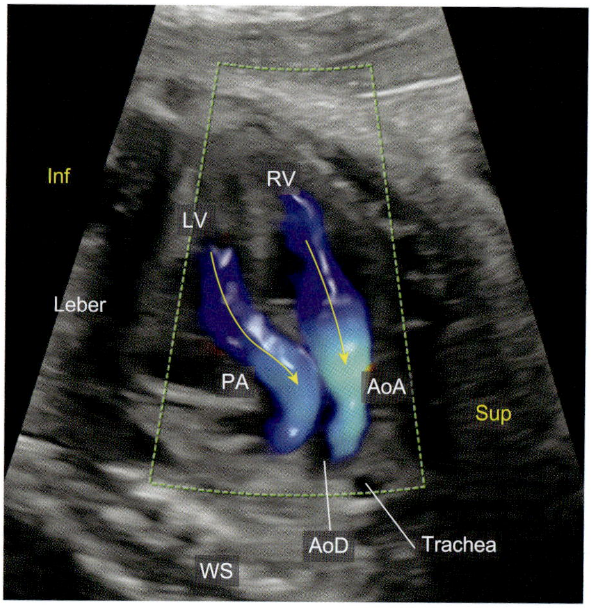

Abb. 6.36 Fallbeispiel 11: TGA. AoA = Aorta ascendens, AoD = Aorta descendens, Inf = Inferior, LV = linker Ventrikel, PA = Pulmonalarterie, RV = rechter Ventrikel, Sup = Superior, WS = Wirbelsäule.

Typische Hinweiszeichen

Der falsche Abgang von Aorta und Pulmonalarterie aus dem anderen Ventrikel ist charakteristisch. Die Gefäße verlaufen parallel und lassen sich in dieser Einstellung gut für das geübte Auge erkennen. Gelegentlich findet man zusätzlich einen Ventrikelseptumdefekt oder eine Pulmonalstenose.

MERKE

Die **TGA** wird im Screening meist nicht diagnostiziert, sondern von Spezialisten mit Stufe II und III. Der liegt daran, dass im Screening der Vierkammerblick unauffällig ist und der Fetus so gut wie nie extrakardiale Anomalien aufweist. Nur durch die diffizile direkte Beurteilung der großen Gefäße kann die Diagnose gestellt werden.

Prognose

Bei rechtzeitigem Erkennen in der Schwangerschaft kann das Kind durch die Geburt am Perinatalzentrum optimal postnatal stabilisiert werden. In der ersten Woche werden bei der Operation die Gefäße, inklusive der Koronararterien, an ihrer Wurzel abgesetzt und am anderen Ventrikel angeschlossen.

Prozedere

Übliche Verlaufsbeobachtung in der Schwangerschaft.

LITERATUR

Domínguez-Manzano P et al. Transposition of the Great Arteries in Fetal Life: Accuracy of Diagnosis and Short-Term Outcome. Fetal Diagn Ther, 2016; 40: 268–276.

6

Fallbeispiel 12

Klinische Angaben

Im Screening werden die großen Gefäße verdächtig dargestellt.

Fragen

1. Welche Schnittebene ist dargestellt?
2. Was fällt auf?
3. Verdachtsdiagnose/Diagnose?
4. Ist der Befund isoliert?
5. Weiteres Vorgehen?

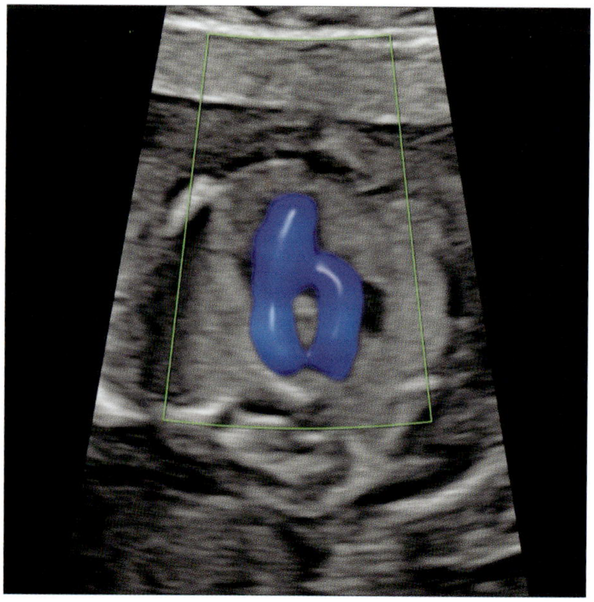

Abb. 6.37 Fallbeispiel 12

Antworten

1. Drei-Gefäß-Trachea-Blick-Ebene
2. Man findet „einen Raum" zwischen Aorta und Pulmonalarterie.
3. Rechtsseitiger Aortenbogen, mit Aorta rechts der Trachea und Pulmonalarterie links davon
4. Durch die Darstellung kann die Frage nicht beantwortet werden. Im Vier- und Fünfkammerblick könnte man erkennen, ob Anomalien vorliegen. Ferner kann man in der kranial gelegenen Ebene differenzieren, ob es sich um einen einfachen rechtsseitigen Aortenbogen handelt oder ob die Aorta sich in zwei Äste teilt, was typisch für einen doppelten Aortenbogen ist.
5. Der Befund allein gilt nicht als Herzfehler, aber kann ein Hinweiszeichen für eine Chromosomenanomalie sein wie Mikrodeletion 22q 11, Trisomie 21 oder andere. Vor allem zusätzliche Befunde am Herzen, eine Thymushypoplasie und extrakardiale Auffälligkeiten erhöhen das Risiko deutlich.

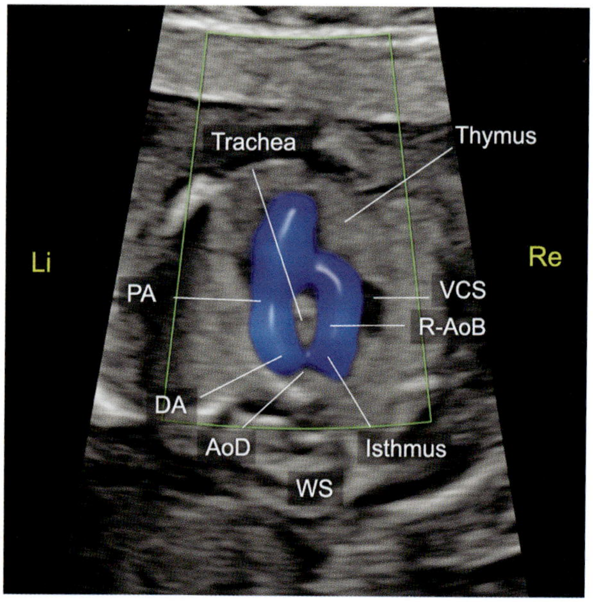

Abb. 6.38 Fallbeispiel 12: rechter Aortenbogen. R-AoB = rechter Aortenbogen, AoD = Aorta descendens, DA = Ductus arteriosus, Li = links, PA = Pulmonalarterie, Re = rechts, VCS = V. cava superior, WS = Wirbelsäule.

Typische Hinweiszeichen

Das Vorliegen eines **rechten Aortenbogens** ist kein seltener Befund. Es kommt zwar häufig isoliert vor, kann aber auch Teil einer anderen kardialen Anomalie sein, vor allem aus der Gruppe der konotrunkalen Herzfehler (Fallot-Tetralogie oder Truncus arteriosus).

Prognose

Der rechte Aortenbogen mit linken Ductus arteriosus ist ein vaskulärer Ring um die Trachea und man sollte in der Kindheit auf die Entwicklung einer Trachealeinengung achten. Bei Vergesellschaftung mit einem DiGeorge-Syndrom hängt die Prognose von der Grunderkrankung ab.

Prozedere

Postnatale klinische und Echokardiografie-Kontrollen.

LITERATUR

Gardiner H, Chaoui R. The fetal three-vessel and tracheal view revisited. Semin Fetal Neonatal Med, 2013; 18: 261–268.

KAPITEL

7 Abdomen

Florian Faschingbauer

7.1 Einführung

Die sonografische Beurteilung des fetalen Abdomens spielt bereits ab dem ersten Trimenon eine wichtige Rolle. Hierbei ist insbesondere der Zeitraum der physiologischen Omphalozele von Bedeutung. Diese findet sich in der Regel bis zur abgeschlossenen 12. Schwangerschaftswoche.

Bei Durchführung eines detaillierten **Ersttrimesterscreenings** fordert die Deutsche Gesellschaft für Ultraschall in der Medizin (DEGUM) in ihren Richtlinien die Dokumentation der gefüllten Magenblase, welche erstmals ab der 9. SSW sichtbar wird und der Nabelschnurinsertion. Optional sollte das fetale Zwerchfell, sowie der Ductus venosus Fluss überprüft werden.

Im zweiten Trimenon werden im Rahmen des erweiterten Ultraschalls nach Mutterschaftsrichtlinien **(Screening 2b)** ebenfalls die Dokumentation einer gefüllten Magenblase, sowie einer geschlossenen Bauchwand gefordert. Bei Durchführung eines **detaillierten Organscreenings** sollten laut DEGUM-Richtlinien weiterhin Lage und Struktur der Leber, Lage und Größe der Magenblase sowie Echogenität und Dilatation der Darmschlingen beurteilt werden.

Insbesondere im **dritten Trimenon** spielt die Einstellung und Vermessung des fetalen Abdomens eine entscheidende Rolle bei der fetalen Gewichtsschätzung zur Detektion einer intrauterinen Wachstumsrestriktion oder einer fetalen Makrosomie.

Die Beurteilung der fetalen intraabdominalen Organe sowie der Bauchwand sollte in **Längs- und Querschnitten** erfolgen. Dabei werden in Abhängigkeit vom Organ die Lage, Form, Größe, Echogenität, sowie der Füllungszustand beurteilt. Mithilfe der Dopplersonografie können weiterhin Umbilikal-, Portal- und Lebervenen eingestellt werden. Zusätzlich spielt die Ableitung der Flusskurve des Ductus venosus eine entscheidende Rolle bei der fetalen Zustandsdiagnostik.

Der Magen sollte physiologischerweise als flüssigkeitsgefüllte echoleere Rundstruktur im linken Oberbauch unterhalb des Herzens zur Darstellung kommen. Abhängig vom Füllungsgrad kann die Größe dabei erheblich variieren. Die Leber nimmt den Großteil des oberen Abdomens ein und sollte auf der rechten Seite mit typischer homogener Echotextur zur Darstellung kommen. Direkt unterhalb der Leber rechts des intaabdominalen Anteils der Umbilikalvene findet sich typischerweise die Gallenblase, während die Milz dorsal und links der Magenblase zur Darstellung kommt. Die Darmschlingen sind in den ersten beiden Trimestern relativ homogen von mittlerer Echogenität. Im letzten Trimester kommen zunehmend, mekoniumgefüllte Dünndarmschlingen zur Darstellung. Im Sagittalschnitt zeigt sich das Zwerchfell als zarte, hypoechogene Trennlinie zwischen Thorax und Bauchhöhle.

Zum Ausschluss der häufigsten Pathologien sollte der **Untersuchungsablauf des fetalen Abdomens,** wie bei anderen Organsystemen auch möglichst systematisch erfolgen. Dabei sollten die folgenden Punkte in einer Art Check-Liste Punkt für Punkt überprüft werden:

- Zeigt sich eine normale Nabelschnurinsertion bei intakter Bauchwand?
- Ist der Fetus frei in der Amnionhöhle beweglich?
- Ist der abdominale Situs korrekt?
- Ist der Abdomenumfang normal?
- Ist die Magenblase darstellbar?
- Hat die Magenblase eine normale Form und Größe?
- Ist die Gallenblase in korrekter Position darstellbar?
- Gibt es atypische solide oder zystische Raumforderungen im Abdomen?
- Gibt es Kalzifikationen?
- Erscheinen die Darmschlingen mit normaler Echogenität?
- Lässt sich freie Flüssigkeit nachweisen?

Durch Einsatz der Dopplersonografie kann abschließend das **intraabdominale Gefäßsystem** überprüft werden:

- Ist der Ductus venosus angelegt?
- Zeigt sich ein normales Flussprofil?
- Verlaufen Portal- und hepatische Venen normal?

Durch systematische Bearbeitung dieser Punkte ist ein Ausschluss der häufigsten intraabdominalen Pathologien problemlos möglich. Diese sollen im Folgenden exemplarisch mithilfe typischer Ultraschallbefunde vorgestellt werden.

7.2 Normalbefunde

Abdomen: Transversalschnitt

Schallkopfführung

- Schnittebene für die Messung des fetalen Abdomenumfangs bei der Biometrie
- **Cave:** für die Biometrie auf die richtige Schnittebene achten: Schallrichtung so wählen, dass die Wirbelsäule bei 3 oder 9 Uhr zu liegen kommt.
- Magenblase bei 6 oder 12 Uhr
- Strenger, axialer Transversalschnitt kranial des Nabelschnuransatzes
- Kein schräges „Verkippen" des Schallkopfes
- Es sollte jeweils nur eine Rippe pro Seite angeschnitten sein.
- Nicht zu viel Druck mit dem Schallkopf ausüben, um das fetale Abdomen nicht zu komprimieren
- Der Abdomenumfang sollte möglichst kreisförmig sein und nicht oval.

Orientierungspunkte

- Magenblase
- Wirbelsäule
- V. umbilicalis

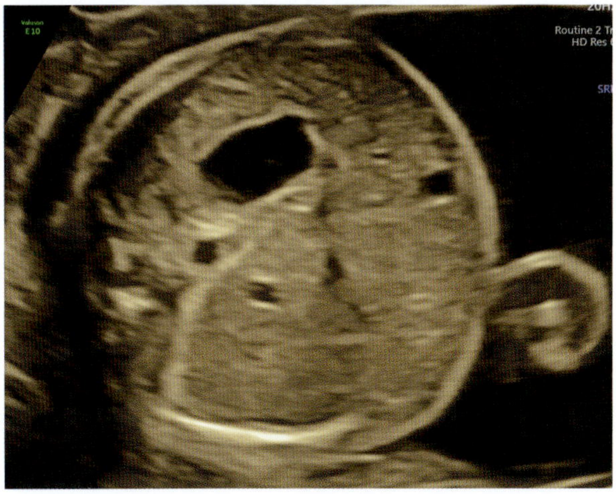

Abb. 7.1 Abdomen: Transversalschnitt mit 22 SSW

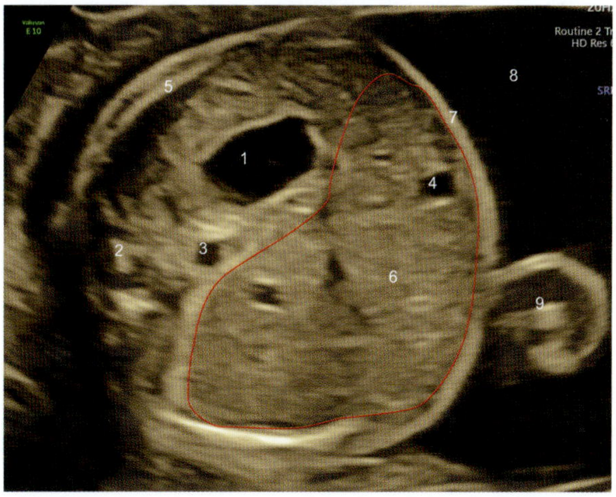

Abb. 7.2 Abdomen: Transversalschnitt mit 22 SSW. 1 = Magenblase, 2 = Wirbelsäule, 3 = Aorta, 4 = V. umbilicalis, 5 = Rippe, 6 = Leber, 7 = Bauchwand, 8 = Amnionhöhle, 9 = rechter Arm.

Abdomen: Nabelschnuransatz

Schallkopfführung

- Biometrieebene einstellen und Schallkopf nach kaudal verschieben
- Schnittebene kaudal der Magenblase

Orientierungspunkte

- Nabelschnuransatz
- Wirbelsäule
- Nieren

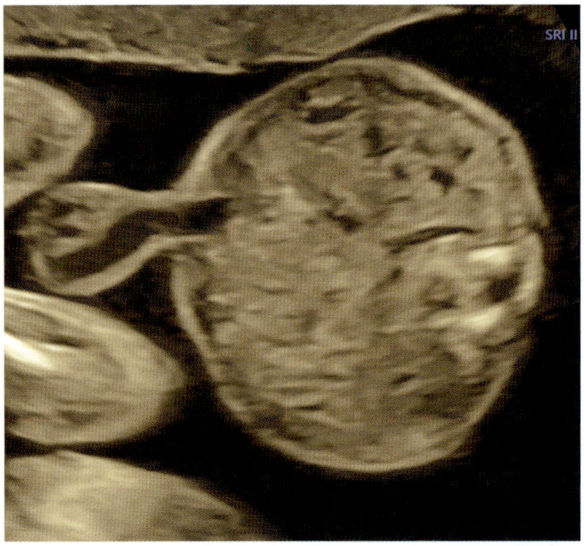

Abb. 7.3 Abdomen: Nabelschnuransatz, Transversalschnitt mit 21 SSW

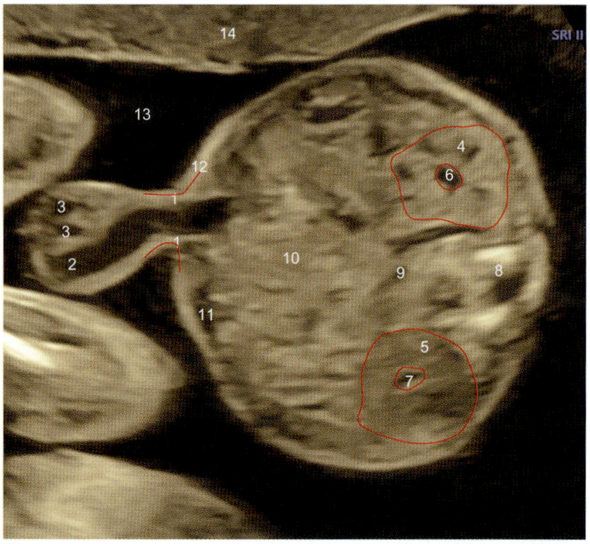

Abb. 7.4 Abdomen: Nabelschnuransatz, Transversalschnitt mit 21 SSW. 1 = Nabelschnuransatz (rot markiert). 2 = V. umbilicalis, 3 = A. umbilicalis, 4 = Nierenparenchym links (rot umrandet), 5 = Nierenparenchym rechts (rot umrandet), 6 = Nierenbecken links (rot umrandet), 7 = Nierenbecken rechts (rot umrandet), 8 = Wirbelsäule, 9 = Aorta, 10 = Dünndarmschlingen, 11 = Bauchmuskel, 12 = Bauchwand, 13 = Amnionhöhle, 14 = Plazenta.

Abdomen: leicht schräger Transversalschnitt, 28 SSW

Schallkopfführung

- Biometrieebene einstellen, dann Schallkopf leicht schräg kippen

Orientierungspunkte

- Magenblase
- Wirbelsäule
- Portalsinus
- Nebennieren

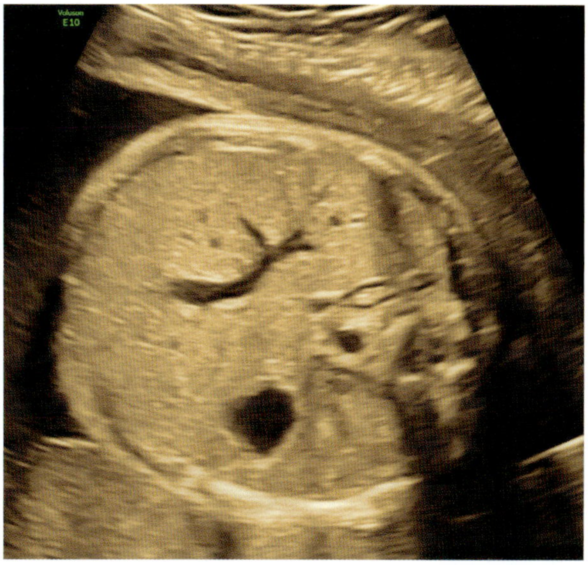

Abb. 7.5 Abdomen: leicht schräger Transversalschnitt mit 28 SSW

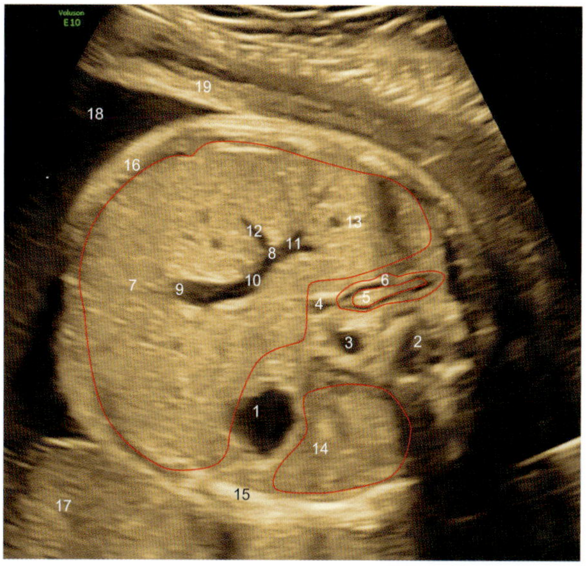

Abb. 7.6 Abdomen: leicht schräger Transversalschnitt mit 28 SSW. 1 = Magenblase, 2 = Wirbelsäule, 3 = Aorta, 4 = V. cava inferior, 5 = Nebennierenmark (rot umrandet), 6 = Nebennierenrinde (rot umrandet), 7 = Leber (rot umrandet), 8 = Portalsinus, 9 = intraabdominaler Teil der V. umbilicalis, 10 = linke Portalvene, 11 = hintere rechte Portalvene, 12 = vordere rechte Portalvene, 13 = Gallengang, 14 = Milz (rot umrandet), 15 = Rippe, 16 = Bauchmuskel, 17 = Plazenta, 18 = Amnionhöhle, 19 = Uteruswand.

Abdomen: leicht schräger Transversalschnitt, 32 SSW

Schallkopfführung

- Biometrieebene einstellen, dann Schallkopf nach kaudal verschieben und leicht kippen
- Schnittebene etwas kaudal der Magenblase

Orientierungspunkte

- Magenblase
- Wirbelsäule
- Kolon

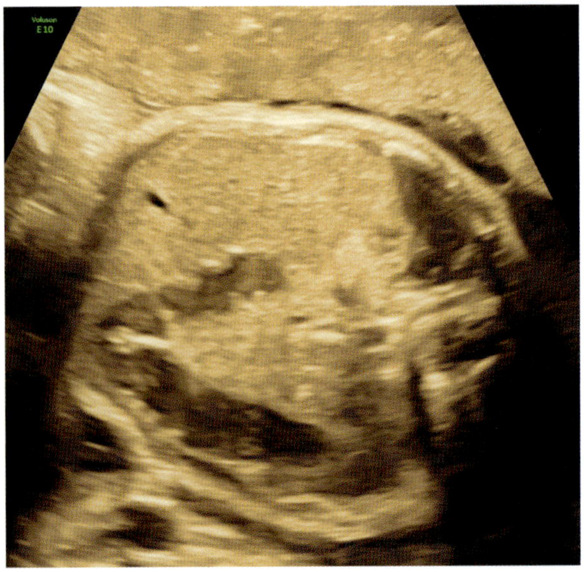

Abb. 7.7 Abdomen: leicht schräger Transversalschnitt mit 32 SSW

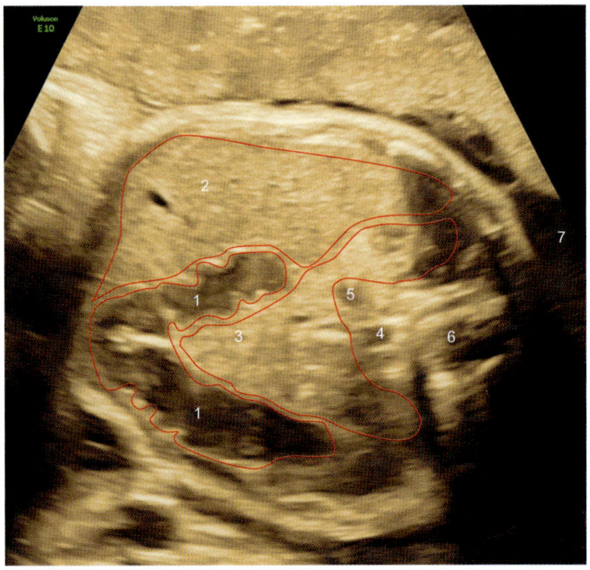

Abb. 7.8 Abdomen: leicht schräger Transversalschnitt mit 32 SSW. 1 = Kolon (rot umrandet), 2 = Leber (rot umrandet), 3 = Dünndarm (rot umrandet), 4 = Aorta, 5 = V. cava inferior, 6 = Wirbelsäule, 7 = Amnionhöhle.

Analöffnung

Schallkopfführung

- Transversalschnitt durch das Perineum

Orientierungspunkte

- Target Sign: schießscheibenartige Anordnung von hyperechogener Analmukosa und hypoechogenem Sphinkter

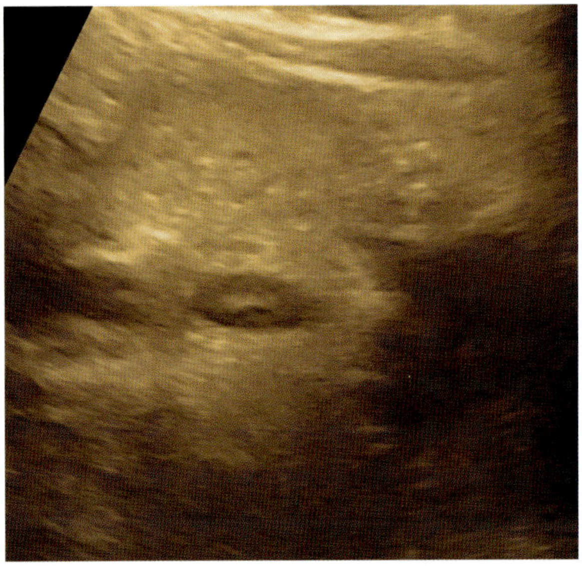

Abb. 7.9 Analöffnung: Transversalschnitt durch das Perineum mit 28 SSW

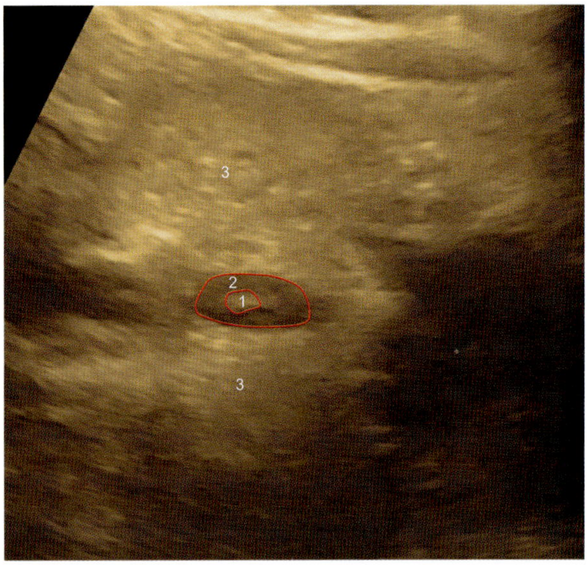

Abb. 7.10 Analöffnung: Transversalschnitt durch das Perineum mit 28 SSW. 1 = Analmukosa (rot umrandet), 2 = Sphinktermuskel (rot umrandet), 3 = Perineum.

Abdomen: Sagittalschnittt

Schallkopfführung

- Biometrieebene einstellen und Schallkopf um 90°drehen, um in den Sagittalschnitt zu gelangen

Orientierungspunkte

- Herz
- Lunge
- Zwerchfell
- Leber

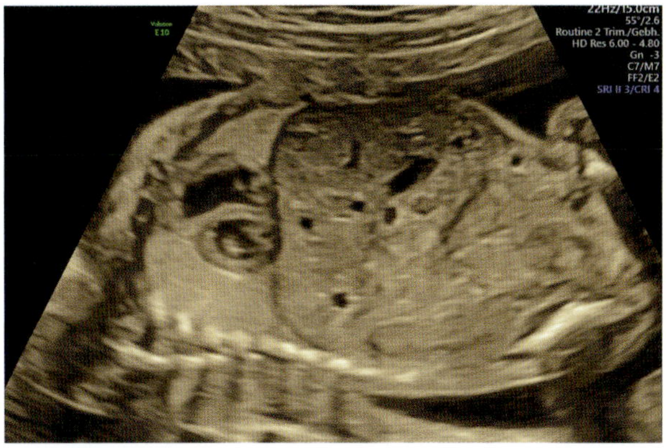

Abb. 7.11 Abdomen: Sagittalschnitt mit 22 SSW

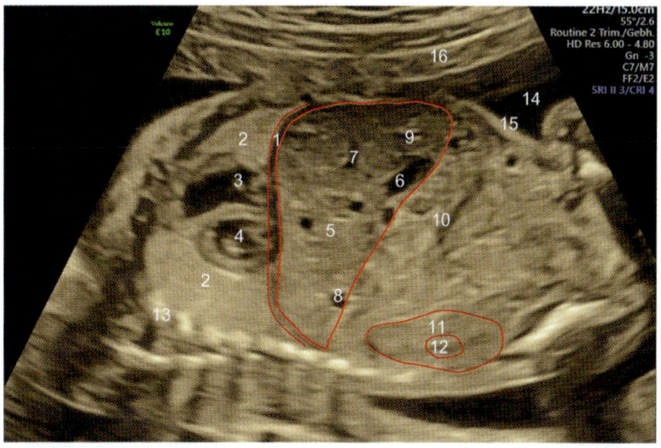

Abb. 7.12 Abdomen: Sagittalschnitt mit 22 SSW. 1 = Zwerchfell (rot umrandet), 2 = Lungenparenchym, 3 = rechter Ventrikel, 4 = linker Ventrikel, 5 = Leber, 6 = V. umbilicalis, 7 = V. hepatica, 8 = Portalvene, 9 = Gallengang, 10 =Dünndarmschlingen, 11 = Nierenparenchym, 12 = Nierenbecken, 13 = Rippe, 14 = Amnionhöhle, 15 = Bauchwand, 16 = Uteruswand.

Abdomen: untere Leberebene mit Portalvenen

Schallkopfführung

- Biometrieebene einstellen und Schallkopf wenig nach kaudal verschieben und leicht kippen

Orientierungspunkte

- Portalsinus
- Wirbelsäule
- Magenblase

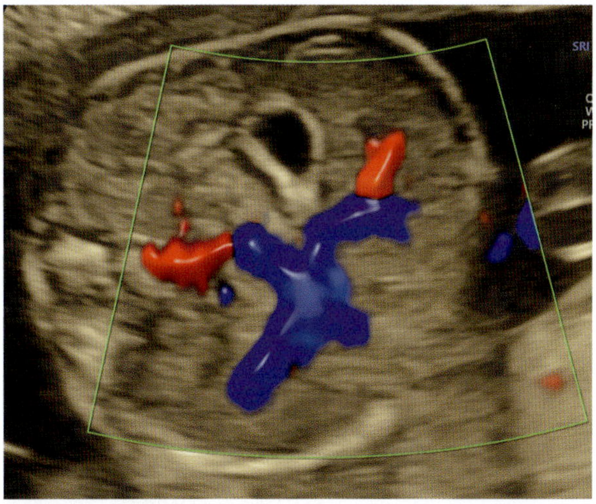

Abb. 7.13 Abdomen: untere Leberebene mit Portalvenen im Farbdopplermodus mit 23 SSW

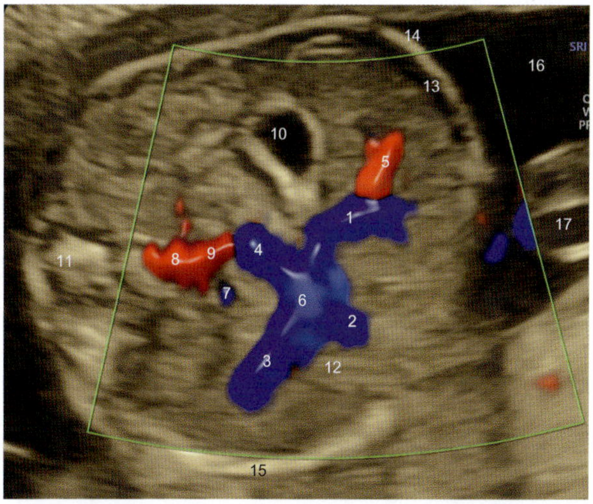

Abb. 7.14 Abdomen: untere Leberebene mit Portalvenen im Farbdopplermodus mit 23 SSW. 1 = linke Portalvene, 2 = vordere rechte Portalvene, 3 = hintere rechte Portalvene, 4 = Hauptportalvene, 5 = unterer Ast der linken Portalvene, 6 = Portalsinus, 7 = V. cava inferior, 8 = Aorta, 9 = Truncus coeliacus, 10 = Magenblase, 11 = Wirbelsäule, 12 = Leber, 13 = Bauchmuskel, 14 = Bauchwand, 15 = Rippe, 16 = Amnionhöhle, 17 = V. umbilicalis in der Nabelschnur.

Abdomen: obere Leberebene mit hepatischen Venen

Schallkopfführung

- Biometrieebene einstellen und Schallkopf wenig nach kranial verschieben

Orientierungspunkte

- Magenblase
- Wirbelsäule
- Lebervenen

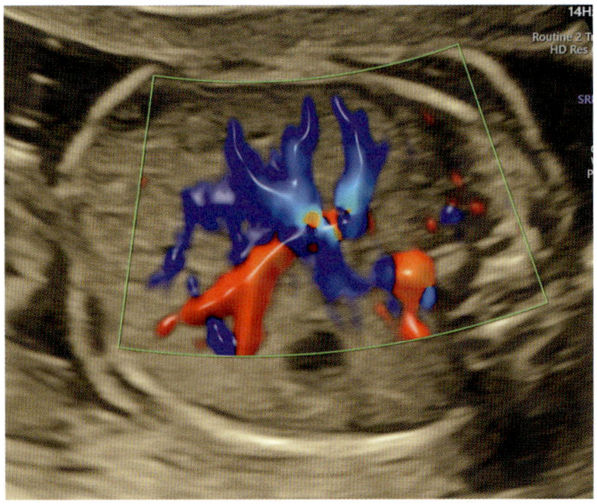

Abb. 7.15 Abdomen: obere Leberebene mit hepatischen Venen im Farbdopplermodus mit 23 SSW

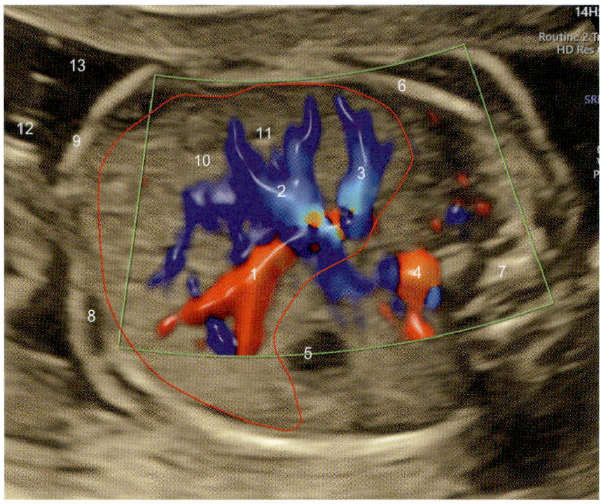

Abb. 7.16 Abdomen: obere Leberebene mit hepatischen Venen im Farbdopplermodus mit 23 SSW. 1 = linke hepatische Vene, 2 = mittlere hepatische Vene, 3 = rechte hepatische Vene, 4 = Aorta, 5 = Magen, 6 = Rippen, 7 = Wirbelsäule, 8 = Bauchmuskel, 9 = Bauchwand, 10 = Leber (rot umrandet), 11 = Gallengang, 12 = V. umbilicalis in Nabelschnur, 13 = Amnionhöhle.

Abdomen: Sagittalschnitt, Farbdoppler

Schallkopfführung

- Biometrieebene einstellen und Schallkopf um 90° drehen, um in den Sagittalschnitt zu gelangen

Orientierungspunkte

- Zwerchfell
- Leber
- Herz

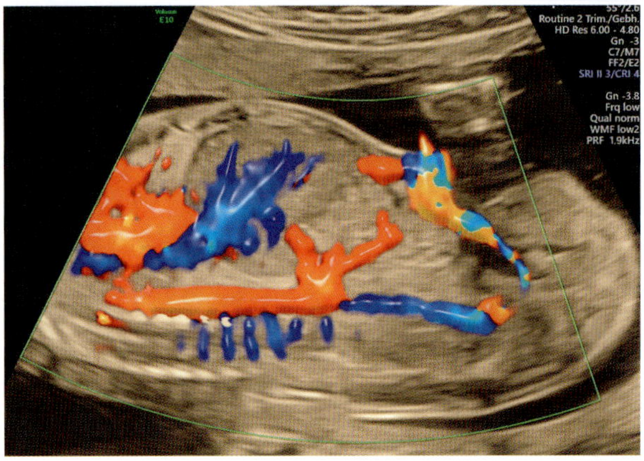

Abb. 7.17 Abdomen: Sagittalschnitt im Farbdopplermodus mit 22 SSW

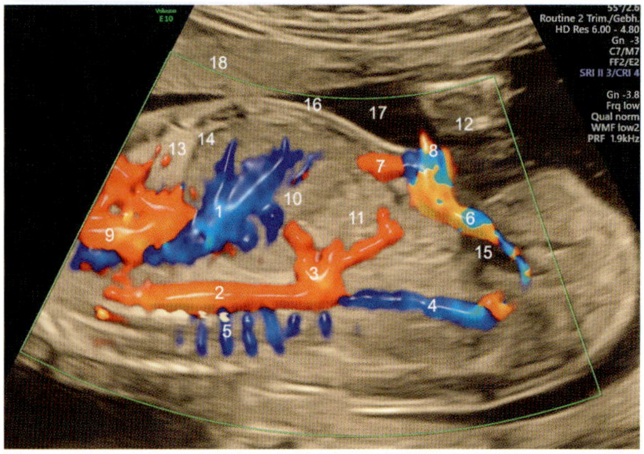

Abb. 7.18 Abdomen: Sagittalschnitt im Farbdopplermodus mit 22 SSW. 1 =hepatische Vene, 2 = Aorta descendens, 3 = Truncus coeliacus, 4 = A. iliaca, 5 = A. intercostalis, 6 = A. umbilicalis, 7 = V. umbilicalis, 8 = Nabelschnuransatz, 9 = Herz, 10 = Leber, 11 = =Dünndarmschlingen, 12 = Femur, 13 = Lunge, 14 = Zwerchfell, 15 = Blase, 16 = Bauchwand, 17 = Amnionhöhle, 18 = Plazenta.

7.3 Fallbeispiele

Fallbeispiel 1

Klinische Angaben

31 IIG IP Z.n. Spontanpartus, 23 SSW. Vorstellung zur Zweitmeinung bei Auffälligkeit im Abdominalbereich. Die Patientin ist asymptomatisch.

Fragen

1. Was fällt auf?
2. Verdachtsdiagnose/Diagnose?
3. Weiteres Vorgehen?

Antworten

1. Konturunterbrechung im Bereich der vorderen Bauchwand mit Herniation von Darmschlingen in die Nabelschnur
2. Omphalozele
3. Karyotypisierung empfehlen; der Geburtsmodus kann insbesondere bei kleineren Befunden auch die Spontangeburt sein.

MERKE

Die Abgrenzung zur **Gastroschisis** ist vor allem in Hinblick auf das Auftreten von chromosomalen Störungen enorm wichtig, da diese bei der Gastroschisis deutlich seltener auftreten.

Typische Hinweiszeichen

- Konturunterbrechung im Bereich der vorderen Bauchwand mit Herniation von Darmschlingen in die Nabelschnur

Prognose

Bei isoliertem Auftreten (keine Begleitfehlbildungen, normale Chromosomen) und eher kleineren Befunden sehr gute Prognose. Bei ausgeprägter **Herniation** kann die operative Versorgung mitunter aufwändig sein und nur in mehreren Schritten erfolgen. Es besteht ein hohes Risiko von assoziierten Anomalien und chromosomalen Störungen.

Prozedere

- Karyotypisierung empfehlen
- Notwendigkeit einer Sectio von der Größe der Hernie abhängig.

LITERATUR

Gamba P, Midrio P. Abdominal wall defects: prenatal diagnosis, newborn management, and long-term outcomes. Semin Pediatr Surg, 2014 Oct; 23(5): 283–290.

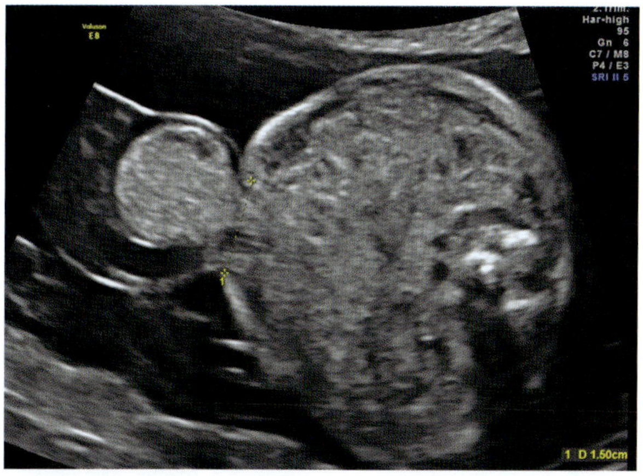

Abb. 7.19 Fallbeispiel 1

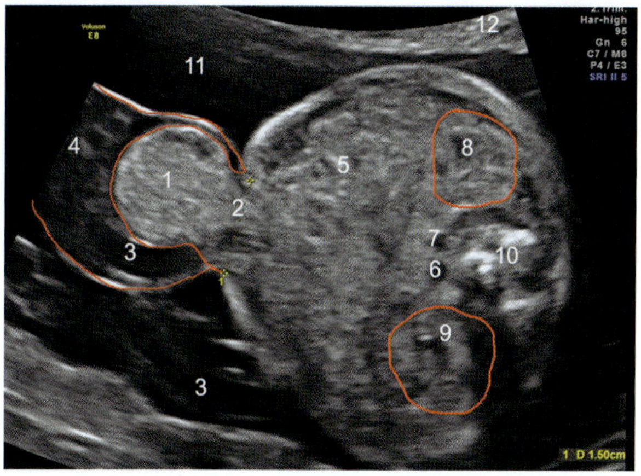

Abb. 7.20 Fallbeispiel 1: Omphalozele. 1 = Omphalozele mit Herniation von Dünndarmschlingen (rot markiert), 2 = Bruchpforte der Omphalozele, 3 = V. umbilicalis, 4 = Nabelschnur als Bruchsack, 5 = unauffällige, intraabominale Dünndarmschlingen, 6 = Aorta, 7 = V. cava inferior, 8 = Niere rechts, 9 = Niere links, 10 = Wirbelsäule, 11 = Amnionhöhle, 12 = Uteruswand.

Fallbeispiel 2

Klinische Angaben

17-jährige IG; 15 + 1 SSW. Vorstellung zur Zweitmeinung bei Auffälligkeit im Rahmen des Ersttrimesterscreenings.

Fragen

1. Was fällt auf?
2. Verdachtsdiagnose/Diagnose?
3. Weiteres Vorgehen?

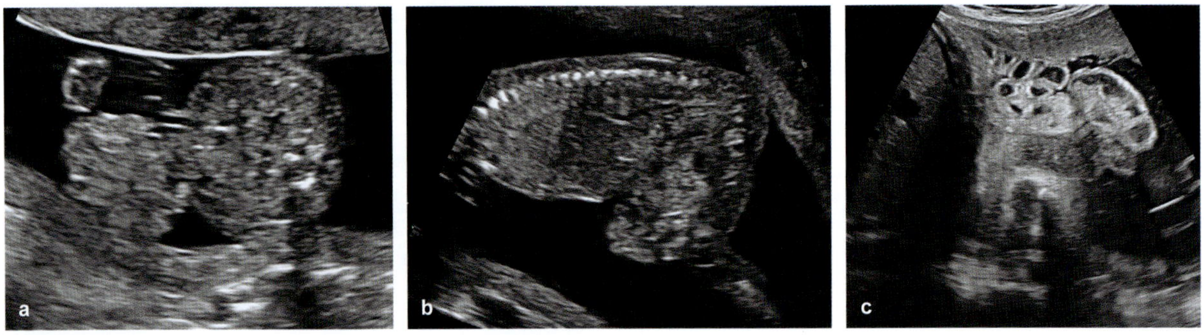

Abb. 7.21 Fallbeispiel 2: a) Transversalschnitt, 16 SSW. b) Sagittalschnitt, 16 SSW. c) Transversalschnitt, 34 SSW.

Antworten

1. Konturunterbrechung im Bereich der vorderen Bauchwand, paramedian rechts des Nabelschnuransatzes mit frei im Fruchtwasser flottierenden Dünndarmschlingen. Im Verlauf der Schwangerschaft kommt es zur typischen Wandverdickung und Dilatation der im Fruchtwasser exponierten Darmschlingen.
2. Gastroschisis
3. – Engmaschiges Monitoring
   - Erhöhtes Risiko für intauterine Wachstumsrestriktion mit Dopplerauffälligkeiten
   - Entbindungsmodus und -zeitpunkt werden kontrovers diskutiert. In den meisten Zentren wird eine Entbindung zwischen 34 und 37 SSW angestrebt.

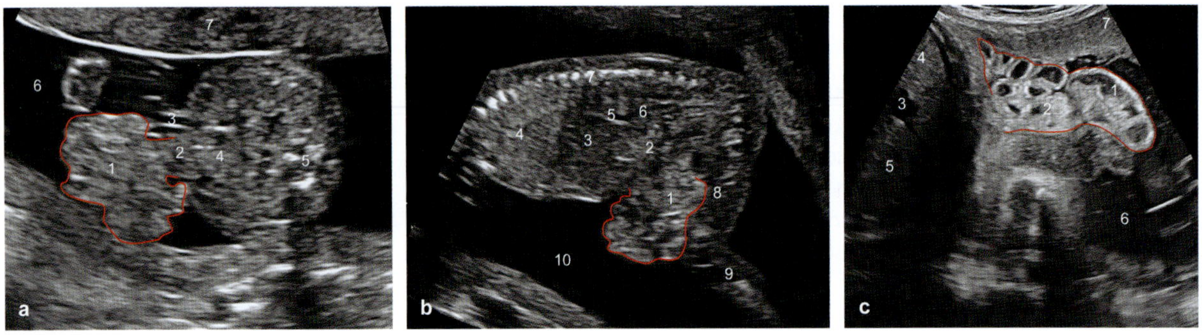

Abb. 7.22 Fallbeispiel 2: Gastroschisis.
a) Transversalschnitt, 16 SSW. 1 = Gastroschisis mit im Fruchtwasser frei flottierenden Dünndarmschlingen, 2 = Bruchpforte an typischer Stelle, rechts paramedian der Nabelschnurinsertion, 3 = Nabelschnurinsertion, 4 = unauffällige, intraabdominale Dünndarmschlingen, 5 = Wirbelsäule, 6 = Amnionhöhle, 7 = Plazenta.
b) Sagittalschnitt, 16 SSW. 1 = Gastroschisis mit im Fruchtwasser frei flottierenden Dünndarmschlingen, 2 = unauffällige, intraabdominale Dünndarmschlingen, 3 = Leber, 4 = Lunge, 5 = Aorta, 6 = Iliakalgefäße, 7 = Wirbelsäule, 8 = Oberschenkel, 9 = Unterschenkel, 10 = Amnionhöhle.
c) Transversalschnitt, 34 SSW: 1 = dilatierte frei flottierende Dünndarmschlinge bei Gastroschisis, 2 = hyperechogene verdickte Darmwand, 3 = intraabdominaler Teil der V. umbilicalis, 4 = rechter Leberlappen, 5 = linker Leberlappen, 6 = Amnionhöhle, 7 = Plazenta.

Typische Hinweiszeichen

- Konturunterbrechung im Bereich der vorderen Bauchwand
- Frei flottierenden Dünndarmschlingen im Fruchtwasser

MERKE

Vor allem bei sehr jungen Müttern besteht ein erhöhtes Risiko für das Auftreten von **Gastroschisis.**

Prognose

Es besteht ein geringes Risiko für chromosomale Störungen. Die Gefahr von Darmkomplikationen (Ischämien, Obstruktionen, Perforationen etc.) ist wesentlich höher als bei Omphalozelen. Die Rate an intrauteriner Wachstumsrestriktion und intrauterinem Fruchttod ist bei Gastroschisis erhöht. Mitunter sind multiple Korrekturoperationen nötig.

Prozedere

- Engmaschige Kontrollen der Fruchtwassermenge und des fetalen Wachstums, sowie der Perfusion mittels Dopplersonografie
- Auf Darmkomplikationen (Dilatationen, Darmwandverdickungen, Polyhydramnion) achten
- Entbindungsmodus und -zeitpunkt werden kontrovers diskutiert. In den meisten Zentren wird eine Entbindung zwischen 34 und 37 SSW angestrebt.

CAVE!

Das Risiko für einen IUFT beträgt bis zu 10 % und für eine IUGR bis zu 50 %.

LITERATUR

Ferreira RG, Mendonça CR, Gonçalves Ramos LL, de Abreu Tacon FS, Naves do Amaral W, Ruano R. J. Gastroschisis: a systematic review of diagnosis, prognosis and treatment. Matern Fetal Neonatal Med. 2022 Dec;35(25):6199–6212. doi: 10.1080/14767058.2021.1909563. Epub 2021 Apr 25

O'Connell RV, Dotters-Katz SK, Kuller JA, Strauss RA. Gastroschisis: A Review of Management and Outcomes. Obstet Gynecol Surv, 2016 Sep; 71(9): 537–544.

Fallbeispiel 3

Klinische Angaben

24-jährige IIG/IP Z. n. Sectio; 14 SSW. Vorstellung zur Abklärung bei fehlender Darstellung von embryonalen Bewegungen.

Fragen

1. Was fällt auf?
2. Verdachtsdiagnose/Diagnose?
3. Weiteres Vorgehen?

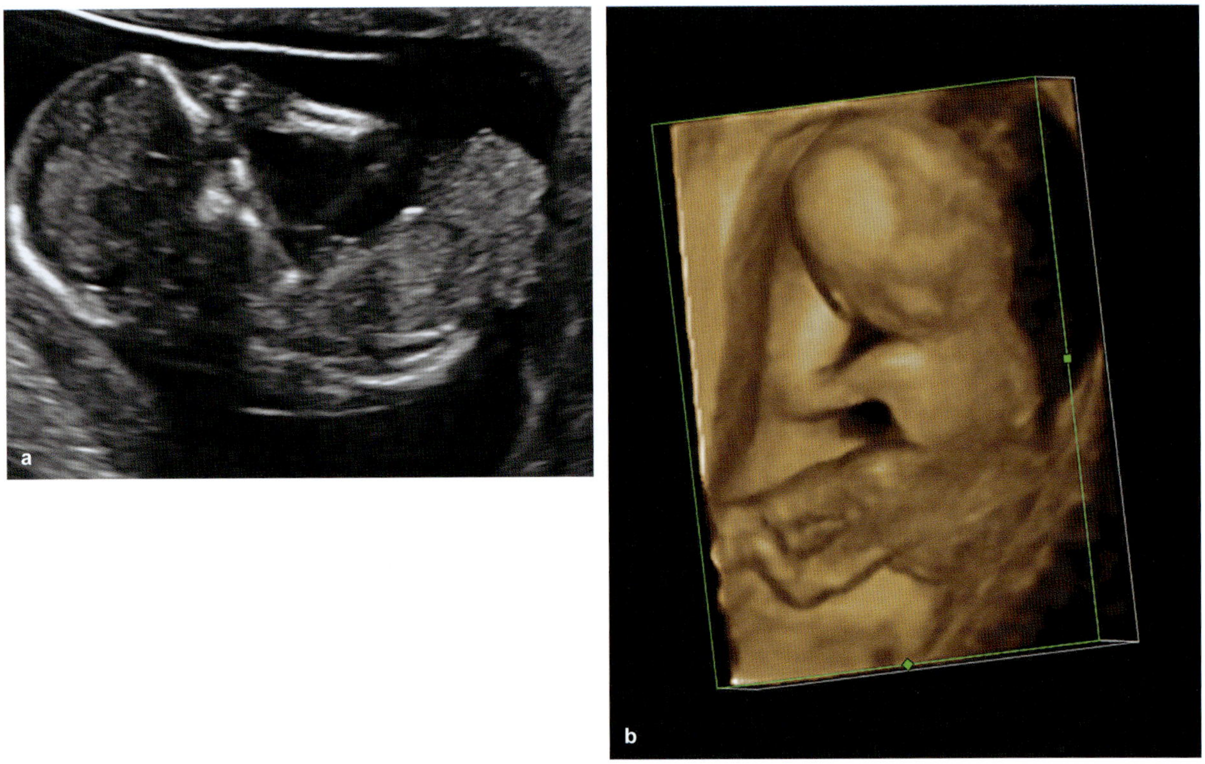

Abb. 7.23 Fallbeispiel 3: a) Sagittalschnitt, b) 3D-Oberflächen-Modus

Antworten

1. Der Fetus erscheint wie an der Plazenta angeheftet bei fehlender Darstellung der Nabelschnur und ausgeprägtem Bauchwanddefekt mit freiliegenden Dünndarmschlingen und Leberanteilen. Zusätzlich zeigt sich eine erhebliche Skoliose.
2. Body-Stalk-Anomalie
3. • Aufklärung über infauste Prognose
   • Schwangerschaftsabbruch anbieten
   • Psychologische Unterstützung

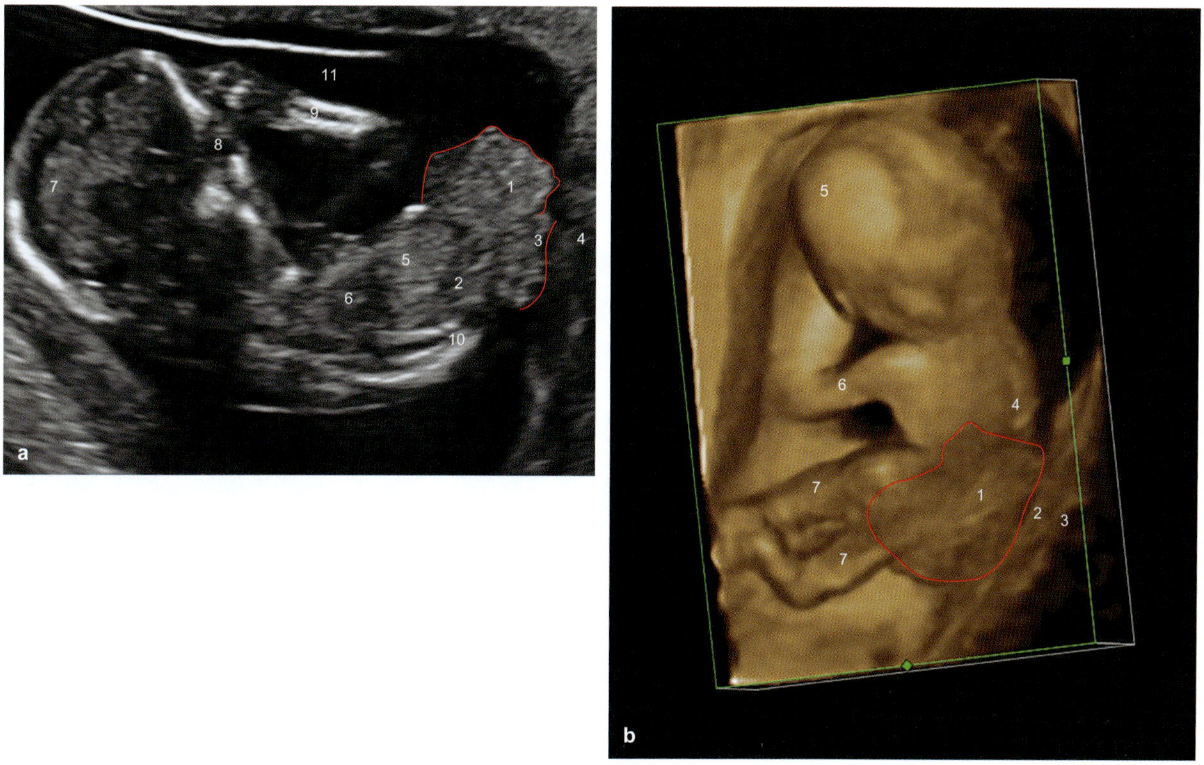

Abb. 7.24 Fallbeispiel 3: Body-Stalk-Anomalie.
a) Sagittalschnitt. 1 = freiliegende Dünndarmschlingen (rot markiert), 2 = freiliegende Leberanteile, 3 = „Haftstelle" an der Plazenta, fehlende Nabelschnur (rot markiert), 4 = Plazenta, 5 = intraabominaler Leberanteil, 6 = Lungenparenchym, 7 = Plexus choroideus, 8 = Orbita, 9 = Unterarm, 10 = Wirbelsäule mit ausgeprägter Skoliose, 11 = Amnionhöhle.
b) 3D-Oberflächen-Modus. 1 = freiliegende Bauchorgane (rot markiert), 2 = „Haftstelle" an der Plazenta, fehlende Nabelschnur, 3 = Plazenta, 4 = Wirbelsäule mit ausgeprägter Skoliose, 5 = Os parietale, 6 = Oberarm, 7 = Oberschenkel.

Typische Hinweiszeichen

- Der Fetus erscheint unbeweglich, wie an der Plazenta angeheftet.

MERKE

Bei der **Body-Stalk-Anomalie** handelt es sich um eine letale Fehlbildung, die durch eine sehr kurze bis komplett fehlende Nabelschnur mit an der Plazenta haftendem Fetus charakterisiert ist. Begleitend treten ausgeprägte Bauchwanddefekte, Skoliosen und Extremitätenfehlbildungen auf.

PRAXISTIPP

Der Einsatz des dreidimensionalen Oberflächen-Modus zur plastischeren Darstellung der Anomalie ist sinnvoll!

Prognose

In der Regel handelt es sich um eine letale Fehlbildung. Die Prognose ist also infaust.

Prozedere

- Mit den Eltern sollte über die Möglichkeit eines Schwangerschaftsabbruches gesprochen werden.
- Psychologische Unterstützung anbieten

LITERATUR

Nagase H, Ohyama M, Yamamoto M, Akamatsu C, Miyake Y, Nagashima A, Sasaki M, Ishikawa H. Prenatal ultrasonographic findings and fetal/neonatal outcomes of body stalk anomaly. Congenit Anom (Kyoto). 2021 Jul;61(4):118–126. doi: 10.1111/cga.12412. Epub 2021 Mar 3.

Prefumo F, Izzi C. Fetal abdominal wall defects. Best Pract Res Clin Obstet Gynaecol, 2014 Apr; 28(3): 391–402.

Fallbeispiel 4

Klinische Angaben

36-jährige IIIG/IIP Z. n. zweimaligem Spontanpartus; 24 SSW. Vorstellung zur Abklärung bei fehlender Blasendarstellung.

Fragen

1. Was fällt auf?
2. Verdachtsdiagnose/Diagnose?
3. Weiteres Vorgehen?

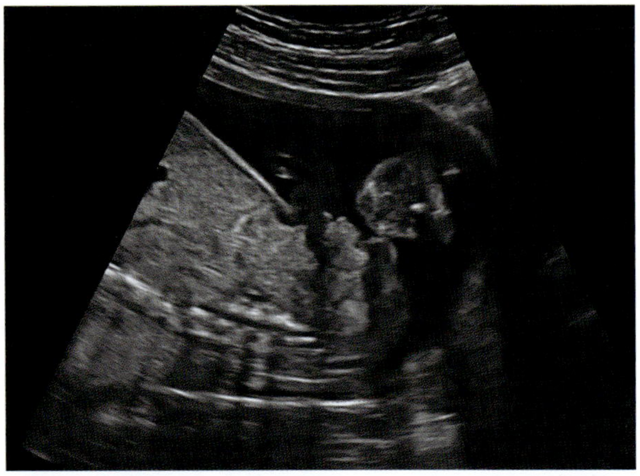

Abb. 7.25 Fallbeispiel 4: Sagittalschnitt

Antworten

1. Es lässt sich keine gefüllte Harnblase abgrenzen. An der vorderen Bauchwand unterhalb der Nabelschnur zeigt sich unscharf abgrenzbares Weichteilgewebe, das die freiliegende Mukosa der Blasenhinterwand repräsentiert. Die Nabelschnur inseriert tiefer als gewöhnlich.
2. Blasenekstrophie
3. • Abklärung von häufig assoziierten genitalen, gastrointestinalen und nephrologischen Anomalien.
   • Kinderurologische Beratung.
   • Eine additive MR-Bildgebung wäre sinnvoll.

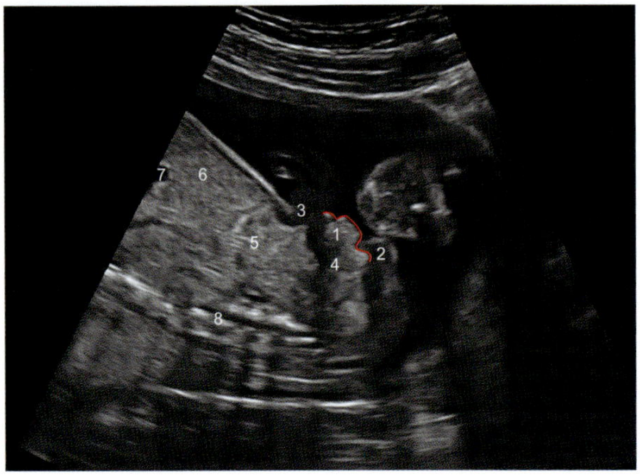

Abb. 7.26 Fallbeispiel 4: Blasenekstrophie. 1 = unscharf abgrenzbares Weichteilgewebe, welches die freiliegende Mukosa der Blasenhinterwand repräsentiert (rot markiert), 2 = weibliches Genitale mit gespaltener Klitoris (postpartale Diagnose), 3 = Die Nabelschnur inseriert tiefer als gewöhnlich. 4 = fehlende Darstellung der Harnblase, 5 = intraabdominale Dünndarmschlingen, 6 = Leber, 7 = Magen, 8 = Wirbelsäule.

MERKE

Bei der **Blasenekstrophie** handelt es sich um einen fehlenden Verschluss der unteren Bauchwand mit dadurch freiliegender Blasenhinterwand.

Typische Hinweiszeichen

- Keine gefüllte Harnblase abgrenzbar
- An der vorderen Bauchwand unterhalb der Nabelschnur zeigt sich unscharf abgrenzbares Weichteilgewebe, das die freiliegende Mukosa der Blasenhinterwand repräsentiert.
- Die Nabelschnur inseriert tiefer als gewöhnlich.

PRAXISTIPP

Eine additive MR-Bildgebung kann insbesondere zur Beurteilung von möglichen genitalen und gastrointestinalen Anomalien sinnvoll sein.

Prognose

Häufig sind genitale und gastrointestinale Anomalien assoziiert. Es besteht die Gefahr der persistierenden Inkontinenz. Nephrologische Beeinträchtigungen sind möglich.

Prozedere

- Spontangeburt möglich
- Entbindung an einem Zentrum mit der Möglichkeit zur postpartalen urologischen Versorgung

LITERATUR

Arlen AM, Smith EA. Disorders of the bladder and cloacal anomaly. Clin Perinatol, 2014 Sep; 41(3): 695–707.

Lee T, Weiss D, Roth E, Bortnick E, Jarosz S, Eftekharzadeh S, Groth T, Shukla A, Kryger JV, Lee RS, Canning DA, Mitchell ME, Borer JG. Prenatal Diagnosis of Bladder Exstrophy and OEIS over 20 Years. Urology. 2023 Feb;172:174–177. doi: 10.1016/j.urology.2022.11.020. Epub 2022 Nov 30. PMID: 36460061

Fallbeispiel 5

Klinische Angaben

39-jährige IIIG/IIP Z. n. zweimaligem Spontanpartus; 33 SSW. Erstvorstellung mit vorzeitiger Wehentätigkeit und Zervixverkürzung auf 9 mm. In den externen Voruntersuchungen ließ sich mehrfach die Magenblase nicht oder nur gering gefüllt darstellen.

Fragen

1. Was fällt auf?
2. Verdachtsdiagnose/Diagnose?
3. Weiteres Vorgehen?

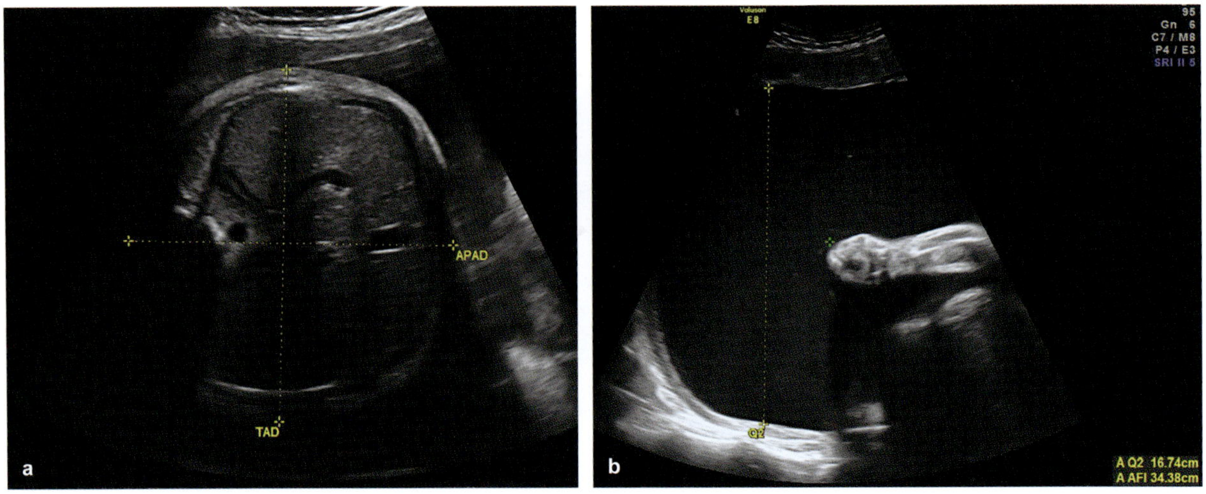

Abb. 7.27 Fallbeispiel 5: a) Transversalschnitt, b) Transversalschnitt durch das Fruchtwasser

Antworten

1. Die Magenblase lässt sich lediglich geringgradig gefüllt als schmale sichelförmige Struktur im linken Oberbauch abgrenzen. Es zeigt sich zusätzlich ein ausgeprägtes Polyhydramnion mit einem Single Deepest Pocket von mehr als 16 cm.
2. V. a. Ösophagusatresie
3. • Detaillierter Ultraschall zur Abklärung von assoziierten Anomalien
   • Tokolyse und Lungenreifeinduktion.
   • Nach Abschluss der Lungenreifung Entlastungspunktion (Amnionreduktion) besprechen
   • In diesem Rahmen dann auch Karyotypisierung durchführen
   • Wenn Stabilisierung möglich, additive MR Bildgebung sinnvoll

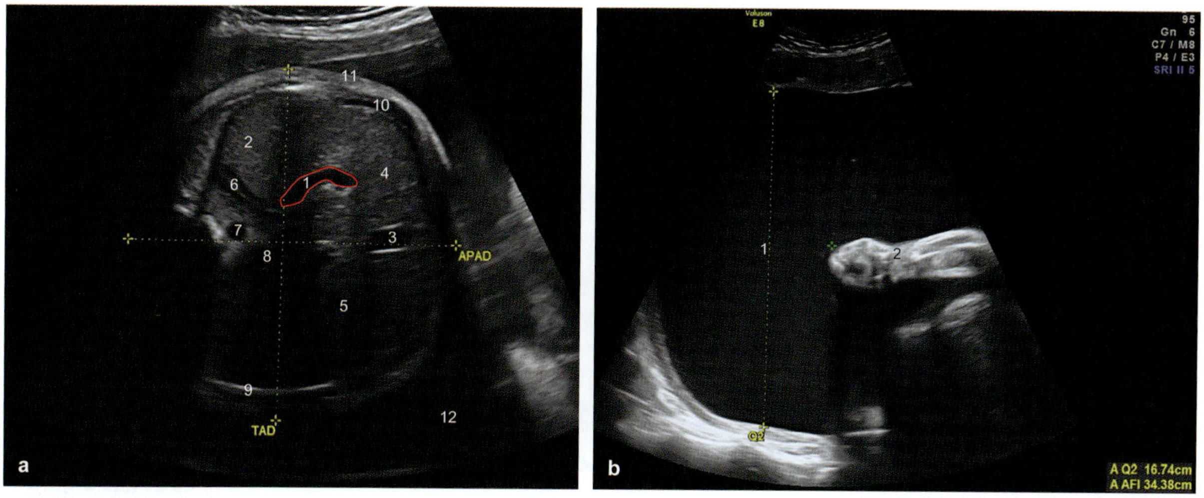

Abb. 7.28 Fallbeispiel 5.
a) Ösophagusatresie. 1 = geringgradig gefüllte Magenblase (rot markiert), 2 = Milz, 3 = intraabdominaler Teil der Umbilikalvene, 4 = linker Leberlappen, 5 = rechter Leberlappen, 6 = Nebenniere links, 7 = Aorta, 8 = V. cava inferior, 9 = Rippe, 10 = Bauchmuskel, 11 = Haut, 12 = Amnionhöhle.
b) Polyhydramnion. 1 = Ausmessung des Polyhydramnions, 2 = fetaler Unterarm.

MERKE

Die Ösophagusatresie ist in den meisten Fällen mit dem Auftreten von **ösophagotrachealen Fisteln** vergesellschaftet. Am häufigsten erfolgt die Fistelbildung von der Trachea zum distalen Ösophagusende (Typ Vogt IIIb). Durch diese Fistelbildung kann es trotz der Ösophagusatresie zu einer (geringgradigen) Magenfüllung kommen.

Typische Hinweiszeichen

- Fehlende oder nur geringgradig gefüllte Magenblase
- Polyhydramnion

CAVE!

Das Polyhydramnion entwickelt sich häufig erst im dritten Trimenon.
Verdächtig für das Vorliegen einer Ösophagusatresie ist die Kombination aus wiederholt fehlender bis geringer Magenfüllung, Polyhydramnion und Small for Gestational Age (SGA) Fetus.

Prognose

Häufig sind Anomalien assoziiert. Es besteht die Gefahr der Frühgeburtlichkeit durch die Ausbildung eines massiven Polyhydramnions.

Prozedere

- Karyotypisierung anbieten
- Häufig ist die Durchführung von teils mehrfachen Entlastungspunktionen (Amnionreduktion) nötig.
- Spontangeburt möglich

LITERATUR

Kassif E, Weissbach T, Kushnir A, Shust-Barequet S, Elkan-Miller T, Mazkereth R, Weissmann-Brenner A, Achiron R, Weisz B. Esophageal atresia and tracheoesophageal fistula: prenatal sonographic manifestation from early to late pregnancy. Ultrasound Obstet Gynecol. 2021 Jul;58(1):92–98. doi: 10.1002/uog.22050. PMID: 32304613

Kunisaki SM et al. The diagnosis of fetal esophageal atresia and its implications on perinatal outcome. Pediatr Surg Int. 2014 Oct; 30(10): 971–977.

Fallbeispiel 6

Klinische Angaben

26-jährige IG; 29 SSW. Vorstellung mit V. a. zystische Raumforderung im Abdomen.

Fragen

1. Was fällt auf?
2. Verdachtsdiagnose/Diagnose?
3. Weiteres Vorgehen?

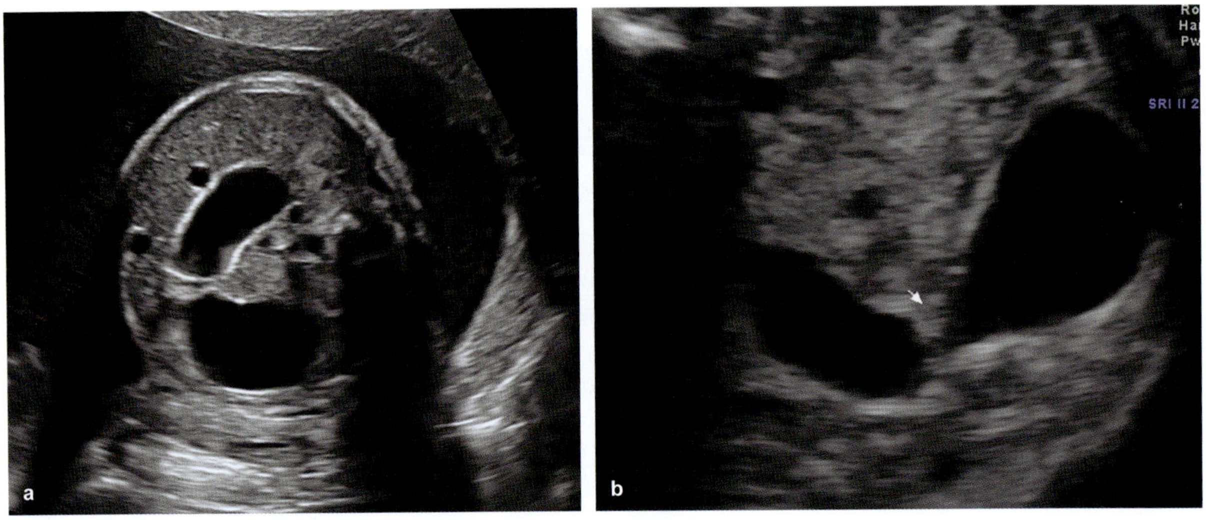

Abb. 7.29 Fallbeispiel 6: a) Transversalschnitt, b) Transversalschnitt, Detailaufnahme

Antworten

1. Direkt an den Magen angrenzend zeigt sich eine zweite flüssigkeitsgefüllte Rundstruktur. Das Phänomen entspricht dem typischen Double-Bubble-Zeichen, das sich in der Regel bei Duodenalstenose/-atresie nachweisen lässt. Zusätzlich lag ein Polyhydramnion vor. In der Messung ergab sich ein Single Deepest Pocket (SDP) von 11,3 cm.
2. V. a. Duodenalstenose
3. • Detaillierter Ultraschall zur Abklärung von assoziierten Anomalien. Die Auffälligkeit tritt gehäuft bei Feten mit Trisomie 21 auf.
   • Regelmäßige Kontrollen der Fruchtwassermenge und Zervixlänge
   • Bei symptomatischem Polyhydramnion Amnionreduktion besprechen. In diesem Zuge dann auch Karyotypisierung anbieten.
   • Spontangeburt möglich

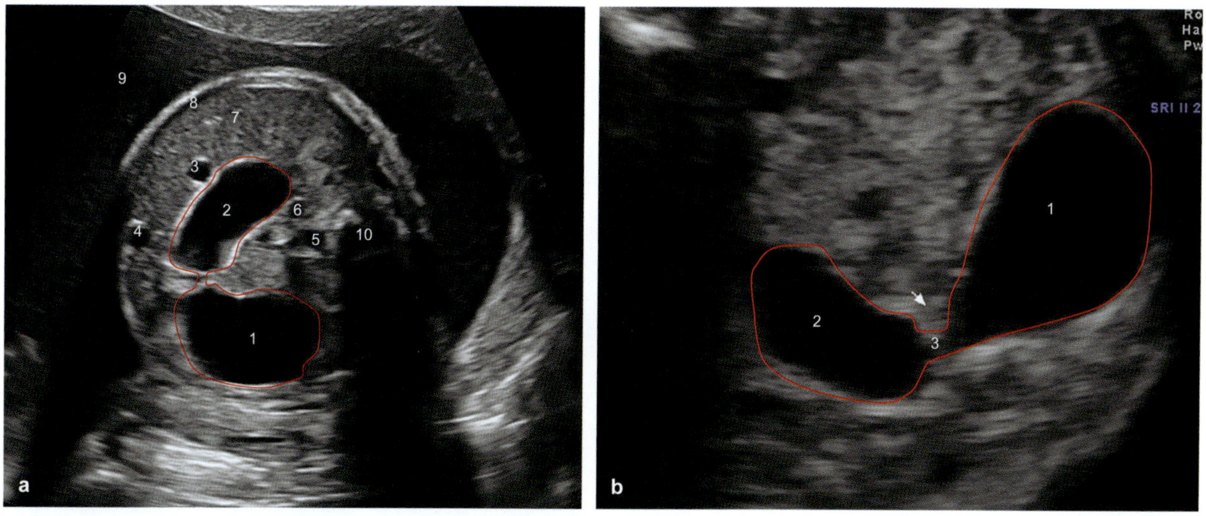

Abb. 7.30 Fallbeispiel 6: Duodenalstenose.
a) Transversalschnitt. 1 = prominente Magenblase (gelb markiert), 2 = flüssigkeitsgefülltes Duodenum (rot markiert), 3 = Gallenblase, 4 = intraabdominaler Teil der Umbilikalvene, 5 = Aorta, 6 = V. cava inferior, 7 = Leber, 8 = Bauchmuskel, 9 = Amnionhöhle – Polyhydramnion, 10 = Wirbelsäule.
b) Transversalschnitt, Detailaufnahme. 1 = prominente Magenblase, 2 = flüssigkeitsgefülltes Duodenum, 3 = Verbindung zwischen Magen und Duodenum.

Typische Hinweiszeichen

- Double-Bubble-Zeichen
- Polyhydramnion

PRAXISTIPP

Eine Verbindung der beiden flüssigkeitsgefüllten Rundstrukturen ist diagnostisch wegweisend.

Prognose

Die Duodenalstenose tritt gehäuft bei Feten mit Trisomie 21 auf. Es besteht die Gefahr der Frühgeburtlichkeit durch Ausbildung eines Polyhydramnions. Bei isoliertem Auftreten ist die Prognose günstig.

MERKE

Sowohl das **Polyhydramnion** als auch das **Double-Bubble-Zeichen** entwickeln sich häufig erst im dritten Trimenon.

Prozedere

- Karyotypisierung anbieten
- Bei Entwicklung eines symptomatischen Polyhydramnions, Durchführung von Entlastungspunktionen (Amnionreduktion)
- Spontangeburt möglich

LITERATUR

Ogunleye O, Griffin K, Xia J, Jackson J, Etchegaray A, Olutoye O, Diefenbach KA. Duodenal Atresia: Prenatal Diagnosis and Postnatal Management. Neoreviews. 2024 Mar 1;25(3):e180–e186. doi: 10.1542/neo.25-3-e180

Pariente G, Landau D, Aviram M, Hershkovitz R. Prenatal diagnosis of a rare sonographic appearance of duodenal atresia: report of 2 cases and literature review. J Ultrasound Med, 2012 Nov; 31(11): 1829–1833.

Fallbeispiel 7

Klinische Angaben

29-jährige IIG/IP; Z. n. Sectio; 36 SSW. Vorstellung mit V. a. intraabdominale Auffälligkeit.

Fragen

1. Was fällt auf?
2. Verdachtsdiagnose/Diagnose?
3. Weiteres Vorgehen?

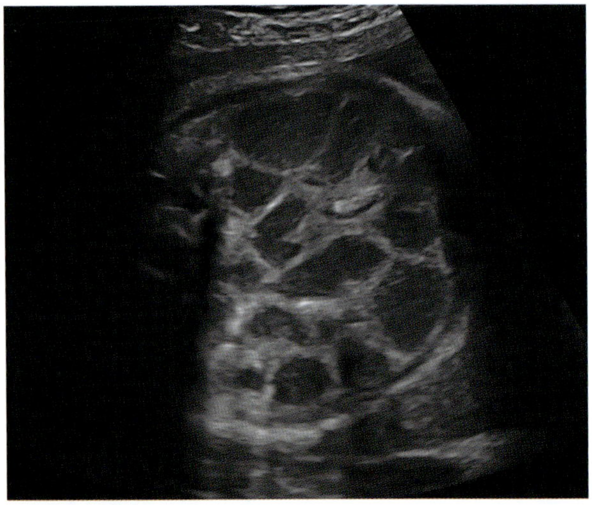

Abb. 7.31 Fallbeispiel 7: Transversalschnitt

Antworten

1. Es zeigen sich multiple dilatierte Darmschlingen mit verdickter, hyperechogener Darmwand.
2. V. a. Stenosierung/Atresie im distalen Dünndarmbereich. Postpartal ergab sich in der operativen Sanierung eine Atresie im Bereich des distalen Ileums – am ehesten vaskulär/ischämisch bedingt.
3.
   - Verlaufskontrollen zur Beurteilung der Dynamik
   - MR-Bildgebung
   - Bei zunehmender Dilatation der Darmschlingen und progredienter Wachstumsrestriktion Entschluss zur Geburtseinleitung mit 37 SSW
   - Untersuchungen hinsichtlich zystischer Fibrose unauffällig

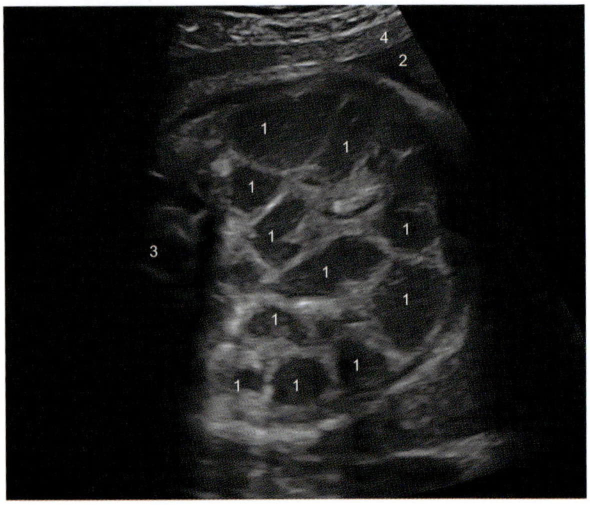

Abb. 7.32 Fallbeispiel 7: Dünndarmstenose. 1 = dilatierte Dünndarmschlingen mit hyperechogener, verdickter Wand, 2 = Amnionhöhle, 3 = Wirbelsäule, 4 = Uteruswand.

Typische Hinweiszeichen

- Dilatierte Dünndarmschlingen mit hyperechogener, verdickter Wand

CAVE!

Die Ultraschalldiagnostik von Stenosierungen im distalen Dünndarmbereich ist insgesamt sehr unzuverlässig.

Prognose

MERKE

Während bei **Atresien im Jejunalbereich** das Risiko für die Entwicklung einer intrauterinen Wachstumsrestriktion und eines Polyhydramnions höher liegt, besteht bei Atresien im Ileum eher die Gefahr einer Perforation mit folgender Mekoniumperitonitis.

Durch Entwicklung eines **Polyhydramnions** besteht ein Frühgeburtsrisiko. Eine zystische Fibrose sollte als Ursache ausgeschlossen werden.

Prozedere

- Amniozentese zum Ausschluss zystischer Fibrose anbieten
- Verlaufskontrollen zum Ausschluss von Perforation und Mekoniumperitonitis
- Additive MR-Bildgebung sinnvoll
- Bei Entwicklung eines symptomatischen Polyhydramnions, Durchführen von Entlastungspunktionen (Amnionreduktion)
- Spontangeburt möglich

LITERATUR

Rich BS, Bornstein E, Dolgin SE. Intestinal Atresias. Pediatr Rev. 2022 May 1;43(5):266–274. doi: 10.1542/pir.2021-005177. PMID: 35490204

Virgone C et al. Accuracy of prenatal ultrasound in detecting jejunal and ileal atresia: systematic review and meta-analysis. Ultrasound Obstet Gynecol, 2015 May; 45(5): 523–529.

Fallbeispiel 8

Klinische Angaben

17-jährige IG; 28 SSW. Vorstellung zur Zweitmeinung bei V. a. dilatierte Darmschlingen.

Fragen

1. Was fällt auf?
2. Verdachtsdiagnose/Diagnose?
3. Weiteres Vorgehen?

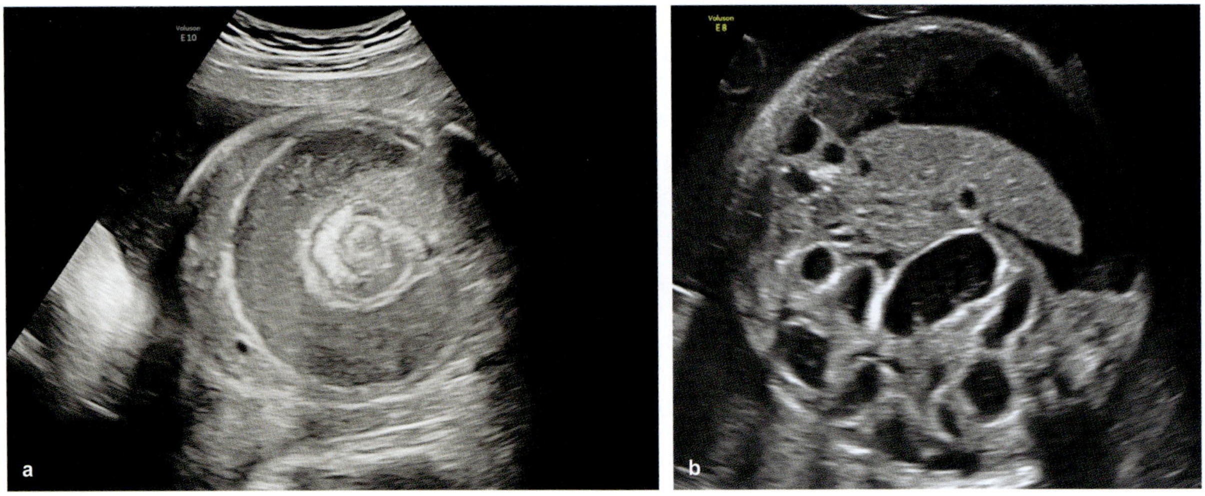

Abb. 7.33 Fallbeispiel 8: a) Transversalschnitt, 28 SSW; b) Transversalschnitt, 34 SSW

Antworten

1. In ➤ Abb. 7.33a zeigen sich dilatierte Darmschlingen ohne Peristaltik, die wie in einem Strudel angeordnet sind. Dieses Whirlpool Sign ist pathognomonisch für einen fetalen Volvulus. In ➤ Abb. 7.33b lässt sich ausgeprägter Aszites mit teilweise inhomogenen Binnenechos darstellen. Zusätzlich zeigen sich dilatierte Darmschlingen mit hyperechogener, verdickter Wand als Ausdruck einer Mekoniumperitonitis.
2. V. a. fetalen Volvulus mit 28 SSW. Im weiteren Verlauf dann Perforation und Ausbildung einer Mekoniumperitonitis mit 34 SSW.
3. Bei Diagnosestellung mit 28 SSW Empfehlung zur antenatalen Kortikosteroid-Gabe (ACS) und engmaschige Verlaufskontrolle. Die Patientin war nicht compliant, verweigert die Steroidgabe und die erneute Vorstellung erfolgt erst mit 34 SSW. Aufgrund der ausgeprägten Befunde wurde umgehend die Entscheidung zur elektiven Sectio gefällt

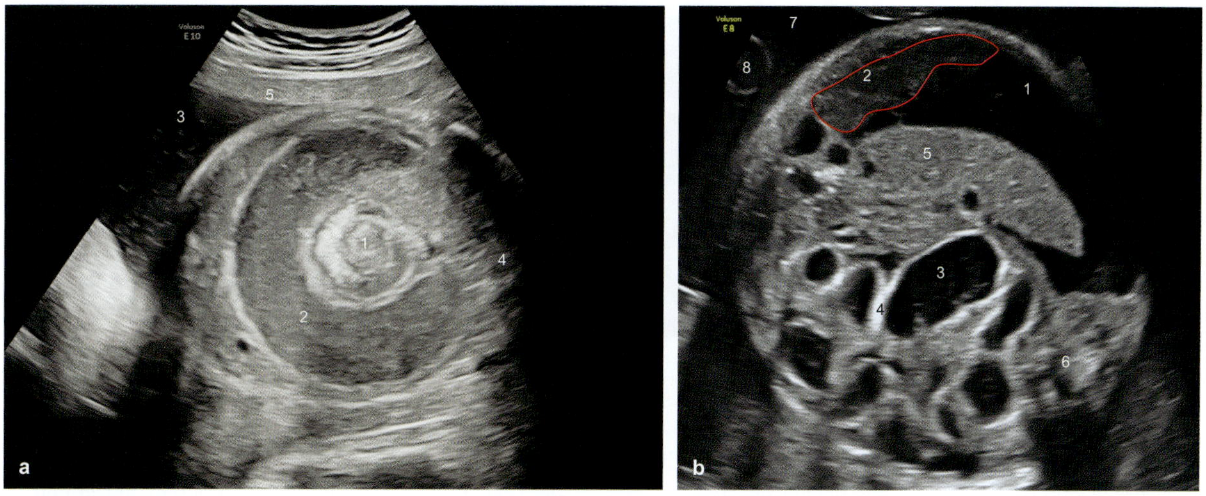

Abb. 7.34 Fallbeispiel 8.
a) Volvulus. 1 = strudelartige Anordnung der Dünndarmschlingen: Whirlpool Sign mit hyperechogener, verdickter Wand. 2 = dilatierte Dünndarmschlinge mit hyperechogener, verdickter Wand, 3 = Amnionhöhle, 4 = Wirbelsäule, 5 = Uteruswand.
b) Mekoniumperitonitis nach Volvulus. 1 = Aszites, 2 = frei im Bauchraum „schwimmendes" Mekonium bei Z. n. Darmperforation (rot markiert), 3 = dilatierte Darmschlinge, 4 = verdickte hyperechogene Darmwand, 5 = Leber, 6 = Wirbelsäule, 7 = Amnionhöhle, 8 = Nabelschnur.

MERKE

Als **Volvulus** wird die Drehung von Darmschlingen um eine Mesenterialarterie bezeichnet. Es besteht dadurch ein hohes Risiko für Darmnekrosen mit konsekutivem intrauterinem Fruchttod.

Typische Hinweiszeichen

- Whirlpool Sign: strudelartige Anordnung der Dünndarmschlingen

Prognose

Es besteht die Gefahr der Perforation mit folgender Mekoniumperitonitis.

CAVE!

Erhöhtes Risiko für intrauterinen Fruchttod!

Prozedere

- Je nach Gestationsalter engmaschige Verlaufskontrollen (Ultraschall und CTG) sowie ggf. ACS Gabe oder umgehende Entbindung

LITERATUR

Shen AW, Kothari A, Flint A, Kumar S. Prenatal imaging features and perinatal outcomes of foetal volvulus-A literature review. Prenat Diagn. 2022 Feb;42(2):192–200. doi: 10.1002/pd.6083. Epub 2022 Jan 4

Sciarrone A et al. Fetal midgut volvulus: report of eight cases. J Matern Fetal Neonatal Med, 2016; 29(8): 1322–1327.

Fallbeispiel 9

Klinische Angaben

25-jährige IIG/IP; Z. n. Spontangeburt 21 SSW. Zufallsbefund im Rahmen des detaillierten Organscreenings im zweiten Trimenon.

Fragen

1. Was fällt auf?
2. Verdachtsdiagnose/Diagnose?
3. Weiteres Vorgehen?

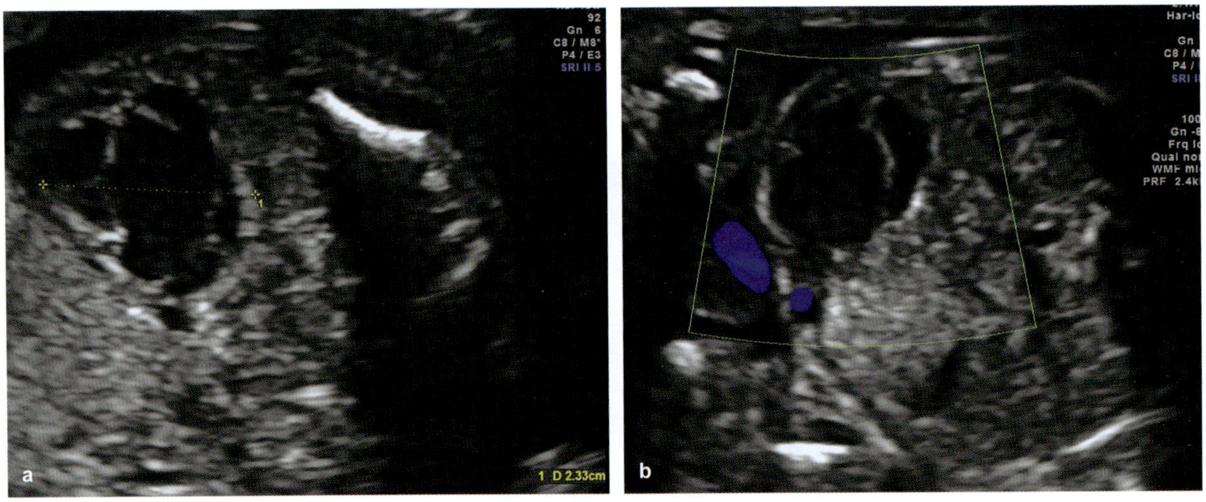

Abb. 7.35 Fallbeispiel 9: a) schräger Transversalschnitt, b) Transversalschnitt mit Farbdoppler

Antworten

1. Es zeigt sich eine unregelmäßig begrenzte, dünnwandige, zystische Raumforderung mit mehrfacher zarter Septierung ohne Perfusion im Unterbauch links.
2. Bei zystischen Raumforderungen kommt eine Reihe von Differenzialdiagnosen infrage (s. u.). Hier bestand aufgrund der Lage und Zystenstruktur der V. a. eine Mesenterialzyste. Diese Verdachtsdiagnose bestand auch postpartal. Allerdings erfolgte keine histologische Bestätigung der Diagnose, da der Befund größenregredient war und somit keine operative Sanierung nötig war.
3. • Verlaufskontrollen zum Ausschluss einer Größenzunahme mit Begleitkomplikationen wie gastrointestinalen Obstruktionen
   • Spontangeburt möglich

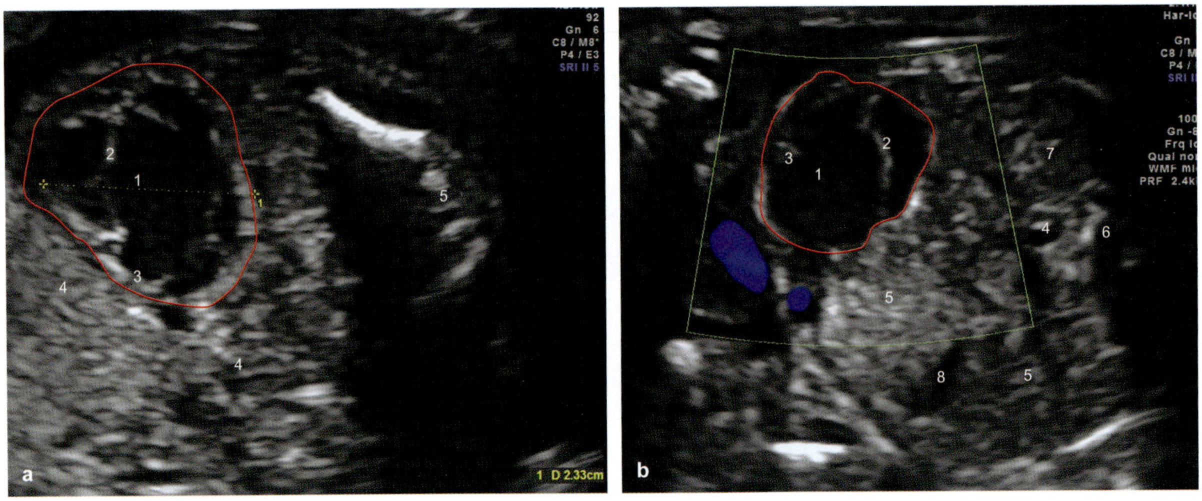

Abb. 7.36 Fallbeispiel 8: Mesenterialzyste.
a) Schräger Transversalschnitt. 1 = Mesenterialzyste (rot markiert), 2 = zarte Septierung, 3 = dünne Zystenwand, 4 = Dünndarm, 5 = Wirbelsäule.
b) Transversalschnitt mit Farbdoppler. 1 = Mesenterialzyste (rot markiert), 2 = zarte Septierung, 3 = dünne Zystenwand, 4 = Aorta, 5 = Dünndarm, 6 = Wirbelsäule, 7 = Niere links, 8 = Gallenblase.

Typische Hinweiszeichen

- Dünnwandige, zystische Raumforderung, ggf. mit Septierung ohne Perfusion

MERKE

Bei **Mesenterialzysten** handelt es sich um Proliferationen des mesenterialen lymphatischen Systems. Sie stellen sich typischerweise mit multipler Septierung und dünner Wand dar.

Prognose

Es ist mit einer günstigen Prognose zu rechnen.

MERKE

Differenzialdiagnosen bei intraabdominalen Zysten:

- Mesenterialzyste
- Enterale Duplikationszyste (dickere Wand, ohne Septierung)
- Ovarialzyste (weiblicher Fetus, Unterbauch)
- Urachuszyste (mittig, zwischen Blase und Nabelschnurinsertion)
- Coledochuszyste (rechter Oberbauch, Verbindung zu Gallengängen?)
- Leberzysten (rechter Oberbauch)
- Mekonium Pseudozysten (irregulär begrenzt, Kombination mit hyperechogenem Darm, ggf. Aszites)
- Varix der V. umbilicalis (Turbulenter Fluss im Farbdoppler)

Prozedere

Verlaufskontrollen zum Ausschluss einer Größenzunahme mit Begleitkomplikationen wie gastrointestinalen Obstruktionen.

Je nach Größe muss postpartal im Verlauf ggf. eine chirurgische Resektion erfolgen

LITERATUR

Catania VD et al. Fetal intra-abdominal cysts: accuracy and predictive value of prenatal ultrasound. J Matern Fetal Neonatal Med, 2016; 29(10): 1691–1699.

Marchitelli G et al. Prenatal diagnosis of intra-abdominal cystic lesions by fetal ultrasonography: diagnostic agreement between prenatal and postnatal diagnosis. Prenat Diagn, 2015 Sep; 35(9): 848–852.

Ozkose ZG, Suzen Caypinar S, Bestel A, Ozdemir O. Predictive value of prenatal ultrasound in foetal intraabdominal cystic lesions and evaluation of perinatal outcomes: a single-centre study results. J Obstet Gynaecol. 2022 Oct;42(7):2659–2664. doi: 10.1080/01443615.2022.2081791. Epub 2022 Jun 2. PMID: 35653805

Fallbeispiel 10

Klinische Angaben

29-jährige IG; 23. SSW. Überweisung aufgrund von hyperechogenem Darm.

Fragen

1. Was fällt auf?
2. Verdachtsdiagnose/Diagnose?
3. Weiteres Vorgehen?

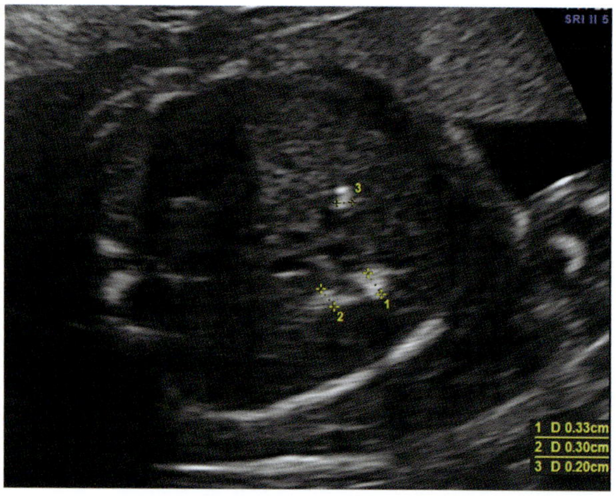

Abb. 7.37 Fallbeispiel 10: Transversalschnitt

Antworten

1. Es zeigen sich drei hyperechogene, unregelmäßig begrenzte Läsionen im Bereich der Leber (zwei Befunde im rechten Leberlappen, einer im linken Leberlappen).
2. V. a. fetale Leberhämangiome
3. Verlaufskontrollen zum Ausschluss einer Größenzunahme oder einer fetalen Dekompensation. Bei stabilem Befund Spontangeburt am Termin möglich mit postpartaler sonografischer Verlaufskontrolle.

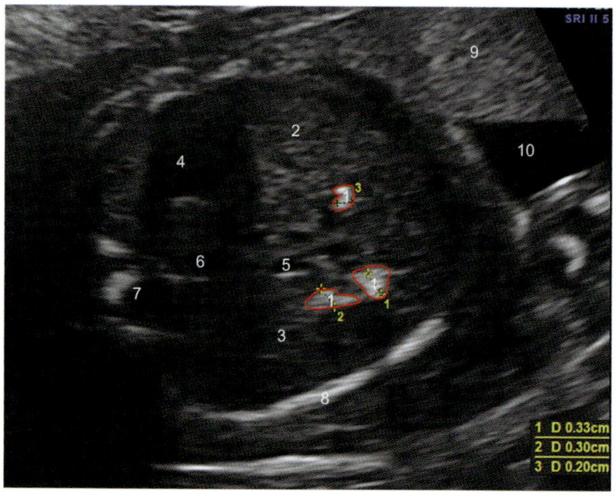

Abb. 7.38 Fallbeispiel 10: Leberhämangiome. 1 = Leberhämangiome (rot markiert), 2 = linker Leberlappen, 3 = rechter Leberlappen, 4 = Magenblase, 5 = V. cava inferior, 6 = Aorta, 7 = Wirbelsäule, 8 = Rippe, 9 = Plazenta, 10 = Amnionhöhle.

Typische Hinweiszeichen

- Hyperechogene, unregelmäßig begrenzte Läsionen im Bereich der Leber mit Perfusion.
  Ggf. Entwicklung eines High-Cardiac-Output-Failure

Prognose

Bei isolierten kleinen Läsionen ist die Prognose exzellent. Bei großen stark perfundierten Befunden bzw. multiplem Auftreten in verschiedenen Organen besteht die Gefahr eines High-cardiac Output Failure und/oder einer Kasabach-Merritt-Sequenz mit dann hohem Risiko für Hydropsbildung und intrauterinem Fruchttod.

MERKE

Fetale Hämangiome gehören zu den häufigsten prä- und neonatalen Lebertumoren. Wichtig ist die pränatale Differenzierung zur **diffusen kongenitalen Hämangiomatosis,** die mit multiplen viszeralen und kutanen Hämangiomen einhergeht und eine deutlich schlechtere Prognose aufweist.

Prozedere

- Detaillierter Ultraschall zum Ausschluss von weiteren Hämangiomen
- Verlaufskontrollen zur Größenbeurteilung inklusive Doppleruntersuchungen
- Ggf. additive MR Bildgebung
- Postpartale sonografische Evaluation und Verlaufskontrolle

LITERATUR

Gembruch U et al. Prenatal diagnosis and management of fetuses with liver hemangiomata. Ultrasound Obstet Gynecol, 2002 May; 19(5): 454–460.

Liu D, Yu J, Yang Y, Ouyang M, Zhang M, Zeng S, Xu G. Unusual presentation of a case of fetal hepatic mass: a case report. BMC Pregnancy Childbirth. 2023 Apr 26;23(1):290. doi: 10.1186/s12884-023-05626-1

Makin E, Davenport M. Fetal and neonatal liver tumours. Early Hum Dev, 2010: 86: 637–642.

Fallbeispiel 11

Klinische Angaben

32-jährige IIG/IP; Z. n. Spontangeburt mit 36 SSW. Überweisung zur Geburtsmodus-Planung bei fetaler Makrosomie und Bauchumfang über der 95. Perzentile.

Fragen

1. Was fällt auf?
2. Verdachtsdiagnose/Diagnose?
3. Weiteres Vorgehen?

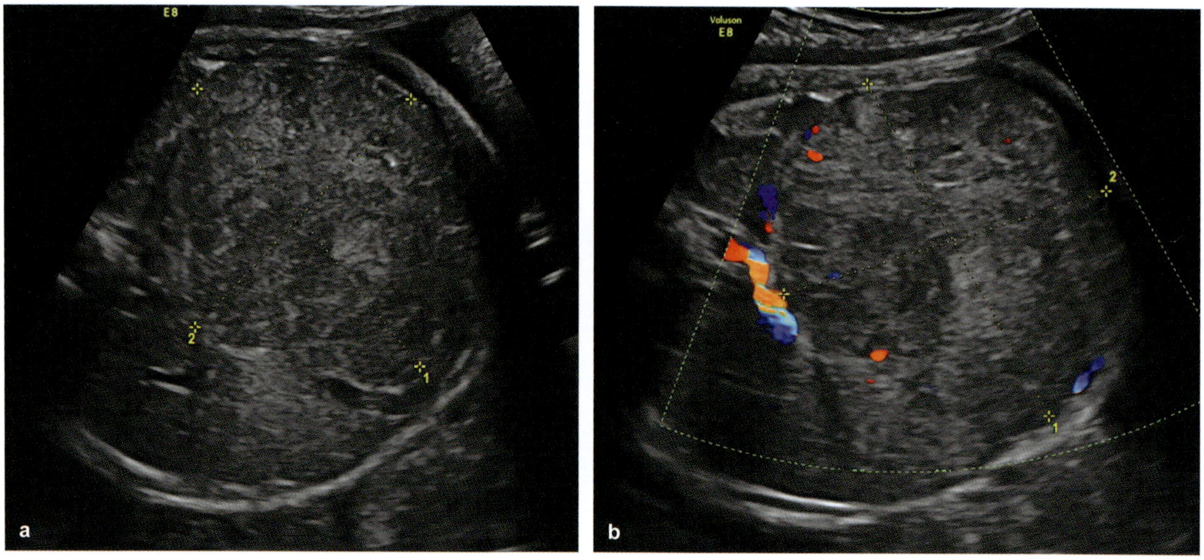

Abb. 7.39 Fallbeispiel 11: a) Transversalschnitt, b) Transversalschnitt mit Farbdoppler

Antworten

1. Es zeigt sich eine große solide Raumforderung mit inhomogenem Echomuster ohne verstärkte Perfusion, die einen Großteil der Leber einnimmt.
2. V. a. Hepatoblastom
3. Aufgrund der asymmetrischen fetalen Makrosomie mit Bauchumfang über der 95. Perzentile, Planung einer primären Sectio als Geburtsmodus.

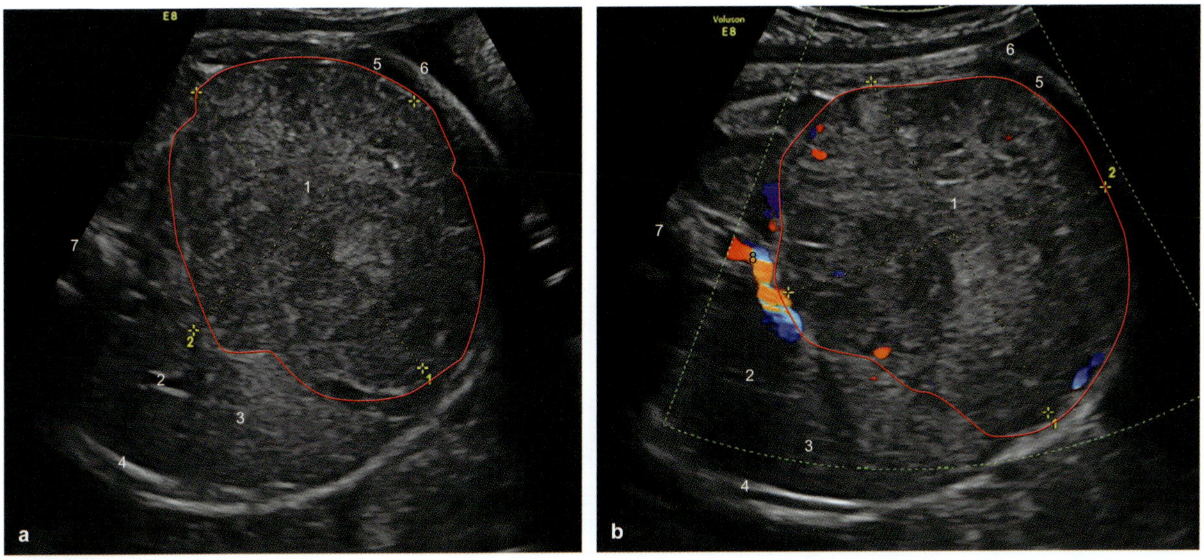

Abb. 7.40 Fallbeispiel 11: Hepatoblastom.
a) Transversalschnitt. 1 = Hepatoblastom (rot markiert), 2 = gestauter Gallengang, 3 = rechter Leberlappen, 4 = Rippe, 5 = Bauchmuskel, 6 = Bauchwand, 7 = Wirbelsäule.
b) Transversalschnitt mit Farbdoppler. 1 = Hepatoblastom (rot markiert), 2 = gestauter Gallengang, 3 = rechter Leberlappen, 4 = Rippe, 5 = Bauchmuskel, 6 = Bauchwand, 7 = Wirbelsäule, 8 = dilatierter Truncus coeliacus.

Typische Hinweiszeichen

- Solide Raumforderung mit inhomogenem Echomuster im Bereich der Leber

PRAXISTIPP

Ein Großteil dieser Tumoren ist sonografisch häufig erst im dritten Trimenon erkennbar. Das detaillierte Organscreening um die 21. SSW kann also durchaus noch unauffällig sein.

Prognose

Die Prognose ist ungünstig. Häufig erfolgt bereits intrauterin eine Metastasierung (am häufigsten ins Gehirn, Lunge oder Plazenta). Hydropsbildung und intrauteriner Fruchttod sind durch High-cardiac Output Failure möglich.

MERKE

Hepatoblastome stellen die häufigsten fetalen, malignen Tumoren der Leber dar. Insgesamt ist von einer schlechten Prognose bei beschriebenen Überlebensraten von ca. 25 % auszugehen.

Prozedere

- Detaillierter Ultraschall zum Ausschluss einer Metastasierung
- Additive MR-Bildgebung
- Verlaufskontrollen zum Ausschluss eines High-cardiac Output Failure
- Geburtsmodusplanung je nach Größe des Tumors

LITERATUR

Alamo L et al. Prenatal imaging of congenital hepatic tumors: a report of three cases. Clin Imaging, 2017 Jan–Feb; 41: 112–117.
Cass DL. Fetal abdominal tumors and cysts. Transl Pediatr. 2021 May;10(5):1530–1541. doi: 10.21037/tp-20-440. PMID: 34189111
Makin E, Davenport M. Fetal and neonatal liver tumours. Early Hum Dev, 2010; 86: 637–642.

7

Fallbeispiel 12

Klinische Angaben

30-jährige IIIG/IP; Z.n. Frühabort, Z.n. Sectio; 26 SSW. Vorstellung mit pathologischem, silentem CTG.

Fragen

1. Was fällt auf?
2. Verdachtsdiagnose/Diagnose?
3. Weiteres Vorgehen?

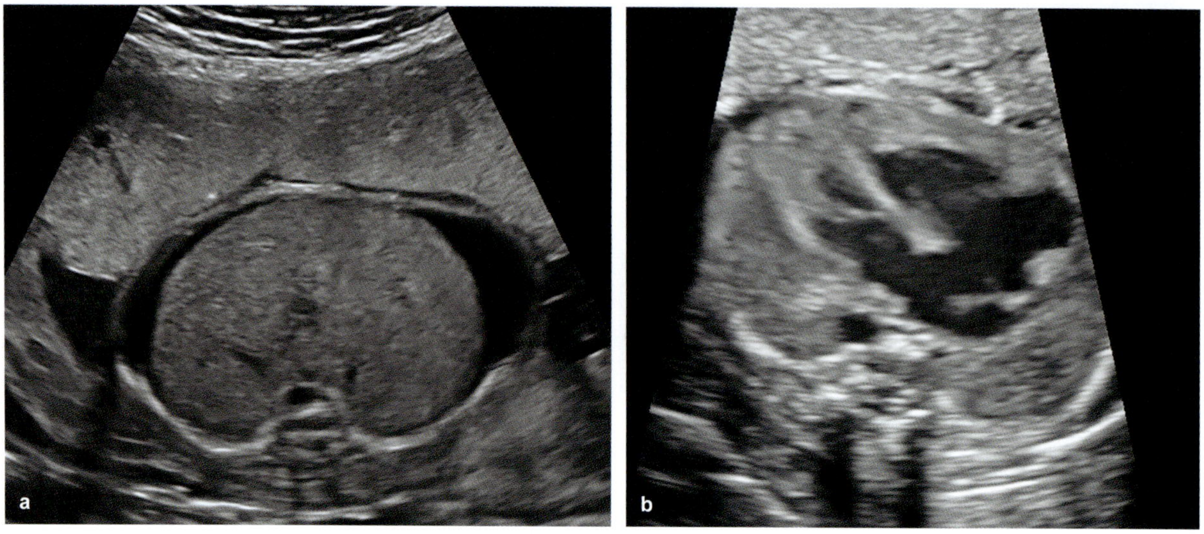

Abb. 7.41 Fallbeispiel 12: Transversalschnitt

Antworten

1. Es zeigen sich ausgeprägter Aszites, eine Hepatomegalie sowie eine hydropisch verdickte Plazenta. In ➤ Abb. 7.41b ist eine deutliche Kardiomegalie erkennbar.
2. Hydrops fetalis mit Aszitesbildung bei V. a. High-cardiac Output Failure
3. • Doppler der A. cerebri media: maximale Flussgeschwindigkeit bei 73 cm/s und damit deutlich erhöht (> 1,5 MoM). Damit hochgradiger V. a. Anämie.
   • Einsehen der Blutgruppe und Antikörper-Suchtest (AKS): A Rhesus positiv. AKS: negativ
   • Anamnese: erstes Kind (4 Jahre) vor einigen Wochen mit Hautausschlag
   • Infektionsserologie: Parvovirus B19 IgG und IgM: positiv. Damit V. a. fetale Parvovirus-B19-Infektion mit ausgeprägter infektbedingter Anämie.
   • Dreimalige intrauterine Transfusion (Ausgangs Hb 4,7 g/dl). Parvovirus-B19-PCR aus Fruchtwasser hoch positiv.

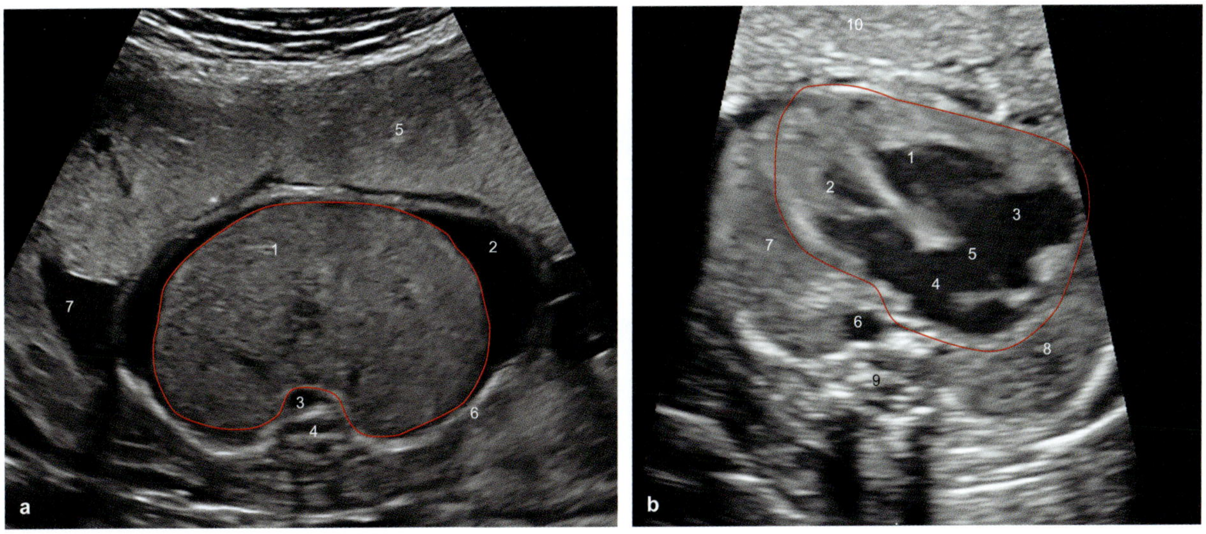

Abb. 7.42 Fallbeispiel 12: Transversalschnitt.
a) Aszites Hepatomegalie. 1 = deutlich vergrößerte Leber (rot markiert), 2 = Aszites, 3 = Aorta, 4 = Wirbelsäule, 5 = hydropisch verdickte Plazenta, 6 = Rippe, 7 = Amnionhöhle.
b) Kardiomegalie. 1 = rechter Ventrikel bei deutlich ausgeprägter Kardiomegalie, 2 = linker Ventrikel, 3 = rechter Vorhof, 4 = linker Vorhof, 5 = Foramen ovale, 6 = Aorta, 7 = linker Lungenflügel, 8 = rechter Lungenflügel, 9 = Wirbelsäule, 10 = Plazenta.

Typische Hinweiszeichen

- Freie Flüssigkeit im Abdomen
- Weitere Zeichen hängen von der zugrunde liegenden Ursache ab.

Prognose

Die Prognose hängt von der Ursache und den Begleitanomalien ab.

Prozedere

- Detaillierter Ultraschall zur Klärung, ob isoliert oder mit Begleitanomalien
- Umfassende Doppleruntersuchung u. a. zum Ausschluss einer Anämie
- Ggf. additive MR-Bildgebung
- Ggf. Karyotypisierung, CGH-Array und Infektionsdiagnostik aus dem Fruchtwasser
- Infektionsdiagnostik aus mütterlichem Serum (TORCH-Serologie)
- Antikörpersuchtest

MERKE

Folgende Differenzialdiagnosen kommen bei fetalem **Aszites** infrage:

- Immunologisch
  - Antikörper assoziiert (z. B. Anti-D)
- Nichtimmunologisch
  - Mekoniumperitonitis bei gastrointestinaler Perforation
  - Urinöser Aszites durch urogenitale Obstruktion und Ruptur
  - Kardial bedingt (z. B. Arrhythmien)
  - Chromosomale Störungen (z. B. Turner-Syndrom)
  - Fetale oder plazentare Raumforderungen und Tumoren (Kardiokompression oder High-cardiac Output Failure)
  - Infektionen (z. B. Parvovirus B19)
  - Hämatologisch bedingt
  - Metabolisch bedingt
  - idiopathisch

LITERATUR

Bascietto F et al. Outcomes of fetuses with congenital Parvovirus B19 infection: A systematic review and meta-analysis. Ultrasound Obstet Gynecol, 2018 Nov; 52(5): 569–576.

Nassr AA et al. Outcome and Treatment of Antenatally Diagnosed Nonimmune Hydrops Fetalis. Fetal Diagn Ther, 2018; 43(2): 123–128.

Swearingen C, Colvin ZA, Leuthner SR. Nonimmune Hydrops Fetalis. Clin Perinatol. 2020 Mar;47(1):105–121. doi: 10.1016/j.clp.2019.10.001. Epub 2019 Oct 7. PMID: 32000919

Fallbeispiel 13

Klinische Angaben

35-jährige IIIG/IP; Z. n. Frühabort, Z. n. Sectio; 27 SSW. Vorstellung zur Zweitmeinung bei hyperechogenem Darm. In der Vorgeschichte rezidivierende vaginale Blutungen bis zur 18. SSW. Anamnestisch kleines retroplazentares Hämatom.

Fragen

1. Was fällt auf?
2. Verdachtsdiagnose/Diagnose?
3. Weiteres Vorgehen?

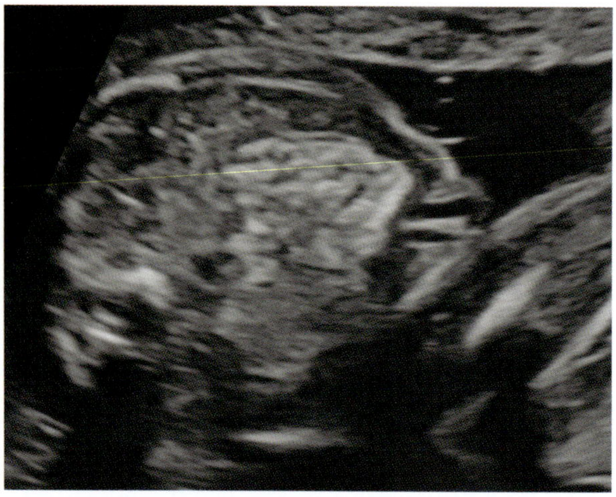

Abb. 7.43 Fallbeispiel 13: Transversalschnitt

Antworten

1. Die Darmschlingen zeigen sich stellenweise diffus hyperechogen verändert. Keine pathologische Darmdilatation. Normales fetales Wachstum, unauffällige Doppler. Detailliertes Organscreening ebenfalls ohne pathologischen Befund. Retroplazenares Hämatom nicht (mehr) nachweisbar.
2. Hyperechogene Veränderung der Darmschlingen am ehesten aufgrund von blutigem Fruchtwasser
3. Sonografische Verlaufskontrollen im Rahmen der Vorsorge

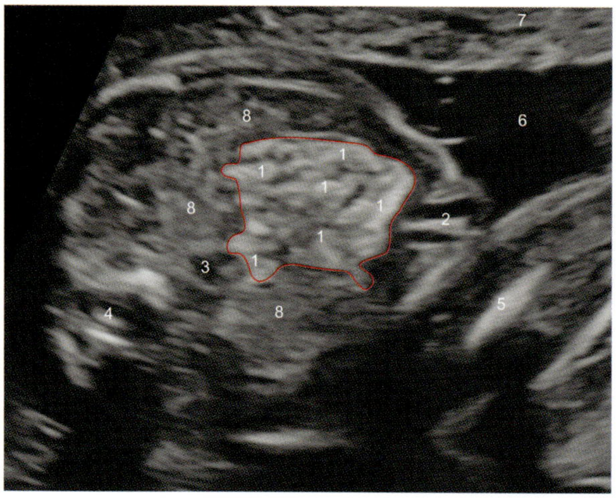

Abb. 7.44 Fallbeispiel 13: hyperechogener Darm. 1 = hyperechogen veränderte Darmschlingen (rot markiert), 2 = Nabelschnuransatz, 3 = Aorta, 4 = Wirbelsäule, 5 = Femur, 6 = Amnionhöhle, 7 = Uteruswand, 8 = nicht dilatierte Darmschlingen mit normaler Echogenität.

7

Typische Hinweiszeichen

- Hyperechogen veränderte Darmschlingen
- Weitere Zeichen hängen von der zugrunde liegenden Ursache ab.

PRAXISTIPP

Sollte die Echogenität der Darmschlingen nach Reduktion des Gains am Ultraschallgerät der Echogenität des Beckenknochens entsprechen, kann der Befund „Hyperechogener Darm" erhoben werden

Prognose

Die Prognose hängt von der Ursache und den Begleitanomalien ab. Im vorliegenden Fall besteht eine sehr gute Prognose.

MERKE

Folgende Differenzialdiagnosen kommen bei **hyperechogenem Darm** infrage:

- Chromosomale Störungen (z. B. Trisomie 21)
- Zystische Fibrose
- Gastrointestinale Störungen (z. B. Mekoniumperitonitis)
- Infektionen (z. B. CMV-Infektion)
- Fetale Wachstumsrestriktion
- Intraamniotische Blutung
- Idiopathisch

Prozedere

- Abklärung bei hyperechogenem Darm:
- Anamnese: Z. n. vaginaler Blutung? Infektionen? Zystische Fibrose in der Familie? Ergebnis Ersttrimesterscreening?
- Detaillierter Ultraschall z. A. von Begleitanomalien (Darm, Soft-Marker etc.) und plazentaren Auffälligkeiten (Hämatom)
- Fetale Biometrie und Doppleruntersuchung z. A. Wachstumsrestriktion
- Ggf. je nach Befunden Karyotypisierung und Infektionsdiagnostik aus dem Fruchtwasser
- Ggf. je nach Befunden Infektionsdiagnostik aus mütterlichem Serum (TORCH-Serologie)
- Verlaufskontrollen

LITERATUR

Jackson CR, Orford J, Minutillo C, Dickinson JE. Dilated and echogenic fetal bowel and postnatal outcomes: a surgical perspective. Case series and literature review. Eur J Pediatr Surg, 2010 May; 20(3): 191–193.

Penna L, Bower S. Hyperechogenic bowel in the second trimester fetus: a review. Prenat Diagn, 2000 Nov; 20(11): 909–913.

Vena F, Mazza A, Bartolone M, Vasta A, D'Alberti E, Di Mascio D, D'Ambrosio V, Volpe G, Signore F, Pizzuti A, Giancotti A. Hyperechogenic fetal bowel: Current evidence-based prenatal diagnosis and management. J Clin Ultrasound. 2023 Sep;51(7):1172–1178. doi: 10.1002/jcu.23528. Epub 2023 Aug 8

7

KAPITEL

8

Christoph Berg, Annegret Geipel

Urogenitaltrakt

8.1 Einführung

Angeborene Fehlbildungen der Nieren und der Harnwege (Congenital Anomalies of the Kidney and Urinary Tract – CAKUT) umfassen ein breites Spektrum von Erkrankungen. Die Pathogenese von **CAKUT** basiert auf einer **Störung der normalen Nephrogenese.** Die Ätiologie ist multifaktoriell, beschrieben sind verschiedene Umweltfaktoren oder genetische Ursachen. Ein großer Teil manifestiert sich bereits in der Pränatalperiode und kann durch eine gezielte Ultraschalldiagnostik erkannt werden. Das Spektrum an Strukturanomalien reicht von der kompletten Nierenagenesie, Nierenhypoplasie, multizystischen Nierendysplasie, verschiedenen **obstruktiven Uropathien (Lower Urinary Tract Obstruction [LUTO], Megazystis bei posterioren Urethralklappen [PUV], Ureteropelvic Junction Obstruction [UPJO], Vesico-Ureteric Junction Obstruction [UVJO], vesiko-ureteraler Reflux [VUR])** bis hin zu verschiedenen **polyzystischen Nierenerkrankungen (autosomal dominant polycystic kidney disease [ADPKD], autosomal-recessive polycystic kidney disease [ARPKD]).** Da es bei vielen sich bereits pränatal manifestierenden Anomalien des Urogenitaltrakts zur Ausbildung eines Oligo- oder Anhydramnions kommt, resultiert in diesen Fällen häufig eine schwere Lungenhypoplasie. Die perinatale Mortalität liegt in diesem Kollektiv bei bis zu 50 %. Intrauterine Therapieversuche bei LUTO (z. B. Anlage eine vesikoamnialen Shunts, Laserung bei Urethralklappen) reduzieren bei Intervention im 2. und 3. Trimenon v.a. die pulmonale Mortalität. Lediglich bei Intervention im 1. Trimenon konnte in Kleinserien eine Verbesserung auch des renalen Outcomes erreicht werden (Strizek et al. 2020). CAKUT trifft mit einer Häufigkeit von etwa ca. 5 auf 1000 Lebendgeburten auf und verursacht ca. 50 % der chronischen Niereninsuffizienzen in den ersten zwei Lebensjahrzehnten mit langfristig erforderlicher Nierenersatztherapie. Die phänotypische Bandbreite bei CAKUT ist allerdings extrem variabel.

Leitsymptome von Anomalien des Urogenitaltrakts im Ultraschall können u. a. eine verminderte oder seltener auch vermehrte Fruchtwassermenge, ein Harnaufstau, zystische Veränderungen einer oder beider Nieren, eine Echogenitätserhöhung der Nieren oder die Hypoplasie oder das Fehlen einer oder beider Nieren sein. Während eine Megazystis als Folge einer Urethralobstruktion häufig schon im ersten oder frühen zweiten Trimenon symptomatisch wird, manifestiert sich die Mehrzahl der Anomalien im zweiten oder dritten Trimenon. Die seltenen fetalen Tumoren von Niere oder Nebenniere (mesoblastisches Nephrom, Wilms-Tumor, Neuroblastom) werden überwiegend im späten zweiten oder dritten Trimenon diagnostiziert, diese sind häufig mit einem Polyhydramnion assoziiert. Im Gegensatz zur autosomal-rezessiven polyzystischen Nierenerkrankung (ARPKD), die sich häufig schon vor Geburt manifestiert, ist die autosomal-dominante polyzystische Nierenerkrankung (ADPKD) vorgeburtlich eher selten zu diagnostizieren, da die Mehrzahl der Betroffenen erst jenseits des 20. Lebensjahrs erkrankt.

Beide Erkrankungen gehören zu den Ziliopathien und sind damit Systemerkrankungen.

Strukturanomalien der Nieren und der ableitenden Harnwege können uni- oder bilateral, isoliert oder mit weiteren angeborenen Fehlbildungen sowie im Rahmen verschiedener syndromaler Erkrankungen (Meckel-Gruber, Bardet-Biedl, Joubert, Jeune) oder Assoziationen (VACTERL, OEIS) auftreten. Es ist daher bei entsprechenden Auffälligkeiten eine gezielte und systematische Untersuchung aller Organsysteme des Fetus vorzunehmen, ferner eine detaillierte Familienanamnese zu erheben. Bei V. a. ADPKD ist in der Regel ein Elternteil betroffen, daher kann hier die Sonografie der elterlichen Nieren richtungsweisend sein.

Fehlbildungen des Urogenitaltrakts können mit Aneuploidien (z. B. Trisomie 13 oder 18) und verschiedenen genetischen Anomalien vergesellschaftet sein. Je nach Befund kann eine invasive Diagnostik vorgenommen werden. Neben der klassischen Karyotypisierung (mit Array-Diagnostik) können verschiedene Mutationen im Rahmen einer Panel Diagnostik oder Exom Sequenzierung untersucht werden. Gegenwertig sind mehr als 50 Gene identifiziert, die mit CAKUT assoziiert sind.

8.2 Normalbefunde

Niere: Transversalschnitt

Schallkopfführung
- Transversalschnitt unterhalb des Zwerchfells
- Wirbelsäule links

Orientierungspunkte
- Lage: beidseits der Wirbelsäule, unterhalb der Zwerchfells auf Höher der 11./12. Rippe
- Struktur: echoreichere Rinde, echoärmere Markpyramiden (mit zunehmendem Gestationsalter Zunahme der kortikomedullären Differenzierung)
- Darstellung der beiden Nierenbecken zentral als echoarmer, flüssigkeitsgefüllter Spalt (Messung im a. p. Durchmesser: max. 5 mm in der 20. SSW)

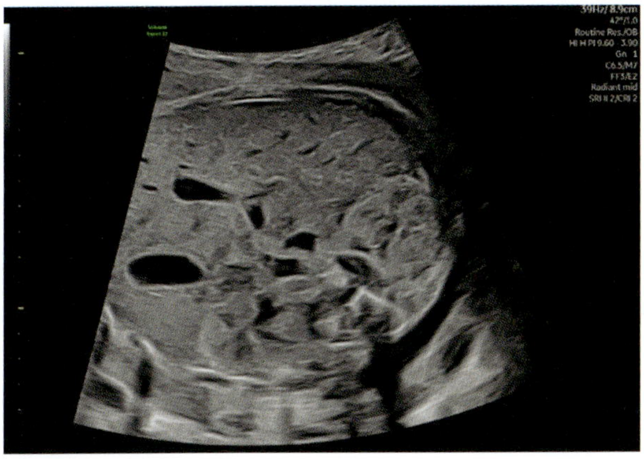

Abb. 8.1 Niere: Transversalschnitt

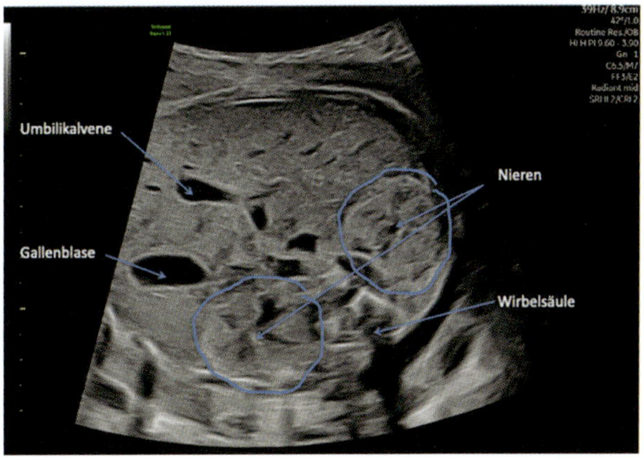

Abb. 8.2 Niere: Transversalschnitt

Harnblase: Transversalschnitt

Schallkopfführung

- Transversalschnitt im Becken
- Wirbelsäule rechts

Orientierungspunkte

- Lage: zentral im Becken
- Echoleere, runde Struktur mit wechselnder Füllung (Entleerung und Füllung ca. alle 25–30 min)

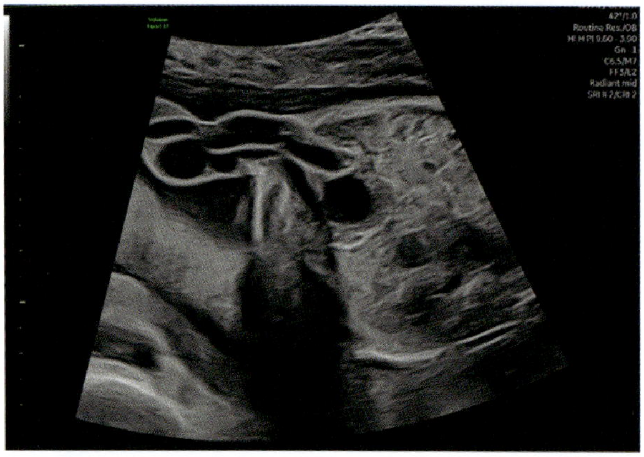

Abb. 8.3 Harnblase: Transversalschnitt

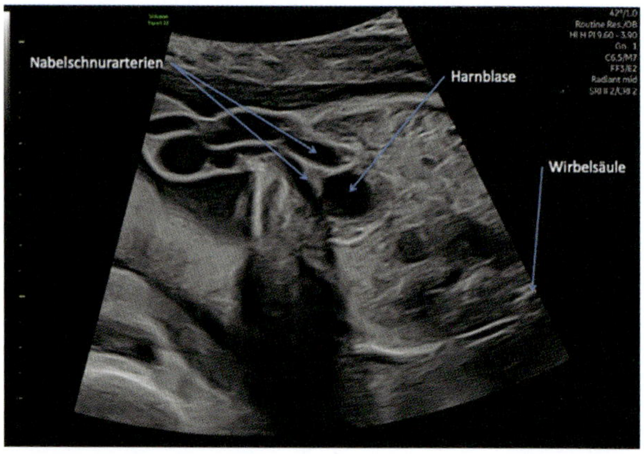

Abb. 8.4 Harnblase: Transversalschnitt

Harnblase: Transversalschnitt, Farbdoppler

Schallkopfführung

- Transversalschnitt im Becken
- Wirbelsäule rechts

Orientierungspunkte

- Lage: zentral im Becken
- Echoleere, runde Struktur mit wechselnder Füllung
- Farbdopplersonografische Darstellung des Verlaufs der beiden Nabelarterien um die Harnblase zur vorderen Bauchwand

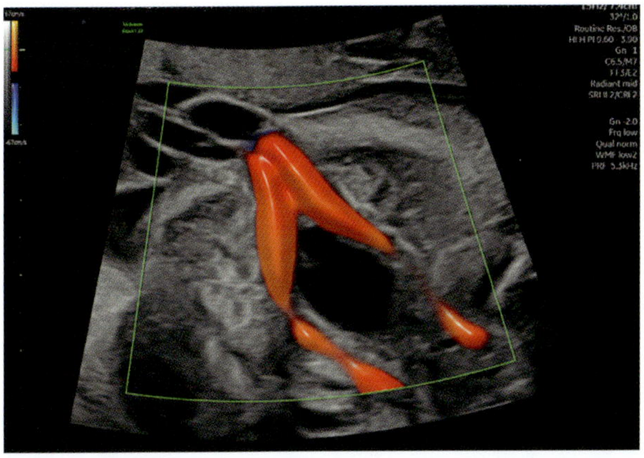

Abb. 8.5 Harnblase: Transversalschnitt, Farbdoppler

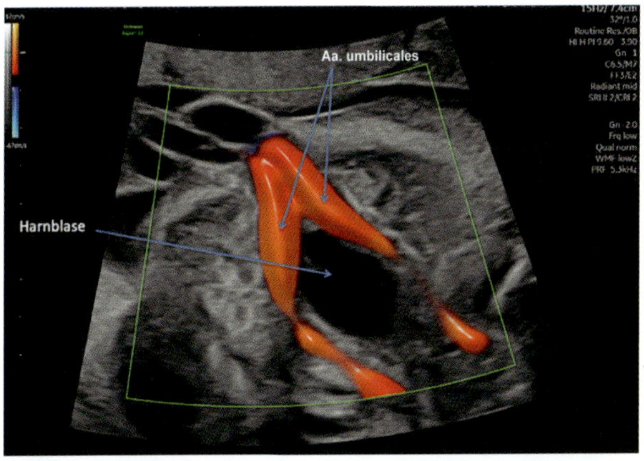

Abb. 8.6 Harnblase: Transversalschnitt, Farbdoppler

Niere: Longitudinalschnitt, b-Bild

Schallkopfführung

- Longitudinalschnitt durch den Mittel- und Unterbauch

Orientierungspunkte

- Nieren im Längsschnitt unterhalb des Zwerchfells als ellipsoide Form darstellbar
- Die Nierenlänge in Millimeter entspricht ca. der Schwangerschaftswoche.
- Mark-Rinden-Differenzierung beider Nieren: echoreichere Rinde, echoärmere Markpyramiden
- Nierenbecken im Zentrum beider Nieren mit echoarmer Struktur

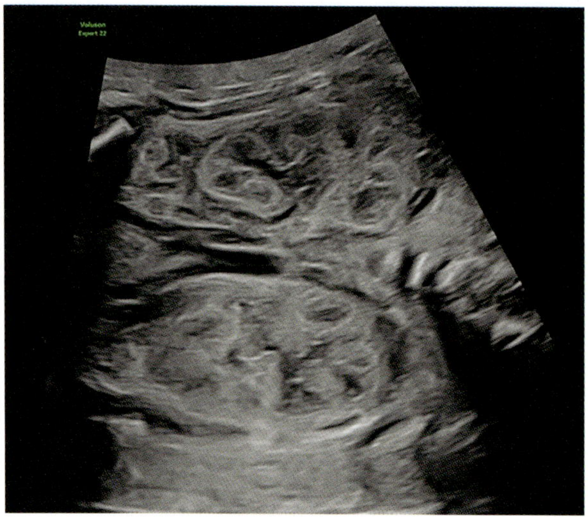

Abb. 8.7 Niere und Harnblase: Longitudinalschnitt

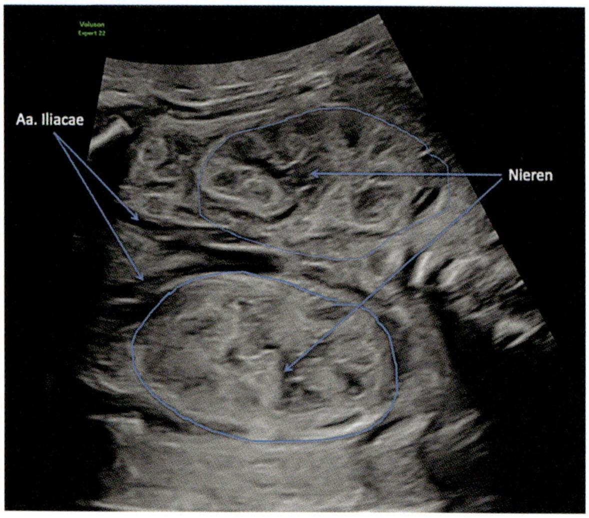

Abb. 8.8 Niere und Harnblase: Longitudinalschnitt

Niere: Longitudinalschnitt, Farbdoppler

Schallkopfführung

- Longitudinalschnitt unterhalb des Zwerchfells
- Positionierung des Dopplerfensters auf Nierenhöhe

Orientierungspunkte

- Nieren beidseits der Aorta als ellipsoide Strukturen darstellbar
- Aorta descendens als zentrales Gefäß (quer verlaufend) mit Aufzweigung in die beiden Aa. iliacae (links)
- Abgang der Nierenarterie im 90°-Winkel nach kranial und kaudal

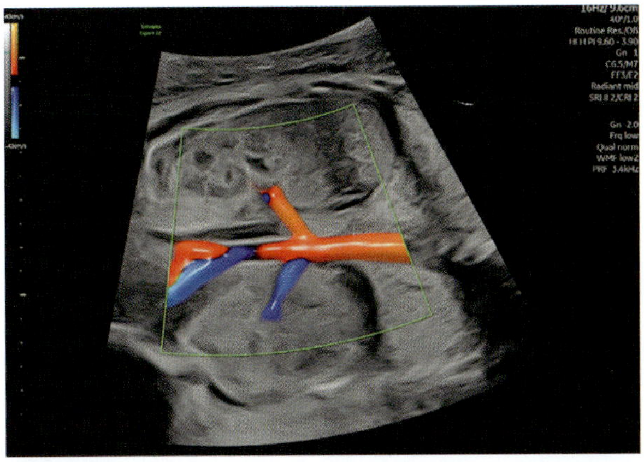

Abb. 8.9 Niere: Longitudinalschnitt, Farbdoppler

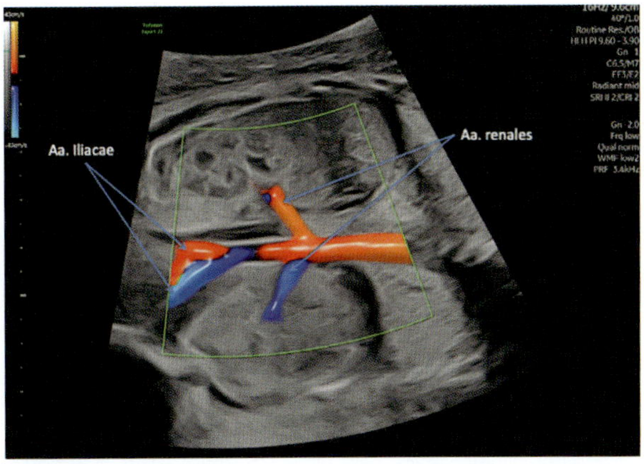

Abb. 8.10 Niere: Longitudinalschnitt, Farbdoppler

8

Äußeres männliches Genitale

Schallkopfführung

- Transversalschnitt von apikal (a)
- Lateralschnitt von apikal (b)

Orientierungspunkte: Transversalschnitt von apikal

- Wirbelsäule dorsal im Querschnitt
- Harnblase zentral als echoarme, runde Struktur
- Penis mittig zwischen den beiden Oberschenkeln

Orientierungspunkte: Lateralschnitt von apikal

- Wirbelsäule dorsal im Längsschnitt
- Harnblase zentral als echoarme, runde Struktur
- Scrotum und Penis unterhalb der Harnblase

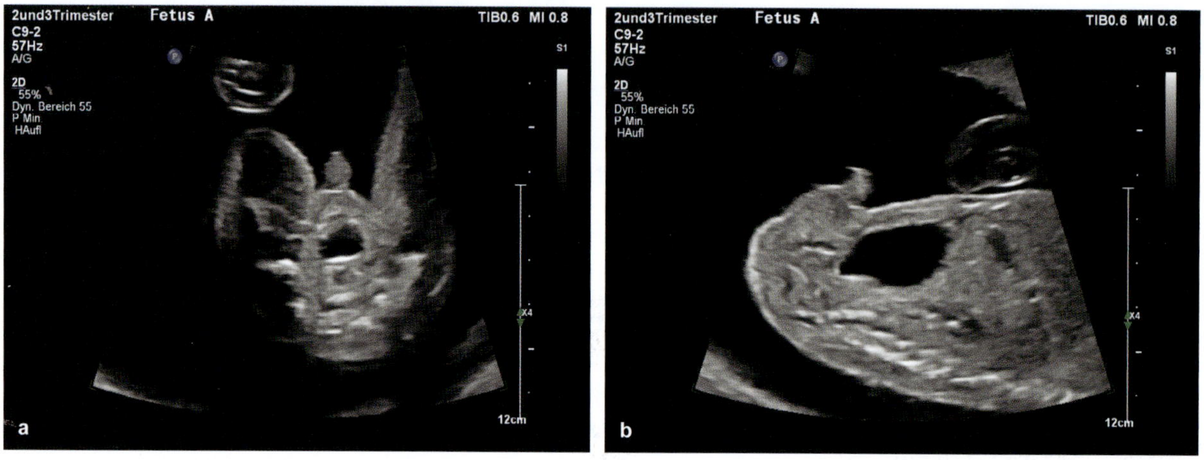

Abb. 8.11 Äußeres männliches Genitale: a) Transversalschnitt, b) Sagittalschnitt

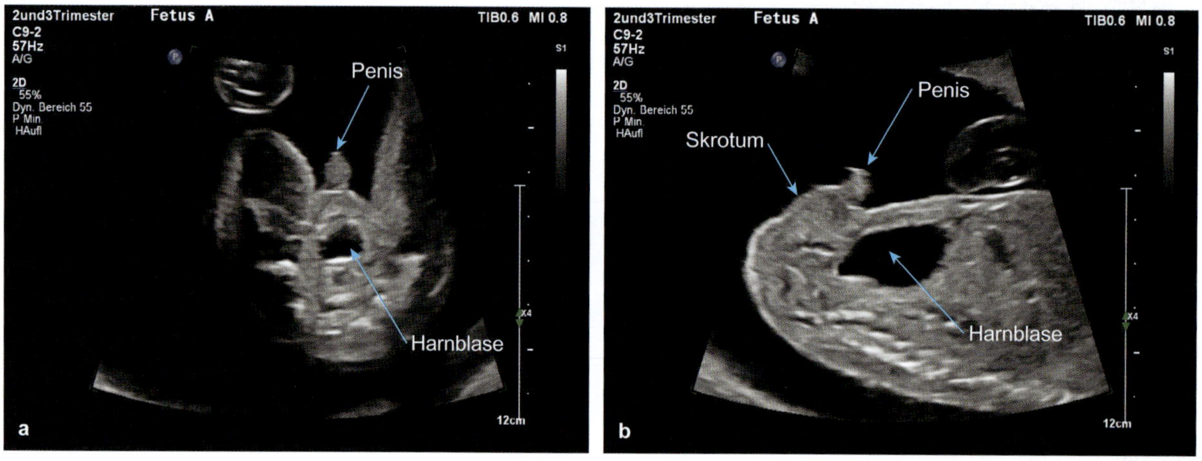

Abb. 8.12 Äußeres männliches Genitale: a) Transversalschnitt, b) Sagittalschnitt

8

Äußeres weibliches Genitale

Schallkopfführung

- Transversalschnitt perineal (a)
- Sagittalschnitt von apikal (b)

Orientierungspunkte (a)

- Transversalschnitt durch das Becken
- Harnblase zentral als echoarme, runde Struktur
- Labien als zwei kleine Vorwölbungen perineal

Orientierungspunkte (b)

- Wirbelsäule dorsal im Längsschnitt
- Harnblase zentral als echoarme, runde Struktur
- Nabelschnuransatz an der Bauchwand
- Klitoris als mittige dritte Vorwölbung perineal

Checkliste

- Darstellung beider Nieren unterhalb der Zwerchfellebene im Quer- und Längsschnitt
- Beurteilung der Mark-Rinden-Differenzierung beider Nieren
- Beurteilung der Nierenbecken
- Ggf. farbdopplersonografische Darstellung der Nierengefäße
- Unter physiologischen Bedingungen sind die Ureteren sonografisch nicht abgrenzbar.
- Darstellung der fetalen Harnblase als echoleere, runde Struktur mit wechselnder Füllung
- Ggf. farbdopplersonografische Darstellung der beiden Umbilikalarterien im Verlauf um die Harnblase, insbesondere zur Differenzierung zystischer Unterbauchstrukturen
- Darstellung des äußeren Genitals

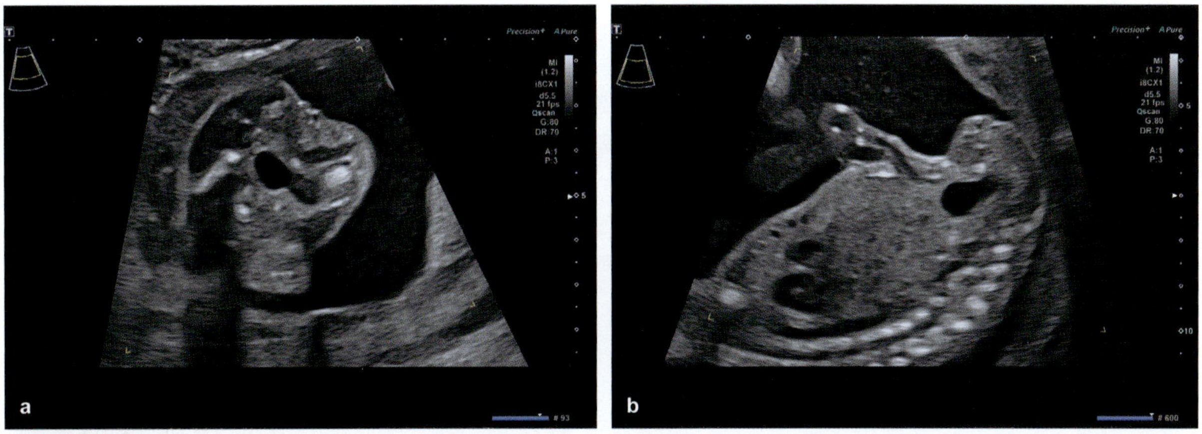

Abb. 8.13 Äußeres weibliches Genitale: a) Transversalschnitt, b) Sagittalschnitt

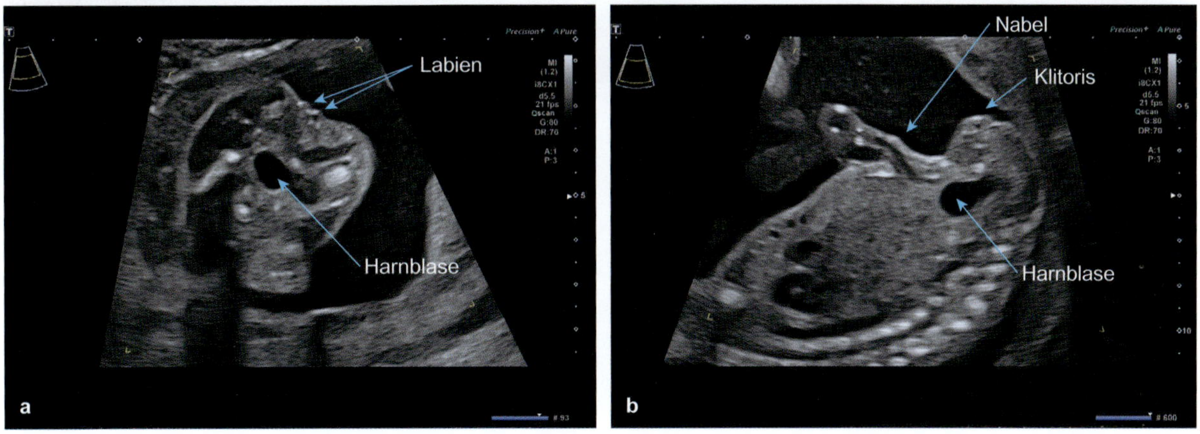

Abb. 8.14 Äußeres weibliches Genitale: a) Transversalschnitt, b) Sagittalschnitt

8.3 Fallbeispiele

Fallbeispiel 1

Klinische Angaben

34-jährige IIG IP in der 23. SSW wird wegen eines Anhydramnion zugewiesen.

Fragen

1. Welche sind mögliche Differenzialdiagnosen bei Anhydramnion?
2. Was sind die echoreichen Strukturen im linken Bild?
3. Wozu erfolgt die Farbdoppleruntersuchung im rechten Bild?
4. Verdachtsdiagnose/Diagnose?
5. Wie ist die Prognose?

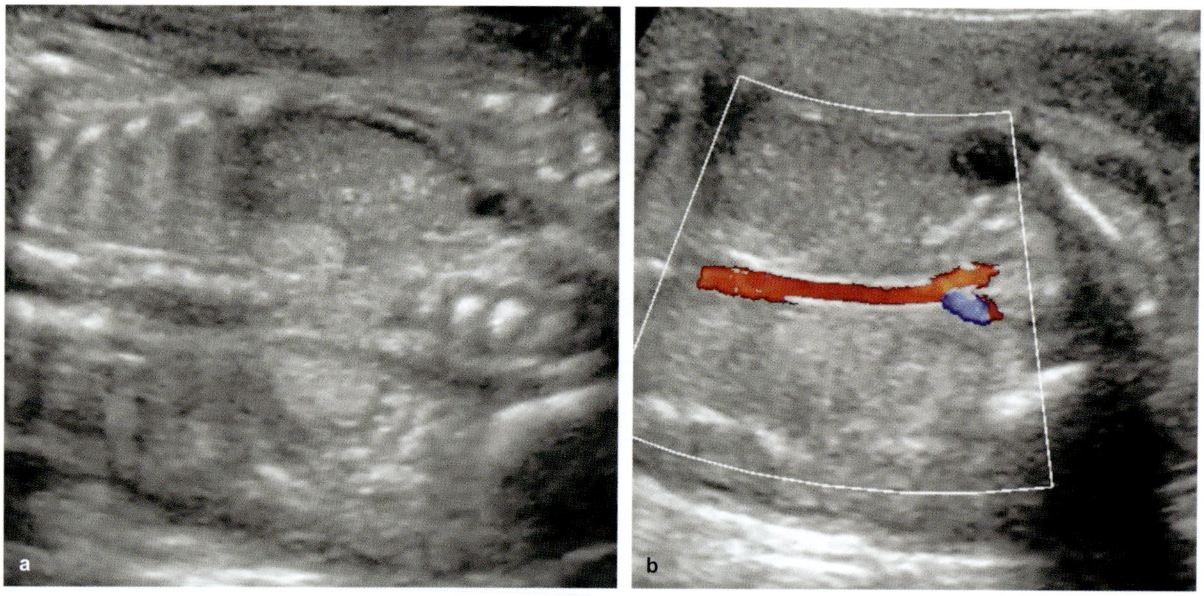

Abb. 8.15 Fallbeispiel 1

Antworten

1. Vorzeitiger Blasensprung, bilaterale Nierenagenesie, bilaterale multizystisch dysplastische oder polyzystische Nierenerkrankung
2. Vergrößerte Nebennieren
3. Darstellung der beiden Nierenarterien
4. Bilaterale Nierenagenesie
5. In der Regel aufgrund der schweren Lungenhypoplasie infaust

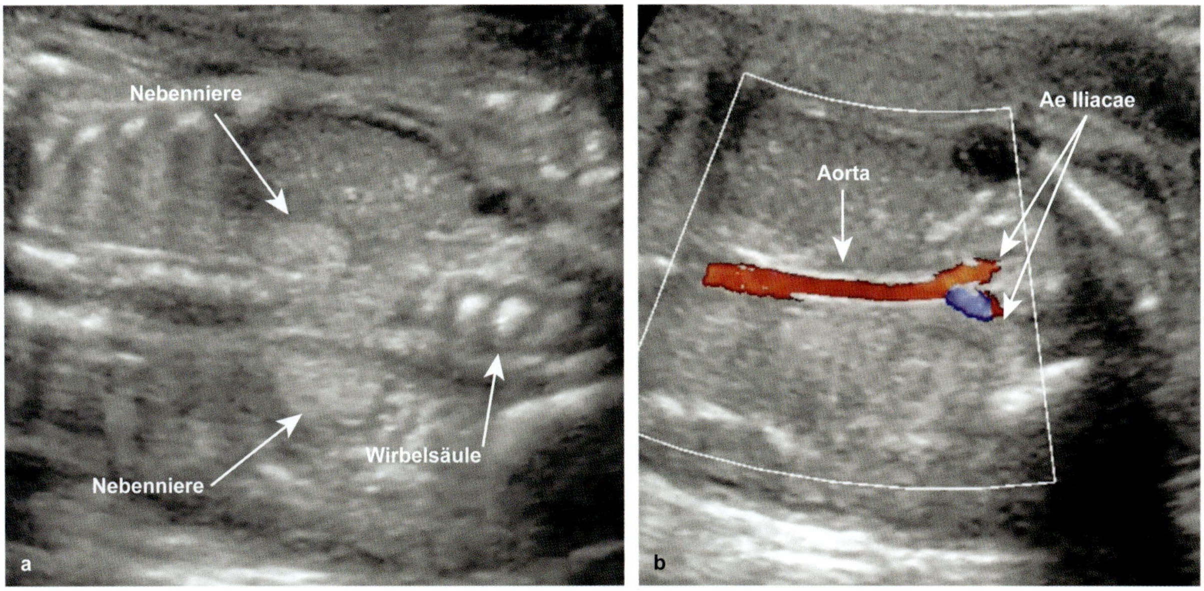

Abb. 8.16 Fallbeispiel 1: bilaterale Nierenagenesie

Typische Hinweiszeichen

- Die fetalen Nieren lassen sich nicht in typischer Position darstellen.
- Die Farbdoppleruntersuchung bestätigt das Fehlen der beiden Nierenarterien.
- Es finden sich häufig vergrößerte Nebennieren (diese weisen kein Nierenbecken und keine typische kortikomedulläre Differenzierung auf!).
- Die Harnblase ist nicht gefüllt.
- Typischerweise Reduktion der Fruchtwassermenge ab ca. 16 SSW mit späterer Ausbildung eines **Anhydramnions,** häufig im Verlauf auch Kardiomegalie und Myokardhypertrophie. Langfristig Thoraxhypoplasie.

DEFINITION

Bilaterale Nierenagenesie

Bilaterales Fehlen der Nierenanlage und des Harnleiters, schwerste Form der CAKUT.

PRAXISTIPP

- Verwendung eines hochauflösenden Ultraschallgeräts
- Einsatz der Farbdopplersonografie zur Darstellung der Nierenarterien
- Ggf. Fruchtwasserauffüllung zur Schaffung besserer Sichtverhältnisse
- Ggf. Fetalblutanalyse (β_2-Mikroglobulin, Cystatin C) zur Bestätigung der fetalen Niereninsuffizienz

MERKE

Abgrenzung der hypertrophen Nebenniere bei bilateraler Nierenagenesie: Diese weist kein Nierenbecken und keine kortikomedulläre Differenzierung auf!

Prognose

In der Regel aufgrund der schweren Lungenhypoplasie infaust. Serielle Fruchtwasserauffüllungen zur Reduzierung der pulmonalen Morbidität sind mit einem hohen Frühgeburtsrisiko behaftet.

Prozedere

Eine Indikation zum Schwangerschaftsabbruch kann bestehen. Alternativ expektatives Vorgehen.

LITERATUR

Strizek B, Gottschalk I, Recker F, Weber E, Flöck A, Gembruch U, Geipel A, Berg C. Vesicoamniotic shunting for fetal megacystis in the first trimester with a Somatex®intrauterine shunt. Arch Gynecol Obstet. 2020 Jul;302(1):133-140. doi: 10.1007/s00404-020-05598-z

Thomas AN, McCullough LB, Chervenak FA, Placencia FX. Evidence-based, ethically justified counseling for fetal bilateral renal agenesis. J Perinat Med, 2017; 26(45): 585–594.

8

Fallbeispiel 2

Klinische Angaben

30-jährige IIG IP wird in der 26. SSW wegen Oligohydramnie zugewiesen. Anamnestisch ein gesundes Kind, konsanguines Paar (Cousin und Cousine), Herkunftsland Tunesien.

Fragen

1. Was ist auf dem Bild zu sehen?
2. Ist die Nierengröße normal?
3. Ist die Echogenität normal?
4. Ist die kortikomedulläre Differenzierung normal?
5. Verdachtsdiagnose/Diagnose?

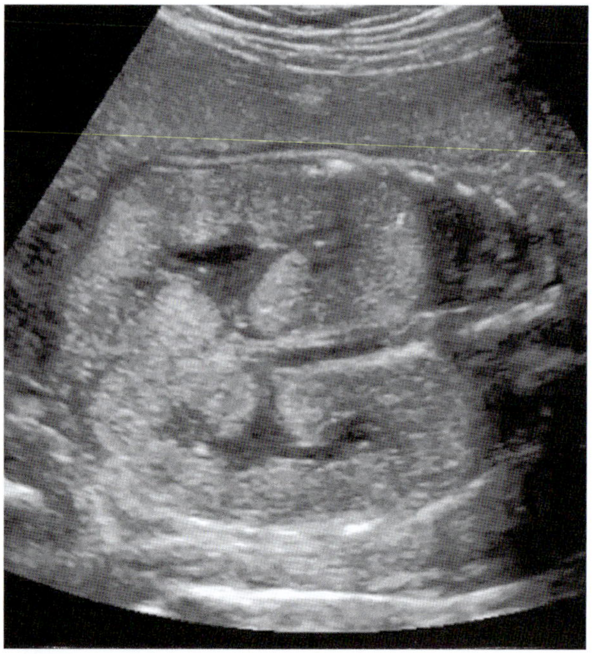

Abb. 8.17 Fallbeispiel 2

Antworten

1. Nieren im Längsschnitt
2. Die Nieren sind stark vergrößert.
3. Die Nieren sind hyperechogen.
4. Nein. Es findet sich eine fehlende kortikomedulläre Differenzierung.
5. Autosomal-rezessive polyzystische Nierenerkrankung (ARPKD)

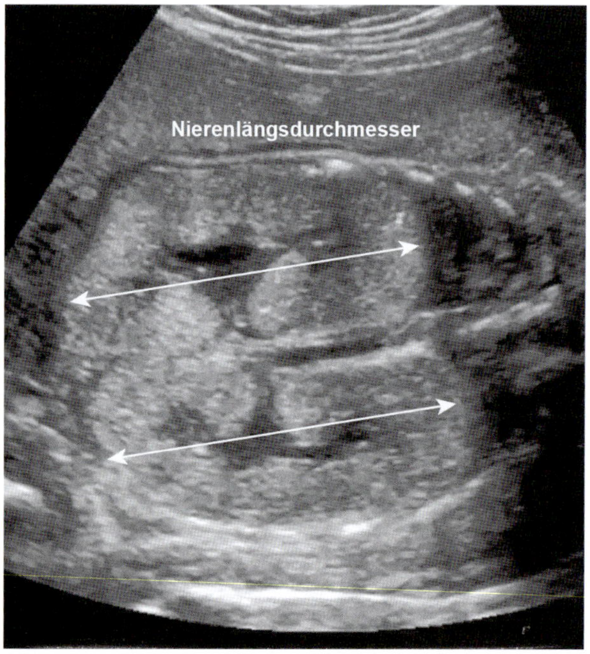

Abb. 8.18 Fallbeispiel 2: autosomal-rezessive polyzystische Nierenerkrankung (ARPKD)

Typische Hinweiszeichen

DEFINITION

Autosomal-rezessive polyzystische Nierenerkrankung (ARPKD)

Bilaterale zystische Nierenerkrankung mit variabler Expressivität, häufig bereits pränatale Manifestation.
- Autosomal-rezessive Erkrankung (Wiederholungsrisiko 25 %)
- Mutationen des PKHD1-Gens

MERKE

Bei der ARPKD weisen die bilateral vergrößerten sonografisch hyperechogenen Nieren (Pfeil) multiple kleine (sonografisch meist nicht sichtbare) Zysten auf („Schwammniere"). Es finden sich ein Nierenbecken und eine fehlende kortikomedulläre Differenzierung!

- Als weitere Ultraschallbefunde sind eine wenig oder nicht gefüllte Harnblase sowie eine Reduktion der Fruchtwassermenge ab dem 2./3. Trimenon zu erwarten.
- Langfristig bei Oligohydramniesequenz: Thoraxhypoplasie

CAVE!

Seltener reverse kortikomedulläre Differenzierung (Mark deutlich echoreicher als Rinde)!

Prognose

Es besteht eine große Variabilität im Krankheitsverlauf. Bei früher pränataler Manifestation mit Anhydramnie ist die Mortalität aufgrund der assoziierten Lungenhypoplasie hoch. Es handelt sich um eine Multisystemerkrankung (Ziliopathie), häufig Niereninsuffizienz bei Geburt, im Kindes- oder Jugendalter.

Prozedere

Interdisziplinäre, insbesondere kindernephrologische und humangenetische Beratung. Die genetische Abklärung wird empfohlen. Eine Indikation zum Schwangerschaftsabbruch kann bestehen. Aufgrund der assoziierten Lungenhypoplasie sollte die Entbindung am Perinatalzentrum erfolgen.

LITERATUR

Kagan KO, Dufke A, Gembruch U. Renal cystic disease and associated ciliopathies. Curr Opin Obstet Gynecol, 2017; 29: 85–94.

Erger F, Brüchle NO, Gembruch U, Zerres K. Prenatal ultrasound, genotype, and outcome in a large cohort of prenatally affected patients with autosomal-recessive polycystic kidney disease and other hereditary cystic kidney diseases. Arch Gynecol Obstet, 2017; 295: 897–906.

Fallbeispiel 3

Klinische Angaben

36-jährige IG 0P wird in der 30. SSW zur Dopplerkontrolle überwiesen. Die Fruchtwassermenge ist normal, die Schwangerschaftsanamnese unauffällig. Der Vater der Patientin sei mit ca. 50 Jahren dialysepflichtig geworden.

Fragen

1. Ist die Nierengröße normal?
2. Ist die Echogenität normal?
3. Ist die kortikomedulläre Differenzierung normal?
4. Welche zusätzliche Untersuchung führen Sie durch?
5. Verdachtsdiagnose/Diagnose?

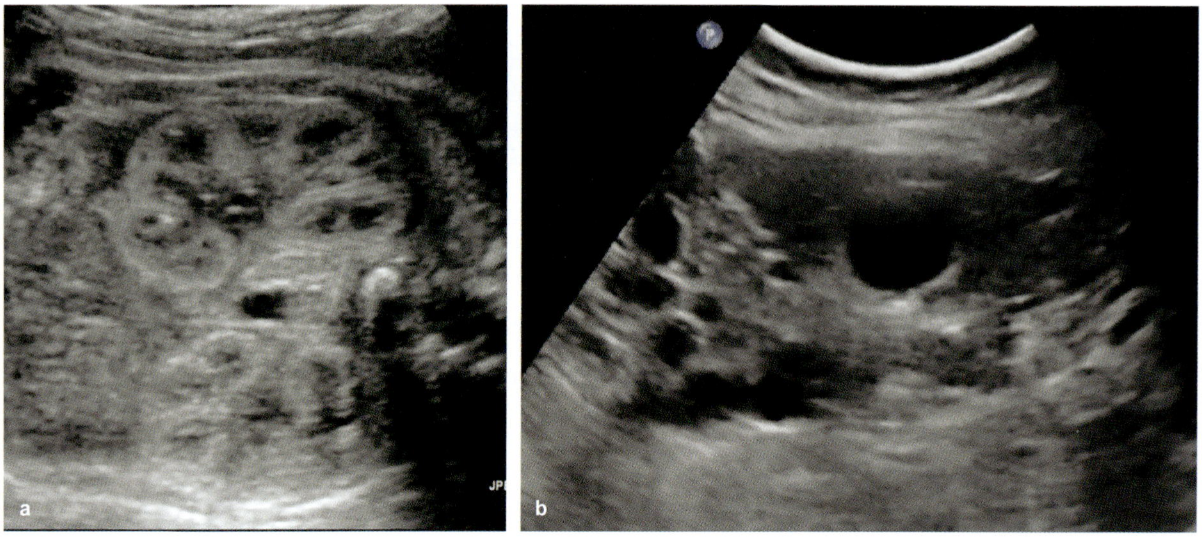

Abb. 8.19 Fallbeispiel 3. a) Fetale Niere. b) Nierensonografie der Eltern.

Antworten

1. Die Nieren sind moderat vergrößert.
2. Die Nieren sind moderat hyperechogen.
3. Es findet sich eine erhöhte kortikomedulläre Differenzierung.
4. Nierensonografie der Eltern (➤ Abb. 8.20b)
5. Autosomal-dominante polyzystische Nierenerkrankung (ADPKD)

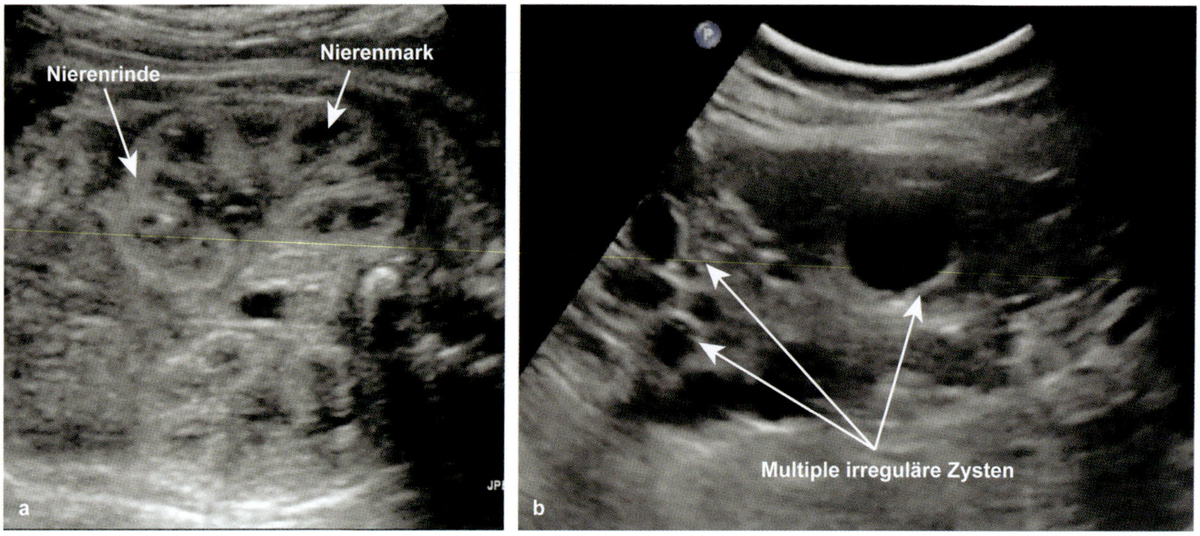

Abb. 8.20 Fallbeispiel 3: autosomal dominante polyzystische Nierenerkrankung (ADPKD). a) Fetale Niere. b) Maternale Nierensonografie.

Typische Hinweiszeichen

- Die fetalen Nieren sind im Längsschnitt bilateral moderat vergrößert und hyperechogen. Es findet sich eine gesteigerte kortikomedulläre Differenzierung.
- Maternale Niere mit moderater Vergrößerung und multiplen Nierenzysten (Pfeil, ➤ Abb. 8.20b) von unterschiedlicher Größe

DEFINITION

Autosomal-dominante polyzystische Nierenerkrankung (ADPKD)

Bilaterale zystische Nierenerkrankung mit variabler Expressivität, selten pränatale Manifestation.

PRAXISTIPP

Bei V. a. ADPKD sind die Familienanamnese und die elterliche Nierensonografie richtungsweisend.

MERKE

- Autosomal-dominante Erkrankung (Wiederholungsrisiko 50 %)
- Mutationen des PKHD1- und PKHD2-Gens

Prognose

Es besteht eine große Variabilität im Krankheitsverlauf. Die Multisystemerkrankung (Ziliopathie) hat den Erkrankungsbeginn häufig zwischen dem 30. und 50. Lebensjahr, langfristig kommt es zur Niereninsuffizienz.

Prozedere

Es wird eine interdisziplinäre, insbesondere humangenetische und (kinder)nephrologische Beratung empfohlen. Gegebenenfalls erfolgt eine genetische Abklärung.

LITERATUR/LEITLINIE

Kagan KO, Dufke A, Gembruch U. Renal cystic disease and associated ciliopathies. Curr Opin Obstet Gynecol, 2017; 29: 85–94.

Erger F, Brüchle NO, Gembruch U, Zerres K. Prenatal ultrasound, genotype, and outcome in a large cohort of prenatally affected patients with autosomal-recessive polycystic kidney disease and other hereditary cystic kidney diseases. Arch Gynecol Obstet, 2017; 295: 897–906.

Fallbeispiel 4

Klinische Angaben

Eine 30-jährige türkische IIIG IIP in der 31. SSW stellt sich wegen zystischem Unterbauchtumor bei äußerem männlichem Genital und unauffälliger Familienanamnese vor.

Fragen

1. Welche Schnittebene ist dargestellt?
2. Was fällt auf?
3. Der Fetus liegt in Schädellage. Welche Seite ist betroffen?
4. Welche Fruchtwassermenge erwarten Sie?
5. Verdachtsdiagnose/Diagnose?

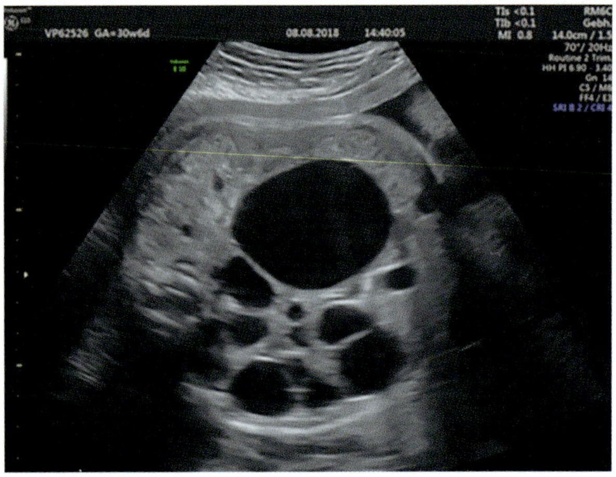

Abb. 8.21 Fallbeispiel 4

Antworten

1. Abdomenquerschnitt unterhalb des Zwerchfells
2. Zystische Raumforderung, die Mittellinie überschreitend, variable Zystengröße
3. Rechts
4. Normal
5. Unilaterale multizystisch-dysplastische Niere

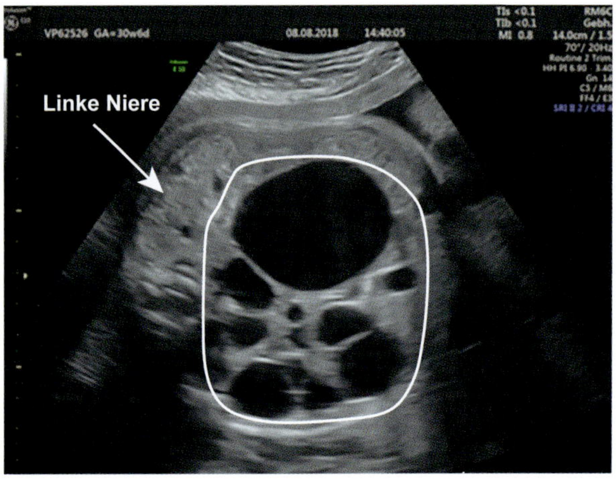

Abb. 8.22 Fallbeispiel 4: multizystisch-dysplastische Niere (MDKD)

Typische Hinweiszeichen

Abdomenquerschnitt unterhalb des Zwerchfells, Fetus in Schädellage. Die linke Niere (Pfeil) kommt unauffällig zur Darstellung. Rechts (umrandet) findet sich in der Fossa renalis eine Raumforderung, die von nicht-kommunizierenden Zysten unterschiedlicher Größe gebildet wird. Die MCDK ist vergrößert und weist kein Nierenbecken und keine kortikomedulläre Differenzierung auf.

Normale Fruchtwassermenge und Harnblasenfüllung. Häufig ist die kontralaterale Niere kompensatorisch leicht vergrößert.

DEFINITION

Multizystisch-dysplastische Niere (MDKD)

Meist unilaterale zystische Nierenerkrankung mit Zysten variabler Größe.

MERKE

- Abgrenzung zur Hydronephrose mit Hydroureter: Die MCDK weist kein Nierenbecken und keinen Ureter auf, die Mark-Rinden-Struktur ist aufgehoben!
- Abgrenzung zur ARPKD: Die MCDK kommt überwiegend (ca. 80 %) unilateral vor!

CAVE!

Zirka 40 % assoziierte urogenitale Fehlbildungen aus dem Formenkreis der CAKUT!

Prognose

Bei **unilateraler MCDK** ohne Begleitfehlbildungen ist die Prognose gut, ansonsten hängt sie vom Befund der kontralateralen Seite ab.

Bei **bilateraler MCDK** ist die Prognose aufgrund von Anhydramnie und Lungenhypoplasie in der Regel infaust.

Prozedere

Eine interdisziplinäre, insbesondere kinderurologische Beratung wird empfohlen.

LITERATUR

Balasundaram M, Chock VY, Wu HY, Blumenfeld YJ, Hintz SR. Predictors of poor neonatal outcomes in prenatally diagnosed multicystic dysplastic kidney disease. J Perinatol, 2018; 38: 658–664.

Kara A, Gurgoze MK, Aydin M, Koc ZP. Clinical features of children with multicystic dysplastic kidney. Pediatr Int, 2018; 60: 750–754.

Fallbeispiel 5

Klinische Angaben

28-jährige IG 0P. Die Zuweisung erfolgt in der 27. SSW wegen Anhydramnion. Bisher fand keine Schwangerschaftsvorsorge in Deutschland statt, Konsanguinität (Cousin und Cousine), Herkunftsland Albanien.

Fragen

1. Was sehen Sie in ➤ Abb. 8.23a?
2. Ist die kortikomedulläre Differenzierung normal (➤ Abb. 8.23a)?
3. Die durchgeführte Feindiagnostik zeigt eine zusätzliche Hirnfehlbildung (➤ Abb. 8.23b). Welche?
4. Bei der gezielten Untersuchung der Hände fällt eine weitere Fehlbildung auf. Welche würden Sie bei diesem Krankheitsbild erwarten?
5. Verdachtsdiagnose/Diagnose?

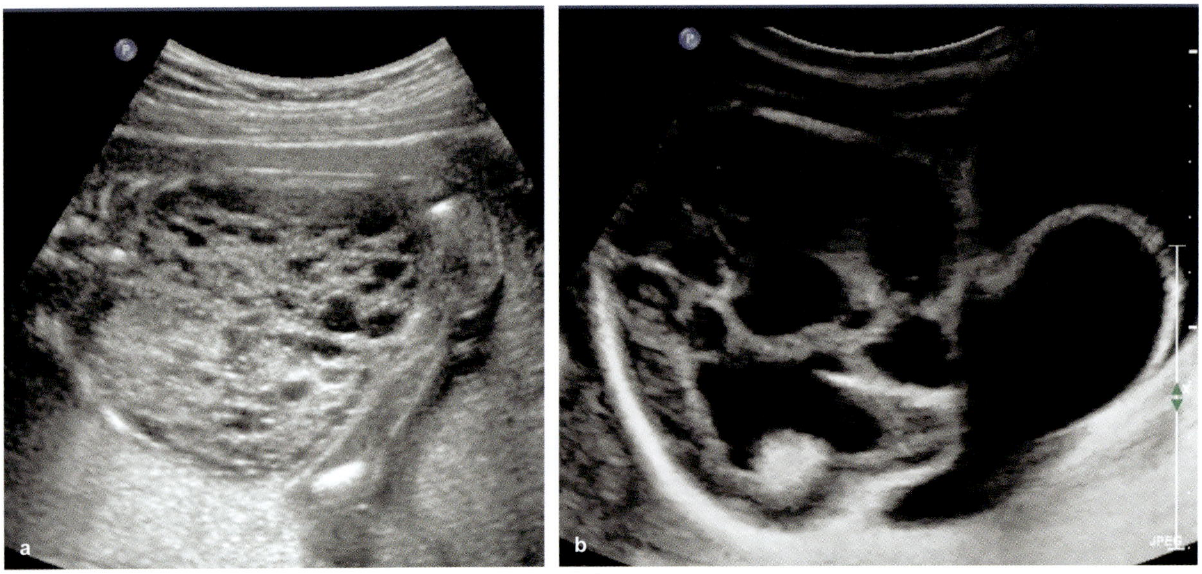

Abb. 8.23 Fallbeispiel 5.

Antworten

1. Längsschnitt der Nieren. Diese sind bilateral massiv vergrößert und zystisch verändert.
2. Es findet sich keine normale kortikomedulläre Differenzierung.
3. Enzephalozele
4. Postaxiale Hexadaktylie
5. Meckel-Gruber-Syndrom

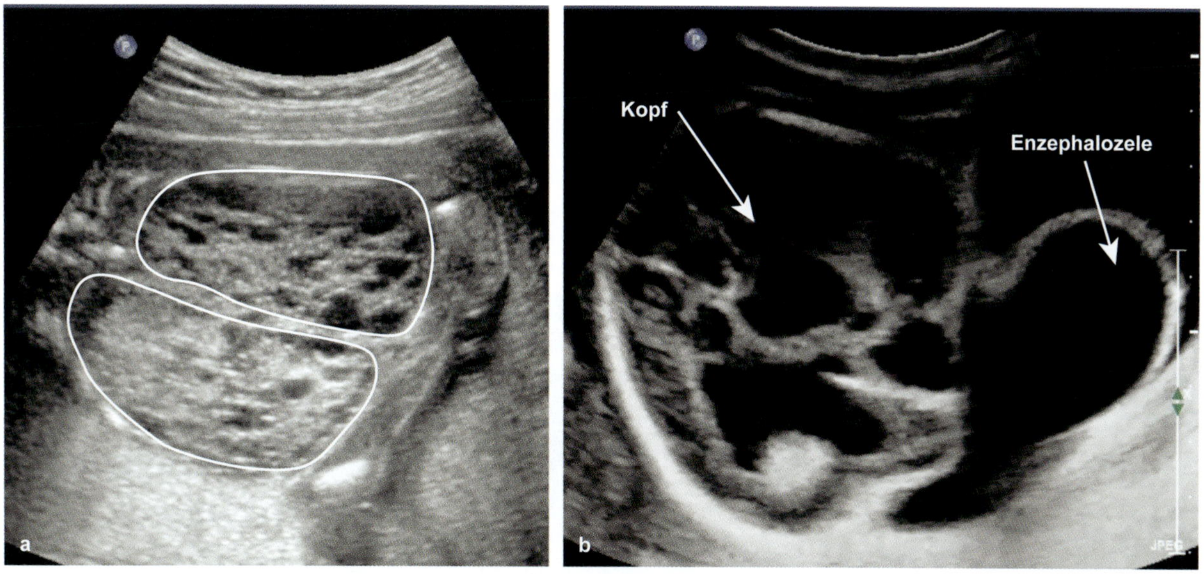

Abb. 8.24 Fallbeispiel 5: Meckel-Gruber-Syndrom (MGS). a) Längsschnitt Nieren. b) Schädel.

Typische Hinweiszeichen

- ➤ Abb. 8.24a: Die fetalen Nieren (umrandet) sind bilateral massiv vergrößert und hyperechogen. Es finden sich multiple Zysten und keine kortikomedulläre Differenzierung. Harnblasenfüllung und Fruchtwassermenge sind nicht vorhanden.
- ➤ Abb. 8.24b: Defekt der Schädelkalotte okzipital (Enzephalozele)

DEFINITION

Meckel-Gruber-Syndrom (MGS)

Bilaterale zystische Nierenerkrankung mit massiv vergrößerten hyperechogenen Nieren sowie verschiedenen Organfehlbildungen.
- Autosomal-rezessive Erkrankung (Wiederholungsrisiko 25 %)
- Mutationen des MKS1-, MKS2- und MKS3-Gens

PRAXISTIPP

Bei V. a. MGS sind die Familienanamnese und die gezielte Feindiagnostik richtungsweisend

MERKE

Klassische Trias:
- Bilaterale Zystennieren in > 95 %
- Okzipitale Enzephalozele in 60–80 %
- Postaxiale Polydaktylie in 55–75 %

Prognose

Die Prognose ist infaust. Häufig entwickelt sich schon ab der 16. SSW eine Oligohydramnie. Multisystemerkrankung (Ziliopathie).

Prozedere

Eine interdisziplinäre, insbesondere humangenetische Beratung wird empfohlen. Ein Schwangerschaftsabbruch kann indiziert sein.

LITERATUR

Erger F, Brüchle NO, Gembruch U, Zerres K. Prenatal ultrasound, genotype, and outcome in a large cohort of prenatally affected patients with autosomal-recessive polycystic kidney disease and other hereditary cystic kidney diseases. Arch Gynecol Obstet, 2017; 295: 897–906.

Kagan KO, Dufke A, Gembruch U. Renal cystic disease and associated ciliopathies. Curr Opin Obstet Gynecol, 2017; 29: 85–94.

8

Fallbeispiel 6

Klinische Angaben

30-jährige IG 0P. Die Zuweisung erfolgt in der 26. SSW wegen V. a. Thoraxhypoplasie bei einer Femurlänge < 5. Perzentile, Fruchtwasser in der oberen Norm. Schwangerschaftsverlauf und Anamnese sind unauffällig.

Fragen

1. Was fällt auf in ➤ Abb. 8.25a?
2. Weisen die Nieren ein Nierenbecken auf (➤ Abb. 8.25a)?
3. Die durchgeführte Feindiagnostik zeigt einen Thoraxlängsschnitt (➤ Abb. 8.25b). Welche Diagnose stellen Sie?
4. Bei der gezielten Untersuchung der Hände fällt eine weitere Fehlbildung auf (➤ Abb. 8.25c). Welche?
5. Verdachtsdiagnose/Diagnose?

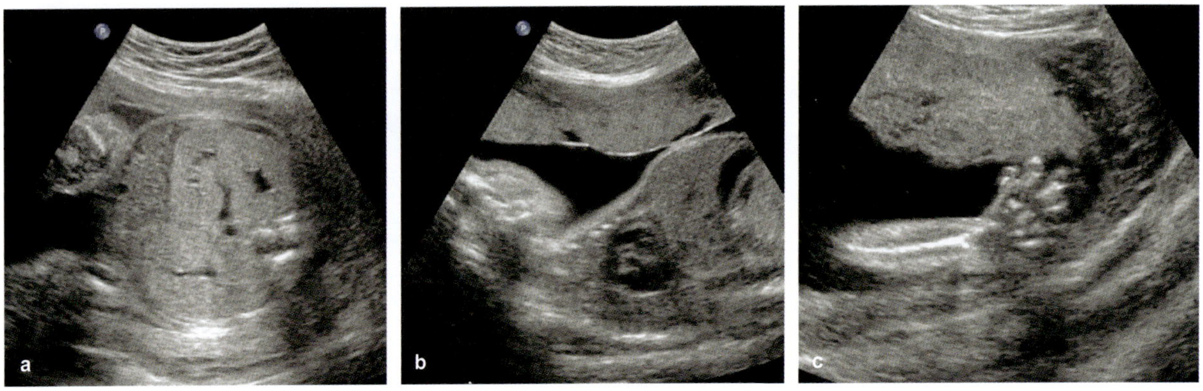

Abb. 8.25 Fallbeispiel 6. a) Nieren im Querschnitt. b) Thoraxlängsschnitt. c) Hände.

Antworten

1. Querschnitt der Nieren. Diese sind bilateral vergrößert und hyperechogen.
2. Ja
3. Thoraxhypoplasie
4. Postaxiale Hexadaktylie
5. V. a. Jeune-Syndrom

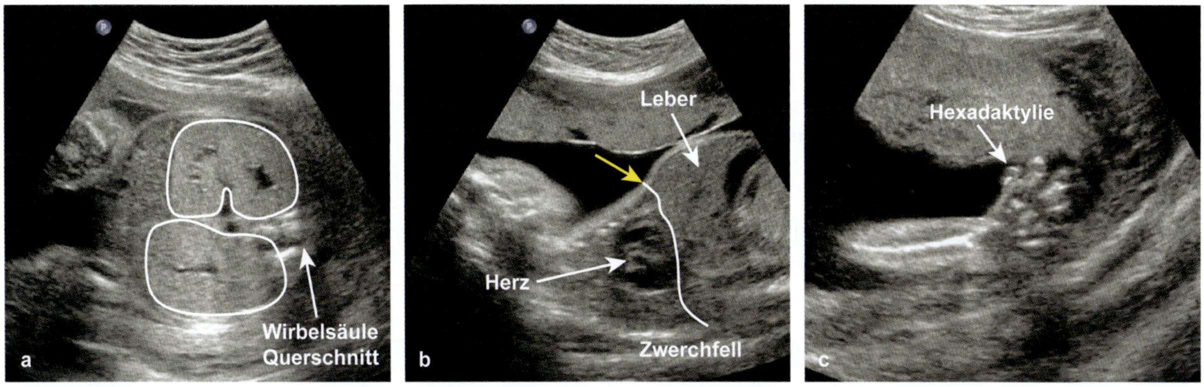

Abb. 8.26 Fallbeispiel 6: Jeune-Syndrom (asphyxierende Thoraxdysplasie). a) Nieren im Querschnitt. b) Thoraxlängsschnitt. c) Hände.

Typische Hinweiszeichen

- ➢ Abb. 8.26a: Die fetalen Nieren sind bilateral vergrößert und hyperechogen.
- ➢ Abb. 8.26b: im Längsschnitt (Kopf links) ausgeprägte Thorax/Abdomendiskrepanz; Kalibersprung vom dysplastischen Thorax zum Abdomen (gelber Pfeil)
- ➢ Abb. 8.26c: postaxiale Hexadaktylie mit einem überzähligen Finger ulnar (Pfeil)

DEFINITION

Jeune-Syndrom (asphyxierende Thoraxdysplasie)

Skelettdysplasie, die mit zystischen Nierenveränderungen einhergehen kann.

- Autosomal-rezessive Erkrankung (Wiederholungsrisiko 25 %)
- Molekulargenetische Mutationsanalyse, z. B. IFT80 (3q25.33), DYNC2H1 (11q22.3), WDR19 (4p14) und TTC21B (2q24.3)

PRAXISTIPP

Leitsymptome sind die Thoraxdysplasie und Verkürzung der Extremitätenknochen.

MERKE

Typische sonografische Hinweiszeichen:

- Variable Thoraxdysplasie, kurze Rippen
- Variable Verkürzung der langen Extremitätenknochen
- Bilaterale Zystennieren in ca. 20 %
- Postaxiale Polydaktylie in ca. 20 %

Prognose

Die Prognose ist sehr variabel und hängt vor allem vom Ausmaß der Thoraxhypoplasie ab. Es handelt sich um eine Multisystemerkrankung (Ziliopathie).

Prozedere

Interdisziplinäre Beratung. Eine genetische Diagnostik ist angeraten. Die Entbindung sollte wegen der zu erwartenden Lungenhypoplasie am Perinatalzentrum erfolgen.

LITERATUR

Kagan KO, Dufke A, Gembruch U. Renal cystic disease and associated ciliopathies. Curr Opin Obstet Gynecol, 2017; 29: 85–94.

Erger F, Brüchle NO, Gembruch U, Zerres K. Prenatal ultrasound, genotype, and outcome in a large cohort of prenatally affected patients with autosomal-recessive polycystic kidney disease and other hereditary cystic kidney diseases. Arch Gynecol Obstet, 2017; 295: 897–906.

8

Fallbeispiel 7

Klinische Angaben

34-jährige IG 0P wird in der 26. SSW wegen wiederholt nicht darstellbarer fetaler Harnblase zugewiesen. Die Fruchtwassermenge ist normal, die Schwangerschaftsanamnese unauffällig.

Fragen

1. Welche Parameter beurteilen Sie aufgrund der Zuweisungsdiagnose gezielt?
2. ➤ Abb. 8.27a stellt den Verlauf der Nabelschnurarterien im Becken dar. Ist die Harnblase normal gefüllt?
3. ➤ Abb. 8.27b zeigt ein männliches Genital. Ist die Penislänge normal?
4. ➤ Abb. 8.27b stellt außerdem die Nabelschnurinsertion an der Bauchwand dar. Ist diese normal?
5. Verdachtsdiagnose/Diagnose?

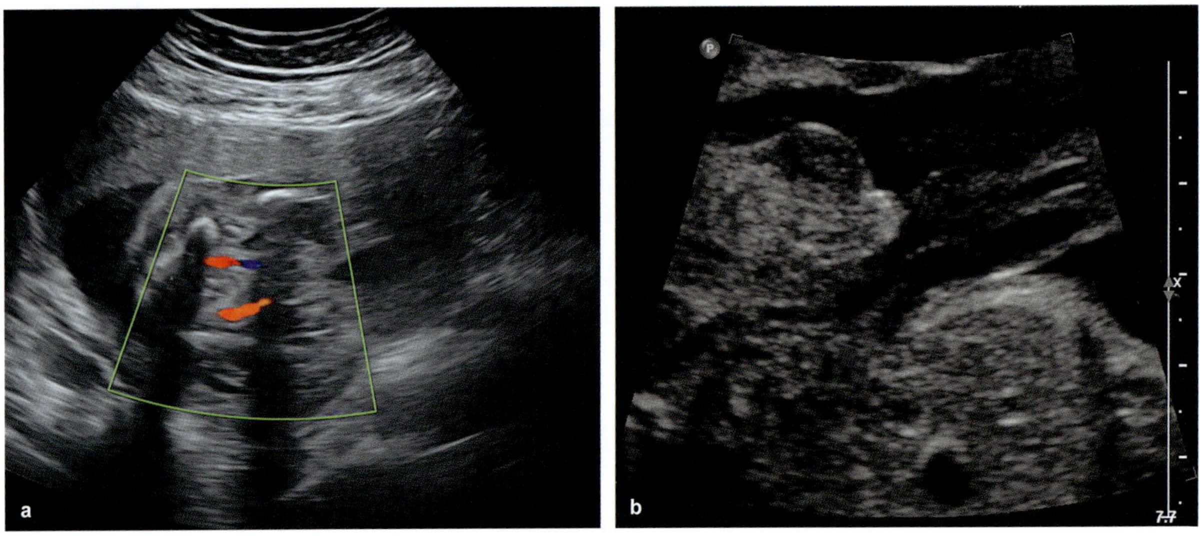

Abb. 8.27 Fallbeispiel 7. a) Farbdoppler Nabelschnurarterie. b) Männliches Genital, Nabelschnurinsertion an der Bauchwand.

Antworten

1. Fruchtwassermenge; Darstellbarkeit, Größe sowie Echogenität beider Nieren, Darstellbarkeit der Harnblase
2. Nein
3. Nein. Der Penisschaft erscheint deutlich zu kurz.
4. Nein. Die Insertion der Nabelschnur liegt tiefer als gewöhnlich.
5. Blasenekstrophie-Epispadie-Komplex

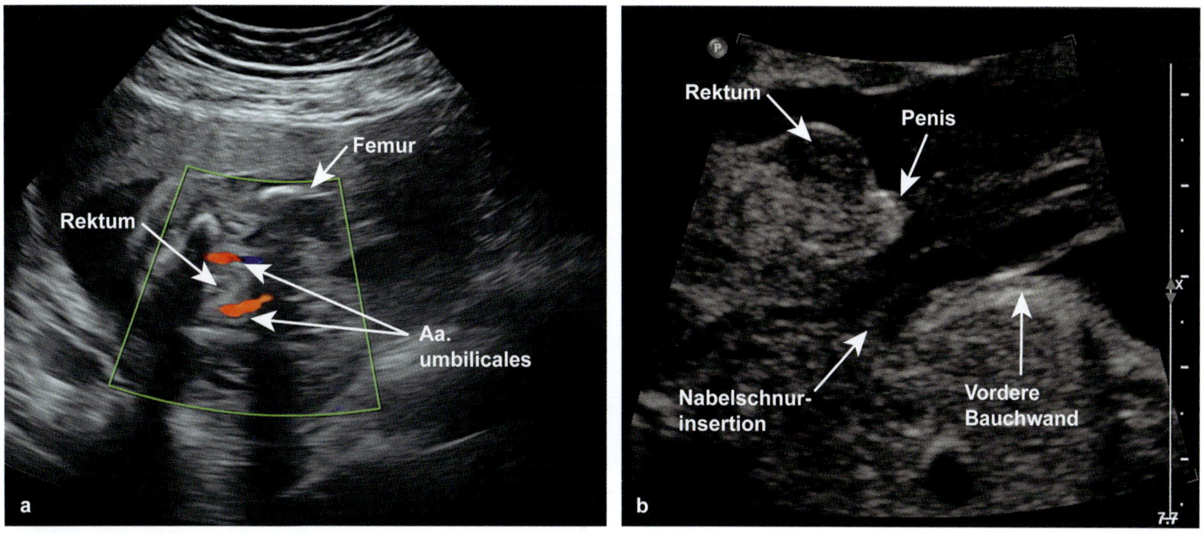

Abb. 8.28 Fallbeispiel 7: Blasenekstrophie-Epispadie. a) Farbdoppler Nabelschnurarterie. b) Männliches Genital, Nabelschnurinsertion an der Bauchwand.

Typische Hinweiszeichen

- ➤ Abb. 8.28a: Die Harnblase lässt sich nicht-flüssigkeitsgefüllt zwischen den beiden Nabelschnurarterien darstellen.
- ➤ Abb. 8.28b: Epispadie. Obere Harnröhrenspaltung mit Mündung der Harnröhre an der Oberseite des Penis sowie tiefere Insertion der Nabelschnur am Oberrand der ekstrophierten Blase.

DEFINITION

Blasenekstrophie-Epispadie-Komplex

Zur Bauchwand hin offen liegende Harnblase bei Spaltbildung der Symphyse und ggf. bei Jungen vorliegender Spaltbildung der Harnröhre (Epispadie) sowie bei Mädchen zweigeteilter Klitoris und gespaltener Harnröhre.

PRAXISTIPP

Bei einer dauerhaft nicht gefüllten Harnblase bei normaler Fruchtwassermenge und normal darstellbaren Nieren besteht der V. a. eine Blasenekstrophie.

CAVE!

Selten kann ein flüssigkeitsgefüllter Enddarm eine vorhandene Harnblase vortäuschen.

Prognose

Postnatal erfolgt eine chirurgische Rekonstruktion von Blase und äußerem Genital. Häufig sind Folgeeingriffe erforderlich. Mögliche Langzeitprobleme sind: Harninkontinenz, rezidivierende Entzündungen, sexuelle Dysfunktion.

Prozedere

Eine interdisziplinäre Beratung wird empfohlen.

LITERATUR

Mallmann MR, Mack-Detlefsen B, Reutter H, Pohle R, Gottschalk I, Geipel A, Berg C, Boemers TM, Gembruch U. Isolated bladder exstrophy in prenatal diagnosis.
Arch Gynecol Obstet. 2019;300:355-363

8

Fallbeispiel 8

Klinische Angaben

25-jährige IG 0P in der 20 + 1 SSW stellt sich zur Feindiagnostik vor.

Fragen

1. Was fällt auf?
2. Verdachtsdiagnose/Diagnose?
3. Weiteres Vorgehen?
4. Was sind mögliche Differenzialdiagnosen?

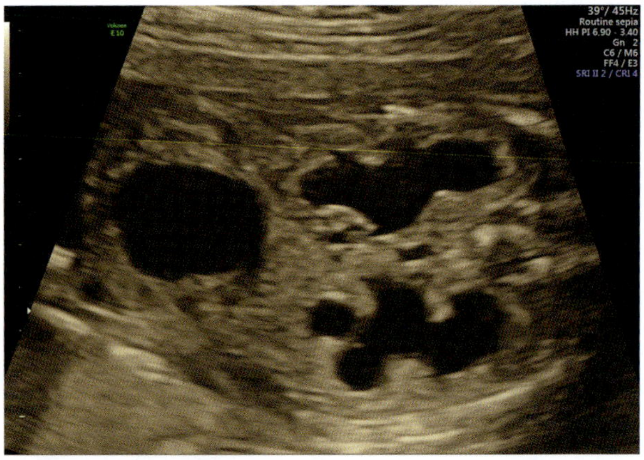

Abb. 8.29 Fallbeispiel 8

Antworten

1. Die Nierenbecken sind beidseits erweitert, die Ureteren sind nicht darstellbar, die Harnblase ist normal groß.
2. Hydronephrose bei bilateraler subpelviner Obstruktion (ureteropelvic junction obstruction, UPJO)
3. 2- bis 3-wöchige sonografische Kontrollen, um bei ausgeprägten Befunden und/oder Oligohydramnie je nach Schwangerschaftsalter eine vorzeitige Entbindung veranlassen zu können.
4. Ureterovesikale Obstruktion (mit Megaureteren), vesikoureteraler Reflux (Hydronephrose und Megaureteren miktionsabhängig), Urethraobstruktion (mit Megazystis und Megaureteren)

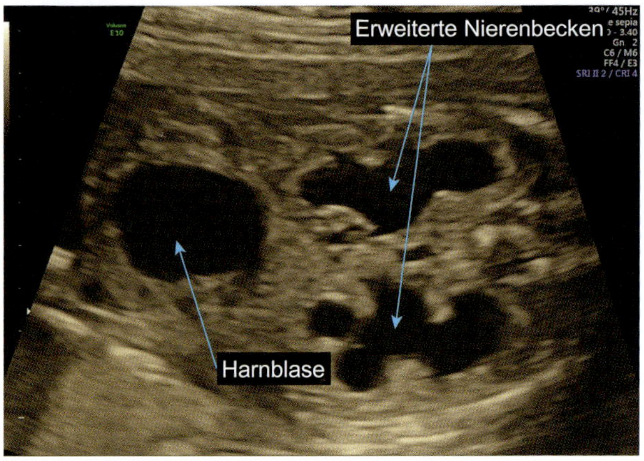

Abb. 8.30 Fallbeispiel 8

Typische Hinweiszeichen

Es findet sich eine pathologische **Hydronephrose** mit Nierenbeckenerweiterung, aber unauffälligem Harnblasendurchmesser und fehlender Darstellung der Ureteren.

DEFINITION

Schweregrade der fetalen Hydronephrose gemäß der Society of Fetal Urology

Grad	Nierenbecken/Kelche	Parenchym
0	Unauffällig	Unauffällig
I	Leichte Nierenbeckendilatation (Pyelektasie)	Unauffällig
II	Mittelgradige Nierenbeckendilatation, Beginnende Kelchdilatation	Unauffällig
III	Nierenbeckendilatation überschreitet Organgrenze, ausgeprägte Kelchdilatation	Unauffällig
IV	Wie III	Ausgedünnt

Prognose

Bei Nierenbeckenerweiterung anteroposterior >10 mm und/oder Nierenbeckendiameter-Cortex-renalis-Relation > 0,5 und/oder Kelcherweiterung ist die subpelvine Obstruktion die häufigste Ursache und spontane Remissionen sind selten. Die Prognose bezüglich der postnatalen Nierenfunktion hängt stärker vom Manifestationszeitpunkt als von der Ausprägung ab: Bilaterale komplette Obstruktionen im ersten Trimenon führen zu multizystisch dysplastischen Nieren, unvollständige Obstruktionen im zweiten Trimenon führen zu unterschiedlich schweren renalen Dysplasien oder Urinomen, Obstruktionen im dritten Trimenon führen zwar zu Hydronephrosen aber nicht zu renalen Dysplasien.

Unilaterale Befunde haben eine gute Prognose, auch wenn die Nierenfunktion auf der betroffenen Seite eingeschränkt ist.

PRAXISTIPP

Die postnatale Ultraschalluntersuchung ist erst nach dem 4. Lebenstag sinnvoll, da die neonatale Urinproduktion verzögert einsetzt. Auch die Retentionswerte sind postnatal aufgrund der transplazentaren Clearance erst nach 48 h zu verwerten.

Prozedere

Bei unilateralen Befunden sollte jegliche Intervention unterbleiben. Bei bilateralen Befunden empfehlen sich 2- bis 3-wöchige sonografische Kontrollen, um bei ausgeprägten Befunden und/oder Oligohydramnie die Retentionswerte mittels Punktion der Nierenbecken oder Fetalblutentnahme bestimmen zu können. Bei erhaltener Nierenfunktion könnte dann eine Shunteinlage erfolgen oder je nach Schwangerschaftsalter eine vorzeitige Entbindung. Bei erloschener Nierenfunktion sollte die Schwangerschaft möglichst bis in Terminnähe fortgesetzt werden, da dies eine Peritonealdialyse erleichtert.

LITERATUR

Gembruch U. Niere und Urogenitaltrakt. In: Gembruch U, Hecher K, Steiner H (Hrsg.). Ultraschalldiagnostik in Geburtshilfe und Gynäkologie. Berlin: Springer, 2. Aufl. 2018. S. 295–359.

Fallbeispiel 9

Klinische Angaben

31-jährige IIG IP in der 25. SSW wird mit mehreren Zysten im Abdomen des Fetus zugewiesen. Die Fruchtwassermenge ist unauffällig.

Fragen

1. Was fällt auf?
2. Verdachtsdiagnose/Diagnose?
3. Weiteres Vorgehen?
4. Was sind mögliche Differenzialdiagnosen?

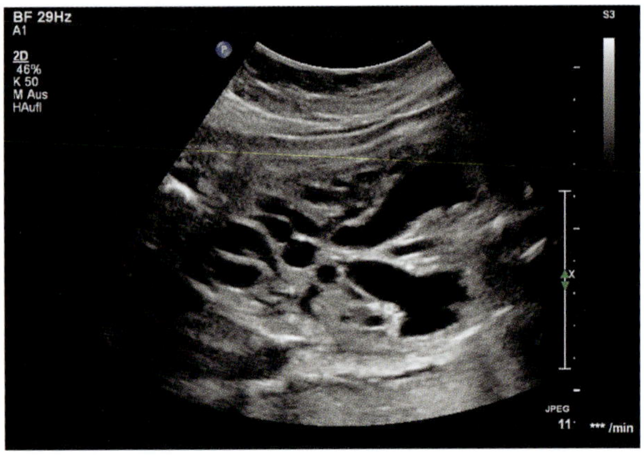

Abb. 8.31 Fallbeispiel 9

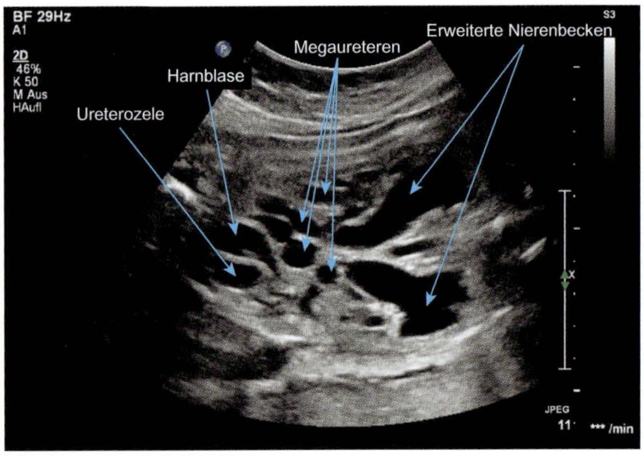

Abb. 8.32 Fallbeispiel 9

Antworten

1. Bilaterale massive Hydronephrose mit Dilatation des Nierenbecken über die Organgrenzen der Niere hinaus, bilaterale Megaureteren, normalgroße Harnblase mit innen liegender zystischer Struktur
2. Bilaterale Doppelnierenanlagen mit Ureterozele
3. Bei normaler Fruchtwassermenge keine Indikation zur intrauterinen Intervention
4. Hydronephrose anderer Genese, insbesondere vesikoureteraler Reflux und ureterovesikale Obstruktion

Typische Hinweiszeichen

Es findet sich eine bilaterale massive Hydronephrose mit Dilatation des Nierenbecken über die Organgrenzen der Niere hinaus, bilaterale Megaureteren, eine normalgroße Harnblase mit innen liegender zystischer Struktur. Bei diesem Feten liegen bilaterale Ureterozelen vor. Während der Miktion und bei Ureterperistaltik ändert sich die Größe der Zelen rasch. Fast immer handelt es sich um eine Doppelnierenanlage (in diesem Fall beidseitig).

DEFINITION

Der **Ureterozele** liegt eine Dilatation des intramukösen Ureteranteils zugrunde, der sich konsekutiv in die Harnblase vorwölbt. Fast immer liegt dabei eine Doppelnierenanlage vor und ein ektop mündender Ureter. Die meisten Befunde sind unilateral.

Prognose

Bei unilateralen Befunden und bei unauffälliger Fruchtwassermenge ist die Prognose günstig. Bei bilateralen Befunden oder unilateralen Zelen, die so ausgeprägt sind, dass sie das kontralaterale Ureterostium mit obstruieren, sollte intrauterin interveniert werden. Mögliche Therapieoptionen sind Shunteinlagen und fetoskopisch gesteuerte Perforation mittels Laser.

Prozedere

2- bis 3-wöchige Kontrollen, um im Falle einer schweren bilateralen Obstruktion mit Oligohydramnie eine intrauterine Intervention veranlassen zu können.

LITERATUR

Gembruch U. Niere und Urogenitaltrakt. In: Gembruch U, Hecher K, Steiner H (Hrsg.). Ultraschalldiagnostik in Geburtshilfe und Gynäkologie. Berlin: Springer, 2. Aufl. 2018. S. 295–359.

Fallbeispiel 10

Klinische Angaben

38-jährige IIG IP in der 23. SSW wird mit Verdacht auf bilaterale Hydronephrose zugewiesen. Es besteht ein Anhydramnion.

Fragen

1. Was fällt auf?
2. Verdachtsdiagnose/Diagnose?
3. Weiteres Vorgehen?
4. Was sind mögliche Differenzialdiagnosen?

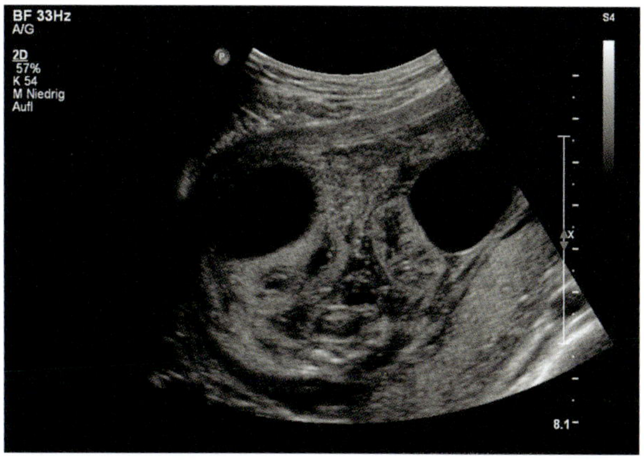

Abb. 8.33 Fallbeispiel 10

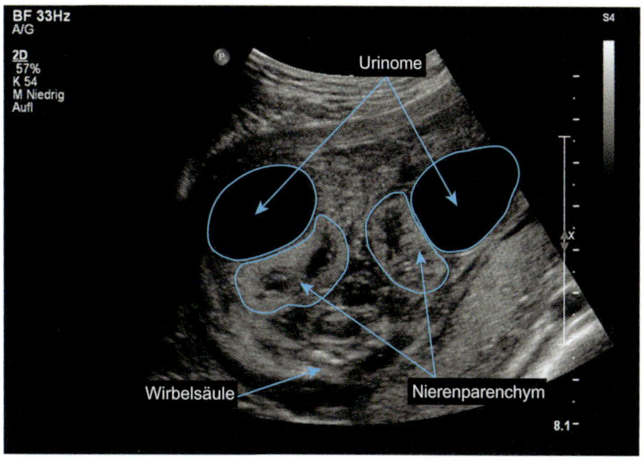

Abb. 8.34 Fallbeispiel 10

Antworten

1. Bilaterale große echoleere kreisrunde zystische Raumforderungen, die die Nieren nach medial verdrängen. Das Nierenparenchym ist hyperechogen.
2. Bilaterale Urinome im Rahmen einer subpelvinen Obstruktion.
3. Eine intrauterine Shunteinlage verbessert die Chancen nur unwesentlich, da Urinome im Rahmen schwerer und früh manifester subpelviner Obstruktionen auftreten und damit sehr häufig bereits mit einer renalen Dysplasie vergesellschaftet sind.
4. Bilaterale Hydronephrose (sichtbares Kelchsystem), bilaterale Nebenniereneinblutung (nicht echoleer, normale Fruchtwassermenge), Ovarialzysten (meist unilateral, normale Fruchtwassermenge), dilatierte Darmschlingen (nicht symmetrisch, normale Fruchtwassermenge)

Typische Hinweiszeichen

Bilateral finden sich große echoleere kreisrunde zystische Raumforderungen, die die Nieren nach medial verdrängen. Das Nierenparenchym ist hyperechogen. Es besteht ein schweres Oligohydramnion.

DEFINITION

Bei **Urinomen** ist das Nierenparenchym infolge einer meist subpelvinen Abflussstörung eingerissen und der Urin hat sich in den perirenalen Raum ergossen, der durch die Gerota-Faszie begrenzt wird.

Prognose

Zwar entlastet der Abfluss des Urins in das Urinom die Kompression des Nierenparenchyms und eine weitere Druckschädigung wird vermieden. Allerdings treten Urinome meist im Rahmen schwerer und früh manifester subpelviner Obstruktionen auf und sind damit sehr häufig bereits mit einer renalen Dysplasie vergesellschaftet. Dies macht auch eine intrauterine Intervention wenig sinnvoll. Die Prognose ist somit ungünstig.

Prozedere

Eine intrauterine Shunteinlage verbessert die Chancen nur unwesentlich, da Urinome im Rahmen schwerer und früh manifester subpelviner Obstruktionen auftreten und damit sehr häufig bereits mit einer renalen Dysplasie vergesellschaftet sind.

Durch die Bestimmung von β_2-Mikroglobulin und Cystatin C aus Fetalblut kann eine terminale Niereninsuffizienz verifiziert werden.

LITERATUR

Gembruch U. Niere und Urogenitaltrakt. In: Gembruch U, Hecher K, Steiner H (Hrsg.). Ultraschalldiagnostik in Geburtshilfe und Gynäkologie. Berlin: Springer, 2. Aufl. 2018. S. 295–359.

Simonini C, Strizek B, Strömer A, Gembruch U, Geipel A. Prenatal diagnosis and outcome of fetal urinomas in relation to the underlying etiology. Prenat Diagn. 2023; 44:138–147.

Fallbeispiel 11

Klinische Angaben

34-jährige IG 0P in der 13 + 5 SSW kommt mit einer Raumforderung im fetalen Abdomen zur weiterführenden Diagnostik.

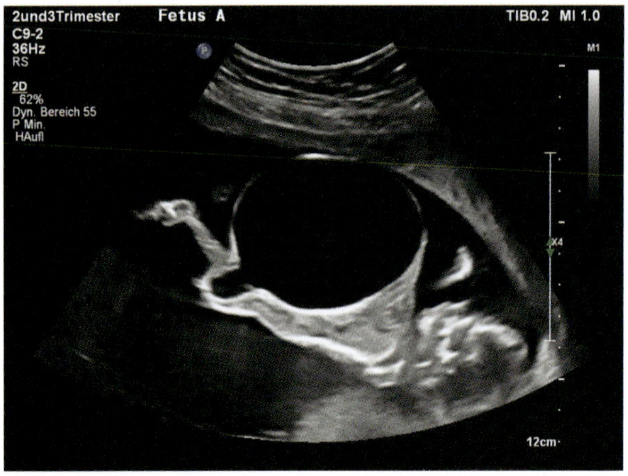

Abb. 8.35 Fallbeispiel 11

Fragen

1. Was fällt auf?
2. Verdachtsdiagnose/Diagnose?
3. Weiteres Vorgehen?
4. Was sind mögliche Differenzialdiagnosen?

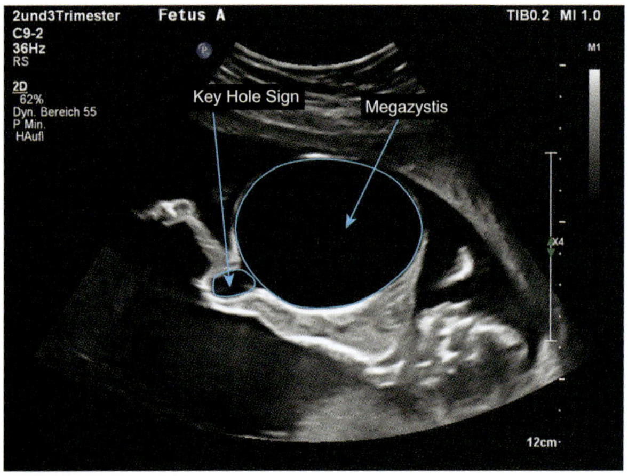

Abb. 8.36 Fallbeispiel 11

Antworten

1. Die Harnblase des Feten ist massiv dilatiert. Nach kaudal verjüngt sich die Harnblase schlauchförmig, sodass ein Schlüssellochphänomen resultiert.
2. LUTO (lower urinary tract obstruction) mit konsekutiver Megazystis aufgrund einer Urethralklappe oder Urethralatresie
3. Shunteinlage oder vesikoamniale Shunteinlage
4. Kloakenfehlbildung, Prune-Belly-Syndrom, Megazystis-Mikrokolon-intestinale Hypoperistaltik-Syndrom

Typische Hinweiszeichen

Die Harnblase des Fetus ist massiv dilatiert und mündet nach kaudal in einem länglichen Fortsatz, sodass das Bild eines Schlüssellochs **(Key Hole Sign)** entsteht. Die Fruchtwassermenge ist noch unauffällig, da in dieser frühen Woche der Anteil des Urins an der Fruchtwassermenge noch vernachlässigbar ist.

PRAXISTIPP

Bei männlichen Feten mit Megazystis liegen meist posteriore Urethralklappen vor, bei weiblichen Feten meist komplexere urogenitale Fehlbildungen wie Urethralatresie und Kloakenfehlbildungen

Prognose

Die **Megazystis** < 15 mm Durchmesser hat eine hohe Spontanremissionsrate und ist in über 20 % der Fälle mit Aneuploidien vergesellschaftet, vor allem wenn eine erweiterte Nackentransparenz vorliegt. Befunde > 15 mm haben keine Remissionstendenz, sind seltener mit Aneuploidien vergesellschaftet und führen unbehandelt zu einem Anhydramnion mit konsekutiver Lungenhypoplasie und zur Nierendysplasie.

Prozedere

Serielle Vesikozentesen mit späterer Implantation konventioneller Shuntsysteme sind möglich, führen aber selten zum Erhalt der Nierenfunktion, da die Druckschädigung der Nephrone bereits im ersten Trimenon einsetzt. Moderne Shuntsysteme können über eine 18 g Nadel bereits im ersten Trimenon eingesetzt werden. Diese Behandlungsmethode ist allerdings bisher wenig erprobt und daher als experimentell anzusehen.

LITERATUR

Gembruch U. Niere und Urogenitaltrakt. In: Gembruch U, Hecher K, Steiner H (Hrsg.). Ultraschalldiagnostik in Geburtshilfe und Gynäkologie. Berlin: Springer, 2. Aufl. 2018. S. 295–359.

Strizek B, Spicher T, Gottschalk I, Böckenhoff P, Simonini C, Berg C, Gembruch U, Geipel A. Vesicoamniotic Shunting before 17 + 0 Weeks in Fetuses with Lower Urinary Tract Obstruction (LUTO): Comparison of Somatex vs. Harrison Shunt Systems. J Clin Med. 2022; 11:2359.

Fallbeispiel 12

Klinische Angaben

35-jährige IG 0P 20 + 3 SSW wird mit Omphalozele zugewiesen.

Fragen

1. Was fällt auf?
2. Verdachtsdiagnose/Diagnose?
3. Weiteres Vorgehen?
4. Was sind mögliche Differenzialdiagnosen?

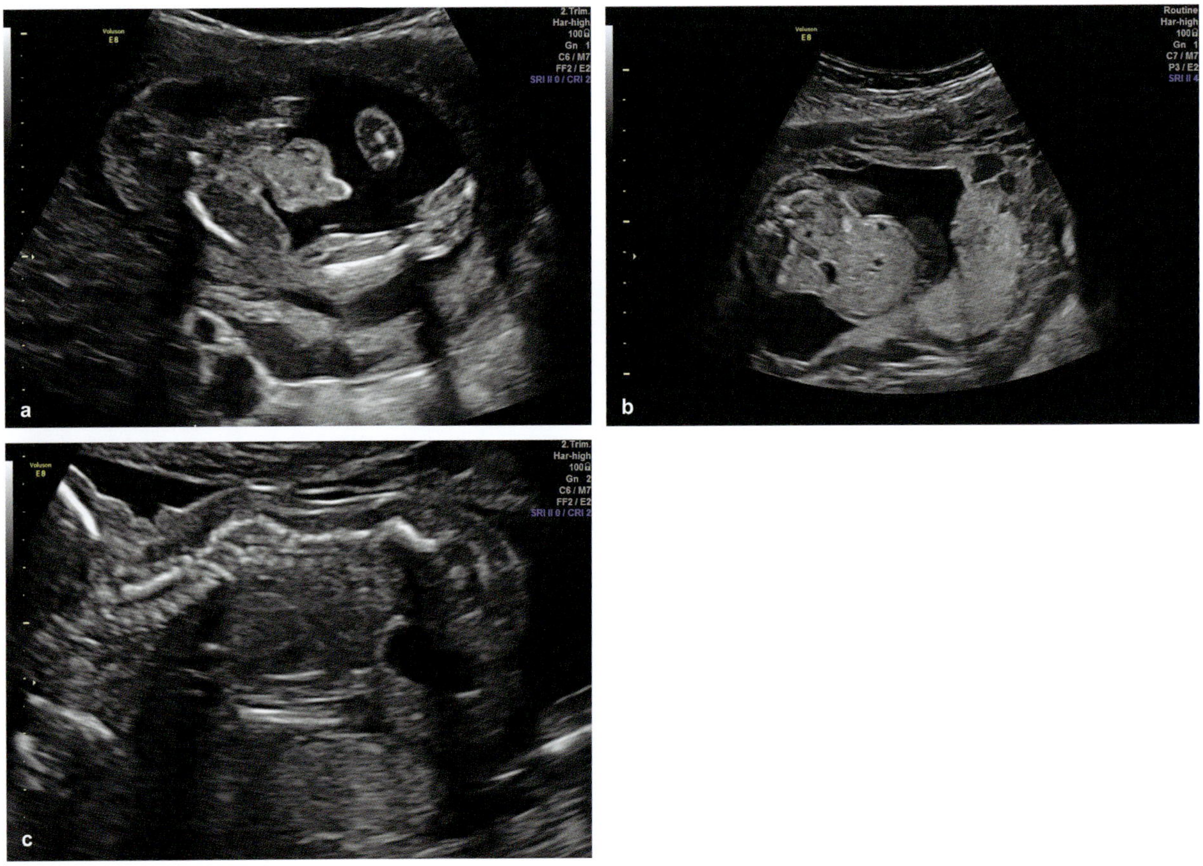

Abb. 8.37 Fallbeispiel 12

Antworten

1. In der Genitalregion findet sich eine atypische Struktur, eine große Omphalozele mit Magen, Darm und Leber als Inhalt, die Wirbelsäule weist einen Gibbus sowie eine sakrale Agenesie auf.
2. OEIS (omphalocele, extrophy of the cloaca, imperforate anus, spinal defect)
3. Interdisziplinäre Beratung durch Kinderchirurgen und Neurochirurgen
4. VACTERL-Assoziation, Aneuploidien

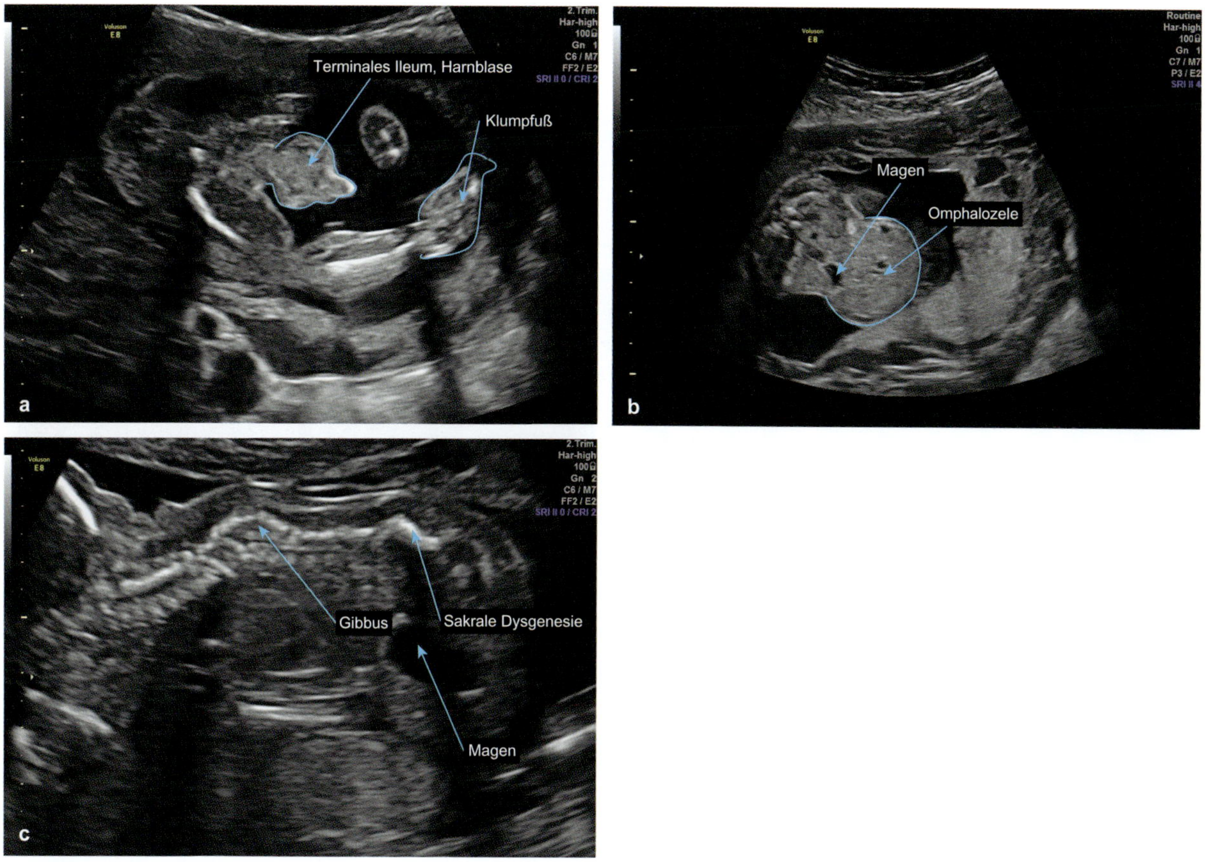

Abb. 8.38 Fallbeispiel 12

Typische Hinweiszeichen

Große tief sitzende Omphalozele, Blasenekstrophie mit Prolaps des Ileums (elephant trunk), Schmetterlingswirbel mit Gibbus-Bildung, Klumpfuß und sakrale Dysgenesie

DEFINITION

O Omphalozele
E Blasenekstrophie
I Imperforierter Anus
S Spina bifida

Prognose

Die Behandlung ist durch die Vielzahl der Befunde äußerst komplex und zieht multiple Folgeeingriffe nach sich. Insgesamt ist die Prognose extrem ungünstig. Ein interdisziplinärer Ansatz ist unerlässlich.

Prozedere

Eine intrauterine Therapieoption besteht nicht. Das Paar sollte umfassend von allen betroffenen Disziplinen beraten werden. Auch eine psychosoziale Beratung muss angeboten werden.

LITERATUR

Gembruch U. Niere und Urogenitaltrakt. In: Gembruch U, Hecher K, Steiner H (Hrsg.). Ultraschalldiagnostik in Geburtshilfe und Gynäkologie. Berlin: Springer, 2. Aufl. 2018. S. 295–359.

Fallbeispiel 13

Klinische Angaben

34-jährige IG 0P in der 37. SSW stellt sich mit einem linksseitigen zystischen Unterbauchtumor des Fetus vor.

Fragen

1. Was fällt auf?
2. Verdachtsdiagnose/Diagnose?
3. Weiteres Vorgehen?
4. Was sind mögliche Differenzialdiagnosen?

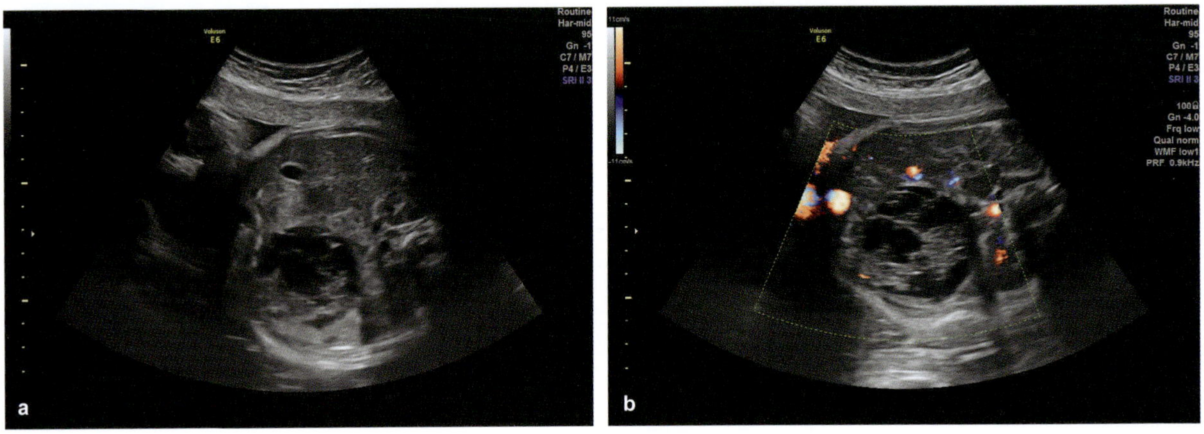

Abb. 8.39 Fallbeispiel 13

Antworten

1. Im Transversalschnitt des unteren Abdomens zeigt sich ein linksseitiger zystischer Unterbauchtumor ohne Perfusion.
2. Eingeblutete Ovarialzyste
3. Spontanresolution abwarten, sonografische Kontrolle in der Neugeborenenperiode
4. Nebenniereneinblutung, mesoblastisches Nephrom, Neuroblastom, Wilmstumor

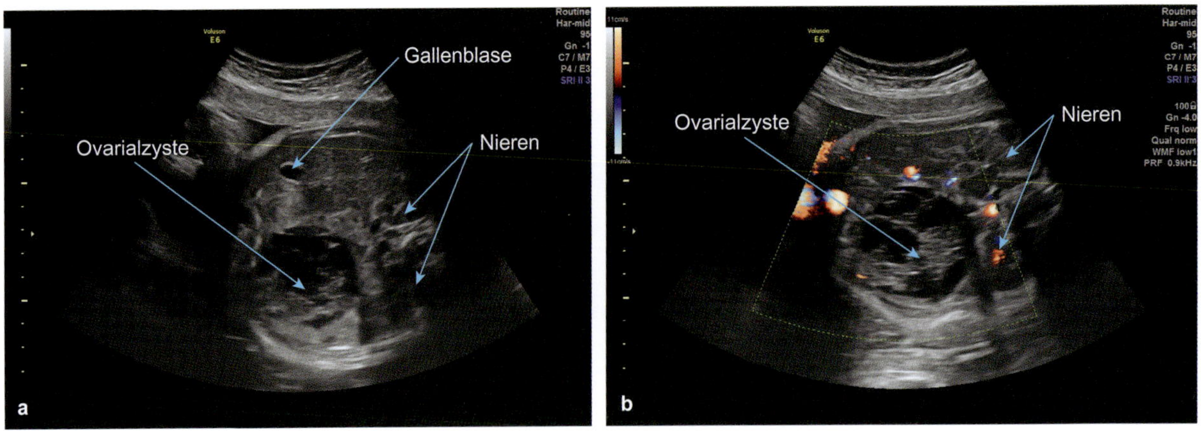

Abb. 8.40 Fallbeispiel 13

Typische Hinweiszeichen

Ovarialzysten treten bei weiblichen Feten durch Stimulation mit fetalem FSH, maternalem Östrogen oder plazentarem HCG auf und sind klar von Nieren, Nebennieren und Harnblase abgrenzbar. Sie sind meist einseitig, anechogen und glattwandig ohne Binnenstrukturen. Nach Torsion oder Einblutung können Spiegelbildungen oder Septierungen auftreten; man spricht dann von komplexen Ovarialzysten.

PRAXISTIPP

Bei fetalen abdominalen Zysten zunächst Geschlechtsdifferenzierung und dann Abgrenzung von Nieren, Nebennieren und Harnblase anstreben.

Prognose

Anechogene Zysten bilden sich postnatal in > 50 % der Fälle spontan zurück, mache sogar bereits in utero. Zysten > 40 mm und komplexe Zysten erhöhen die Wahrscheinlichkeit einer postnatalen Intervention.

Prozedere

Manche Autoren empfehlen ab einer Zystengröße > 40 mm eine intrauterine Punktion, um einer Torsion vorzubeugen. Allerdings ist die Rezidivrate mit 40 % hoch.

LITERATUR

Bascietto F et al. Outcome of fetal ovarian cysts diagnosed on prenatal ultrasound examination: systematic review and meta-analysis. Ultrasound in Obstetrics & Gynecology, 2017; 50(1): 20–31.

Gembruch U. Niere und Urogenitaltrakt. In: Gembruch U, Hecher K, Steiner H (Hrsg.). Ultraschalldiagnostik in Geburtshilfe und Gynäkologie. Berlin: Springer, 2. Aufl. 2018. S. 295–359.

Fallbeispiel 14

Klinische Angaben

28-jährige IG 0P stellt sich in der 30. SSW wegen fetalem Aszites vor.

Fragen

1. Was fällt auf?
2. Verdachtsdiagnose/Diagnose?
3. Weiteres Vorgehen?
4. Was sind mögliche Differenzialdiagnosen?

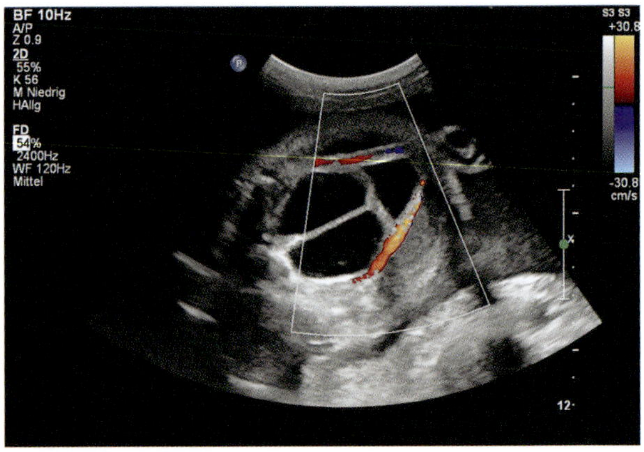

Abb. 8.41 Fallbeispiel 14

Antworten

1. Im Transversalschnitt des Beckens zeigen sich ein septierter und flüssigkeitsgefüllter Hohlraum dorsal der Harnblase und ein hyperechogener Aszites.
2. Hydrometrokolpos bei Vagina duplex und Uterus didelphys. Der massive echogene Aszites spricht für das Vorliegen einer Kloake oder eines persistierenden Sinus urogenitalis.
3. Expektatives Management. Versuch der pränatalen Differenzierung zwischen Sinus urogenitalis und Kloake (Darmbeteiligung, Enterolithiasis, Analatresie!). Aufklärung der werdenden Eltern über die nachgeburtlich zu erwartenden operativen Schritte.
4. Abgrenzung von syndromalem Hydrometrokolpos im Rahmen eines McKusik-Kaufman oder eines Bardet-Biedl Syndroms (Herzfehler, Hexadaktylie).

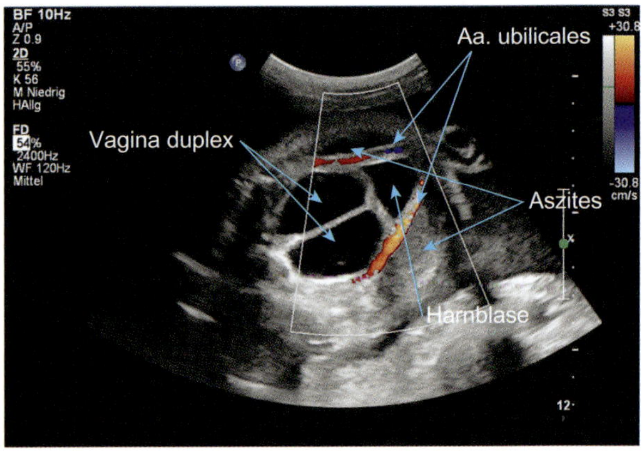

Abb. 8.42 Fallbeispiel 14

Typische Hinweiszeichen

Beim **Hydrokolpos** imponiert ein einkammeriger, zystischer Befund hinter der Harnblase Beim **Hydrometrokolpos** ist auch der Uterus flüssigkeitsgefüllt, wobei die weniger stark dilatierte Zervix als Einschnürung sichtbar ist. Mithilfe der Farbdopplersonografie lassen sich die Umbilikalarterien darstellen und erleichtern die Abgrenzung von der anterior gelegenen Harnblase. Dieser einfache sekretorische Typ ist vom komplexeren urinösen Typ zu unterscheiden, der in unserem Beispiel vorliegt. Vagina duplex und Uterus duplex kommen häufig im Rahmen von komplexeren urogenitalen Fehlbildungen vor, bis hin zum Sinus urogenitalis und zur Kloakenfehlbildung. Die in diesen Fällen meist bestehenden Verbindungen zum harnableitenden System und zum Darm führen einerseits zu Aszites und andererseits zur Detritusbildung im Hydrometrokolpos.

PRAXISTIPP

Die Farbdopplersonografie erleichtert die Identifizierung der Harnblase durch die Darstellung der Umbilikalarterien.

Prognose

Der einfache sekretorische Typ basiert auf einer Hymenalatresie oder seltener einem queren Vaginalseptum und ist postnatal mit dem Wegfall des Östrogeneinflusses spontan rückläufig. Kommt es dann später zu einer Sero- oder Hämatometra, muss entsprechend therapiert werden.

Deutlich komplizierter ist die Behandlung des komplexeren urinösen Typs oder der syndromal assoziierten Fälle.

Prozedere

Expektatives Management. Versuch der möglichst akkuraten pränatalen Differenzierung zwischen Sinus urogenitalis und Kloake (Darmbeteiligung, Enterolithiasis, Analatresie!), um eine detaillierte Beratung der werdenden Eltern zu ermöglichen. Gegebenenfalls pränatales MRT.

LITERATUR

Gembruch U. Niere und Urogenitaltrakt. In: Gembruch U, Hecher K, Steiner H (Hrsg.). Ultraschalldiagnostik in Geburtshilfe und Gynäkologie. Berlin: Springer, 2. Aufl. 2018. S. 295–359.

Mallmann M R et al. Prenatal Diagnosis of Hydro(metro)colpos: A Series of 20 Cases. Fetal Diagn Ther, 2019; 45: 62–68.

Fallbeispiel 15

Klinische Angaben

28-jährige IIG IP stellt wird mit dilatierten Darmschlingen des Fetus zur weiteren Diagnostik überwiesen.

Fragen

1. Was fällt auf?
2. Verdachtsdiagnose/Diagnose?
3. Weiteres Vorgehen?
4. Was kommt als Ursache infrage?
5. Was sind mögliche Differenzialdiagnosen?

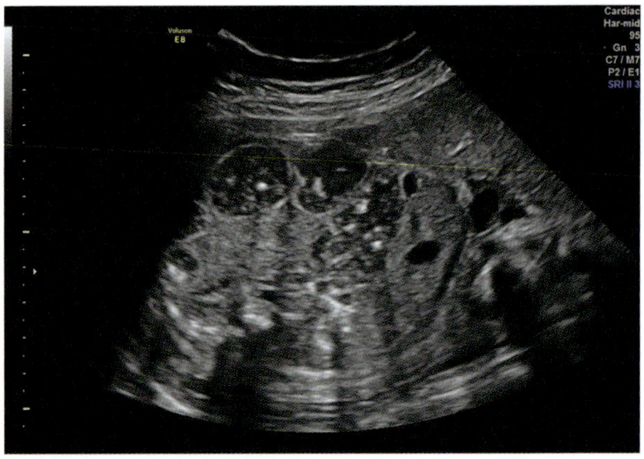

Abb. 8.43 Fallbeispiel 15

Antworten

1. Im Transversalschnitt des unteren Abdomens zeigen sich dilatierte Darmschlingen mit Konkrementbildung.
2. Enterolithiasis
3. Genaueste Inspektion der übrigen Anatomie. In unserem Fall fielen weiter auf: perimembranöser Ventrikelseptumdefekt, Analatresie, unilaterale Nierenagenesie, fehlende Darstellung des Magens, Polyhydramnie. VACTERL-Assoziation.
4. Mischen von Darminhalt mit Urin z. B. im Rahmen von enterovesikalen Fisteln oder Kloakenfehlbildungen
5. Hyperechogener Darm (bei Aneuploidien und Infektionen) und peritoneale Verkalkungsherde (z. B. im Rahmen einer Mekoniumperitonitis), die beide deutlich häufiger vorkommen

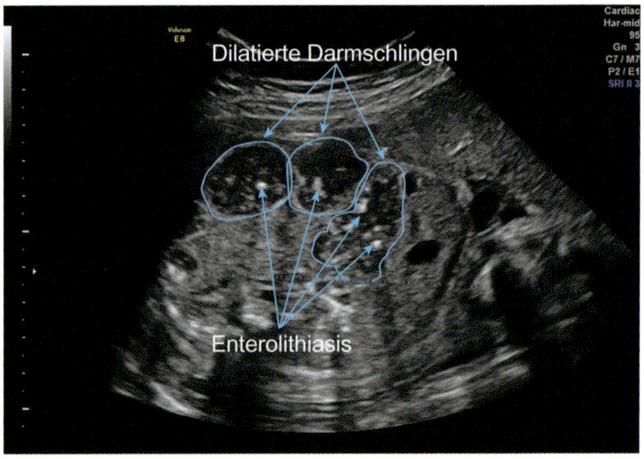

Abb. 8.44 Fallbeispiel 15

Typische Hinweiszeichen

Hyperechogene Konkremente in dilatierten Darmschlingen sind das typische Erscheinungsbild der **Enterolithiasis.**

Prognose

Abhängig von den assoziierten Fehlbildungen, die vor allem aus dem Formenkreis der anorektalen Malformationen stammen, z. B. Kloakenfehlbildungen. Aber auch das kaudale Regressionssyndrom und die VACTERL-Assoziationen kommen gemeinsam mit Enterolithiasis vor.

Prozedere

Genaueste Fehlbildungsdiagnostik inklusive Darstellung des Anus und Echokardiografie, um eine möglichst genaue Prognoseeinschätzung zu gewährleisten. Entbindung in einem Zentrum mit entsprechender kinderchirurgischer Versorgung.

LITERATUR

Gembruch U. Niere und Urogenitaltrakt. In: Gembruch U, Hecher K, Steiner H (Hrsg.). Ultraschalldiagnostik in Geburtshilfe und Gynäkologie. Berlin: Springer, 2. Aufl. 2018. S. 295–359.

Fallbeispiel 16

Klinische Angaben

33-jährige IIG IP stellt sich in der 30. SSW mit Polyhydramnie zur weiterführenden Diagnostik vor.

Fragen

1. Was fällt auf?
2. Verdachtsdiagnose/Diagnose?
3. Weiteres Vorgehen?
4. Was sind mögliche Differenzialdiagnosen?

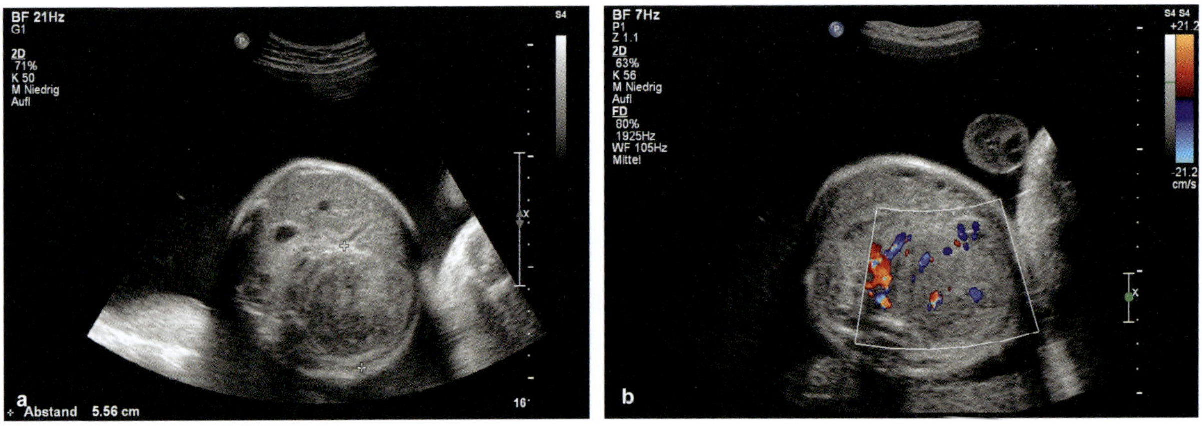

Abb. 8.45 Fallbeispiel 16

Antworten

1. Im Transversalschnitt des Abdomens zeigt sich ein rechts gelegener solider Tumor mit ausgeprägter Vaskularisation.
2. Mesoblastisches Nephrom
3. Auf Zeichen eines High-Cardiac-Output-Syndroms achten. Im Falle einer Zervixinsuffizienz ggf. Amniondrainage.
4. Neuroblastom, Nebenniereneinblutung, subdiaphragmaler Sequester, andere sehr seltene Nierentumore: Wilms-Tumor, rhabdoider Tumor, Klarzellsarkom der Nieren

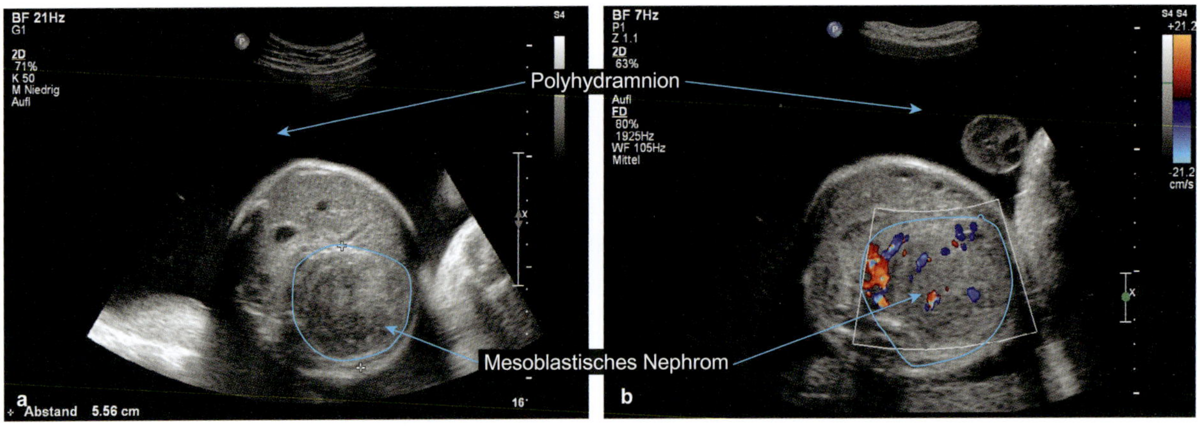

Abb. 8.46 Fallbeispiel 16

Typische Hinweiszeichen

Das **mesoblastische Nephrom** ist ein einseitiger homogener Nierentumor mit starker Vaskularisierung, der intrauterin mit einem High-Cardiac-Output-Syndrom und konsekutivem Polyhydramnion assoziiert sein kann.

PRAXISTIPP

Auf die Abgrenzbarkeit von den Nebennieren (DD Neuroblastom) und auf die starke Gefäßzeichnung auch im Farbdoppler (DD Nebenniereneinblutungen) achten.

Prognose

Der Tumor ist benigne, erfordert aber in der Neugeborenenperiode eine Nephrektomie und führt intrauterin bereit häufig zu einer Kreislaufbelastung des Fetus mit Kardiomegalie, Klappeninsuffizienzen und Polyhydramnie (High-Cardiac-Output-Syndrom).

Prozedere

Auf Zeichen eines High-Cardiac-Output-Syndroms achten. Im Falle einer Zervixinsuffizienz ggf. Amniondrainage.

LITERATUR

Gembruch U. Niere und Urogenitaltrakt. In: Gembruch U, Hecher K, Steiner H (Hrsg.). Ultraschalldiagnostik in Geburtshilfe und Gynäkologie. Berlin: Springer, 2. Aufl. 2018. S. 295–359.

Strizek B, Gottschalk I, Recker F, Weber E, Flöck A, Gembruch U, Geipel A, Berg C. Vesicoamniotic shunting for fetal megacystis in the first trimester with a Somatex®intrauterine shunt. Arch Gynecol Obstet. 2020 Jul;302(1):133-140. doi: 10.1007/s00404-020-05598-z

8

KAPITEL

9

Thomas Schramm

Skelett

9.1 Einführung

Bei etwa 5 von 1000 Feten bestehen Erkrankungen des Skeletts. Diese können einzelne oder mehrere Abschnitte der Extremitäten **(Dysmelien und Dysostosen),** das ganze Skelett **(Skelettdysplasien),** den knöchernen Schädel **(Kraniosynostosen)** oder die Wirbelsäule **(Segmentationsstörungen)** betreffen. Sie können isoliert vorkommen, häufiger aber auch Symptome komplexer Syndrome sein. Deren genetische Ursachen lassen sich meistens durch eine diagnostische Punktion (CVS, Amniozentese, Nabelschnurpunktion) abklären. Gemeinsam mit Humangenetikern, spezialisierten Pädiatern und Kinderorthopäden kann das betroffene Paar so über die Erkrankung, die Prognose sowie das Wiederholungsrisiko beraten werden (1). Sonografisch kann ein großer Anteil der Skelettanomalien potenziell bereits im ersten Trimenon der Schwangerschaft diagnostiziert werden. Im Ultraschall-Screening nach den Mutterschaftsrichtlinien wird das fetale Skelett allerdings nur durch die Untersuchung und **Messung der Schädelmaße** (biparietal, frontookzipital, Kopfumfang), der **Femurlänge** sowie indirekt der **Wirbelsäule** („Unregelmäßigkeit der dorsalen Hautkontur") erfasst. Im Gegensatz dazu werden durch die differenzierte Sonografie alle Extremitätenknochen sowie Hände und Füße, die Schädelknochen, der knöcherne Thorax und die Wirbelsäule untersucht (2, 3). Die sonografische Darstellung des fetalen Skeletts erfolgt im Screening mittels 2D-Sonografie, in der differenzierten erweiterten Diagnostik auch mittels der verschiedenen Techniken der 3D-Sonografie. Diese erlauben eine quasi-radiologische Darstellung und bessere Zuordnung von dysmorphologisch relevanten Symptomen, z. B. des Gesichts, der Hände und Füße.

In diesem Kapitel werden Beispiele aus den verschiedenen oben angeführten Bereichen dargestellt. Mehrere Übersichtsarbeiten zeigen das ganze Spektrum der Krankheitsbilder auf (4). Aktuelle Informationen zu verschiedensten Erkrankungen und deren möglicher genetischer Labordiagnostik können in OMIM (Online Inheritance in Men http://omim.org) gefunden werden.

Zu den **Dysmelien** (Inzidenz etwa 3–4 von 1000) zählen Reduktionsanomalien wie Radiusaplasie, Peromelie, Spalthände bzw. -füße, Doppelanlagen wie Polydaktylie, im weiteren Sinne auch Klumpfüße, die Gruppe der Arthrogryposis und differenzialdiagnostisch die Amnionband-Sequenz.

Skelettdysplasien betreffen das gesamte Knorpel- und Knochengewebe. Fast immer liegen eine Verkürzung und oft auch Verformung der langen Röhrenknochen sowie Veränderungen von Händen und Füßen vor. Auch Schädel, Thorax und Wirbelsäule (Achsenskelett) sind häufig betroffen.

Kraniosynostosen sind in 85 % isoliert, syndromale Entitäten fallen meistens durch zusätzliche Veränderungen an Händen und Füßen, gelegentlich auch der Wirbelsäule auf. Diese Dysostosen der Wirbelsäule können auch isoliert vorkommen, aber auch Symptom einer VATER/VACTERL-Assoziation sein.

LITERATUR

1. Schramm T, Mommsen H. Fetal Skeletal Disorders. Ultraschall Med. 2018 Dec; 39(6): 610–634.
2. Merz E, Eichhorn KH, von Kaisenberg C, Schramm T; Arbeitsgruppe der DEGUM-Stufe III. Aktualisierte Qualitätsanforderungen an die weiterführende differenzierte Ultraschalluntersuchung in der pränatalen Diagnostik (= DEGUM-Stufe II) im Zeitraum von 18 + 0 bis 21 + 6 Schwangerschaftswochen. Ultraschall Med, 2012 Dec; 33(6): 593–596.
3. Salomon LJ, Alfirevic Z, Berghella V, Bilardo C, Hernandez-Andrade E, Johnsen SL, Kalache K, Leung KY, Malinger G, Munoz H, Prefumo F, Toi A, Lee W; ISUOG Clinical Standards Committee. Practice guidelines for performance of the routine mid-trimester fetal ultrasound scan. Ultrasound Obstet Gynecol, 2011 Jan; 37(1): 116–126.
4. Mortier GR, Cohn DH, Cormier-Daire V, Hall C, Krakow D, Mundlos S, Nishimura G, Robertson S, Sangiorgi L, Savarirayan R, Sillence D, Superti-Furga A, Unger S, Warman ML. Nosology and classification of genetic skeletal disorders: 2019 revision. Am J Med Genet A. 2019 Dec;179(12):2393-2419.

9.2 Normalbefunde

Schädel

Schallkopfführung

- Transversaler Schnitt durch den Schädel und Gehirn mit 22 + 0 Wochen in Höhe der Messebene des Planum frontooccipitale
- Symmetrie der beiden Hirnhemisphären

Orientierungspunkte

- Cavum septi pellucidi und Vorderhörner der Seitenventrikel ventral
- Hinterhörner der Seitenventrikel dorsal
- Schädelnähte echoarme Unterbrechungen der Knochenkonturen

PRAXISTIPP

Die schallkopffernen Suturen sind meistens schlechter darstellbar als die schallkopfnahen.

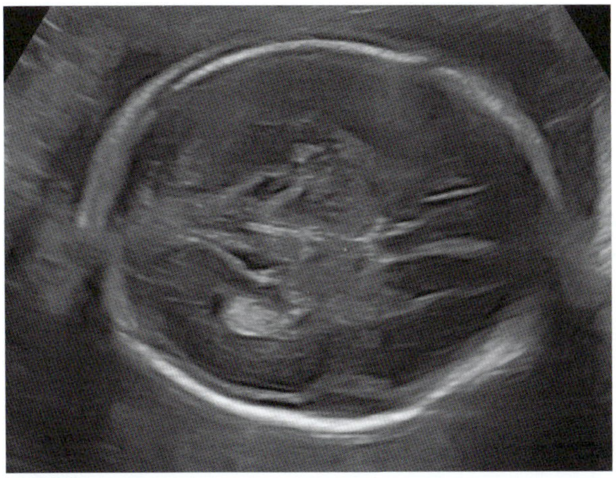

Abb. 9.1 Schädel

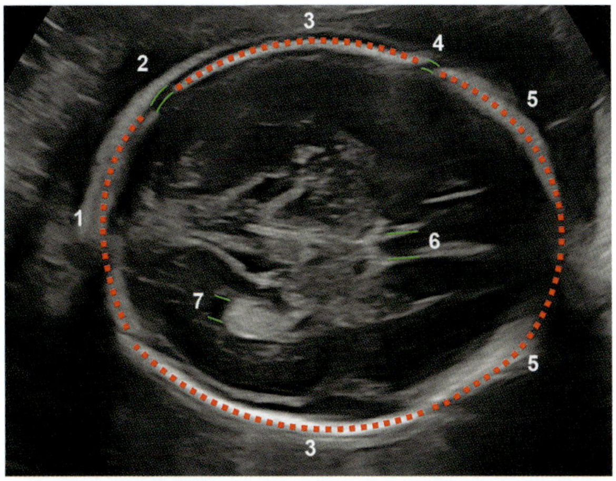

Abb. 9.2 Schädel. 1 = Os occipitale, 2 = Lambdanaht (sutura lambdoidea), 3 = Os parietale, 4 = Koronarnaht (sutura coronalis), 5 = Os frontale, 6 = Septum pellucidum, 7 = Hinterhorn Seitenventrikel.

Femur, Tibia und Fibula

Schallkopfführung

- Darstellung der langen Röhrenknochen der unteren Extremität mit 21 + 0 Wochen, Längsschnitte
- Knochen möglichst parallel zum Schallkopf bzw senkrecht zum Verlauf der Schallwellen einstellen, um den Knochen korrekt messen zu können
- Schallauslöschung („Schatten“) hinter der Diaphyse
- Diaphyse echoreich, Epiphysen echoarm (knorpelige Struktur)

Orientierungspunkte

- Große Gelenke
- Diaphysen
- Epiphysen

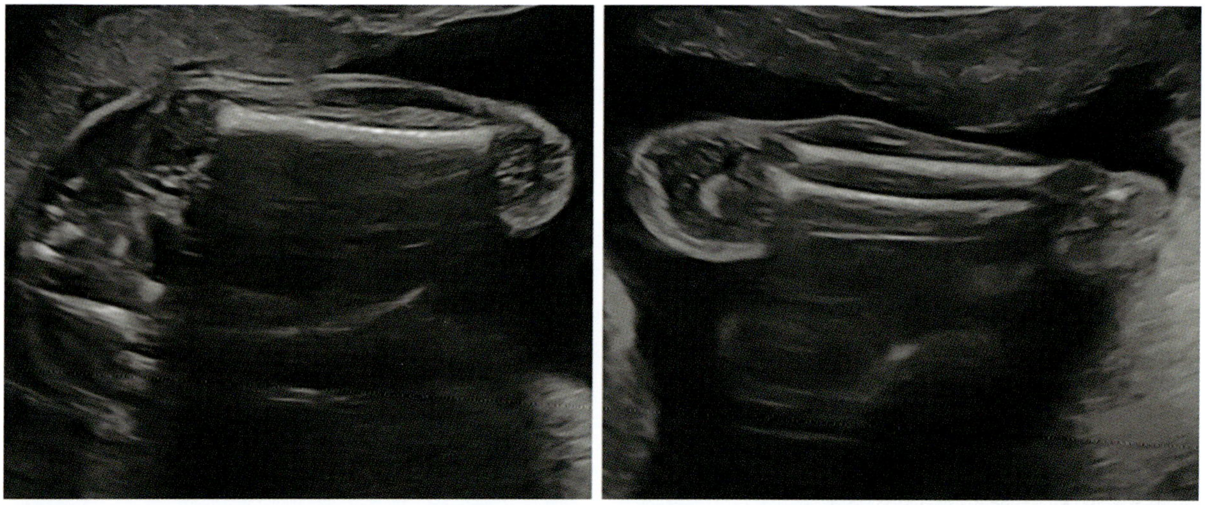

Abb. 9.3 Femur, Tibia und Fibula

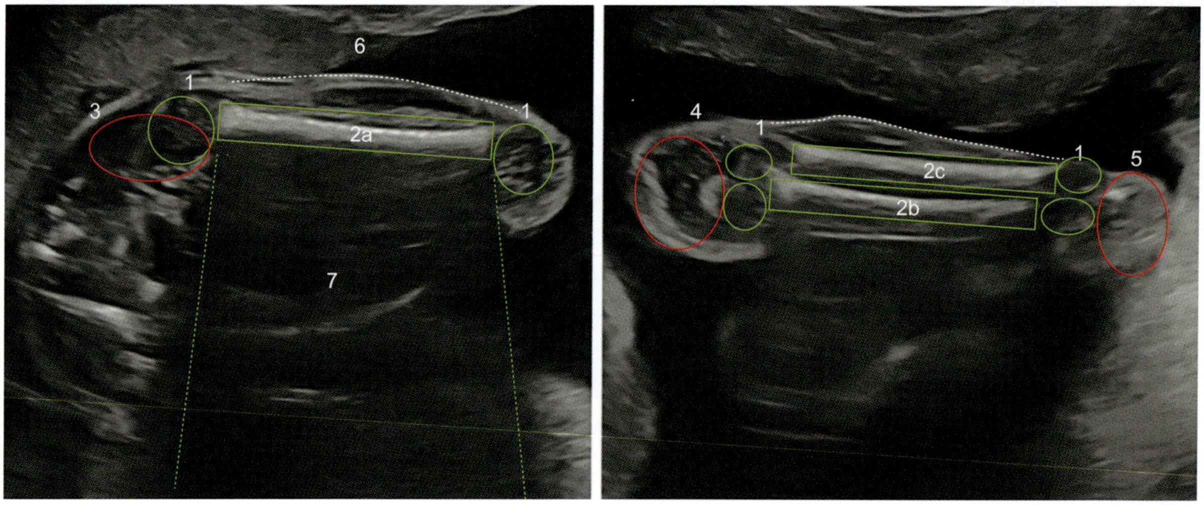

Abb. 9.4 Femur, Tibia und Fibula. 1 = Epiphysen, 2 = Diaphysen von Femur (2a) sowie Tibia (2b) und Fibula (2c), 3 = Hüftgelenk, 4 = Kniegelenk, 5 = Ferse („Fuß von hinten"), 6 = Hautkontur von Ober- und Unterschenkel, 7 = Schallauslöschung („Schatten") hinter der Diaphyse des Femur.

Fuß und Hand

Schallkopfführung

- Darstellung von Fuß und Hand mit 21 + 4 Wochen
- ➤ Abb. 9.5a: Längsschnitt durch den Fuß („Fuß von unten“)
- ➤ Abb. 9.5b: Längsschnitt durch Unterarm und Hand mit ausgestreckten Fingern

Orientierungspunkte

- Ferse, Fußwurzelknochen, Metatarsalia, Zehen
- Finger 2–5 in Streckung in einer Ebene, Daumen selten in derselben Ebene, sondern meistens etwas weiter palmarwärts
- Metacarpalia, Metatarsalia und Phalangen der Zehen und Finger verknöchert
- Fußwurzel und Handwurzelknochen noch knorpelig
- Geöffnete Hand in den meisten Fällen mit 11–14 Wochen gut darstellbar, mit 20 Wochen in Ruhe Finger gebeugt („lockere Faust“), nur bei Aktivität Streckung der Finger

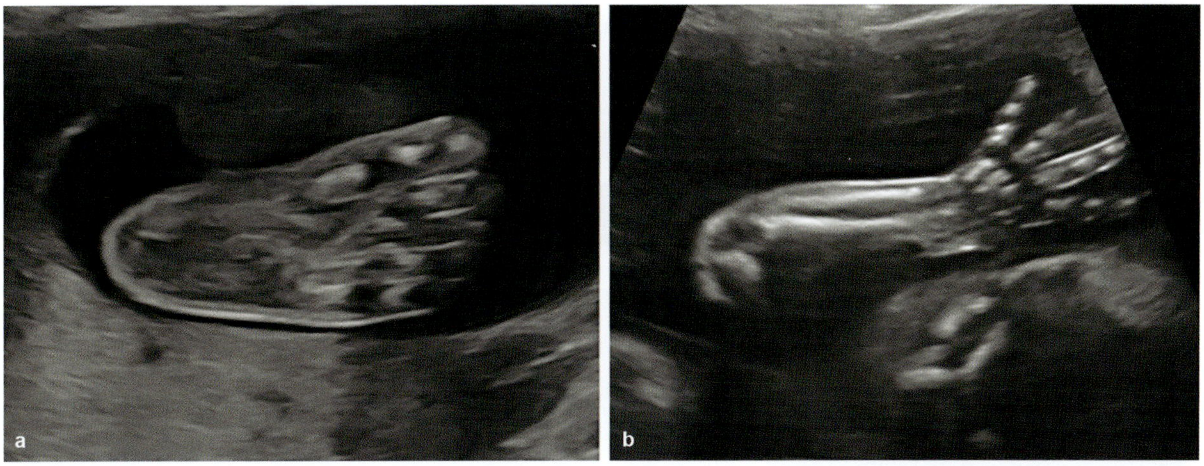

Abb. 9.5 Fuß und Hand

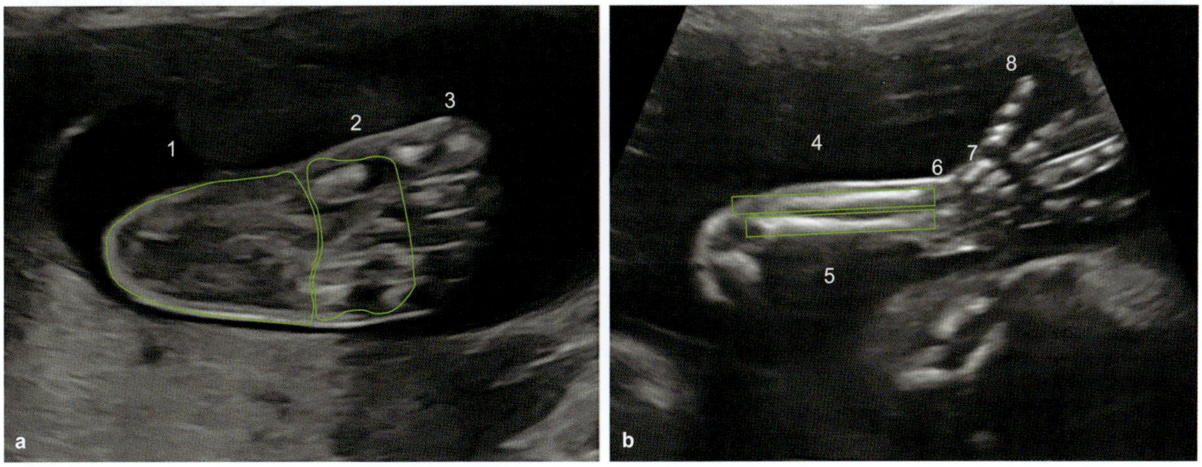

Abb. 9.6 Fuß und Hand. 1 = Ferse und Fußwurzel, 2 = Mittelfuß mit den Metatarsalia, 3 = Zehen, 4 = Ulna, 5 = Radius, 6 = Handwurzel, 7 = Mittelhand mit den Metacarpalia, 8 = Finger 2 (im Bild unten) bis 5 (im Bild oben).

9.3 Fallbeispiele

Fallbeispiel 1

Klinische Angaben

20 + 6 SSW. Vorstellung von außerhalb mit V. a. Skelettdysplasie.

Fragen

1. Welche Schnittebenen sind dargestellt?
2. Was fällt auf?
3. Verdachtsdiagnose/Diagnose?
4. Weiteres Vorgehen?

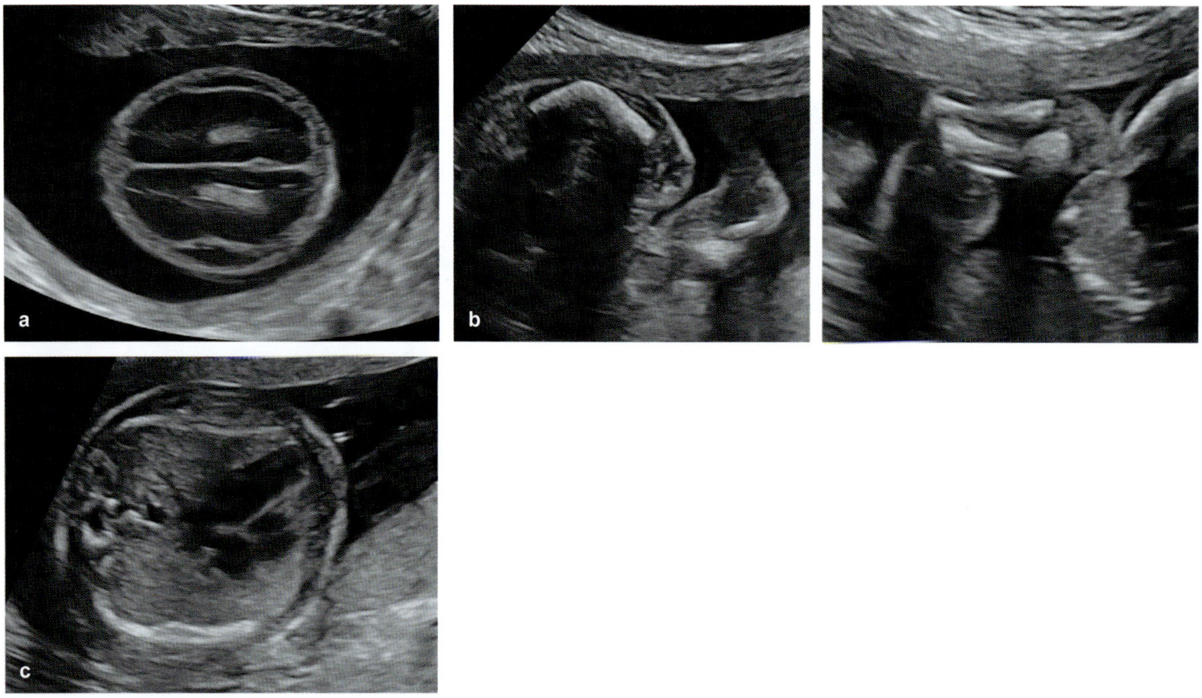

Abb. 9.7 Fallbeispiel 1. a) Schädel. b) Untere Extremität. c) Thorax.

Antworten

1. ➢ Abb. 9.7a: Transversalschnitt durch Schädel und Gehirn oberhalb des Planum frontooccipitale
   ➢ Abb. 9.7b: Längsschnitte der unteren Extremität: links Femur, rechts Tibia und Fibula
   ➢ Abb. 9.7c: Transversalschnitt durch den Thorax
2. ➢ Abb. 9.7a: auffällig schalldurchlässiger Schädel. Schädelknochen nicht typisch echogen darstellbar. Gehirn dadurch auch schallkopfnah gut darstellbar.
   ➢ Abb. 9.7b: Verkürzung (Mikromelie) sowie Verformung der Knochen: Krümmung und teilweise Frakturen (im Beispiel Krümmung des Femur sowie Frakturen von Tibia und Fibula)
   ➢ Abb. 9.7c: Hypoplasie des Thorax und Verformung der Rippen („wellenförmig“)
3. Letale Form der Osteogenesis imperfecta (OI) (klinisch Typ 2), differenzialdiagnostisch letale Form der Hypophosphatasie. Für OI sind Mutationen von Genen ursächlich, die für die Produktion und räumliche Formierung von Kollagen Typ 1 kodieren. In 90 % handelt es sich um heterozygote Mutationen der Gene COL1A1 oder COL1A2 (autosomal dominant AD), in 10 % um überwiegend homozygote Mutationen 19 weiterer Gene (autosomal rezessiv AR). Danach werden molekulargenetisch 23 Typen unterschieden. Diese können den fünf klinischen Typen gut zugeordnet werden.
4. Diagnostische Punktion: Nabelschnurpunktion, hilfsweise Amniozentese. Molekulargenetische Diagnostik (next generation sequencing NGS – Skelettpanel). Die NGS-Panel-Diagnostik führt schnell (innerhalb weniger Tage) zu einem Ergebnis und ist kostengünstiger als die Einzelgen-Sequenzierung.

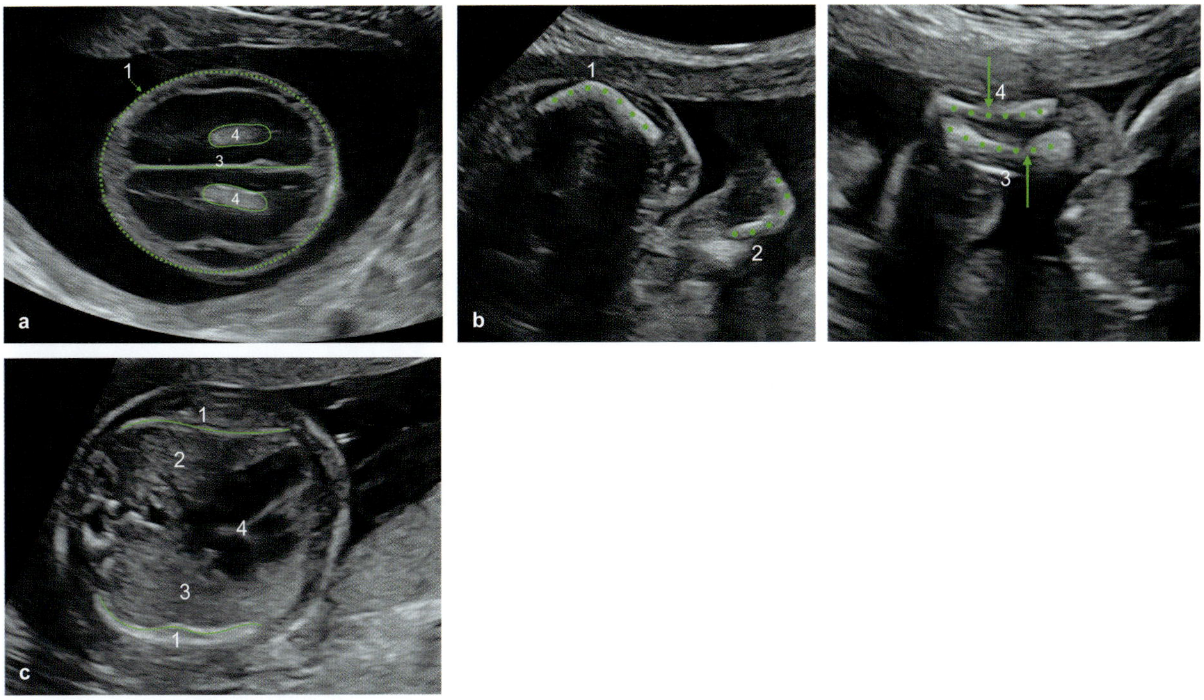

Abb. 9.8 Fallbeispiel 1: Osteogenesis imperfecta (OI).
a) Transversalschnitt durch den Schädel und Gehirn. 1 = Schädelknochen. Infolge der fehlenden bzw. verminderten Mineralisierung sind die Schädelknochen auffallend hypoechogen und schalldurchlässig. 2 = Die beiden Hirnhemisphären sind daher gleich gut darstellbar. 3 = Falx cerebri, 4 = Plexus choreioidei.
b) Längsschnitte durch die untere Extremität. 1 = gekrümmte Femurdiaphyse, 2 = Anschnitt des zweiten Femur, 3 = Diaphyse der Tibia, 4 = Diaphyse der Fibula. Beide Unterschenkelknochen leicht gebogen und frakturiert (Pfeile).
c) Transversalschnitt durch den Thorax. 1 = Die Rippen reichen zwar korrekt nach ventral, sind aber aufgrund von Frakturen nach innen gebogen („wellenförmig"). Der Thorax ist dadurch bei letaler OI hypoplastisch. 2 = rechte Lunge, 3 = linke Lunge, 4 = Herz.

Typische Hinweiszeichen

➤ Abb. 9.8

MERKE

Im Normalfall ist die Darstellbarkeit der schallkopfnahen Hemisphäre des Gehirns schlechter als die der schallkopffernen Hemisphäre (Schädelnähte und Seitenfontanellen, ➤ Abb. 9.1). Die letalen Formen der **Osteogenesis imperfecta (OI)** sind bereits mit 12–14 Wochen erkennbar.

Prognose

Die Prognose ist bei letalen Formen infaust. Bei den non-letalen Formen besteht eine Therapiemöglichkeit durch Biphosphonate. Zumindest die Frakturhäufigkeit ist dadurch signifikant geringer. Die pränatale Therapie durch Transplantation mesenchymaler Stammzellen ist derzeit Gegenstand der Forschung.

Prozedere

Genetische Beratung über die molekulargenetischen Befunde die Prognose und das Wiederholungsrisiko (bei AD-Mutationen aufgrund möglicher elterlicher Keimzell-Mosaike etwa 2–3 %; bei AR-Mutationen 25 %). Der Abbruch der Schwangerschaft aus medizinischer Indikation ist eine mögliche Option.

PRAXISTIPP

In allen Fällen verkürzter Extremitätenknochen sollte eine OI als häufigste pränatal erkannte Skelettdysplasie in Betracht gezogen werden. Meistens sind die Veränderungen nicht seitengleich, sondern asymmetrisch. Die Beine sind zunächst häufiger als die Arme betroffen. Bei non-letalen Formen ist der Thorax unauffällig, die Schädelknochen sind normal mineralisiert.

LITERATUR

Sagar RL, Åström E, Chitty LS, Crowe B, David AL, DeVile C, Forsmark A, Franzen V, Hermeren G, Hill M, Johansson M, Lindemans C, Lindgren P, Nijhuis W, Oepkes D, Rehberg M, Sahlin NE, Sakkers R, Semler O, Sundin M, Walther-Jallow L, Verweij EJTJ, Westgren M, Götherström C. An exploratory open-label multicentre phase I/II trial evaluating the safety and efficacy of postnatal or prenatal and postnatal administration of allogeneic expanded fetal mesenchymal stem cells for the treatment of severe osteogenesis imperfecta in infants and fetuses: the BOOSTB4 trial protocol. BMJ Open. 2024 Jun 4;14(6).

Schramm T, Gloning KP, Minderer S, Daumer-Haas C, Hörtnagel K, Nerlich A, Tutschek B. Prenatal sonographic diagnosis of skeletal dysplasias. Ultrasound Obstet Gynecol. 2009 34(2): 160–70.

Van Dijk, F. S. and D. O. Sillence (2014). „Osteogenesis imperfecta: clinical diagnosis, nomenclature and severity assessment." Am J Med Genet A 164A(6): 1470–1481.

Schramm T, Mommsen H. Fetal Skeletal Disorders. Ultraschall Med. 2018 Dec; 39(6): 610–634.

Fallbeispiel 2

Klinische Angaben

20 + 1 Wochen. Überweisung wegen verkürzter Femora.

Fragen

1. Welche Schnittebenen sind dargestellt?
2. Was fällt auf?
3. Verdachtsdiagnose/Diagnose?
4. Weiteres Vorgehen?

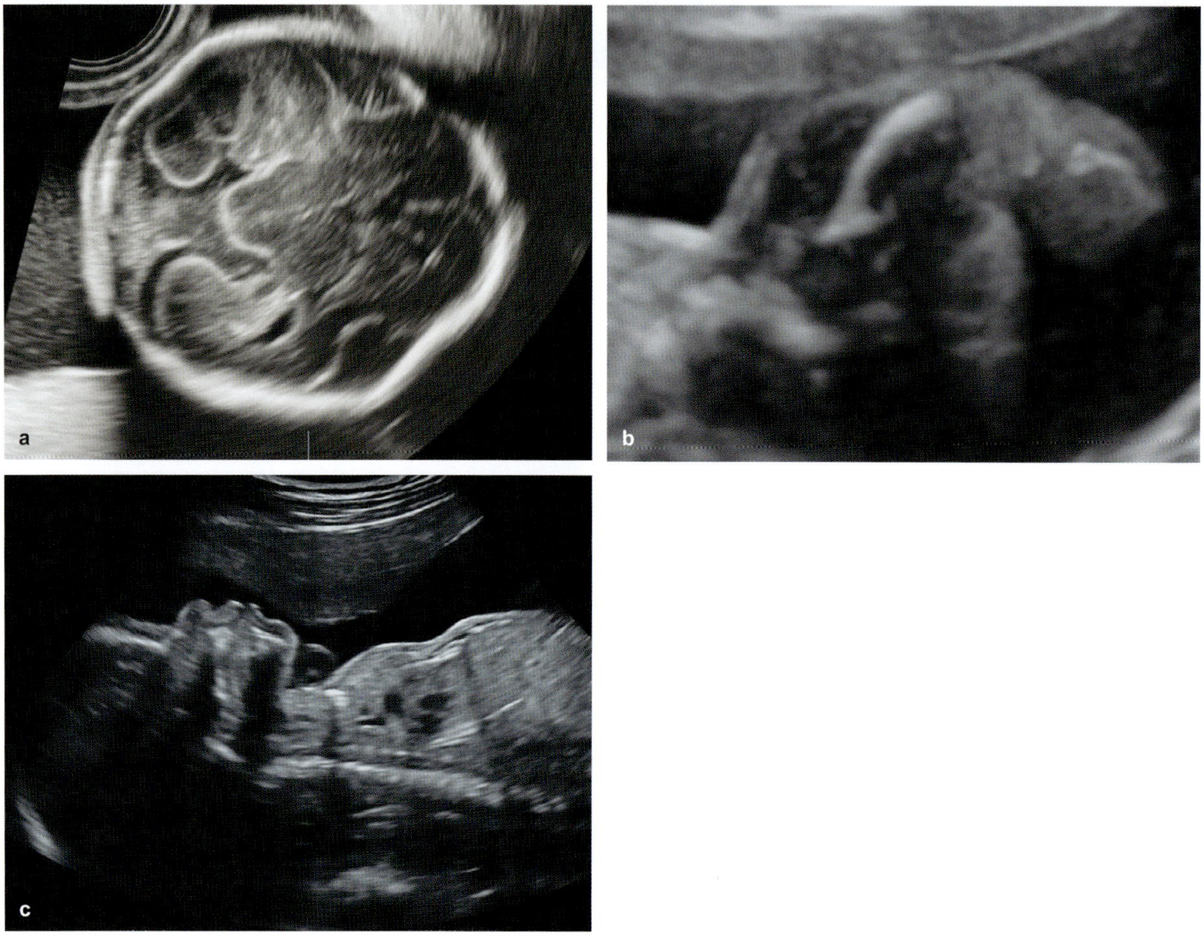

Abb. 9.9 Falbeispiel 2. a) Schädel und Gehirn. b) Becken und untere Extremität. c) Profil, Thorax und oberes Abdomen.

Antworten

1. ➤ Abb. 9.9a: Transversalschnitt durch Schädel und Gehirn
   ➤ Abb. 9.9b: Längsschnitt durch Becken und untere Extremität
   ➤ Abb. 9.9c: medianer sagittaler Schnitt durch Profil, Thorax und oberes Abdomen
2. ➤ Abb. 9.9a: makrozephaler Schädel. Abweichung von der ovoiden Kopfform: frontale Vorwölbung. Prämature Ausbildung temporaler Sulci des Gehirns (Dysplasie der Temporallappen).
   ➤ Abb. 9.9b: mikromeler gebogener Femur, im Bild rechts Anschnitt des Unterschenkels mit gebogener Tibia
   ➤ Abb. 9.9c: Gesichtsprofil: eingesunkene Nasenwurzel, prominente Stirn, Hypoplasie des Mittelgesichts. Gegenüber dem Abdomen kleiner hypoplastischer Thorax.
3. Thanatophore Dysplasie Typ 1 (TD1). Differenzialdiagnosen: alle Skelettdysplasien mit Mikromelie und gebogenen Knochen. Ursächlich für TD sind Mutationen des FGFR3-Gens (AD). FGFR3 spielt eine zentrale Rolle in der Proliferation der Chondrozyten in der Wachstumszone (Epiphysenfuge) und Regulierung des Längenwachstums. Mutationen führen zu einer verstärkten Hemmung des Längenwachstums.
4. Diagnostische Punktion: Nabelschnurpunktion, hilfsweise Amniozentese. Molekulargenetische Diagnostik (next generation sequencing NGS – Skelettpanel).

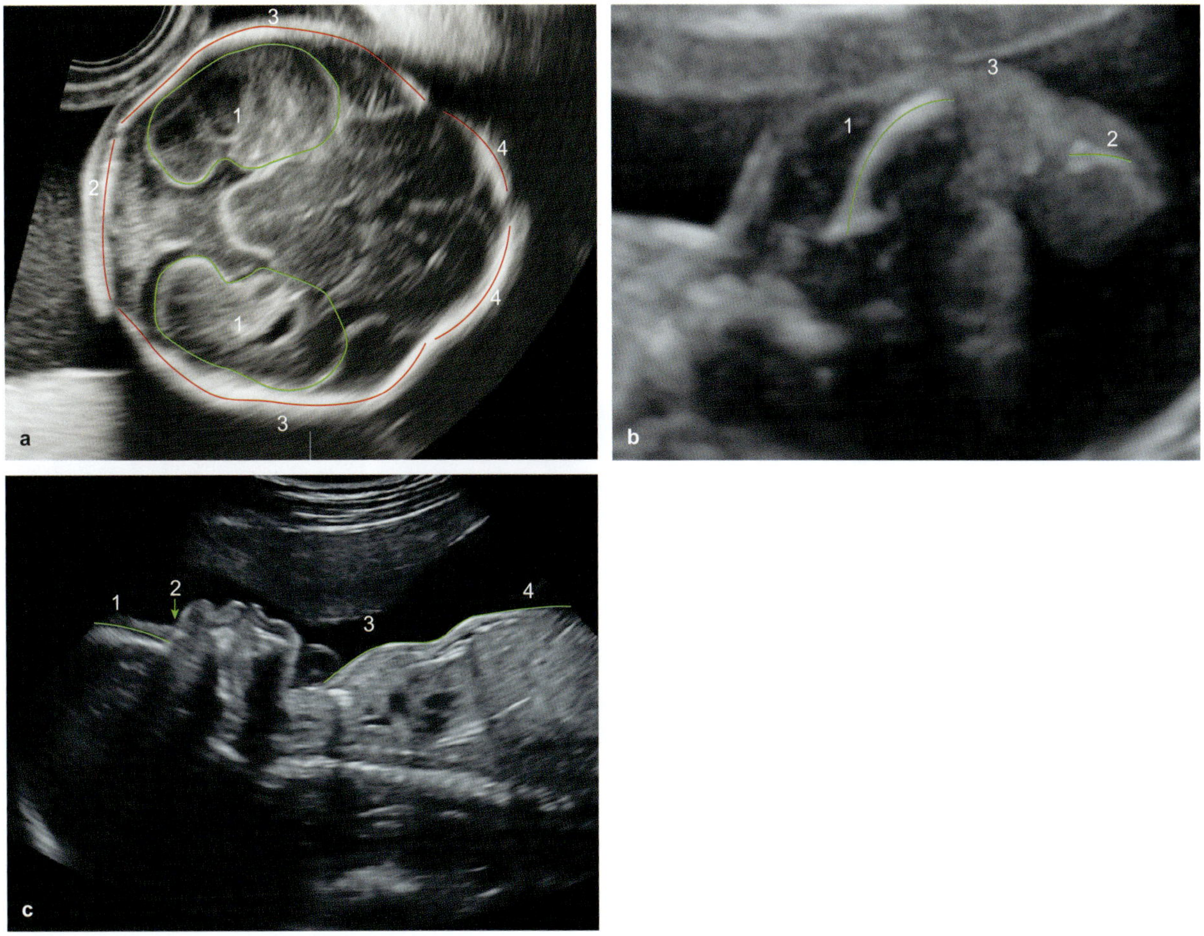

Abb. 9.10 Falbeispiel 2: Thanatophore Dysplasie Typ 1 (TD1).
a) Transversalschnitt durch Schädel und Gehirn. 1 = Temporallappen mit prämaturer Ausbildung der Sulci. Dieses pathognomonische Symptom der Dysplasie der Temporallappen besteht bei > 90 % der Feten mit TD, gelegentlich auch bei den molekulargenetisch verwandten Erkrankungen der Achondroplasie und der Hypochondroplasie. Es wird auch durch die FGFR3-Mutationen verursacht. 2 = Os occipitale, 3 = Ossa parietalia, 4 = nach vorne gewölbte Ossa frontalia. Bei TD2 besteht in den meisten Fällen ein Kleeblattschädel mit Kraniosynostosen.
b) Längsschnitt durch Becken und untere Extremität. 1 = Mikromele und typisch gebogene Diaphyse des Femur. 2 = angeschnittene ebenfalls mikromele und gebogene Tibia. 3 = Kniegelenk. Bei TD1 und 2 proportionierte Mikromelie mit stark gebogenen Knochen bei TD1, geraden Knochen bei TD2.
c) Medianer sagittaler Schnitt durch Profil, Thorax und oberes Abdomen. 1 = vorgewölbte Stirn, 2 = eingezogene Nasenwurzel, 3 = hypoplastischer Thorax, 4 = Vorwölbung des Abdomens gegen den Thorax.

Typische Hinweiszeichen

➤ Abb. 9.10. Zusätzliche Befunde sind Platyspondylie der Wirbelkörper, plumpe Hände und Füße sowie fakultativ Hydrocephalus internus.

PRAXISTIPP

Die fazialen **Dysmorphiezeichen** können sehr unterschiedlich ausgeprägt und bei schwacher Ausprägung sonografisch nur schwer erkennbar sein.

Prognose

Infauste Prognose. Die Hypoplasie des Thorax verursacht eine postnatal letale Ateminsuffizienz.

Prozedere

Genetische Beratung über die molekulargenetischen Befunde und das Wiederholungsrisiko (bei AD-Mutationen aufgrund möglicher elterlicher Keimzell-Mosaike etwa 3 %) sowie die infauste Prognose. Der Abbruch der Schwangerschaft aus medizinischer Indikation ist eine mögliche Option.

LITERATUR

Chitty, L. S., A. Khalil, A. N. Barrett, E. Pajkrt, D. R. Griffin and T. J. Cole (2013). „Safe, accurate, prenatal diagnosis of thanatophoric dysplasia using ultrasound and free fetal DNA." Prenat Diagn 2013 May; 33(5): 416–423.

Schramm T, Mommsen H. Fetal Skeletal Disorders. Ultraschall Med. 2018 Dec; 39(6): 610–634.

Fallbeispiel 3

Klinische Angaben

13 + 6 Wochen. Vorstellung wegen seit der 12. Woche persistierendem Nackenödem.

Fragen

1. Welche Schnittebenen sind dargestellt?
2. Was fällt auf?
3. Verdachtsdiagnose/Diagnose?
4. Weiteres Vorgehen?

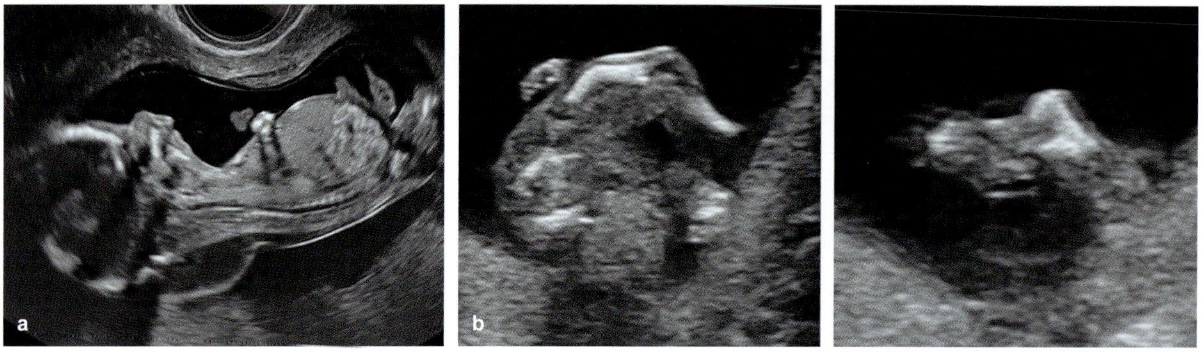

Abb. 9.11 Fallbeispiel 3. a) Gesicht, Hals und Körper. b) Ober- und Unterschenkel.

Antworten

1. ➤ Abb. 9.11a: median-sagittaler Schnitt durch Gesicht, Hals und Körper
   ➤ Abb. 9.11b: Längsschnitte von Ober- und Unterschenkel
2. ➤ Abb. 9.11a: ausgeprägte Mikrognathie, dorsonuchales Ödem
   ➤ Abb. 9.11b: Verkürzung und knickwinklige Krümmung von Femur (links) und Tibia (rechts). Fibula nur rudimentär angelegt
3. Kampomele Dysplasie, Differenzialdiagnose kyphomele Dysplasie
4. Diagnostische Punktion (Chorionzottenbiopsie), Karyogramm unauffällig männlich bei phänotypisch weiblichem Fetus, molekulargenetische NGS-Panel-Diagnostik: Mutation im SOX9-Gen (AD). Dieses Gen reguliert sowohl die Differenzierung der Chondrozyten als auch die Produktion des Anti-Müller-Hormons (AMH). Bei Mutationen von SOX9 und männlichem Karogramm kommt es durch Unterdrückung der AMH-Aktivität zu einem weiblichen Phänotyp.

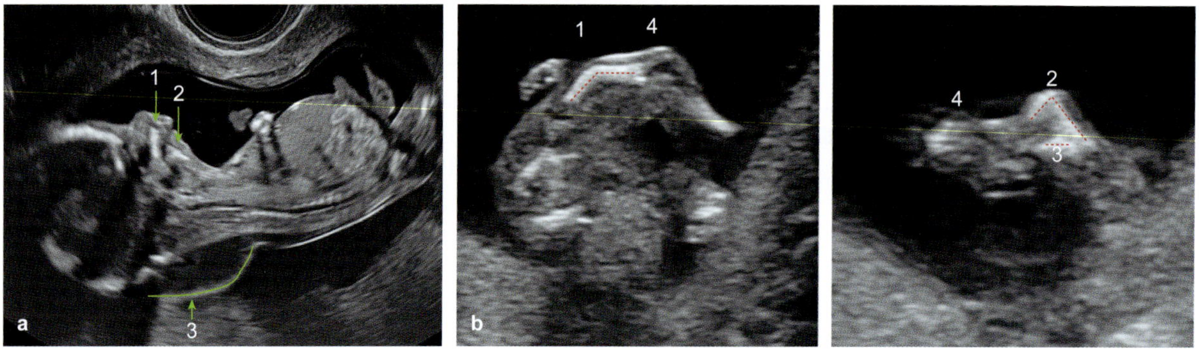

Abb. 9.12 Fallbeispiel 3: kampomele Dysplasie.
a) Median-sagittaler Schnitt durch Gesicht, Hals und Körper. 1 = Maxilla und Gaumen, 2 = Mandibula, die ausgeprägt hypoplastisch ist und dadurch nach dorsal abweicht. 3 = Nackenödem.
b) Längsschnitte von Ober- und Unterschenkel. 1 = links verkürzter und knickwinklig gekrümmter Femur (Folge muskulärer Kontraktionen der primär knorpeligen Knochen?). Rechts selbe Veränderung der Tibia (2) und nur rudimentär vorhandene Fibula (3). 4 = Kniegelenk.

Typische Hinweiszeichen

➤ Abb. 9.12. In der Regel sind bei **kampomeler Dysplasie** nur die Beine betroffen. Die Verkürzung der Unterschenkel ist ausgeprägter als die der Oberschenkel (mesomele Mikromelie). Weitere Symptome sind 11 Rippenpaare, hypoplastische Scapulae, Klumpfüße, Hydronephrose, Herzfehler sowie tief sitzende Ohren.

PRAXISTIPP

Etwa 40–50 % der schweren letalen Skelettdysplasien lassen sich potenziell bereits im Ersttrimester-Screening erkennen.

Prognose

Infolge einer meistens vorliegenden Hypoplasie des Thorax überwiegend (> 90 %) letale Fehlbildung.

Prozedere

Genetische Beratung über die molekulargenetischen Befunde und das Wiederholungsrisiko (bei AD-Mutationen aufgrund möglicher elterlicher Keimzell-Mosaike etwa 2–3 %) sowie die Prognose. Der Abbruch der Schwangerschaft aus medizinischer Indikation ist eine mögliche Option.

LITERATUR

Gentilin, B., F. Forzano, M. F. Bedeschi, T. Rizzuti, F. Faravelli, C. Izzi, M. Lituania, C. Rodriguez-Perez, M. P. Bondioni, G. Savoldi, E. Grosso, G. Botta, E. Viora, A. M. Baffico and F. Lalatta (2010). "Phenotype of five cases of prenatally diagnosed campomelic dysplasia harboring novel mutations of the SOX9 gene." Ultrasound Obstet Gynecol 2010. 36(3): 315–323.

Stembalska A, Dudarewicz L, Śmigiel R. Lethal and life-limiting skeletal dysplasias: Selected prenatal issues. Adv Clin Exp Med. 2021 Jun;30(6):641–647.

Preiksaitiene E, Benušienė E, Matulevičienė A, Grigalionienė K, Utkus A, Kučinskas V. SOX9 p.Lys106Glu mutation causes acampomelic campomelic dysplasia: Prenatal and postnatal clinical findings. Am J Med Genet A. 2016 Mar;170(3):781–4.

9

Fallbeispiel 4

Klinische Angaben

23. Woche, differenzierter Ausschluss von fetalen Entwicklungsstörungen.

Fragen

1. Welche Schnittebene ist dargestellt?
2. Was fällt auf?
3. Verdachtsdiagnose/Diagnose?
4. Weiteres Vorgehen?

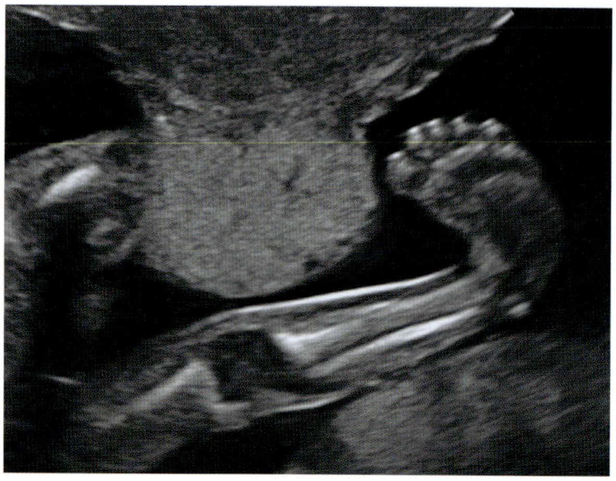

Abb. 9.13 Fallbeispiel 4

Antworten

1. Frontaler Längsschnitt durch einen fetalen Unterschenkel
2. Der Unterschenkel ist gleichzeitig mit einem plantaren Längsschnitt durch den Fuß („Fuß von unten") dargestellt
3. Klumpfuß
4. Abklärung, ob der Klumpfuß isoliert besteht oder sonografisch Anhaltspunkte für eine syndromale Erkrankung vorliegen. Diagnostische Punktion zur Karyotypisierung, Chromosomal Microarray, ggf Diagnostik von Einzelgen-Mutationen

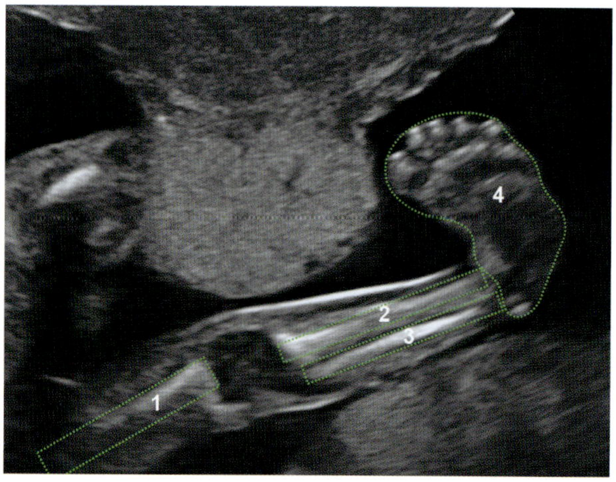

Abb. 9.14 Fallbeispiel 4: Klumpfuß. 1 = Femur, 2 = Tibia, 3 = Fibula, 4 = Fuß.

Typische Hinweiszeichen

Während im Normalfall (➤ Abb. 9.3 und ➤ Abb. 9.5) bei Darstellung des Unterschenkels der Fuß ebenfalls frontal zu sehen ist (Ferse „von hinten“ oder Zehen), ist infolge der Supination und Innenrotation bei einem **Klumpfuß** gleichzeitig die Fußsohle mit dem Unterschenkel dargestellt („Golfschläger“). Die Außenkante des Fußes ist nach kaudal gekippt.

Es handelt sich mit einer Inzidenz von 1: 2.000 bis 1:1000 um die häufigste Dysmelie. In etwa 70 % sind Klumpfüße isoliert und durch eine arthrogene Kontraktur mit konsekutiver peritalarer Fehlrotation und Verkürzung der Achillessehne bedingt. Beide Füße sind in 50 % betroffen. In über 550 Entitäten sind Klumpfüße syndromal, z. B. bei Trisomie 18, zahlreichen Mikrodeletions-Syndromen und zerebro-okulo-fazio-skelettalem Syndrom COFS (Mutationen der ERCC-Gene, AR).

Prognose

Bei isolierten Klumpfüßen ist die Prognose günstig: Mit der Kombination aus konservativer Therapie mit Gipsschienen und einer relativ einfachen Operation (Tenotomie der Achillessehne nach Ponseti) kann eine komplette Heilung erzielt werden. Bei komplexer Erkrankung hängt die Prognose von der zugrunde liegenden Diagnose ab.

Prozedere

Abhängig von den sonografischen Befunden diagnostische Punktion (s. o.). Genetische Beratung, kinderorthopädisches Konsil.

PRAXISTIPP

Bis in die 14. Woche sind physiologischerweise die Füße häufig in einer Supination, sodass die Diagnose eines Klumpfußes erst nach kurzfristiger Kontrolluntersuchung gestellt werden sollte. Bei Beckenendlage werden die Füße häufiger vorübergehend in Supination gefunden.

LITERATUR

Sharma R, Stone S, Alzouebi A, Hamoda H, Kumar S (2011) Perinatal outcome of prenatally diagnosed congenital talipes equinovarus. Prenat Diagn 31: 142–145.

Cai M, Lin J, Que Y, Xu L, Lin N, Huang H. Fetal congenital talipes equinovarus: genomic abnormalities and obstetric follow-up results. J Matern Fetal Neonatal Med. 2024 Dec;37(1).

Xie X, Huang B, Su L, Cai M, Chen Y, Wu X, Xu L. Prenatal diagnosis and genetic etiology analysis of talipes equinovarus by chromosomal microarray analysis. BMC Med Genomics. 2023 Nov 20;16(1):298.

Fallbeispiel 5

Klinische Angaben

Schwangerschaft mit 13 + 1 Wochen. Ursprüngliche Überweisung wegen Hydrops mit 10 + 6 Wochen. Verlaufsuntersuchung nach CVS.

Fragen

1. Welche Schnittebene ist dargestellt?
2. Was fällt auf?
3. Verdachtsdiagnose/Diagnose?
4. Weiteres Vorgehen?

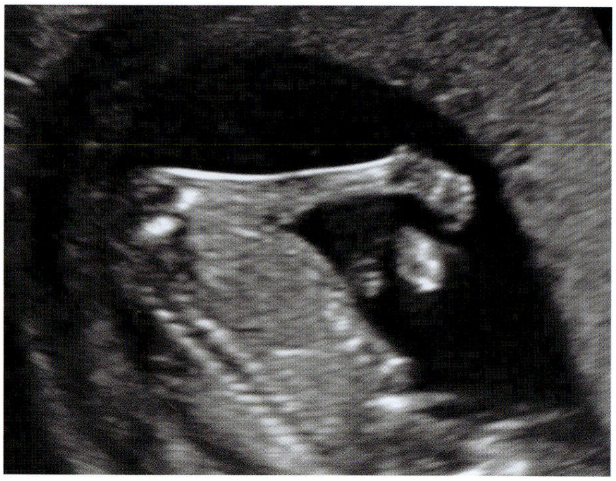

Abb. 9.15 Fallbeispiel 5

Antworten

1. Längsschnitt durch den fetalen Körper mit einem Bein
2. Fixierte Beugung im Hüftgelenk, fixierte Streckhaltung im Kniegelenk, Fehlstellung des Fußes
3. Komplexe fetale Entwicklungsstörung.
   Differenzialdiagnosen: Trisomie 18 (dabei mit 11–14 Wochen häufiger überkreuzte Beine in Streckhaltung), Akinesie-Sequenz, multiples Pterygium-Syndrom.
4. Bei unauffälligem Karyogramm aus der CVS: molekulargenetische Untersuchung (Panel fetale Akinesie/Arthrogryposis multiplex congenita 139 Gene) sowie Untersuchung maternal übertragener Antikörper gegen Azetylcholinrezeptoren

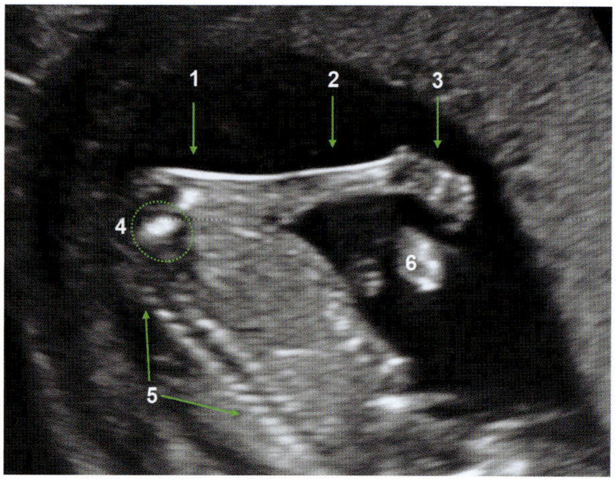

Abb. 9.16 Fallbeispiel 5: Akinesie-Sequenz. 1 = Oberschenkel mit fixierter Beugung im Hüftgelenk, 2 = Unterschenkel mit fixerter Streckung im Kniegelenk, 3 = Fuß in fixierter Supinationsstellung, 4 = Becken (Os ileum), 5 = Wirbelsäule im Längsschnitt, 6 = zweites Bein quer geschnitten.

Typische Hinweiszeichen

➤ Abb. 9.16. Zusätzliche Befunde: fixierte Stellung der oberen Extremitäten, überlappende Finger, flaches Gesichtsprofil, seitliche Halszysten, früher Hydrops.

Prognose

Die Fehlbildung ist letal: Der Fetus verstirbt häufig intrauterin aufgrund des Hydrops und der Herzinsuffizienz oder postnatal aufgrund der Lungenhypoplasie und der muskulären Ateminsuffizienz.

Prozedere

Genetische Beratung (autosomal-rezessive und autosomal-dominante Erbgänge). Ggf Abbruch der Schwangerschaft aus medizinischer Indikation.

PRAXISTIPP

Ein bewegungsarmer Fetus mit fixierter Streck- oder Beugehaltung in großen und kleinen Gelenken im zweiten oder dritten Trimenon hat meist eine Arthrogryposis multiplex congenita, die bei isoliertem Vorliegen kinderorthopädisch behandelt werden kann. Eine diagnostische Punktion zur Karyotypisierung inklusive chromosomalem Microarray und molekulargenetischer Untersuchung wie oben angegeben muss angeboten werden, um die Prognose zu definieren.

LITERATUR

Filges I, Tercanli S, Hall JG. Fetal arthrogryposis: Challenges and perspectives for prenatal detection and management. Am J Med Genet C Semin Med Genet. 2019 Sep;181(3):327–336.

Filges I, Jünemann S, Viehweger E, Tercanli S. Fetal arthrogryposis-what do we tell the prospective parents? Prenat Diagn. 2023 Jun;43(6):798–805.

Turgut GT, Altunoglu U, Gulec C, Sarac Sivrikoz T, Kalaycı T, Toksoy G, Avcı Ş, Yıldırım BT, Sayın GY, Kalelioglu IH, Karaman B, Has R, Başaran S, Yuksel A, Kayserili H, Uyguner ZO. Clinical and molecular characteristics of 26 fetuses with lethal multiple congenital contractures. Clin Genet. 2024 Jun;105(6):596–610.

Fallbeispiel 6

Klinische Angaben

13 + 6 Wochen, Zuweisung zum „Ersttrimester-Screening“.

Fragen

1. Welche Schnittebenen sind dargestellt?
2. Was fällt auf?
3. Verdachtsdiagnose/Diagnose?
4. Weiteres Vorgehen?

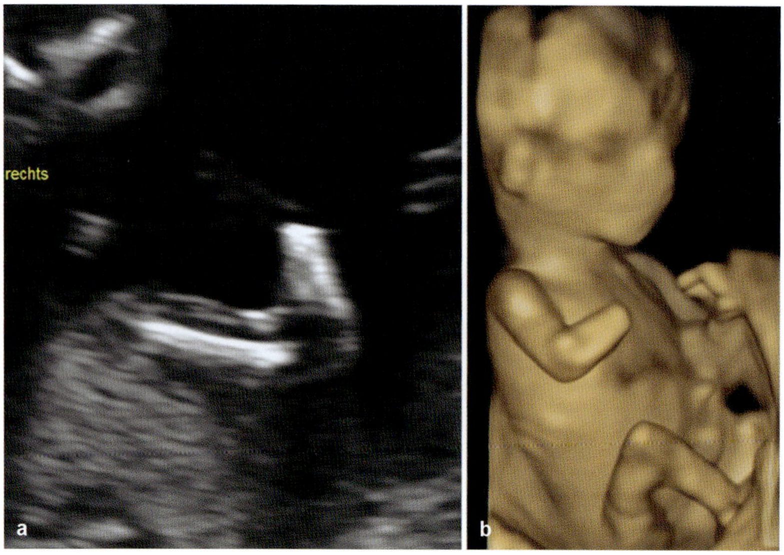

Abb. 9.17 Fallbeispiel 6

Antworten

1. ➢ Abb. 9.17a: Darstellung des rechten Ober- und Unterarms in 2D
   ➢ Abb. 9.17b: ganzer Fetus in 3D-Oberflächendarstellung mit rechtem Arm
2. Fehlen der rechten Hand (Acheirie)
3. Transversale Reduktionsanomalie des rechten Unterarms mit Acheirie (differenzialdiagnostisch Amnionband-Sequenz)
4. Der Fetus muss bezüglich weiterer Symptome untersucht werden, die möglicherweise auf ein Syndrom hinweisen, z. B. Acheiropodie (Horn-Kolb-Syndrom; autosomal-rezessive Mutationen im LMBR1-Gen mit fehlenden Händen und Füßen).

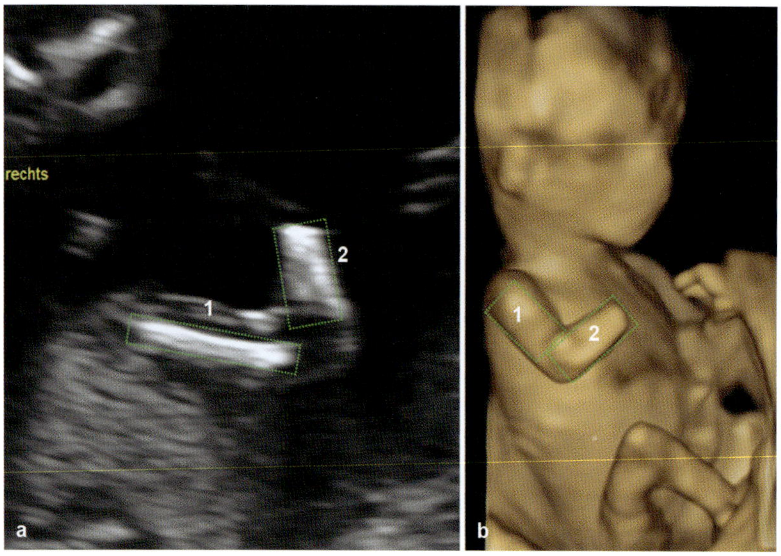

Abb. 9.18 Fallbeispiel 6: Acheirie. 1 = normal langer Oberarm 2 = rudimentärer Unterarm mit Fehlen der Hand (Acheirie).

Typische Hinweiszeichen

➤ Abb. 9.18. Unauffällige restliche Extremitäten.

DEFINITION

Transversale Reduktionsanomalien sind überwiegend isoliert, unilateral und sporadisch. Ätiologie: Disruption, Perfusionsstörung während der Frühentwicklung?

PRAXISTIPP

Transversale Reduktionsanomalien kommen fast nur bei den oberen Extremitäten vor. Bei den häufigeren isolierten Formen ist nur eine Extremität betroffen.

Prognose

Bei isolierter Form ist die Prognose günstig. Im Kindesalter eventuell Anpassen einer Prothese. Bei syndromalen Formen abhängig von der zugrunde liegenden Erkrankung.

Prozedere

Kinderorthopädisches Konsil. Anbindung an spezialisierte Orthopäden postnatal. Bei komplexer Erkrankung unter Umständen Abbruch der Schwangerschaft aus medizinischer Indikation.

LITERATUR

Gold NB, Westgate MN, Holmes LB. Anatomic and etiological classification of congenital limb deficiencies. Am J Med Genet A, 2011 Jun; 155A(6): 1225–1235.

Klaritsch P. Transverse limb deficiency of the upper extremities. Ultraschall Med. 2024 Jun; 45(3): 220–231. doi: 10.1055/a-2285-8251.

Fallbeispiel 7

Klinische Angaben

Schwangerschaft 18 + 6 Wochen. Die vorausgehende Untersuchung in der 14. Woche zeigte bereits einen verkürzten Unterarm sowie verkürzte Finger.

Fragen

1. Welche Schnittebene ist dargestellt?
2. Was fällt auf?
3. Verdachtsdiagnose/Diagnose?
4. Weiteres Vorgehen?

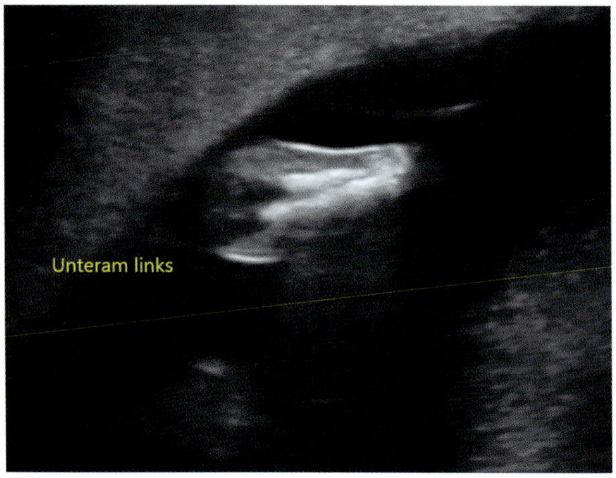

Abb. 9.19 Fallbeispiel 7

Antworten

1. Linker Unterarm längs
2. Verkürzte Knochen, minimale rudimentäre Anlagen der Finger
3. Transversale Reduktionsanomalie (Peromelie) des linken Arms mit kleinen rudimentären Fingeranlagen („nubbins“)
4. Sonografische Abklärung weiterer Symptome. Meistens isoliert (➤ Fallbeispiel 6).

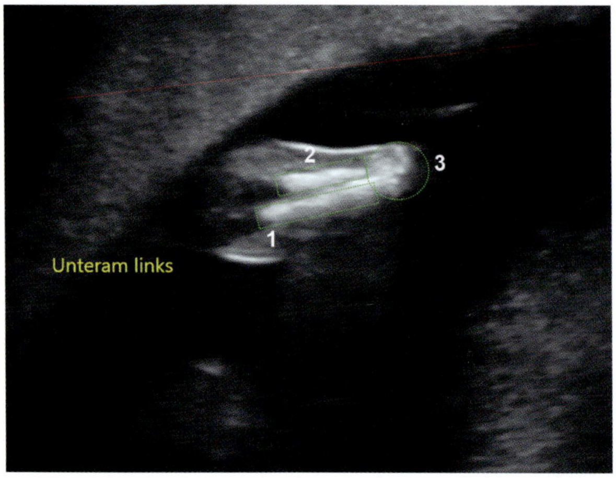

Abb. 9.20 Fallbeispiel 7: Peromelie linker Unterarm. 1 = verkürzte Ulna, 2 = verkürzter Radius, 3 = Rudimente der Mittelhandknochen und Finger („nubbins“).

Typische Hinweiszeichen

➤ Abb. 9.20

Prognose

Bei isoliertem Vorliegen günstig.

Prozedere

Wie in ➤ Fallbeispiel 6

LITERATUR

Gold NB, Westgate MN, Holmes LB. Anatomic and etiological classification of congenital limb deficiencies. Am J Med Genet A, 2011 Jun; 155A(6): 1225–1235.

Klaritsch P. Transverse limb deficiency of the upper extremities. Ultraschall Med. 2024 Jun; 45(3): 220–231. doi: 10.1055/a-2285-8251.

Fallbeispiel 8

Klinische Angaben

Schwangerschaft mit 13 + 4 Wochen. Ursprüngliche Zuweisung mit 12 + 6 Wochen wegen fetalem Hydrops.

Fragen

1. Welche Schnittebenen sind dargestellt?
2. Was fällt auf?
3. Verdachtsdiagnose/Diagnose?
4. Weiteres Vorgehen?

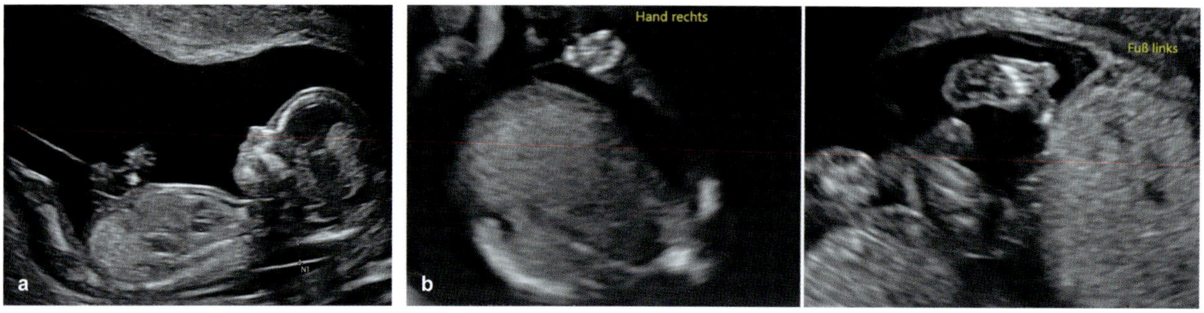

Abb. 9.21 Fallbeispiel 8: a) Übersicht über den gesamten Fetus. b) Rechte Hand (links), linker Fuß (rechts).

Antworten

1. ➤ Abb. 9.21a: Fetus im medianen Sagittalschnitt
   ➤ Abb. 9.21b: rechte Hand mit angeschnittenem Unterarm und linker Fuß im plantaren Längsschnitt („Blick auf die Fußsohle“)
2. ➤ Abb. 9.21a: dorsonuchales Ödem, fadenförmige echogene Struktur, die aus dem linken Bildrand zu den Armen vor dem Körper zieht.
   ➤ Abb. 9.21b: Finger der rechten Hand erscheinen rudimentär, wie in Abb. ➤ Abb. 9.21a zieht eine fadenförmige echogene Struktur zur Hand. Die mittleren Zehen des linken Fußes fehlen.
3. Amnionband-Sequenz (engl. „amniotic deformity, adhesion, mutilation“ ADAM)
4. Sorgfältige sonografisch-anatomische Analyse weiterer eventuell betroffener Körperabschnitte (Bauchwand, Schädel)

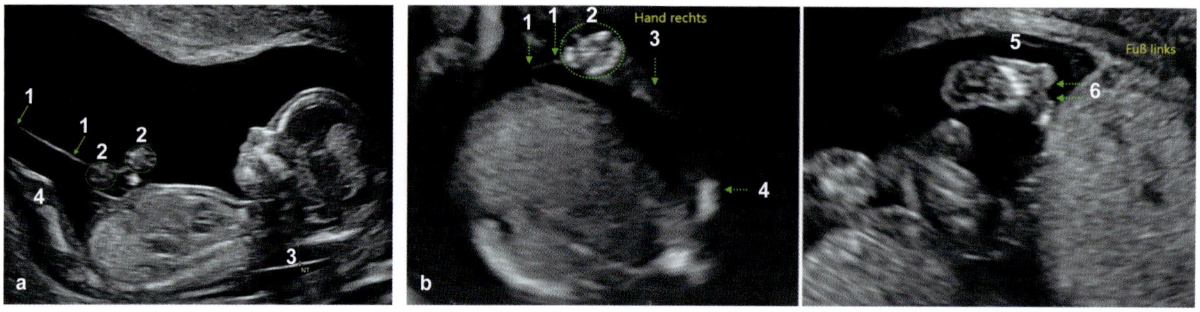

Abb. 9.22 Fallbeispiel 8: Amnionband-Sequenz.
a) Übersicht über den gesamten Fetus. 1 = Amnionband, das zu einer der Hände zieht, 2 = Hände vor dem fetalen Abdomen, 3 = dorsonuchales Ödem, 4 = Bein. b) Rechte Hand (links), linker Fuß (rechts). 1 = Amnionband, das zur rechten Hand zieht, 2 = rechte Hand mit verstümmelten Fingern, 3 = angeschnittener Unterarm, 4 = angeschnittener Oberarm, 5 = Fuß mit 6 = Lücke (Fehlen der Zehen 2 und 3, Syndaktylie der Zehen 4 und 5).

Typische Hinweiszeichen

➤ Abb. 9.22

PRAXISTIPP

Bei einem Fetus mit fehlenden Extremitäten oder Teilen von Extremitäten muss eine **Amnionband-Sequenz** differenzialdiagnostisch erwogen werden.

DEFINITION

Ätiopathogenese: frühe Amnionruptur, Durchblutungsstörung, früher Defekt der Embryonalplatte bzw des Ektoderms.

Prognose

Das Ausmaß der funktionellen Einschränkung der Hände und Füße ist unterschiedlich. Die prognose hängt von der Ausprägung ab.

Prozedere

Diskussion einer eventuellen pränatalen fetoskopischen operativen Therapie (abhängig vom Ausmaß der Schädigung). Bei sehr ausgeprägtem Befund Abbruch der Schwangerschaft aus medizinischer Indikation

LITERATUR

Barros M eta l. Revisiting amniotic band sequence: a wide spectrum of manifestations. Fetal Diagn Ther, 2014; 35(1): 51–56.

Society for Maternal-Fetal Medicine; Gandhi M, Rac MWF, McKinney J. Amniotic Band Sequence. Am J Obstet Gynecol. 2019 Dec; 221(6): B5–B6.

Fallbeispiel 9

Klinische Angaben

Schwangerschaften mit 15 + 1 Wochen (linkes Bild) und mit 23 + 3 Wochen (rechtes Bild).

Fragen

1. Welche Schnittebenen sind dargestellt?
2. Was fällt auf?
3. Verdachtsdiagnose/Diagnose?
4. Weiteres Vorgehen?

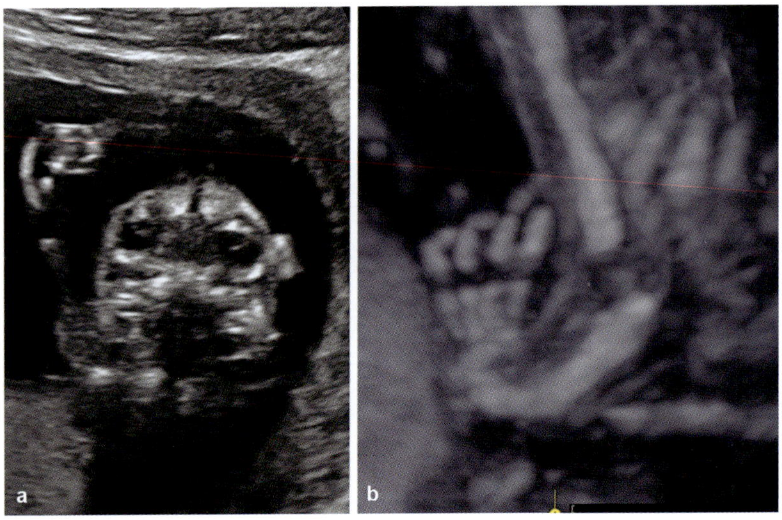

Abb. 9.23 Fallbeispiel 9. a) Rechter Arm neben dem Gesicht mit Ossa frontalia, Augen und Maxilla. b) Linker Arm.

Antworten

1. ➢ Abb. 9.23a: rechter Arm im Längsschnitt neben dem Gesicht mit Ossa frontalia, Augen und Maxilla (2D)
   ➢ Abb. 9.23b: Längsschnitt durch einen linken Arm (3D)
2. Unterarm: Es ist nur ein Knochen, die Ulna, nachweisbar. Die Ulna ist gebogen und imponiert etwas verkürzt, im rechten Bild verdickt. Der Radius fehlt (Aplasie). Es besteht eine radiale Deviation der Hand und eine Oligodaktylie mit Fehlen des Daumens.
3. Radiusaplasie
4. Sonografische Abklärung eventueller weiterer Symptome, diagnostische Punktion zur mikroskopischen und molekulargenetischen Karyotypisierung (Radiusaplasie häufig bei Trisomie 18) sowie Abklärung von etwa 150 monogenen Erkrankungen wie TAR (Thrombozytopenie-Absent-Radius-Syndrom), Fanconi-Anämie, Holt-Oram-Syndrom u. a.

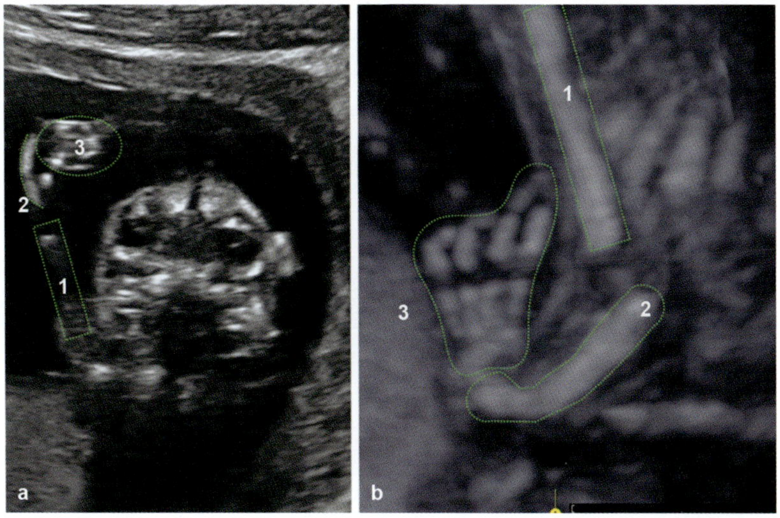

Abb. 9.24 Fallbeispiel 9: Radiusaplasie.
a) Rechter Arm im Längsschnitt neben dem Gesicht mit Ossa frontalia, Augen und Maxilla (2D).
b) Längsschnitt durch einen linken Arm (3D).
1 = Unauffälliger Oberarm/Humerus, 2 = Ulna verkürzt, gebogen, im rechten Bild verdickt, 3 = Hand, aufgrund des fehlenden Radius-Abweichung nach innen = radialwärts („Klumphand"); Oligodaktylie, Daumen nicht darstellbar.

Typische Hinweiszeichen

➢ Abb. 9.24

Prognose

Bei isolierten Fällen vor allem kinderorthopädische konservative Therapie mit dem Ziel der Redression, Vermeidung von Kontrakturen, operative Therapie abhängig vom Schweregrad der Einschränkung, eher zurückhaltend. Bei komplexer Erkrankung abhängig von der zugrunde liegenden Entität.

Prozedere

Genetische Beratung, kinderorthopädisches Konsil, Anbindung an spezialisierte Orthopäden postnatal. Bei komplexer Erkrankung unter Umständen Abbruch der Schwangerschaft aus medizinischer Indikation.

LITERATUR

Kennelly MM, Moran P. A clinical algorithm of prenatal diagnosis of Radial Ray Defects with two and three dimensional ultrasound. Prenat Diagn. 2007 Aug;27(8):730–7.

Stoll C, Alembik Y, Roth MP. Associated Anomalies in Radial Ray Deficiency. Am J Med Genet A. 2024 Sep 24:e63874. doi: 10.1002/ajmg.a.63874. Online ahead of print.

Fallbeispiel 10

Klinische Angaben

➤ Abb. 9.25a: Schwangerschaft 14 + 4 Wochen, maternal bekannte unilaterale Spalthand, frühe differenzierte Sonografie.

➤ Abb. 9.25b: 26. Woche Zuweisung von außerhalb mit V. a. Spalthand bilateral.

Fragen

1. Welche Schnittebenen sind dargestellt?
2. Was fällt auf?
3. Verdachtsdiagnose/Diagnose?
4. Weiteres Vorgehen?

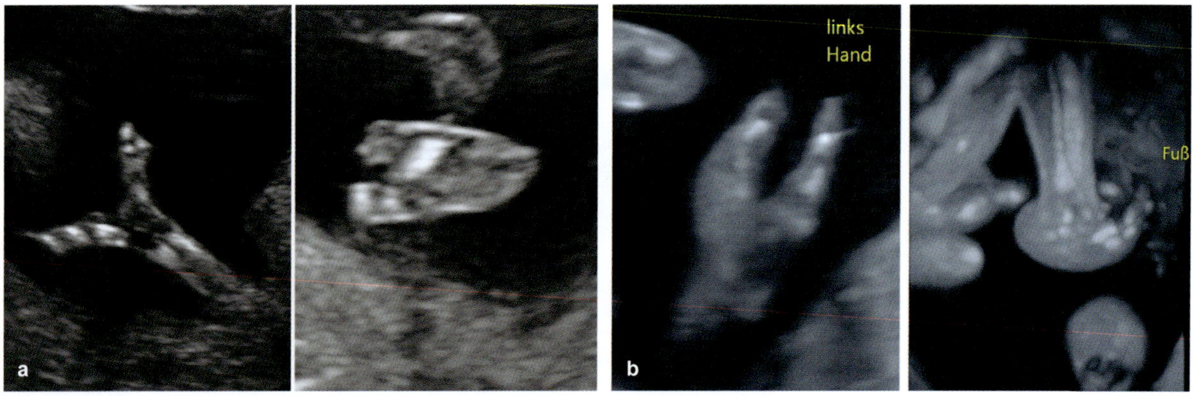

Abb. 9.25 Fallbeispiel 10. a) Rechte Hand im Längsschnitt mit Unterarm, linker Fuß, 14 + 4 Wochen. b) Hand, Bein mit Fuß, 25 + 6 Wochen.

Antworten

1. ➤ Abb. 9.25a: 2D rechte Hand im Längsschnitt mit Unterarm, linker Fuß plantarer Längsschnitt
   ➤ Abb. 9.25b: 3D Längsschnitt einer Hand, Längsschnitt eines Beins mit Fuß
2. In beiden Abbildungen breite Spalten in den Händen und Füßen, in Abb. ➤ Abb. 9.25b zusätzlich „Wiegenkufenfuß"
3. Spalthände und -füße (SHFM)
4. Sonografische Suche nach weiteren Symptomen, diagnostische Punktion (wobei chromosomale Aberrationen weniger wahrscheinlich sind, aber zahlreiche monogene Erkrankungen. s. u. Isolierte Form der SHFM: sieben molekulargenetisch definierte Typen mit unterschiedlichen Erbgängen).

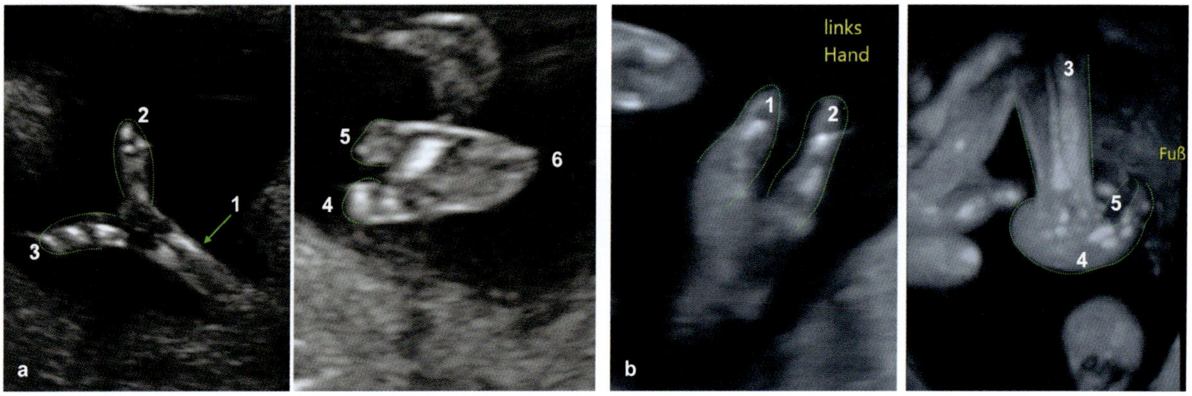

Abb. 9.26 Fallbeispiel 10: Spalthand und Spaltfuß.
a) 2D rechte Hand im Längsschnitt mit Unterarm, linker Fuß plantarer Längsschnitt, 14 + 4 Wochen. 1 = Unterarm, 2 = radiale Finger, syndaktyle Anlage der Finger 1 und 2, 3 = ulnare Finger, Syndaktylie der Finger 4 und 5, 4 und 5 = ähnliche Anlage der fibularen und tibialen Zehen mit Syndaktylie wie bei den Händen.
b) 3D-Längsschnitt einer Hand, Längsschnitt eines Beins mit Fuß, 25 + 6 Wochen. 1 = Zeigefinger, 2 = Kleinfinger; Daumen, Mittel- und Ringfinger fehlen, keine Syndatylie, 3 = Unterschenkel, 4 = Fuß, 5 = Spalte des Fußes.

Typische Hinweiszeichen

➤ Abb. 9.26

PRAXISTIPP

Bei familiären Fällen (Beispiel in ➤ Abb. 9.25a) häufig unterschiedliche Penetranz (anderes klinisches Bild zwischen Mutter und Kind). Häufig gleichzeitige Syndaktylie vorhandener Finger bzw Zehen.

Prognose

Bei isolierten Formen steht die Funktion der Füße und Hände im Vordergrund, bei komplexer Erkrankung wie bei Cornelia-de-Lange-Syndrom (überwiegend AD, Mutationen in 5 verschiedenen Genen) die Frage nach der möglichen mentalen Retardierung bzw. bei Begleitfehlbildungen wie einem Zwerchfelldefekt die Lebensfähigkeit.

Prozedere

Abhängig vom Schweregrad (nur eine oder mehrere Extremitäten betroffen) bei isolierter Erkrankung begleitende kinderorthopädische Betreuung, operative Therapie nur bei zu erwartender Verbesserung der Funktion (Stehen, Greifen). Bei komplexer Erkrankung, z. B. EEC-Syndrom (ectrodactyly-ectodermal dysplasia-cleft lip and palate syndrome: AD Mutationen im TP63-Gen) abhängig vom Schweregrad oder bei Cornelia de Lange-Syndrom nach ausführlicher genetischer Beratung eventuell Abbruch der Schwangerschaft aus medizinischer Indikation.

LITERATUR

Lu J, Vaidya N, Meng H, Dai Q, Romine LE, Jones MC, Pretorius DH. Prenatally Diagnosed Fetal Split-Hand/Foot Malformations Often Accompany a Spectrum of Anomalies. J Ultrasound Med. 2014 Jan;33(1):167–76.

Guero S, Holder-Espinasse M. Insights into the pathogenesis and treatment of split/hand foot malformation (cleft hand/foot). J Hand Surg Eur Vol. 2019 Jan; 44(1): 80–87.

Fallbeispiel 11

Klinische Angaben

➤ Abb. 9.27a: Schwangerschaft mit 12 + 5 Wochen. Anamnestisch Ellis-van Creveld-Syndrom bei der vorangehenden Schwangerschaft.

➤ Abb. 9.27b: 22 + 2 Wochen, Anamnese leer.

Fragen

1. Welche Schnittebenen sind dargestellt?
2. Was fällt auf?
3. Verdachtsdiagnose/Diagnose?
4. Weiteres Vorgehen?

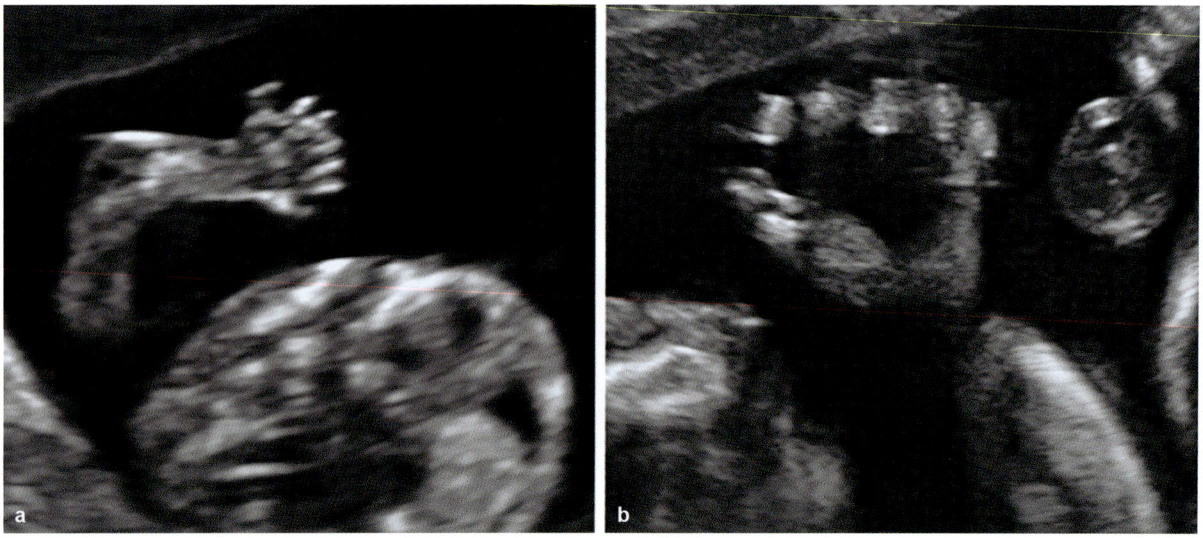

Abb. 9.27 Fallbeispiel 11. a) 12 + 5 SSW, b) 22 + 2 SSW.

Antworten

1. ➤ Abb. 9.27a: Längsschnitt durch Oberarm, Unterarm, Hand; Kopf angeschnitten
   ➤ Abb. 9.27b: rechts Unterarm und Hand, links unten im Bild Kopf angeschnitten
2. Auf beiden Bildern überzähliger Finger auf der ulnaren Seite (postaxial), ➤ Abb. 9.27a bei gestreckten Fingern, ➤ Abb. 9.27b bei gebeugten Fingern
3. Hexadaktylie
4. Sonografische Suche nach weiteren Symptomen:
   ➤ Abb. 9.27a: Zeichen eines Ellis-van Creveld-Syndroms (Skelettdysplasie aus dem Formenkreis der Short-rib-Thorax-Dysplasien mit kurzen Rippen, Mikromelie, Hexadaktylie von Händen und Füßen, Herzfehler u. a.)?
   ➤ Abb. 9.27b: isolierte Hexadaktylie, Erbgang AR? Diagnostische Punktion, Karyogramm (Hexadaktylie häufiger Befund bei Trisomie 13), Chromosomal Micro-Array und molekulargenetische NGS-Diagnostik (Skelettpanel)

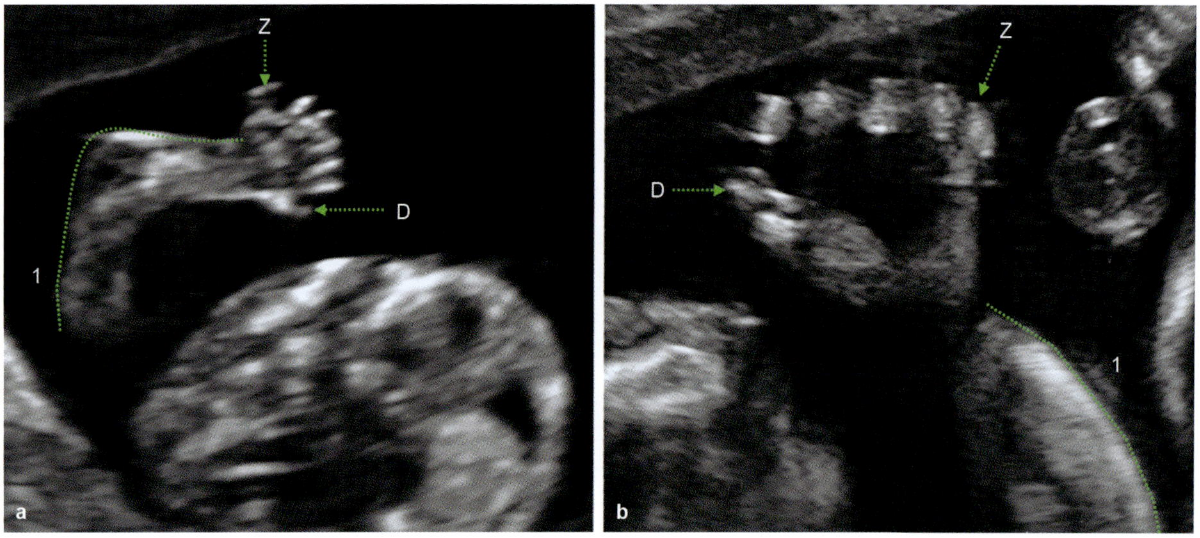

Abb. 9.28 Fallbeispiel 11: Hexadaktylie. a) 12 + 5 SSW, b) 22 + 2 SSW. 1 = Arm, D = Daumen, Z = zusätzlicher Finger.

Typische Hinweiszeichen

➤ Abb. 9.28. In der Mehrzahl der Fälle findet sich der zusätzliche Finger auf der ulnaren Seite (postaxial), seltener auf der radialen Seite (praeaxial). Sowohl bei isolierten Formen als auch bei syndromalen Formen können beide Hände und beide Füße betroffen sein, aber auch nur einzelne Hände oder/und Füße. Morphologisch können die zusätzlichen Finger bzw. Zehen gut ausgebildete komplette Teile sein, aber auch nur rudimentär vorliegen. Es können mehr als nur ein Finger doppelt bestehen. Selten findet sich eine Mirror-Hand, wobei nicht nur Finger, sondern auch Handwurzel- und Mittelhandknochen sowie die Ulna gedoppelt sein können.

Prognose

Die Prognose ist bei isolierten Formen gut. Gegebenenfalls ist eine operative Therapie erforderlich. Bei syndromalen Formen hängt die Prognose von der zugrunde liegenden Erkrankung ab. Bei Ellis-van Creveld Syndrom sind die Verläufe aufgrund einer Lungenhypoplasie letal.

Prozedere

Bei isolierten Formen Vorstellung in der Kinderorthopädie, bei syndromalen Formen abhängig von der zugrunde liegenden Erkrankung genetische Beratung über das Krankheitsbild, die Prognose und das Wiederholungsrisiko. Gegebenenfalls erfolgt der Abbruch der Schwangerschaft aus medizinischer Indikation.

PRAXISTIPP

Die fetalen Hände und Finger sind in vielen Fällen besser im Ersttrimester-Screening darstellbar und zu beurteilen: In der Ruhephase Arme gebeugt und vor dem Körper mit **gestreckten** Fingern. Bei der Untersuchung um die 20. Woche sind die Finger häufig **gebeugt** und vom Körper oder Kopf des Feten verdeckt. Außerdem besteht ein größerer Aktionsradius der Arme. Die Füße sind wegen der im Vergleich mit den Fingern eingeschränkten Beugung der Zehen leichter zu beurteilen.

LITERATUR

Oberg KC, Feenstra JM, Manske PR et al. Developmental biology and classification of congenital anomalies of the hand and upper extremity. J Hand Surg Am 2010; 35: 2066–2076 .

Peng Y, Zhou L, Chen J, Huang X, Pang J, Liu J, Tang W, Yang S, Liang C, Xie W. Clinical features and genetic analysis of a case series of skeletal ciliopathies in a prenatal setting. BMC Med Genomics. 2023 Dec 7; 16(1): 318.

Tonni G, Koçak Ç, Grisolia G, Rizzo G, Araujo Júnior E, Werner H, Ruano R, Sepulveda W, Bonasoni MP, Lituania M; "International Perinatology Research Group (IPRG)". Clinical Presentations and Diagnostic Imaging of VACTERL Association. Fetal Pediatr Pathol. 2023 Aug; 42(4): 651–674.

Fallbeispiel 12

Klinische Angaben

Schwangerschaft mit 22 + 0 Wochen.

Fragen

1. Welche Schnittebenen sind dargestellt?
2. Was fällt auf?
3. Verdachtsdiagnose/Diagnose?
4. Weiteres Vorgehen?

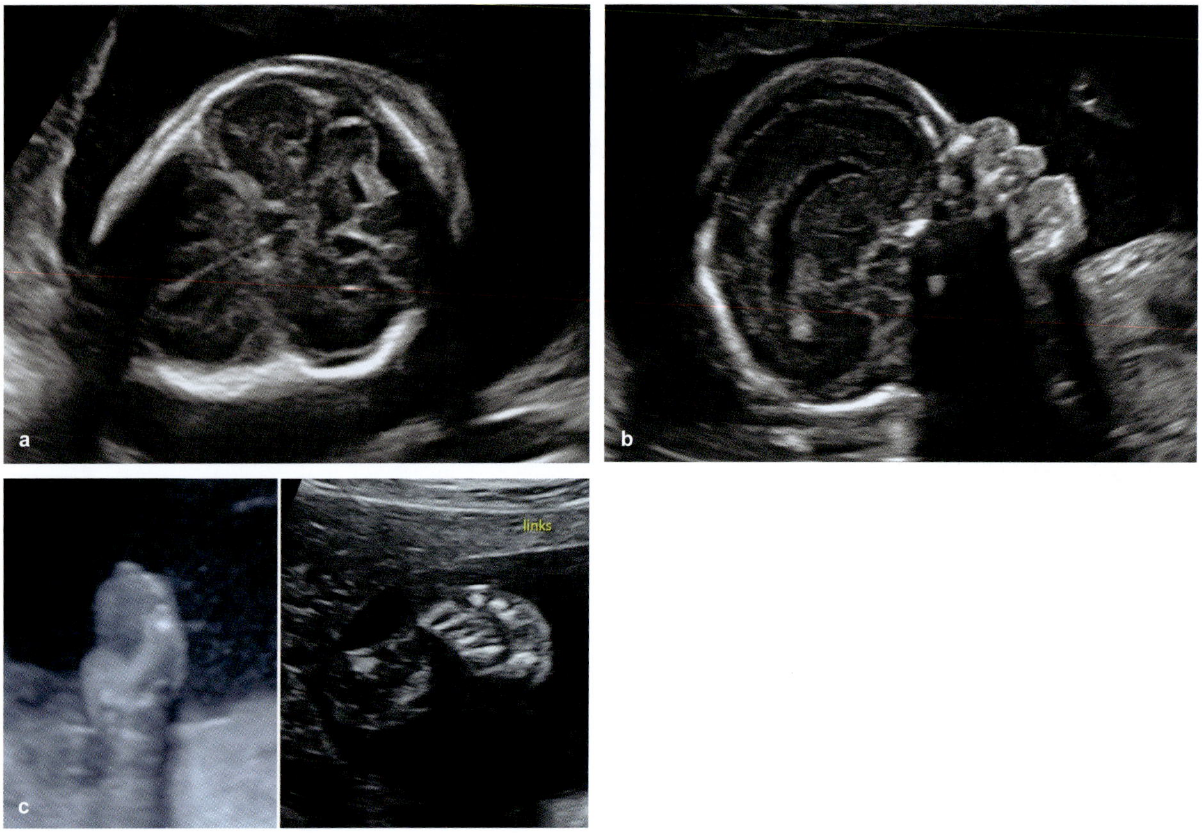

Abb. 9.29 Fallbeispiel 12. a) Kopf. b) Gesichtsprofil. c) Hand und Fuß.

Antworten

1. ➤ Abb. 9.29a: transversaler Schnitt durch den fetalen Kopf
   ➤ Abb. 9.29b: sagittaler Längsschnitt durch den fetalen Kopf mit Darstellung des Gesichtsprofils
   ➤ Abb. 9.29c: Hand und Fuß im Längsschnitt, Blick in die Handfläche und auf die Fußfläche
2. ➤ Abb. 9.29a: Die Koronarnähte sind beidseits nicht darstellbar, an ihrer Stelle sind echoreiche Verdickungen, ventral Schallauslöschung.
   ➤ Abb. 9.29b: vorgewölbte Stirn, eingezogene Nasenwurzel, gedrungen wirkender Gesichtsschädel
   ➤ Abb. 9.29c: Hand (3D-Aufnahme): Die Finger lassen sich nicht getrennt darstellen. Fuß (2D-Aufnahme): Die Zehen sind nicht getrennt.
3. Kraniosynostose mit Beteiligung der Hände und Füße (Akrozephalosyndaktylie), aufgrund der Symptomatik am ehesten Apert-Syndrom
4. Sonografische Suche möglicher weiterer Symptome (Ventrikulomegalie, Hydronephrose, VSD). Diagnostische Punktion zur molekulargenetischen Analytik (Mutationen des FGFR2-Gens AD).

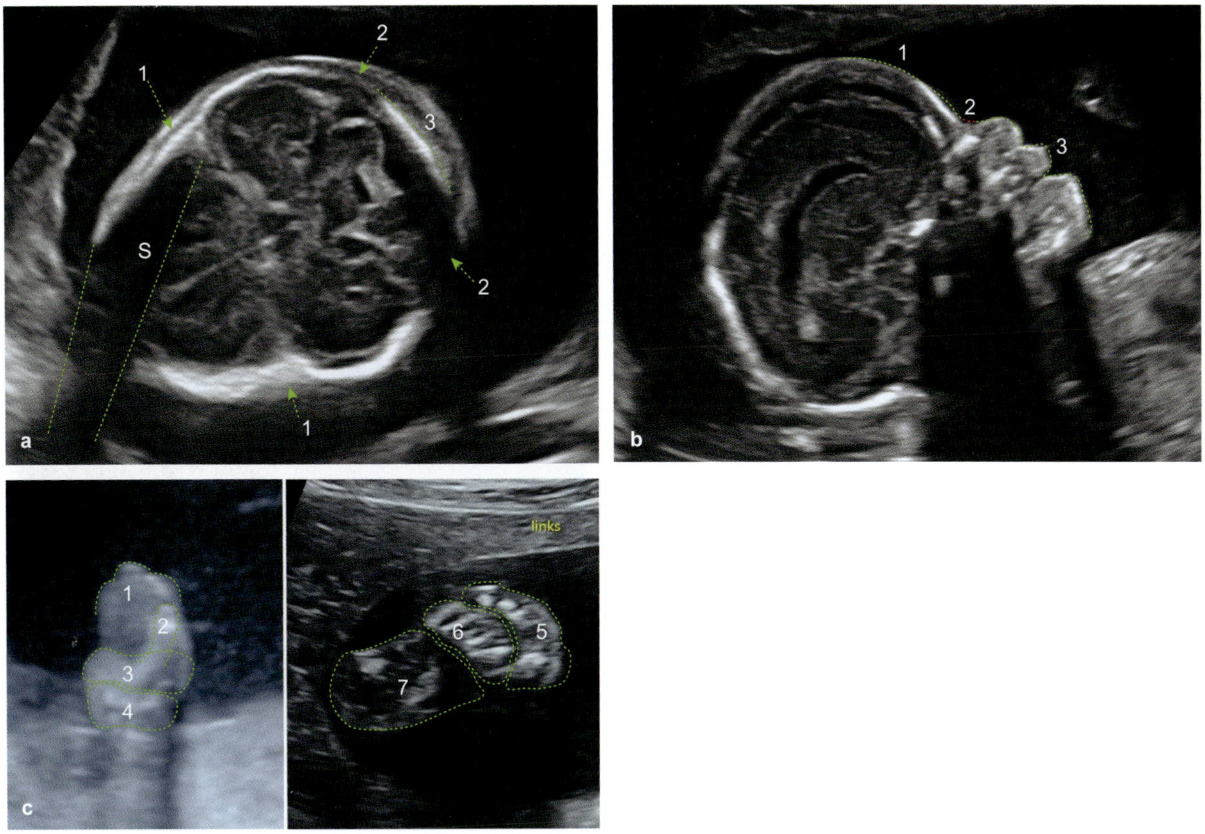

Abb. 9.30 Fallbeispiel 12: Kraniosynostose mit Beteiligung der Hände und Füße.
a) Transversalschnitt durch den fetalen Kopf. 1 = Koronarnähte hyperechogen, verdickt, ventraler Schallschatten mit Verdeckung von Hirnarealen (S), 2 = Lambdanähte, 3 = Os occipitale.
b) Sagittaler Längsschnitt durch den fetalen Kopf mit Darstellung des Gesichtsprofils. 1 = vorgewölbte Stirn, 2 = eingezogene Nasenwurzel, 3 = im Vergleich zum Hirnschädel und Kinn gedrungen wirkendes hypoplastisches Mittelgesicht. Metrisch Brachyzephalie und Turrizephalie als Folge der Synostosen der Koronarnähte.
c) Hand (3D-Aufnahme). 1 = komplett häutig und knöchern syndaktyle Finger 2 bis 5; 2 = Daumen, 3 = ebenfalls aufgrund der knöchernen Syndaktylie nicht mehr unterscheidbare Metatarsalia, 4 = Handwurzel, 5 = Zehen, 6 = Metatarsalia, 7 = Fußwurzel. Die Syndaktylie ist bei den Füßen mehr häutig und weniger knöchern (Metatarsalia gut unterscheidbar).

Typische Hinweiszeichen

➢ Abb. 9.30

PRAXISTIPP

Da etwa 15 % der **Kraniosynostosen** syndromal sind, muss immer sorgfältig nach weiteren sonografischen Symptomen gesucht werden – Dysmorphiezeichen des Gesichts, Hände und Füße, Wirbelsäule (Segmentationsdefekte).

Prognose

Unterschiedlich ausgeprägte mentale Retardierung. Abhängig vom Ausmaß der Syndaktylien ist eine operative Therapie zum Erreichen der Greiffunktion möglich.

Prozedere

Genetische Beratung über die Erkrankung, die Prognose und das Wiederholungsrisiko (2–3 % aufgrund eines möglichen Keimzellmosaiks). Bei Wunsch nach Austragen des Kindes kinderorthopädisches und kinderneurologisches Konsil. Gegebenfalls Indikation zum Abbruch der Schwangerschaft aus medizinischer Indikation.

LITERATUR

Muenke M, Kress W, Collmann H, Solomon BD (Hrsg.): Craniosynostoses: Molecular Genetics, Principles of Diagnosis, and Treatment. Monogr Hum Genet. Basel: Karger, 2011, vol 19.

Fallbeispiel 13

Klinische Angaben

Zweitschwangere mit 22 + 3 Wochen. Erstes Kind, spondylokostale Dysostose mit verminderter Rippenzahl und Synostosen einzelner Rippen (molekulargenetisch Mutationen im TBX6-Gen compound-heterozygot, AR, SCDO5).

Fragen

1. Welche Schnittebenen sind dargestellt?
2. Was fällt auf?
3. Verdachtsdiagnose/Diagnose?
4. Weiteres Vorgehen?

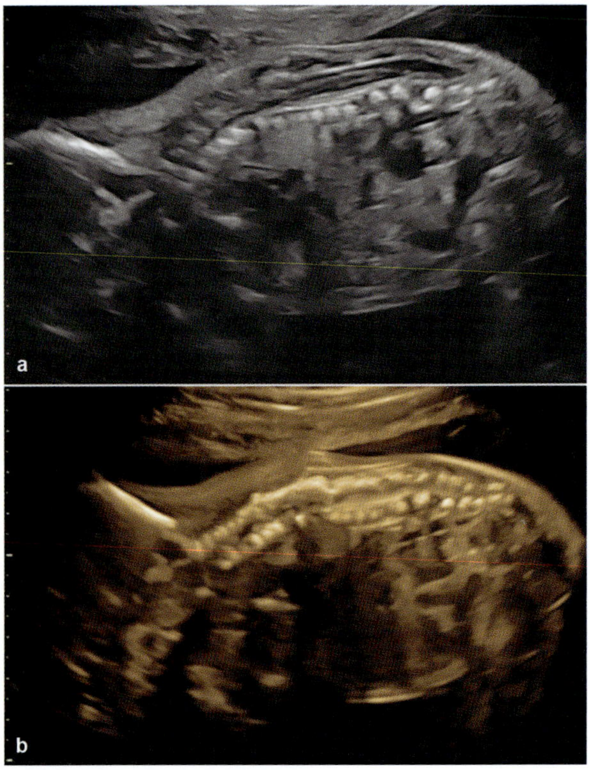

Abb. 9.31 Fallbeispiel 13

Antworten

1. Längsschnitte durch die Wirbelsäule
   - ➢ Abb. 9.31a: 2D median-sagittal
   - ➢ Abb. 9.31b: 3D
2. Desorganisiert wirkende Anordnung der Wirbelkörper (➢ Abb. 9.31a) und teilweise fehlende Trennung einzelner Wirbel (➢ Abb. 9.31b)
3. Segmentationsstörung der Wirbelsäule, aufgrund der Familienanamnese spondylokostale Dysostose Typ 5 (SCDO5)
4. Ggf. diagnostische Punktion zur molekulargenetischen Diagnostik (molekulargenetisch 6 Typen)

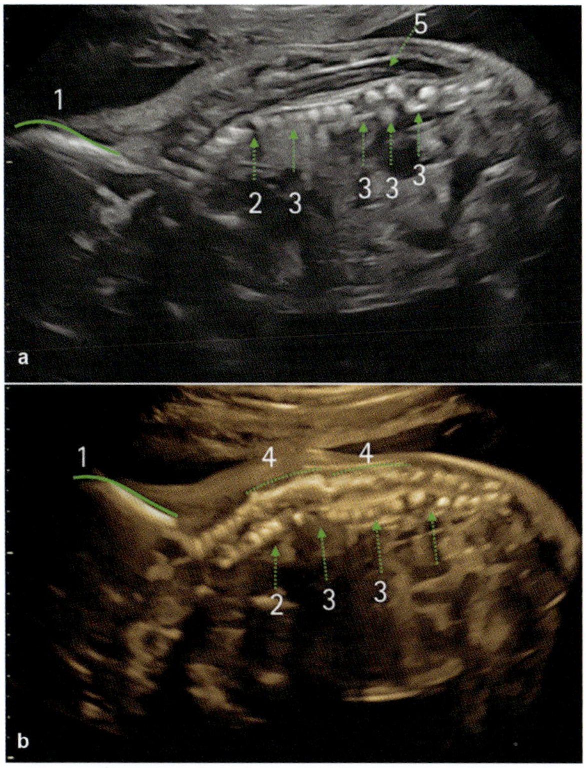

Abb. 9.32 Fallbeispiel 13: spondylokostale Dysostose. Längsschnitte durch die Wirbelsäule:
a) 2D median-sagittal, unteres Bild,
b) 3D. 1 = Hinterkopf: Der Schädel wirkt wie dem Thorax aufgesetzt, kurze Halswirbelsäule. 2 = teilweise fusionierte Wirbel, 3 = Halbwirbel, 4 = Bereiche mit fusionierten Wirbeln und Rippenansätzen.

Typische Hinweiszeichen

➢ Abb. 9.32

PRAXISTIPP

Differenzialdiagnosen: Segmentationsstörungen der Wirbelsäule kommen auch bei einigen syndromalen Kraniosynostosen vor (Pfeiffer-Syndrom) sowie bei VATER/VACTERL-Sequenz.

Prognose

Respiratorische Probleme aufgrund fusionierter Rippen, ggf operative Therapie zur Verbesserung der Mobilität und Atemfunktion. In einem Teil der Fälle Kleinwüchsigkeit.

Prozedere

Kinderorthopädisches Konsil, frühe Anbindung an geeignete Geburts- und Kinderklinik.

LITERATUR

Giampietro PF, Raggio CL, Blank RD, McCarty C, Broeckel U, Pickart MA. Clinical, genetic and environmental factors associated with congenital vertebral malformations. Mol Syndromol (2013) 4: 94–105

9

KAPITEL

Matthias Meyer-Wittkopf

10 Fetale Infektionen und Hydrops fetalis

10.1 Fetale Infektionen

Einführung

Verbesserungen in der fetalen Infektionsdiagnostik resultieren vor allem aus innovativen serologischen und molekulargenetischen Labormethoden und weniger aus Fortschritten der Ultraschalltechnologie. Generell gilt, dass viele fetale Infektionen gar keine oder nur sehr unspezifische sonografische Zeichen einer fetalen Beeinträchtigung aufweisen und die pränatale Sonografie häufig nur **in Kombination mit maternalen Labormethoden** eine Aussagekraft besitzt. Ohne maternale Serologiebefunde ist die sonografische Diagnostik von fetalen Infektionen zumeist erst in fortgeschrittenen, symptomatischen Infektionsstadien richtungsweisend. Bei Infektionsverdachtszeichen sollte nie bis zur Geburt abgewartet werden, da ein pränataler Infektionshinweis bei sofortiger Abklärung sehr wohl Auswirkungen auf den optimalen Therapiezeitpunkt und -modus hat.

Insgesamt sind 1–3 % der reif geborenen Kinder in der Bundesrepublik Deutschland von einer pränatalen, meist **vertikal erworbenen** (d. h. die Transmission erfolgt hämatogen-diaplazentar von der Mutter auf das Ungeborene) Infektion betroffen. Für Zytomegalie-(CMV), HIV-, HBV- und HCV-Infektionen gibt es auch intra- und postpartale Transmissionen, einschließlich einer Übertragung beim Stillen. Die beiden wichtigsten in der BRD in relevanter Häufigkeit auftretenden vorgeburtlichen fetalen Infektionen sind die **Zytomegalie (CMV)** und die **Parvovirus-B19-Infektion.** Aufgrund der hohen Impfungs- bzw. Durchseuchungsrate sind eine Rötelnembryopathie oder ein kongenitales Varizellensyndrom sehr viel seltener und auf jährlich einige wenige Fälle beschränkt (< 1:100.000 Lebendgeburten). Auch die symptomatischen Toxoplasmoseinfestationen von Neugeborenen betragen gemäß der bestehenden Meldepflicht in den letzten Jahren weniger als 5 Fälle pro 100.000 Lebendgeburten bei allerdings lückenhafter Meldevigilanz.

Stellenwert der sonografischen vorgeburtlichen Infektionszeichen

Die für fetale Infektionen charakteristischen pränatalen Ultraschallzeichen (z. B. periventrikuläre Hyperdensitäten oder thalamostriatale Kalzifikationen bei zerebraler CMV-Infektion) erfordern immer eine **sofortige vorgeburtliche serologische und/oder invasive Diagnostik** zur Infektionssicherung bei Mutter und Fetus. Zumeist sind leider erst fortgeschrittene fetale Infektionen mit diversen unspezifischen Ultraschallauffälligkeiten, wie Hydrops, Mikrozephalus, Polyhydramnion, Aszites, Perikard- oder Pleuraergüssen, hyperechogenem Darm, vergesellschaftet. Als allgemeine Regel gilt, dass mit Ausnahme der Varizellen- und Rötelnembryopathie bzw. -fetopathie vier von fünf der später als infiziert oder infektiös geschädigt diagnostizierten Feten vorgeburtlich überhaupt keine sonografischen Verdachtsmomente aufweisen. Bei speziellen Fragestellungen mit inkonklusiven Sonografie- und Laborbefunden hat sich in den letzten Jahren die **vorgeburtliche Kernspintomografie (MRT)** als additives Bildgebungsverfahren speziell bei der Beurteilung zerebraler Besonderheiten des Fetus bewährt. Nachfolgend werden in sonografischen Fallbeispielen die fetalpathologisch zahlenmäßig relevantesten teratogenen Pränatalinfektionen dargestellt.

Fallbeispiele: CMV-Infektion

Fallbeispiel 1

Klinische Angaben

22-jährige Patientin in der 25. SSW. Normosomer Fetus mit Oligohydramnion und Mikrozephalie.

Schallkopfführung

- Kopfquerschnitt von transabdominal bei I. SL
- Seitenventrikel und Mittellinie symmetrisch
- Pfeilmarkierung ist im Bereich der periventrikulären Hirnrindenanteile unterhalb des linken Seitenventrikelhinterhorns positioniert.

Orientierungspunkte

- Falx cerebri und Thalamusanteile sichtbar
- Linker Plexus choroideus im linken Hinterhorn sichtbar

Fragen

1. Welche Schnittebene ist dargestellt?
2. Was fällt auf?
3. Verdachtsdiagnose/Diagnose?
4. Welche Zusatzinformation bringt der gepulste Farbdoppler?
5. Welche weiteren diagnostischen Maßnahmen empfehlen Sie?

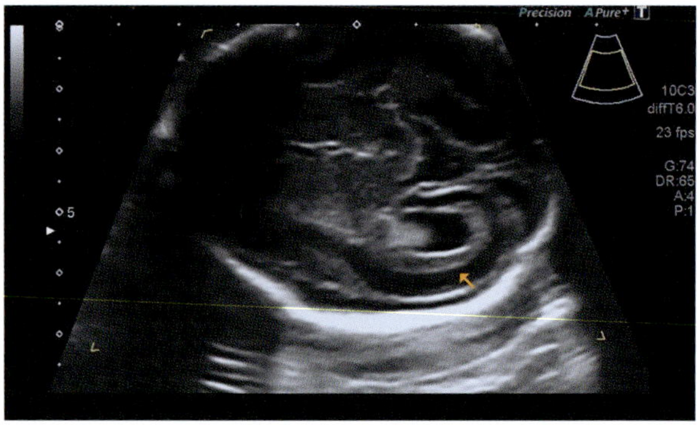

Abb. 10.1 Fallbeispiel 1

Antworten

1. Die Kopfumfangsebene
2. Periventrikuläre Echogenitätsvermehrung (sog. Halo-Ring)
3. V.a. infektiöse Ventrikulitis/Enzephalitis als zerebrale fetale Infektionszeichen des Fetus
4. V_{max}-Beurteilung der Dopplerflussprofile in der fetalen A. cerebri media zur Differenzialdiagnose einer eventuellen fetalen Begleitanämie
5. Immer Amniozentese ggf. mit ergänzender fetaler Nabelschnurpunktion zur virologischen und hämatologischen Differenzialdiagnostik aus Fruchtwasser/Fetalblut anbieten

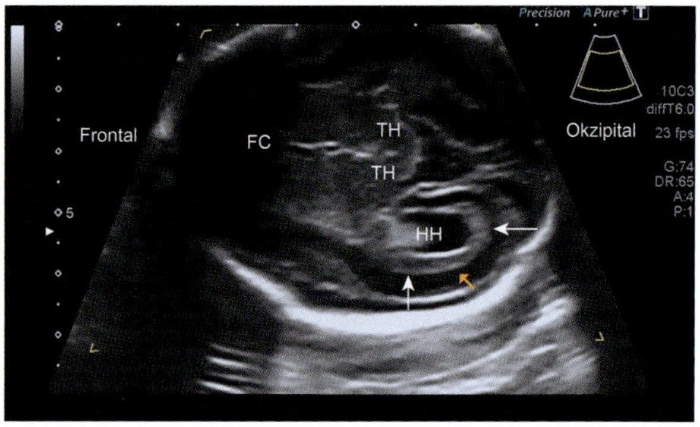

Abb. 10.2 Fallbeispiel 1: periventrikuläre Echogenitätsvermehrung (sog. Halo-Ring, markiert durch Pfeilspitzen) bei V.a. infektiöse Ventrikulitis/Enzephalitis als zerebrale Infektionszeichen einer fetalen CMV-Infektion. FC = Falx cerebri, HH = Hinterhorn der fetalen Hirnseitenventrikel, TH = Thalamus.

Fallbeispiel 2

Klinische Angaben

31-jährige IIIG IIP in der 27. SSW. IUGR und progrediente Mikrozephalie.

Schallkopfführung

- Kopfquerschnitt von abdominal bei I. SL
- Fetale Seitenventrikel und Mittellinie symmetrisch

Orientierungspunkte

- Falx cerebri und Hemisphärenanteile sichtbar
- Plexus choroideus im linken Seitenventrikel sichtbar

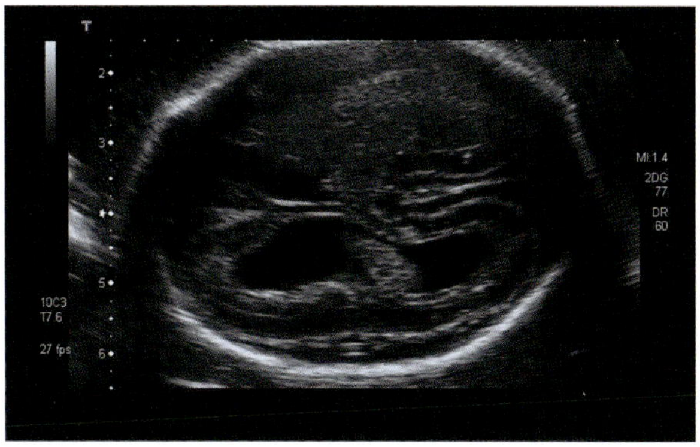

Abb. 10.3 Fallbeispiel 2

Fragen

1. Welche Schnittebene ist dargestellt?
2. Was fällt auf?
3. Verdachtsdiagnose/Diagnose?
4. Warum sollte man evtl. Zusatzinformationen durch Berufs- oder Reiseanamnese einholen?
5. Welche weiteren diagnostischen Maßnahmen empfehlen Sie?

Antworten

1. Fetale zerebrale Kopfumfangs-/Hirnseitenventrikel-Ebene
2. Periventrikuläre Echogenitätsvermehrung und fokale zerebrale Kalzifikationen
3. Infektiöse Enzephalitis mit sekundärer Mikrozephalie des Fetus
4. Zur Detektion einer möglichen beruflichen oder geografischen Teratogen-Exposition
5. Maternale Serologie und Amniozentese ggf. mit ergänzender fetaler Nabelschnurpunktion zur infektiologischen Differenzialdiagnostik

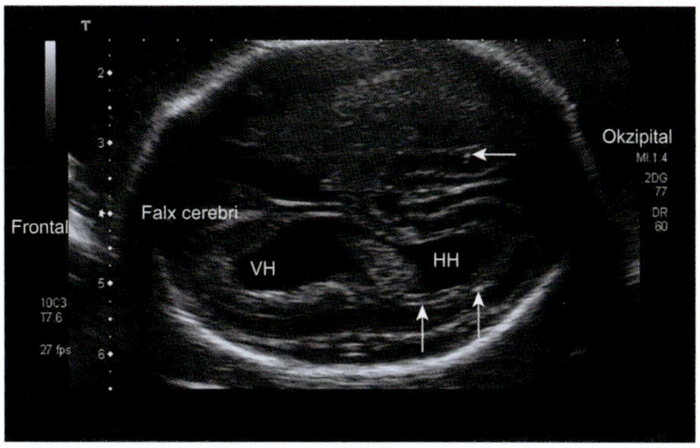

Abb. 10.4 Fallbeispiel 2: periventrikuläre Echogenitätsvermehrung (sog. Halo-Ring, markiert durch senkrechte Pfeilspitzen) bei V. a. infektiöse Ventrikulitis/Enzephalitis, mit fokalen zerebralen Kalzifikationen (waagerechte Pfeilspitze) als zerebrale Infektionszeichen einer fetalen CMV-Infektion. FC = Falx cerebri, HH = Hinterhorn des fetalen Hirnseitenventrikels, VH = Vorderhorn des fetalen Hirnseitenventrikels.

Fallbeispiel 3

Klinische Angaben

37-jährige IIIG IIP in der 33. SSW. Zuweisung wegen Mikrozephalie und Seitenventrikulomegalie links.

Schallkopfführung

- Zerebraler Querschnitt in der Kopfumfangsbiometrieebene bei I. SL

Orientierungspunkte

- Cavum septum pellucidum, III. Ventrikel, Thalamus sowie Ventrikel-Hinterhorn-Anteile

Fragen

1. Welche Schnittebene ist dargestellt?
2. Was fällt auf?
3. Verdachtsdiagnose/Diagnose?
4. Welche weiteren diagnostischen Maßnahmen empfehlen Sie?

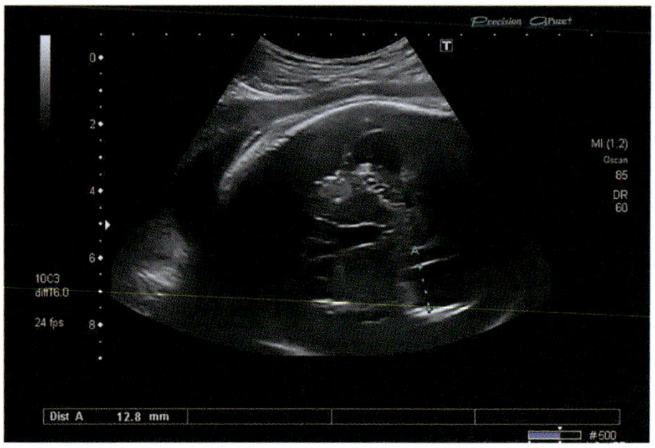

Abb. 10.5 Fallbeispiel 3

Antworten

1. Zerebrale Kopfbiometrieebene
2. Fokale intrazerebrale Kalzifikationen und Zystenbildungen (in diesem Fall durch CMV – aber auch teratogene Varicella- oder Zika-Infektionen zeigen ähnliche sonomorphologische Bilder)
3. Postinfektiöse, zerebrale Hirnpathologien des Fetus
4. Maternale TORCH-Serologie und Amniozentese zur virologischen Differenzialdiagnostik – ggf. ergänzendes fetales Hirn-MRT zur Prognosesicherung

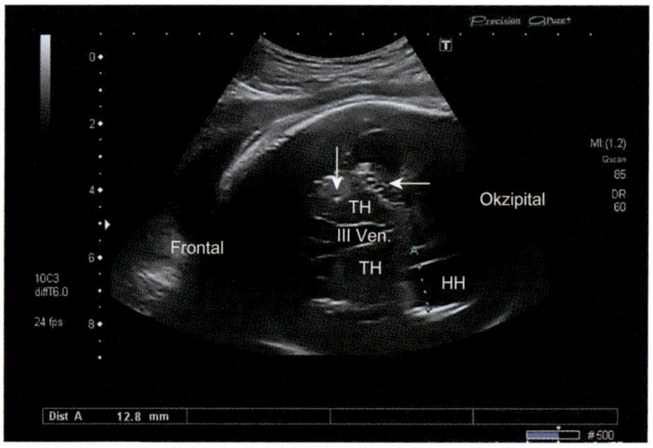

Abb. 10.6 Fallbeispiel 3: fokale intrazerebrale Kalzifikationen (markiert durch senkrechte Pfeilspitze) und Zystenbildungen (markiert durch waagerechte Pfeilspitze) nach pränataler, infektiöser Ventrikulitis/Enzephalitis durch eine fetale CMV-Infektion. HH = Hinterhorn des fetalen Hirnseitenventrikels, TH = Thalamus, III Ven. = dritter Hirnventrikel.

Typische Hinweiszeichen

- Relative Ventrikulomegalie bei ringförmiger periventrikulärer Echogenitätsvermehrung
- Zum Teil periventrikuläre/intrazerebrale Kalzifikationsherde und intraparenchymatöse Zystenbildung als postinflammatorische Folge einer infektiösen fetalen Enzephalitis

CAVE!

Bei erst kürzlich erfolgter maternaler Infektserokonversion immer serielle Wiederholungssonografien vereinbaren, da fetale Infektionszeichen häufig erst viele Wochen später auftreten können! Bei fetalen Anämien durch eine maternofetale B19-Infektion können in bis zu 30 % der Fälle messbare maternale IgM-Titer schon wieder fehlen.

Prognose

Die Prognose hängt sehr vom Ausmaß bzw. den funktionalen Auswirkungen der infektiösen zerebralen Destruktionen ab und ist sowohl motorisch als auch kognitiv erfahrungsgemäß deutlich beeinträchtigt bis schlecht, unabhängig vom infektiösen Agens.

PRAXISTIPP

Insbesondere bei **zerebralen Infektzeichen** und **Schädellage** immer ergänzende transvaginale Sonografie zur Detaildiagnostik versuchen und lageunabhängig additive fetale MRT-Bildgebung zur möglicherweise exakteren Prognoseeinschätzung und optimierter interdisziplinärer Beratungsgrundlage anbieten.

Prozedere

- Interdisziplinäre Beratung über Prognose und Therapielimitationen, falls erforderlich mit ergänzendem pränatalen Hirn-MRT
- Je nach parentalem Entscheid über den Schwangerschaftsfortgang und infektiöser Ursache entweder spezifischer medikamentöser (antibiotisch oder antiviral) Palliationsversuch oder medizinisch-maternale Indikationsstellung
- Bei fehlender Makrozephalie durch massive Ventrikulomegalie immer vaginalen Entbindungsweg in einem Perinatalzentrum anstreben.

MERKE

Bei entsprechender Reiseanamnese der Eltern (Dengue- oder Malaria-Regionen) immer auch an teratogene Arboviren-Infektionen (z. B. durch Zika oder Dengue) des Fetus denken.

LITERATUR

ACOG. Practice Bulletin Cytomegalovirus, Parvovirus B19, Varicella Zoster. Obstet Gyn, 2015; 125(6): 1510–1525.

ACOG Publications: Zika update May 2019. Obstetrics & Gynecology 133(5): p 1063–1064, May 2019. | doi: 10.1097/AOG.0000000000003240.

Boissiere J, Watkins V, Kuller JA, Dotters-Katz SK. Parvovirus B19 in Pregnancy. Obstet Gynecol Surv. 2024 May; 79(5): 281–289. doi: 10.1097/OGX.0000000000001263. PMID: 38764205.

D'Antonio F, Marinceu D, Prasad S, Khalil A. Effectiveness and safety of prenatal valacyclovir for congenital cytomegalovirus infection: systematic review and meta-analysis. Ultrasound Obstet Gynecol. 2023 Apr; 61(4): 436–444. doi: 10.1002/uog.26136. PMID: 36484439.

Diemert A, Enders M, Meyer-Wittkopf M. Fetale Infektionen. In U Gembruch, K Hecher, H Steiner (Hrsg.). Ultraschalldiagnostik in Geburtshilfe und Gynäkologie, Springer Nature 2024. https://doi.org/10.1007/978-3-662-67373-7_28.

Jones Ch E, Bailey H, Bamford A, Calvert A, Dorey R B, Drysdale S B, Khalil A, Heath P T , Lyall H, Monica K, Ralph I, Sapuan S, Vandrevala T, Walter S, Whittaker E, Wood S for the UK Congenital CMV Infection Collaboration (UKCCIC). Managing challenges in congenital CMV: current thinking. BMJ Arch Dis Child 2023; 108: 601–607. doi:10.1136/archdischild-2022-323809.

Labordiagnostik schwangerschaftsrelevanter Virusinfektionen. S2k-Leitlinie AWMF Registernummer 093/001 2022.

Rasmussen SA, Meaney-Delman DM, Petersen LR, Jamieson DJ. Studying the Effects of Emerging Infections on the Fetus: West Nile and Zika Viruses. Birth Defects Research, 2017; 109: 363–371.

Fallbeispiele: Toxoplasmose

Fallbeispiel 1

Klinische Angaben

41-jährige IIIG 0P in der 28. SSW. Zuweisung wegen IUGR und hyperechogenem Darm.

Schallkopfführung

- Transvaginaler zerebraler Frontal-/Koronarschnitt

Orientierungspunkte

- Cavum septum pellucidum, corpus callosum, Falx cerebri

Fragen

1. Welche Schnittebene ist dargestellt?
2. Was fällt auf?
3. Verdachtsdiagnose/Diagnose?
4. Welche weiteren diagnostischen Maßnahmen empfehlen Sie?

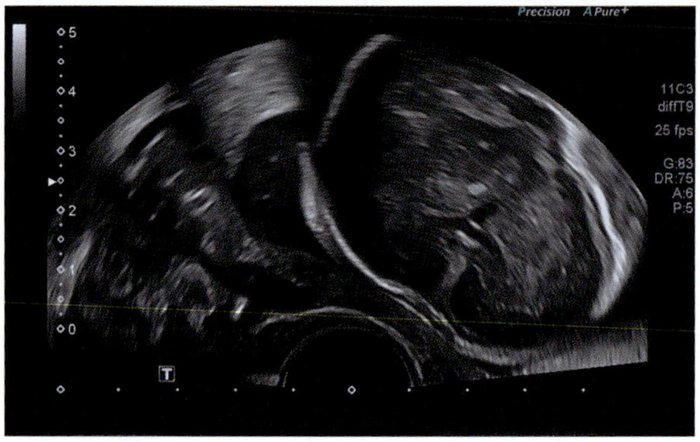

Abb. 10.7 Fallbeispiel 1

Antworten

1. Transvaginaler Frontal-/Koronarschnitt
2. Intrazerebrale Kalzifikationen, kaudal des Cavum septum pellucidum
3. Postinfektiöse zerebrale Parenchymläsionen des Fetus (in diesem Fall Toxoplasmose!)
4. Maternale TORCH-Serologie und Amniozentese zur infektiösen Differenzialdiagnostik – ggf. ergänzendes fetales Hirn-MRT zur exakteren Prognoseeinschätzung

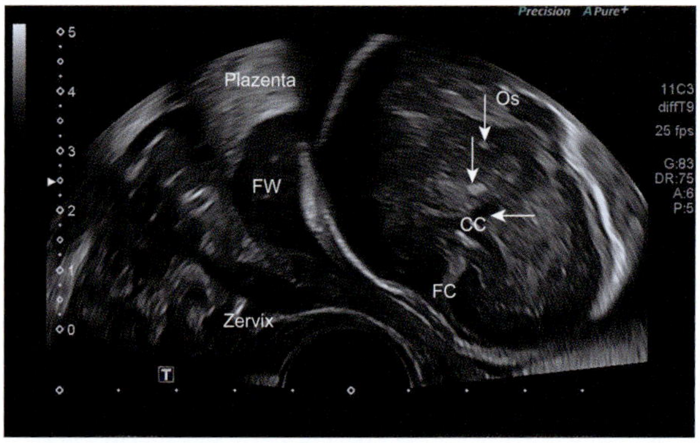

Abb. 10.8 Fallbeispiel 1: fokale intrazerebrale Kalzifikationen (markiert durch senkrechten Pfeil) unterhalb des Corpus callosum (CC) sowie des Cavum septum pellucidum (waagerechter Pfeil) bei pränataler Toxoplasmoseinfestation seit dem ersten Trimenon. FC = Falx cerebri, FW = Fruchtwasser.

Fallbeispiel 2

Klinische Angaben

41-jährige IIIG 0P in der 28. SSW. Zuweisung wegen IUGR und hyperechogenem Darm.

Schallkopfführung

- Fetaler Abdomenumfangs-Querschnitt

Orientierungspunkte

- Fetale Gallenblase, fetale Rippen, rechter fetaler Leberlappen

Fragen

1. Welche Schnittebene ist dargestellt?
2. Was fällt auf?
3. Verdachtsdiagnose/Diagnose?
4. Welche weiteren diagnostischen Maßnahmen empfehlen Sie?

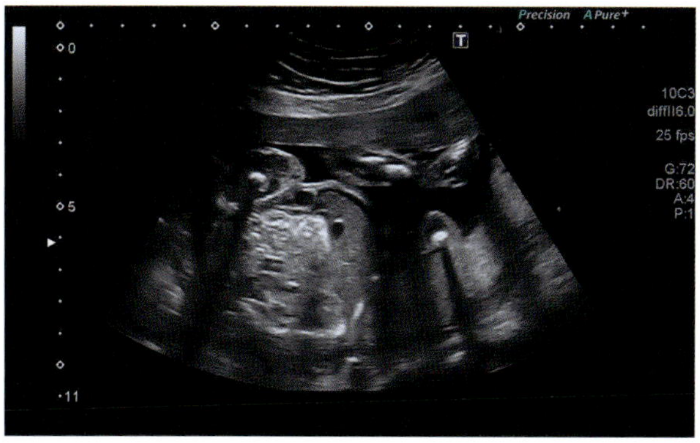

Abb. 10.9 Fallbeispiel 2

Antworten

1. Fetale Abdomenumfangsebene
2. Hyperechogener fetaler Dünndarm und marginaler prähepatischer Aszites
3. Fetale Infektion, DD Mukoviszidose mit alter Mekoniumperitonitis
4. Maternale TORCH-Serologie und Amniozentese zur infektiösen Differenzialdiagnostik – ggf. ergänzende Nabelschnurpunktion zur exakteren Prognoseklassifikation

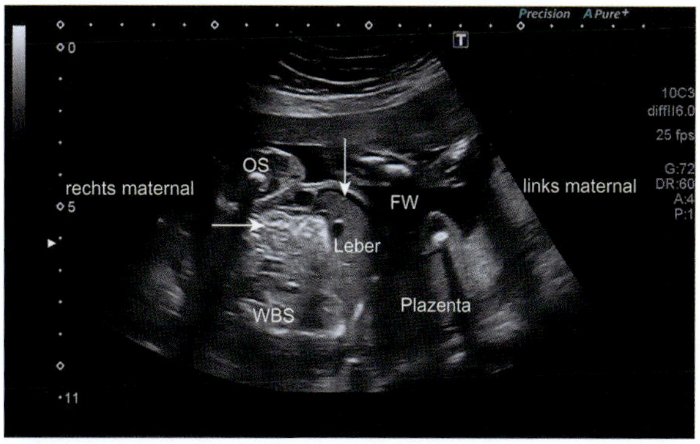

Abb. 10.10 Fallbeispiel 2: geringer fetaler perihepatischer Aszites (markiert durch senkrechte Pfeilspitze) sowie hyperechogener fetaler Darm (waagerechter Pfeil) bei pränataler Toxoplasmoseinfestation seit dem ersten Trimenon. FW = Fruchtwasser, OS = fetaler Oberschenkel, WBS = fetale Wirbelsäule.

Fallbeispiel 3

Klinische Angaben

41-jährige IIIG 0P in der 28. SSW. Zuweisung wegen IUGR und hyperechogenem Darm.

Schallkopfführung

- Fetale Kopfumfangsebene

Orientierungspunkte

- Falx cerebri; erweiterte fetale Hirnseitenventrikel, hängender Plexus choroideus

Fragen

1. Welche Schnittebene ist dargestellt?
2. Was fällt auf?
3. Verdachtsdiagnose/Diagnose?
4. Welche weiteren diagnostischen Maßnahmen empfehlen Sie?

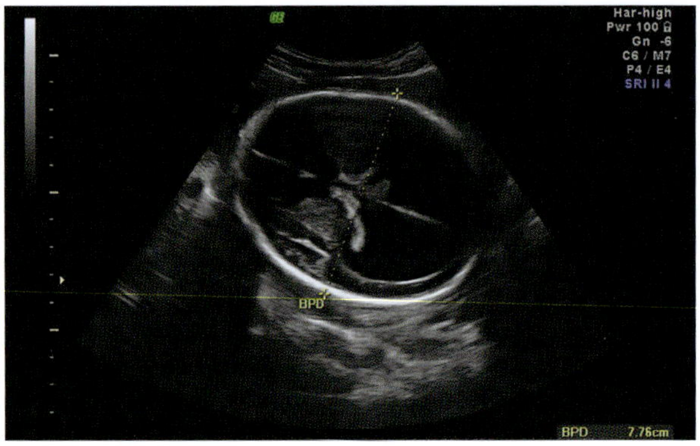

Abb. 10.11 Fallbeispiel 3

Antworten

1. Fetale Kopfumfangsebene
2. Symmetrische fetale Ventrikulomegalie
3. Teratogene fetale Infektion z. B. durch Herpesviren oder Toxoplasmen
4. Maternale TORCH-Serologie und Amniozentese zur infektiösen Differenzialdiagnostik – ggf. ergänzendes pränatales Hirn-MRT

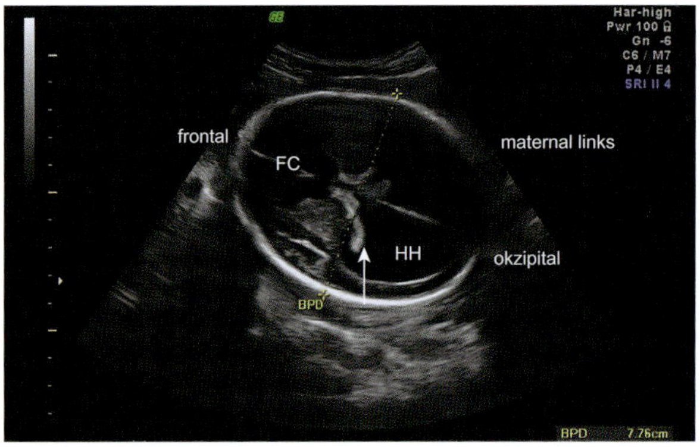

Abb. 10.12 Fallbeispiel 3: deutliche Seitenventrikulomegalie und hängender Plexus choroideus (senkrechter Pfeil) bei vermutlich seit dem ersten Trimenon bestehender pränataler Toxoplasmoseinfestation. FC = Falx cerebri, HH = Hinterhorn, BPD = biparietaler Durchmesser.

Typische Hinweiszeichen

- Intrakranial deutliche Ventrikulomegalie mit einzelnen intrazerebralen Kalzifikationsherden
- Intraabdominal hyperechogener Darm und geringer perihepatischer Aszites
- Sekundäre infektiös-inflammatorische Ventrikulomegalie

MERKE

Bei sonografisch nachweisbaren fetalen Infektzeichen immer simultane maternale Infektserologie (TORCH) in einem pränataldiagnostisch erfahrenem Laborzentrum veranlassen.

Prognose

Die Prognose hängt primordial von der Dauer und der Intensität der infektiösen zerebralen Inflammationsreaktion ab und ist deshalb sehr variabel – motorische, kognitive und speziell okuläre Spätfolgen sind bei zerebralen Ultraschallauffälligkeiten erfahrungsgemäß häufig vorhanden und sehr schlecht unabhängig vom infektiösen Agens prognostizierbar.

PRAXISTIPP

Bei zerebralen sonografischen Infektzeichen und lagebedingt inkonklusiver, transvaginaler Sonografie: Additive fetale MRT-Bildgebung des Cerebrums durch neonatologisch/neuropädiatrisch versierte Radiologen noch vor der interdisziplinären Beratung veranlassen!

Prozedere

- Interdisziplinäre Beratung über Prognose und Therapieoptionen und evtl. fetales Hirn-MRT
- Je nach parentalem Entscheid über den Schwangerschaftsfortgang und der infektiösen Ursache entweder spezifische medikamentöse Therapie (maternale Antibiotika- oder Virustatikagabe mit regelmäßiger Medikamenten-Spiegel-Kontrolle) oder medizinisch maternale Indikationsstellung
- Bei fehlender Makrozephalie durch eine relevante Ventrikulomegalie sollte ein vaginaler Entbindungsweg in einem Perinatalzentrum mit ophthalmologischen Konsiloption angestrebt werden.

CAVE!

Sonografische Verlaufskontrollen auch bei initial unauffälligem Feten von Schwangeren mit einer teratogenen Infektionsserokonversion vereinbaren, da fetale Schädigungszeichen erst nach mehrwöchiger zeitlicher Latenz auftreten können. Zum Ausschluss von eventuellen infektassoziierten fetalen Anämien immer dopplersonografisches Monitoring der fetalen A.-cerebri-media-Flussgeschwindigkeiten, ggf. mit invasiver Überprüfung per Nabelschnurpunktion in Transfusionsbereitschaft.

LITERATUR/LEITLINIE

ACOG. Practice Bulletin Cytomegalovirus, Parvovirus B19, Varicella Zoster. Obstet Gyn, 2015; 125(6): 1510–1525.

Adle-Biassette H, Golden JA, Harding B. Developmental and perinatal brain diseases. Handb Clin Neurol, 2017; 145: 51–78.

Ahmed M, Sood A, Gupta J. Toxoplasmosis in pregnancy. Eur J Obstet Gynecol Reprod Biol. 2020 Dec; 255: 44–50. doi: 10.1016/j.ejogrb.2020.10.003. Epub 2020 Oct 8. PMID: 33075679.

Dubey JP, Murata FHA, Cerqueira-Cézar CK, Kwok OCH, Villena I. Congenital toxoplasmosis in humans: an update of worldwide rate of congenital infections – CORRIGENDUM. Parasitology. 2021 Nov; 148(13): 1716. doi: 10.1017/S0031182021001463. Epub 2021 Sep 15. Erratum for: Parasitology. 2021 Oct; 148(12): 1406–1416. doi: 10.1017/S0031182021001013. PMID: 34521495; PMCID: PMC11010156.

Leruez-Ville M, Ville Y. Fetal cytomegalovirus infection. Best Pract Res Clin Obstet Gynaecol, 2017 Jan; 38: 97–107.

Fallbeispiele: Parvovirus-B19-Infektion

Fallbeispiel 1

Klinische Angaben

24-jährige IIIG IIP in der 26. SSW. Zuweisung wegen Aszites und Polyhydramnie.

Schallkopfführung

- Fetaler thorakaler Vierkammerblick-Situs von transabdominal bei I. SL

Orientierungspunkte

- Herz in der Vierkammerblick-Ebene einsehbar mit Lungen links und rechts
- Herzachse zeigt nach links mit einem Winkel von ca. 50°
- Aorta descendens liegt links der Wirbelsäule.
- Herzgröße misst sowohl im Umfang als auch im Querdurchmesser deutlich mehr als die Hälfte der fetalen Thoraxmaße.

Fragen

1. Welche Schnittebene ist dargestellt?
2. Was fällt auf?
3. Verdachtsdiagnose/Diagnose?
4. Welche weiteren diagnostischen Maßnahmen empfehlen Sie?

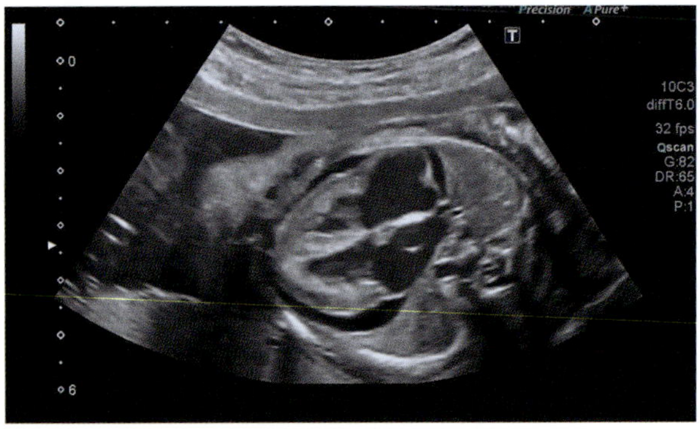

Abb. 10.13 Fallbeispiel 1

Antworten

1. Thorakaler Vierkammerblick
2. Herzgröße nimmt über die Hälfte des fetalen Thorax ein, zusätzlich Perikarderguss.
3. Kardiomegalie bei fetaler Anämie
4. Farbdopplersonografie der A. cerebri media sowie farbdopplersonografische, intrafetale AV-Malformationssuche und ergänzende maternale Infektserologie

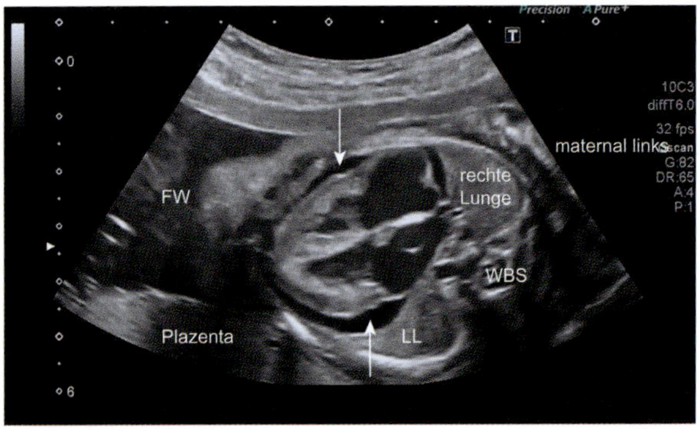

Abb. 10.14 Fallbeispiel 1: deutliche Kardiomegalie und Perikarderguss (senkrechte Pfeile) bei fetaler Anämie durch maternale Parvovirus-B19-Erstinfektion vor 4 Wochen. FW = Fruchtwasser, LL = linke Fetallunge, WBS = fetale Wirbelsäule.

Fallbeispiel 2

Klinische Angaben

31-jährige IVG IIIP in der 25. SSW. Zuweisung wegen Aszites, Polyhydramnie und Plazentomegalie.

Schallkopfführung

- Thorakaler Vierkammerblick – Situs von apikal

Orientierungspunkte

- Herz in der Vierkammerblick-Ebene einsehbar mit Rippen und Lungen links und rechts
- Herzachse zeigt nach links.
- Aorta descendens liegt links der Wirbelsäule.
- Herzgröße beträgt mehr als die Hälfte der fetalen Thoraxgröße.

Fragen

1. Welche Schnittebene ist dargestellt?
2. Was fällt auf?
3. Verdachtsdiagnose/Diagnose?
4. Welche weiteren diagnostischen Maßnahmen empfehlen Sie?

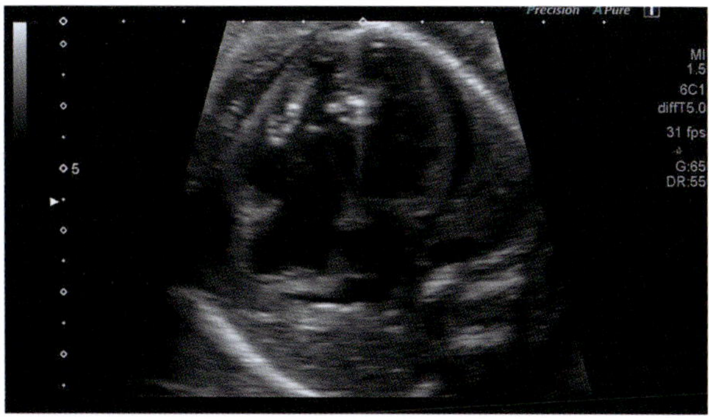

Abb. 10.15 Fallbeispiel 2

Antworten

1. Thorakaler Vierkammerblick
2. Herzgröße nimmt über die Hälfte des Thorax ein, zusätzlich Perikarderguss und endomyokardiale Kalzifikationen
3. Fetale Kardiomegalie bei Myokarditis und fetaler Anämie durch Parvovirus B19
4. Farbdopplersonografie der A. cerebri media zur V_{max}-Bestimmung vor Nabelschnurpunktion in Transfusionsbereitschaft sowie ergänzende maternale Infektserologie

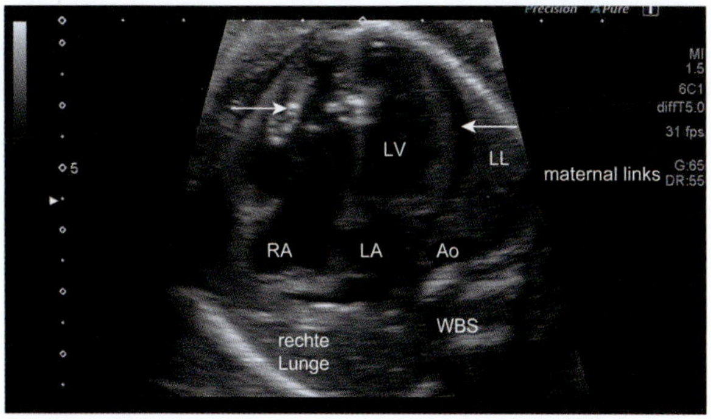

Abb. 10.16 Fallbeispiel 2: deutliche Kardiomegalie und Perikarderguss (rechter waagerechter Pfeil) sowie myokardiale Kalzifikationen (linker waagerechter Pfeil) bei fetaler Anämie durch maternale Parvovirus-B19-Infektion vor 4 Wochen. FW = Fruchtwasser, Ao = deszendierende fetale Aorta, LA = linker Vorhof, LL = linke Fetallunge, LV = linker Herzventrikel, RA = rechter Vorhof, WBS = fetale Wirbelsäule.

Fallbeispiel 3

Klinische Angaben

22-jährige IIG IIIP in der 24. SSW. Zuweisung wegen Aszites, Polyhydramnie sowie Kardio- und Plazentomegalie.

Schallkopfführung

- Sagittaler fetaler Längsschnitt (dorsoposterior)

Orientierungspunkte

- Fetaler Leberanteil, fetales Dünndarmkonvolut sowie die fetale Wirbelsäule sind einsehbar.
- Infra- und suprahepatischer fetaler Aszites
- Verdickte Vorderwandplazenta
- Herzgröße entspricht in dieser Projektion einem Großteil des gesamten fetalen Thoraxinhalts.

Fragen

1. Welche Schnittebene ist dargestellt?
2. Was fällt auf?
3. Verdachtsdiagnose/Diagnose?
4. Welche weiteren diagnostischen Maßnahmen empfehlen Sie?

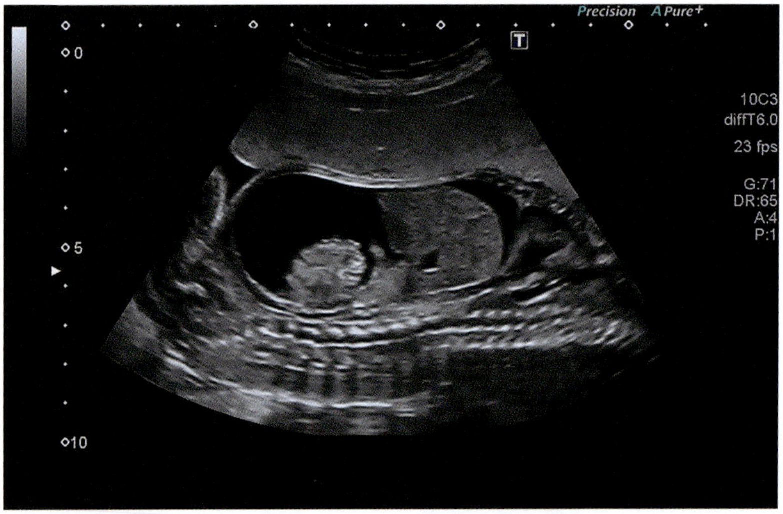

Abb. 10.17 Fallbeispiel 3

Antworten

1. Dorsoposteriorer fetaler Abdomenlängsschnitt
2. Ubiquitärer Aszites im gesamten Abdomen, flottierendes fetales Darmkonvolut, zusätzlich gesamter fetaler Thorax von fetalen Herzanteilen ausgefüllt
3. Aszites und Kardiomegalie bzw. Hydrops fetalis bei V. a. fetale Anämie
4. Farbdopplersonografie der A. cerebri media zur V_{max}-Bestimmung vor Nabelschnurpunktion in Transfusionsbereitschaft, simultan fetale und maternale Infektserologie

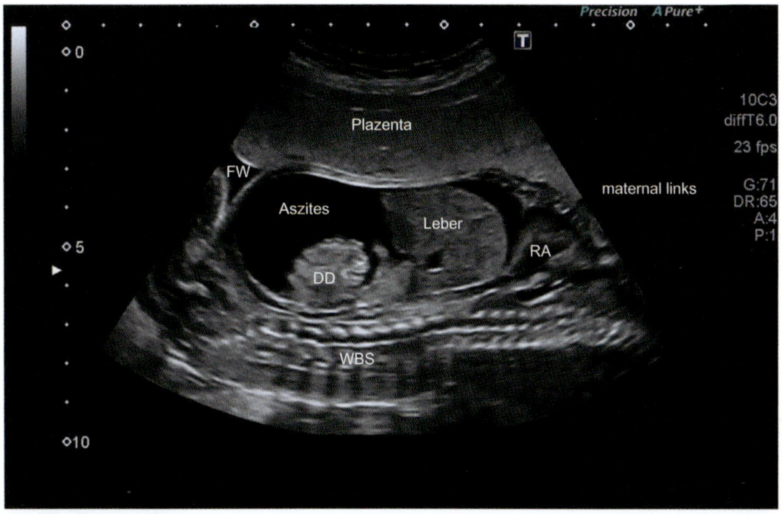

Abb. 10.18 Fallbeispiel 3: Vorderwandplazenta mit deutlichem Aszites, Kardiomegalie und geringem Perikarderguss bei fetaler Anämie durch maternale Parvovirus-B19-Infektion vor 4 Wochen. FW = Fruchtwasser, DD = fetaler Dünndarm, FW = Fruchtwasser, RA = rechter Vorhof, WBS = fetale Wirbelsäule.

Fallbeispiel 4

Klinische Angaben

Gleicher Fall wie ➤ Fallbeispiel 2; 31-jährige IVG IIIP in der 25. SSW. Zuweisung wegen Aszites, Polyhydramnie sowie Kardio- und Plazentomegalie.

Schallkopfführung

- Fetaler Abdomenquerschnitt von ventral bei Vorderwandplazenta
- Abdomenquerschnittdarstellung in Höhe des fetalen Leberunterrandes
- Farb-Doppler-Box über den intrahepatischen Fetalgefäßen

Orientierungspunkte

- Fetale Leber intraabominal bei ubiquitärem Aszites
- Intrahepatische V. umbilicalis sowie Ductus venosus farbdopplersonografisch dargestellt
- Verdickte Vorderwandplazenta

Fragen

1. Welche Schnittebene ist dargestellt?
2. Was fällt auf?
3. Verdachtsdiagnose/Diagnose?
4. Welche Zusatzinformation durch gepulste Farbdopplersonografie?
5. Welche weiteren diagnostischen Maßnahmen empfehlen Sie?

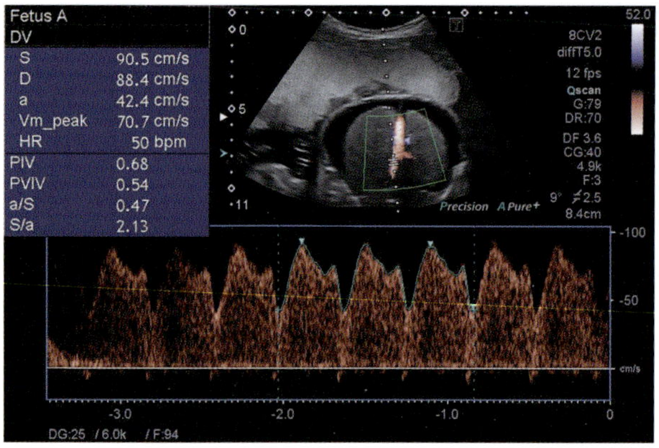

Abb. 10.19 Fallbeispiel 4

Antworten

1. Dorsoposteriorer fetaler Abdomenquerschnitt
2. Perihepatischer Aszites im fetalen Abdomen
3. Aszites durch fetale Anämie bei nebenbefundlich bereits erhöhter V_{max} des Ductus venosus
4. Farbdopplersonografie der A. cerebri media zur V_{max}-Bestimmung vor Nabelschnurpunktion in Transfusionsbereitschaft
5. Infektvirologie (B19-DNA-PCR) sowie kleines Blutbild inklusive Retikulozytenzählung aus dem fetalen Nabelschnurblut

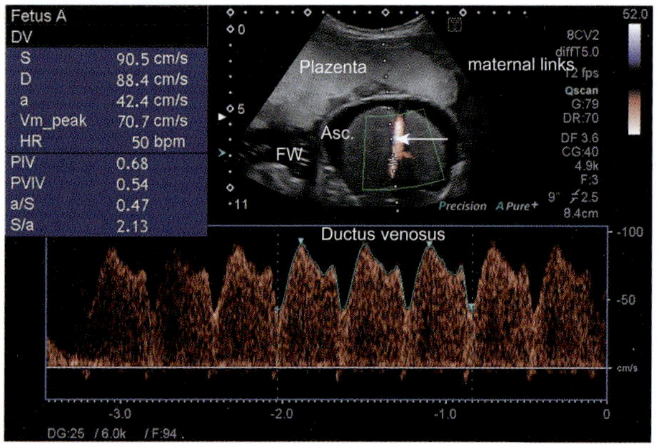

Abb. 10.20 Fallbeispiel 4: maternale Parvovirus-B19-Infektion vor 4 Wochen. Plazentomegalie der Vorderwandplazenta mit deutlichem perihepatischem Aszites bei fetaler Anämie und erhöhter V_{max} auch im Ductus venosus. Asc. = Aszites, FW = Fruchtwasser, waagerechte Pfeilspitze im Lumen der intrahepatischen V. umbilicalis.

Typische Hinweiszeichen

Plazentomegalie, Polyhydramnie und Kardiomegalie zum Teil in Kombination mit hepatischen oder myokardialen Kalzifikationsherden, Aszites oder Hydrops fetalis bei fetaler Normofrequenz sollten immer auch an eine fetale Anämie infektiöser Genese denken lassen.

Prognose

Die Prognose hängt wie bei den meisten teratogenen Infektionen vom Ausmaß der neurozerebralen Infektionslangzeitfolgen ab. Bei schweren prolongierten pränatalen Hydropsverläufen durch eine fetale B19-Anämie können neueren Daten zufolge bei 10–20 % der Kinder trotz erfolgreicher intrauteriner Transfusionstherapie neurologische Restdefizite verbleiben.

CAVE!

In Einzelfällen können fetale Anämien durch eine maternofetale B19-Infektion erst 10–16 Wochen nach der maternalen Serokonversion/Erstinfektion auftreten.

MERKE

Viele maternale Infektionen mit potenziell teratogenen Viren oder Protozoen verlaufen für die Schwangere asymptomatisch und zeigen häufig keine spezifischen fetalsonografischen Hinweiszeichen.

Prozedere

- Interdisziplinäre Beratung über Prognose und Therapiefolgen/-limitationen zusammen mit den Kinderärzten
- Falls erforderlich (z. B. prolongierter fetaler Hydrops) auch serielle pränatale Neurosonografien und fetales Hirn-MRT
- Bei erfolgreicher Hydropsremission und normaler V_{max} in der A. cerebri media sowie fehlenden fetalen Anämiezeichen keine Bedenken gegen eine vaginale Spontangeburt in einem Perinatalzentrum

PRAXISTIPP

Auch bei **Hydrops fetalis** durch Parvovirus-B19-Anämien können bei 10–30 % der Fälle messbare maternale IgM-Titer innerhalb von 6–8 Wochen nach maternaler Erstinfektion schon nicht mehr nachweisbar sein. Bei transfusionspflichtigen intrauterinen B19-Anämien immer auch serielle fetale Neurosonografien zum Ausschluss von ischämischen zerebralen Langzeitfolgen durchführen lassen. Anders als bei den durch maternale Erythrozyten-Antikörper verursachten Anämien sind fetale B19-Infekt-Anämien häufig transient und erfordern deshalb nur vorübergehend intrauterine Transfusionen.

LITERATUR/LEITLINIE

ACOG. Practice Bulletin Cytomegalovirus, Parvovirus B19, Varicella Zoster. Obstet Gyn. 2015; 125(6): 1510–1525.

Boissiere J, Watkins V, Kuller JA, Dotters-Katz SK. Parvovirus B19 in Pregnancy. Obstet Gynecol Surv. 2024 May; 79(5): 281–289. doi: 10.1097/OGX.0000000000001263. PMID: 38764205.

De Jong EP et al. Intrauterine transfusion for parvovirus B19 infection: long-term neurodevelopmental outcome. Am J Obstet Gynecol, 2012; 206(3): 204.e1–5.

Enders M, Weidner A, Zoellner I, Searle K, Enders G. Fetal morbidity and mortality after acute human parvovirus B19 infection in pregnancy: prospective evaluation of 1018 cases. Prenat Diagn, 2004; 24(7): 513–518.

Labordiagnostik schwangerschaftsrelevanter Virusinfektionen. S2k-Leitlinie AWMF. Registernummer 093/001 2022.

Society for Maternal-Fetal Medicine (SMFM); Norton ME, Chauhan SP, Dashe JS. Society for maternal-fetal medicine (SMFM) clinical guideline #7: nonimmune hydrops fetalis. Am J Obstet Gynecol. 2015 Feb; 212(2): 127–39. doi: 10.1016/j.ajog.2014.12.018. Epub 2014 Dec 31. PMID: 25557883.

Swearingen C, Colvin ZA, Leuthner SR. Nonimmune Hydrops Fetalis. Clin Perinatol. 2020 Mar; 47(1): 105–121. doi: 10.1016/j.clp.2019.10.001. Epub 2019 Oct 7. PMID: 32000919.

10.2 Hydrops fetalis

Einführung

Mit Hydrops fetalis bezeichnet man **fetale Flüssigkeitsansammlungen (Aszites, Pleura- oder Perikarderguss, Hautödeme)** die zeitgleich **in zwei oder mehr fetalen Kompartimenten** auftreten. Solange die Flüssigkeitsvermehrung isoliert in nur einem fetalen Kompartiment auftritt z. B. ein Perikarderguss bei Kardiomegalie durch eine fetale Anämie oder durch eine fetale Tachyarrhythmie besteht zwar die Gefahr einer baldigen Entwicklung eines Hydrops fetalis speziell bei simultaner Polyhydramnie und Plazentomegalie, jedoch sind per definitionem noch keine zwei fetalen Kompartimente beteiligt. Ein **immunologisch bedingter Hydrops fetalis** entsteht aufgrund der hämolysebedingten schweren fetalen Anämie infolge des transplazentaren Übertritts von maternalen Erythorzytenantikörpern. Bei über 80 % der hydropischen Feten handelt es sich jedoch um einen **nichtimmunologisch bedingten Hydrops fetalis (NIHF)** ohne Nachweis von maternalen Erythrozytenantikörpern.

Bei der sonografischen Erstdiagnose eines Hydrops fetalis noch unklarer Ätiologie sind deshalb neben der maternalen Erythrozyten-Antikörpersuche immer auch eine Infektserologie und eine detaillierte Fehlbildungsdiagnostik des Fetus durchzuführen. Auch genetisch oder mechanisch bedingte Störungen der fetalen Lymph- oder Extravasalkompartimente können pränatal zu den Symptomen eines Hydrops fetalis führen.

Im ersten Trimester überwiegen bei fetalem Hydrops häufig ursächliche Chromosomenstörungen, Mikrodeletionen oder Duplikationen, die zunehmend auch durch die sog. **chromosomale Microarray Analyse (CMA)** nachgewiesen werden können. Typische Chromosomenanomalien sind neben den Trisomien eine Triploidie, eine Monosomie XO sowie die Mikrodeletion 22q11 (DiGeorge-Syndrom). Im zweiten und dritten Trimester sind fetale Anämien, kardiale Fetalpathologien, fetale Tumoren oder arteriovenöse Malformationen mit resultierendem High Cardiac Output Failure häufiger als syndromal-genetische Ätiologien ursächlich für einen Hydrops fetalis. Bei monochorialen Zwillingsschwangerschaften sind dagegen zumeist intraplazentare Gefäßanastomosen (z. B. beim fetofetalen Transfusionssyndrom) oder selten eine parasitäre TRAP-Sequenz ursächlich für den Hydrops fetalis eines der beiden Zwillinge.

Bildgebung

Zu den sonografischen Befunden zählen sowohl bei einem immunologischen als auch einem nichtimmunologischen Hydrops fetalis **Wassereinlagerungen in mehreren fetalen Kompartimenten** oft in Kombination mit einer **Polyhydramnie und/oder einer Plazentomegalie.** Fetale Wasseransammlungen können auf nur ein fetales Kompartiment beschränkt bleiben oder das erste Symptom einer progressiv zum Vollbild des Hydrops führenden Erkrankung sein. Neben einer B-Bild-Abklärung der fetalen Anatomie sind deshalb sonografiegestützte Aussagen über die Funktion und den Rhythmus des fetalen Herzens sowie des evtl. fetalen Anämiegrads mittels Farb- und gepulster Dopplersonografie sinnvoll. Ein Hautödem (> 5–6 mm Hautdicke) bzw. Anasarka beginnen oft in der fetalen Nacken- und Kopfregion, ehe sie bei Generalisation später den gesamten fetalen Körperumriss betreffen. Bei diskret ausgeprägtem Aszites findet man zunächst nur schmale sichelförmige Wassereinlagerungen im Bereich des fetalen Abdomens. Ein isolierter Aszites kann z. B. auch nur transient im Rahmen einer Mekoniumperforation des fetalen Darms oder als Begleitbefund bei einer großen Omphalozele auftreten. Bei größeren Aszitesmengen finden sich stets frei im Aszites flottierende Darmschlingen sowie Leber- und Milzanteile.

Pleuraergüsse beginnen meist unilateral und treten dann bei weiterer Progredienz häufig bilateral auf. Diverse syndromale Krankheitsbilder haben speziell bei frühzeitigem Auftreten von Flüssigkeitsansammlungen mit kontinuierlichem Progress zu einem generalisierten Hydrops fetalis eine schlechte oder infauste Prognose. Das Auftreten eines sekundären Hydrops fetalis ist stets Zeichen einer besonders schweren oder weit fortgeschrittenen Erkrankung wie z. B. bei fetalen Tumoren, arteriovenösen Malformationen oder in Fällen einer Monosomie XO (Turner Syndrom) mit Hygromata colli und zweizeitig auftretendem progressiven Hydrops fetalis. Sofern möglich und parental erwünscht, sollte deshalb besser vor, spätestens jedoch bei Auftreten des Hydrops fetalis die Möglichkeit einer kausalen intrauterinen und/oder perinatalen Therapie versucht werden.

Fallbeispiele: Hydrops fetalis unklarer Genese

Fallbeispiel 1

Klinische Angaben

36-jährige Patientin in der 25. SSW, makrosomer Fetus mit Polyhydramnion und Plazentomegalie.

Schallkopfführung

- Fetaler Thoraxquerschnitt in Höhe des Vierkammerblickes bei II. SL

Orientierungspunkte

- Fetale Wirbelsäule, Rippen und fetaler Vierkammerblick sichtbar
- Fetalherz überwiegend rechts der thorakalen Mittellinie liegend, Herzgröße normal
- Im Vergleich zur Normalsituation liegt deutlich mehr als ein Drittel des Herzens im rechten Hemithorax, die fetale Herzachse zeigt nach jedoch noch weiter nach links.

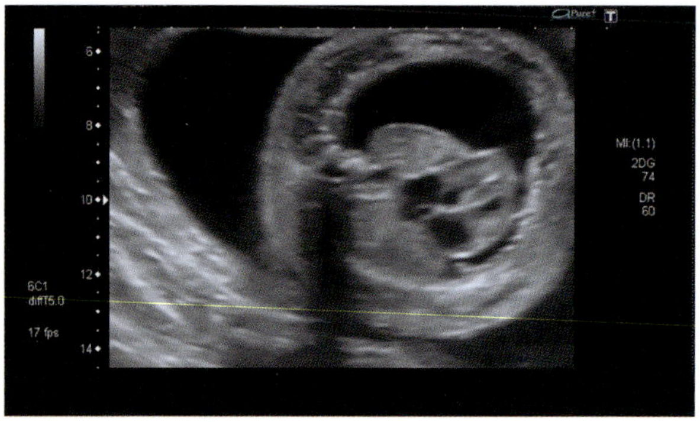

Abb. 10.21 Fallbeispiel 1

Fragen

1. Welche Schnittebene ist dargestellt?
2. Was fällt auf?
3. Verdachtsdiagnose/Diagnose?
4. Welche Zusatzinformation liefert eine gepulste Farb-Dopplersonografie der fetalen Gefäße?
5. Welche weiteren diagnostischen Maßnahmen empfehlen Sie?

Antworten

1. Fetale Vierkammerblickebene
2. Linksseitiger Pleuraerguss, thorakales Hautödem und sekundäre Dextropositio cordis in Richtung der rechten fetalen Thoraxhälfte (n. b. fetale Herzachse zeigt weiterhin nach links)
3. Hydrops fetalis unklarer Genese
4. V_{max}-Beurteilung der A. cerebri media zur Differenzialdiagnose einer evtl. fetalen Anämie sowie zum Ausschluss einer intrafetalen vaskulären AV-Malformation mit evtl. High Cardiac Output Failure
5. Maternale TORCH-Serologie sowie zeitgleich Amniozentese mit ergänzender, fetaler Nabelschnurpunktion zur genetischen, infektiologischen und hämatologischen (Anämie?) Differenzialdiagnostik aus Fruchtwasser/Fetalblut

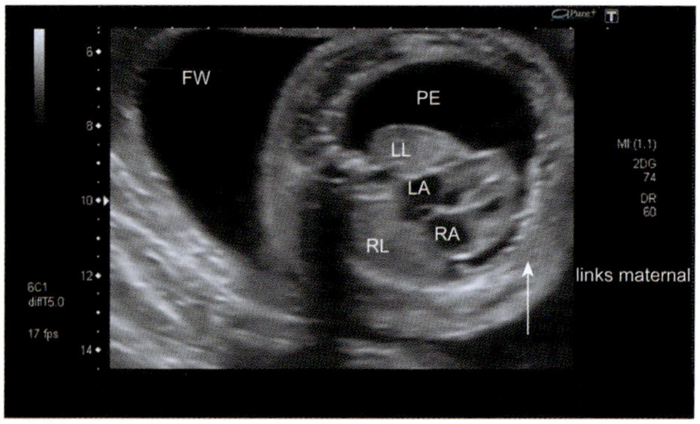

Abb. 10.22 Fallbeispiel 1: thorakaler Situs mit unilateralem Pleuraerguss links bei Thorax-Hautödem (senkrechte Pfeilmarkierung) und sekundärer Dextropositio cordis durch den linksseitigen Pleuraerguss. FW = Fruchtwasser, LA = linker Vorhof, LL = linke Fetallunge, PE = Pleuraerguss, RA = rechter Vorhof, RL = rechte Lunge.

10

Fallbeispiel 2

Klinische Angaben

Gleiche Patientin aus ➢ Fallbeispiel 1: 36-jährige Patientin in der 25. SSW, makrosomer Fetus mit Polyhydramnion und Plazentomegalie.

Schallkopfführung

- Fetaler Thoraxquerschnitt in Höhe des Vierkammerblicks bei II. SL

Orientierungspunkte

- Fetale Wirbelsäule, Rippen und fetaler Vierkammerblick sichtbar
- Fetalherz dextroponiert in Bezug zu der thorakalen Mittellinie liegend

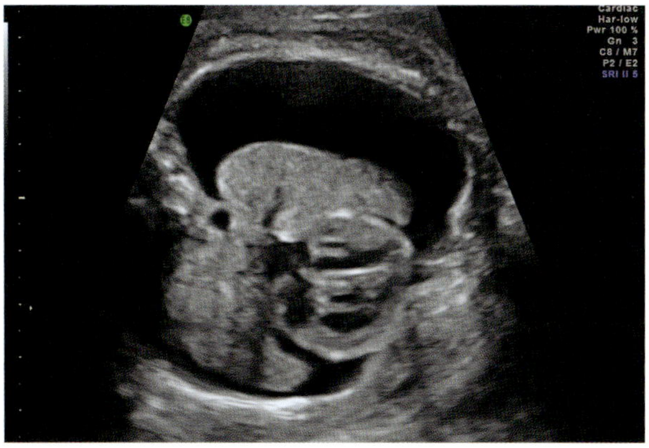

Abb. 10.23 Fallbeispiel 2

Fragen

1. Welche Schnittebene ist dargestellt?
2. Was fällt auf?
3. Verdachtsdiagnose/Diagnose?
4. Warum sind Zusatzinformationen durch Berufs- und Familienanamnese differenzialdiagnostisch manchmal hilfreich?
5. Welche weiteren diagnostischen Maßnahmen empfehlen Sie?

Antworten

1. Fetaler Thorax in der Vierkammerblickebene, Rippen und Fetallungen sichtbar
2. Jetzt bilateraler fetaler Pleuraerguss, links mehr als rechts; thorakales Hautödem und sekundäre Dextropositio cordis in Richtung der rechten fetalen Thoraxhälfte (n. b. die fetale Herzachse zeigt weiterhin nach links)
3. Hydrops fetalis unklarer Genese
4. Zur Detektion einer möglichen infektiösen Teratogen-Exposition oder einer eventuellen Konsanguinität/genetischen Kausalität bei früheren familiären Hydropsfällen
5. Maternale Serologie und Amniozentese mit ergänzender fetaler Nabelschnurpunktion zur hämatologischen und genetischen Differenzialdiagnostik

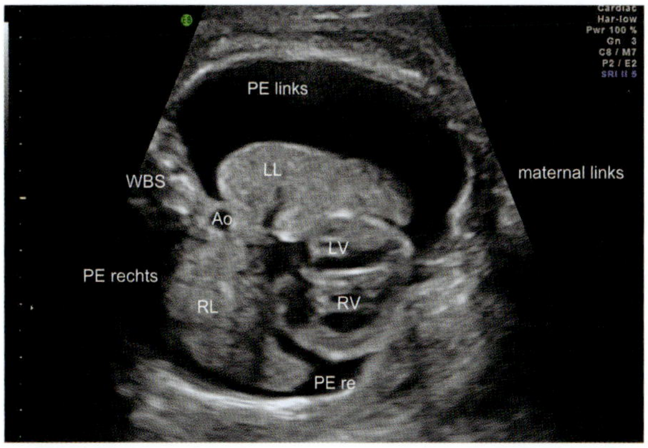

Abb. 10.24 Fallbeispiel 2: thorakaler Situs, jetzt bilateraler Pleuraerguss mit Mediastinalverschiebung und Dextropositio cordis. Ao = Aorta thoracalis, LL = linke Fetallunge, LV = linker Herzventrikel, PE = Pleuraerguss, RL = rechte Lunge, RV = rechter Ventrikel, WBS = fetale Wirbelsäule.

Fallbeispiel 3

Klinische Angaben

Gleiche Patientin aus ➤ Fallbeispiel 1 und ➤ Fallbeispiel 2: 36-jährige Patientin in der 25. SSW, makrosomer Fetus mit Polyhydramnion und Plazentomegalie.

Schallkopfführung

- Fetaler Abdomenquerschnitt kaudal der Abdomenumfangs-Messebene bei I. SL

Orientierungspunkte

- Fetaler Nabelschnuransatz, fetale Wirbelsäule, fetale Gallenblase, rechter Leberlappen

Fragen

1. Welche Schnittebene ist dargestellt?
2. Was fällt auf?
3. Verdachtsdiagnose/Diagnose?
4. Welche weiteren diagnostischen Maßnahmen empfehlen Sie?

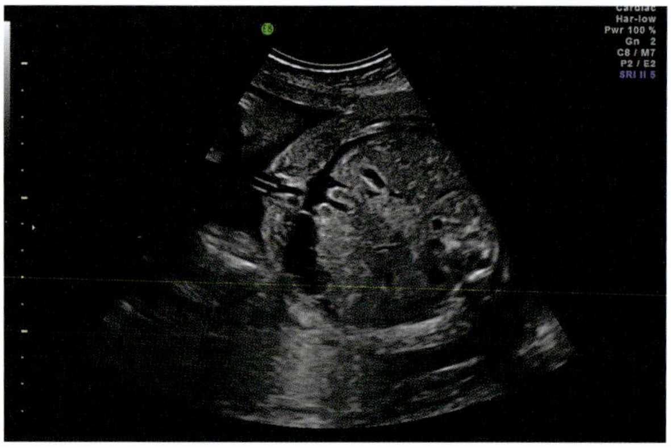

Abb. 10.25 Fallbeispiel 3

Antworten

1. Fetaler Abdomenquerschnitt unterhalb der Abdomenumfangs-Messebene
2. Fetaler Aszites und abdominales Hautödem (besonders ventral)
3. Progredienter Hydrops fetalis; zunächst nur fetale Pleuraergüsse und thorakales Hautödem jetzt auch im Abdomen Aszitesbildung und Hautödem
4. Maternale Serologie und genetische Amniozentese, ggf. mit ergänzender fetaler Nabelschnurpunktion zur hämatologischen Differenzialdiagnostik bei Anämieverdacht

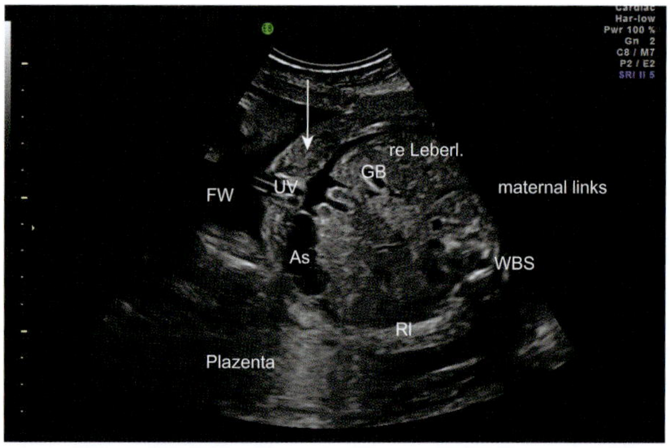

Abb. 10.26 Fallbeispiel 3: fetaler Abdomenquerschnitt. As = intraabdominaler Aszites, FW = Fruchtwasser, GB = Gallenblase, Ri = fetale Rippe, UV = Umbilikalvene, WBS = Wirbelsäule, senkrechter Pfeil abdominales Hautödem.

Fallbeispiel 4

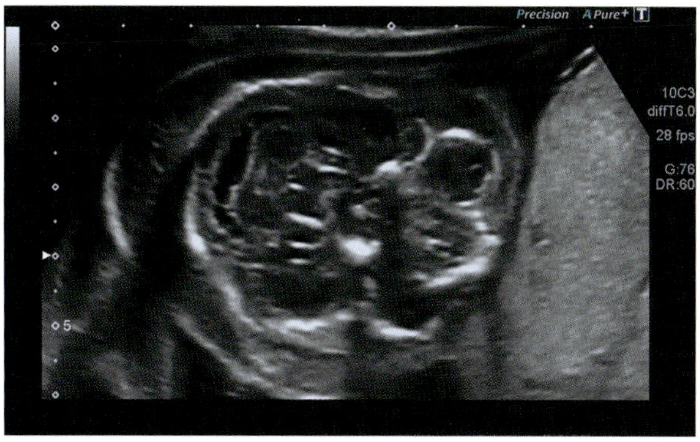

Abb. 10.27 Fallbeispiel 4

Klinische Angaben

Gleiche Patientin aus ➢ Fallbeispiel 1 bis ➢ Fallbeispiel 3: 36-jährige Patientin in der 25. SSW, makrosomer Fetus mit Polyhydramnion und Plazentomegalie.

Schallkopfführung

- Kaudal der regulären Kopfbiometrieebene (Schädelbasis- und Cerebellumebene)

Orientierungspunkte

- Fetales Cerebellum, Os occipitale, Os sphenoidale, fetale Orbitae

Fragen

1. Welche Schnittebene ist dargestellt?
2. Was fällt auf?
3. Verdachtsdiagnose/Diagnose?
4. Welche weiteren diagnostischen Maßnahmen empfehlen Sie?

Antworten

1. Nach okzipital „verkippte" fetale Kopfumfangsebene (Schädelbasis-Cerebellumebene)
2. Fetales Kopfhautödem besonders hinter dem fetalen Os occipitale (sog. verdickte fetale Nackenhaut bzw. dorsonuchales Ödem) sowie über dem Os parietale
3. Fetales Kopfhautödem bei Hydrops fetalis
4. Maternale Serologie und genetische Amniozentese mit ergänzender fetaler Nabelschnurpunktion zur Hydrops-Differenzialdiagnostik

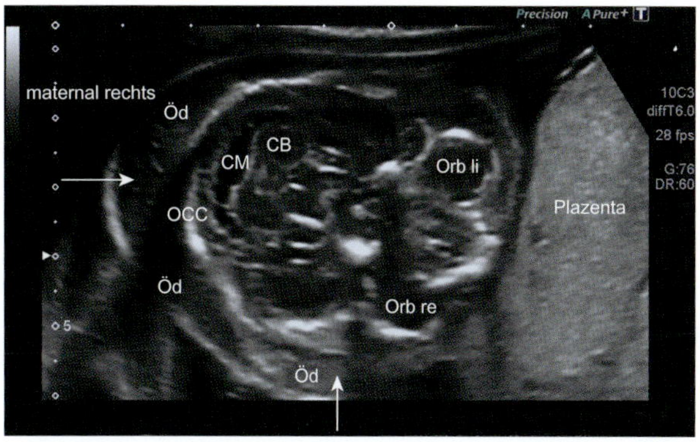

Abb. 10.28 Fallbeispiel 4: fetaler Kopfsitus. Normales Kleinhirn und normale Cisterna magna, aber dorsonuchales (waagerechter Pfeil) und präparietales (senkrechter Pfeil) Kopfhautödem bei Hydrops fetalis. CB = Cerebellum, CM = Cisterna magna, OCC = Os occipitale, Orb = fetale Orbita, Öd = Kopfhautödem.

Fallbeispiel 5

Klinische Angaben

Gleiche Patientin aus ➤ Fallbeispiel 1 bis ➤ Fallbeispiel 4: 36-jährige Patientin in der 25. SSW, makrosomer Fetus mit Polyhydramnion und Plazentomegalie.

Schallkopfführung

- Fetale Schädelbasis, kaudal der Kopfumfangsebene

Orientierungspunkte

- Fetaler Thalamus, Os parietale, Os sphenoidale, Orbitae

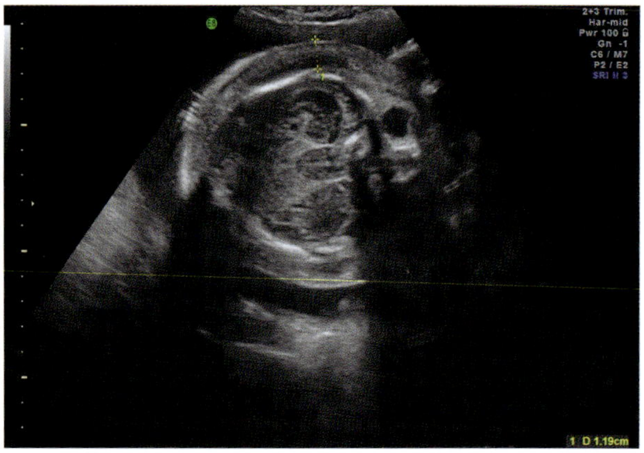

Abb. 10.29 Fallbeispiel 5

Fragen

1. Welche Schnittebene ist dargestellt?
2. Was fällt auf?
3. Verdachtsdiagnose/Diagnose?
4. Welche weiteren diagnostischen Maßnahmen empfehlen Sie?

Antworten

1. Fetale Schädelbasis, kaudal der Kopfumfangsebene
2. Verdickte fetale Kopfhaut/Subkutis über dem fetalen Os parietale sowie auch Hautödem (sog. dorsonuchales Ödem) über dem Os occipitale
3. Fetales Kopfhautödem bei progredientem Hydrops fetalis
4. Maternale Infektserologie und genetische Amniozentese, ggf. mit ergänzender fetaler Nabelschnurpunktion zur hämatologischen Hydrops-Differenzialdiagnostik

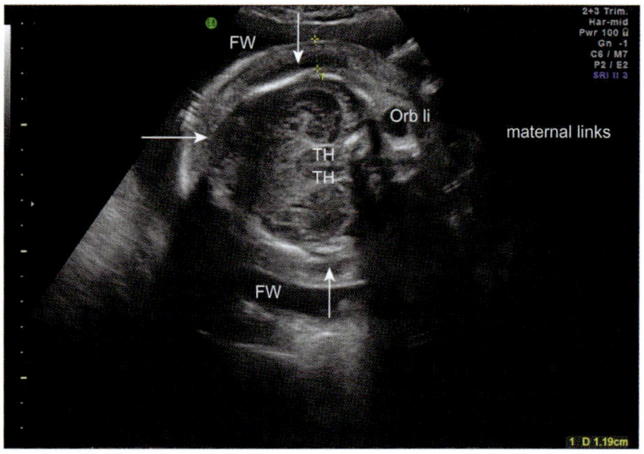

Abb. 10.30 Fallbeispiel 5: fetale Schädelbasis mit weiter progredientem Kopfhautödem (senkrechter und waagerechter Pfeil) bei nichtimmunologischem Hydrops fetalis mit pränatal gesichertem Chylothorax/Chylascos durch syndromale thorakale Lymphgefäßhypoplasie (gleicher Fetus wie in ➤ Fallbeispiel 1 bis ➤ Fallbeispiel 4). FW = Fruchtwasser, Orb = li linke fetale Orbita, TH = Thalamus.

Typische Hinweiszeichen

Mit **Hydrops fetalis** bezeichnet man fetale Flüssigkeitsansammlungen (Aszites, Pleura- oder Perikarderguss, Hautödeme), die zeitgleich in zwei oder mehreren fetalen Kompartimenten auftreten. Ein singulärer Pleura- oder Perikarderguss oder isolierter Aszites erfüllt selbst bei simultaner Polyhydramnie oder Plazentomegalie per definitionem nicht das Hydrops-Kriterium einer simultanen Flüssigkeitsansammlung in mindestens zwei fetalen Kompartimenten.

CAVE!

Feten mit Hydropsverdacht sind echte pränatalmedizinische Notfälle und müssen wegen der möglicherweise kausalen Therapieoptionen immer schnellstmöglich untersucht werden. Bei V. a. eine fetale Anämie sollte idealerweise schon die erste Nabelschnurpunktion in Transfusionsbereitschaft, d. h. mit Vorhandensein einer für Mutter und Fetus kompatibel ausgetesteten Blutkonserve erfolgen.

Prognose

Die Prognose des Hydrops fetalis hängt neben der Ätiologie sehr von der Dynamik und dem Gestationsalter bei Erstmanifestation ab. Diverse syndromale Krankheitsbilder haben speziell bei frühzeitigem Auftreten von Hydropszeichen mit schnellem Progress eine schlechte oder infauste Prognose. Bei Auftreten eines sekundären Hydrops fetalis als Zeichen einer besonders schweren oder weit fortgeschrittenen aber behandelbaren fetalen Erkrankung wie z. B. bei fetalen Tumoren, arteriovenösen Malformationen, fetalen Anämien oder fetalen Tachyarrhythmien sollte zur Verbesserung der Prognose umgehend eine kausalen intrauterine und/oder perinatale Therapie versucht werden.

MERKE

Bei Hydrops fetalis sollte immer als erstes eine manifeste fetale Anämie und eine fetale Tachyarrhythmie wegen der verfügbaren pränatalen Therapieoptionen ausschlossen werden.

PRAXISTIPP

In Anbetracht der großen Zahl möglicher Ursachen eines Hydrops fetalis sollte die Abfolge der differenzialdiagnostischen Schritte nach einem festen Schema erfolgen, da speziell invasive Probenentnahmen nicht risikofrei wiederholt werden können. Neben der maternal-serologischen Ursachensuche sollte immer sofort eine detaillierte, sonografische Untersuchung von Fetus und Plazenta erfolgen, damit intrauterin therapierbare Ursachen zeitnah behandelt werden. Hierzu zählen insbesondere die fetale Anämie, die fetale Tachyarrhythmie sowie das fortgeschrittene Zwillingstransfusionssyndrom mit Hydrops eines Fetus.

Prozedere

Nach interdisziplinärer Beratung über Prognose und Therapielimitationen sowie bei fehlender intrauteriner Therapieoption sofern parental ausdrücklich erwünscht ggf. Sectioentbindung in Abhängigkeit vom Gestationsalter im Sinne eines Palliations-/Heilversuchs. Je nach Hydrops-Ursache und elterlichem Entscheid über den Schwangerschaftsfortgang und die angebotenen iatrogenen Palliationskonzepte ggf. auch medizinisch maternale Indikationsstellung zur vorzeitigen Schwangerschaftsbeendigung. Bei Fehlen einer geburtsmechanisch relevanten Makrosomie oder Hydrops-bedingten Dysfiguration und nach Ausschluss von maternalen Präeklampsie-Zeichen im Sinne des sog. Mirror-Syndroms sollte immer der vaginale Entbindungsweg im betreffenden Perinatalzentrum bevorzugt werden.

LITERATUR

Bedei IA, Graf A, Gloning KP, Meyer-Wittkopf M, Willner D, Krapp M, Hentze S, Scharf A, Degenhardt J, Heling KS, Kozlowski P, Trautmann K, Jahns K, Geipel A, Tekesin I, Elsässer M, Wilhelm L, Gottschalk I, Baumüller JE, Birdir C, Zöllner F, Wolter A, Schenk J, Gehrke T, Keil C, Espinosa J, Axt-Fliedner R. Is Fetal Hydrops in Turner Syndrome a Risk Factor for the Development of Maternal Mirror Syndrome? J Clin Med. 2022 Aug 5; 11(15): 4588. doi: 10.3390/jcm11154588. PMID: 35956203; PMCID: PMC9369874.

Bellini C et al. Etiology of non-immune hydrops fetalis: an update. Am J Med Genet A, 2015; 167A: 1082–1088.

Gembruch U. Hydrops fetalis, Anämie und Thrombozytopenie. In: Gembruch U, Hecher K, Steiner H (Hrsg.). Ultraschalldiagnostik in Geburtshilfe und Gynäkologie. Berlin: Springer, 2. Aufl. 2018.

Lindenburg IT et al. Long-term neurodevelopmental and cardiovascular outcome after intrauterine transfusions for fetal anaemia: a review. Prenat Diagn, 2013; 33: 815–822.

Norton ME, Chauhan SP, Dashe JS. Society for maternal-fetal medicine (SMFM) clinical guidelines Hydrops fetalis: Nonimmune hydrops fetalis. Am J Obstet Gynecol, 2015, Feb; 212(2): 127–139.

Swearingen C, Colvin ZA, Leuthner SR. Nonimmune Hydrops Fetalis. Clin Perinatol. 2020 Mar; 47(1): 105–121. doi: 10.1016/j.clp.2019.10.001. Epub 2019 Oct 7. PMID: 32000919.

Waring GJ, Splitt M, Robson SC. Fetal hydrops: diagnosis and prognosis. Arch Dis Child. 2019 Mar; 104(3): 209–210. doi: 10.1136/archdischild-2018-315777. Epub 2018 Sep 14. PMID: 30217857.

Fallbeispiele: genetisch-syndromaler Hydrops fetalis

Fallbeispiel 1

Klinische Angaben

24-jährige IIG 0P in der 13 + 5 SSW, Zuweisung wegen auffälliger Nackentransparenz.

Schallkopfführung

- Suprasymphysärer medianer transabdominaler Längsschnitt (13 + 5 SSW) – Fetus in dorsoanteriorer Schädellage

Orientierungspunkte

- Fetaler Kopf liegt direkt vor dem Os internum der maternalen Zervix
- Septiertes dorsonuchales Hyroma colli (13 mm) und abdominales fetales Hautödem

Fragen

1. Welche Schnittebene ist dargestellt?
2. Was fällt auf?
3. Verdachtsdiagnose/Diagnose?
4. Welche weiteren diagnostischen Maßnahmen empfehlen Sie?

Antworten

1. Fetale Scheitel-Steiß-Längsachse
2. Dorsonuchale echoarme septierte Halszyste (13 mm Maximaldurchmesser) und abdominales fetales Hautödem
3. Hygroma cysticum colli und beginnender (früher) Hydrops fetalis
4. Frühe Fehlbildungsdiagnostik sowie invasive Karyotypisierung inkl. Mikrodeletionssuche/Array-CGH

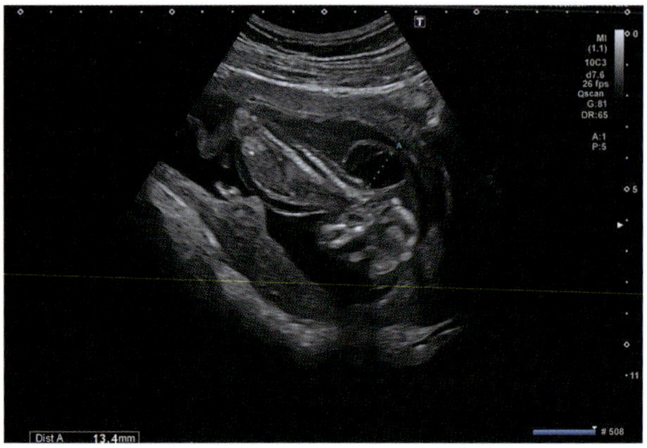

Abb. 10.31 Fallbeispiel 1

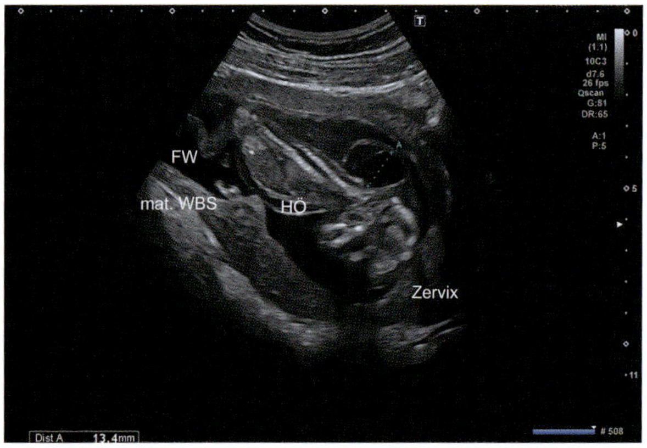

Abb. 10.32 Fallbeispiel 1: progredienter früher Hydrops fetalis bei Hygroma cysticum colli und Monosomie X0. Fetale und maternale Wirbelsäule (= mat. WBS) sowie maternale Zervix sichtbar. Septiertes dorsonuchales zystisches Hygroma colli (13 mm Durchmesser) und fetales abdominales Hautödem (HÖ); FW = Fruchtwasser.

Fallbeispiel 2

Klinische Angaben

Gleiche Patientin aus ➤ Fallbeispiel 1: 24-jährige IIG 0P in der 13 + 5 SSW, Zuweisung wegen auffälliger Nackentransparenz.

Schallkopfführung

- Ausschnittvergrößerter suprasymphysärer maternaler Unterbauchquerschnitt; fetale Kopfumfangsebene bei II. Schädellage

Orientierungspunkte

- Fetaler Kopf in der Kopfumfangs-/Falx-cerebri-Ebene abgebildet
- Beide Vorderhörner der Seitenventrikel mit den anterioren Plexus choroideus Anteilen abgebildet

Fragen

1. Welche Schnittebene ist dargestellt?
2. Was fällt auf?
3. Verdachtsdiagnose/Diagnose?
4. Welche weiteren diagnostischen Maßnahmen empfehlen Sie?

Antworten

1. Fetale Kopfumfangsebene bei II. SL
2. Septiertes dorsonuchales Hygroma cysticum colli (11–13 mm Zystendurchmesser)
3. Beginnender nichtimmunologischer Hydrops fetalis bei Hygroma cysticum colli durch Karyotypanomalie oder aufgrund einer anderen syndromalen Genese
4. Frühe Fehlbildungsdiagnostik sowie invasive Karyotypisierung inkl. Mikrodeletionssuche/Array-CGH

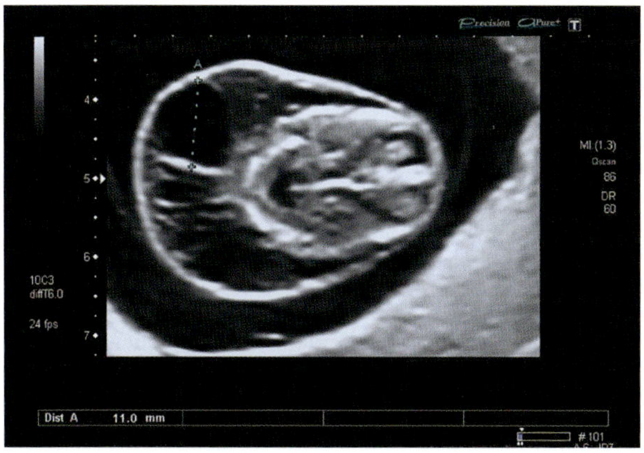

Abb. 10.33 Fallbeispiel 2

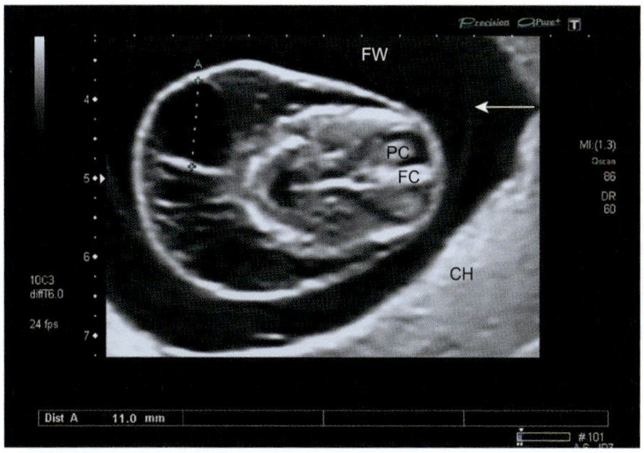

Abb. 10.34 Fallbeispiel 2: progredienter früher Hydrops fetalis bei Hygroma cysticum colli und Monosomie X0. Beide Vorderhörner der fetalen Hirnseitenventrikel mit Plexus-choroideus-Anteilen sichtbar. Septiertes dorsonuchales Hygroma cysticum colli (11–13 mm Zystendurchmesser), Amnionmembran (waagerechter Pfeil) bei deutlicher (noch physiologischer) Amnion-Chorion-Separation. CH = Chorion frondosum, FC = Falx cerebri, FW = Fruchtwasser, PC = Plexus choroideus.

Fallbeispiel 3

Klinische Angaben

Gleiche Patientin aus ➤ Fallbeispiel 1 bis ➤ Fallbeispiel 2: 24-jährige IIG 0P in der 13 + 5 SSW, Zuweisung wegen auffälliger Nackentransparenz.

Schallkopfführung

- Transabdominaler suprasymphysärer maternaler Unterbauchquerschnitt; fetale Abdomenumfangsebene bei I. SL

Orientierungspunkte

- Fetale Rippen sowie fetale Wirbelsäule und Aorta descendens sichtbar
- Vorderwandplazenta
- Normale Fruchtwassermenge, ödematös (echoarm) verdickte Subkutis des gesamten fetalen Abdomens

Fragen

1. Welche Schnittebene ist dargestellt?
2. Was fällt auf?
3. Verdachtsdiagnose/Diagnose?
4. Welche weiteren diagnostischen Maßnahmen empfehlen Sie?

Antworten

1. Fetaler Abdomenquerschnitt
2. Zirkuläres Hautödem in der gesamten abdominalen Subkutis, jedoch (noch) ohne Aszitesnachweis
3. Beginnender nichtimmunologischer Hydrops fetalis bei Hygroma cysticum colli durch Karyotypanomalie oder aufgrund einer syndromalen Genese
4. Frühe Fehlbildungsdiagnostik sowie invasive Karyotypisierung inkl. Mikrodeletionssuche/Array-CGH

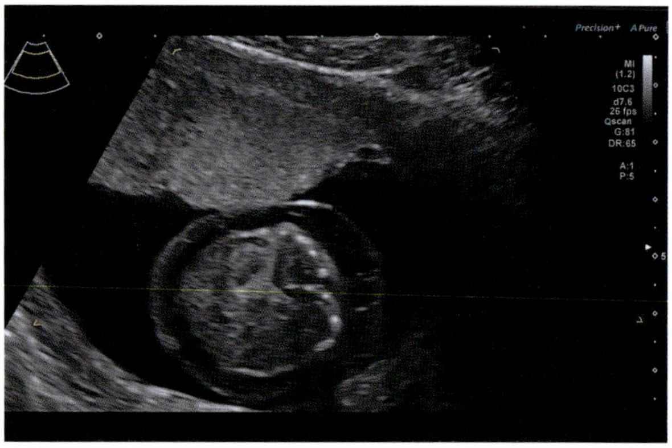

Abb. 10.35 Fallbeispiel 3

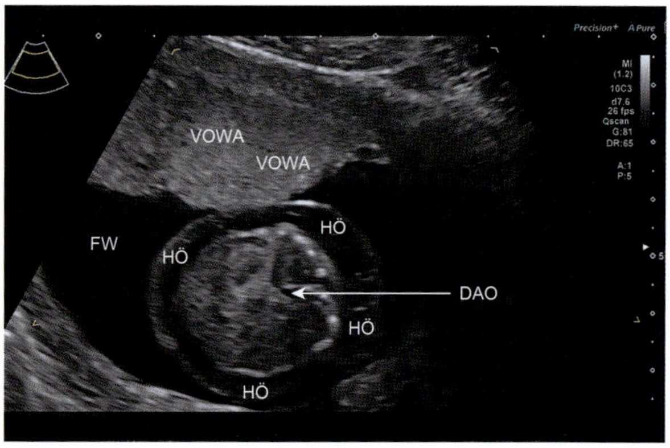

Abb. 10.36 Fallbeispiel 13: progredienter früher Hydrops fetalis bei Hygroma cysticum colli und Monosomie X0. Dargestellt ist die fetale Abdomenumfangsebene bei I. SL in 13 + 6 SSW (gleiche Patientin aus ➤ Fallbeispiel 1 bis ➤ Fallbeispiel 2) mit zirkulärem subkutanem Hautödem bei Hygroma cysticum colli und beginnendem syndromalen Hydrops fetalis. FW = Fruchtwasser, HÖ = subkutanes Hautödem, VOWA = Vorderwandplazenta; dünner waagerechter Pfeil zeigt die Aorta abdominalis im Querschnitt (DAO).

Fallbeispiel 4

Klinische Angaben

Gleiche Patientin aus ➤ Fallbeispiel 1 bis ➤ Fallbeispiel 3. 24-jährige IIG 0P aus der initial 13 + 5 SSW mit Zuweisung wegen auffälliger Nackentransparenz in der jetzt 19 + 6 SSW.

Sonografische Verlaufskontrolle des maternal präferierten Spontanverlaufs bei gesicherter Monosomie X0 und progredientem Hydrops fetalis.

Schallkopfführung

- Ausschnittvergrößerung eines transabdominalen suprasymphysären Unterbauchquerschnitts mit Darstellung der fetalen Cerebellum- und Cisterna-cerebellomedullaris-Ebene sowie von präokzipitalen, septierten subkutanen Zysten bei I. Schädellage.

Orientierungspunkte

- Fetales Cerebellum, Vermis, IV. Hirnventrikel, Os occipitale
- Durch Messkreuze markierte subkutane Zystenwandmetrik

Fragen

1. Welche Schnittebene ist dargestellt?
2. Was fällt auf?
3. Verdachtsdiagnose/Diagnose?
4. Welche weiteren diagnostischen Maßnahmen empfehlen Sie?

Antworten

1. Fetale Cerebellum- und Cisterna-cerebello-medullaris-Ebene
2. Durch echoleere septierte Zysten des Hygroma cysticum colli deutlich verdickte präokzipitale Subkutis
3. Progredientes Hygroma cysticum colli und progredienter Hydrops fetalis bei bekannter Monosomie X0
4. Regelmäßige fetale Vitalitätskontrollen inkl. Farbdopplersonografie zur Einschätzung des fetalen kardialen Dekompensationsgrades sowie regelmäßiger Ausschluss einer Hydrops-bedingten maternalen Präeklampsie im Sinne eines sog. Mirror-Syndroms

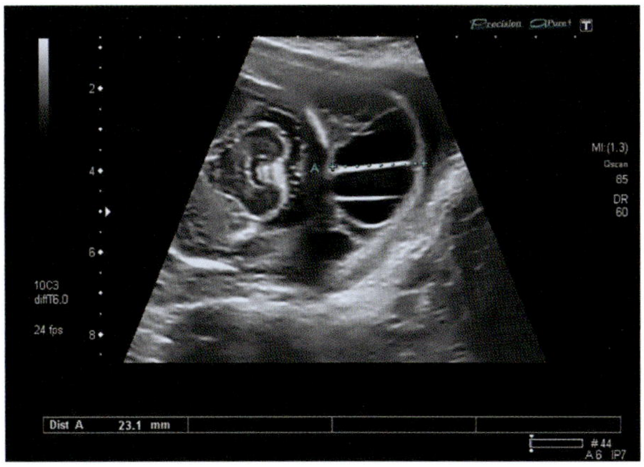

Abb. 10.37 Fallbeispiel 4

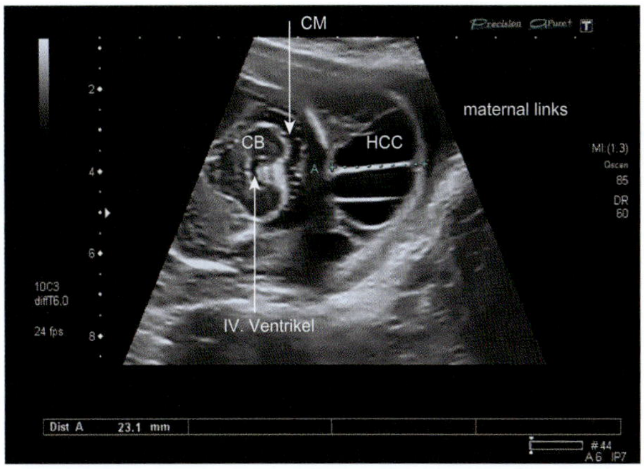

Abb. 10.38 Fallbeispiel 4: progredienter früher Hydrops fetalis bei Hygroma cysticum colli und Monosomie X0. Fetaler Kopfsitus in jetzt 19 + 6 SSW mit progredientem Hygroma cysticum colli (HCC) und progredientem Hydrops fetalis. CB = fetale Cerebellum-Hemisphäre, CM = Cisterna cerebellomedullaris (senkrechter Pfeil von oben), IV. Hirnventrikel (senkrechter Pfeil von unten).

Fallbeispiel 5

Klinische Angaben

Gleiche Patientin aus ➢ Fallbeispiel 1 bis ➢ Fallbeispiel 4. 24-jährige IIG 0P aus der initial 13 + 5 SSW mit Zuweisung wegen auffälliger Nackentransparenz in der jetzt 22 + 4 SSW

Sonografische Verlaufskontrolle des maternal präferierten Spontanverlaufs bei gesicherter Monosomie X0 und progredientem Hydrops fetalis.

Schallkopfführung

- Transabdominale Darstellung des fetalen Kopfes bei I. Schädellage

Orientierungspunkte

- Fetaler Kopf in der biparietalen Schnittebene mit Darstellung der Hinterhörner der beiden zerebralen Seitenventrikel
- Massives zirkuläres fetales Kopfhautödem sowie echoleere septierte Zysten des Hygroma zysticum colli in der präokzipitalen Subkutis

Fragen

1. Welche Schnittebene ist dargestellt?
2. Was fällt auf?
3. Verdachtsdiagnose/Diagnose?
4. Welche weiteren diagnostischen Maßnahmen empfehlen Sie?

Antworten

1. Fetale (biparietale) Kopfumfangsebene
2. Durch echoleere septierte Zysten deutlich verdickte präokzipitale Subkutis bei zirkulärem Hautödem der gesamten Kopfhaut sowie weiter größenprogredienten septierten Zysten des bekannten Hygroma cysticum colli
3. Progredientes Hygroma cysticum colli und progredienter Hydrops fetalis bei bekannter Monosomie X0
4. Regelmäßige fetale Vitalitätskontrollen inkl. der gepulsten Farbdopplersonografie zur Einschätzung des fetalen kardialen Dekompensationsgrades sowie zum Ausschluss einer hydropsbedingten maternalen Präeklampsie im Sinne eines sog. Mirror-Syndroms

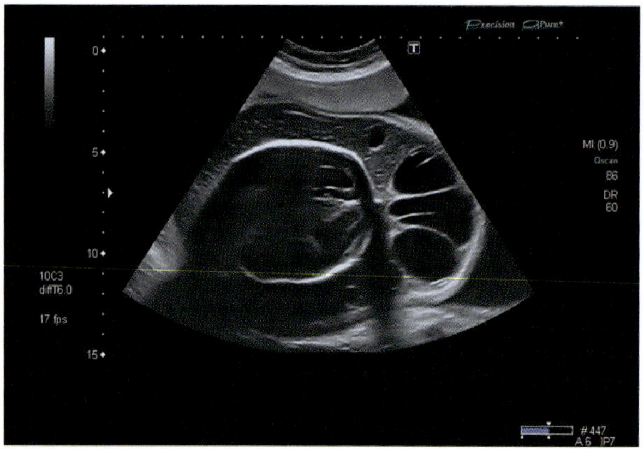

Abb. 10.39 Fallbeispiel 5

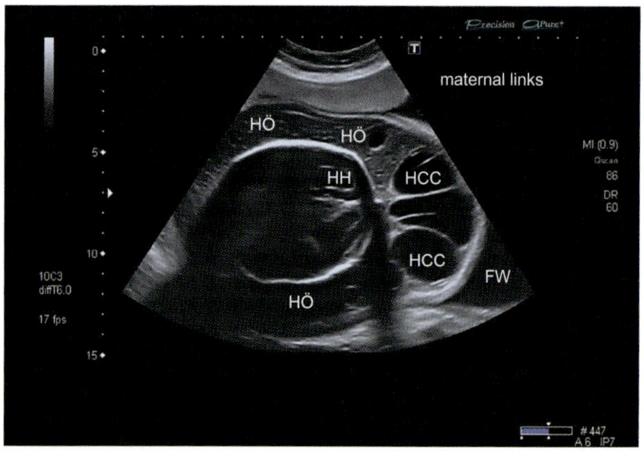

Abb. 10.40 Fallbeispiel 5: progredienter früher Hydrops fetalis bei Hygroma cysticum colli und Monosomie X0. Gleiche Patientin aus ➢ Fallbeispiel 1 bis 4, weitere 3 Wochen später (jetzt 22 + 4 SSW) bei progredientem Hautödem (über 40 mm Dicke!) sowie progredientem Hydrops fetalis. FW = Fruchtwasser, HCC = Hygroma cysticum colli, HH = Seitenventrikel-Hinterhorn, HÖ = Kopfhautödem.

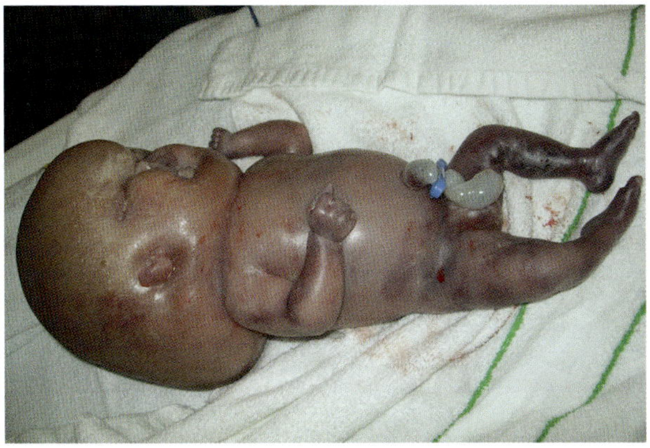

Abb. 10.41 Fallbeispiel 5: früher Hydrops fetalis bei Hygroma cysticum colli und Monosomie X0. Gleiche Patientin aus ➤ Fallbeispiel 1 bis ➤ Fallbeispiel 5, postnataler Situs 1 Woche später (23 + 4 SSW) nach Spontanabort bei Hygroma cysticum colli und bekannter Monosomie X0 mit progredientem Hautödem (besonders der supraumbilikalen Kindsanteile) und Hydrops fetalis seit der 13 + 5 SSW.

CAVE!

Unabhängig von Gewicht, Gestationsalter, Vitalität und Zustand eines Fetus mit **Hydrops fetalis** sollte immer eine Fotodokumentation des Kindes sowohl bei spontanen als auch bei induzierten Aborten/Geburten erfolgen und die Eltern stets auf die ebenfalls gestationsalter- und größenunabhängige Möglichkeit einer Bestattung hingewiesen werden.

Prognose

Genetisch-syndromale Ätiologien eines Hygroma cysticum colli mit frühzeitigem Auftreten eines generalisierten (Lymph-)ödems oder frühen Hydropszeichen bereits gegen Ende des ersten Trimenons haben, von wenigen Ausnahmen mit einer transienten Flüssigkeitsansammlung (d. h. mit schneller pränataler Spontanregression) abgesehen, nahezu immer eine infauste Prognose.

MERKE

Hydropsfälle im ersten Trimester sind häufig genetisch-syndromaler Genese und haben meist eine infauste Prognose.

PRAXISTIPP

In Anbetracht der zahlreichen neuen molekulargenetischen Ätiologienachweise bei Feten mit generalisierten (Lymph-)ödemen, Hygroma cysticum colli oder sekundärem frühen Hydrops fetalis sollte immer eine invasive Diagnostik zur humangenetischen Diagnostik einschließlich DNA-Asservierung aus den gewonnenen Proben erfolgen. Spätestens dann sollte auch eine evtl. bestehende Konsanguinitäts-Information abgeklärt und dem untersuchenden Speziallabor zur Vorbereitung der elterlichen Beratungsgespräche mitgeteilt worden sein.

Prozedere

- Interdisziplinäre Beratung über die Prognose und Therapieoptionen/-limitationen von Kindern mit früh auftretendem genetisch-syndromal bedingtem Hydrops fetalis zusammen mit den Kinderärzten
- Falls erforderlich (z. B. prolongierter fetaler Hydrops ohne Spontanabort oder IUFT und maternalem Wunsch nach expektativem Vorgehen mit Abwarten des Spontanverlaufs), auch serielle pränatale Neurosonografien und fetales Hirn-MRT zur Abschätzung Hydrops-bedingter zerebraler Sekundärschäden.
- Je nach elterlichem Entscheid über den Schwangerschaftsfortgang und die interdisziplinäre Prognoseeinschätzung ggf. auch medizinisch maternale Indikationsstellung.
- Bei Fehlen einer geburtsmechanisch relevanten Makrosomie/Dysfiguration sowie von maternalen Präeklampsie-Zeichen im Sinne des sog. Mirror-Syndroms ist primär der vaginale Entbindungsweg zu bevorzugen.

LITERATUR

Bedei IA, Graf A, Gloning KP, Meyer-Wittkopf M, Willner D, Krapp M, Hentze S, Scharf A, Degenhardt J, Heling KS, Kozlowski P, Trautmann K, Jahns K, Geipel A, Tekesin I, Elsässer M, Wilhelm L, Gottschalk I, Baumüller JE, Birdir C, Zöllner F, Wolter A, Schenk J, Gehrke T, Keil C, Espinosa J, Axt-Fliedner R. Is Fetal Hydrops in Turner Syndrome a Risk Factor for the Development of Maternal Mirror Syndrome? J Clin Med. 2022 Aug 5; 11(15): 4588. doi: 10.3390/jcm11154588. PMID: 35956203; PMCID: PMC9369874.

Bellini C, et al. Etiology of non-immune hydrops fetalis: an update. Am J Med Genet A, 2015; 167A: 1082–1088.

Gembruch U. Hydrops fetalis, Anämie und Thrombozytopenie. In: Gembruch U, Hecher K, Steiner H (Hrsg.). Ultraschalldiagnostik in Geburtshilfe und Gynäkologie. Berlin: Springer, 2. Aufl. 2018.

Hook EB, Warburton D. Turner syndrome revisited: review of new data supports the hypothesis that all viable 45,X cases are cryptic mosaics with a rescue cell line, implying an origin by mitotic loss. Hum Genet, 2014 Apr; 133(4): 417–424.

Norton ME, Chauhan SP, Dashe JS. Society for maternal-fetal medicine (SMFM) clinical guidelines Hydrops fetalis: Nonimmune hydrops fetalis. Am J Obstet Gynecol, 2015, Feb; 212(2): 127–139.

Swearingen C, Colvin ZA, Leuthner SR. Nonimmune Hydrops Fetalis. Clin Perinatol. 2020 Mar; 47(1): 105–121. doi: 10.1016/j.clp.2019.10.001. Epub 2019 Oct 7. PMID: 32000919.

Fallbeispiele: Hydrops fetalis bei fetalem Tumor

Fallbeispiel 1

Klinische Angaben

28-jährige Patientin in der 27. SSW, normosomer Fetus mit Fruchtwasser im oberen Normbereich und abnehmenden Kindsbewegungen.

Schallkopfführung

- Fetaler Thoraxquerschnitt in Höhe des Vierkammerblicks bei II. BEL

Orientierungspunkte

- Fetale Wirbelsäule, fetale Rippen und fetaler Vierkammerblick sichtbar
- Fetale Herzachse und fetale Herzposition regelrecht in Bezug zu der thorakalen Mittellinie und ohne relevanten Mediastinalshift

Fragen

1. Welche Schnittebene ist dargestellt?
2. Was fällt auf?
3. Verdachtsdiagnose/Diagnose?
4. Welche weiteren diagnostischen Maßnahmen empfehlen Sie?

Antworten

1. Fetaler Thorax in der Vierkammerblickebene
2. Unilateraler fetaler Pleuraerguss rechts ohne relevanten Mediastinalshift in Richtung der linken fetalen Thoraxhälfte (n. b. fetale thorakale Aorta dilatiert)
3. Rechtsseitiger fetaler Pleuraerguss unklarer Genese
4. Detaillierte Fehlbildungsdiagnostik inkl. farbkodierter Dopplersonografie, maternale Infektserologie sowie Amniozentese, evtl. mit ergänzender fetaler Nabelschnurpunktion (bei auffälliger V_{max} in der A. cerebri media) zur hämatologischen (Anämie?) und genetischen Differenzialdiagnostik

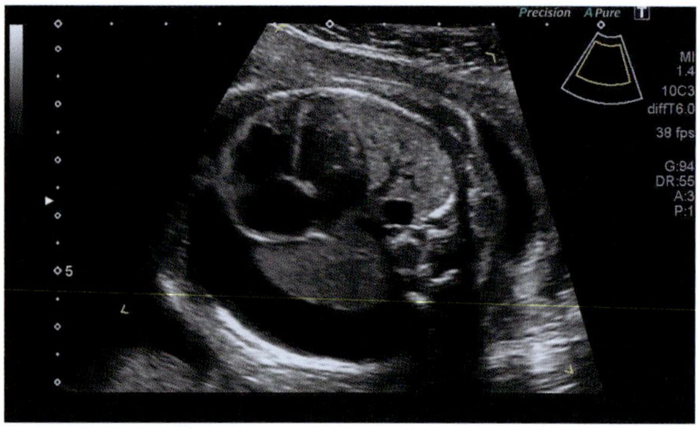

Abb. 10.42 Fallbeispiel 1

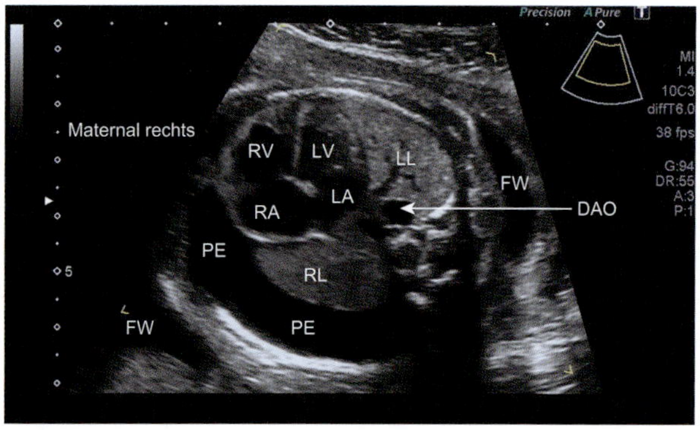

Abb. 10.43 Fallbeispiel 1: unilateraler Pleuraerguss rechts (PE) ohne Mediastinalshift. DAO = Querschnitt der dilatierten thorakalen Aorta fetalis (waagerechter Pfeil), FW = Fruchtwasser, LA = linker Vorhof, LL = linke Fetallunge, LV = linker Herzventrikel, PE = Pleuraerguss rechts, RA = rechter Vorhof, RL = rechte Lunge, RV = rechter Herzventrikel.

Fallbeispiel 2

Klinische Angaben

Gleiche Patientin wie in ➢ Fallbeispiel 1.

Schallkopfführung

- Suprasymphysärer maternaler Unterbauchquerschnitt mit Darstellung des rechten infradiaphragmalen fetalen Abdomenanteils bei II. BEL oberhalb der fetalen Abdomenumfangsebene

Orientierungspunkte

- Fetale Rippen sowie fetale Wirbelsäule und rechter supradiaphragmaler Pleuraanteil mit rechtsseitigem Pleuraerguss sichtbar
- Normale Fruchtwassermenge, 71 × 66 mm messender echoinhomogener Rundherd im rechten fetalen Leberlappen

Fragen

1. Welche Schnittebene ist dargestellt?
2. Was fällt auf?
3. Verdachtsdiagnose/Diagnose?
4. Welche weiteren diagnostischen Maßnahmen empfehlen Sie?

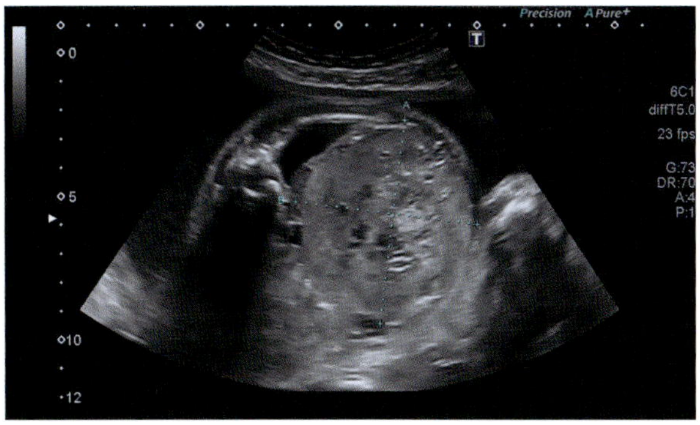

Abb. 10.44 Fallbeispiel 2

Antworten

1. Tangentialer fetaler Abdomenquerschnitt oberhalb der Abdomenumfangsebene
2. Fetaler rechtsseitiger Pleuraerguss bei direkt subdiaphragmal liegendem 71 × 66 mm messendem echoinhomogenem Rundherd im rechten fetalen Leberlappen
3. Ipsilateraler rechtsseitiger Pleuraerguss bei direkt subdiaphragmal liegendem echoinhomogenem fetalen Leberrundherd unklarer Genese
4. Detaillierte Fehlbildungs- und fetale Lebertumordiagnostik inkl. farbkodierter Dopplersonografie (sowohl der präkordialen fetalen Venen als auch der Tumorgefäße) zur Differenzialdiagnostik evtl. mit ergänzender fetaler Nabelschnurpunktion (bei auffälliger V_{max} in der A. cerebri media) zur Anämiediagnostik

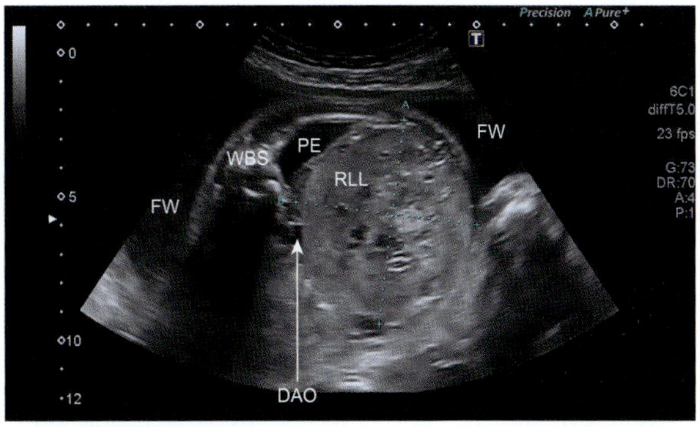

Abb. 10.45 Fallbeispiel 2: progredienter nichtimmunologischer Hydrops fetalis. 27. SSW bei II. Beckenendlage. Es zeigt sich ein (noch) unilateraler Pleuraerguss rechts (PE) sowie ein 71 × 66 mm messender echoinhomogener Rundherd im rechten fetalen Leberlappen. DAO = Querschnitt der abdominalen Aorta fetalis (senkrechter Pfeil), FW = Fruchtwasser, PE = Pleuraerguss, RLL = rechter Leberlappen, WBS = fetale Wirbelsäule.

10

Fallbeispiel 3

Klinische Angaben

28-jährige Patientin in der bei Erstvorstellung 27. SSW mit zunächst einseitigem Pleuraerguss rechts bei fetalem Lebertumor und normosomen Kind mit Fruchtwasser im oberen Normbereich sowie abnehmenden Kindsbewegungen (➤ Fallbeispiel 1 und ➤ Fallbeispiel 2). Jetzt sonografische Verlaufskontrolle 2 Wochen später (29. SSW).

Schallkopfführung

- Fetaler Thoraxquerschnitt in Höhe des Vierkammerblickes bei II. Schädellage

Orientierungspunkte

- Fetale Wirbelsäule, Rippen, beide fetale Lungenflügel sowie das fetale Herz in der Vierkammerblickebene sichtbar
- Fetale Herzachse und fetale Herzposition regelrecht in Bezug zu der thorakalen Mittellinie und ohne Mediastinalshift

Fragen

1. Welche Schnittebene ist dargestellt?
2. Was fällt auf?
3. Verdachtsdiagnose/Diagnose?
4. Welche weiteren diagnostischen Maßnahmen empfehlen Sie?

Antworten

1. Fetaler Thorax in der Vierkammerblickebene
2. Jetzt bilateraler fetaler Pleuraerguss (29. SSW) bei initial unilateralem Pleuraerguss rechts und ipsilateralem infradiaphragmalen bereits vor 2 Wochen detektiertem fetalen Lebertumor im rechten Leberlappen
3. Progredienter, jetzt beidseitiger Pleuraerguss bei bekanntem rechtsseitigen fetalen Lebertumor sowie V. a. einen beginnenden sekundären Hydrops fetalis
4. Interdisziplinäre fetale Lebertumordiagnostik inkl. farbkodierter Dopplersonografie der präkordialen Venen und der fetalen Tumorgefäße zur kardialen Funktionsverlaufskontrolle, evtl. mit ergänzender fetaler MRT-Diagnostik sowie ggf. mit Nabelschnurpunktion in Transfusionsbereitschaft bei auffälliger A. cerebri media zur invasiven Diagnostik und evtl. Erythrozyten-/Thrombozyten-Substitution

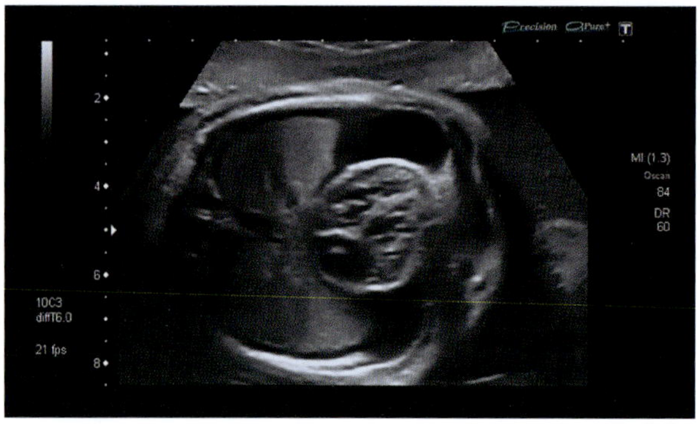

Abb. 10.46 Fallbeispiel 3

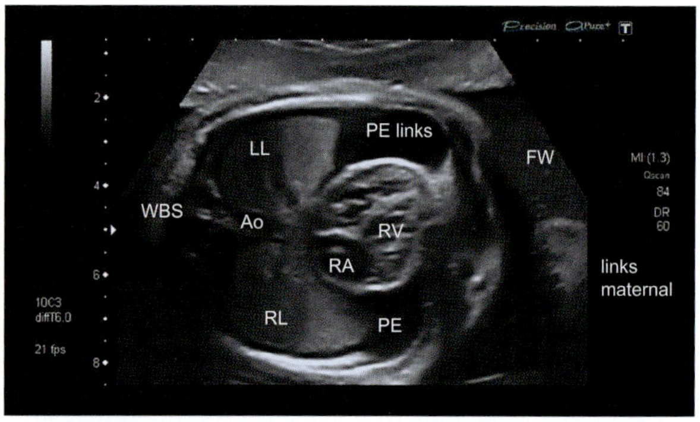

Abb. 10.47 Fallbeispiel 23. Gleiche Patientin aus ➤ Fallbeispiel 1 bis ➤ Fallbeispiel 2, jetzt in der 29. SSW: jetzt bilateraler Pleuraerguss (PE) ohne Mediastinalshift. AO = Querschitt der thorakalen Aorta fetalis, FW = Fruchtwasser, LL = linke Fetallunge, PE = Pleuraerguss rechts, RA = rechter Vorhof, RL = rechte Lunge, RV = rechter Herzventrikel, WBS = fetale Wirbelsäule.

Fallbeispiel 4

Klinische Angaben

Gleiche Patientin aus ➤ Fallbeispiel 1 bis ➤ Fallbeispiel 3. 28-jährige Patientin in der jetzt 31. SSW mit sekundärem Hydrops fetalis.

Schallkopfführung

- Maternaler medianer Abdomenlängsschnitt
- Fetus in dorsoposteriorer BEL bei Vorderwandplanzenta

Orientierungspunkte

- Fetaler Thorax links im Bildausschnitt, fetales Becken rechts im Bildausschnitt (kaudal maternal), der linke fetale Leberlappen und das fetale Dünndarmkonvolut sind von Aszites umspült.
- Fetale Wirbelsäule am Bildunterrand im Längsverlauf abgebildet

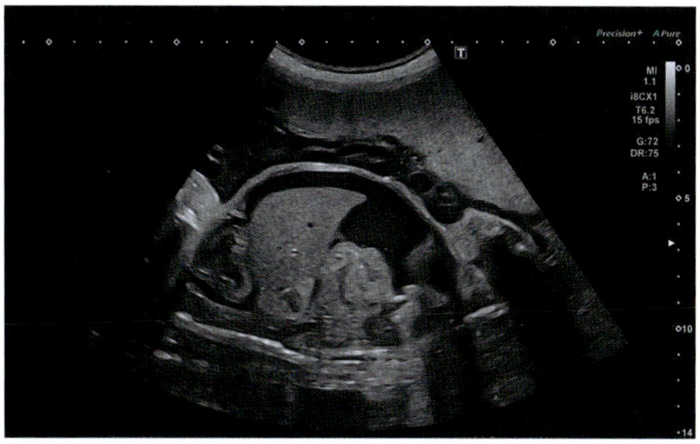

Abb. 10.48 Fallbeispiel 4

Fragen

1. Welche Schnittebene ist dargestellt?
2. Was fällt auf?
3. Verdachtsdiagnose/Diagnose?
4. Welche weiteren diagnostischen Maßnahmen empfehlen Sie?

Antworten

1. Dorsoposteriorer fetaler Längsschnitt (linksmedian)
2. Fetaler Perikarderguss und Zwerchfellhochstand bei deutlichem Aszites
3. Sekundärer Hydrops fetalis bei beiseitigen Pleuraergüssen sowie jetzt erstmalig zusätzlichem Aszites durch größenprogredienten rechtsseitigen fetalen Lebertumor unklarer Dignität
4. Interdisziplinäre fetale Lebertumordiagnostik inkl. farbkodierter Dopplersonografie der präkordialen Venen und der fetalen Tumorgefäße zur kardialen Funktionsverlaufskontrolle; ggf. mit ergänzender fetaler MRT-Diagnostik und Nabelschnurpunktion in Transfusionsbereitschaft bei auffälliger A. cerebri media zur evtl. intrauterinen Erythrozyten-/Thrombozyten-Substitution

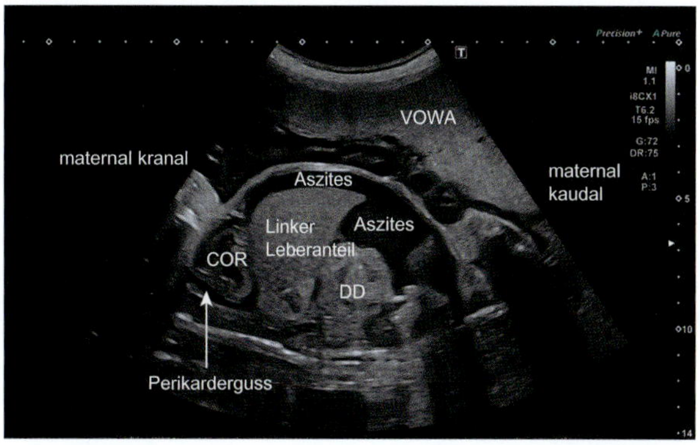

Abb. 10.49 Fallbeispiel 24. Gleiche Patientin aus ➤ Fallbeispiel 1 bis ➤ Fallbeispiel 3, jetzt in der 31. SSW: deutlicher Aszites und Perikarderguss mit Zwerchfellhochstand bei rechtsseitigem fetalen Lebertumor unklarer Dignität im Sinne eines sekundären Hydrops fetalis. COR = fetales Herz mit Perikarderguss, DD = fetale s Dünndarmkonvolut, VOWA = Vorderwandplazenta.

PRAXISTIPP

Bei speziellen Fragestellungen, insbesondere zur Diagnostik einer Tumorinfiltration oder von Sekundärkomplikationen wie zerebralen Einblutungen oder sekundärer Hydropsgenese kann eine zusätzliche MRT-Untersuchung hilfreich sein. Die Tumorvaskularisation sollte stets mittels Farbdopplersonografie zur Detektion intratumoraler AV-Malformationen beurteilt werden.

Bei der Erstdiagnose eines pränatalen Tumors sollte stets ein Ausschluss assoziierter Fehlbildungen und/oder einer fetalen Herzinsuffizienz sowie einer fetalen Anämie erfolgen. Feten mit tumorassoziierten AV-Malformationen müssen bereits vor Auftreten eines sekundären Hydrops engmaschig auf Zeichen einer kardialen Insuffizienz überwacht werden. Bei überlebensfähigen Feten ist bei Zeichen einer Herzinsuffizienz oder eines manifesten Hydrops die vorzeitige Entbindung an einem Perinatalzentrum mit allen erforderlichen Fachdisziplinen zu erwägen.

CAVE!

Unabhängig von Gewicht, Gestationsalter, Vitalität und Zustand eines Fetus mit Hydrops sollten postpartum immer eine Fotodokumentation des Kindes und der Hinweis an die Eltern über die immer bestehende Bestattungsmöglichkeit erfolgen.

Prognose

Im zweiten und dritten Trimester sind fetale Anämien, kardiale Fetalpathologien sowie fetale Tumoren mit arteriovenösen Malformationen und resultierendem High Cardiac Output Failure deutlich häufiger als syndromal-genetische Ätiologien ursächlich für den nichtimmunologischen Hydrops fetalis. Pleuraergüsse beginnen als Erstsymptom eines später generalisierten Hydrops fetalis meist unilateral und treten dann bei weiterer Progredienz häufig bilateral auf. Das Auftreten eines sekundären Hydrops fetalis ist zumeist Kennzeichen einer besonders schweren oder weit fortgeschrittenen fetalen Erkrankung wie z. B. bei rasch wachsenden fetalen Tumoren mit oder ohne arteriovenöse intratumorale Malformationen. Sofern möglich, sollte deshalb besser vor, spätestens jedoch bei Auftreten des Hydrops fetalis die Möglichkeit einer kausalen intrauterinen oder postnatalen Therapie (z. B. bei fetalen Anämien oder fetalen Tumoren) versucht werden. Ein unbehandelter sekundärer nichtimmunologischer Hydrops fetalis ist dagegen häufig die Vorstufe für einen baldigen intrauterinen Fruchttod.

Prozedere

- Obligat interdisziplinäre Beratung über die Prognose und Therapieoptionen/-limitationen von Kindern mit Hydrops fetalis zusammen mit den betreffenden Subdisziplinen (Neonatologen, Kinderchirurgen, Kinderkardiologen, Kinderonkologen, Humangenetikern) in Abhängigkeit von der jeweiligen Ätiologie
- Falls erforderlich (z. B. prolongierter fetaler Hydrops ohne IUFT oder ohne pränatale Therapieoption bei maternalem Wunsch nach Abwarten des Spontanverlaufs), auch serielle pränatale Neurosonografien und insbesondere fetales Hirn-MRT zur Abschätzung zerebraler Sekundärschäden
- Je nach elterlichem Entscheid über den Schwangerschaftsfortgang sowie die repetitive interdisziplinäre Gesamteinschätzung ggf. auch medizinisch maternale Indikationsstellung bei unzumutbarer Langzeitprognose. Bei Fehlen einer geburtsmechanisch relevanten fetalen Makrosomie oder Dysfiguration sowie von maternalen Präeklampsie-Zeichen im Sinne des sog. Mirror-Syndroms ist primär der vaginale Entbindungsweg zu bevorzugen.

LITERATUR

Bedei IA, Graf A, Gloning KP, Meyer-Wittkopf M, Willner D, Krapp M, Hentze S, Scharf A, Degenhardt J, Heling KS, Kozlowski P, Trautmann K, Jahns K, Geipel A, Tekesin I, Elsässer M, Wilhelm L, Gottschalk I, Baumüller JE, Birdir C, Zöllner F, Wolter A, Schenk J, Gehrke T, Keil C, Espinosa J, Axt-Fliedner R. Is Fetal Hydrops in Turner Syndrome a Risk Factor for the Development of Maternal Mirror Syndrome? J Clin Med. 2022 Aug 5; 11(15): 4588. doi: 10.3390/jcm11154588. PMID: 35956203; PMCID: PMC9369874.

Geipel A. Fetale Tumore. In: Gembruch U, Hecher K, Steiner H (Hrsg.). Ultraschalldiagnostik in Geburtshilfe und Gynäkologie. Berlin: Springer, 2. Aufl. 2018.

Hook EB, Warburton D. Turner syndrome revisited: review of new data supports the hypothesis that all viable 45,X cases are cryptic mosaics with a rescue cell line, implying an origin by mitotic loss. Hum Genet, 2014 Apr; 133(4): 417–424.

Sebire NJ, Jauniaux E F et al. and placental malignancies. Prenatal diagnosis and management. Ultrasound Obstet Gynecol, 2009 Feb; 33(2): 235–244.

Swearingen C, Colvin ZA, Leuthner SR. Nonimmune Hydrops Fetalis. Clin Perinatol. 2020 Mar; 47(1): 105–121. doi: 10.1016/j.clp.2019.10.001. Epub 2019 Oct 7. PMID: 32000919.

Waring GJ, Splitt M, Robson SC. Fetal hydrops: diagnosis and prognosis. Arch Dis Child. 2019 Mar; 104(3): 209–210. doi: 10.1136/archdischild-2018-315777. Epub 2018 Sep 14. PMID: 30217857.

Fallbeispiel: isolierter Aszites in Omphalocele

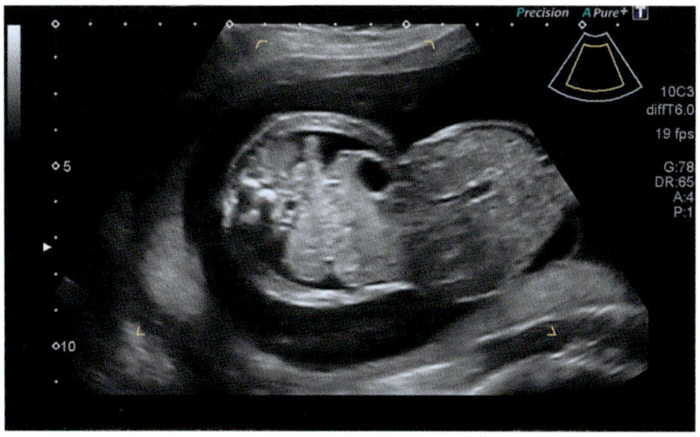

Abb. 10.50 Isolierter sekundärer abdominaler Aszites bei großer fetaler Hepatoomphalozele sine Hydrops (also per definitionem kein Hydrops fetalis)

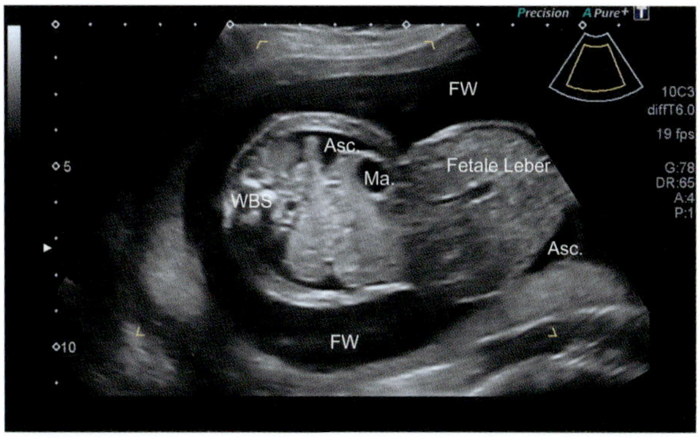

Abb. 10.51 Fallbeispiel isolierter sekundärer abdominaler Aszites bei großer fetaler Hepatoomphalozele sine Hydrops in der 26. SSW. Asc. = fetaler Aszites, FW = Fruchtwasser, Ma. = fetaler Magen, WBS = fetale Wirbelsäule.

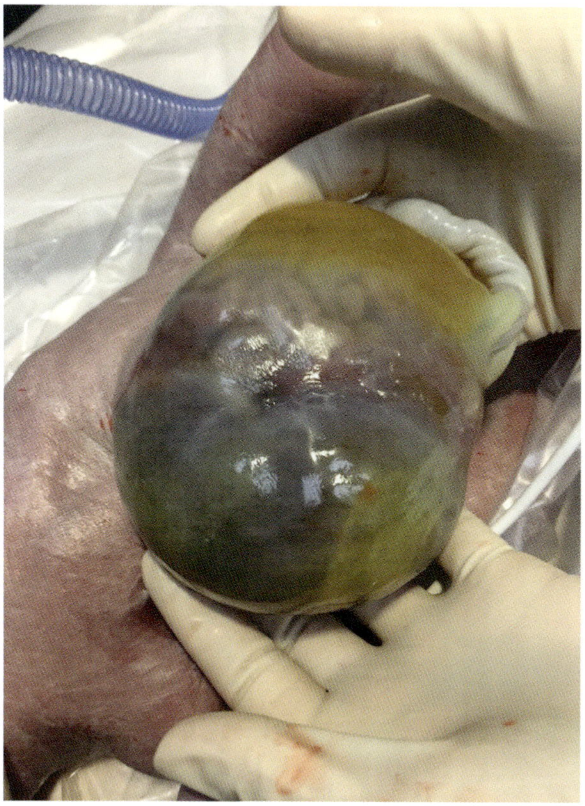

Abb. 10.52 Postnataler Situs (Leber – und darmhaltige Omphalozele mit isoliertem Aszites) des Kindes ➤ Abb. 10.51 bei Geburt per Sectio in der 36. SSW

MERKE

Eine Flüssigkeitsvermehrung/-ansammlung in nur einem fetalen Kompartiment (z. B. isolierter Perikarderguss bei Kardiomegalie oder isolierter Aszites, ➤ Abb. 10.50 bis ➤ Abb. 10.52) birgt zwar stets die Gefahr einer Fortentwicklung zu einem Hydrops fetalis, darf jedoch per definitionem erst so bezeichnet werden, wenn mindestens ein weiteres fetales Kompartiment Flüssigkeitseinlagerungen aufweist.

KAPITEL

11

Philipp Klaritsch

Mehrlingsschwangerschaften

11.1 Einführung

Zwillingsschwangerschaften entstehen meist durch Befruchtung von zwei Eizellen, was als **zweieiig (dizygot)** bezeichnet wird, oder auch durch nachfolgende Teilung einer bereits befruchteten Eizelle, was **eineiig (monozygot)** genannt wird. Dieselben Mechanismen können gelegentlich auch zu höhergradigen Mehrlingsschwangerschaften, wie Drillings- oder Vierlingsschwangerschaften, führen. Mehrlingsschwangerschaften können auch als Folge von assistierten reproduktiven Verfahren auftreten, indem entweder mehrere Embryonen transferiert werden oder sich ein transferierter Embryo nachträglich teilt. Im deutschsprachigen Raum beträgt der Anteil von Zwillingsgeburten rund 1,5 % der Gesamtgeburtenzahl.

Dizygote Zwillinge kommen deutlich häufiger vor und sind definitionsgemäß **dichorial,** was bedeutet, dass immer zwei funktionell unabhängige Plazenten vorliegen, die aber sekundär fusionieren können, sodass gelegentlich der Eindruck einer einzelnen Plazenta entsteht. Bei monozygoten Zwillingsschwangerschaften liegt hingegen in zwei Drittel der Fälle eine echte gemeinsame Plazenta vor, was als **monochorial** bezeichnet wird.

Kernaufgabe der sonografischen Diagnostik im ersten Schwangerschaftsdrittel ist, neben dem bloßen Erkennen des Vorliegens einer Mehrlingsschwangerschaft, die Bestimmung der Chorion- und Amnionverhältnisse, da diese das Schwangerschaftsoutcome wesentlich beeinflussen (Deutsche Mutterschafts-Richtlinie). Die Chorionizität lässt sich mittels Ultraschalls vor 14 SSW eindeutig bestimmen (Khalil, Rodgers et al. 2016). So sind dichoriale Schwangerschaften durch dicke Trennmembranen aus Chorion und Amnion charakterisiert, die dreieckförmig an der Plazenta ansetzen, was **„Lambda-Zeichen"** genannt wird. Bei monochorialen Schwangerschaften sind die Fruchthöhlen hingegen nur durch die jeweiligen Amnionmembranen getrennt, weshalb diese Trennstrukturen sehr dünn erscheinen und senkrecht an der Plazenta ansetzen, was als **„T-Zeichen"** bezeichnet wird. Monochoriale Zwillingsschwangerschaften mit gemeinsamer Fruchthöhle werden als monomial (oder auch monoamniot) bezeichnet.

In zweiten und dritten Schwangerschaftsdrittel zielt die Ultraschalldiagnostik vor allem auf die Erkennung spezifischer Komplikationen ab. Bei monochorialen Mehrlingsschwangerschaften befinden sich auf der Oberfläche der gemeinsamen Plazenta in nahezu allen Fällen **Blutgefäßverbindungen (Anastomosen)** zwischen den kindlichen Nabelschnüren, welche typische Komplikationen auslösen können:

- So kann in 10 % der Fälle ein **fetofetales Transfusionssyndrom (FFTS)** auftreten, wobei durch signifikante Volumenverschiebungen zwischen beiden Kreisläufen ein Kind zum Spender (Donor) und das andere zum Empfänger (Rezipient) wird (Lewi, Jani et al. 2008).

- Ein selteneres Problem ist die **Twin-Anemia-Polycythemia-Sequence (TAPS),** welche spontan in rund 6 % der monochorialen Zwillinge auftritt, aber nach Lasertherapie deutlich häufiger beobachtet wurde (Tollenaar et al. 2020; Tollenaar et al. 2021).
- Eine seltenere Sonderform der fetofetalen Transfusion ist die **Twin-reversed-arterial-perfusion (TRAP),** die in 1 % der monozygoten Zwillingen vorkommt. Dabei kommt es über eine kaliberstarke arterio-arterielle Anastomose zur retrograden Perfusion der meist singulären Nabelarterie des betroffenen Zwillings und dadurch zur massiven Entwicklungsstörung des Herzens und der oberen Körperhälfte (von Kaisenberg et al. 2021).

Ein weiteres Problem ist die **selektive Wachstumsrestriktion** eines Kindes was meist aufgrund einer ungleichen Verteilung der plazentaren Versorgungsgebiete entsteht (Bennasar et al. 2017). Alle genannten Komplikationen können zu einem **intrauterinen Fruchttod** führen. Aufgrund der Gefäßverbindungen ist ein Fruchttod eines monochorialen Zwillings aber immer mit dem Risiko der Schädigung des überlebenden Kindes verbunden, da dieses in den pulslosen Kreislauf des abgestorbenen Zwillings verbluten kann.

Monochoriale Zwillingsschwangerschaften sollten in Kooperation mit einer spezialisierten Abteilung betreut werden, um Frühzeichen eines FFTS oder anderer Komplikationen identifizieren zu können. Die Überwachung einer unkomplizierten monochorialen Zwillingsschwangerschaft sollte zumindest 2-wöchige Untersuchungen beinhalten während bei dichorialen Zwillingen 4-wöchige Kontrollen ausreichend scheinen (Khalil, Rodgers et al. 2016; von Kaisenberg et al. 2021). Bei Auffälligkeiten wie diskordante Fruchtwassermengen, auffällige Dopplerwerte oder fetale Wachstumsprobleme sollte umgehend an eine spezialisierte Abteilung zugewiesen werden.

Bei monochorialen Zwillingen ist eine elektive Entbindung mit 37 SSW anzustreben, da in Terminnähe eine erhöhte perinatale Mortalität und Morbidität beschrieben wurde (Cheong-See, Schuit et al. 2016). Bei günstiger Kindslage und fehlenden Kontraindikationen ist eine vaginale Geburt möglich (Barrett, Hannah et al. 2013).

LITERATUR

Bennasar M, Eixarch E, Martinez JM, Gratacós E. Selective intrauterine growth restriction in monochorionic diamniotic twin pregnancies. Semin Fetal Neonatal Med. 2017 Dec; 22(6): 376–382.

Deutsche Mutterschafts-Richtlinie. Richtlinie des Gemeinsamen Bundesausschusses über die ärztliche Betreuung während der Schwangerschaft und nach der Geburt. Fassung vom 21. September 2023. https://www.g-ba.de/downloads/62-492-3335/Mu-RL_2023-09-28_iK-2023-12-19.pdf

Tollenaar LSA, Slaghekke F, Lewi L, Colmant C, Lanna M, Weingertner AS, Ryan G, Arévalo S, Klaritsch P, Tavares de Sousa M, Khalil A, Papanna R, Gardener GJ, Bevilacqua E, Kostyukov KV, Bahtiyar MO, Kilby MD, Tiblad E, Oepkes D, Lopriore E. Spontaneous twin anemia polycythemia sequence: diagnosis, management, and outcome in an international cohort of 249 cases. Am J Obstet Gynecol. 2021 Feb; 224(2): 213.e1–213.e11.

Tollenaar LSA, Lopriore E, Faiola S, Lanna M, Stirnemann J, Ville Y, Lewi L, Devlieger R, Weingertner AS, Favre R, Hobson SR, Ryan G, Rodo C, Arévalo S, Klaritsch P, Greimel P, Hecher K, de Sousa MT, Khalil A, Thilaganathan B, Bergh EP, Papanna R, Gardener GJ, Carlin A, Bevilacqua E, Sakalo VA, Kostyukov KV, Bahtiyar MO, Wilpers A, Kilby MD, Tiblad E, Oepkes D, Middeldorp JM, Haak MC, Klumper FJCM, Akkermans J, Slaghekke F. Post-Laser Twin Anemia Polycythemia Sequence: Diagnosis, Management, and Outcome in an International Cohort of 164 Cases. J Clin Med. 2020 Jun 5; 9(6): 1759.

von Kaisenberg C, Klaritsch P, Ochsenbein-Kölble N, Hodel ME, Nothacker M, Hecher K. Screening, Management and Delivery in Twin Pregnancy. Ultraschall Med. 2021 Aug; 42(4): 367–378.

11.2 Normalbefunde

Dichorial-diamniale Zwillingsschwangerschaft

2D, transvaginal

Schallkopfführung

- Transvaginal
- 2D-Querschnitt durch den Uterus

Orientierungspunkte

- Darstellung von zwei vollständig voneinander getrennten intrauterinen Chorionhöhlen
- Dicke Trennstrukturen zwischen den beiden Chorionhöhlen

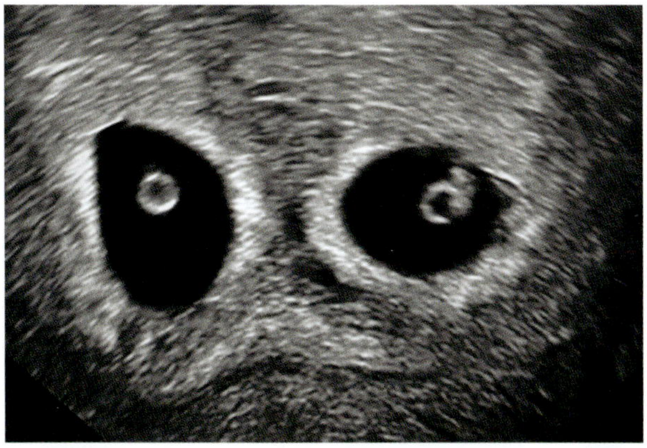

Abb. 11.1 Dichorial-diamniale Zwillingsschwangerschaft, 6 + 1 SSW, 2D

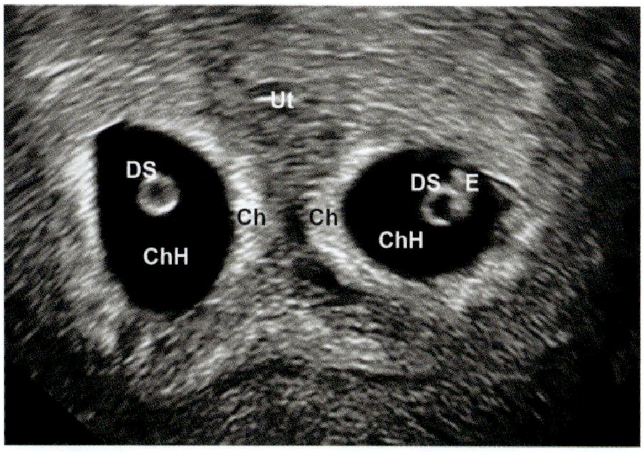

Abb. 11.2 Dichorial-diamniale Zwillingsschwangerschaft, 6 + 1 SSW, 2D. Ch = Chorion, ChH = Chorionhöhle, DS = Dottersack, E = Embryo, Ut = Uterus.

2D, transabdominal

Schallkopfführung

- Transabdominal
- 2D-Querschnitt durch den Uterus

Orientierungspunkte

- Zwei deutlich voneinander getrennte intrauterine Chorionhöhlen
- Dicke Trennmembran, die aus den beiden jeweils inneren Amnionmembranen und den dickeren, jeweils äußeren Chorionmembranen besteht

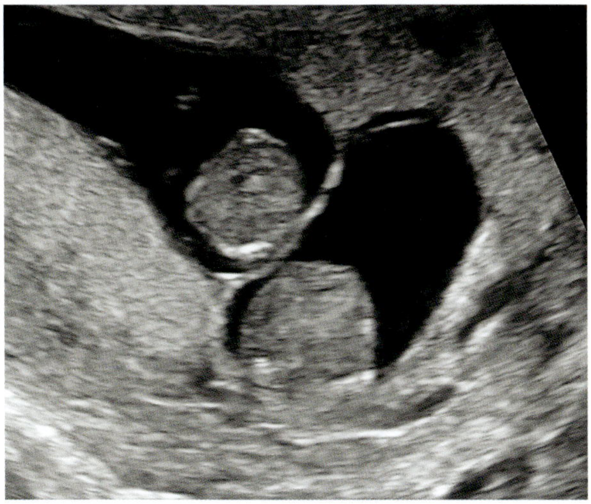

Abb. 11.3 Dichorial-diamniale Zwillingsschwangerschaft, 11 + 4 SSW, 2D

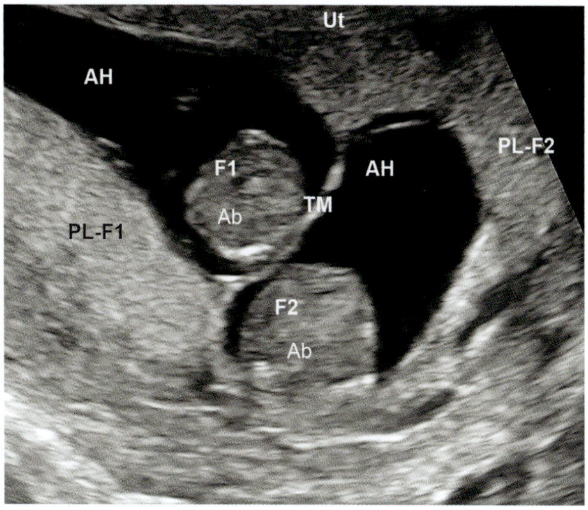

Abb. 11.4 Dichorial-diamniale Zwillingsschwangerschaft, 11 + 4 SSW, 2D. Ab = Abdomenquerschnitt, AH = Amnionhöhle, F1 = Fetus 1, F2 = Fetus 2, PL = Plazenta, TM = Trennmembran, Ut = Uterus.

11

3D, transabdominal

Schallkopfführung

- Transabdominal
- 3D-Darstellung (HD live) als Längsschnitt durch den Uterus

Orientierungspunkte

- Zwei vollständig voneinander getrennte intrauterine Chorionhöhlen
- Typisches, dreieckiges Lambda-Zeichen
- Dicke Trennmembran, die aus den beiden jeweils inneren Amnionmembranen und den dickeren, jeweils äußeren Chorionmembranen besteht.

CAVE!

Aufgrund der dreidimensionalen Darstellung sind die Feten nicht vollständig abgebildet (die jeweils unteren Körperhälften sind im Volumen nicht miterfasst).

MERKE

Dichoriale Schwangerschaften sind durch dicke Trennstrukturen charakterisiert, die aus fusionierten Chorion- und Amnionmembranen zusammengesetzt sind und dreieckförmig an der Plazenta ansetzen, was **„Lambda-Zeichen"** genannt wird.

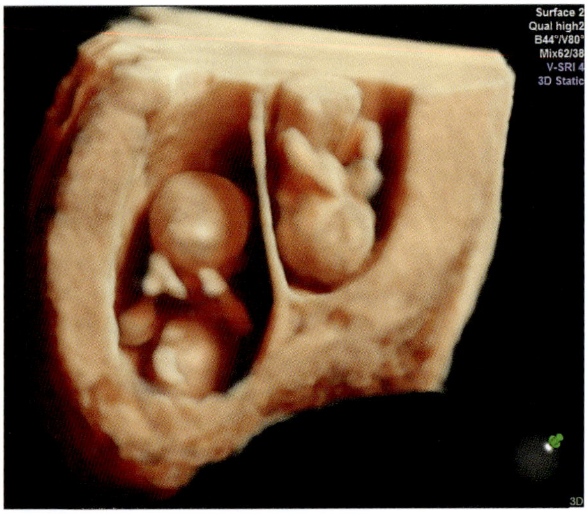

Abb. 11.5 Dichorial-diamniale Zwillingsschwangerschaft, 11 + 2 SSW, 3D

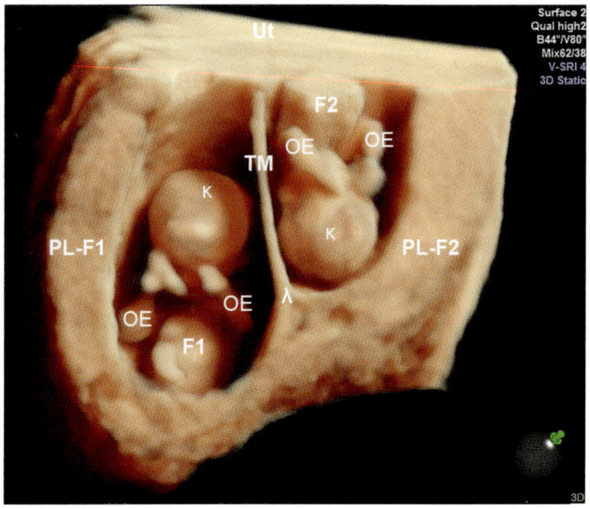

Abb. 11.6 Dichorial-diamniale Zwillingsschwangerschaft, 11 + 2 SSW, 3D. F1 = Fetus 1, F2 = Fetus 2, K = Köpfchen, λ = Lambda-Zeichen, OE = obere Extremität, PL = Plazenta, TM = Trennmembran, Ut = Uterus.

Monochorial-diamniale Zwillingsschwangerschaft

2D, transvaginal

Schallkopfführung

- Transvaginal
- 2D-Querschnitt durch den Uterus

Orientierungspunkte

- Zwei, nur durch eine dünne Trennstruktur getrennte intrauterine Fruchthöhlen
- Dünne Trennmembran, die nur aus den beiden Amnionmembranen besteht

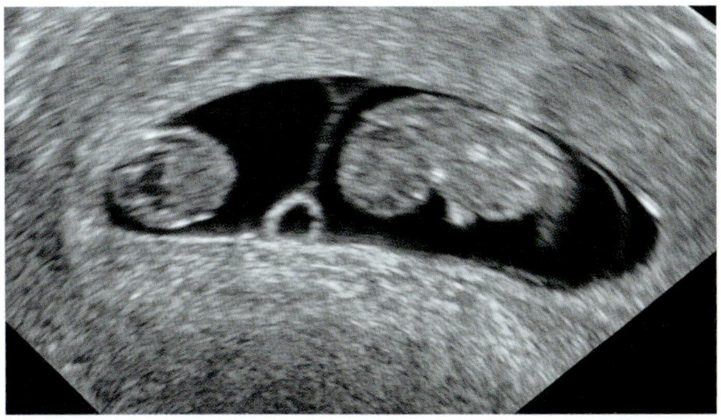

Abb. 11.7 Monochorial-diamniale Zwillingsschwangerschaft, 9 + 1 SSW, 2D

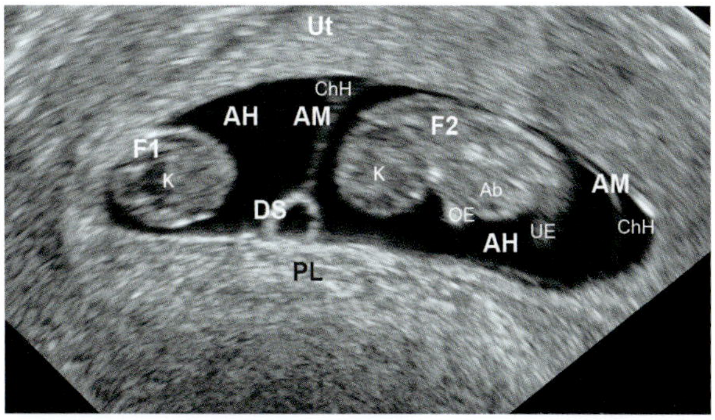

Abb. 11.8 Monochorial-diamniale Zwillingsschwangerschaft, 9 + 1 SSW, 2D. Ab = Abdomen, AH = Amnionhöhle, AM = Amnionmembran, ChH = Chorionhöhle, DS = Dottersack von Fetus 1, F1 = Fetus 1, F2 = Fetus 2, K = Köpfchen, OE = obere Extremität, PL = Plazenta, UE = untere Extremität, Ut = Uterus.

3D, transvaginal

Schallkopfführung

- Transvaginal
- 3D-Querschnitt durch den Uterus

Orientierungspunkte

- Zwei, nur durch eine dünne Trennstruktur getrennte intrauterine Fruchthöhlen
- Dünne Trennmembran, die nur aus den beiden Amnionmembranen besteht

MERKE

Das „open-" oder **„empty"-Lambda-Zeichen,** welches durch Zusammentreffen der beiden Amnionmembranen zustande kommt, darf nicht mit dem „Lambda-Zeichen" bei dichorialen Zwillingen verwechselt werden!

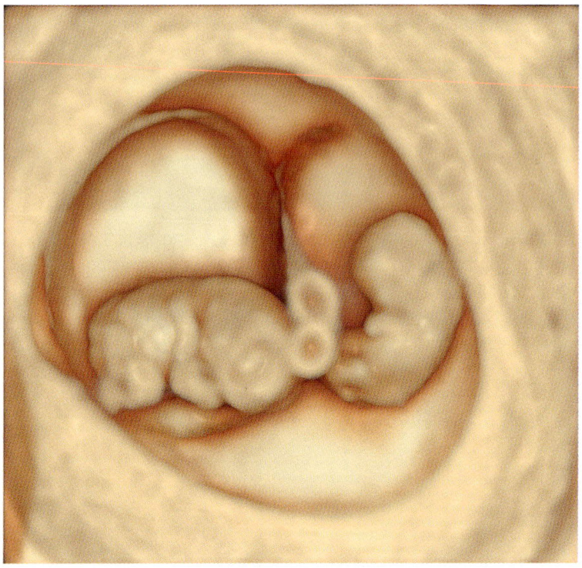

Abb. 11.9 Monochorial-diamniale Zwillingsschwangerschaft, 9 + 1 SSW, 3D

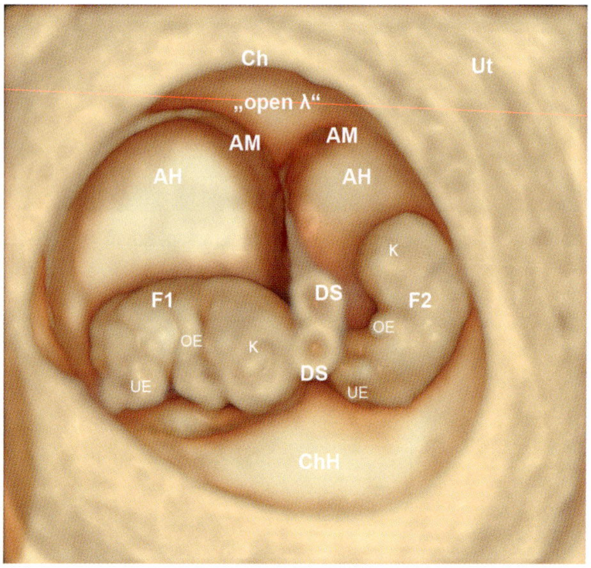

Abb. 11.10 Monochorial-diamniale Zwillingsschwangerschaft, 9 + 1 SSW, 3D. AH = Amnionhöhle, AM = Amnionmembran, Ch = Chorion, ChH = Chorionhöhle, DS = Dottersack, F1 = Fetus 1, F2 = Fetus 2, K = Köpfchen, OE = obere Extremität, open λ = „open"-Lambda-Zeichen, UE = untere Extremität, Ut = Uterus.

Monochorial-monoamniale Zwillingsschwangerschaft

DEFINITION

Monochorial-monoamniale Zwillingsschwangerschaft

- Rund 5 % der monochorialen Schwangerschaften
- Aufgrund der gemeinsamen Fruchthöhle findet sich praktisch immer eine Torsion der Nabelschnüre, was vermutlich zur erhöhten Mortalität dieser Schwangerschaften beiträgt.
- Die Verlustrate vor 16 Schwangerschaftswochen (SSW) ist erhöht und meist durch schwerwiegende Fehlbildungen oder spontane Fehlgeburten verursacht.
- Weitere mögliche Komplikationen sind der spontane intrauterine Fruchttod (bis zu 15 %) eines oder beider Kinder, die erhöhte Rate von diskordanten Fehlbildungen (bis zu 20 %) oder Wachstumseinschränkung sowie – in seltenen Fällen – die Entwicklung eines fetofetalen Transfusionssyndroms (FFTS).
- Die Geburt sollte per Kaiserschnitt zwischen 32+0 bis 33+0 SSW erfolgen (von Kaisenberg et al. 2021).

3D, transvaginal

Schallkopfführung

- Transvaginal
- 3D Querschnitt durch den Uterus

Orientierungspunkte

- Beide Feten befinden sich in derselben Amnionhöhle (= monoamnial). Diese Schwangerschaften sind immer monochorial.
- Die Nabelschnüre beider Feten inserieren knapp nebeneinander und sind umeinander verschlungen **(Nabelschnurtorsion).**

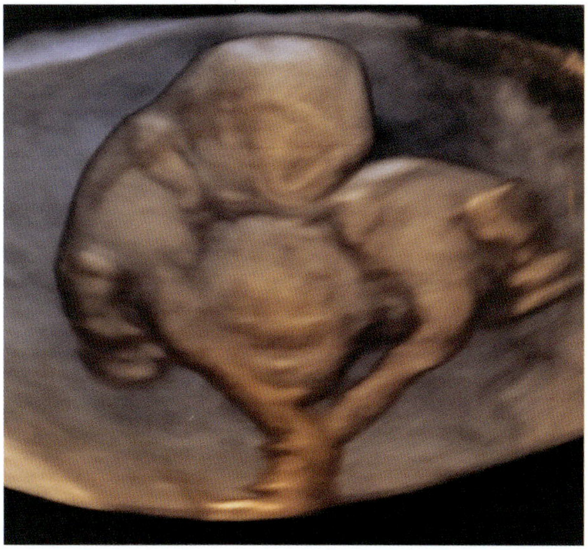

Abb. 11.11 Monochorial-monoamniale Zwillingsschwangerschaft, 10 + 0 SSW, 3D

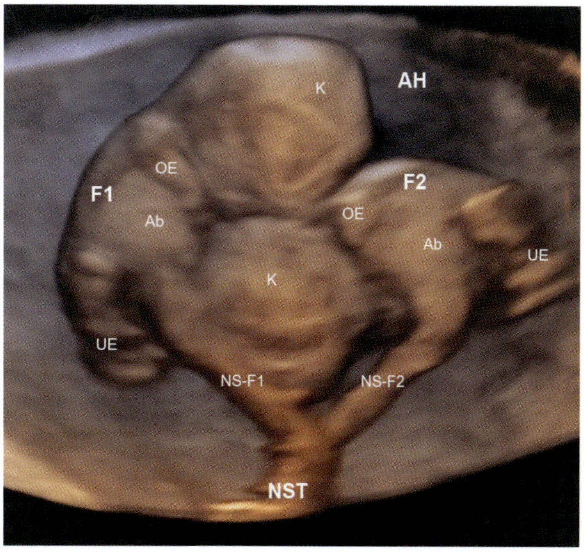

Abb. 11.12 Monochorial-monoamniale Zwillingsschwangerschaft, 10 + 0 SSW, 3D. Ab = Abdomen, AH = Amnionhöhle, F1 = Fetus 1, F2 = Fetus 2, K = Köpfchen, NS = Nabelschnur, NST = Nabelschnurtorsion, OE = obere Extremität, UE = untere Extremität, Ut = Uterus.

2D, transvaginal, Farbdoppler

Schallkopfführung

- Transvaginal
- 2D-Querschnitt durch den Uterus, Farbdopplersonografie

Orientierungspunkte

- Dieselbe Schwangerschaft wie ➤ Abb. 11.11 und ➤ Abb. 11.12
- Farbdopplersonografische Darstellung der Nabelschnurtorsion

PRAXISTIPP

Zur Diagnosesicherung der monoamnialen Verhältnisse kann bereits im ersten Trimenon die Darstellung der – praktisch immer vorhandenen – Nabelschnurtorsion mittels Farbdopplers dienen.

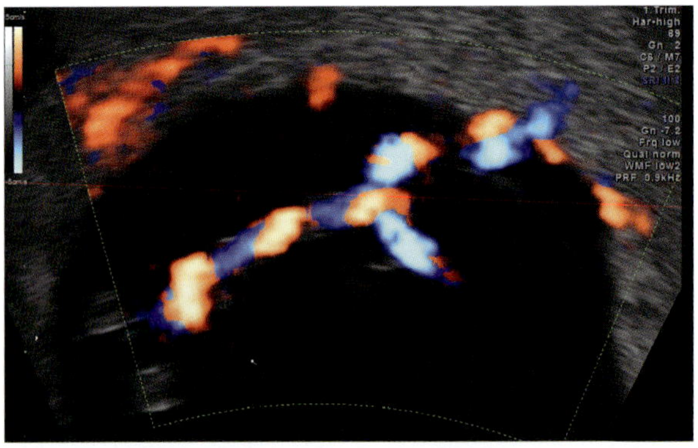

Abb. 11.13 Monochorial-monoamniale Zwillingsschwangerschaft mit Nabelschnurtorsion, 10 + 0 SSW, 2D, Farbdoppler

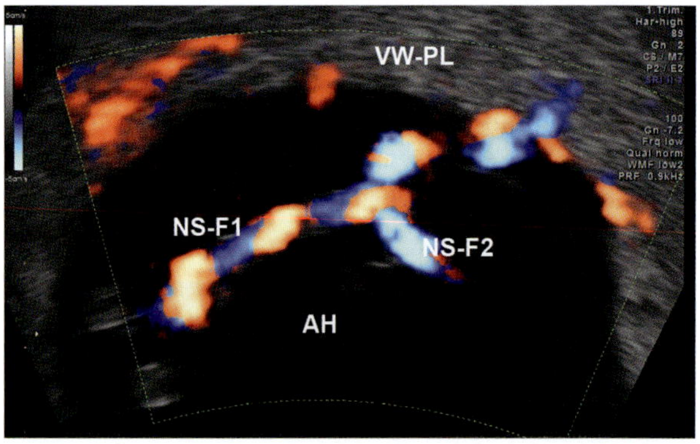

Abb. 11.14 Monochorial-monoamniale Zwillingsschwangerschaft mit Nabelschnurtorsion, 10 + 0 SSW, 2D, Farbdoppler. AH = gemeinsame Amnionhöhle, NS-F1 = Nabelschnur des Fetus 1, NS-F2 = Nabelschnur des Fetus 2, VW-PL = Vorderwandplazenta.

3D, transvaginal

Schallkopfführung

- Transvaginal
- 3D-Querschnitt durch den Uterus

Orientierungspunkte

- Beide Feten befinden sich in derselben Amnionhöhle (= monoamnial) und liegen eng aneinandergeschmiegt. Diese Schwangerschaften sind immer monochorial!
- Die Nabelschnüre beider Feten sind umeinander verschlungen (Nabelschnurtorsion).

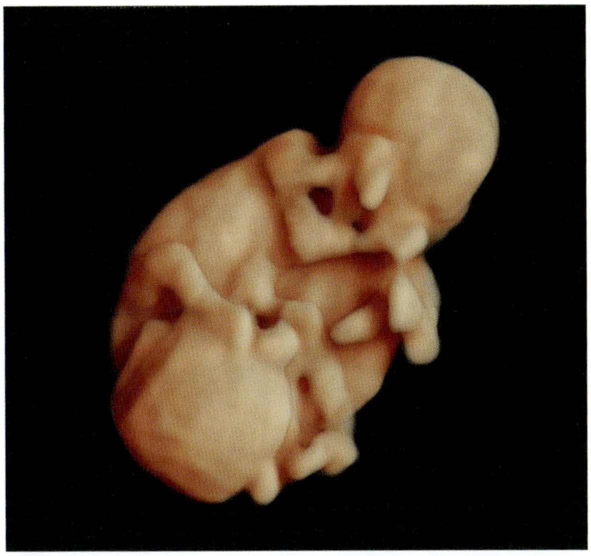

Abb. 11.15 Monochorial-monoamniale Zwillingsschwangerschaft, 11 + 3 SSW, 3D

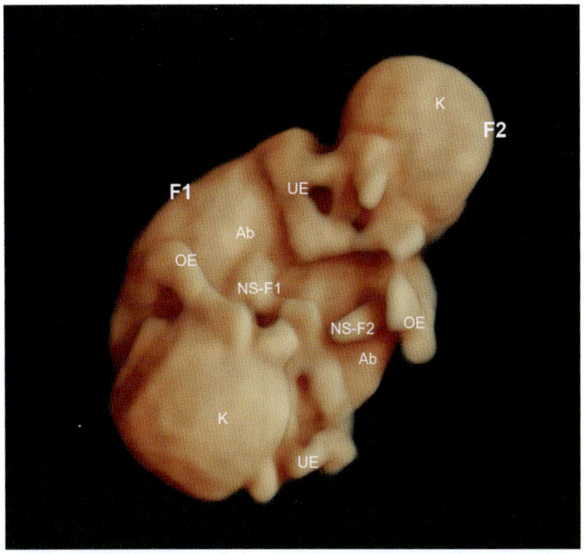

Abb. 11.16 Monochorial-monoamniale Zwillingsschwangerschaft, 11 + 3 SSW, 3D. Ab = Abdomen, F1 = Fetus 1, F2 = Fetus 2, K = Köpfchen, NS = Nabelschnur, OE = obere Extremität, UE = untere Extremität.

Tetrachorial-tetraamniale Vierlingsschwangerschaft

2D, transabdominal

Schallkopfführung

- Transabdominal
- 2D-Querschnitt durch den Uterus

Orientierungspunkte

- Vier vollständig voneinander getrennte intrauterine Chorionhöhlen
- Dicke Trennmembranen zwischen allen vier Feten. Die Trennstrukturen bestehen aus den jeweils inneren Amnionmembranen und den dickeren, äußeren Chorionmembranen.
- Vierlingsschwangerschaft durch Befruchtung von vier Eizellen nach Clomiphenstimulation.

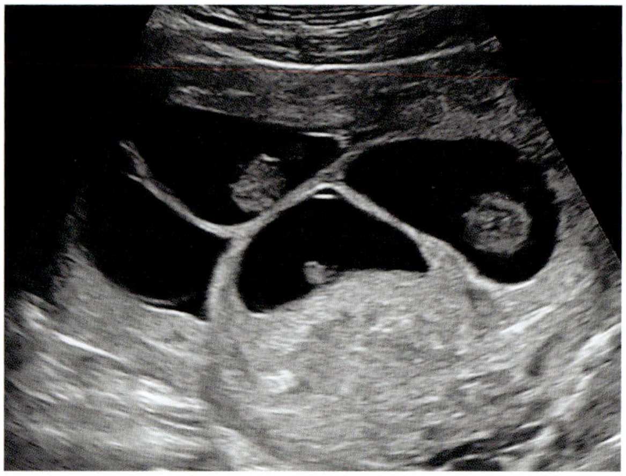

Abb. 11.17 Tetrachorial-tetraamniote Vierlingsschwangerschaft, 11 + 2 SSW, 2D

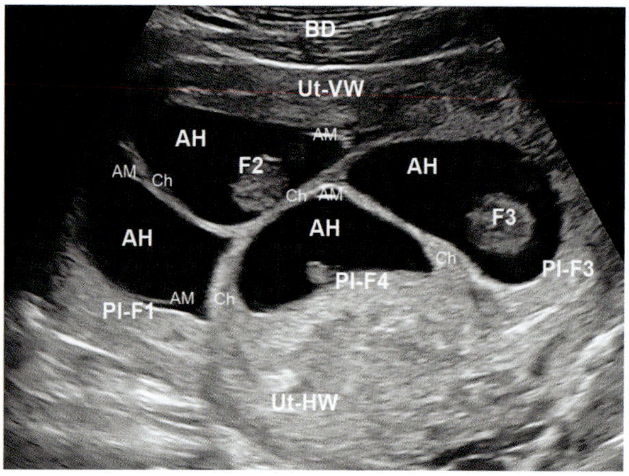

Abb. 11.18 Tetrachorial-tetraamniote Vierlingsschwangerschaft, 11 + 2 SSW, 2D. AH = Amnionhöhle, AM = Amnionmembran, BD = Bauchdecke, Ch = Chorion, F1 = Fetus 1, F2 = Fetus 2, F3 = Fetus 3, F4 = Fetus 4, Pl. = Plazenta, Ut-VW = Uterusvorderwand, Ut-HW = Uterushinterwand.

3D, transabdominal

Schallkopfführung

- Transabdominal
- 3D-Querschnitt durch den Uterus

Orientierungspunkte

- 3D-Darstellung derselben Schwangerschaft wie in ➤ Abb. 11.17 und ➤ Abb. 11.18
- Vier vollständig voneinander getrennte intrauterine Chorionhöhlen
- Dicke Trennmembranen zwischen allen vier Feten. Die Trennstrukturen bestehen aus den jeweils inneren Amnionmembranen und den dickeren, äußeren Chorionmembranen.
- Vierlingsschwangerschaft durch Befruchtung von vier Eizellen nach Clomiphenstimulation

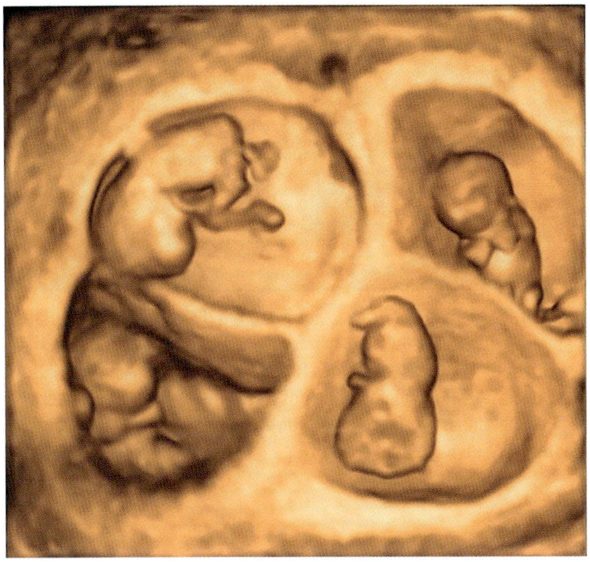

Abb. 11.19 Tetrachorial-tetraamniale Vierlingsschwangerschaft, 11 + 2 SSW, 3D

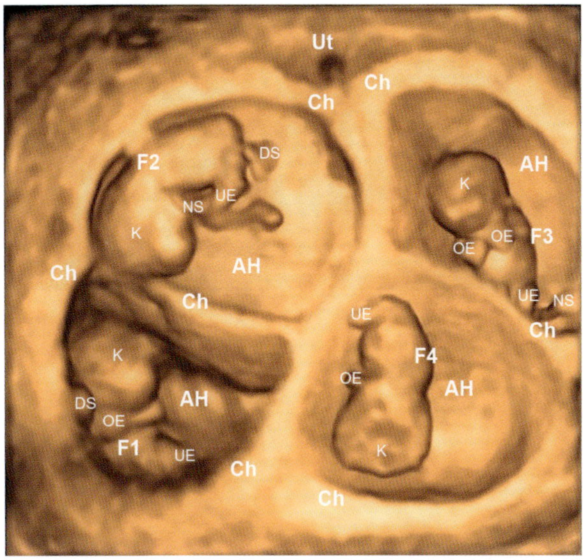

Abb. 11.20 Tetrachorial-tetraamniale Vierlingsschwangerschaft, 11 + 2 SSW, 3D. AH = Amnionhöhle, Ch = Chorion, DS = Dottersack, F1 = Fetus 1, F2 = Fetus 2, F3 = Fetus 3, F4 = Fetus 4, K = Köpfchen, NS = Nabelschnur, OE = obere Extremität, TM = Trennmembran, UE = untere Extremität, Ut = Uterus.

LITERATUR

von Kaisenberg C, Klaritsch P, Ochsenbein-Kölble N, Hodel ME, Nothacker M, Hecher K. Screening, Management and Delivery in Twin Pregnancy. Ultraschall Med. 2021 Aug; 42(4): 367–378.

11.3 Pathologische Befunde

Fetofetales Transfusionssyndrom (FFTS)

Schallkopfführung

- Transabdominal
- 2D-Querschnitt durch den Uterus

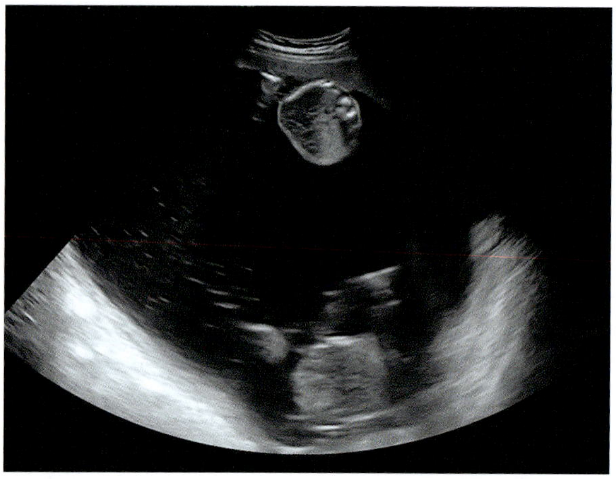

Abb. 11.21 Fetofetales Transfusionssyndrom (FFTS) bei monochorial-diamnialer Zwillingsschwangerschaft, 21+1 SSW, 2D.

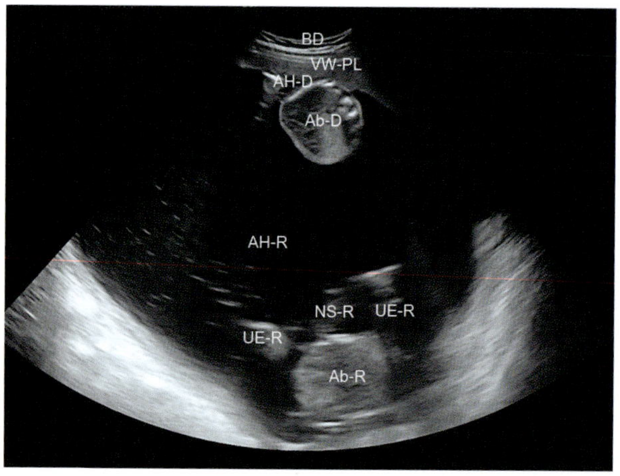

Abb. 11.22 Fetofetales Transfusionssyndrom (FFTS) bei monochorial-diamnialer Zwillingsschwangerschaft, 21+1 SSW, 2D. Ab-D = Abdomen des Donors, Ab-R = Abdomen des Rezipienten, AH-D = Amnionhöhle des Donors, AH-R = Amnionhöhle des Rezipienten, BD = Bauchdecke, NS = Nabelschnur des Rezipienten, UE-R = untere Extremität des Rezipienten, VW-PL = Vorderwandplazenta.

Typische Hinweiszeichen

DEFINITION

Fetofetales Transfusionssyndrom (FFTS)

- Betrifft rund 10 % der monochorialen Zwillingsschwangerschaften
- Über arteriovenöse Anastomosen kommt es zu signifikanten Volumenverschiebungen zwischen den beiden fetalen Kreisläufen, sodass ein Kind zum Spender (Donor) und das andere zum Empfänger (Rezipient) wird
- Schlüssel zur Diagnose ist die signifikante Fruchtwasserdiskordanz in den kindlichen Amnionhöhlen (Messung der maximalen vertikalen Fruchtwasserdepots in Zentimetern!)
- Erfüllt die Fruchtwassermenge vor der 20. SSW die Kriterien von > 8 cm (bzw. > 10 cm nach der 20. SSW) beim Rezipienten und < 2 cm beim Donor, spricht man von einem schweren und somit behandlungswürdigen FFTS.
- Weitere Auffälligkeiten, wie fehlende Blasenfüllung des Donors und pathologische Dopplerflusswerte können hinzukommen und dienen der Stadieneinteilung, müssen aber keineswegs in chronologischer Reihenfolge auftreten.
- Therapie der Wahl ist die intrauterine Laserablation der plazentaren Anastomosen (von Kaisenberg et al. 2021).

PRAXISTIPP

Wenn bei monoamnialen Zwillingen ein Polyhydramnion vorliegt und ein Zwilling an der Uteruswand zu „kleben" scheint, liegt fast sicher ein FFTS vor.

CAVE!

Bei fortgeschrittenem FFTS ist die Eihaut des Donors aufgrund des Anhydramnions manchmal kaum sichtbar – dies darf nicht mit einer monoamnialen Schwangerschaft verwechselt werden!

Schallkopfführung

- Transabdominal
- 2D-Querschnitt durch den Uterus

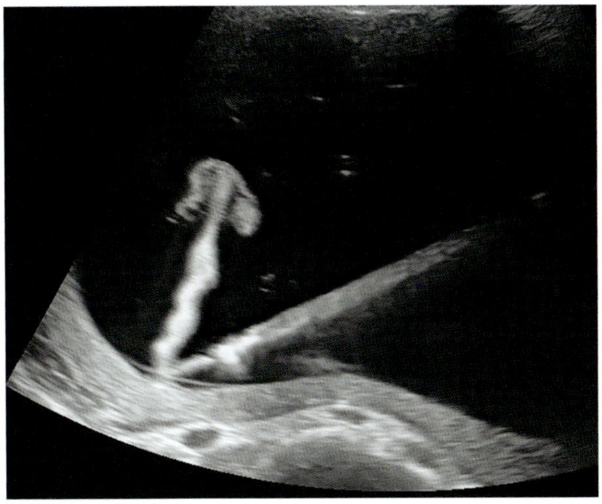

Abb. 11.23 Fallbeispiel 3

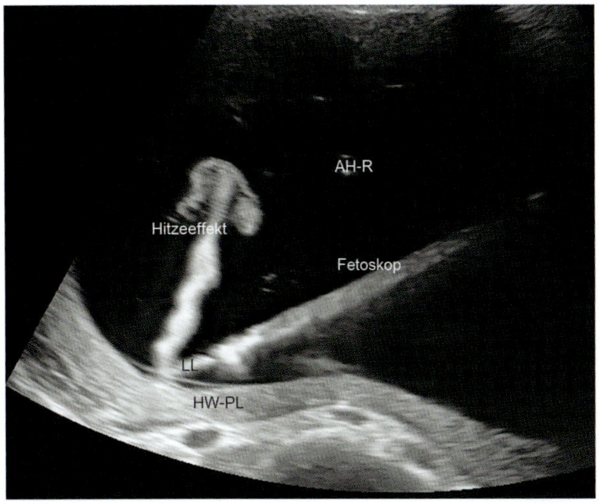

Abb. 11.24 Fetoskopische Laserablation bei fetofetalem Transfusionssyndrom (FFTS) bei monochorial-diamnialer Zwillingsschwangerschaft, 17 + 3 SSW, 2D. AH-R = Amnionhöhle des Rezipienten, Hitzeeffekt = aufsteigender Hitzeeffekt durch Laserenergie, HW-PL = Hinterwandplazenta; LL = Laserlichtleiter.

Typische Hinweiszeichen

Ansicht einer intrauterinen Laserablation. Das Fetoskop ist als echogene strichförmige Struktur darstellbar. An der Spitze des Fetoskops ist der Laserleichtleiter erkennbar. Der durch den Laser produzierte Hitzeeffekt ist als aufsteigende Säule sichtbar.

MERKE

- Die fetoskopische Laserablation der plazentaren Gefäßanastomosen ist die Therapie der Wahl bei schwerem FFTS und bei frühem Fällen von TAPS.
- Ziel ist hierbei eine funktionelle „Dichorionisierung" der Plazenta, mit der Schaffung zweier unabhängiger plazentarer Territorien.
- Nach ultraschallgezielter Insertion eines Trokars kann der Fetoskopieschaft, der eine Optik und Arbeitskanäle beinhaltet und mit einem Laserlichtleiter bestückt wird, in die Fruchthöhle des Rezipienten eingeführt werden.
- Dann wird die Plazentaoberfläche untersucht und jedes, den vaskulären Äquator überquerende Gefäß mittels Laserenergie verschlossen.
- Abschließend wird eine Amniondrainage durchgeführt, was geburtshilfliche Komplikationen verringern soll.

LITERATUR

Barrett JF, Hannah ME, Hutton EK et al. Twin Birth Study Collaborative. A randomized trial of planned cesarean or vaginal delivery for twin pregnancy. N Engl J Med, 2013; 369(14): 1295–1305.

Cheong-See F, Schuit E, Arroyo-Manzano D et al. Global Obstetrics Network. Prospective risk of stillbirth and neonatal complications in twin pregnancies: systematic review and meta-analysis. BMJ, 201; 354: i4353.

Khalil A, Rodgers M, Baschat A et al. ISUOG Practice Guidelines: role of ultrasound in twin pregnancy. Ultrasound Obstet Gynecol, 2016; 47(2): 247–263.

Lewi L, Jani J, Blickstein I et al. The outcome of monochorionic diamniotic twin gestations in the era of invasive fetal therapy: a prospective cohort study. Am J Obstet Gynecol, 2008; 199(5): 514 e511–518.

Slaghekke F, Kist WJ, Oepkes D et al. Twin anemia-polycythemia sequence: diagnostic criteria, classification, perinatal management and outcome. Fetal Diagn Ther, 2010; 27(4): 181–190.

Valsky DV, Eixarch E, Martinez JM, Gratacos E. Selective intrauterine growth restriction in monochorionic diamniotic twin pregnancies. Prenat Diagn, 2010; 30(8): 719–726.

von Kaisenberg C, Klaritsch P, Ochsenbein-Kölble N, Hodel ME, Nothacker M, Hecher K. Screening, Management and Delivery in Twin Pregnancy. Ultraschall Med. 2021 Aug; 42(4): 367–378.

Twin-anemia-polycythemia-Sequenz (TAPS)

Schallkopfführung

- Transabdominal
- 2D-Querschnitt durch den Uterus

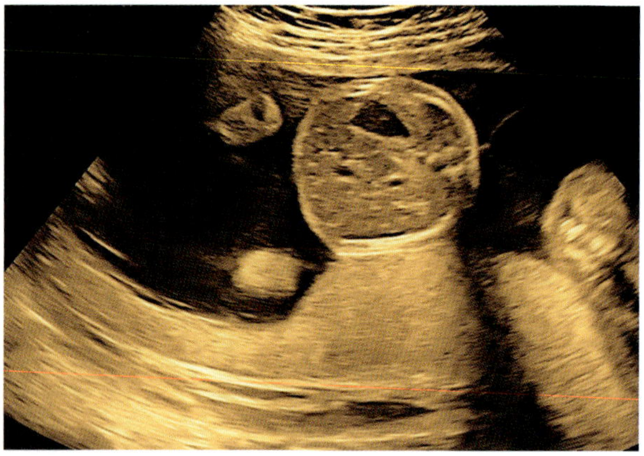

Abb. 11.25 Fallbeispiel 2

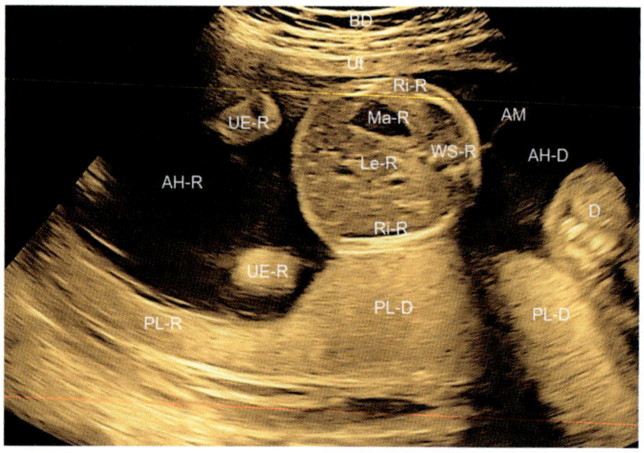

Abb. 11.26 Twin-anemia-polycythemia-Sequenz (TAPS) bei monochorial-diamnialer Zwillingsschwangerschaft, 20 + 0 SSW, 2D. AH-D = Amnionhöhle des Donors, AH-R = Amnionhöhle des Rezipienten, AMAM = Amnionmembran, BD = maternale Bauchdecke, D = Donor, Le-R = Leber des Rezipienten, Ma-R = Magen des Rezipienten, PL-D = Plazentaanteil des Donors, PL-R = Plazentaanteil des Rezipienten, Ri-R = Rippe des Rezipienten, UE-R = untere Extremität des Rezipienten, Ut = Uterusvorderwand, WS-R = Wirbelsäule des Rezipienten.

Typische Hinweiszeichen

Schmaler Plazentaanteil und Starry-sky-Aspekt der Leber des Rezipienten. Hydropische Plazenta des Donors. Typischerweise zeigt sich kein wesentlicher Fruchtwasserunterschied in den beiden Amnionhöhlen.

DEFINITION

Twin-anemia-polycythemia-Sequenz (TAPS)

- Betrifft rund 6 % der monochorialen Zwillinge
- Besonders kleinkalibrige, plazentare arteriovenöse Anastomosen ursächlich verantwortlich. Im Unterschied zum klassischen FFTS führt der chronische Blutverlust zur Anämie des Donors und zu einer Polyzythämie des Rezipienten.
- Kann auch nach unvollständiger Lasertherapie auftreten. Daher
- Vorgeburtlich nur durch diskordante Dopplerflussgeschwindigkeiten in den fetalen mittleren Hirnarterien (A. cerebri media) erkennbar, da die Fruchtwassermengen sich nicht wesentlich unterscheiden.
- Diagnostische Kriterien: Maximalgeschwindigkeit (PSV) der A. cerebri media des Donors ≥ 1,5 „multiples of the median" (MoM) und des Rezipienten ≤ 1,0 MoM bzw. Diskordanz der beiden PSV-Messungen ≥ 1 MoM
- Diese Doppleruntersuchungen müssen daher ab ca. 20 SSW regelmäßig und bis zur Entbindung durchgeführt werden (von Kaiserberg et al. 2021).

PRAXISTIPP

Neben den diskordanten Blutflussgeschwindigkeiten kann es typische sonografische Hinweise auf die Anämie und Polyzythämie geben:
Beim Rezipienten zeigt sich ein schmaler, echoarmer („dunkler") Plazentaanteil. Außerdem ein **„Starry sky"-Aspekt** der Leber. Dieser kommt durch die starke Blutfülle der Leber zustande, wodurch das Parenchym echoarm („dunkel") und die hepatischen Venolen echogen („hell") erscheinen. Beim Donor zeigt sich ein verdickter, hydropischer Plazentaanteil, der auch echogen („weiß") wirkt.

Twin-reversed-arterial-perfusion (TRAP)-Sequenz

Monochorial-diamniale Zwillingsschwangerschaft mit TRAP-Sequenz

Schallkopfführung

- Transabdominal
- 2D-Querschnitt durch den Uterus

Orientierungspunkte

- Zweidimensionale Darstellung eines TRAP-Fetus mit generalisiertem Hautödem, rudimentären Köpfchen und unteren Extremitäten
- Das Herz ist durch die Fehlentwicklung degeneriert (Acardius).

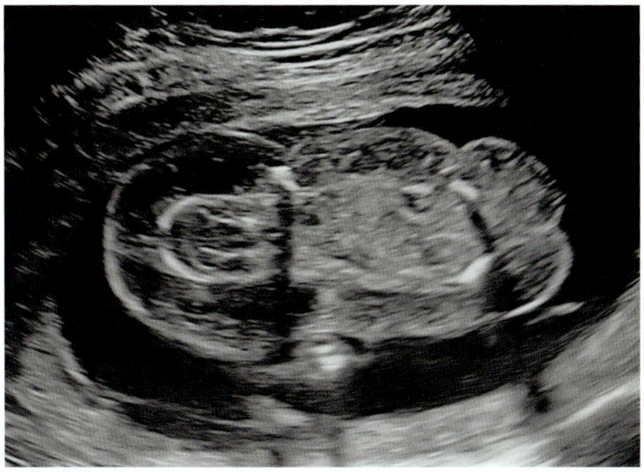

Abb. 11.27 Twin-reversed-arterial-perfusion (TRAP)-Sequenz bei monochorial-diamnialer Zwillingsschwangerschaft, 16 + 1 SSW, 2D

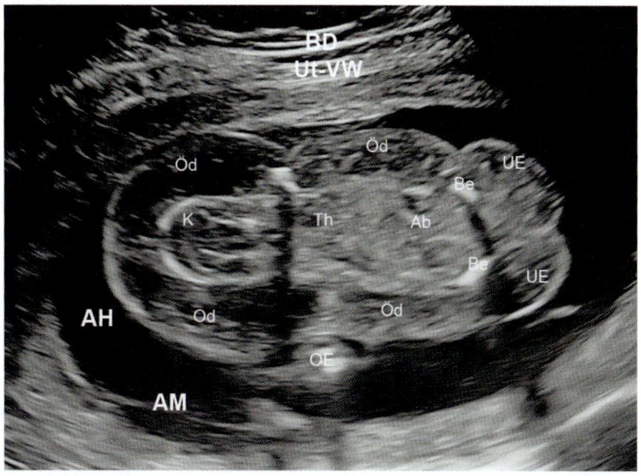

Abb. 11.28 Twin-reversed-arterial-perfusion (TRAP)-Sequenz bei monochorial-diamnialer Zwillingsschwangerschaft, 16 + 1 SSW, 2D. Ab = Abdomen, AH = Amnionhöhle, AM = Amnionmembran, BD = Bauchdecke, Be = Beckenknochen, K = rudimentäres Köpfchen, OE = rudimentäre obere Extremität, Öd = ausgeprägtes generalisiertes Hautödem, Th = Thorax, UE = untere Extremität, Ut-VW = Uterusvorderwand.

DEFINITION

Twin-reversed-arterial-perfusion (TRAP)-Sequenz

- Seltene Sonderform der fetofetalen Transfusion
- Betrifft rund 1 % der monozygoten Zwillinge
- Retrograde Perfusion der meist singulären Nabelarterie des betroffenen Zwillings durch den gesunden Co-Zwilling über eine kaliberstarke arterio-arterielle Anastomose
- Dadurch kommt es zur massiven Entwicklungsstörung des Herzens bzw. der oberen Körperhälfte des TRAP-Fetus (= Acardius, Acranius).
- Der gesunde Pumpzwilling ist durch die übermäßige Herzbelastung ebenfalls bedroht.
- Zum Schutz des gesunden Pumpzwillings wird das zuführende Gefäß meist noch vor der 16.–18. SSW mittels Laserenergie oder anderer okklusiver Techniken verschlossen (von Kaiserberg et al. 2021).

Monochorial-diamniale Drillingsschwangerschaft mit TRAP-Sequenz

Schallkopfführung

- Transabdominal
- 2D-Querschnitt durch den Uterus

Orientierungspunkte

- Monochorial-diamniale Drillingsschwangerschaft, wobei der TRAP-Fetus eine eigene Amnionhöhle besitzt (diamnial), während die beiden anderen Feten eine gemeinsame Amnionhöhle teilen (monoamnial). Das monoamniale Paar ist im Bild nicht dargestellt.
- Typischer TRAP-Fetus (Acranius, Acardius) mit fehlender Entwicklung der oberen Körperhälfte

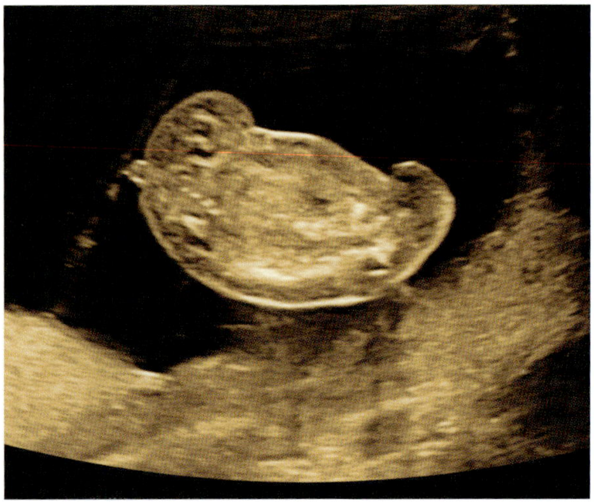

Abb. 11.29 Twin-reversed-arterial-perfusion (TRAP)-Sequenz bei monochorial-diamnialer Drillingsschwangerschaft, 17 + 2 SSW, 2D

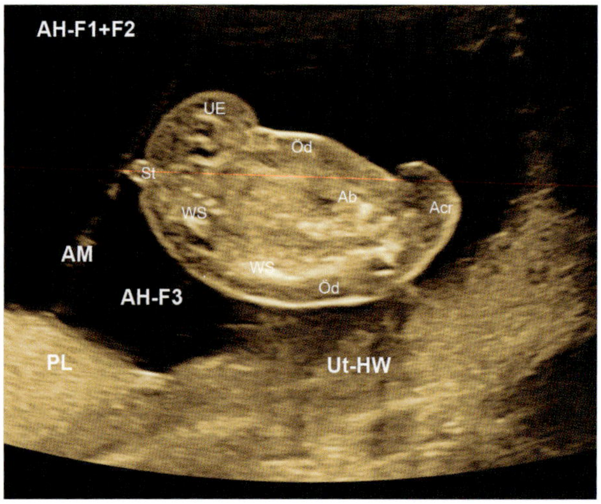

Abb. 11.30 Twin-reversed-arterial-perfusion (TRAP)-Sequenz bei monochorial-diamnialer Drillingsschwangerschaft, 17 + 2 SSW, 2D. Ab = Abdomen, Acr = Acranius = fehlende Ausbildung des Kopfes bzw. in diesem Fall der gesamten oberen Körperhälfte, AH-F1+F2 = Amnionhöhle des unauffälligen, monoamnialen Zwillingspaars (im Bild nicht dargestellt), AH-F3 = Amnionhöhle des TRAP-Fetus, AM = Amnionmembran, Öd = ausgeprägtes generalisiertes Hautödem, PL = Plazenta, St = Steißbeinhöcker, Th = Thorax, UE = untere Extremität, Ut-HW = Uterushinterwand, WS = Wirbelsäule.

Monochorial-diamniale Zwillingsschwangerschaft mit TRAP-Sequenz, Farbdoppler

Schallkopfführung

- Transabdominal
- 2D-Querschnitt durch den Uterus
- Farbdoppler

Orientierungspunkte

- Monochorial-diamniale Zwillingsschwangerschaft mit TRAP-Sequenz
- Dopplersonografische Darstellung der retrograden Perfusion der singulären Nabelarterie des TRAP-Fetus durch die Pumpleistung des (am Bild nicht dargestellten) Pumpzwillings (die dargestellte Pulskurve entspricht dem Herzschlag des gesunden Pumpzwillings)

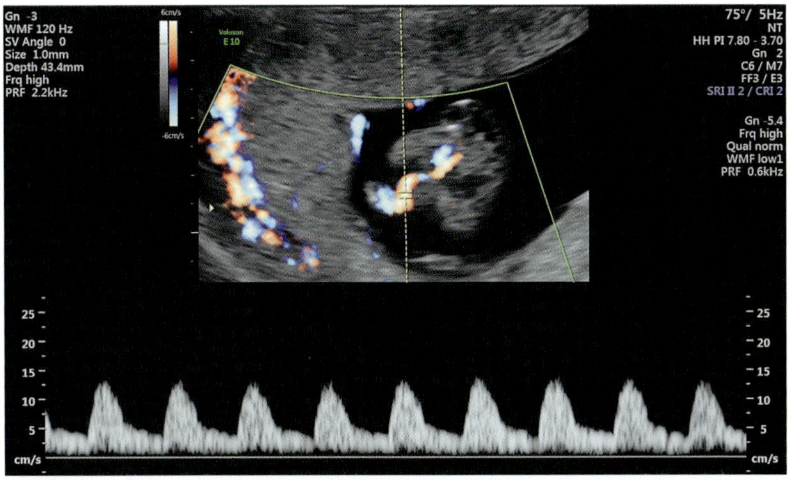

Abb. 11.31 Twin-reversed-arterial-perfusion (TRAP)-Sequenz bei monochorial-diamnialer Zwillingsschwangerschaft, 12 + 1 SSW, 2D mit gepulstem Farbdoppler

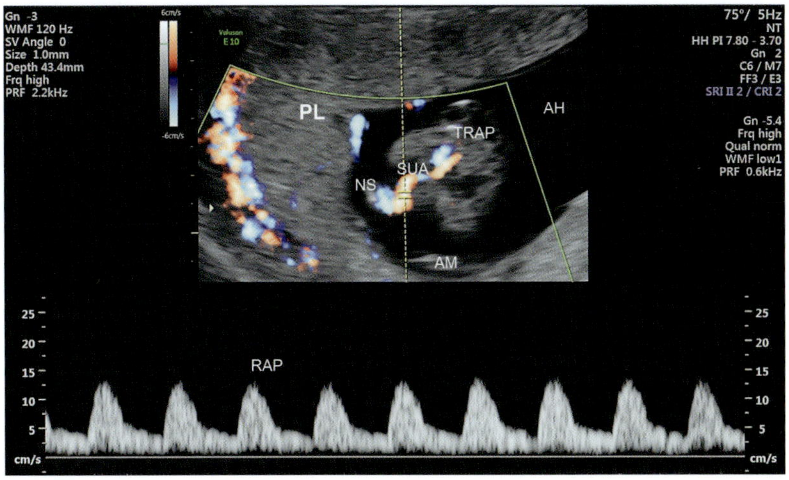

Abb. 11.32 Twin-reversed-arterial-perfusion (TRAP)-Sequenz bei monochorial-diamnialer Zwillingsschwangerschaft, 12 + 1 SSW, 2D mit gepulstem Farbdoppler. AH = Amnionhöhle, AM = Amnionmembran, NS = Nabelschnur, PL = Plazenta, RAP = retrograde arterielle Perfusion, SUA = singuläre Umbilikalarterie, TRAP = Twin-reversed-arterial-perfusion-Fetus.

LITERATUR

von Kaisenberg C, Klaritsch P, Ochsenbein-Kölble N, Hodel ME, Nothacker M, Hecher K. Screening, Management and Delivery in Twin Pregnancy. Ultraschall Med. 2021 Aug; 42(4): 367–378.

11

KAPITEL

12 Fetale Tumoren

Wolfgang Henrich

12.1 Einführung

Fetale Tumoren sind selten. Neonatal treten Tumoren mit 1:12.500–27.500 auf. Gelegentlich können sie zu Schwangerschaftsproblemen führen, z. B. zu Frühgeburtsbestrebungen durch ein Polyhydramion, vorzeitige Wehen, Hydrops fetalis oder das Kasabach-Merrit-Syndrom. Lymphangiome (25 %), Rhabdomyome (23 %), Teratome (17 %) Hämangiome (15 %) gehören zu den häufigsten Tumoren. Der empfohlene Geburtsmodus wird durch Größe, Lage und Konsistenz des Tumors bestimmt, da monströse Tumoren zu einem Geburtshindernis oder einer Einstellungsanomalie führen können. Die Geburt sollte in einem Perinatalzentrum stattfinden. Sehr selten ist eine Metastasierung von Fetus zu Plazenta oder von Schwangerer zur Plazenta/Fetus (z. B. bei Mammakarzinom, Melanom, Leukämie). Es gibt keine Metastasierung vom Fetus zur Schwangeren.

Ursächlich für Tumoren sind u. a. die Exposition exogener Faktoren z. B. Radiatio, Medikamente, Drogen, Viren. Des Weiteren wird eine Entwicklungsstörung während der Embryonal/Fetalreifung, eine Zellrest-Theorie und eine Überproduktion an Zellen, die nicht für die Organogenese benötigt werden und nicht untergehen, angenommen. Neben der Sonografie kann die MRT-Untersuchung in Einzelfällen die Prognoseeinschätzung erleichtern. Serummarker wie z. B. das AFP, die Karyotypisierung oder eine Gewebebiopsie spielen eine untergeordnete Rolle.* Sonografische Hinweise ergeben sich aus einer **Körperkonturunterbrechung, auffälliger Organgröße oder -struktur, auffälliger Biometrie, abnormer Haltung** oder **Bewegung** und einem **Polyhydramnion.** Letzteres kann mechanisch, durch eine Schluckstörung oder exzessive Produktion, durch eine reduzierte Absorption der Lungen, ein erhöhtes HZV oder zentral bedingt oder mit einem Hydrops fetalis assoziiert sein. Tumoren können in allen Körperregionen (Kopf, Gehirn, Gesicht, Hals, Thorax und Herz, Abdomen und Retroperitoneum, Extremitäten, Genitale, Sacrum und in der Haut) vorkommen. Gelegentlich sind sie maligne.

* Aufgrund der neuen Entwicklungen in der Diagnostik ist eine genetische Beratung empfehlenswert, und in Einzelfällen daraufhin eine invasive Diagnostik (z. B. Trio-Exom-Analyse) indiziert.

12.2 Fallbeispiele

Fallbeispiel 1

Klinische Angaben

22-jährige IG, 32 SSW. Überweisung wegen V.a. Hydrozephalus.

Fragen

1. Was fällt auf?
2. Welche weitere Bildgebung ist indiziert?
3. Ist eine genetische Beratung indiziert?
4. Verdachtsdiagnose/Diagnose?
5. Welcher Geburtsmodus sollte angestrebt werden?

Antworten

1. Raumforderung in der hinteren Schädelgrube
2. MRT
3. Genetische Beratung indiziert
4. Solider zerebellarer Tumor
5. Vaginale Geburt anstreben, sofern der KU ≤ 38 cm

Differenzialdiagnosen

Blutung, Kraniopharyngeom, Soft-Tissue-Tumor, meningeales Sarkom, Lipom, Glioblastom Arachnoidalzyste, Teratom, Plexustumor, Astrozytom und Medulloblastom.

Typische Hinweiszeichen

- Inhomogener, echogener solider Tumor, keine typische Cerebellumkonfiguration
- Symmetrischer Hydrozephalus (Dilatation beider Seitenventrikel und III. Ventrikel)

Prognose

Als infaust einzustufen, auch abhängig von der histologischen Ätiologie.

Prozedere

- Keine pränatale histologische Klärung
- Vaginale Geburt anstreben, evtl. vorzeitige Einleitung zur Vermeidung einer Makrozephalie

MERKE

Hirntumoren sind sehr selten, gelegentlich assoziiert mit Polyhydramnie, Makrozephalie und Hydrozephalie.

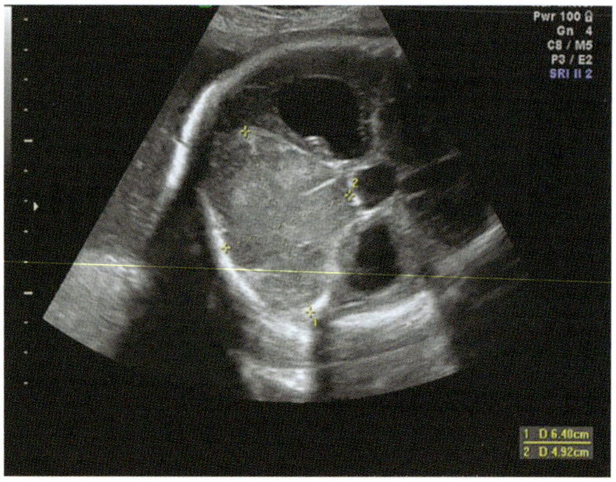

Abb. 12.1 Fallbeispiel 1

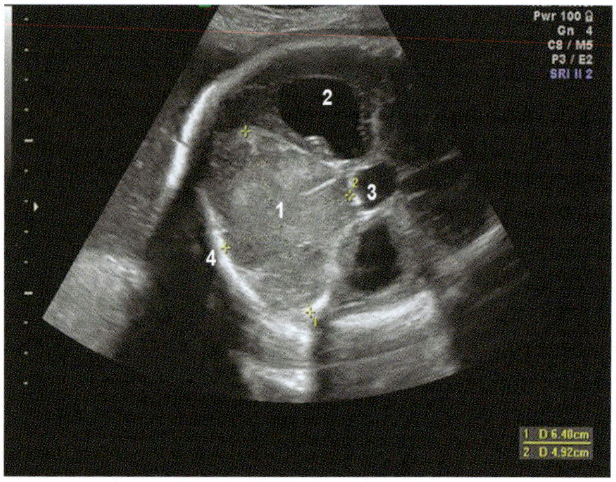

Abb. 12.2 Fallbeispiel 1: ZNS-Tumor. 1 = Tumor der hinteren Schädelgrube (6,4 × 4,9 cm), 2 = dilatierter Seitenventrikel, 3 = dilatierter III. Ventrikel, 4 = Schädelkalotte.

LITERATUR

Cho JY, Lee YH. Fetal tumors: prenatal ultrasonographic findings and clinical characteristics. Ultrasonography, 2014 Oct; 33(4): 240–251.

Henrich W, Stupin JH, Bühling KJ et al. Prenatal sonographic findings of thalamic cavernous angioma. Ultrasound Obstet Gynecol, 2002 May; 19(5): 518–522.

Isaacs H Jr. Perinatal (fetal and neonatal) astrocytoma: a review. Childs Nerv Syst, 2016; 32(11): 2085–2096.

Milani HJ, Júnior EA, Cavalheiro S et al. Fetal brain tumors: Prenatal diagnosis by ultrasound and magnetic resonance imaging. World J Radiol, 2015 Jan 28; 7(1): 17–21.

Fallbeispiel 2

Klinische Angaben

25-jährige IG, 30 SSW. Seit der 16. SSW bekannte Halszyste zur Verlaufsbeobachtung und Geburtsplanung.

Fragen

1. Was fällt auf?
2. Welche weitere Bildgebung ist indiziert?
3. Ist eine genetische Beratung indiziert?
4. Verdachtsdiagnose/Diagnose?
5. Welcher Geburtsmodus sollte angestrebt werden?

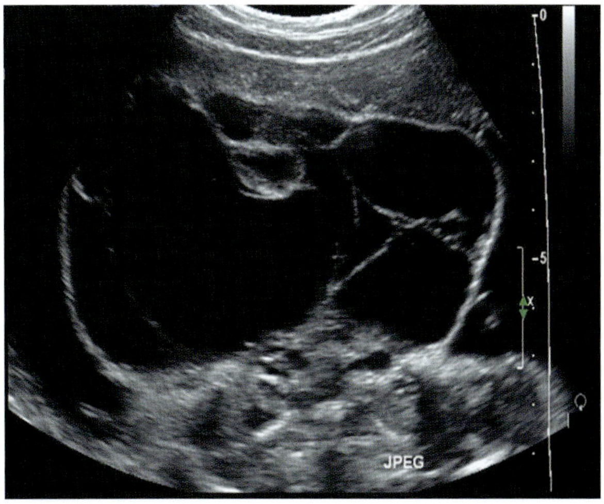

Abb. 12.3 Fallbeispiel 2

Antworten

1. Raumforderung im Halsbereich
2. MRT
3. Genetische Beratung indiziert
4. Vorwiegend zystischer Tumor, am ehesten Lymphangiom
5. Primäre Sectio

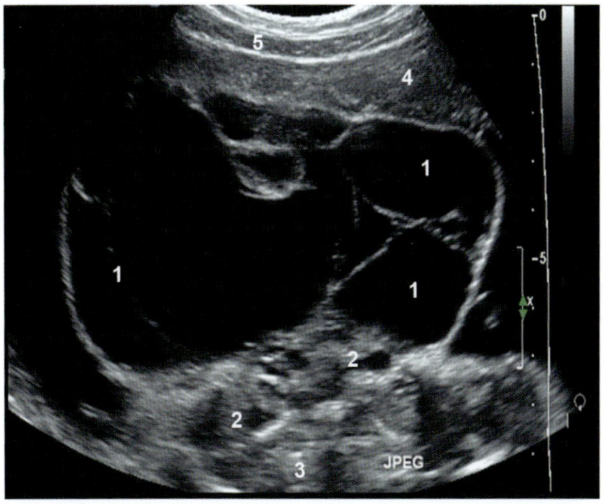

Abb. 12.4 Fallbeispiel 2: Lymphangiom. 1 = zystischer Tumor der vorderen Halsregion, 2 = Halsgefäße, 3 = Wirbelsäule, 4 = Plazenta, 5 = Uteruswand.

Differenzialdiagnosen

Teratom, Neuroblastom, Sarkom, Thyreoglossus-Zyste und Struma.

Typische Hinweiszeichen

- Außen scharf begrenzter zystischer kompressibler Tumor, dünne Septierungen, teils mit Gefäßnachweis

Prognose

Quo ad vitam relativ gut, aber oft wiederholte Operationen durch rezidivierende Neubildung von Lymphangiektasien.

CAVE!
Kosmetische Einschränkung durch veränderte Gesichts-/Halskontur!

Prozedere

- Keine pränatale histologische Klärung
- Primäre Sectio planen, evtl. Exit-Prozedur bei trachealer Einengung

LITERATUR

Jiao-Ling L, Hai-Ying W, Wei Z et al. Treatment and prognosis of fetal lymphangioma. Eur J Obstet Gynecol Reprod Biol, 2018 Dec; 231: 274–279.

Li JL, Hai-Ying W, Liu JR et al. Fetal Lymphangioma: Prenatal diagnosis on ultrasound, treatment, and prognosis. Eur J Obstet Gynecol Reprod Biol, 2018 Dec; 231: 268–273.

Fallbeispiel 3

Klinische Angaben

28-jährige IG, 31 SSW. Überweisung wegen eines auffälligen Vierkammerblicks.

Fragen

1. Was fällt auf?
2. Ist eine weitere Bildgebung indiziert?
3. Fruchtwasseruntersuchung indiziert?
4. Verdachtsdiagnose/Diagnose?
5. Welcher Geburtsmodus sollte angestrebt werden?

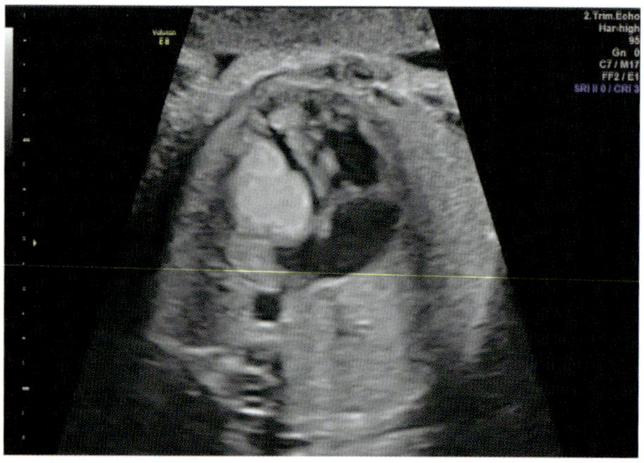

Abb. 12.5 Fallbeispiel 3

Antworten

1. Echogene Raumforderung im linken Ventrikel
2. Fetales MRT des Schädels
3. Genveränderung in 80 % zu erwarten: tuberöse Hirnsklerose, THC ½-Genmutation
4. Rhabdomyom
5. Vaginale Geburt anstreben

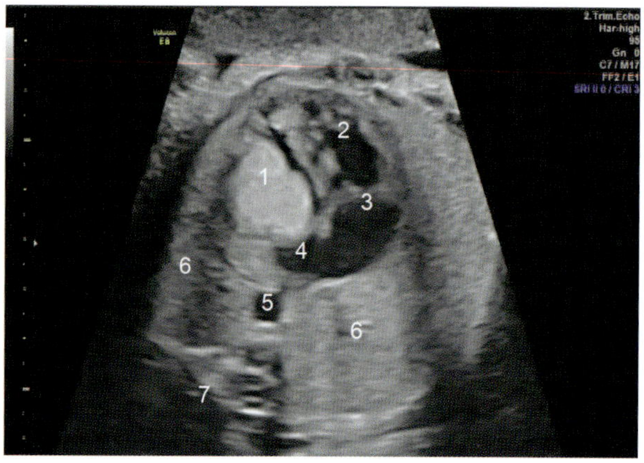

Abb. 12.6 Fallbeispiel 3: kardiales Rhabdomyom. 1 = Rhabdomyom im linken Ventrikel, 2 = rechter Ventrikel, 3 = rechter Vorhof, 4 = linker Vorhof, 5 = Aorta, 6 = Lunge, 7 = Wirbelsäule.

Typische Hinweiszeichen

- Scharf begrenzte, solide einzelne oder multiple Tumoren, selten Beeinträchtigung der kardialen Funktion
- Assoziiert mit tuberöser Hirnsklerose mit zerebraler Ventrikulomegalie und Hamartomen

Prognose

Kardial gute Prognose, zerebral abhängig von der Ausprägung einer möglichen tuberösen Hirnsklerose.

Prozedere

- Keine vorzeitige vaginale Geburt anstreben

PRAXISTIPP

Untersuchung der Eltern anbieten!

LITERATUR

Barnes BT, Procaccini D, Crino J et al. Maternal Sirolimus Therapy for Fetal Cardiac Rhabdomyomas. N Engl J Med, 2018 May 10; 378(19): 1844–1845.

Chen J, Wang J, Sun H et al. Fetal cardiac tumor: echocardiography, clinical outcome and genetic analysis in 53 cases. Ultrasound Obstet Gynecol, 2019 Jul; 54(1): 103–109.

Longardt AC, Nonnenmacher A, Graul-Neumann L et al. Fetal intracardiac rhabdomyoma in beckwith-wiedemann syndrome. J Clin Ultrasound, 2014 Nov–Dec; 42(9): 569–573.

Fallbeispiel 4

Klinische Angaben

27-jährige IG, 31 SSW. Überweisung wegen eines Hydrothorax.

Fragen

1. Was fällt auf?
2. Welche weitere Bildgebung ist indiziert?
3. Ist eine Thoraxpunktion indiziert?
4. Verdachtsdiagnose/Diagnose?
5. Welcher Geburtsmodus sollte angestrebt werden?

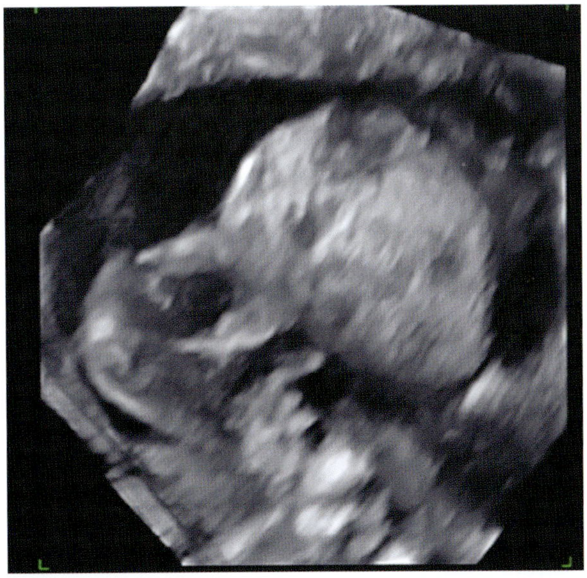

Abb. 12.7 Fallbeispiel 4

Antworten

1. Echogene Raumforderung im Thorax nahe dem rechten Vorhof
2. Fetales MRT des Thorax (fakultativ)
3. Perikardpunktion bei Dekompensation (evtl. seriell)
4. Perikardteratom
5. Primäre Sektio wegen Hydrops und kardialer Dekompensation

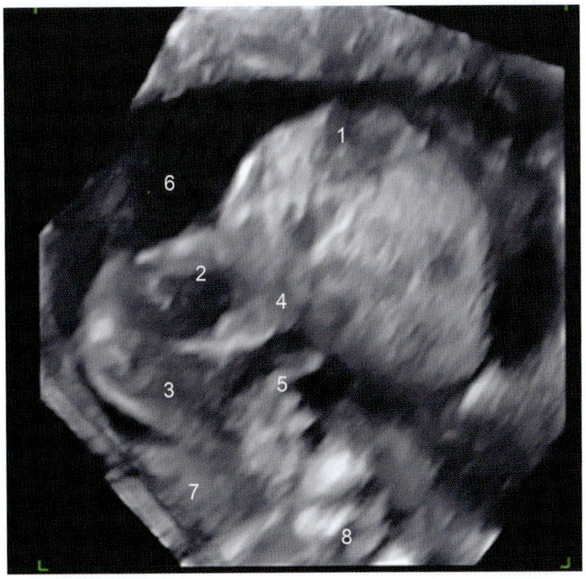

Abb. 12.8 Fallbeispiel 4: Perikardteratom. 1 = Perikardteratom, 2 = rechter Ventrikel, 3 = linker Ventrikel, 4 = rechter Vorhof komprimiert, 5 = linker Vorhof, 6 = Perikarderguss, 7 = Lunge, 8 = Wirbelsäule.

Typische Hinweiszeichen

- Hydrothorax, scharf begrenzter, solider Tumor im Perikardbeutel am Abgang der großen Arterien
- Hypersekretion des Tumors, Perikarderguss und Beeinträchtigung der kardialen Funktion

Prognose

Abhängig von kardialer Dekompensation, Risiko für Frühgeburt und Lungenhypoplasie.

Prozedere

- Antenatale Steroidprophylaxe
- Perikardpunktion bei Dekompensation (evtl. seriell)

PRAXISTIPP
Tokolyse bei vorzeitigen Wehen!

LITERATUR

Czernik C, Stiller B, Hübler M et al. Hydrops fetalis caused by a large intrapericardial teratoma. Ultrasound Obstet Gynecol, 2006 Dec; 28(7): 973–976.

Nassr AA, Shazly SA, Morris SA et al. Prenatal management of fetal intrapericardial teratoma: a systematic review. Prenat Diagn, 2017 Sep; 37(9): 849–863.

Rychik J, Khalek N, Gaynor JW et al. Fetal intrapericardial teratoma: natural history and management including successful in utero surgery. Am J Obstet Gynecol, 2016 Dec; 215(6): 780.e1–780.e7.

Fallbeispiel 5

Klinische Angaben

28-jährige IG, 24 SSW. Überweisung wegen mehrerer zystischer Formationen im Thorax.

Fragen

1. Was fällt auf?
2. Welche weitere Bildgebung ist indiziert?
3. Ist eine genetische Beratung indiziert?
4. Verdachtsdiagnose/Diagnose?
5. Welcher Geburtsmodus sollte angestrebt werden?

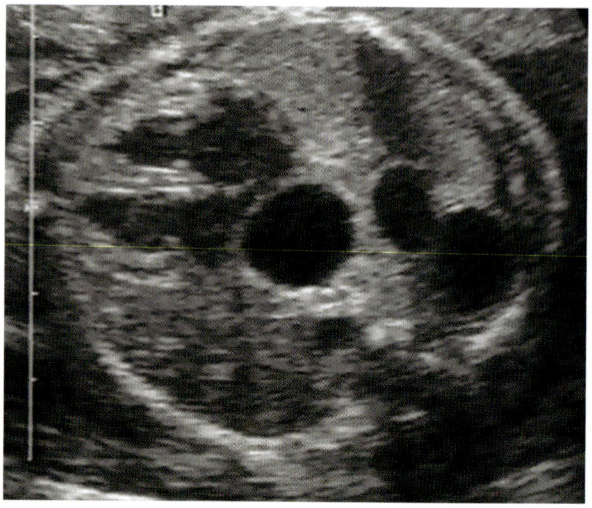

Abb. 12.9 Fallbeispiel 5

Antworten

1. Multiple echoleere, scharf begrenzte Zysten in hyperechogenem Lungengewebe im rechten Thorax
2. Fetales MRT des Thorax (fakultativ)
3. Genetische Beratung indiziert
4. Kongenital zystisch-adenomatoide Malformation (CCAML) der Lunge
5. Vaginale Geburt anstreben

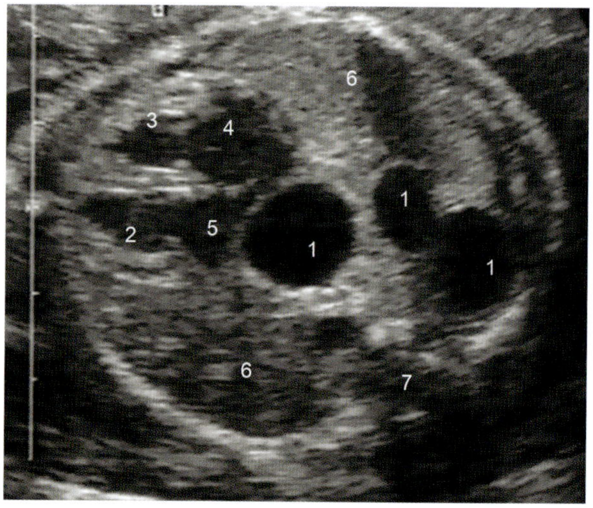

Abb. 12.10 Fallbeispiel 5: CCAML (k(c)ongenitale z(c)ystisch-adenomatoide Malformation der Lunge). 1 = Lungenzysten, 2= linker Ventrikel, 3 = rechter Ventrikel, 4 = linker Vorhof, 5 = rechter Vorhof, 6 = Lungen, 7 = Wirbelsäule.

Differenzialdiagnosen

Lungensequester, Zwerchfelldefekt mit Enterothorax.

Typische Hinweiszeichen

- Scharf begrenzte, multiple echoleere Zysten unterschiedlicher Größe ohne auffällige Perfusion des hyperechogenen Lungengewebes
- Selten Beeinträchtigung der Herzfunktion durch eine Einflussstauung oder Mediastinalverschiebung
- Selten Hydrops fetalis bei sehr großen oder multiplen Zysten wegen Einflussstauung

Prognose

Gute Prognose, sofern keine kardiale Dekompensation und ein Hydrops fetalis entstehen.

Prozedere

- Vaginale Geburt anstreben

LITERATUR

Chon AH, Korst LM, Abdel-Sattar M et al. Types II and III congenital pulmonary airway malformation with hydrops treated in utero with percutaneous sclerotherapy. Prenat Diagn, 2018 Jun; 38(7): 493–498.

Leblanc C, Baron M, Desselas E et al. Congenital pulmonary airway malformations: state-of-the-art review for pediatrician's use. Eur J Pediatr. 2017 Dec; 176(12): 1559–1571.

Gajewska-Knapik K, Impey L. Congenital lung lesions: Prenatal diagnosis and intervention. Semin Pediatr Surg, 2015 Aug; 24(4): 156–159.

Fallbeispiel 6

Klinische Angaben

29-jährige IG, 27 SSW. Überweisung wegen Polyhydramnie und vorzeitigen Wehen.

Fragen

1. Was fällt auf?
2. Welche weitere Bildgebung ist indiziert?
3. Ist eine genetische Beratung indiziert?
4. Verdachtsdiagnose/Diagnose?
5. Welcher Geburtsmodus sollte angestrebt werden?

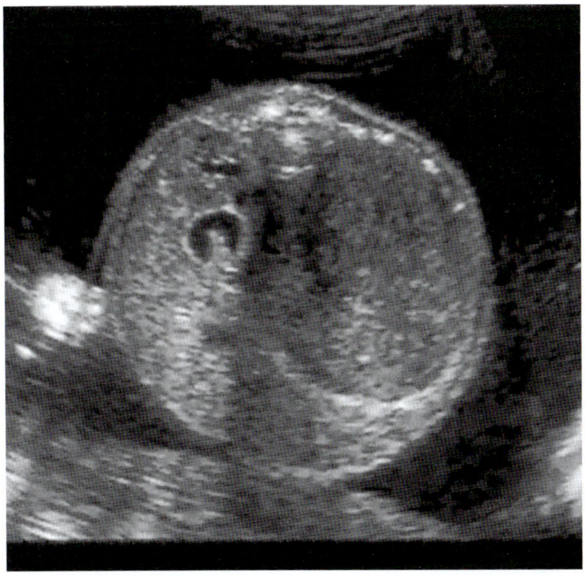

Abb. 12.11 Fallbeispiel 6

Antworten

1. Echoarme Raumforderung in linker Nierenloge
2. Fetales MRT des Abdomen (fakultativ)
3. Genetische Beratung indiziert, evtl. Amniondrainage wegen Polyhydramnion
4. Renaler Tumor (rhabdoider Tumor)
5. Vaginale Geburt anstreben in Abhängigkeit vom Abdomenumfang

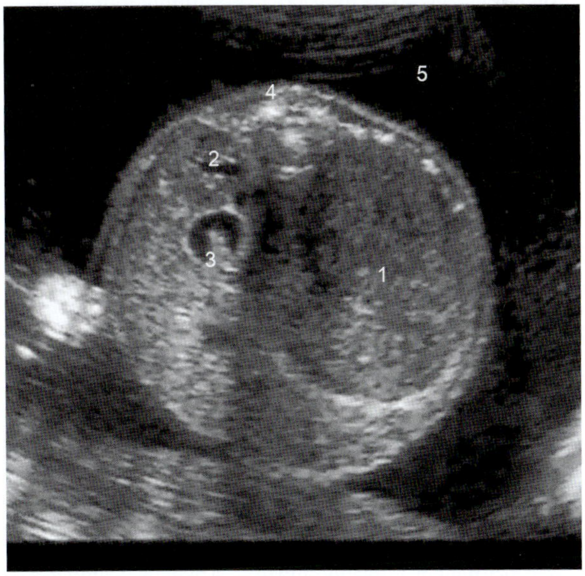

Abb. 12.12 Fallbeispiel 6: rhabdoider Nierentumor. 1 = rhabdoider Nierentumor, 2 = rechte Niere, 3 = Dünndarm, 4 = Wirbelsäule, 5 = Polyhydramnion.

Differenzialdiagnosen

Hamartom, Teratom, Hepatoblastom, Hämangiom, Neuroblastom, Leberzyste, Wilmstumor.

Typische Hinweiszeichen

- Scharf begrenzter, solider reich perfundierter Tumor mit Beeinträchtigung der kardialen Funktion
- Polyhydramnion wegen hyperdynamem Kreislauf

Prognose

Zweifelhafte Prognose, limitiert durch hohes Frühgeburtsrisiko und kardiale Dekompensation.

Prozedere

- Tokolyse, antenatale Steroidprophylaxe

CAVE!
Evtl. Sektio bei zu goßem Abdomenumfang!

LITERATUR

Fuchs IB, Henrich W, Brauer M et al. Prenatal diagnosis of congenital mesoblastic nephroma in 2 siblings. J Ultrasound Med, 2003 Aug; 22(8): 823–837.
Fuchs IB, Henrich W, Kalache KD et al. Prenatal sonographic features of a rhabdoid tumor of the kidney. Ultrasound Obstet Gynecol, 2004 Apr; 23(4): 407–410.

Fallbeispiel 7

Klinische Angaben

44-jährige IG, dichoriale Gemini nach Eizellspende, 31 SSW. Überweisung wegen vorzeitiger Wehen und Blasensprung.

Fragen

1. Was fällt auf?
2. Welche weitere Bildgebung ist indiziert?
3. Ist eine genetische Beratung indiziert?
4. Verdachtsdiagnose/Diagnose?
5. Welcher Geburtsmodus sollte angestrebt werden?

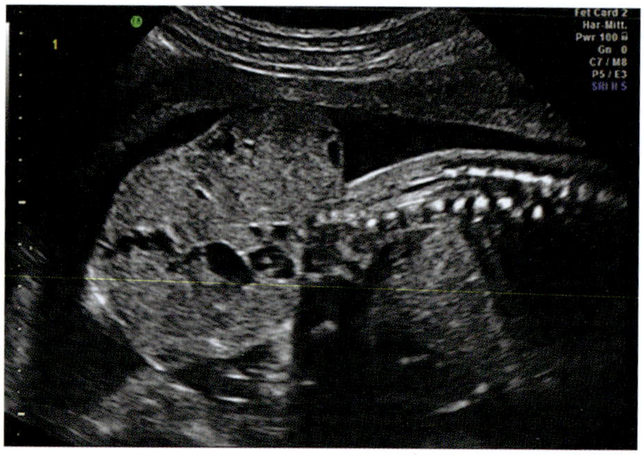

Abb. 12.13 Fallbeispiel 7

Antworten

1. Vorwiegend solide Raumforderung vom Steißbein ausgehend
2. Fetales MRT des Abdomens (fakultativ)
3. Genetische Beratung indiziert, evtl. Amniondrainage wegen Polyhydramnion
4. Steißbeinteratom
5. Sekundäre Sectio nach antenataler Steroidprophylaxe möglichst nach 34 SSW

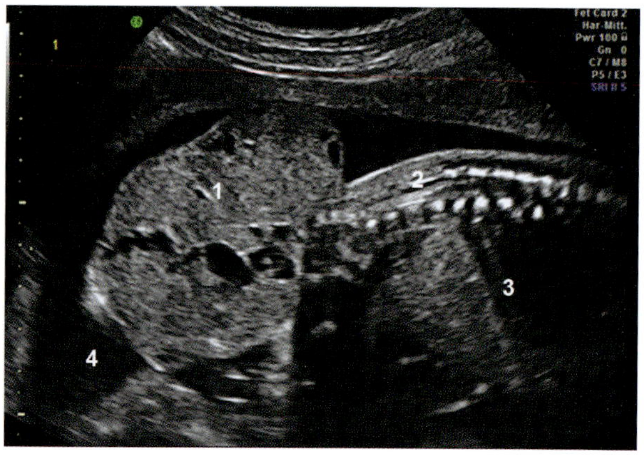

Abb. 12.14 Fallbeispiel 7 Steißbeinteratom. 1 = Steißbeinteratom, 2 = lumbosakrale Wirbelsäule, 3 = Abdomen, 4 = Fruchtwasser.

Differenzialdiagnosen

Rhabdomyosarkom, Vaginaltumor.

Typische Hinweiszeichen

- Außen scharf begrenzter (Tumoranteile im Becken oft schwer abgrenzbar) solider von A. coccygea perfundierter Tumor, oft mit Beeinträchtigung der kardialen Funktion
- Polyhydramnion wegen hyperdynamem Kreislauf

Prognose

Prognose abhängig von: 1. Frühgeburtsbestrebungen, 2. zweifelhaft bei hohem intraabdominalem Anteil, 3. Dignität des Tumors (XY häufiger maligne Entartung), 4. Ausmaß kardialer Dekompensation.

Prozedere

- Tokolyse
- Antenatale Steroidprophylaxe
- Geburt in der Regel per Sectio

LITERATUR

Lee SM, Suh DH, Kim SY et al. Antenatal Prediction of Neonatal Survival in Sacrococcygeal Teratoma. J Ultrasound Med, 2018 Aug; 37(8): 2003–2009.

Litwiska M, Litwiska E, Janiak K et al. Percutaneous Intratumor Laser Ablation for Fetal Sacrococcygeal Teratoma. Fetal Diagn Ther, 2019 Jul 10: 1–7.

Wohlmuth C, Bergh E, Bell C et al. Clinical Monitoring of Sacrococcygeal Teratoma. Fetal Diagn Ther, 2019; 46(5): 333–340.

Fallbeispiel 8

Klinische Angaben

29-jährige IG, 24 SSW. Überweisung wegen V. a. Tumor zwischen den Femura.

Fragen

1. Was fällt auf?
2. Welche weitere Bildgebung ist indiziert?
3. Ist eine genetische Beratung indiziert?
4. Verdachtsdiagnose/Diagnose?
5. Welcher Geburtsmodus sollte angestrebt werden?

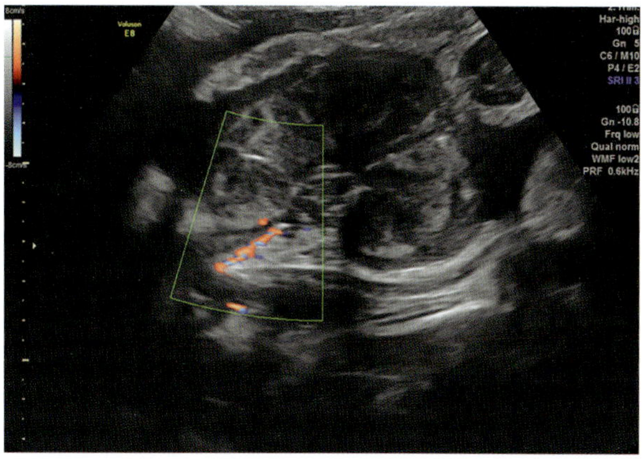

Abb. 12.15 Fallbeispiel 8

Antworten

1. Vorwiegend solide Raumforderung, vom weiblichen Genitale ausgehend
2. Fetales MRT des Abdomens (fakultativ)
3. Genetische Beratung indiziert
4. Exophytisch wachsender Vaginaltumor
5. Primäre Sectio möglichst nach 37 SSW

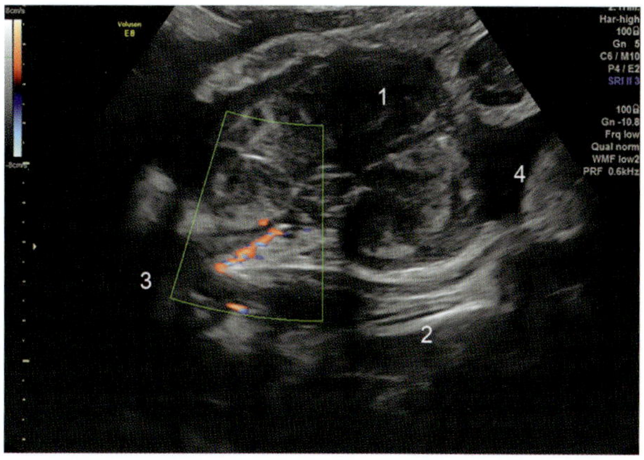

Abb. 12.16 Fallbeispiel 8: Vaginaltumor. 1 = Vaginaltumor, 2 = Femur, 3 = Abdomen, 4 = Fruchtwasser.

Differenzialdiagnosen

Teratom, Rhabdomyosarkom.

Typische Hinweiszeichen

- Scharf begrenzter gelappter (Tumoranteile im Becken oft schwer abgrenzbar) solider von der Vagina ausgehender spärlich perfundierter Tumor, ohne Beeinträchtigung der Extremitäten

Prognose

Die Prognose ist abhängig von der Dignität und möglicher Beckeninfiltration, in diesem Fall benignes infantiles Hemangioperizytom.

Prozedere

- Geburt per Sectio.

LITERATUR

Seidel V, Heling KS, Czernik C et al. Congenital vaginal hemangiopericytoma: a rare fetal tumor. Ultrasound Obstet Gynecol, 2019 Apr; 53(4): 547–549.

KAPITEL

13 Plazenta, Nabelschnur, Zervixsonografie

Luigi Raio

13.1 Fallbeispiele

Fallbeispiel 1

Klinische Angaben

Die Patientin wird in 36+ 5 SSW wegen V. a. intrauterine Wachstumsrestriktion zugewiesen. Der fetale Abdomenumfang liegt < 10. Perzentile. Die fetoplazentare Hämodynamik ist normal; A. cerebri media PSV 1,61 MoM. Normale fetale Anatomie und singuläre Nabelschnurarterie.

Fragen

1. Wie beschreiben Sie die Plazenta?
2. Welche Differenzialdiagnosen kommen infrage?
3. Welche additiven sonografischen Methoden könnten hier hilfreich sein, um diese Differenzialdiagnosen einzuschränken?

Antworten

1. Die Plazenta liegt an der Vorderwand, ist normal dick und weist ein atypisches Verkalkungsmuster auf. Echogene Spots scheinen nicht ganz echoleere, kugelige Bereiche wie eine Schale zu umgeben. Auch die Basalplatte zeigt diese echogenen Spots und vereinzelt findet man sie auch im Plazentaparenchym.
2. Normale Plazentaalterung, Infarktareale, Lakunen, Chorangiom
3. Farbdopplersonografie

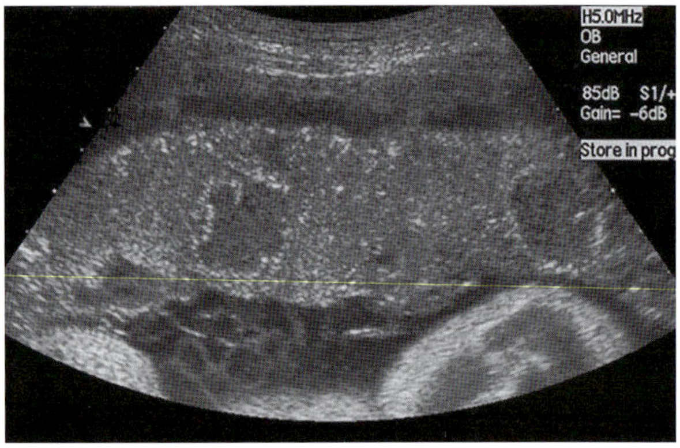

Abb. 13.1 Fallbeispiel 1: Plazenta

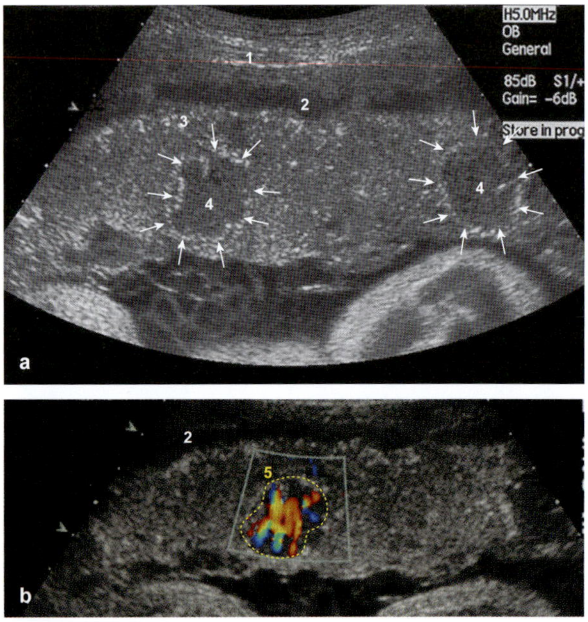

Abb. 13.2 Fallbeispiel 1: Plazenta.
a) 1 = Bauchdecke, 2 = Uterusvorderwand/Myometrium, 3 = plazentare Basalplatte mit Verkalkungen, 4 = multiple (auf dem Bild zwei, mit Pfeilen markiert) echoarme Bereiche, umgeben von schalenartiger Echogenität.
b) In der Farbdopplersonografie (5) sieht man in den echoarmen Bereichen (gelb gestrichelt umrandet) eine intense Durchblutung mit wechselnden Farbmustern (Aliasing-Phänomen bei arteriovenösen Gefäßverbindungen). Das sind klare Hinweise von multiplen, intraplazentaren Gefäßtumoren.

Typische Hinweiszeichen

- Plazentare Gefäßtumoren (Chorangiome) sind oft hypoechogen.
- Intraplazentare, starke Durchblutung mit hohen Geschwindigkeiten ist nie normal.
- Ein atypisches Verkalkungsmuster (nicht den Grannum-Stadien entsprechend) ist als suspekt zu werten.

MERKE

Das Vorliegen einer **Nabelschnur mit singulärer Arterie** zwingt nicht nur, das Kind gut anzuschauen, sondern auch die Nabelschnurinsertion und gesamthaft die Plazenta. Sowohl Insertionsanomalien wie auch Chorangiome werden gehäuft in Kombination mit einer solchen Nabelschnuranomalie gefunden.

DEFINITION

Chorangiome sind gutartige, plazentare Gefäßtumoren. Sie gehören zu den häufigsten Plazentatumoren. Meist kommen sie solitär vor, selten – wie im aktuellen Fall – multipel.

Prognose

Das Kind ist gefährdet einerseits wegen der vorliegenden Plazentainsuffizienz aber auch wegen der Hyperzirkulation, welche sich bei diesen multiplen kleinen, intraplazentaren Chorangiomen entwickeln könnte. Die Blutflussbeschleunigung in der A. cerebri media spricht für eine fetale Anämie infolge dieser Chorangiome.

Prozedere

Entbindung per Sectio bei Verdacht auf fetale Beeinträchtigung empfohlen.

LITERATUR

Mathis J, Raio L, Baud D. Fetal laser therapy: applications in the management of fetal pathologies. Prenat Diagn. 2015 Jul; 35(7): 623–36.

Fallbeispiel 2

Klinische Angaben

Eine Schwangere mit 33 + 2 SSW wird mit schwerer Hypertonie (170/110 mmHg) und Proteinurie +++ eingewiesen. Der Uterus ist dolent und gespannt. Fetale Wachstumsrestriktion mit AEDF. Das CTG ist pathologisch.

Fragen

1. Wieso blutet die Frau nicht vaginal?
2. Wie beurteilen Sie das Plazentaparenchym?
3. Weiteres Vorgehen?
4. Würden Sie hier eine Lungenreifeinduktion noch durchführen?

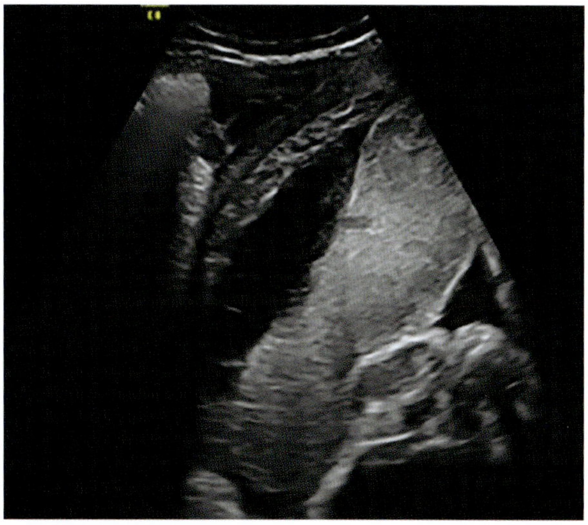

Abb. 13.3 Fallbeispiel 2

Antworten

1. Retroplazentar sieht man einen echoleeren Bereich. In Anbetracht der Situation handelt es sich um ein zentrales Hämatom, das (noch) nicht nach außen blutet.
2. Das Parenchym ist inhomogen, fleckig.
3. Notfallmäßig Entbindung bei V. a. vorzeitige Plazentalösung
4. Nein

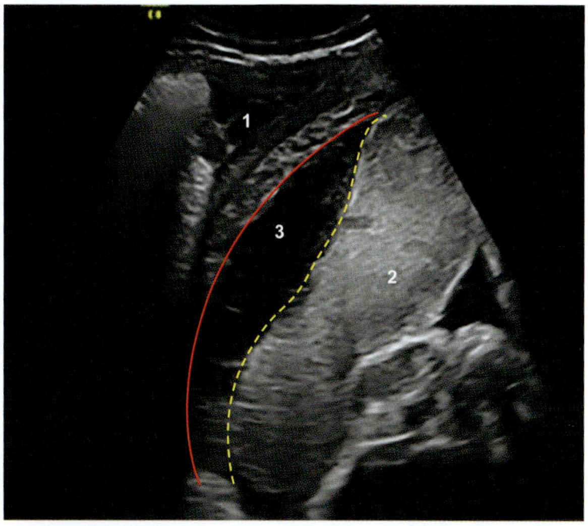

Abb. 13.4 Fallbeispiel 2: Uterusvorderwand (1), die rote Linie entspricht dem ehemaligen Plazentabett. „Maternale" Seite der Plazenta (2), gelb gestrichelt abgelöste Plazentahinterfläche. Retroplazentares, zentrales Hämatom (3).

Prognose

Das Risiko für den intrauterinen Tod, Asphyxie, Anämie beim Fetus ist hoch. Wegen der Präeklampsie besteht für die Mutter zusätzlich ein erhöhtes Risiko einer Hirnblutung (Blutdruck) und Gerinnungsstörung (DIC).

Prozedere

- Notfallmäßige Entbindung
- Beginn einer Magnesiuminfusion als Eklampsieprophylaxe
- Blutdrucksenkung
- Engmaschige Überwachung

Fallbeispiel 3

Klinische Angaben

Die 40-jährige Patientin befindet sich in der 18. SSW. Vitales Kind, normale Fruchtwassermenge und Doppler. Die Plazenta ist partiell zystisch und verdickt.

Fragen

1. Was fällt auf?
2. Welche Differenzialdiagnosen kommen infrage?
3. Weiteres Vorgehen?

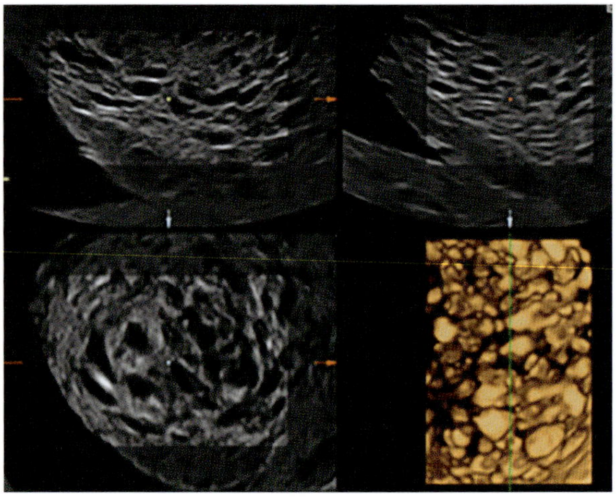

Abb. 13.5 Fallbeispiel 3

Antworten

1. Die Plazenta ist durchsetzt mit vielen kleinen, zystischen Bereichen.
2. Partielle Blasenmole, Triploidie, PMD (placental mesenchymal dysplasie)
3. Ausführliche Sonografie zum Ausschluss von Fehlbildungen, AFP und HCG-Kontrolle
   Genetische Untersuchung anbieten (Amniozentese). Engmaschige Überwachung der Schwangerschaft bei erhöhtem Risiko für Frühgeburtlichkeit, Plazentainsuffizienz und hypertensive, maternale Komplikationen.

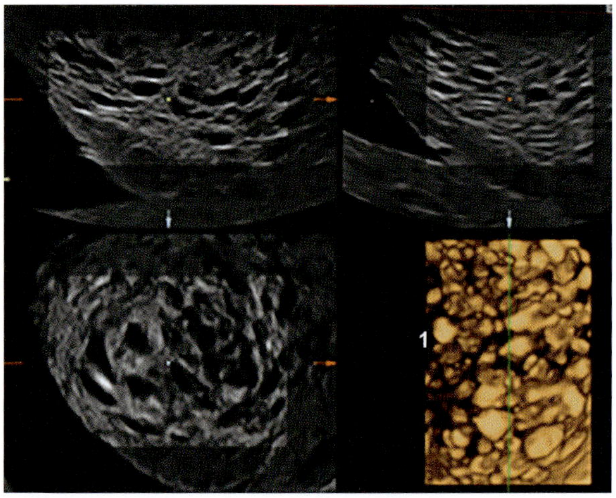

Abb. 13.6 Fallbeispiel 3: multiplanare 3D-Sonografie mit Rendering (Inversion Mode) (1). Die Plazenta ist größtenteils durch diese zystischen Stammzotten durchsetzt.

Beschreibung der typischen Hinweiszeichen

- PMD sind vaskuläre und bindegewebige Anomalien der Plazenta.
- Sie können sich sehr heterogen manifestieren von Plazentomegalie zu lokalisierten plazentaren Auffälligkeiten, welche meist zystischer Natur sind, ausgehend von aneurysmatisch erweiterten Gefäßen oder traubenartig gruppierten Vesikeln innerhalb der Plazenta.
- Die Differenzierung gegenüber einer molaren Plazenta ist sonomorphologisch nicht immer einfach.

Prognose

Variabel und abhängig von fetalen Auffälligkeiten. Neben der Plazentainsuffizienz besteht auch eine Assoziation zum Beckwith-Wiedemann-Syndrom, Makrosomie und Trisomien.

Prozedere

Ausschluss Triplodien, Blasenmole und andere genetisch Störungen durch biochemische und invasive Abklärung. Regelmäßige Ultraschallverlaufskontrollen um das Wachstum des Kindes zu beurteilen

LITERATUR

Guenot C, Kingdom J, De Rham M, Osterheld M, Keating S, Vial Y, Van Mieghem T, Jastrow N, Raio L, Spinelli M, Di Meglio L, Chalouhi G, Baud D. Placental mesenchymal dysplasia: An underdiagnosed placental pathology with various clinical outcomes. Eur J Obstet Gynecol Reprod Biol, 2019 Mar; 234: 155–164.

Fallbeispiel 4

Klinische Angaben

Die Schwangere mit 28 + 1 SSW wird wegen einer Placenta praevia zugewiesen. Zustand nach 2 Sectiones und einer Kürettage im Wochenbett.

Fragen

1. Ist es eine Placenta praevia?
2. Wie erklären Sie sich die Lakunen?
3. Für was sprechen diese Lakunen?

Antworten

1. Ja, es ist eine komplette Placenta praevia mit großen Lakunen.
2. Man sieht hier sehr schön ein sog. **Jet Sign,** d. h., die myometralen, maternalen Gefäße schießen mit hohem Druck in das plazentare Parenchym und verursachen eine Druckschädigung des umgebenden Gewebes.
3. Die Kombination von Placenta praevia, großen Lakunen und zuführenden, myometralen Gefäßen mit hohen Flussgeschwindigkeiten sind klassische Hinweise für mindestens eine **Placenta increta.**

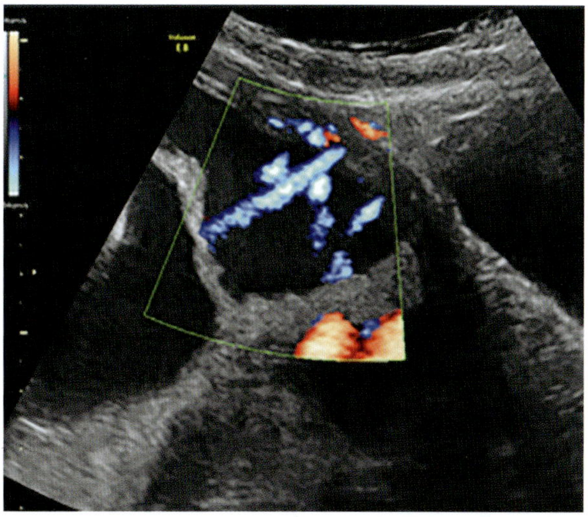

Abb. 13.7 Fallbeispiel 4

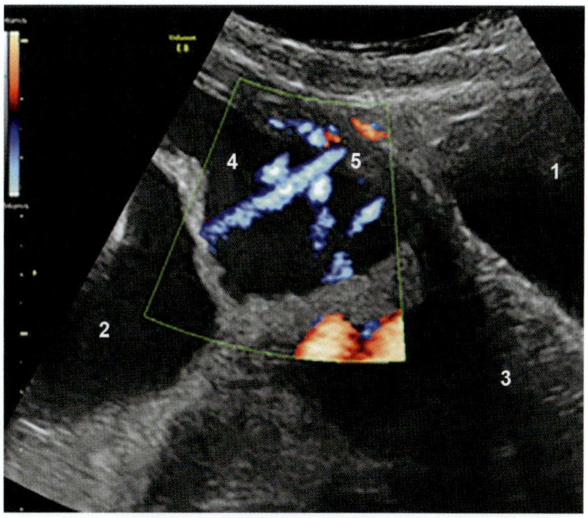

Abb. 13.8 Fallbeispiel 4: 1 = gefüllte Harnblase, 2 = Fruchthöhle, 3 = unteres Uterinsegment/Zervix, 4 = große, Mottenfraß-ähnliche Lakune mit maternalem Gefäß (5), das mit hoher Blutflussgeschwindigkeit (Jet Sign) in das plazentare Parenchym schießt.

Beschreibung der typischen Hinweiszeichen

DEFINITION

Plazentationsstörungen nehmen zu, u. a. auch bedingt durch die steigende Sectiorate. Eine **Placenta accreta** kann lediglich vermutet werden, während weitergehende Invasionsstörungen (in- und percreta) frühzeitig vermutet werden müssen.

PRAXISTIPP

Der abdominale Ultraschall sollte mit voller Blase durchgeführt werden, um bei Placenta praevia das vordere Uterinsegment und die Beziehung zur Blase besser darstellen zu können. Zudem lässt sich die vaskuläre Grenzschicht zwischen Plazenta und Myometrium optimal beurteilen.

Prognose

Es besteht eine hohe Wahrscheinlichkeit einer Placenta in- bis percreta. Eine Sectiohysterektomie sollte diskutiert werden.

MERKE

Ein aufmerksames Studium der myometralen Grenzschichtmorphologie mit Farbdopplersonografie kann Leben retten!

CAVE!

Eine dicke Placenta praevia mit großen Lakunen ist immer verdächtig für ein invasives Verhalten.

Prozedere

- Ein MRI als zusätzliche Bildgebung ist gelegentlich von Relevanz.
- Großzügige Hospitalisation in der Spätschwangerschaft
- Induktion einer Lungenreifeinduktion, falls möglich innerhalb von 7–10 Tagen vor der Entbindung
- Ausreichende Blutkonserven und erfahrenes Operationsteam

LITERATUR

Jauniaux E, Ayres-de-Campos D, Langhoff-Roos J, Fox KA, Collins S. FIGO Placenta accreta diagnosis and management expert consensus panel. FIGO classification for the clinical diagnosis of placenta accreta spectrum disorders. Int J Gynaecol Obstet, 2019 Jul; 146(1): 20–24.

Fallbeispiel 5

Klinische Angaben

Eine Patientin 30 + 1 SSW soll wegen Zustand nach Frühgeburt sonografisch beurteilt werden.

Fragen

1. Welche Strukturen sind im Bereich des inneren Muttermunds erkennbar?
2. Ist die Zervix verkürzt?
3. Weiteres Vorgehen?

Antworten

1. Es handelt sich um sog. velamentöse Gefäße.
2. Nein
3. Planung einer elektiven Sectio in der 34.–36. SSW, abhängig vom Verlauf der Schwangerschaft und vom Verhalten der Zervixlänge; vorgängig Lungenreifeinduktion, wenn möglich, zeitnah zur Entbindung

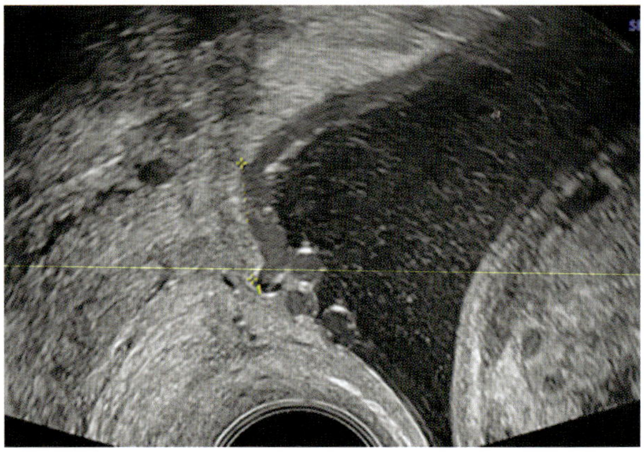

Abb. 13.9 Fallbeispiel 5: Nabelschnur

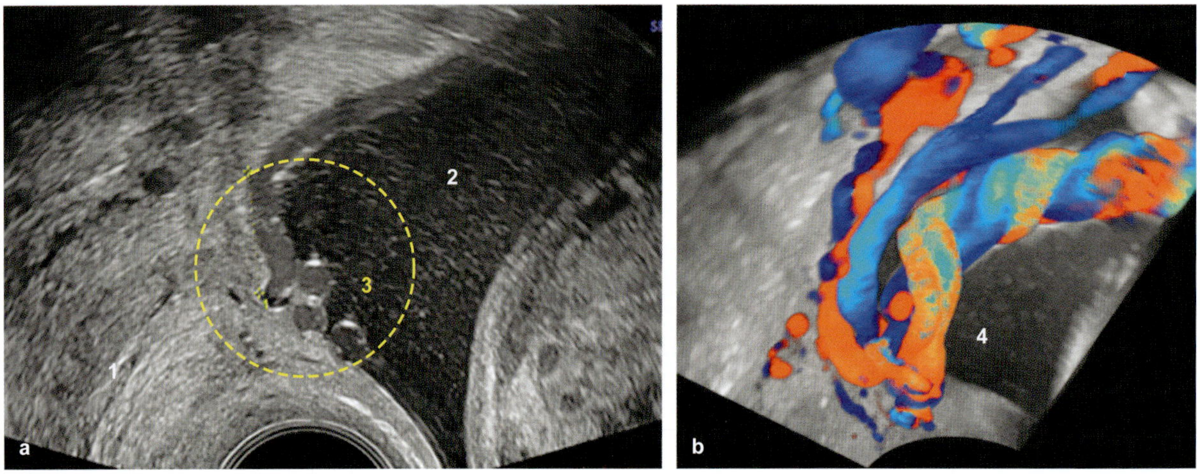

Abb. 13.10 Fallbeispiel 5.
a) Gut formierte Zervix (1), Fruchthöhle (2). Über den inneren Muttermund sieht man ein „Konglomerat" von vielen, dünnwandige, Gefäßen (3).
b) Im 3D-Farbdopplermodus (4) erkennt man, dass die Nabelschnurinsertion velamentös ist und direkt über dem inneren Muttermund liegt.

Typische Hinweiszeichen

DEFINITION

Als **Vasa praevia** werden **velamentöse Gefäße** bezeichnet, die < 2 cm vom inneren Muttermund entfernt verlaufen oder diesen kreuzen. Man unterscheidet:

- Typ 1: Die Nabelschnurinsertion als solche liegt nicht auf der Plazentaoberfläche (aktueller Fall).
- Typ 2: Velamentöse Gefäße ziehen zwischen zwei Plazentaarealen (Placenta succenturiata oder bipartita/bilobata) hin und her. Die Insertion der Nabelschnur liegt beim Typ 2 im Bereich des größeren Plazentaareals.

PRAXISTIPP

Die Insertion der Nabelschnur muss immer dargestellt bzw. eine **Insertio velamentose** ausgeschlossen werden. Die Farbdopplersonografie in Kombination mit der Vaginalsonografie sind zentral bei V. a. Insertionsanomalien

MERKE

- Bereits im ersten Trimenon lässt sich nach Plazentaimplantationsstörungen und Insertionsanomalien screenen.
- Bei Plazentatiefsitz im ersten oder zweiten Trimenon sollte im dritten Trimenon nochmals gut nach der Lage der Plazenta und der Nabelschnur in Korrelation zum inneren Muttermund gefahndet werden.

Prognose

Bei rechtzeitiger Diagnose besteht praktisch 100 % Überlebenswahrscheinlichkeit. Ansonsten handelt es sich um eine potenziell tödliche Situation bei Blasensprung und/oder Wehenbeginn.

Prozedere

Planung der elektiven Sectio nach Optimierung des kindlichen Outcomes (nicht zu früh entbinden bei stabiler Zervix und zeitnahe Lungenreifeinduktion).

LITERATUR

Tsakiridis I, Mamopoulos A, Athanasiadis A, Dagklis T. Diagnosis and Management of Vasa Previa: A Comparison of 4 National Guidelines. Obstet Gynecol Surv. 2019 Jul; 74(7): 436–442.

13

Fallbeispiel 6

Klinische Angaben

Der Fetus der Patientin (28 + 4 SSW) weist einen Hydrops fetalis infolge einer Anämie auf.

Fragen

1. Zu welcher Kategorie von Windungsanomalien gehört diese Nabelschnur?
2. Wie könnte man sich diese Besonderheit erklären?

Antworten

1. Diese besondere Form der Windungsanomalien wird in der Literatur als „Supercoiling" bezeichnet. Das Bild unterscheidet sich klar von einem Hypercoiling.
2. Ein solches Windungsmuster spricht für eine funktionelle Alteration der Nabelschnur und nicht für eine strukturelle Fehlbildung. Meist treten solche Windungsbesonderheiten in Fällen mit Hyperzirkulation (Chorangiomen, Anämie, arteriovenöse Fisteln), Stauung im venösen System z. B. Herzfehler, Strikturen im Nabelbereich oder erhöhtem intraabdominalem infolge Aszites, Tumoren etc. auf.

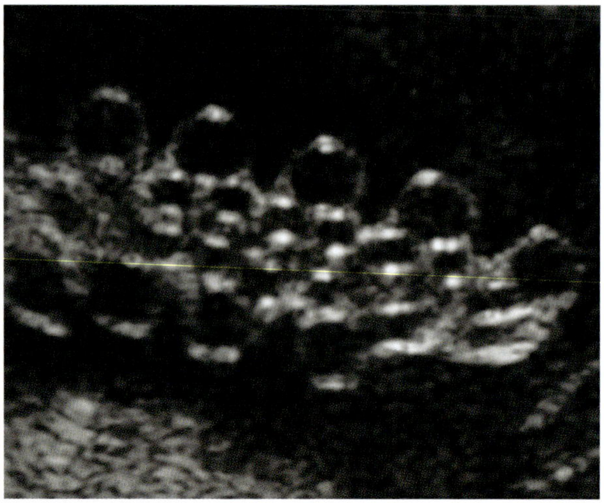

Abb. 13.11 Fallbeispiel 6: Nabelschnur

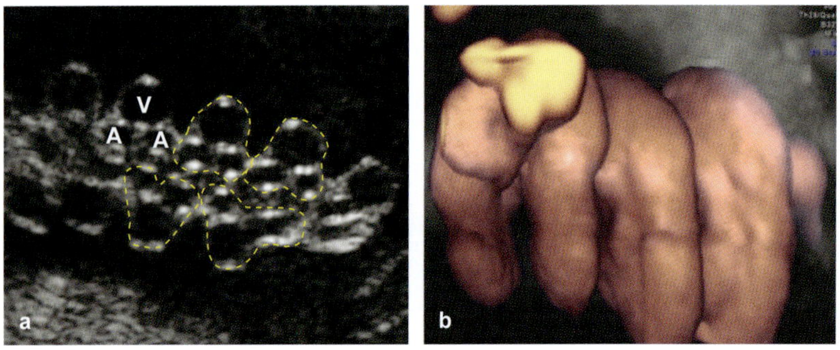

Abb. 13.12 Fallbeispiel 6: Nabelschnur.
a) 2D-Bild. V = Vene, A = Arterien. Gelb: einzelne Nabelschnurquerschnitte mit dem klassischen „Mickey Mouse-Aussehen". Die Nabelschnurvene scheint die Arterien zu umgeben.
b) 3D-gerendert, Powerdoppler: räumlicher Eindruck der Windungsarchitektur. Neben den eigentlichen Windungen ist die Nabelschnur zusätzlich in sich gewunden.

Typische Hinweiszeichen

DEFINITION

Die Entwicklung der **helikalen Angioarchitektur der Nabelschnur** ist komplex geregelt. Die Windungen entstehen i. d. R. in der frühen Embryonalzeit. Interessanterweise weist die Nabelschnur eine definierte Anzahl an Windungen auf. Darum nimmt der sog. **Coiling-Index** mit zunehmendem Gestationsalter ab. Nichtgewundene Nabelschnüre weisen auf eine frühere Störung auf als solche mit Hyper- oder Supercoiling. Entsprechend sind mit wenig oder nicht gewundenen Nabelschnüren Aborte und Chromosomenstörungen übervertreten. Bei den anderen werden eher Plazentainsuffizienz, Makrosomie sowie Störungen, die mit einer Hyperzirkulation einhergehen, gefunden. Das Messen des Coiling-Index hat sich in der Praxis indes nicht durchgesetzt.

PRAXISTIPP

Eine Nabelschnur mit Supercoiling ist im Vergleich zu den anderen Windungsanomalien (uncoiled, hypercoiled) signifikant häufiger mit relevanten, fetalen Anomalien assoziiert.

LITERATUR

Cromi A, Ghezzi F, Duerig P, Travaglini M, Buttarelli M, Raio L. Sonografic atypical vascular coiling of the umbilical cord. Prenat Diagn, 2005 Jan; 25(1): 1–6.

Fallbeispiel 7

Klinische Angaben

Die Patientin in 20 + 2 SSW hat vermehrt vaginalen Ausfluss und berichtet von „Druck" in der Vagina. Keine Schmerzen bzw. Kontraktionen.

Fragen

1. Wie beschreiben Sie diesen Befund?
2. Was ist der echogene Befund in der „vaginalen" Fruchtblase?

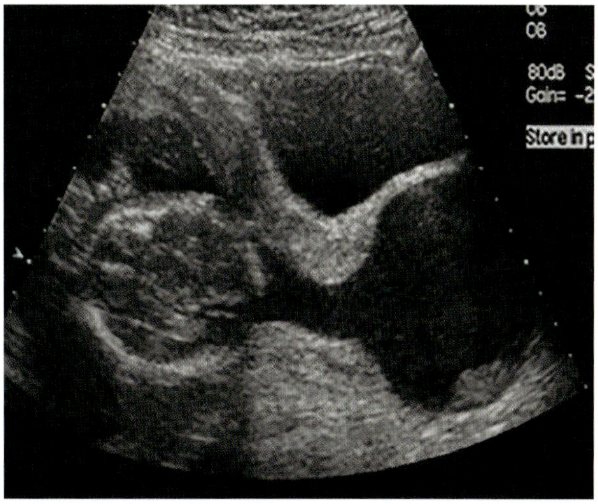

Abb. 13.13 Fallbeispiel 7: Zervix

Antworten

1. Transabdominales Bild bei mäßig gefüllter Blase. Man sieht einen sanduhrförmigen Vorfall der Fruchtblase ins obere Drittel der Vagina. Die Zervix ist auf ihrer ganzen Länge um 10–15 mm eröffnet.
2. Sediment

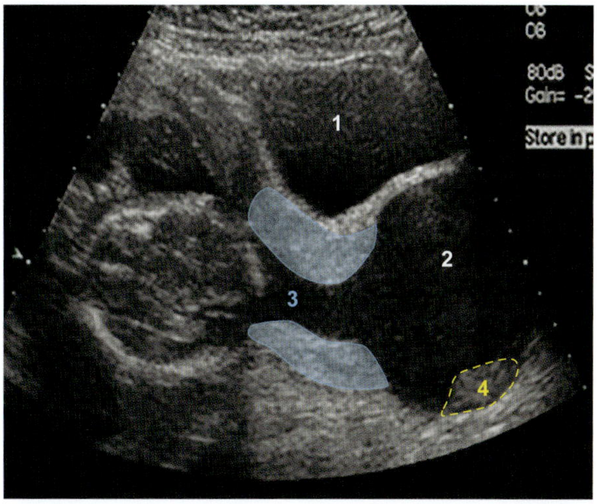

Abb. 13.14 Fallbeispiel 7: Zervix. 1 = gefüllte Harnblase, 2 = Fruchtblase im oberen Drittel der Vagina, 3 = kanalförmige Erweiterung der gesamten Zervix (blau), 4, gelb gestrichelt = intraamniale Sludge-Bildung (Sediment).

Typische Hinweiszeichen

PRAXISTIPP

Sediment in einer prolabierenden Fruchtblase kann ein Indiz zur Ätiologie geben. Mekoniumabgang, Blutungen oder eine intraamniale Infektion sind häufig mit solchen Bildern assoziiert. Jedenfalls stellt dieser Befund keine Kontraindikation für eine Notfallzerklage dar.

Prognose

Es besteht ein außerordentlich hohes Risiko für Blasensprung und Fehlgeburt bzw. früher Frühgeburt.

Prozedere

Die Notfallzerklage ist eine mögliche Option und sollte diskutiert und auch angeboten werden.

LITERATUR

Kusanovic JP, Espinoza J, Romero R et al. Clinical significance of the presence of amniotic fluid „sludge" in asymptomatic patients at high risk for spontaneous preterm delivery. Ultrasound Obstet Gynecol, 2007; 30(5): 706–714.

KAPITEL

14

Horst Steiner und Gottfried Hasenöhrl

Maternofetale Dopplersonografie

14.1 Einführung

Die Überwachung der Schwangerschaft mittels Dopplersonografie in uteroplazentaren, fetoplazentaren und fetalen Stromgebieten stellt eine etablierte Diagnostik bei verschiedenen Schwangerschaftskomplikationen und Erkrankungen dar. Die **Wachstumsrestriktion (IUWR), die Präeklampsie, Fehlbildungen in verschiedenen Organbereichen, fetale Anämien** verschiedener Genese und **Herzerkrankungen** sind hier anzuführen. Neben dem Einsatz bei Risikoschwangerschaften haben sich zunehmend auch Screeningindikationen etabliert. Hier ist vor allem die **Präeklampsie** zu erwähnen. Neben dem Screening im zweiten und dritten Trimenon zur Modifikation der weiteren Betreuung und allfälligen Entscheidung zur Beendigung der Schwangerschaft ist die Methode auch zum kombinierten Screening im ersten Trimenon und der Möglichkeit eine medikamentöse Prävention durchzuführen geeignet (2017). Damit ergeben sich weitgefächerte Einsatzmöglichkeiten und -notwendigkeiten, beginnend in der Betreuung im niedergelassenen Bereich bis zur Klinik.

Der Benefit der Untersuchung hängt jedoch sehr von der Qualität der abgeleiteten Sonogramme und damit vom fachlichen und technischen Know-how, von der Kenntnis der Pitfalls und der Fertigkeiten des Untersuchers ab und daher sind bei dieser sonografischen Methode diese Faktoren theoretisch und praktisch zu perfektionieren.

Die Flusskurven der verschiedenen arteriellen und venösen Stromgebiete zeigen typische Muster sowohl im Normalfall als auch bei pathologischen Strömungsveränderungen.

Die verschiedenen Indikationen erfordern die Untersuchung von spezifischen Stromgebieten (➤ Tab. 14.1). Jedoch kann die Gewichtung der Befunde aus diesen Stromgebieten auch unterschiedlich sein. So spielt bei der frühen schweren IUWR neben Nabelarterie und A. cerebri media auch der Ductus venosus eine entscheidende Rolle in der Abschätzung des Schweregrads der Versorgungseinschränkung, während bei der häufigeren späten IUWR der A. cerebri media eine zentrale Bedeutung zukommt. Bei allen Screeningindikationen hinsichtlich Präeklampsie bietet der Blutfluss in der A. uterina die wichtigste Information.

Die Befunde der dopplersonografischen Untersuchungen sind vielfach im Kontext der Anamnese, der Befundrisiken und der geburtshilflichen Parameter, wie beispielsweise Gestationsalter, geschätztes Fetalgewicht sowie allfällige Serumparameter zu interpretieren. Einzelne Befunde wie etwa ein Reverse-Flow in der Nabelschnurarterie bei der IUWR stellen per se eine Entbindungsindikation dar.

LITERATUR

Faber R et al. Dopplersonografie in der Schwangerschaft – Qualitätsanforderungen der DEGUM und klinischer Einsatz [Teil 1]. Ultraschall in Med, 2019; 40(03): 319–325.

Steiner H und Schneider KTM (Hrsg.). Dopplersonografie in Geburtshilfe und Gynäkologie. Berlin/Wien: Springer, 2018.

Tab. 14.1 Gefäßauswahl nach Indikation zur Untersuchung. NA = Nabelarterie, Ut = A. uterina, ACM = A.cerebri media, FD = Farbdoppler, TAPS = Twin Anämie Polyzythämie Sequenz, TTTS = Zwillingstransfusionssyndrom, TRAP = Zwillings-Reversed-Arterial-Perfusion

Indikation	Gefäß
Verdacht auf Wachstumsretardierung (IUWR)	NA, Ut, ACM, evtl. Venen
Schwangerschaftsinduzierte Hypertonie/Präeklampsie/(Eklampsie)	NA, Ut, ACM, evtl. Venen
Zustand nach Präeklampsie/Eklampsie	Ut, evtl. weitere Gefäße
Screening	
Zustand nach Mangelgeburt/intrauterinem Fruchttod	Ut, NA, evtl. weitere Gefäße
Auffälligkeiten der fetalen Herzfrequenz	NA, ACM, evtl. Venen
Begründeter Verdacht auf Fehlbildung/fetale Erkrankung	Je nach Verdacht: NA, fetale Arterien, Venen, bei Anämieverdacht quantitative Messungen, evtl. FD
Mehrlingsschwangerschaften (mit diskordantem Wachstum), TAPS, TTTS, TRAP	NA, ACM, evtl. Venen
Abklärung bei Verdacht auf Herzfehler/Herzerkrankungen	FD, Doppler präkardiale, intrakardiale, postkardiale Gefäße

14.2 Normalbefunde

A. uterina, zweites Trimenon

Der Blutfluss in der A. uterina ist in der zweiten Schwangerschaftshälfte nach normaler Plazentation ist durch hohe diastolische Geschwindigkeiten und das Fehlen einer Inzisur (Notch) gekennzeichnet.

Schallkopfführung

- Schallkopf im jeweiligen Leistenbereich längs aufsetzen
- Beide Seiten müssen untersucht werden.

Orientierungspunkte

- Man stellt sich mittels Farbdoppler und großem Doppler-Gate die externen iliakalen Gefäße dar.
- Zirka 5 cm distal der Gabelung der Communis-Gefäße kommt medial der externen Gefäße die aszendierende, im Farbdoppler typischerweise rot kodierte A. uterina zur Darstellung.
- Durch Kontrolle des Verlaufs Darstellung des Hauptstamms
- Ableitung des Sonogramms vom Hauptstamm der A. uterina
- Messung des PI und Beurteilung eines allfälligen Notchings (postsystolische Inzisur)

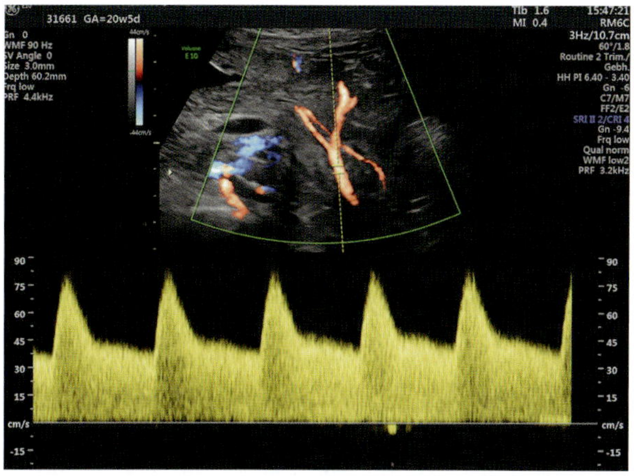

Abb. 14.1 Dopplersonogramm der A. uterina, zweites Trimenon

A. uterina, erstes Trimenon

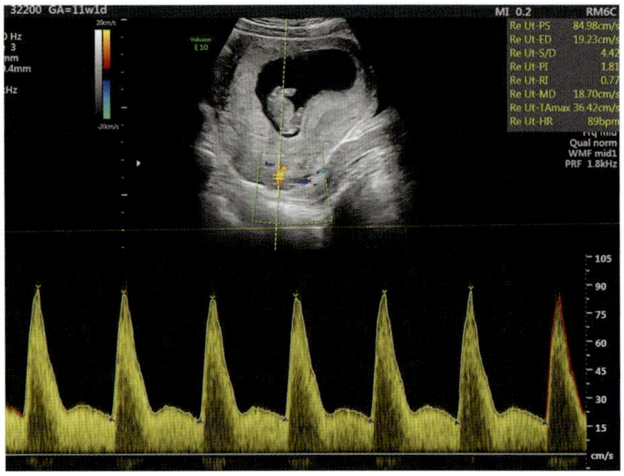

Abb. 14.2 A. uterina, erstes Trimenon

Im Gegensatz zur 2. Schwangerschaftshälfte ist der Widerstand bei der Ersttrimesteruntersuchung hoch (PI bis etwa 2,7). Ein Notching ist zu diesem frühen Zeitpunkt häufig zu finden und deshalb nicht als pathologisch zu werten.

Schallkopfführung

- Schallkopf im jeweiligen Leistenbereich längs aufsetzen
- Beide Seiten müssen untersucht werden.

Orientierungspunkte

- Man stellt sich mittels Farbdoppler an der Seitenkante der Cervix uteri das Hauptgefäß A. uterina in der Höhe des inneren Muttermunds dar
- Ableitung eines Dopplersonogramms mit einem 2 mm großem Dopplergate
- Einstellung der Durchlaufgeschwindigkeit auf ca. 3–6 Zyklen pro Bild
- Messung des PI

A. und V. umbilicalis

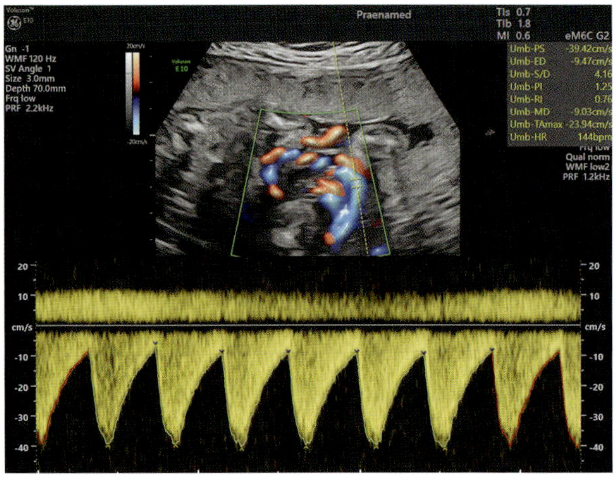

Abb. 14.3 A. und V. umbilicalis

Der Blutfluss in der A. umbilicalis zeigt typischerweise ein „sägezahnartiges" Muster. Im Normalfall sinkt der Strömungswiderstand im Laufe der Schwangerschaft, sodass die enddiastolischen Geschwindigkeiten höher und der PI/RI niedriger wird. Im zweiten und dritten Trimenon sollte der diastolische Fluss immer positiv, also vorwärts gerichtet sein. Ein Null- oder Reverseflow in der Diastole (ARED) stellt die maximale Pathologie dar.

Der Blutfluss in der **V. umbilicalis** zeigt im Normalfall einen kontinuierlichen Fluss. Pulsationen (monophasisch oder biphasisch) sind in aller Regel als pathologisch zu werten.

Schallkopfführung

- Aufsuchen einer möglichst frei im Fruchtwasser liegenden Nabelschnurschlinge

Orientierungspunkte

- Ableitung des Dopplersonogramms mit gefäßdeckendem Dopplerfenster
- Farbdoppler erleichtert Lokalisation des Ableitungspunkts
- Messung von PI oder RI

A. cerebri media (ACM)

Im Verlauf der zweiten Schwangerschaftshälfte bleibt der Widerstand im Normalfall weitestgehend konstant bei einem enddiastolischen Fluss um 20 % des systolischen Maximums. In den letzten rund 4 Wochen der Schwangerschaft und bei Terminüberschreitung sinkt der Widerstand (Termineffekt). Ein vorzeitiges unter die 5. Perzentile gehendes Absinken des Widerstands bezeichnet man als **Brain Sparing.** Es kann eine fetale Gefährdung und Adaptation an eine suboptimale Versorgung bis zur Gefährdung anzeigen. Die Ratio aus ACM und NA wird als **z(c)erebroplazentare Ratio (CPR)** bezeichnet und kann Gefahrenzustände präziser anzeigen.

Schallkopfführung

- Aufsuchen der ACM im Horizontalschnitt des Gehirns', nahe an der Schädelbasis

Orientierungspunkte

- Einstellung eines möglichst kleinen Insonationswinkels, vor allem bei quantitativen Messungen (Maximalgeschwindigkeit bei Anämiediagnostik)
- Ableitung des Dopplersonogramms mit gefäßdeckendem Dopplerfenster bei PI/RI-Messungen ca. am Übergang inneres zu mittlerem Drittel
- Bei quantitativen Messungen kleines Dopplerfenster und dreimal messen, höchster Wert wird herangezogen.

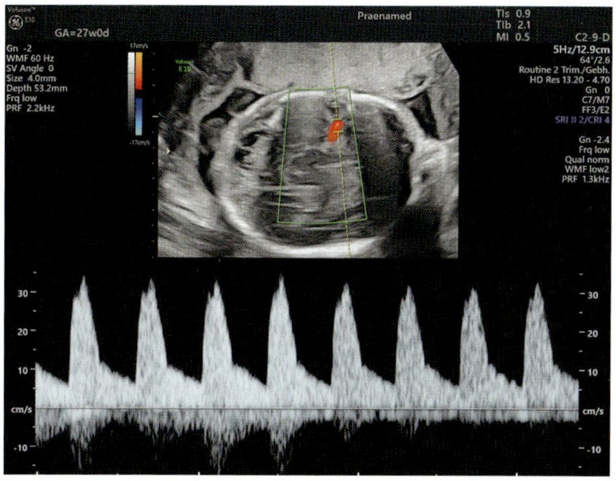

Abb. 14.4 A. cerebri media (ACM)

Ductus venosus (DV), zweites und drittes Trimenon

Über den Ductus venosus erfolgt die Steuerung und Verteilung des Einstroms des gut oxygenierten Blutes aus der V. umbilicalis. In Gefahrensituationen wird der weitaus größte Teil dieses Blutes direkt über den DV in die V. cava inferior und den rechten Vorhof weiter über das Foramen ovale geleitet, durch die Crista dividens in das linke Herz und damit präferenziell zu den Herzkranzgefäßen und zum Gehirn. Eine kardiale Belastung und damit fetale Gefährdung zeigt sich im DV durch eine Erhöhung des Widerstands (PI) und ein Negativ- oder Reverse-Werden des Blutflusses in der a-Welle.

Schallkopfführung

- Aufsuchen des Ductus venosus (DV) im Längsschnitt von dorsoanterior oder dorsoposterior mittels Farbdoppler

Orientierungspunkte

- Am Übergang von der V. umbilicalis zum DV zeigt sich bei adäquater Einstellung ein Farb-Aliasing.
- An dieser Stelle Ableitung des Dopplersignals mit kleinem Dopplerfenster (1 mm)
- Messung des PI; Beachtung, ob ein Null- oder Reversefluss zum Zeitpunkt der a-Welle vorliegt (maximale Pathologie)

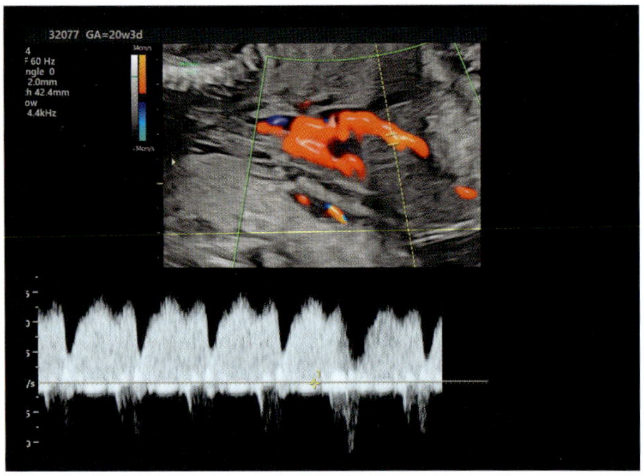

Abb. 14.5 Ductus venosus, zweites und drittes Trimenon

Ductus venosus im ersten Trimenon

Auch im ersten Trimenon ist der Blutfluss über den DV im Normalfall generell vorwärts gerichtet. Auch hier ist eine negative oder reverse a-Welle als abnorm zu werten.

Schallkopfführung

- Aufsuchen des Ductus venosus (DV) im Längsschnitt von dorsoanterior oder dorsoposterior mittels Farbdoppler
- Am Übergang von der V. umbilicalis zum DV zeigt sich bei adäquater Einstellung ein Farbaliasing.
- An dieser Stelle Ableitung des Dopplersignals mit kleinem Dopplerfenster (1 mm)
- Messung des PI; Beachtung, ob ein Null- oder Reversefluss zum Zeitpunkt der a-Welle vorliegt (maximale Pathologie)

Orientierungspunkte

- Ableitung des Dopplersonogramms mit kleinem Dopplerfenster
- Farbdoppler erleichtert Lokalisation des Ableitungspunkts.
- Messung von PI oder RI

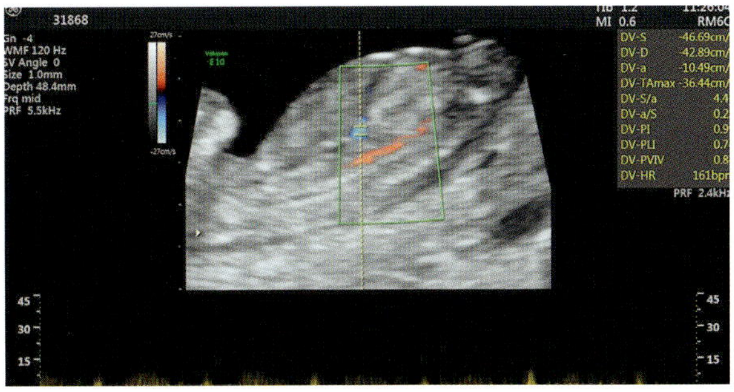

Abb. 14.6 Ductus venosus, erstes Trimenon

14.3 Fallbeispiele

Fallbeispiel 1

Klinische Angaben

Die Schwangere kommt zum Ersttrimesterscreening mit 11 + 6 SSW.

Fragen

1. Was fällt auf?
2. Verdachtsdiagnose/Diagnose?
3. Weiteres Vorgehen?

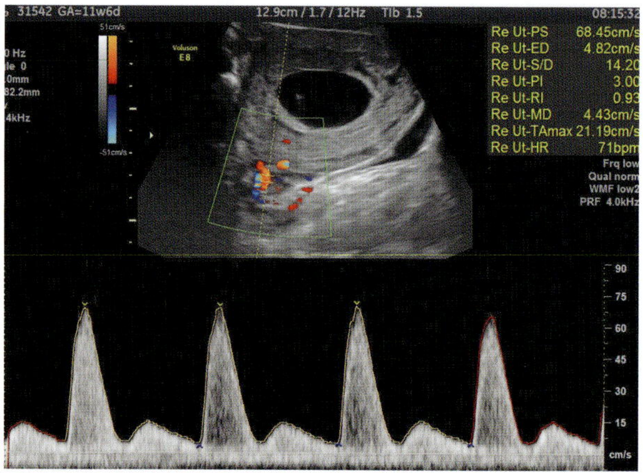

Abb. 14.7 Fallbeispiel 1: Doppler A. uterina. Erstes Trimenon, Ersttrimesterscreening.

Antworten

1. Der PI ist erhöht (3,0)
2. Eingeschränkte Plazentation im ersten Trimenon
3. Wenn der mittlere PI (von beiden Seiten) erhöht ist, besteht für die weitere Schwangerschaft ein erhöhtes Risiko für Präeklampsie und Wachstumsrestriktion.
   Bessere Prädiktion durch kombiniertes Präeklampsiescreening mittels ergänzender Anamnese, systematisierte Blutdruckmessungen und Präeklampsieserumparameter (PAPP-A und PlGF) – FMF-Algorithmus

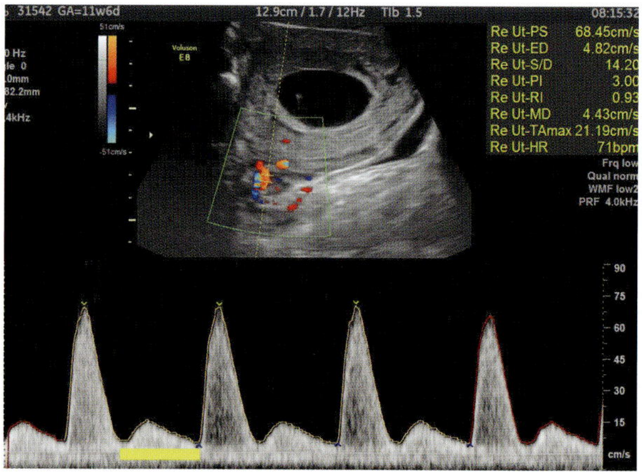

Abb. 14.8 Fallbeispiel 1: Doppler A. uterina. Erstes Trimenon, Ersttrimesterscreening.

Typische Hinweiszeichen

Der PI ist erhöht, d.h., die diastolischen Flussgeschwindigkeiten sind erniedrigt (Rechteck).

CAVE!

Beim Ableiten des Dopplersonogramms der A. uterina muss der Hauptstamm aszendierend in der Zervixseitenkante mittels Farbdoppler in Höhe des inneren Muttermunds verfolgt und eindeutig identifiziert werden.

DEFINITION

Beim Ersttrimesterscreening ist in der Beurteilung der Flusskurve der A. uterina im Gegensatz zum zweiten und dritten Trimenon lediglich der **Pulsatilitätsindex** relevant. Auch bei unauffälligem weiterem Schwangerschaftsverlauf ist in einem hohen Prozentsatz zu diesem Zeitpunkt kein ein- oder beidseitiger Notch (postsystolische Inzisur) zu finden. Daher ist dieser Befund hier nicht von diagnostischem Wert.

Bei alleinigem Ersttrimesterscreening mittels A. uterina (nicht mit dem FMF-Algorithmus) ist ein gemittelter Grenzwert für den PI von 2,35 anwendbar, es sind aber auch gestationsalterabhängige Normkurven für 11–14 Wochen anwendbar.

Prognose

Bei einem Uterina-Flow mit hohem Widerstand (Pulsatilitätsindex) besteht ein deutlich erhöhtes Risiko für Präeklampsie (auch frühe schwere Verlaufsformen) und Wachstumsrestriktion.

Prozedere

Bei positivem Präeklampsiescreening sollte eine ASS-Therapie möglichst vor der 16. SSW eingeleitet werden, um die Risiken deutlich zu reduzieren.

PRAXISTIPP

Bei einem erhöhten Präeklampsierisiko besteht die Möglichkeit der Prävention mittels ASS (150 mg/Tag bis 36 Wochen) unter Beachtung der Kontraindikationen.

LITERATUR

FMF London. Algorithmus für Präeklampsiescreening der FMF London. https://fetalmedicine.org.

Martin AM, Bindra R, Curcio P, Cicero S, Nicolaides KH. Screening for pre-eclampsia and fetal growth restriction by uterine artery Doppler at 11–14 weeks of gestation. Ultrasound Obstet Gynecol, 2001 Dec; 18(6): 583–586.

Rolnik DL et al. Aspirin versus placebo in pregancies at high risk for preterm preeclampsia. N Engl J Med, 2017 Aug 17; 377(7): 613–622.

Gomez O et al. Reference ranges for uterine artery mean pulsatility index at 11–41 weeks of gestation. Ultrasound Obstet Gynecol, 2008; 32: 128–132.

Fallbeispiel 2

Klinische Angaben

In der 12 + 4 SSW soll ein Ersttrimesterscreening durchgeführt werden. Die Nackentransparenz beträgt 3,15 mm. Es liegt ein fehlendes Nasenbein vor.

Fragen

1. Was fällt auf?
2. Verdachtsdiagnose/Diagnose?
3. Weiteres Vorgehen?

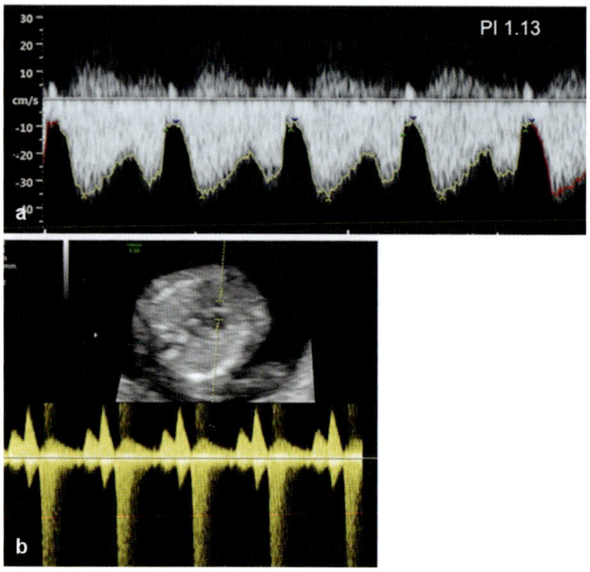

Abb. 14.9 Fallbeispiel 2: Ersttrimenonscreening. a) Ductus-venosus-Doppler. b) Trikuspidalklappendoppler.

Antworten

1. Der PI im DV ist normal, zeigt einen positiven Fluss (Vorwärtsfluss) in der a-Welle. Der Doppler an der Trikuspidalklappe zeigt eine Klappeninsuffizienz mit einem deutlichen Rückstrom in der Diastole über die insuffiziente Klappe.
2. Der Trikuspidalklappen-Dopplerbefund erhöht das Risiko für Herzfehler und Trisomien. Im Zusammenhang mit dem fehlenden Nasenbein und der erhöhten Nackentransparenz ist besonders ein erhöhtes Trisomierisiko zu beachten.
3. Abklärung mittels diagnostischer Punktion

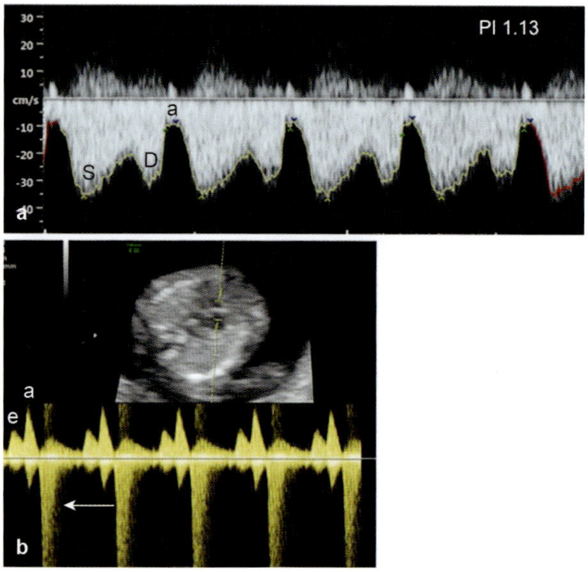

Abb. 14.10 Fallbeispiel 2: Ersttrimenonscreening.
a) Ductus venosus (DV)-Doppler: S-, D- und a-Welle.
b) Trikuspidalklappendoppler: e- und a-Welle. Diastolischer Einstrom in die Kammer, in der Kammersystole Rückstrom über die insuffiziente Klappe (Pfeil).

Typische Hinweiszeichen

Beim Ductus-venosus-Dopplersonogramm findet man eine S-Welle und D-Welle. Die niedrigsten Geschwindigkeiten zeigen sich in der a-Welle, bedingt durch die Vorhofkontraktion wird der Blutstrom zum Herzen abgebremst. Beim Trikuspidalklappendoppler liegt das 3–4 mm große Dopplerfenster über der Klappe. Man findet beim Einstrom der Blutes in die Kammer eine vorwärtsgerichtete e-Welle (Frühdiastole) und a-Welle (Spätdiastole), nach Klappenschluss sollte im Normalfall kein Rückstrom stattfinden, hier aber zeigt sich eine Klappeninsuffizienz.

DEFINITION

Beim Ductus venosus ist ein Nullfluss- oder Rückwärtsfluss zum Zeitpunkt der a-Welle pathologisch.

Prognose

Auch gesunde Feten können selten eine Trikuspidalklappeninsuffizienz zeigen. Daher muss dieser Befund immer kontrolliert werden, am besten im Rahmen einer zweiten Trimesterechokardiografie. In diesem Fall finden sich aber weitere abnorme Befunde: erhöhte Nackentransparenz und fehlendes Nasenbein, sodass eine chromosomale Aberration sehr wahrscheinlich ist.

Prozedere

Diagnostische Punktion (Chorionzottenbiopsie). Der Befund ergab eine Trisomie 21.

Fallbeispiel 3

Klinische Angaben

Die Schwangere kommt zum Ersttrimesterscreening bei 12 SSW.

Fragen

1. Was fällt auf?
2. Verdachtsdiagnose/Diagnose?
3. Weiteres Vorgehen?

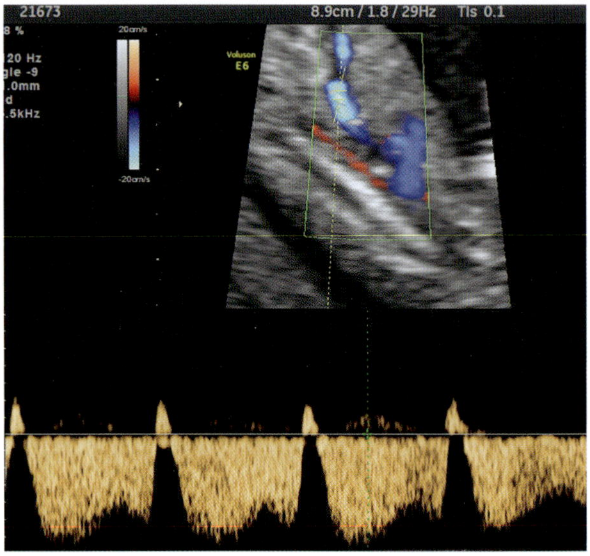

Abb. 14.11 Fallbeispiel 3: Ductus-venosus-Doppler beim Ersttrimesterscreening

Antworten

1. Der Blutfluss in der a-Welle ist rückwärtsgerichtet.
2. Es besteht eine Trikuspidalklappeninsuffizienz.
3. Erweiterte sonoanatomische Untersuchung und Komplettierung des Ersttrimesterscreenings (Nackentransparenzmessung, Zusatzmarker Nasenbein und Ductus venosus-Doppler). Abklärung bei erhöhtem chromosomalen Risiko mittels diagnostischer Punktion (Chorionzottenbiopsie).

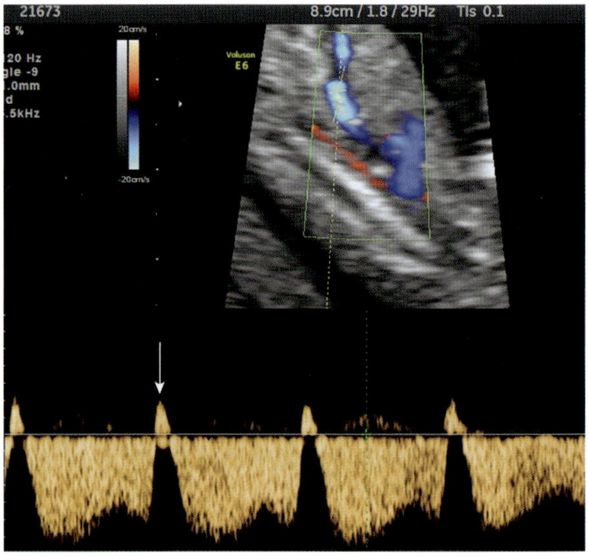

Abb. 14.12 Fallbeispiel 3: Ductus-venosus-Doppler beim Ersttrimesterscreening. Der Blutfluss in der a-Welle ist rückwärtsgerichtet (Pfeil).

Typische Hinweiszeichen

Rückwärtsfluss zum Zeitpunkt der a-Welle (Pfeil).

PRAXISTIPP

Beim Ersttrimesterultraschall muss der Ductus venosus im Längsschnitt im Bereich des Farbaliasings mit kleinem Dopplerfenster (≤ 1 mm) und unter minimalem Einstrahlwinkel abgeleitet werden. Würde ein größeres Dopplerfenster gewählt werden, besteht das Risiko, dass man nahe liegende Lebervenen ableitet, was zu falsch positiven Befunden führen kann.

Prognose

Die reverse a-Welle erhöht das Risiko für Chromosomenanomalien und Herzfehler. Selten beobachtet man diesen Befund auch bei gesunden Feten.

Prozedere

Chorionzottenbiopsie. Bei unauffälligem genetischem Befund muss eine zweite Trimesterechokardiografie angeschlossen werden, da ein erhöhtes Risiko für Herzfehler besteht, aber auch gesunde Feten selten eine reverse a-Welle im Ductus venosus zeigen.

Fallbeispiel 4

Klinische Angaben

Eine 20-jährige GI kommt zur Geburtsanmeldung bei 38 + 3 SSW. Es bestehen keine Risikofaktoren. Die optionale Zweites-Trimester-Feindiagnostik war unauffällig. Das Wachstum des Feten war beim 3. Mutter-(Kind)-Pass-Ultraschall normal. Die aktuelle Biometrie zeigt jetzt aber eine Wachstumsrestriktion mit einem geschätzten Fetalgewicht von 2378 g nach Hadlock, sonomorphologische Auffälligkeiten bestehen weiter nicht.

Fragen

1. Was fällt auf?
2. Verdachtsdiagnose/Diagnose?
3. Weiteres Vorgehen?

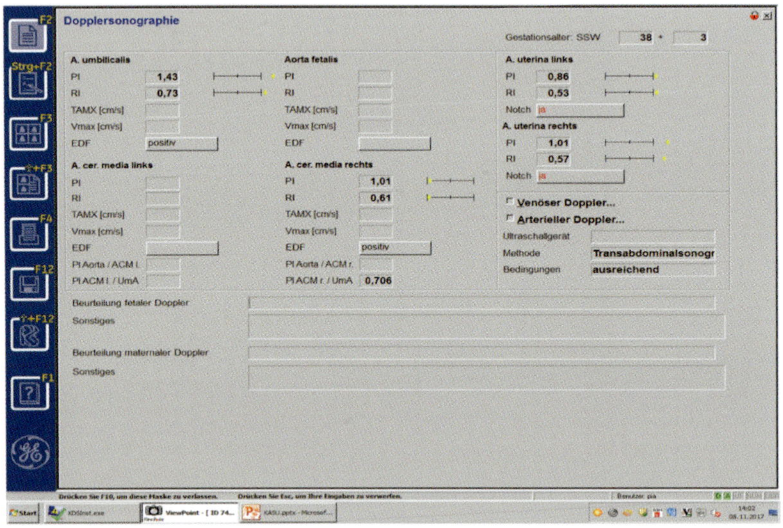

Abb. 14.13 Fallbeispiel 4: Doppler, drittes Trimenon

Antworten

1. Die Dopplerbefunde beider Aa. uterinae sowie der Nabelschnurarterien zeigen abnorme Befunde. Die Indizes in der A. cerebri media liegen an der 5. Perzentile, die zerebroplazentare Ratio (CPR) ist mit 0,7 erniedrigt, also auffällig.
2. Die Dopplerbefunde passen zu einer Wachstumsrestriktion, basierend auf einer uteroplazentaren Insuffizienz. Der Fetus zeigt ein Brain Sparing.
3. In Anbetracht dieser Befunde und der Gefährdung des Fetus sowie des Gestationsalters Entscheidung zur Geburtseinleitung

Typische Hinweiszeichen

Die Aa. uterinae zeigen als Ausdruck der uteroplazentaren Insuffizienz beidseits sowohl einen erhöhten Pulsatilitätsindex als auch einen Notch. Der PI der Nabelschnurarterie ist ebenfalls erhöht. Ein Brain Sparing (zerebroplazentare Ratio) ist Ausdruck der Adaptation des Feten und bedingt eine fetale Gefährdung.

Prognose

CAVE!

In Zusammenschau der Fetometrie und der Dopplerbefunde besteht bei später Wachstumsrestriktion die Gefahr der Hypoxie und des intrauterinen Fruchttods.

Prozedere

Geburtseinleitung. Alternativ nach Aufklärungsgespräch entsprechend einem allfälligen Sectiowunsch elektive Schnittentbindung. Im konkreten Fall zeigte sich nach Prostaglandineinleitung bei den ersten Wehen ein pathologisches CTG und es wurde eine sekundäre Sectio durchgeführt.

Fallbeispiel 5

Klinische Angaben

Eine GI kommt wegen verminderter Kindsbewegungen an die Klinik. Das Gestationsalter beträgt 29 + 3 SSW. Klinisch bestehen keine Komplikationen. Im Ultraschall findet sich ein wachstumsretardiertes Kind an der 3. Perzentile. Anatomische Auffälligkeiten sind nicht nachzuweisen. Die Fruchtwassermenge ist reduziert.

Fragen

1. Was fällt auf?
2. Verdachtsdiagnose/Diagnose?
3. Weiteres Vorgehen?

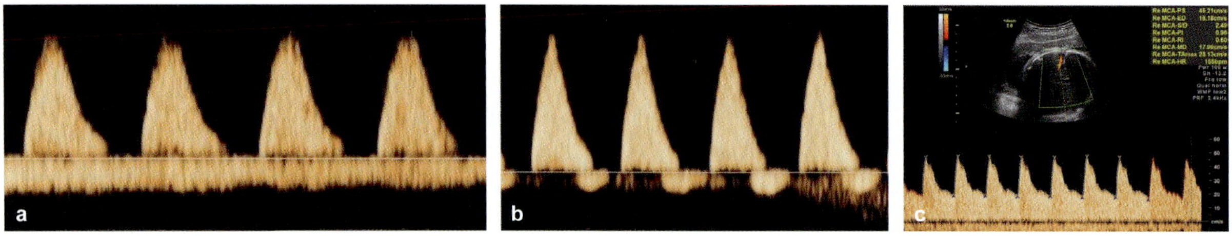

Abb. 14.14 Fallbeispiel 5: zweites/drittes Trimenon.
a) Doppler der Nabelarterie und -vene.
b) Doppler der Nabelarterie.
c) Doppler der A. cerebri media.

Antworten

1. Der diastolische Fluss in der Nabelarterie zeigt einen Null- bis reversen Fluss bei wiederholten Messungen. An der A. cerebri media (ACM) findet sich eine massive Zunahme der diastolischen Flussgeschwindigkeit.
2. Intrauterine Wachstumsrestriktion mit hochpathologischem Nabelarteriendoppler und pathologischer ACM und CPR (zerebroplazentare Ratio). Es zeigen sich keine Pulsationen in der Nabelvene.
3. Celestangabe und zusätzliche Überwachung mittels CTG/computerisiertem CTG (Kurzzeitvariationen). Nach Abschluss elektive Sectio auch bei nicht-pathologischem CTG, unabhängig vom Ductus-venosus-Flow.

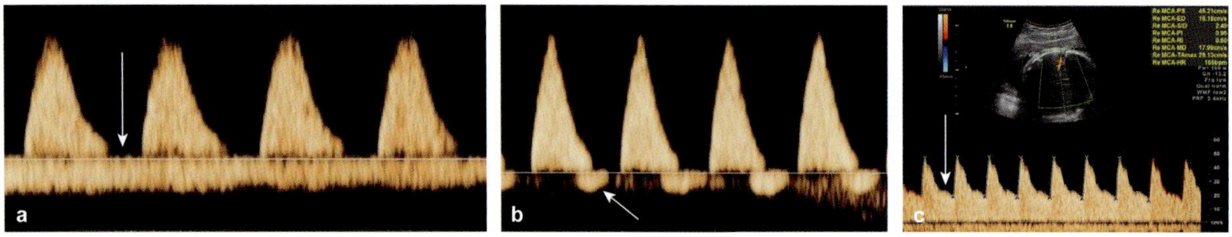

Abb. 14.15 Fallbeispiel 5: zweites/drittes Trimenon.
a) Doppler der Nabelarterie: Der Pfeil markiert Nullfluss in der Diastole.
b) Doppler der Nabelarterie und -vene: Der Pfeil markiert Rückwärtsfluss in der Diastole.
c) Doppler der A. cerebri media: Der Pfeil markiert hohe diastolische Geschwindigkeiten in der Diastole.

Typische Hinweiszeichen

- Fetometrie in aller Regel unter der Norm oder im unteren Normbereich

PRAXISTIPP

Besonders bei pathologischen Dopplersignalen, die zu einer Intervention führen, muss der Befund reproduzierbar sein. Er muss also in zeitlich vernünftigem Abstand kontrolliert und verifiziert werden.

Prognose

Bei ARED-Fluss in der Nabelarterie in der 30. SSW verbessert sich die Prognose bei elektiver Sectio. Eine weitere Prolongation ist nicht empfehlenswert.

Prozedere

Lungenreifung und Sectio bei persistierendem RED (reverser Fluss in der Diastole, auch ohne pathologisches CTG) ab 30 (29) Wochen, bei persistierendem AED (Nullfluss in der Diastole) ab 34 (evtl. auch früher) Wochen.

LITERATUR

Figueras F, Gratacos E. Update on the diagnosis and clasification of fetal growth restriction and proposal of a staged-based management protocol. Fetal Diagn Ther, 2014; 36: 86–98.

Lees SC, Stampalija T, Baschat A, da Silva Costa F et al. ISUOG Practice Guidelines: diagnosis and management of small-for-gestational-age fetus and fetal growth restriction. Ultrasound Obstet Gynecol. 2020 Auf; 56(2): 298–312.

Fallbeispiel 6

Klinische Angaben

Eine GI kommt bei 20 + 3 SSW und Zwillingsschwangerschaft wegen plötzlich starker Zunahme des Bauchumfangs und mäßigen wehenartigen Schmerzen in die Klinik. Es wird eine Ultraschall- und Doppleruntersuchung durchgeführt. Dabei zeigt sich ein enormes Polyhydramnion mit 14 cm im tiefsten ap-Durchmesser. Darin bewegt sich der eine Fetus stark und hat eine volle Harnblase. Der andere liegt immobil an der Plazenta an der Vorderwand, die Harnblase ist nicht darstellbar.

Fragen

1. Was fällt auf?
2. Verdachtsdiagnose/Diagnose?
3. Weiteres Vorgehen?

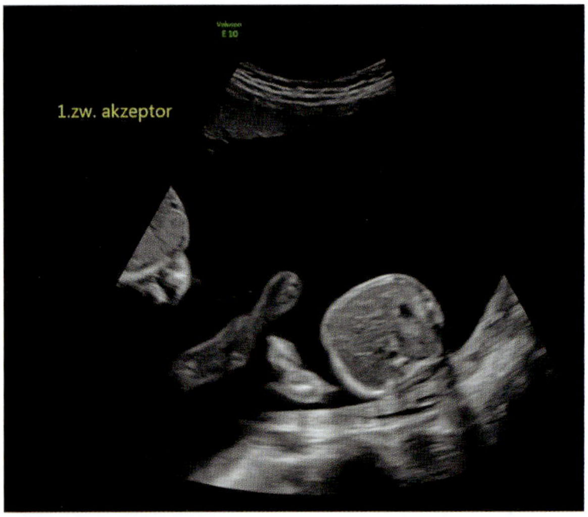

Abb. 14.16 Fallbeispiel 6: Doppler Zwillingsschwangerschaft. Polyhydramnion, ein Zwilling bewegt sich gut.

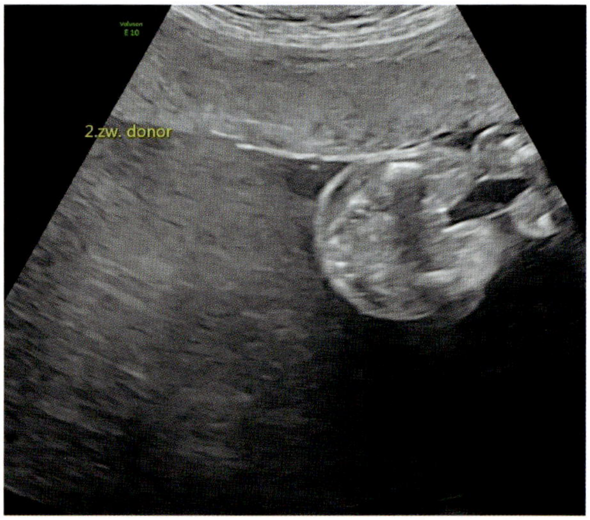

Abb. 14.17 Fallbeispiel 6: Doppler Zwillingsschwangerschaft. Oligohydramnion. Ein Zwilling scheint an der Plazenta „gefangen".

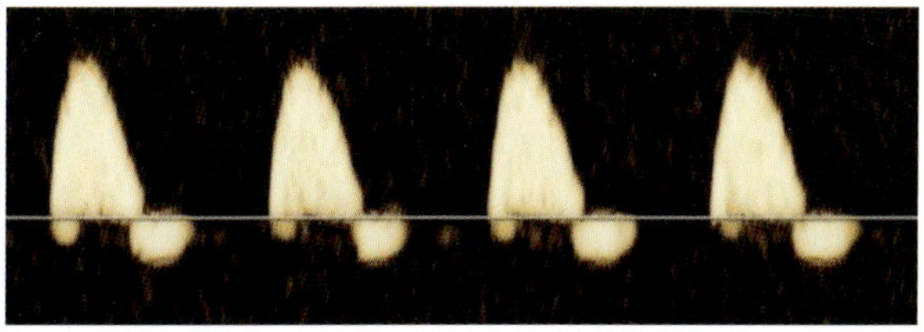

Abb. 14.18 Fallbeispiel 6: Doppler Zwillingsschwangerschaft. Reverser diastolischer Fluss in der Nabelarterie des mobilen Zwillings.

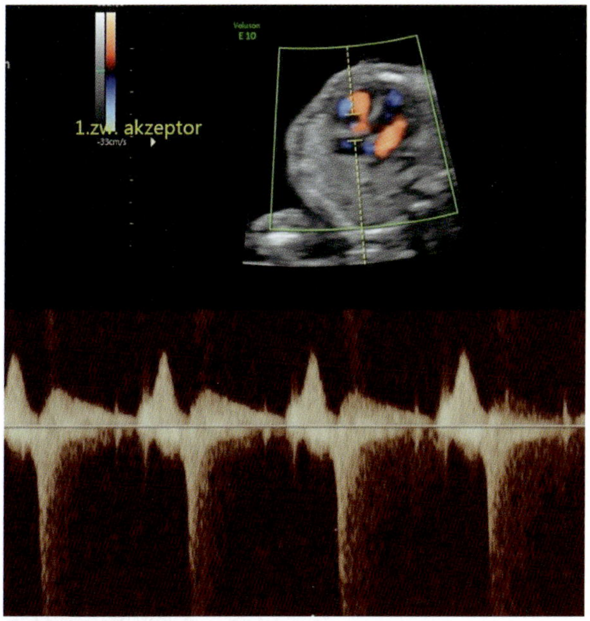

Abb. 14.19 Fallbeispiel 6: Doppler Zwillingsschwangerschaft. Trikuspidalklappendoppler des mobilen Zwillings.

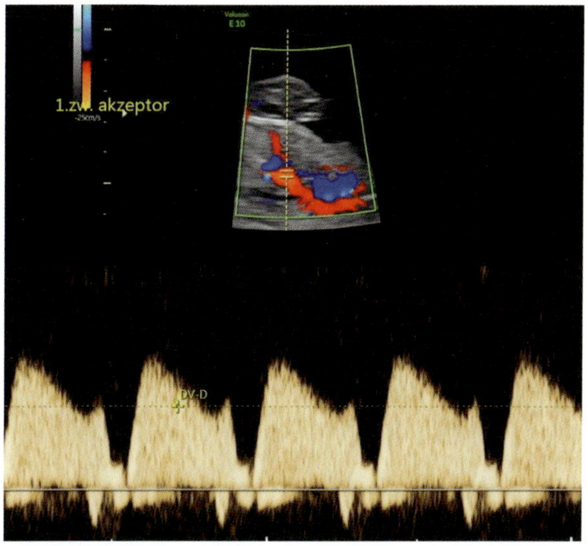

Abb. 14.20 Fallbeispiel 6: Doppler Zwillingsschwangerschaft. Ductus-venosus-Doppler des mobilen Zwillings.

Antworten

1. Eine trennende Amnionmembran lässt sich nicht darstellen. Die Doppleruntersuchung beim mobilen Zwilling zeigt einen reversen diastolischen Fluss in der Nabelarterie, eine Insuffizienz der Trikuspidalklappe sowie einen erhöhten Widerstand im Ductus venosus. Beim immobilen Zwilling zeigt der Nabelarteriendoppler einen deutlich erhöhten Widerstand bis knapp diastolischem Flussverlust.
2. Es zeigen sich die typischen Zeichen eines schweren fetofetalen Transfusionssyndroms bei monochorialer Plazentation.
3. Fetoskopische Lasertherapie der plazentaren Gefäßanastomosen

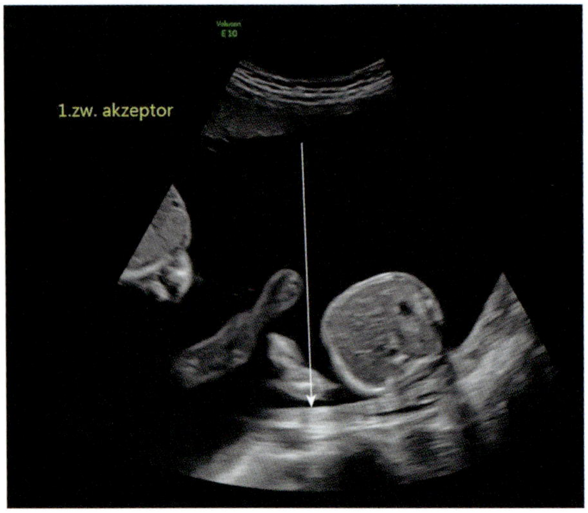

Abb. 14.21 Fallbeispiel 6: Doppler Zwillingsschwangerschaft. Polyhydramnion, ein Zwilling bewegt sich gut (Akzeptorzwilling). Polyhydramnion (Pfeil) größter ap-Durchmesser 14 cm. Der Akzeptor versucht, die Hypervolämie durch Polyurie zu verringern.

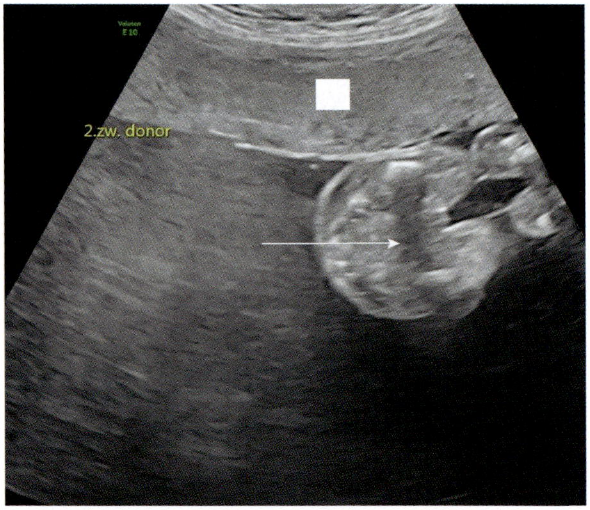

Abb. 14.22 Fallbeispiel 6: Doppler Zwillingsschwangerschaft. Oligohydramnion. Ein Zwilling scheint an der Plazenta „gefangen" (Donor). Der Donor (Pfeil) ist durch die eng anliegende Amnionmembran an der Vorderwand-Plazenta (Rechteck) „gefangen" („stuck twin").

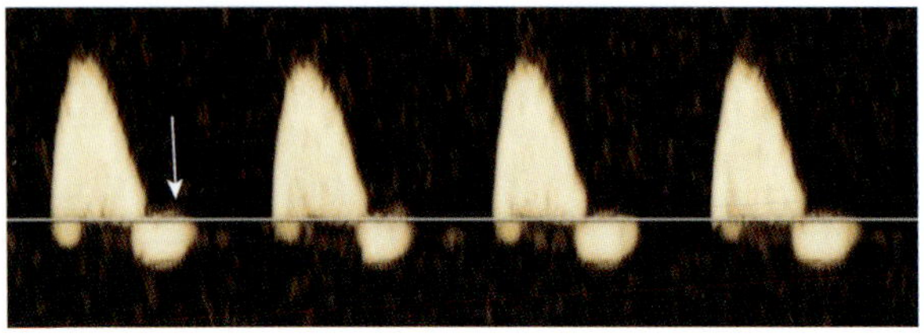

Abb. 14.23 Fallbeispiel 6: Doppler Zwillingsschwangerschaft. Reverser diastolischer Fluss in der Nabelarterie des Akzeptors, bedingt durch einen hohen plazentaren Widerstand (bis Hydrops placentae).

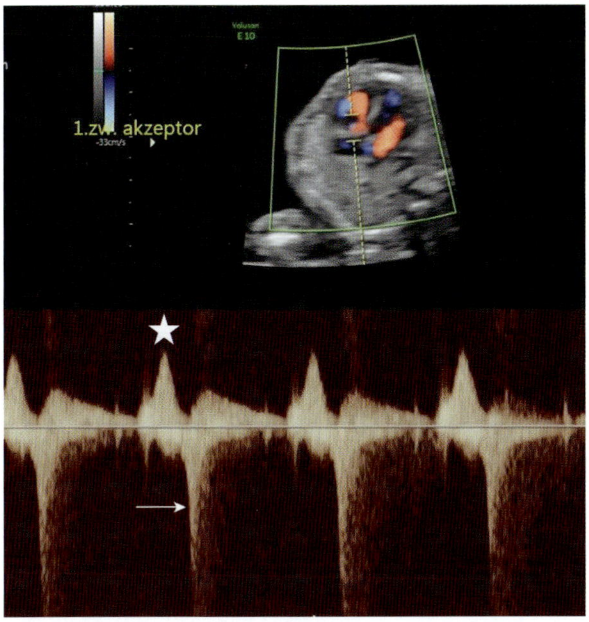

Abb. 14.24 Fallbeispiel 6: Doppler Zwillingsschwangerschaft. Trikuspidalklappendoppler des Akzeptors: Der Einstrom des Blutes in die Kammer zeigt sich durch eine kleine E-Welle und eine größere A-Welle (Stern). Als Ausdruck der Volumenbelastung kommt es während der Kammerkontraktion zu einem beträchtlichen Rückstrom über die insuffiziente Klappe (Pfeil).

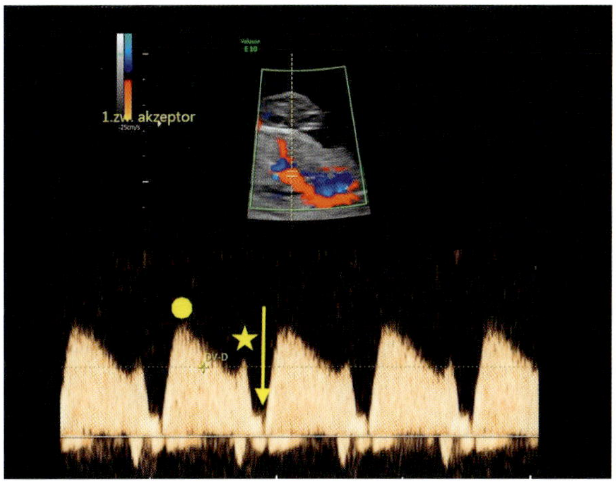

Abb. 14.25 Fallbeispiel 6: Doppler Zwillingsschwangerschaft. Ductus-venosus-Doppler des Akzeptors: Ebenso als Ausdruck der Volumenbelastung und damit der kardialen Belastung zeigt sich eine Reduktion der D-Welle (Stern) im Vergleich zur S-Welle (Kreis) und eine tiefe Inzisur zum Zeitpunkt der a-Welle (Pfeil).

Typische Hinweiszeichen

- Subjektiv: abnehmende Kindesbewegungen, merkbar rasche Zunahme des Bauchumfangs
- Objektiv: Polyhydramnion (eines Fetus)

Prognose

Ohne Behandlung ist in Anbetracht des frühen Gestationsalters bei schwerem Transfusionssyndrom die Prognose stark reduziert.

MERKE

Nach erfolgreicher Laserfetoskopie steigt sowohl die Überlebensrate der Zwillinge nach verschiedenen Studien auf rund 70–80 % und die neurologische Morbidität der überlebenden Kinder sinkt auf um 10 %.

Prozedere

Nach Lasertherapie ist eine weitere engmaschige sonografische und dopplersonografische Überwachung erforderlich, um allfällige Komplikationen rechtzeitig zu erkennen (IUWR, Anämie-Polyzythämie-Sequenz).

LITERATUR

Klaritsch P. Mehrlingsschwangerschaften und Dopplersonografie. In: Steiner H, Schneider KTM (Hrsg.). Dopplersonografie in Geburtshilfe und Gynäkologie. Berlin/Wien: Springer 2018.

AWMF LL 015-087 S24. Überwachung und Betreuung von Zwillingsschwangerschaften. von Kaisenberg CS, Klaritsch P, Ochsenbein-Kölble N, Hodel M et al. https://register.awmf.org/assets/guidelines/015-087l_S2e_Ueberwachung-Betreuung-Zwillingsschwangerschaften_2020-05.pdf.

Fallbeispiel 7

Klinische Angaben

Eine Erstgebärende kommt mit 23+0 SSW zur Organdiagnostik. Anamnestisch als Risikofaktor bestand eine Präeklampsie der Mutter in deren erster Schwangerschaft, klinisch liegen derzeit keine Risikofaktoren vor. Organentwicklung und Wachstum des Fetus in der Norm. Die linke Uterina zeigt eine ähnliche auffällige Flusskurve (PI 1,47, RI 0,69, postsystolische Inzisur).

Fragen

1. Was fällt auf?
2. Verdachtsdiagnose/Diagnose?
3. Weiteres Vorgehen?

Antworten

1. Die Uterina-Flusskurve ist auffällig, die Widerstandsindizes zeigen deutlich erhöhte Werte und eine postsystolische Inzisur (Notch).
2. Abnorme Plazentation mit erhöhtem Risiko für Präeklampsie und Wachstumsrestriktion im weiteren Schwangerschaftsverlauf
3. Adaptiertes Monitoring je nach weiteren Dopplerbefunden und klinischem Verlauf. Der Beginn einer ASS-Therapie zu diesem späten Zeitpunkt wird kontrovers diskutiert

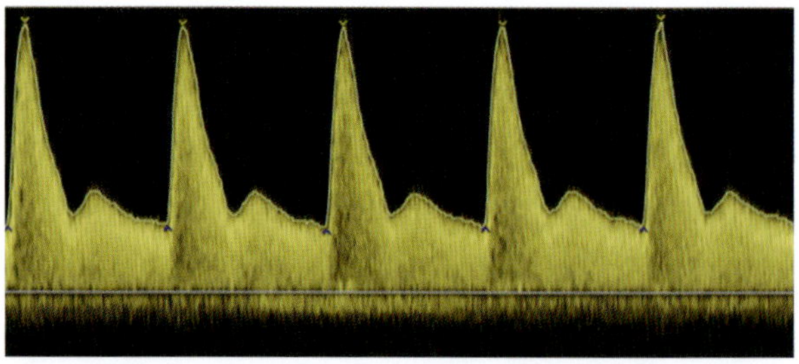

Abb. 14.26 Fallbeispiel 7: Doppler A. uterina, zweites Trimenon

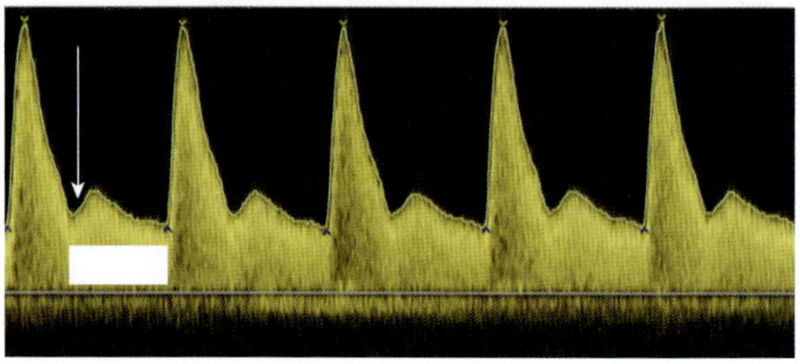

Abb. 14.27 Doppler A. uterina, zweites Trimenon. Rechts PI 1,67, RI 0,74. Das Dopplersonogramm zeigt eine deutliche Inzisur (Notch, Pfeil) und eine Flusserniedrigung während der Diastole (Rechteck).

Typische Hinweiszeichen

PRAXISTIPP

Eine eindeutige Identifikation des Hauptstamms der A. uterina mittels Farbdoppler ist essenziell für eine korrekte Ableitung des Dopplersignals.

DEFINITION

Als Grenzwerte für die Widerstandsindizes für das Zweite-Trimester-Uterina-Screening können herangezogen werden:

- PI > 1,2 (auch intermediäres Risiko wird erfasst) oder ≥ 1,4
- RI ≥ 0,55

Prognose

MERKE

In der 2. Schwangerschaftshälfte ist auch die Beurteilung eines Notchings am A. uterina-Dopplersignal ein wichtiger prognostischer Faktor für Schwangeschaftskomplikationen.

Nach dem Uterina-Score (Uterine artery score – AUS) sind alle beiden Parameter (Notch und RI/PI) auffällig und dies auf beiden Seiten, sodass ein AUS von 4 resultiert. Dies bedingt ein hohes Risiko vor allem für schwere Präeklampsie (70 %), für Sectio wegen Fetal Distress (70 %), für Wachstumsrestriktion (65 %) und Neotransfer (60 %). Eine ähnlich schwerwiegende Risikoerhöhung besteht, wenn 3 von 4 Parametern auffällig sind (AUS 3).

Bei ein oder zwei auffälligen Parametern zu diesem Zeitpunkt besteht nur eine geringe Erhöhung für die genannten Risikoparameter.

Prozedere

Je nach weiterem klinischen Verlauf und Dopplerbefunden (später auch Nabelarterie, A. cerebri media und ggf. Ductus venosus bzw. Nabelvene) adaptierte Kontrollintervalle. Bei Anzeichen von Präeklampsie evtl. Serummarker (sFlt/PlGF).

Während ein früher Beginn mit ASS eine signifikante Reduktion der Präeklampsieinzidenz und deren Komplikationen bewirkt, kommt es bei späterem Beginn nun im zweiten Trimenon nur zu tendenziellen Verbesserungen. Aus diesem Grunde wird die ASS-Gabe mit Beginn in der Schwangerschaftsmitte kontrovers diskutiert. Zieht man aber in Betracht, dass die Risiken der ASS-Gabe gering sind, würde das auch für einen späten Beginn sprechen.

LITERATUR

Bujold E et al. Prevention of preeclampsia and fetal growth restriction with aspirin started in early preganancy. A meta-analysis. Obstet Gynecol, 2010; Aug; 116: 402–414.

Na L, Ghosh G, Gudmundsson S. Uterine artery Doppler in high risk pregnancies at 23–24 gestational weeks is of value in predicting adverse outcome of pregnancy and selecting cases for more intense surveillance. Acta Obstet Gynecol Scand, 2014; 93(12): 1276–1281.

Rolnik DL et al. Aspirin versus placebo in pregancies at high risk for preterm preeclampsia. N Engl J Med, 2017 Aug 17; 377(7): 613–622.

14

KAPITEL

15 Fetale Magnetresonanztomografie

Gregor Kaprian, Gregor Dovjak

15.1 Einführung

Seit Anfang der 1980er-Jahre kommt die Magnetresonanztomografie bei der nicht invasiven fetalen Bildgebung zum Einsatz. Anfangs war diese Technik limitiert durch die lange Dauer, die zur Bilderstellung notwendig war. Durch technische Weiterentwicklung hat sich die Methode inzwischen als wichtige Ergänzung zum pränatalen Ultraschall etabliert. Da sich die zugrunde liegenden physikalischen Prinzipien der Bildentstehung grundsätzlich zwischen Ultraschall und MRT unterscheiden, liefern beide Methoden unterschiedliche Informationen. Beim **MRT** werden verschiedene „Sequenzen" gemessen, welche die unterschiedlichen Gewebecharakteristika hervorheben und daher im Vergleich zum Ultraschall einen völlig anderen Bildeindruck vermitteln. Eine „Sequenz" entsteht durch eine Kombination aus Hochfrequenzimpulsen und magnetischen Gradientenfeldern bestimmter Frequenz bzw. Stärke, die vielfach in jeder Sekunde in vorgegebener Reihenfolge ein- und ausgeschaltet werden. Dadurch entsteht ein einzigartiger Bildkontrast, der indirekte Aussagen über die **Struktur und die Zusammensetzung des untersuchten Gewebes** zulässt. Übliche das Ultraschallbild störende Artefakte, wie beispielsweise Schallschattenbildung (bedingt durch die verknöcherten Anteile der Schädelkalotte) oder Faktoren, welche die Ultraschallqualität einschränken (Eindringtiefe, Adipositas) spielen aus technisch-physikalischen Gründen keine Rolle beim fetalen MRT. Umgekehrt stellen zu **lebhafte fetale Bewegungen** für die fetale MRT Bildqualität ein Problem dar. Dies dürfte jedoch durch Entwicklung immer schnellerer Sequenzen in Zukunft noch weniger relevant werden.

PRAXISTIPP

Die fetale MRT ist eine sichere Methode. Nach mittlerweile mehr als 25 Jahren sind bisher keine negativen Effekte bei Fetus oder Mutter nach Untersuchungen auf 1.5 und 3 Tesla bekannt. Idealerweise sollte die Untersuchung **nach der 18. Schwangerschaftswoche** erfolgen. Der Einsatz von gadoliniumhältigen Kontrastmitteln in der Schwangerschaft ist zu vermeiden.

Die fetale MRT-Untersuchung erfolgt am besten in **Rückenlage.** Sollte diese jedoch für die Untersuchungszeit von 40 min von der Patientin nicht toleriert werden, kann die Untersuchung auch in Linksseitenlage durchgeführt werden. Als Kontraindikation sind nicht MRT-kompatible Implantate (z. B. nicht kompatible Herzschrittmacher etc.) zu nennen. Diese müssen im Vorfeld der Untersuchung anamnestisch ausgeschlossen werden. Neuere MRT-Geräte verfügen über einen verhältnismäßig großen „Tunneldurchmesser", wodurch es nur in wenigen Fällen zu Untersuchungsabbrüchen aufgrund von Platzangst kommt.

Nach ISUOG Richtlinien sollten zumindest T2-gewichtete Sequenzen, T1-gewichtete Sequenzen und Echoplanare/T2*-Sequenzen im Rahmen jeder fetalen MRT-Untersuchung eingesetzt werden. Optional können diffusionsgewichtete und DTI-Sequenzen, dynamische Sequenzen oder Cholangiopankreatikografie-Sequenzen zur 3D-Visualisierung angewendet werden. Optimaler Weise erfolgt eine Untersuchung des gesamten Fetus und der Plazenta im Rahmen einer MRT-Untersuchung. Es sollten strukturelle T2-gewichtete Sequenzen vom fetalen Schädel in drei orthogonalen Ebenen (➤ Abb. 15.1) erfolgen. Die genaue anatomische Planung und orthogonale Ausrichtung der Bilder ist dabei von entscheidender Bedeutung für die Standardisierung der Methode. Bei der Planung axialer Schichten ist darauf zu achten (➤ Abb. 15.1), dass diese parallel zum Verlauf des Corpus callosum geplant werden.

Bei der Untersuchung des fetalen Körpers orientiert man sich am Verlauf der Wirbelsäule für sagittale Sequenzen und plant axiale Sequenzen je nach Zielorgan. Zur Lungenvolumetrie sollten diese parallel zum Zwerchfell und im rechten Winkel auf die thorakale Wirbelsäule erfolgen.

Grundsätzlich werden zwischen einer **gezielten Untersuchung** und einer **detaillierten Untersuchung** des gesamten Fetus unterschieden. Je nach Expertise können im Rahmen einer gezielten Untersuchung nur bestimmte Fragestellungen (z. B. Ventrikulomegalie) abgeklärt werden. Im Rahmen der detaillierten Untersuchung kommt allerdings der komplementäre Aspekt der Methode noch stärker zu tragen, da Pathologien erfasst werden könnten, welche zu der Diagnose und zum Verständnis der fetalen Erkrankung wesentlich beitragen.

Die Indikationsstellung zu der Untersuchung hängt derzeit stark von den lokalen Gegebenheiten ab. Beim Aufbau eines fetalen MRT-Programms sollten die Indikationen initial relativ breit gefasst werden, um den Untersuchern Lerneffekte zu ermöglichen. Im Folgenden werden der Normalbefund sowie unterschiedliche fetale Pathologien und deren Erscheinungsbild im fetalen MRT dargestellt.

15.2 Normalbefunde

Fetales Hirn

Schichtebenen

- Koronale Ebene parallel zum Hirnstamm, symmetrische Darstellung der Innenohrstrukturen
- Axiale Ebene parallel zum Corpus callosum bzw. zur fetalen Schädelbasis
- Sagittale Ebene parallel zum fetalen Hirnstamm

Orientierungspunkte

- Corpus callosum
- Hirnstamm und Aquädukt
- Innenohrstrukturen

Koronale Ebene, T2-gewichtet

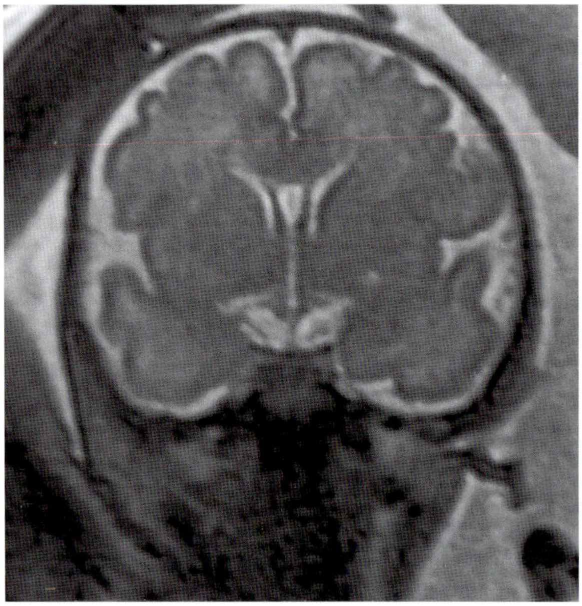

Abb. 15.1 Fetales Hirn: 32 SSW, T2-gewichtet, koronal

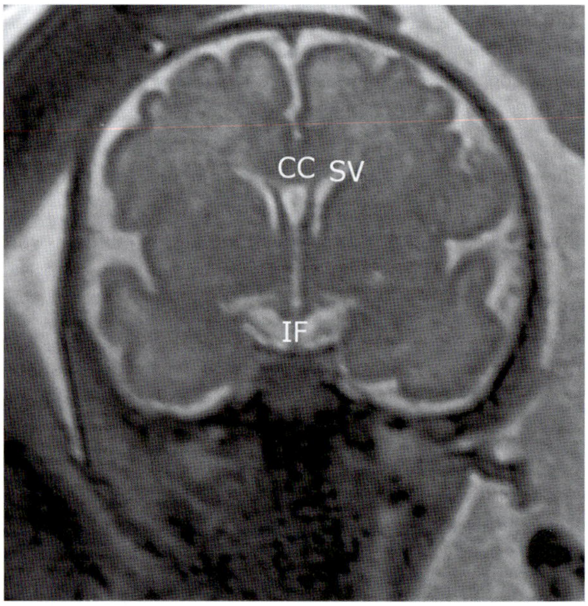

Abb. 15.2 Fetales Hirn: 32 SSW, T2-gewichtet, koronal. IF = Infundibulum der Hypophyse, CC = Corpus callosum, SV = Seitenventrikel.

Axiale Ebene, T2-gewichtet

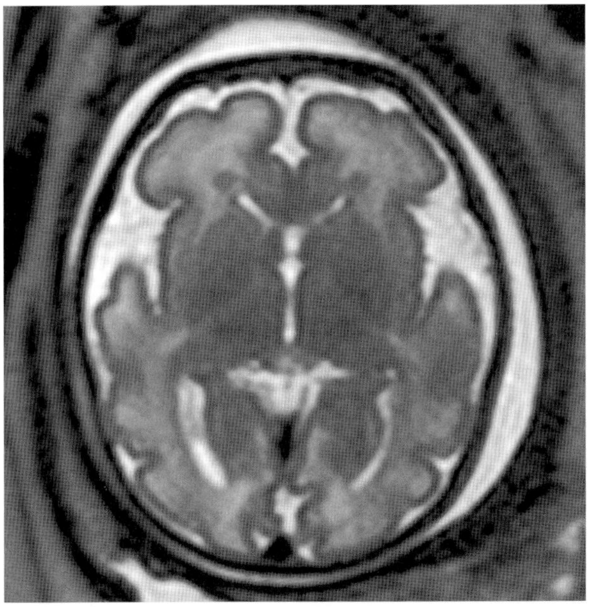

Abb. 15.3 Fetales Hirn: 32 SSW, T2-gewichtet, axial

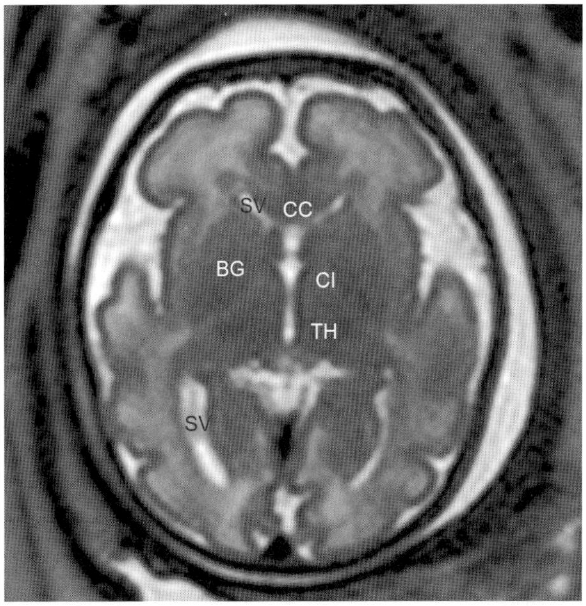

Abb. 15.4 Fetales Hirn: 32 SSW, T2-gewichtet, axial. CC = Corpus callosum; SV = Seitenventrikel, BG = Basalganglien, CI = Capsula Interna, TH = Thalamus.

Sagittale Ebene, T2-gewichtet

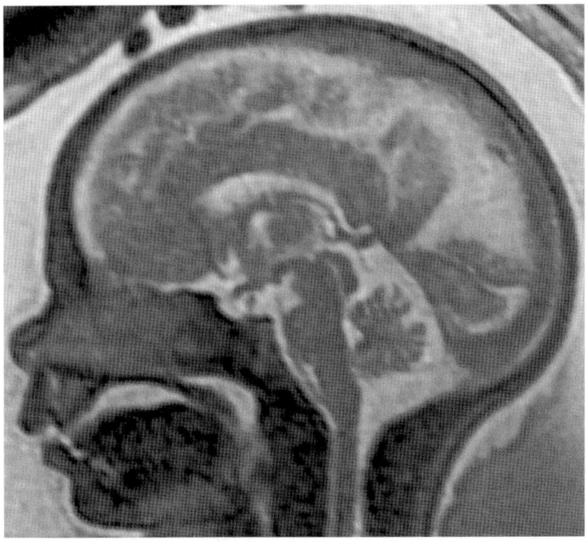

Abb. 15.5 Fetales Hirn: 32 SSW, T2-gewichtet, sagittal

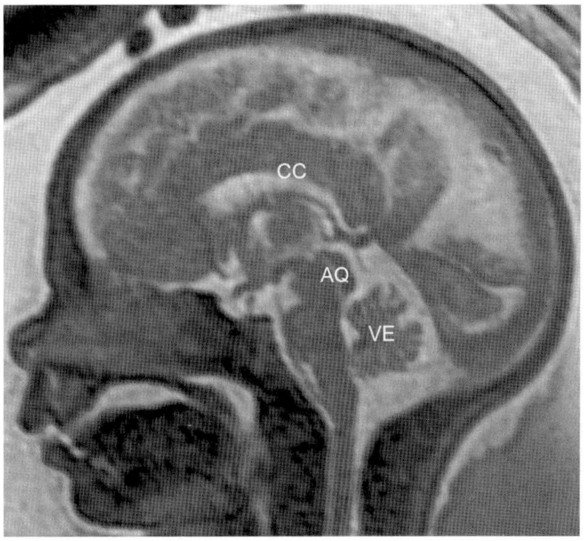

Abb. 15.6 Fetales Hirn: 32 SSW, T2-gewichtet, sagittal. CC = Corpus callosum, AQ = Aquädukt, VE = Vermis cerebelli.

Fetaler Körper

Schichtebenen und Sequenzen

- Koronale Ebene parallel zur Wirbelsäule
- T2-gewichtete Sequenz: strukturelle Darstellung, axial Thorax: Lungenvolumetrie
- T1-gewichtete Sequenz: Mekoniumdarstellung, Leberlokalisation

Orientierungspunkte

- Fetaler Magen
- Rektum
- Leber

Koronale Ebene, T2-gewichtet

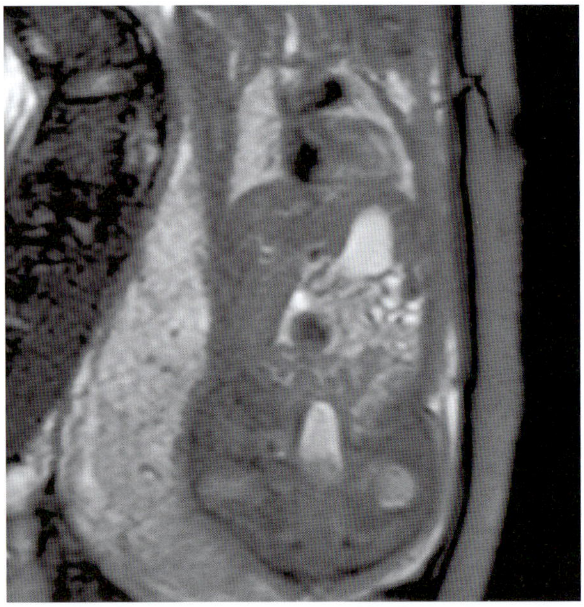

Abb. 15.7 Fetaler Körper: 31 SSW, koronale T2-gewichtete Sequenz

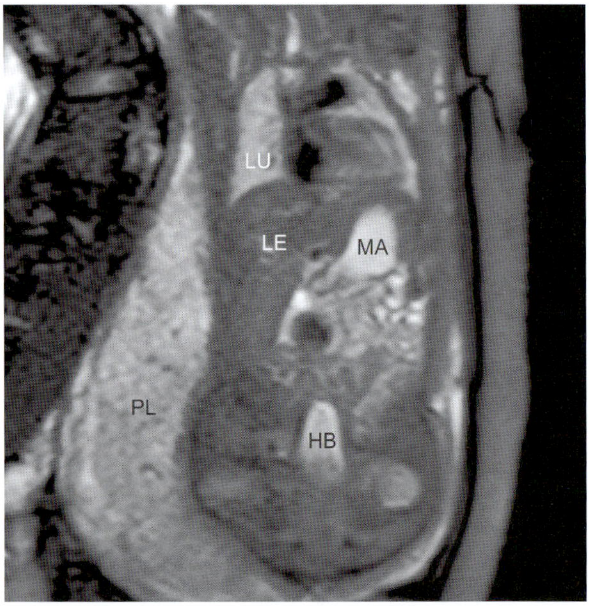

Abb. 15.8 Fetaler Körper: 31 SSW, koronale T2-gewichtete Sequenz. LU = fetale Lungen, MA = fetaler Magen, LE = fetale Leber, HB = Harnblase, PL = Plazenta.

Koronale Ebene, T1-gewichtet

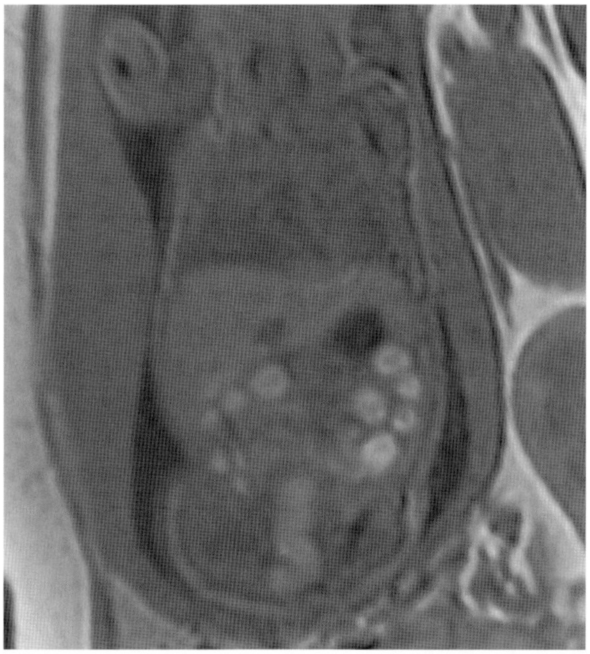

Abb. 15.9 Fetaler Körper: 31 SSW, koronale T1-gewichtete Sequenz

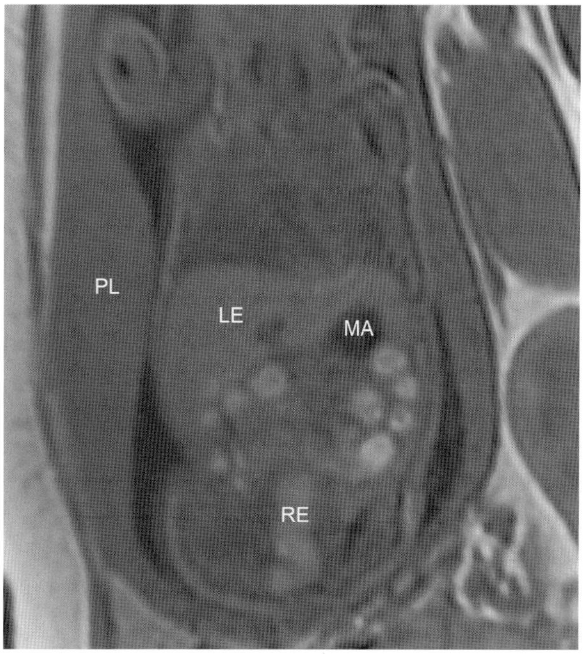

Abb. 15.10 Fetaler Körper: 31 SSW, koronale T1-gewichtete Sequenz. MA = fetaler Magen, LE = fetale Leber, RE = mekoniummarkiertes Rektum, PL = Plazenta.

Axiale Ebene, T2-gewichtet

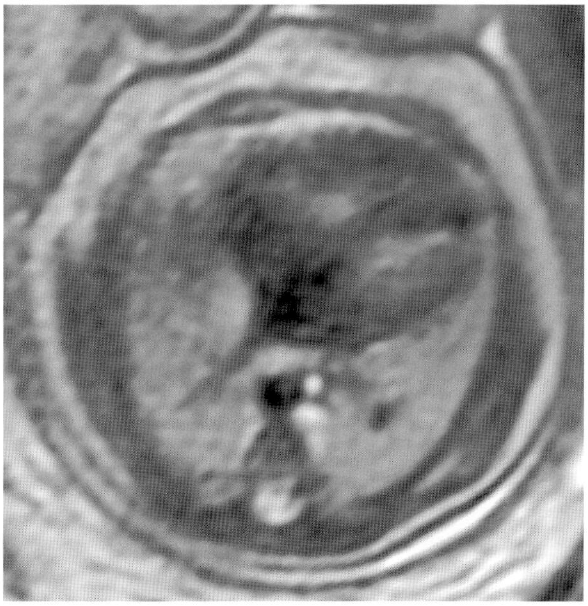

Abb. 15.11 Fetaler Thorax: 33 SSW, axiale T2-gewichtete Sequenz

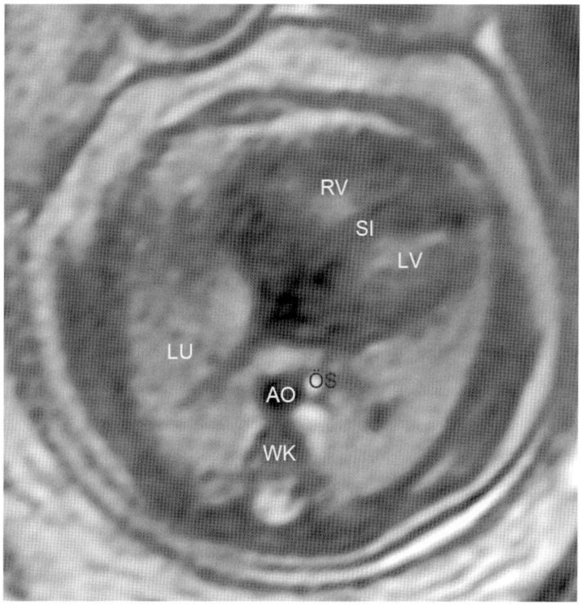

Abb. 15.12 Fetaler Thorax: 33 SSW, axiale T2-gewichtete Sequenz. LU = fetale Lunge, AO = Aorta, WK = Wirbelkörper, RV = rechter Ventrikel, SI = Septum interventriculare, LV = linker Ventrikel, ÖS = Ösophagus.

15.3 Fallbeispiele

Fallbeispiel 1

Klinische Angaben

34-jährige Patientin, 29 SSW, Zuweisungsdiagnose Corpus-callosum-Agenesie.

Fragen

1. Welche Sequenzen und welche Schnittebenen sind dargestellt?
2. Was fällt auf?
3. Welche typischen mit einer Corpus-callosum-Agenesie verbundenen Auffälligkeiten zeigen sich?
4. Welche weiteren MRT-Techniken können angewendet werden, um die Auffälligkeit zu charakterisieren?

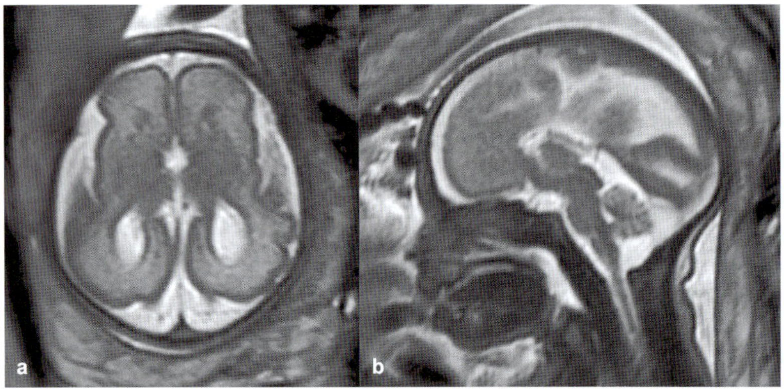

Abb. 15.13 Fallbeispiel 1

Antworten

1. Eine axiale (a) und sagittale (b) T2-gewichtete Sequenz
2. Das Splenium und Genu des Corpus callosum sind nicht abgrenzbar.
3. Es zeigt sich eine milde Seitenventrikelerweiterung im Okzipitalhornbereich, die im Rahmen der Corpus-callosum-Agenesie als „Kolpozephalie" bezeichnet wird. Einzelne Sulci im Bereich der Mittellinie verlaufen nicht „perikallosal", sondern radiär von der Position des zu erwartenden Corpus callosum nach peripher.
4. Mittels der Diffusions-Tensor-Bildgebung kann man die aberranten Bahnstrukturen, die das Corpus callosum formieren darstellen (➤ Abb. 15.15 und ➤ Abb. 15.16).

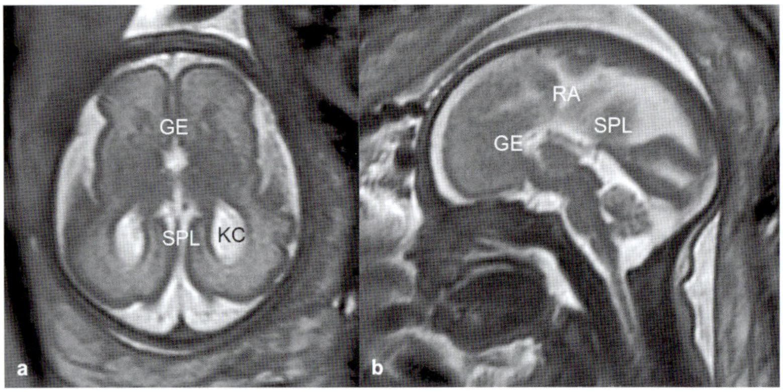

Abb. 15.14 Fallbeispiel 1: Corpus-callosum-Agenesie. Axiale und sagittale T2-gewichtete Sequenz. SPL = fehlendes Splenium, GE = fehlendes Genu, RA = radiäre Gyri, KC = Kolpozephalie.

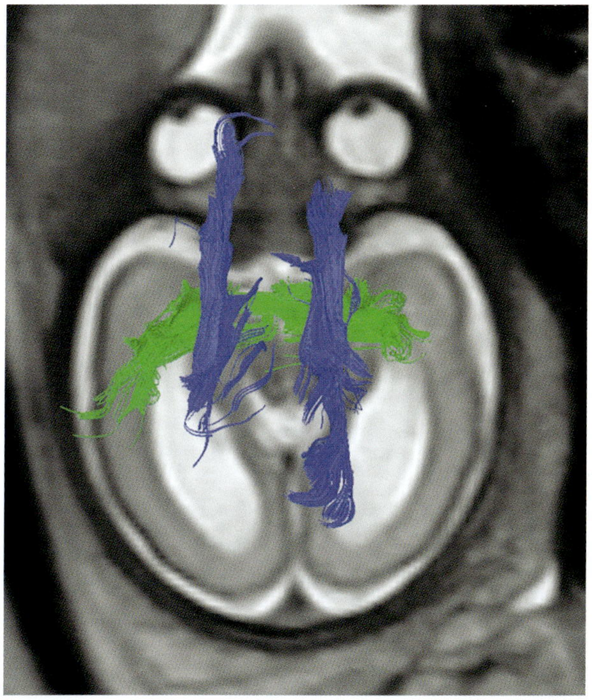

Abb. 15.15 Fallbeispiel 1: Corpus-callosum-Agenesie, Diffusions-tensor-Traktografie

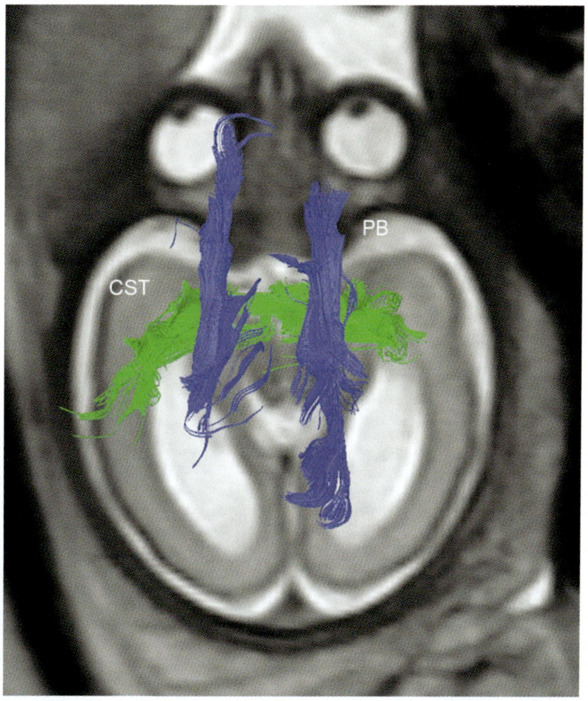

Abb. 15.16 Fallbeispiel 1: Corpus-callosum-Agenesie, Diffusions tensor Traktografie. PB = Probst-Bündel, CST = Pyramidenbahn.

Typische Hinweiszeichen

Wie die Bezeichnung **„Corpus-callosum-Agenesie“** eigentlich vermuten lassen würde, fehlt das Corpus callosum meistens nicht. Die Axone, die das Corpus callosum formieren, nehmen einen anderen „aberranten“ Verlauf, sind frontookzipital orientiert und bilden das sog. Probst-Bündel (➤ Abb. 15.16). Häufig findet man bei Fällen mit Corpus-callosum-Agenesie eine **„Kolpozephalie“,** die eine Erweiterung der Seitenventrikelhinterhörner unterschiedlichen Grades beschreibt. In späteren Schwangerschaftswochen findet man auch einen abnormen Verlauf der Sulci der medialen Hemisphären, welche radiär verlaufen. Ziel einer MRT bei Corpus-callosum-Agenesie ist die Detektion oder der Ausschluss einer Gyrierungsstörung oder einer Hirnstammfehlbildung. Somit liefert die MRT wichtige Zusatzinformationen.

PRAXISTIPP

Die fetale DTI-Sequenz ist zum Verständnis der Genese der CCA hilfreich. Ein zuverlässiger Rückschluss auf die Prognose ist jedoch derzeit nicht zulässig.

Prognose

Die Prognose der meisten „isolierten“ Corpus-callosum-Agenesien ist ausgezeichnet und geht nicht mit einer wesentlichen intellektuellen Beeinträchtigung einher. Das Vorliegen einer zusätzlichen Malformation ist mit motorischen und kognitiven Beeinträchtigungen verbunden.

CAVE!

Bei teilweise vorhandenem Corpus callosum im Rahmen einer partiellen Corpus-callosum-Agenesie korreliert die Größe des Corpus callosum nicht mit dem neurokognitiven Outcome. Die Regel „Mehr Balken, besseres Outcome“ ist irreführend und sollte nicht zur Beratung herangezogen werden.

Prozedere

Im Fall einer „isolierten“ Corpus callosum Agenesie: postnatale neuropädiatrische Kontrollen und evtl. Ergo- und Physiotherapie postnatal hilfreich.

LITERATUR

Kasprian G, Brugger PC, Schopf V et al. Assessing prenatal white matter connectivity in commissural agenesis. Brain: a journal of neurology, 2013; 136(Pt 1): 168–179.

Fallbeispiel 2

Klinische Angaben

28-jährige Patientin, 28 SSW, intrakranielle Raumforderung im Ultraschall.

Fragen

1. Welche Sequenzen sind dargestellt?
2. Welche MRT-Charakteristika weist die intrakranielle Raumforderung auf?
3. Handelt es sich um einen intraaxialen (intrazerebralen) oder extraaxialen Prozess?
4. Welche Information liefert die Diffusionssequenz?
5. Welche Information liefert die T1-gewichtete Sequenz?

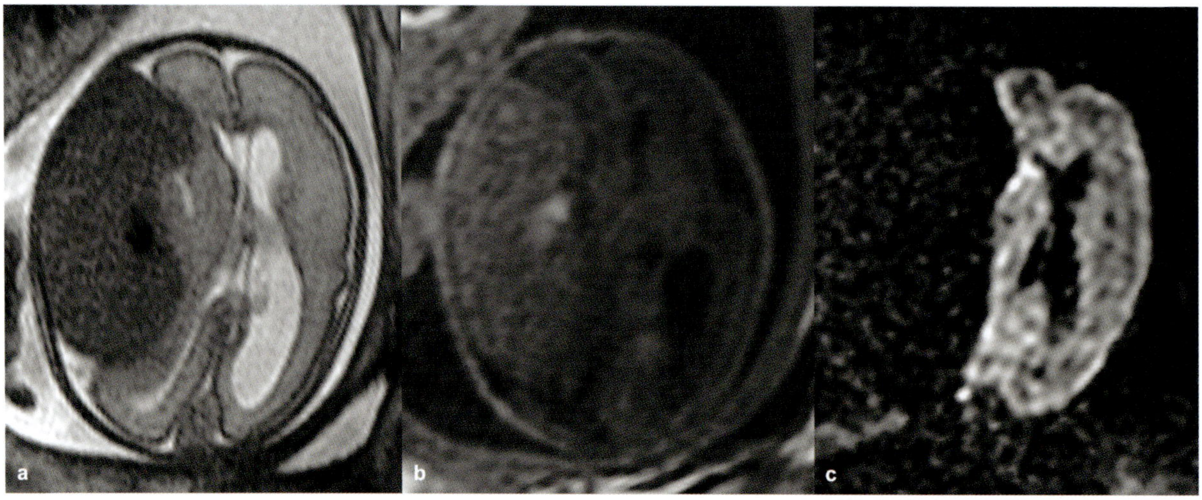

Abb. 15.17 Fallbeispiel 2: axiale MRT-Sequenzen

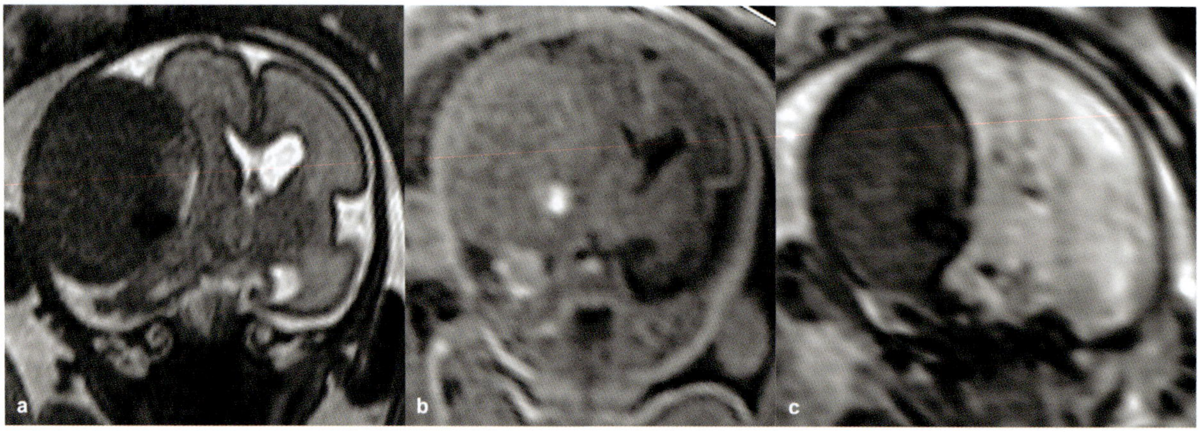

Abb. 15.18 Fallbeispiel 2: koronale MRT-Sequenzen

Antworten

1. T2-gewichtete (➤ Abb. 15.19a), T1-gewichtete (➤ Abb. 15.19b), Diffusions- und echoplanare T2-gewichtete (➤ Abb. 15.19c) Sequenzen.
2. T2-gewichtet deutlich hypointens/signallos und T1-gewichtet gering hyperintens (isointens zu Muskelgewebe), mit deutlichem „Suszeptibilitätsartefakt" auf echoplanaren T2-gewichteten Sequenzen ohne Diffusionseinschränkung. Fluss führt auf T2-gewichteten Sequenzen zu einer Signalauslöschung. Daher ist davon auszugehen, dass in der Läsion Fluss vorliegt.
3. Es handelt sich um einen extraaxialen Prozess, der die rechte Hemisphäre nach links verlagert.
4. Aufgrund der fehlenden Diffusionseinschränkung ergibt sich kein Hinweis auf solide („zellreiche") Komponenten der Raumforderung.
5. Der zentral in der Läsion gelegene deutlich T1-gewichtete hyperintense Anteil zeigt Charakteristika eines Thrombus (Methämoglobin).

15

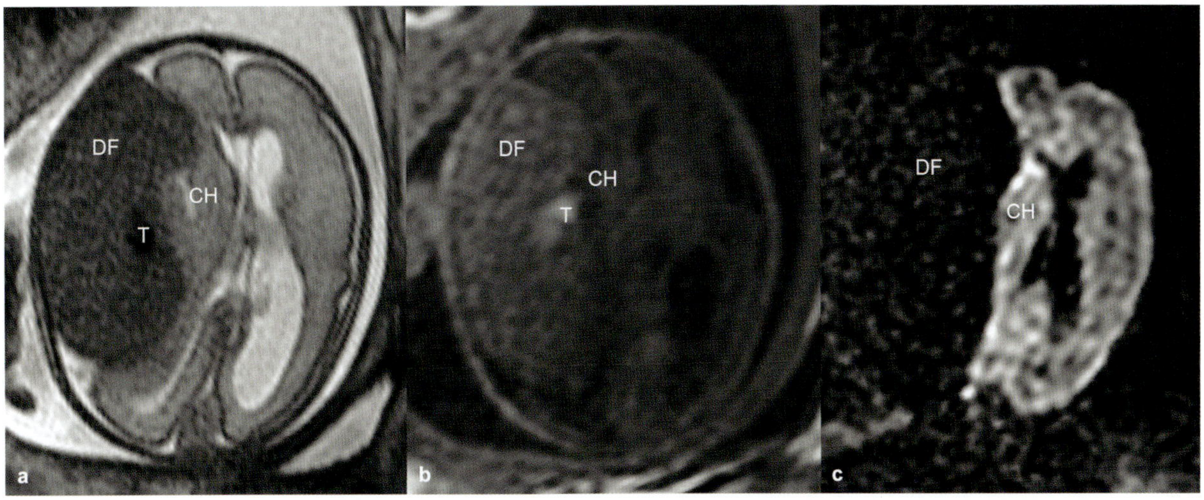

Abb. 15.19 Fallbeispiel 2: axiale T2-gewichtet (a), T1-gewichtet (b) und Diffusionssequenz/EPI-Sequenz (c): Die durale Sinus-Malformation (DF) und Vergrößerung des Sinus transversus kommt T2-gewichtet deutlich hypointens (flussbedingt) und auf Diffusionssequenzen ohne Signal zur Darstellung. Der Thrombus Anteil (T) im Zentrum der Malformation erscheint deutlich hyperintens auf T1-gewichteten Sequenzen. Die rechte Hemisphäre (CH) wird deutlich von der Gefäßmalformation verlagert.

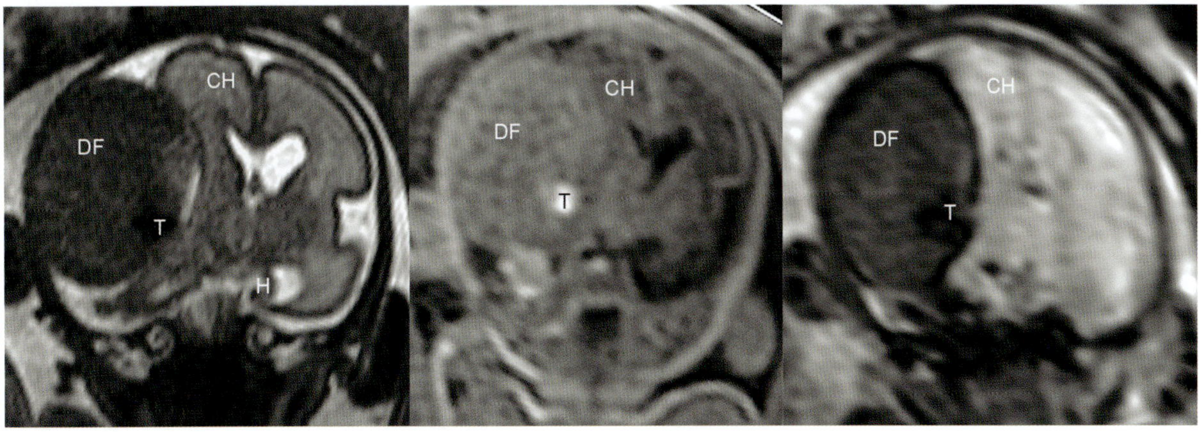

Abb. 15.20 Fallbeispiel 2: koronale T2-gewichtete (a), T1-gewichtete (b) und EPI-Sequenz (c). die durale Sinus-Malformation (DF), der Thrombusanteil (T), die rechte Hemisphäre (CH), der linke Hippocampus (H).

15

Typische Hinweiszeichen

Durale Sinus-Malformationen sind neben den Vena-Galena-aneurysmalen Malformationen (VGAM) gelegentlich pränatal detektierte kongenitale zerebrale Gefäßfehlbildungen. Die durale Sinus-Malformation liegt häufig exzentrisch und bezieht zumindest einen großen venösen Leiter/Sinus (z. B. den Sinus sagittalis superior oder Sinus transversus) mit ein. Große Thrombenbildungen innerhalb der Malformationen sind häufig. Ursächlich liegt eine Fistelbildung zwischen kleinsten pialen Arterien (welche im fetalen MRT meist unsichtbar sind) und einem großen venösen zerebralen Sinus vor.

CAVE!

Die Differenzierung zerebraler Raumforderungen von einem fetalen Hirntumor ist aufgrund der deutlich unterschiedlichen Prognose entscheidend. Diffusionssequenzen sind dabei sehr hilfreich.

Prognose

Die Prognose von duralen Sinus-Malformationen ist äußert heterogen. Bei in etwa einem Viertel der Fälle, bei denen eine Herzinsuffizienz vorliegt, ist die Prognose ungünstig. Bei entsprechend qualifizierter postnataler Betreuung durch ein Zentrum mit Expertise im Bereich der Behandlung pädiatrischer zerebraler Gefäßmalformationen sind auch Fälle mit gutem neurologischem postnatalem Verlauf bekannt. Die Behandlungsstrategie ist für das Ergebnis entscheidend. Generell besteht auch im postnatalen Verlauf das Risiko einer Einblutung sowie einer neu aufgetretenen Sinusvenenthrombose oder einer Hirnparenchymschädigung (Melting-brain-Syndrom) mit entsprechenden neurologischen Ausfällen bzw. epileptischen Anfällen.

Prozedere

Laufende Ultraschallkontrollen zur Beurteilung der Ventrikelweite (Hydrozephalus-Ausschluss). Weitere MRT-Kontrolle in 3 Wochen zum Ausschluss einer beginnenden Hirnatrophie bzw. eines „Melting-brain-Syndroms". Bei diesem Zustand bzw. pathologischen Prozess kommt es zu einem progressiven unwiederbringlichen Verlust von Hirnsubstanz. Der Zeitpunkt der Entbindung und der Zeitpunkt der postnatalen neurointerventionellen Therapie richten sich danach, ob Anzeichen von Hirnatrophie sichtbar sind.

PRAXISTIPP

Die Beurteilung des Hirnparenchyms im Verlauf ist mittels MRT gut objektivierbar. Nachdem die Pathologie in den meisten Fällen postnatal mittels MRT weiter abgeklärt wird, ist eine pränatale Referenzuntersuchung mit guter Bildqualität sehr hilfreich für die Planung der meist mehrzeitig stattfindenden postnatalen Gefäßinterventionen.

LITERATUR

McInnes M, Fong K, Grin A et al. Malformations of the fetal dural sinuses. Can J Neurol Sci, 2009; 36(1): 72–7. 1.

Xia W, Kasprian G, Hu D, Xiao P, Yang W, Chen X. Different information by MRI compare to ultrasound in fetal intracranial space occupying lesions. Child's nervous system: official journal of the International Society for Pediatric Neurosurgery, 2017; 33(12): 2129–2136.

Fallbeispiel 3

Klinische Angaben

33-jährige Patientin, 26 SSW, deutliche Flüssigkeitsansammlung in der hinteren Schädelgrube und nach kranial rotiertem Vermis cerebelli im Ultraschall.

Fragen

1. Welche Sequenzen und welche Schnittebenen sind dargestellt?
2. Was fällt auf?
3. Welche Differenzialdiagnosen kommen bildmorphologisch infrage?

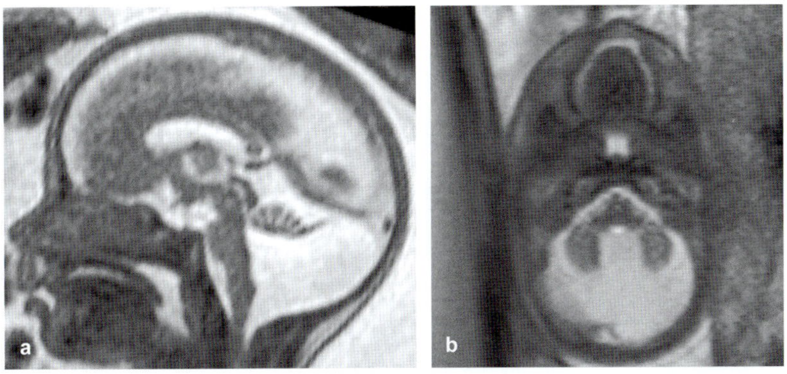

Abb. 15.21 Fallbeispiel 3

➤ Fortsetzung auf S. 496

Fortsetzung

Antworten

1. Eine median-sagittale (➤ Abb. 15.22a) und axiale (➤ Abb. 15.22b) T2-gewichtete MRT-Sequenzen
2. Es zeigt sich die aus der Ultraschalluntersuchung vorbekannte deutliche Flüssigkeitsansammlung in der hinteren Schädelgrube mit hochrotiertem und hypoplastischen Vermis cerebelli sowie einem hoch inserierendem Torcula.
3. In erster Linie muss bei der Trias – hypoplastischer Vermis, erhöhter Hirnstamm-Vermis-Winkel sowie hoch inserierender Confluens sinuum/Torcula an das Dandy-Walker-Syndrom gedacht werden.

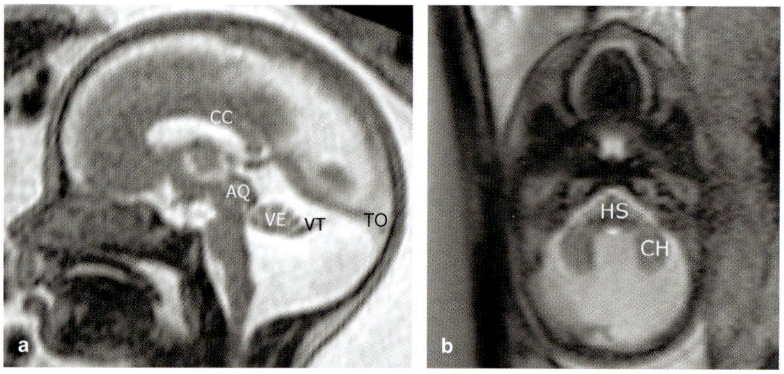

Abb. 15.22 Fallbeispiel 3: Dandy-Walker-Syndrom. Sagittale (a) und axiale (b) T2-gewichtete MRT-Sequenzen. CC = Corpus callosum, AQ = Aquädukt, VE = Vermis cerebelli, TO = Torcula, VT = Vermian tail sign, HS = Hirnstamm, CH = zerebelläre Hemisphäre.

Typische Hinweiszeichen

Bei einer vermehrten Flüssigkeitsansammlung in der hinteren Schädelgrube gibt es mehrere differenzialdiagnostisch wichtige Pathologien mit einer unterschiedlichen Prognose. Zu den geläufigsten gehören die Megacisterna magna, Blake's Pouch, Arachnoidalzyste, Vermishypoplasie, Vermisagenesie/-dysgenesie (z. B. im Rahmen eines Walker-Warburg-Syndroms oder einer Ziliopathie wie dem Joubert-Syndrom) sowie die klassische **Dandy Walker Malformation.** Charakteristisch für letztere ist die Trias bestehend aus einem hochrotierten (erhöhter Hirnstamm-Vermis-Winkel) und hypoplastischen/dysplastischen Vermis cerebelli mit einer erhöht inserierenden Torcula. Zudem ist es auch wichtig, die Hirnstammproportionen (können im Rahmen einer pontozerebellären Hypoplasie alteriert sein) sowie die Gyrierung des Cerebrums (verändert bei einer Lissenzephalie) zu evaluieren, um die Diagnose eingrenzen zu können.

CAVE!

Die eindeutige Differenzierung von Flüssigkeitsansammlungen in der hinteren Schädelgrube ist durch die fetale Neurosonografie vor allem in späteren Gestationswochen (aufgrund von Verknöcherung der hinteren Schädelgrube) nicht immer gegeben. Die fetale MRT kann hier sehr wertvolle Informationen liefern.

Prognose

Die Prognose der klassischen Dandy-Walker-Malformation ist heterogen. In mehreren Studien konnte gezeigt werden, dass das kognitive Outcome unter anderem von der Vermismorphologie abhängt. So haben Feten mit keinem oder nur einem abgrenzbaren Vermislobuli ein deutlich schlechteres Outcome als Feten mit einer nahezu unauffälligen Vermismorphologie. In dem in ➤ Abb. 15.22 gezeigten Fall können bis zu 6 verschiedene Lobuli abgegrenzt werden, was als prognostisch günstiges Zeichen eingestuft werden kann.

Prozedere

Die Vermismorphologie (keine höchstgradige Hypoplasie) spricht für eine prognostisch günstigere Ausgangslage als bei einer klassischen Dandy-Walker-Malformation. Eine Vorhersage der genauen neurologischen Defizite ist trotzdem nur sehr begrenzt möglich.

PRAXISTIPP

In Fällen unklarer Flüssigkeitsansammlungen in der hinteren Schädelgrube kann eine MRT Verlaufskontrolle zu einer späteren Schwangerschaftswoche indiziert sein, bei der die Vermislobulierung evtl. besser quantifizierbar ist. Dies gelingt insbesondere ab der 22. SSW besser als zu früheren Zeitpunkten.

LITERATUR

Doherty D, Millen KJ, Barkovich AJ. Midbrain and hindbrain malformations: advances in clinical diagnosis, imaging, and genetics. The Lancet Neurology, 2013; 12(4): 381–393.

Klein O, Pierre-Kahn A, Boddaert N, Parisot D, Brunelle F. Dandy-Walker malformation: prenatal diagnosis and prognosis. Childs Nerv Syst, 2003; 19(7–8): 484–489.

Massoud M, Guibaud L. Prenatal imaging of posterior fossa disorders. A review. European Journal of Paediatric Neurology, 2018; 22(6): 972–988.

15

Fallbeispiel 4

Klinische Angaben

25-jährige Patientin, Zwillingsschwangerschaft, 21 SSW, teils zystische Halsläsion im Ultraschall.

Fragen

1. Welche Sequenzen sind dargestellt?
2. Was ist die genaue anatomische Lokalisation der Raumforderung?
3. Mittels welcher Sequenzen könnte man solide/zellreiche Tumorkomponenten erkennen?
4. Besteht eine Invasion in den Pharynx? Besteht eine Indikation zur „Exit Prozedur“?
5. Welche Information liefert die T1-gewichtete Sequenz?

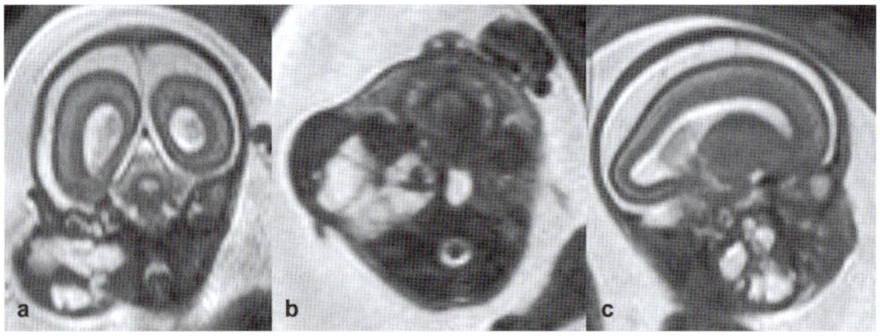

Abb. 15.23 Fallbeispiel 4

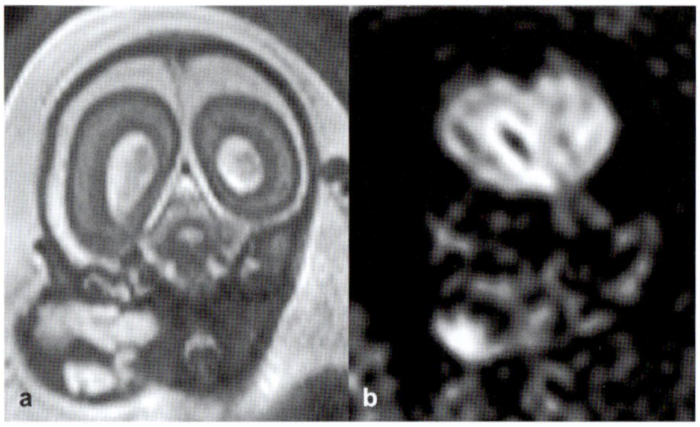

Abb. 15.24 Fallbeispiel 4

Antworten

1. Koronale T2-gewichtete (➤ Abb. 15.25a), axiale T2-gewichtete (➤ Abb. 15.25b) und sagittale T2-gewichtete (➤ Abb. 15.25c) sowie ein Vergleichsbild der koronalen T2-gewichteten (➤ Abb. 15.26a) mit der diffusionsgewichteten (➤ Abb. 15.26b) Sequenz.
2. Die Raumforderung zeigt eine Invasion in die Schädelbasis, wobei nur eine dünne ossäre Lamelle diese von den Innenohrstrukturen rechts trennt. Weiterhin besteht eine Nahebeziehung zum Oropharynx, wobei dieser gering bedrängt aber nicht umgeben wird. Auch eine Invasion in den Larynx besteht nicht.
3. Mit der Diffusionssequenz. Auf Diffusionsbildern (b-Wert = 700 s/mm^2) zeigen zellreiche Tumoranteile ein helles Signal. Dies könne ein Hinweis auf aggressivere Tumorkomponenten sein (in diesem Fall handelte es sich um ein malignes Teratom).
4. Es besteht eine Nahebeziehung zum Oropharynx, wobei dieser gering bedrängt, aber nicht umgeben wird. Auch eine Invasion in den Larynx besteht nicht. Eine Exit-Prozedur wird höchstwahrscheinlich nicht notwendig werden.
5. Die T1-gewichtete Sequenz kann zusätzliche Informationen über den Fettgehalt der Raumforderung und etwaige Einblutungen liefern.

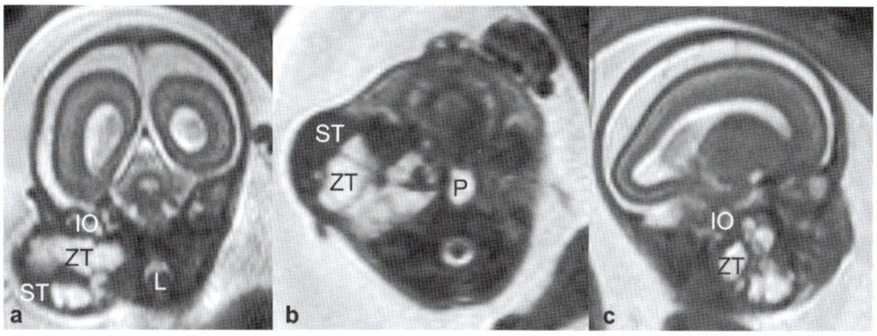

Abb. 15.25 Fallbeispiel 3: Halsteratom. Koronale (a), axiale (b), sagittale T2-gewichtete (c) MRT-Sequenzen. L = Larynx, IO = Innenohrstrukturen, ST = solider Tumor, ZT = zystischer Tumor, ZT.

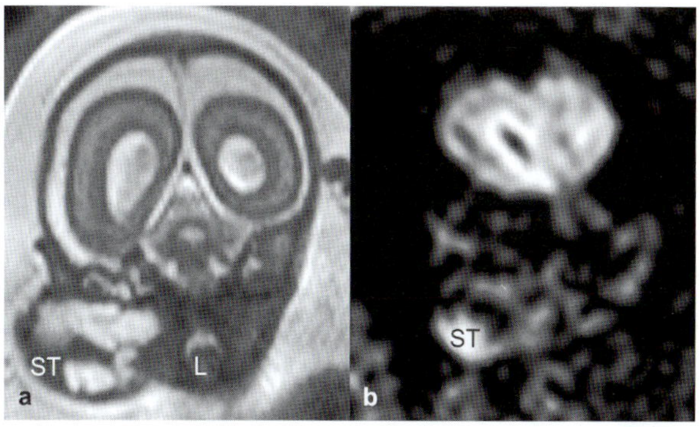

Abb. 15.26 Fallbeispiel 3: Halsteratom. Koronale T2-gewichtet (a) und Diffusions- (b) MRT-Sequenzen. L = Larynx, IO = Innenohrstrukturen, ST = solider Tumor, ZT = zystischer Tumor, ZT.

Typische Hinweiszeichen

Teratome zeigen histologisch einen Anteil von jedem der drei Keimblätter (Endo-, Meso-, Ektoderm). Die meisten Teratome treten fetal im sakrokokzygealen Bereich auf. Gelegentlich verbirgt sich hinter einer zervikalen Raumforderung bei einem Fetus auch ein Halsteratom. Üblicherweise sind Teratome gutartig, ausnahmsweise können sehr selten auch maligne Halsteratome (wie in diesem Fall) auftreten. Typischerweise liegen Halsteratome in der Mittellinie des fetalen Halses, wohingegen Lymphangiome häufig weiter lateral anzutreffen sind. Manche Tumoren sind im Gesichtsbereich gelegen und können nach intrakraniell einwachsen. Halsteratome zeigen häufig solide Anteile, die bei Lymphangiomen nicht anzutreffen sind.

Prognose

Entscheidend für die Prognose ist die Möglichkeit, eine Exit-Prozedur durchführen zu können. Diese kann man je nach Verlagerung der Trachea/des Larynx von der Mittellinie bzw. ossären Wirbelsäulenstrukturen quantitativ mittels tracheoösophagelaen Deviations-Index (TEDI) vorhersagen. Je stärker die Trachea/der Larnyx verlagert wird, desto eher wird eine Exit-Prozedur notwendig. Zudem ist prognostisch der Malignitätsgrad des Tumors zu berücksichtigen. Zellreiche Tumoren (Tumoren mit diffusionseingeschränkten soliden Anteilen) sind eher als aggressiver einzuordnen.

Prozedere

Laufende Verlaufskontrollen mittels Ultraschall sowie MRT-Kontrolle in der 34.–36. SSW zur endgültigen Beurteilung der Notwendigkeit einer Exit-Prozedur.

LITERATUR

Lazar DA, Cassady CI, Olutoye OO et al. Tracheoesophageal displacement index and predictors of airway obstruction for fetuses with neck masses. Journal of pediatric surgery, 2012; 47(1): 46–50.

Tonni G, De Felice C, Centini G, Ginanneschi C. Cervical and oral teratoma in the fetus: a systematic review of etiology, pathology, diagnosis, treatment and prognosis. Archives of gynecology and obstetrics. 2010; 282(4): 355–361.

Fallbeispiel 5

Klinische Angaben

25-jährige Patientin, 22 SSW, Sonografie: kongenitale Zwerchfellhernie rechts.

Fragen

1. Welche Sequenzen sind dargestellt?
2. Welche Organe sind nach intrathorakal verlagert?
3. Welche Möglichkeit bietet das MR zur prognostischen Beurteilung?
4. Kann die Position der fetalen Leber bei CDH mittels MRT immer zweifelsfrei beurteilt werden?

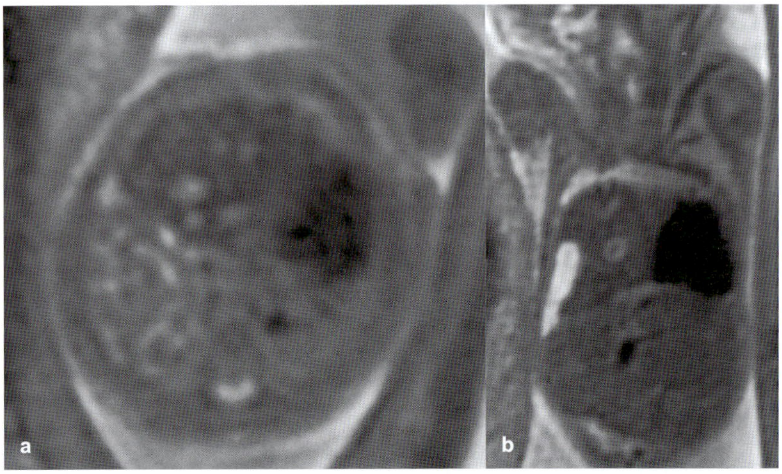

Abb. 15.27 Fallbeispiel 5

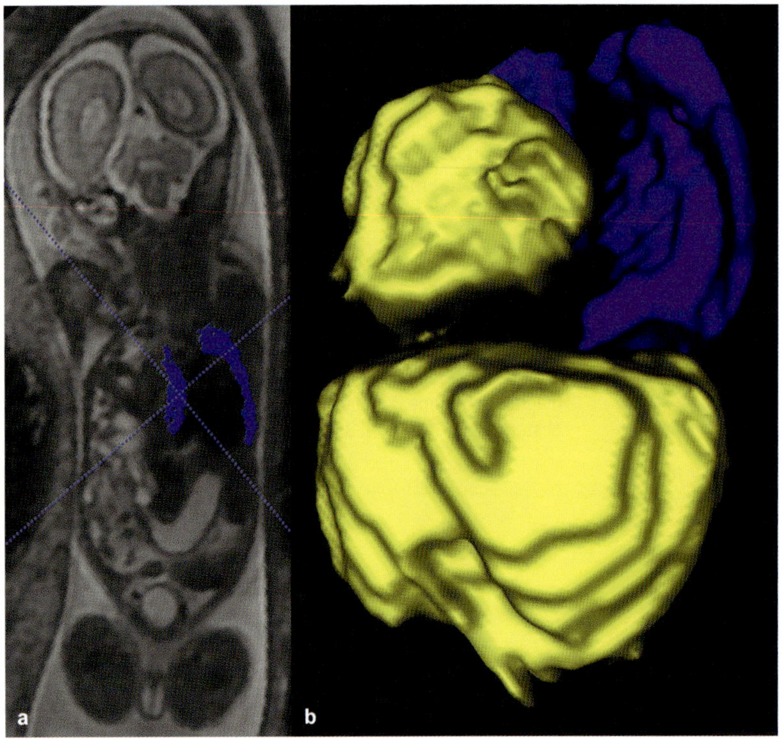

Abb. 15.28 Fallbeispiel 5

Antworten

1. Eine axiale T2-gewichtete Turbo-Spin-Echo-Sequenz (TSE) (➤ Abb. 15.29) sowie eine koronale T2-gewichtete TSE-Sequenz (➤ Abb. 15.30)
2. Im Rahmen dieser rechtsseitigen Zwerchfellhernie liegt ein großer Teil des rechten Leberlappens intrathorakal. Zudem sind auch Darm und Gallenblase nach intrathorakal verlagert.
3. Zur prognostischen Einschätzung ist im MRT die fetale Lungenvolumetrie sehr hilfreich. Bisher hat diese Technik (Bestimmung des Lungenvolumens mittels axialer T2-gewichteter Sequenzen in Kombination mit der Volumetrie des nach intrathorakal verlagerten Leberanteils) die höchste prognostische Genauigkeit bei der Vorhersage der postnatalen Letalität erreicht.
4. Ja. Zusätzlich zu T2-gewichteten Sequenzen erweisen sich T1-gewichtete und echoplanare Sequenzen (hier nicht abgebildet) als sehr hilfreich, um intrathorakal gelegenes Lebergewebe eindeutig zu identifizieren. Eine fetale MRT-Untersuchung ohne klarer Aussage hinsichtlich der fetalen Leberposition bei kongenitaler Zwerchfellhernie ist unvollständig.

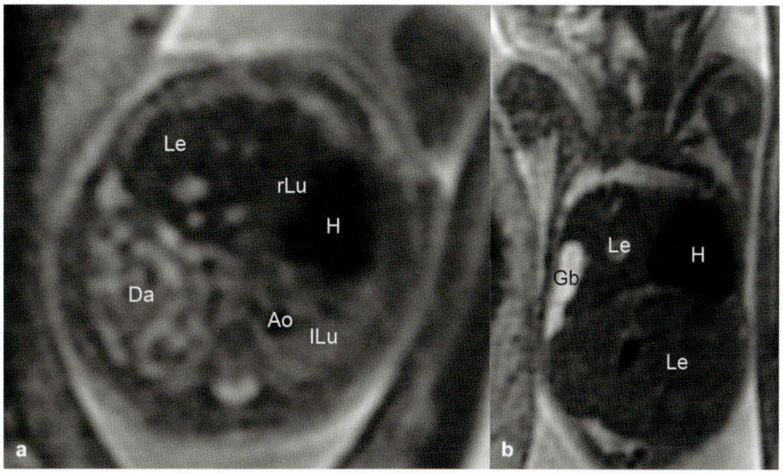

Abb. 15.29 Fallbeispiel 5: kongenitale Zwerchfellhernie. Axiale und koronale T2TSE-Sequenz. Le = Leber, rLu = rechte Lunge, lLu = linke Lunge, H = Herz, Da = Darm, Ao = Aorta thoracalis, Gb = Gallenblase.

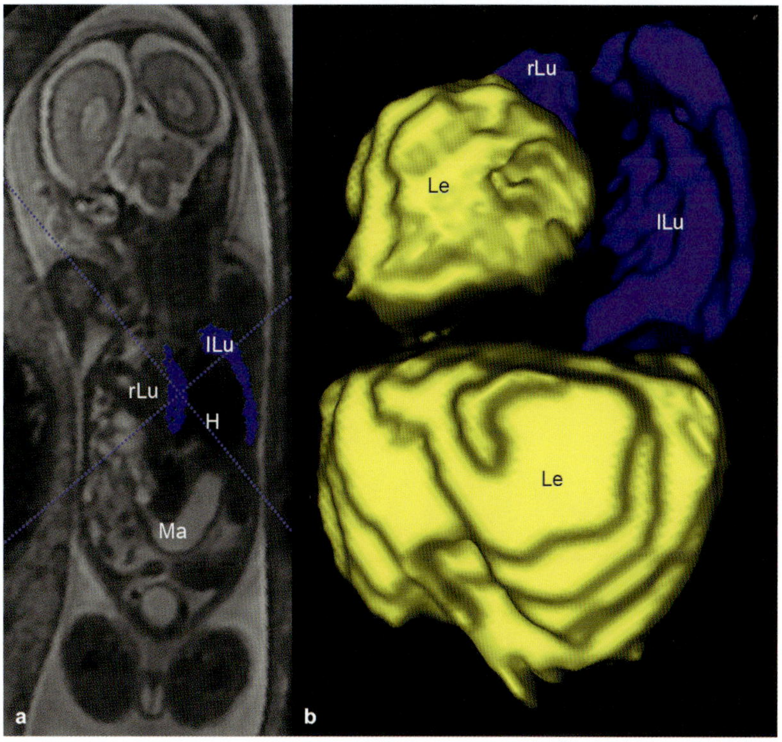

Abb. 15.30 Fallbeispiel 5: kongenitale Zwerchfellhernie. Koronale T2TSE-Sequenz mit resultierender MR-basierter 3D-Segmentation der Leber und Lunge. Le = Leber, rLu = rechte Lunge, lLu = linke Lunge, Ma = Magen.

Typische Hinweiszeichen

Kongenitale Zwerchfellhernien werden heute mittels Ultraschall im Rahmen des Organscreenings eindeutig identifiziert. Die fetale MRT ergänzt die pränatale Ultraschalldiagnostik in mehrfacher Weise: sie liefert genaueste quantitative Werte des fetalen Lungenvolumens, wobei mittels MRT in den meisten Fällen beide Lungen identifiziert und berücksichtigt werden können. Die MRT ist auch hilfreich bei dem Ausschluss zerebraler Veränderungen. Darüber hinaus gelingt eine exakte anatomische Charakterisierung des Hernieninhalts und liefert für die postnatale Chirurgie hilfreiche Informationen.

PRAXISTIPP

Die wichtigsten MRT-Sequenzen bei der Charakterisierung von Fällen mit kongenitaler Zwerchfellhernie sind axiale T2-TSE-Sequenzen (um die MR Lungenvolumetrie möglichst genau durchzuführen) und koronale T1-gewichtete Sequenzen (zur Lagebestimmung der fetalen Leber). Im Rahmen der fetalen Lungenvolumetrie ist insbesondere auf Bewegungsartefakte als Quelle von Messungenauigkeiten zu achten.

Prognose

Rechtsseitige Zwerchfellhernien sind grundsätzlich prognostisch ungünstiger als klassisch linksseitige Zwerchfellhernien einzustufen, insbesondere, wenn – wie in diesem Fall – große Teile der Leber nach intrathorakal verlagert wurden. Auch bei linksseitigen Zwerchfellhernien ist die intrathorakale Herniation des linken Leberlappens als prognostisch ungünstig zu werten.

CAVE!

Die Sonografie-basierte observed/expected (O/E) Lung-to-Head-Ratio (LHR) dient zur prognostischen Einschätzung von kongenitalen Zwerchfellhernien und wird auch zur Indikationsstellung bei fetaler Chirurgie verwendet. Vergleichsstudien haben gezeigt, dass die Genauigkeit der MRT-basierten Lungenvolumetrie bis zu 10 % über der O/E LHR liegt.

Prozedere

Die Prognose ist in diesem Fall einer rechtsseitigen Zwerchfellhernie mit großem nach intrathorakal verlagerten Leberanteil sowie sehr geringem Lungenvolumen (5,5 ml, MRT Lungenvolumentrie) grundsätzlich als sehr ungünstig einzustufen. Eine fetale tracheale Okklusionstherapie (FETO) stellt eine Behandlungsoption dar, die jedoch in dieser Ausgangslage von fraglichem Erfolg ist.

LITERATUR

Bebbington M, Victoria T, Danzer E et al. Comparison of ultrasound and magnetic resonance imaging parameters in predicting survival in isolated left-sided congenital diaphragmatic hernia. Ultrasound Obstet Gynecol, 2014; 43(6): 670–674.

Zamora IJ, Olutoye OO, Cass DL et al. Prenatal MRI fetal lung volumes and percent liver herniation predict pulmonary morbidity in congenital diaphragmatic hernia (CDH). J Pediatr Surg, 2014; 49(5): 688–693.

Fallbeispiel 6

Klinische Angaben

41-jährige Patientin, 21 SSW, sonografische Zuweisungsdiagnose: Omphalozele.

Fragen

1. Welche fetalen und extrafetalen Strukturen sind abgebildet?
2. Erscheint die Plazenta im MRT in der 21. SSW homogen oder inhomogen?
3. Ist die dargestellte Plazentapathologie für die Differenzialdiagnose in diesem Fall bedeutsam?
4. Welche typischen pränatalen morphologischen Befunde sind bei Beckwidth-Wiedemann-Syndrom zu erwarten?

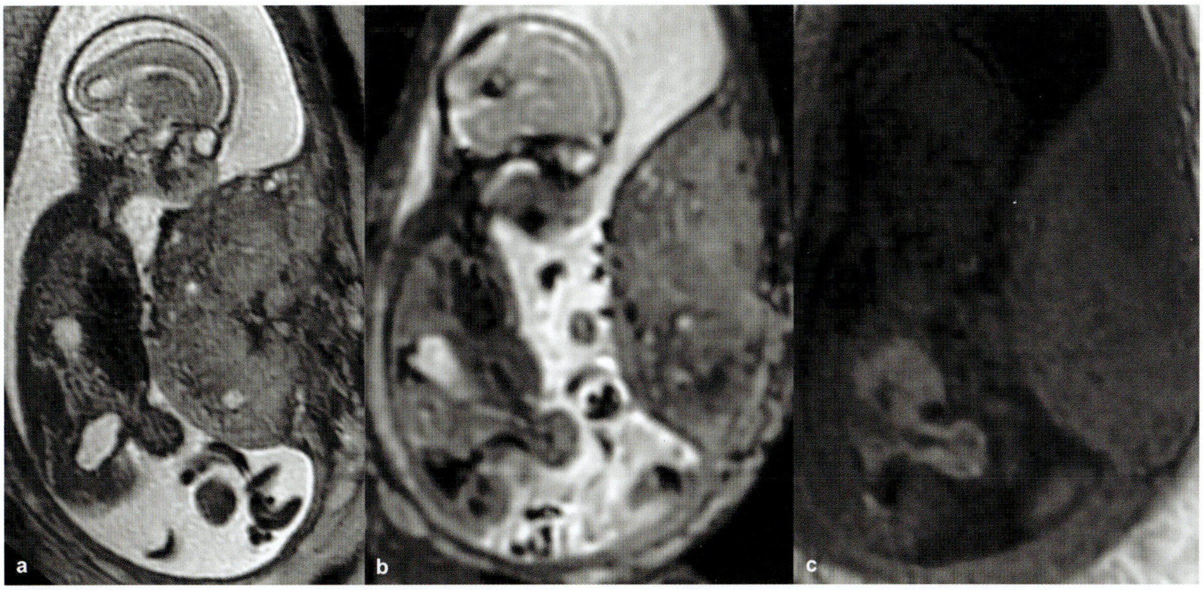

Abb. 15.31 Fallbeispiel 6: sagittale T2TSE-Sequenz (a), sagittale T2*-Sequenz (b), sagittale T1-gewichtete SE-Sequenz (c)

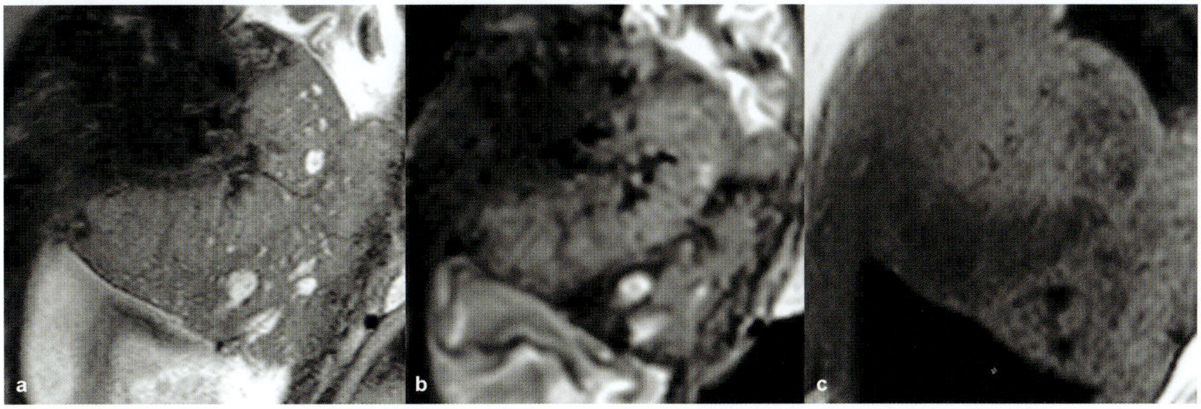

Abb. 15.32 Fallbeispiel 6: Darstellung der Plazenta mittels T2TSE-Sequenz (a), T2*-Sequenz (b), T1-gewichtete SE-Sequenz (c)

➢ Fortsetzung auf S. 504

Fortsetzung

Antworten

1. Man erkennt eine paraaxiale Schicht durch den Fetus mit Darstellung des T2-gewichtet hyperintensem Magen, T1-gewichtet hyperintenser und T2-gewichtet hypointenser Leber, einer kleinen Omphalozele mit minimalem Leberanteil sowie Darmstrukturen als Inhalt, die auffällig inhomogene Vorderwandplazenta mit zystischen Veränderungen.
2. Die Plazenta ist bis zur 26. SSW sehr homogen auf T2-gewichteten und T1-gewichteten Sequenzen. Eine signalinhomogene Plazenta in der 21. SSW ist immer als auffällig zu werten. In diesem Fall liegen zusätzlich auch charakteristisch flüssigkeitsisointense Zysten vor.
3. Ja, es handelt sich um eine mesenchymale Plazentadysplasie. Die Kombination mit einer Omphalozele legt das Vorliegen eines Beckwidth-Widemann-Syndroms nahe. Die Beurteilung der Plazenta im MRT liefert daher sehr wichtige differenzialdiagnostisch hilfreiche Zusatzinformationen.
4. Strukturelle Auffälligkeiten beim Beckwith-Wiedemann-Syndrom umfassen das Vorliegen von Makroglossie (im vorliegenden Fall nicht besonders eindrucksvoll), posterioren Gaumenspalten, Makrosomie, Herzfehler, Omphalozele und Nierenfehlbildungen.

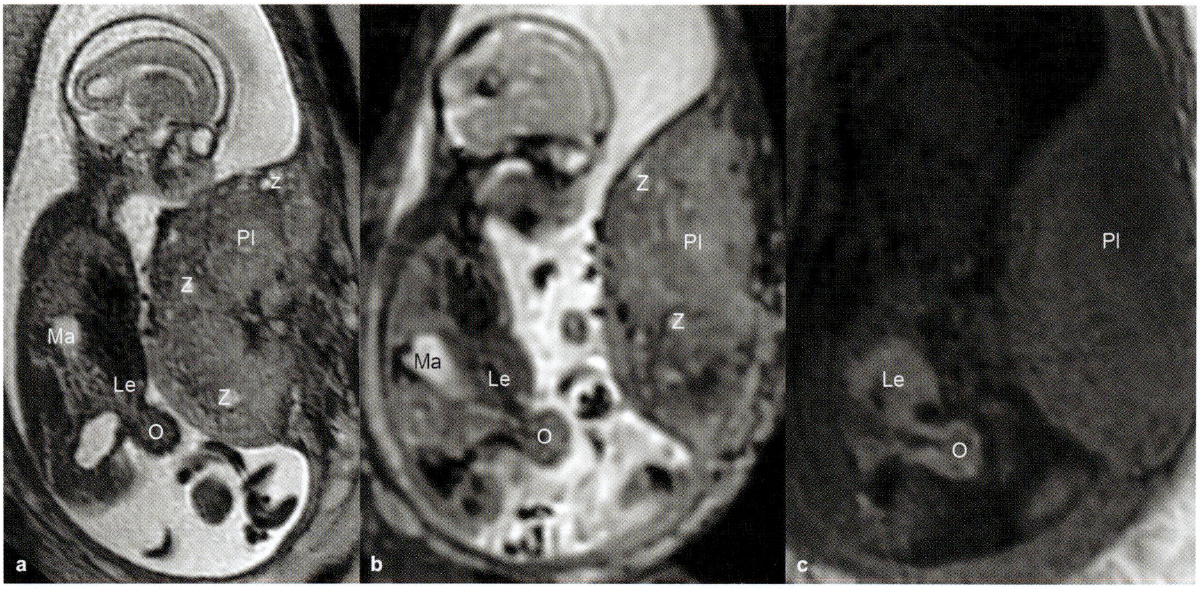

Abb. 15.33 Fallbeispiel 6: Beckwith-Wiedemann-Syndrom. Le = Leber, Ma = Magen, O = Omphaozele, Pl = Plazenta, Z = Plazentazysten.

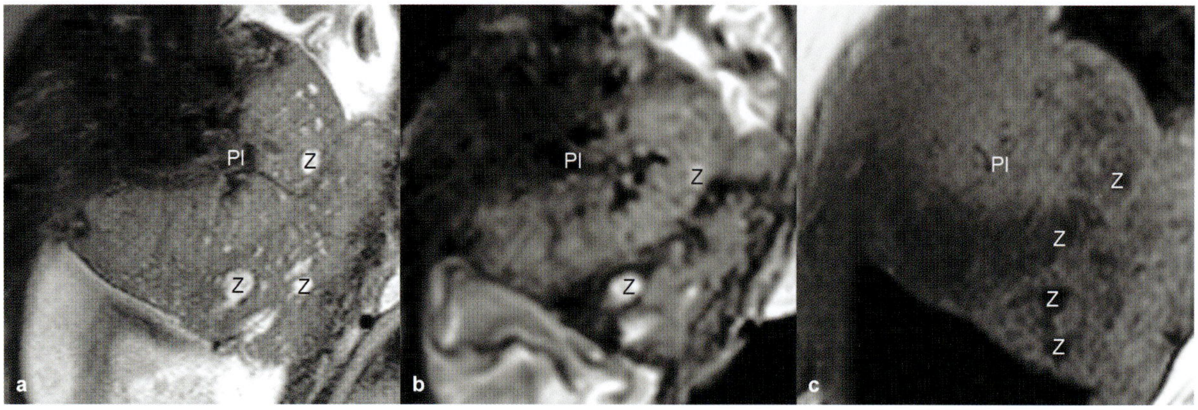

Abb. 15.34 Fallbeispiel 6: Beckwith-Wiedemann-Syndrom. Pl = Plazenta, Z = plazentare Zysten.

Typische Hinweiszeichen

Das **Beckwith-Wiedemann-Syndrom** ist eine seltene meist sporadisch auftretende genetische Erkrankung. Pränatal werden Fälle insbesondere aufgrund einer Omphalozele auffällig. Die Kombination von Makroglossie, Makrosomie, Omphalozele und einer mesenchymalen Plazentadysplasie sollten an ein Beckwith-Wiedemann-Syndrom denken lassen. Die mesenchymale Plazentadysplasie stellt eine plazentare Veränderung dar, bei der es zum Auftreten von teils traubenartigen Zysten bzw. „Zisternen" in den Stammvilli der insgesamt vergrößerten Plazenta kommt. Diese plazentare Veränderung ist gelegentlich mit dem Beckwith-Wiedemann-Syndrom assoziiert, kann aber auch isoliert vorkommen. Isolierte Fälle haben ein erhöhtes Präeklampsie-Risiko.

Prognose

Beckwith-Wiedemann-Syndrom-Patienten haben eine genetische Prädisposition zum Entstehen von Tumoren. Neuroblastome, Nephroblastome (Wilms-Tumoren), Hepatoblastome können bei betroffenen Individuen vermehrt auftreten. Aktive Tumorüberwachung mittels postnatalen Ultraschalls ist jedenfalls empfohlen. Ein weiteres Problem von Beckwith-Wiedemann-Patienten sind postnatal auftretende teils schwere Hypoglykämien. Abgesehen von lebensbedrohlichen unmittelbar postnatalen Komplikationen ist die Prognose bei leicht betroffenen Fällen ansonsten gut.

Prozedere

Amniozentese und genetische Abklärung im Hinblick auf eine chromosomale Veränderung in der Region des Chromosoms 11p15.

PRAXISTIPP

Die Plazenta sollte im Rahmen einer fetalen MRT-Untersuchung mitbegutachtet werden, da die Darstellung der Plazenta im MRT oft differenzialdiagnostisch hilfreiche Informationen liefert. Neben der Abklärung von Plazentationsstörungen können auch plazentare Blutungen und Infarkte mittels MRT gut charakterisiert werden.

LITERATUR

Linduska N, Dekan S, Messerschmidt A et al. Placental pathologies in fetal MRI with pathohistological correlation. Placenta, 2009; 30(6): 555–559.

Woo GW, Rocha FG, Gaspar-Oishi M, Bartholomew ML, Thompson KS. Placental mesenchymal dysplasia. American Journal of Obstetrics and Gynecology, 2011; 205(6): e3–5.

KAPITEL

16 Gynäkologische Ultraschalldiagnostik

Dieter Grab

Die gynäkologische Ultraschalldiagnostik umfasst das Erkennen von pathologischen Befunden und Hinweiszeichen auf Malignome des inneren Genitale, Abklären von Fragestellungen zu Kontrazeption und Fertilität sowie Entzündungs- und EUG-Diagnostik. Ein Stufenkonzept mit einer standardisierten Basisuntersuchung sowie einer erweiterten Diagnostik durch spezialisierte Untersucher bei unklaren Befunden verbessert die Validität der Untersuchung und führt insbesondere in der Differenzialdiagnostik von Adnextumoren zu höheren Sensitivitäten und Spezifitäten (Timmermann et al., 2008, Kaijser et al., 2013)

Gerätestandards

Bei der Abklärung von gynäkologischen Befunden hat die transvaginale Ultraschalluntersuchung den höchsten Stellenwert unter den bildgebenden Verfahren. Die dazu verwendeten Schallköpfe (mechanische oder elektronische Sektorschallköpfe) sollten hochfrequent sein (5–10 MHz) und einen Sektorwinkel von mindestens 100° aufweisen. Für die transabdominale Diagnostik sind elektronische Curved-array- oder Sektorschallköpfe oder mechanische Sektorsonden mit einer Frequenz zwischen 3,5 und 7,5 MHz zu verwenden (Grab et al., 2023).

Untersuchungstechnik

Die transvaginalen Untersuchungen werden mit **leerer Harnblase in Steinschnittlage** durchgeführt. Die Sonden sind mit einem Gel-gefüllten Überzug (Kondom) zu beziehen und entsprechend Herstellerangaben nach jeder Untersuchung zu reinigen und zu desinfizieren.

Bei transabdominalen Untersuchungen kann eine gefüllte Harnblase die Untersuchung erleichtern, ist jedoch nicht obligat.

Bei jeder Untersuchung sollen die Untersuchungsbedingungen eingeschätzt werden (gut, ausreichend, eingeschränkt z. B. wegen Adipositas, Darmüberlagerung etc.).

Zur Bildoptimierung müssen folgende Parameter individuell angepasst werden:

- Bildausschnitt
- Fokuszone
- Graustufenverstärkung
- Bildauflösung (Frame-Rate, Persistance, ggf. Tissue Harmonic Imaging)
- Darstellung des inneren Genitale (dynamische Untersuchung, ggf. auch mit äußerer Hand zur Kontrolle der Mobilität der Organe im kleinen Becken)
- Erkennung von Organveränderungen in Abhängigkeit von Zyklusphase
- Alter oder Medikation

Biometrie

Uterus	• ap-Durchmesser des Corpus uteri im Sagittalschnitt • Messung der doppelten Endometriumhöhe
Ovarien	• Länge und Höhe

16

Uterus

- Abweichung von der typischen Form und Lage
- Strukturauffälligkeiten im Myometrium
- Dysproportion zwischen Zervix und Corpus
- Struktur, Höhe (siehe Biometrie) und Begrenzung des Endometriums
- Intracavitäre Flüssigkeitsansammlung (Sero/Hämatometra)
- Abweichungen von der typischen Cavumform (Uterusanomalie?)
- Lagekontrolle bei IUP

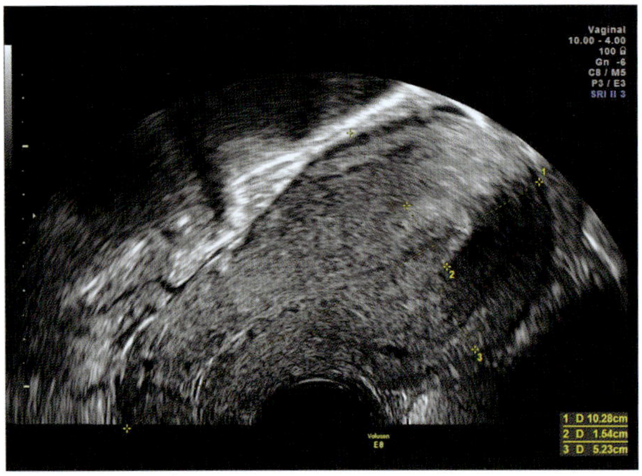

Abb. 16.1 Anteflektierter Uterus

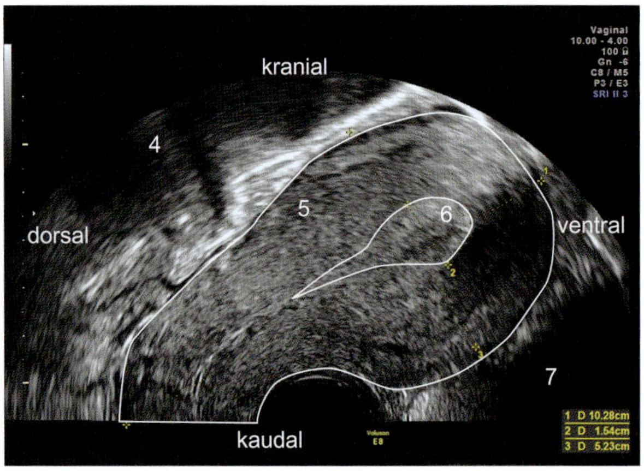

Abb. 16.2 Anteflektierter Uterus. 1 = Uteruslänge (Portio – Fundus), 2 = Uterusdurchmesser anterior – posterior, 3 = doppelte Endometriumdicke, 4 = Darm, 5 = Myometrium, 6 = Endometrium, 7 = Harnblase.

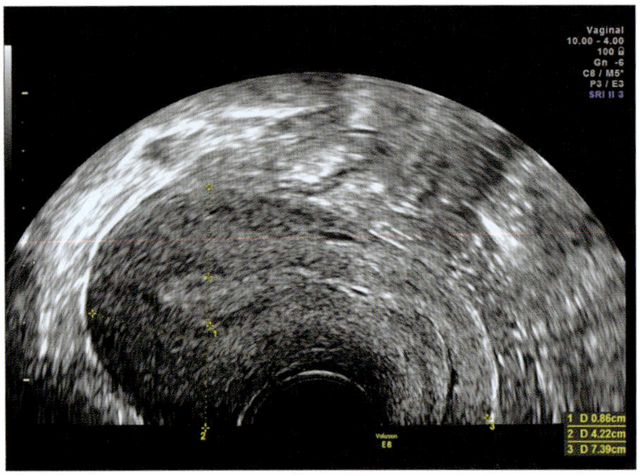

Abb. 16.3 Retroflektierter Uterus

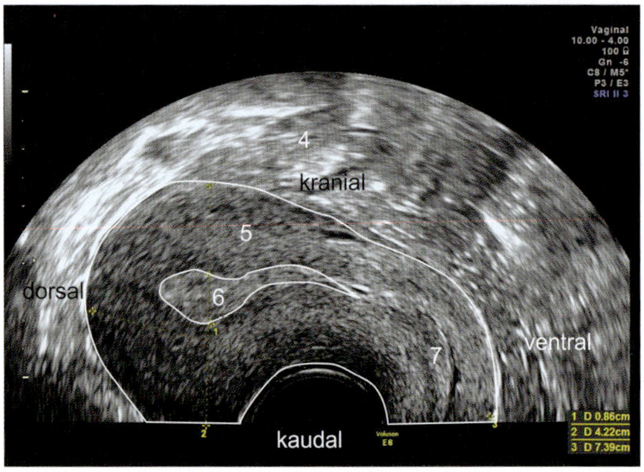

Abb. 16.4 Retroflektierter Uterus. 1 = doppelte Endometriumbreite, 2 = Uterusdurchmesser anterior – posterior, 3 = Uteruslänge (Portio – Fundus), 4 = Darm, 5 = Myometrium, 6 = Endometrium, 7 = Zervix.

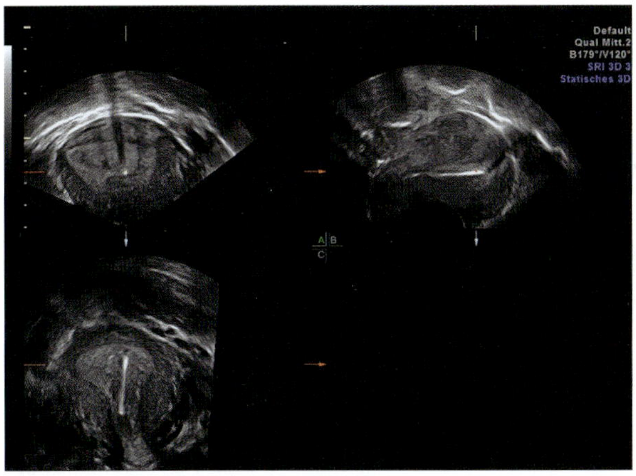

Abb. 16.5 Uterus multiplanar, orthotop liegendes Intrauterinpessar

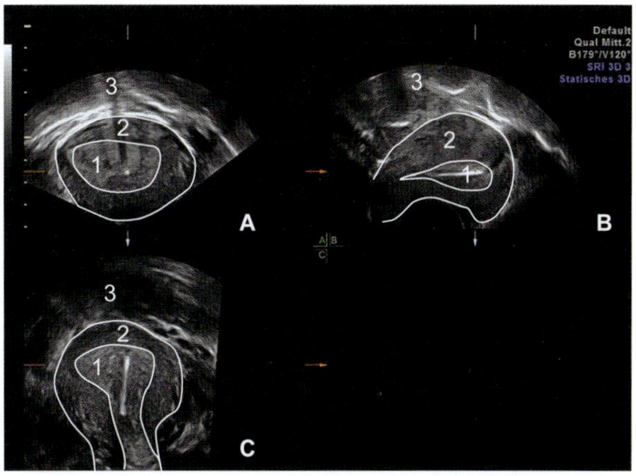

Abb. 16.6 Uterus multiplanar, orthotop liegendes Intrauterinpessar. A: Transversalschnitt. B: Sagittalschnitt. C: Frontalschnitt. 1 = Endometrium mit orthotop liegendem Intrauterinpessar, 2 = Myometrium, 3 = Darm.

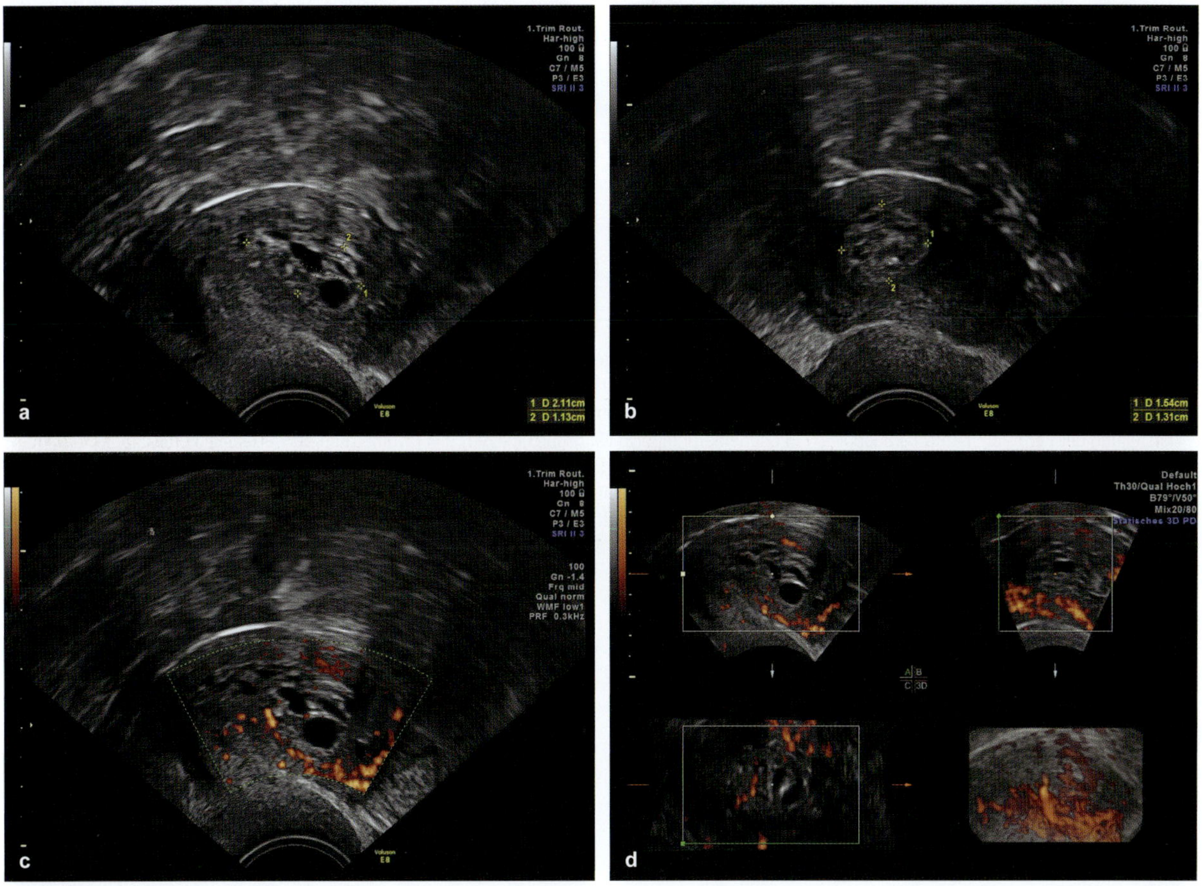

Abb. 16.7 Uterus, mit glatt begrenztem Endometriumpolyp mit Makrozysten.
a) Sagittalschnitt.
b) Querschnitt.
c) Darstellung der Perfusion mittels Farbdoppler.
d) Darstellung der Perfusion mittels Farbdoppler, 3D-Rekonstruktion.

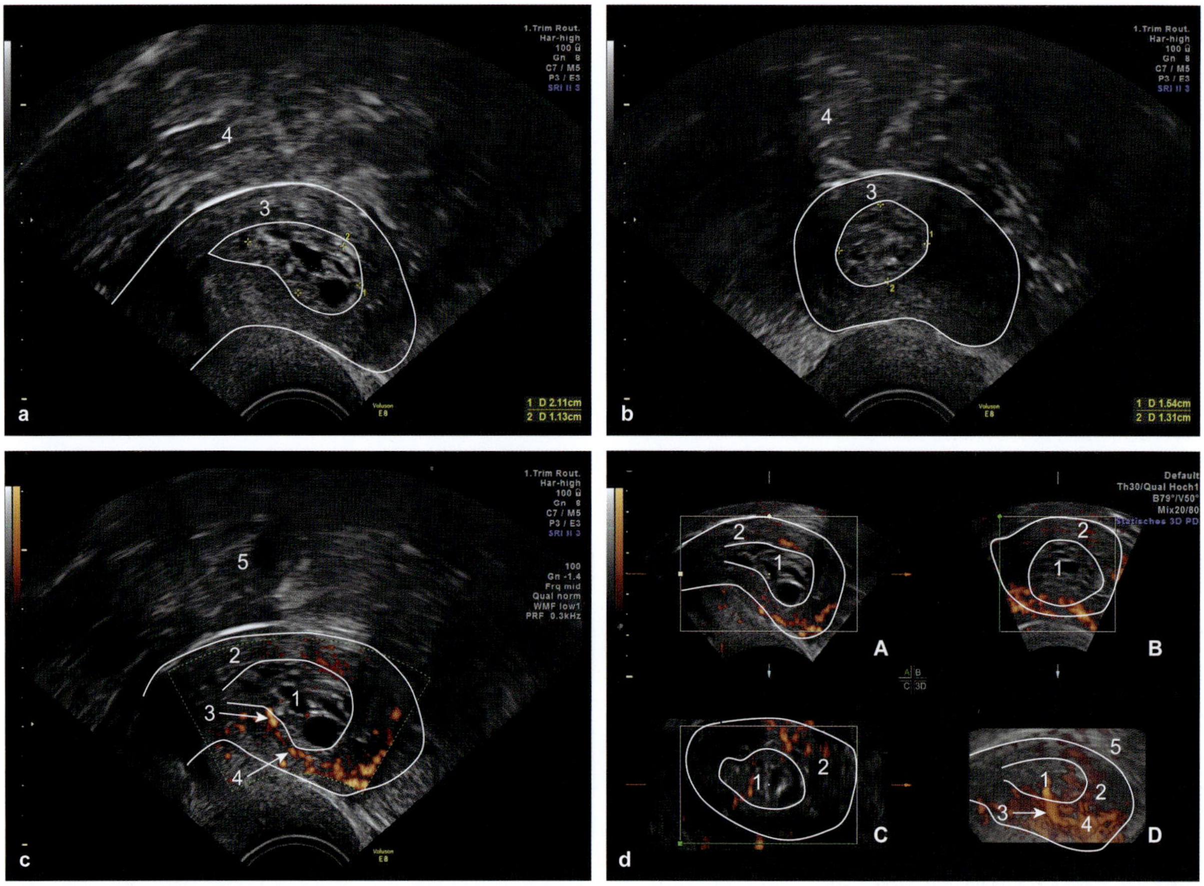

Abb. 16.8 Uterus, mit glatt begrenztem Endometriumpolyp mit Makrozysten.
a) Sagittalschnitt. 1 = Endometriumpolyp Längsdurchmesser, 2 = Endometriumpolyp Anterior-posterior-Durchmesser, 3 = Myometrium, 4 = Darm.
b) Querschnitt. 1 = Endometriumpolyp Längsdurchmesser, 2 = Endometriumpolyp Anterior-posterior-Durchmesser, 3 = Myometrium, 4 = Darm.
c) Darstellung der Perfusion mittels Farbdoppler. 1 = Endoemetriumpolyp Längsdurchmesser, 2 = Myometrium, 3 = arterielle Perfusion des Endometriumpolyp, Hauptast („Feder" Gefäß), 4: subendometriale Blutgefäße, 5 = Darm
d) Darstellung der Perfusion mittels Farbdoppler, 3-D-Rekonstruktion. A: Sagittalschnitt. B: Transversalschnitt. C: Frontalschnitt. D: 3D-Rekonstruktion. 1 = Endometriumpolyp, 2 = Myometrium, 3 = arterielle Perfusion Endometriumpolyp, Hauptgefäß („Feder"gefäß), 4 = subendometriale Blutgefäße, 5 = Darm.

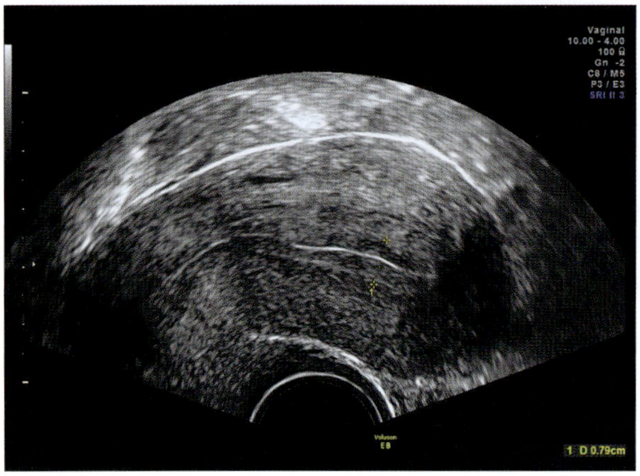

Abb. 16.9 Uterus mit Endometrium in der Proliferationsphase

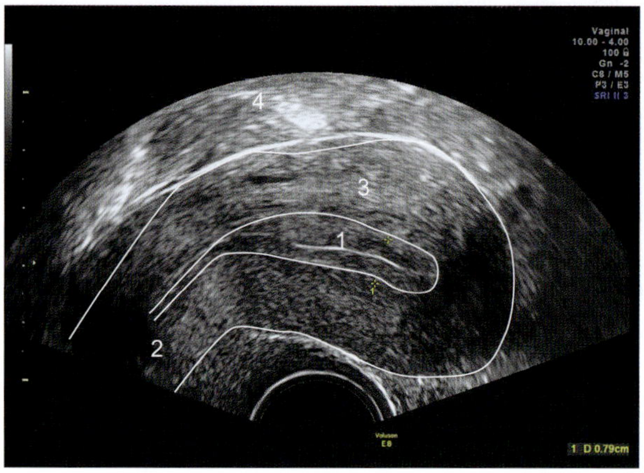

Abb. 16.10 Uterus mit Endometrium in der Proliferationsphase. 1 = Endometrium mit echoreichem Mittelecho und (im Vergleich zum Myometrium) echogleicher Textur, 2 = Cervix uteri, 3 = Corpus uteri, 4 = Darm.

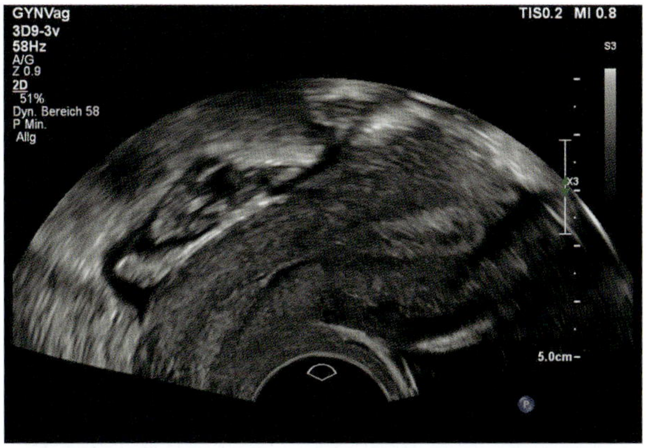

Abb. 16.11 Uterus mit Endometrium in der Sekretionsphase

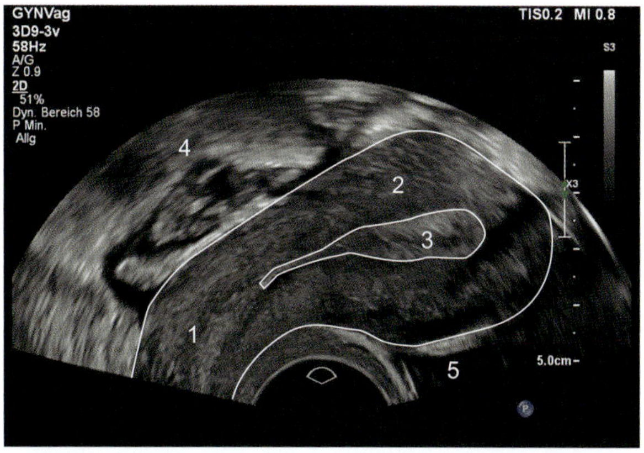

Abb. 16.12 Uterus mit Endometrium in der Sekretionsphase. 1 = Cervix uteri, 2 = Corpus uteri, 3 = hoch aufgebautes echoreiches Endometrium, 4 = Darm, 5 = Harnblase.

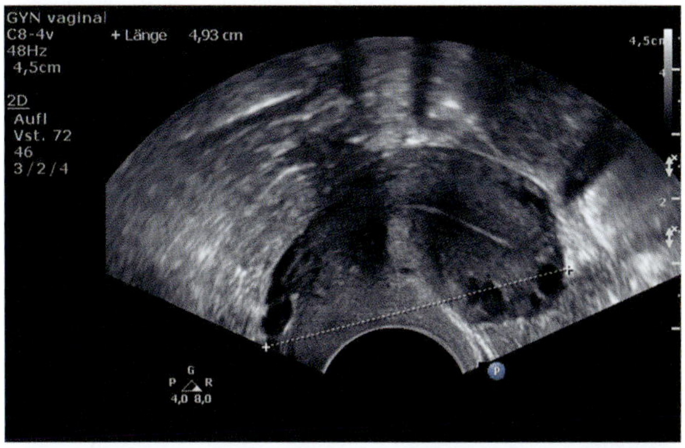

Abb. 16.13 Postmenopausaler Uterus mit strichförmigem Endometrium

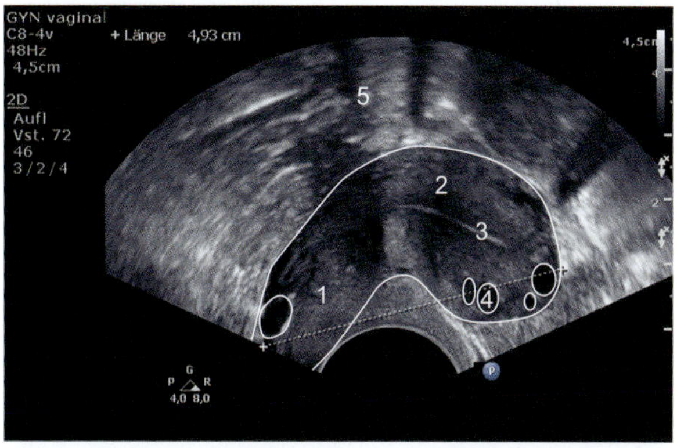

Abb. 16.14 Postmenopausaler Uterus mit strichförmigem Endometrium. 1 = Cervix uteri, 2 = Corpus uteri, 3 = strichförmiges Endometrium, 4 = Einschlußzysten, 5 = Darm.

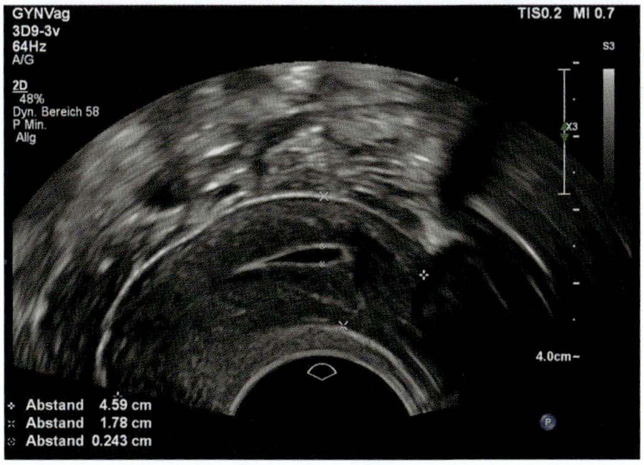

Abb. 16.15 Postmenopausaler Uterus mit Serometra

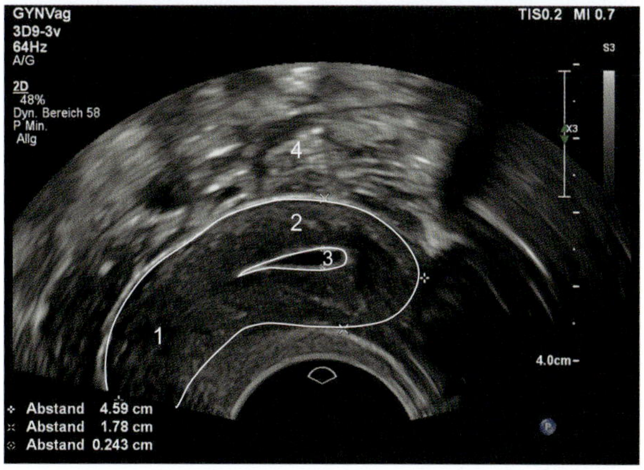

Abb. 16.16 Postmenopausaler Uterus mit Serometra. 1 = Cervix uteri, 2 = Corpus uteri, 3 = atrophes Endometrium, Serometra, 4 = Darm.

Adnexregion

- Erkennen einer auffälligen Ovargröße
- Erkennen von zystischen (einkammrig/mehrkammrig) oder zystisch soliden Raumforderungen im Adnexbereich
- Erkennen von Hinweiszeichen einer Extrauteringravidität

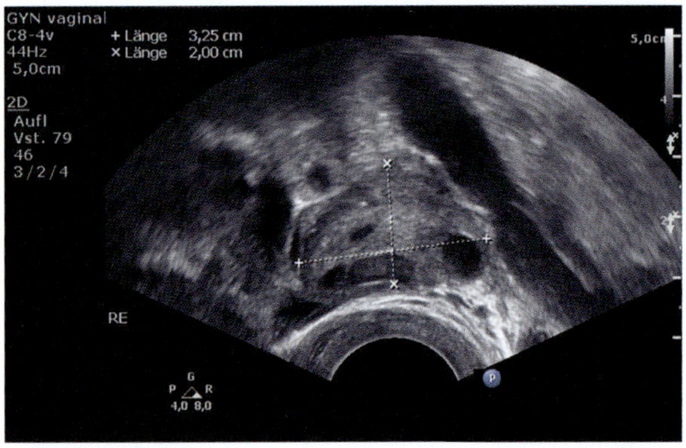

Abb. 16.17 Ovar in der reproduktiven Phase mit mehreren Tertiärfollikeln

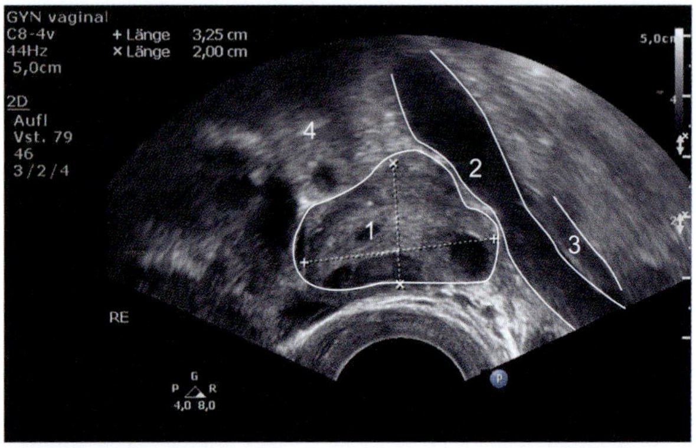

Abb. 16.18 Ovar in der reproduktiven Phase mit mehreren Tertiärfollikeln. 1 = Ovar mit mehreren Tertiärfollikeln, 2 = V. iliaca externa, 3 = A. Iliaca externa, 4 = Darm.

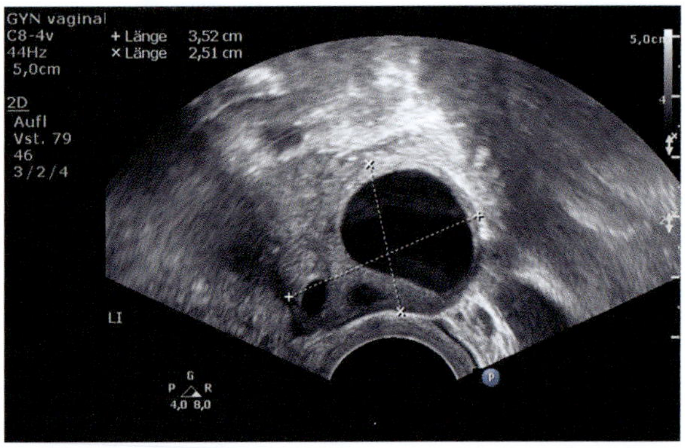

Abb. 16.19 Ovar in der reproduktiven Phase mit mehreren Tertiärfollikeln mit sprungreifem Follikel

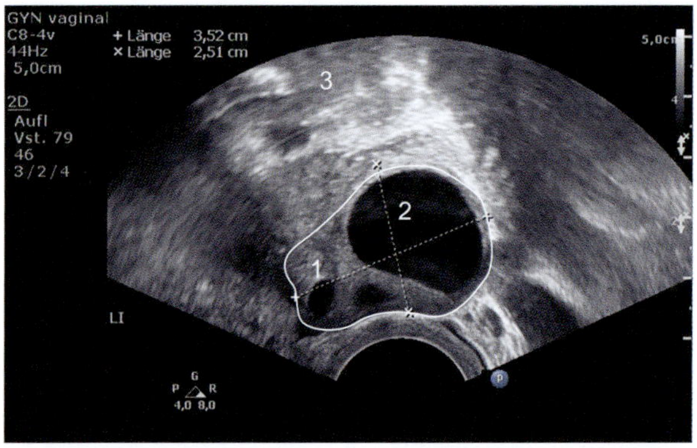

Abb. 16.20 Ovar in der reproduktiven Phase mit mehreren Tertiärfollikeln mit sprungreifem Follikel. 1 = Ovar mit mehreren Tertiärfollikeln, 2 = sprungreifer Follikel, 3 = Darm.

Douglas-Raum

- Erkennen einer Flüssigkeitsansammlung oder Raumforderung

Dokumentation und schriftlicher Befund

- Untersuchungsdatum
- Patientendaten
- Indikation der Untersuchung

Nachfolgende Parameter sind als Standard-Bilddokumentation zu erfassen. Dabei sind die betreffenden Organe bildfüllend darzustellen. Die Bildorientierung erfolgt entsprechend internationalem Standard:

- Uterus im Längsschnitt mit Cavum-/Endometriumdarstellung, Corpus-ap- und Endometrium-ap-Messung (doppelte Endometriumdicke)
- Beide Ovarien mit Darstellung der Messwerte. Bei Nichtdarstellbarkeit eines oder beider Ovarien Dokumentation der jeweiligen Adnexregion (mit den Iliakalgefäßen; ggf. zusätzlich abdominaler Ultraschall).
- Auffällige Befunde

Der zusammenfassende schriftliche Befund umfasst eine Befundbeschreibung und eine abschließende Bewertung.

Weiterführende gynäkologische Ultraschalldiagnostik

Bei unklaren Befunden im kleinen Becken oder Verdacht auf ein Malignom ergibt sich die Indikation für eine weiterführende Ultraschalldiagnostik durch einen spezialisierten Untersucher (Hoopmann et al. 2022).

Die Anforderungen an die erweiterte gynäkologische Ultraschalldiagnostik bauen auf denen an die Basisdiagnostik auf. Die Untersuchungen erfordern neben einer hochwertigen Geräteausstattung eingehende Kenntnisse und Erfahrungen des Untersuchers entsprechend nachfolgenden erweiterten Qualitätskriterien:

- Darstellung des inneren Genitales (dynamische Untersuchung mit äußerer Hand zur Kontrolle der Mobilität) mit hochwertiger Ultraschalltechnik: hochauflösende Ultraschallsonden, möglichst mit 3D-Technik, Dopplersonografie und farbkodierte Dopplersonografie
- Elektronische Bildarchivierung
- Option der Hysterokontrastsonografie

Ziele der weiterführenden gynäkologischen Ultraschalldiagnostik

Differenzialdiagnostische Abklärung auffälliger Befunde, insbesondere für die Indikationsstellung und Planung der Operation.

Aufgaben im Rahmen der weiterführenden gynäkologischen Ultraschalldiagnostik sind:

- Konsultationsleistung gegenüber der Basisdiagnostik
- Differenzialdiagnose und Dignitätseinschätzung auffälliger Befunde im kleinen Becken
- Beratung der Patientin
- Empfehlungen zum weiteren diagnostischen bzw. therapeutischen Vorgehen

Inhalte der weiterführenden gynäkologischen Sonografie

Uterus

- Funktionelle Veränderungen des Endometriums (Fertilitätsdiagnostik)
- Nicht-funktionelle Veränderungen des Endometriums und des Cavum uteri (Myome, Polypen, Endometriumkarzinom [Infiltrationstiefe, Zervixbefall], Flüssigkeitsansammlung)
- Myometriumveränderungen (Myome, Adenomyosis uteri interna, Sarkom)
- Zervixveränderungen (Einschlusszysten, Zervixpolyp, Myome, Zervixkarzinom)
- Parametrien bei Zervixkarzinom
- Uterus-/Tumorvaskularisation mittels Farbdoppler
- Kontrolle nach operativen Eingriffen (z. B. Myomenukleation, Sectionarbe, Plazentaresiduen)

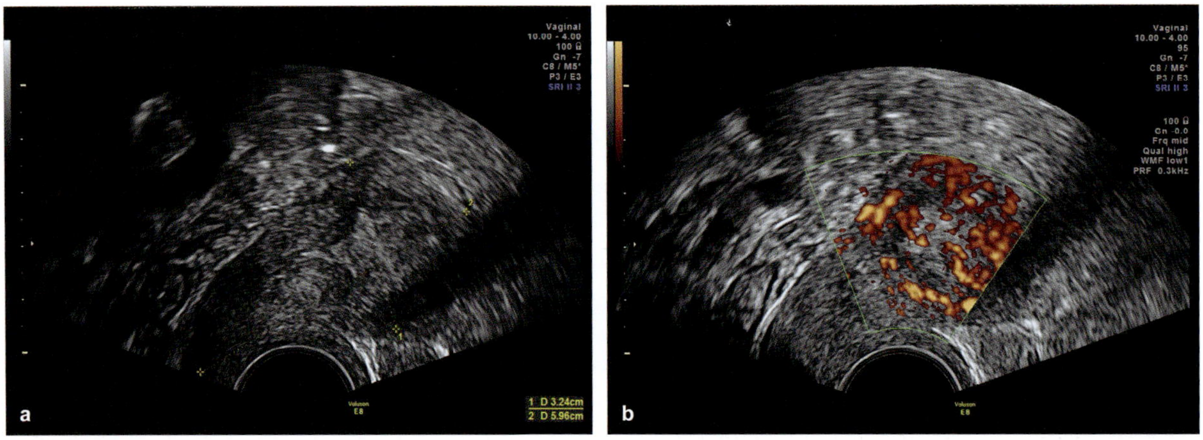

Abb. 16.21 Undifferenziertes Endometriumkarzinom mit Wandinfiltration.
a) Sagittalschnitt. b) Darstellung der Perfusion mittels Farbdoppler.

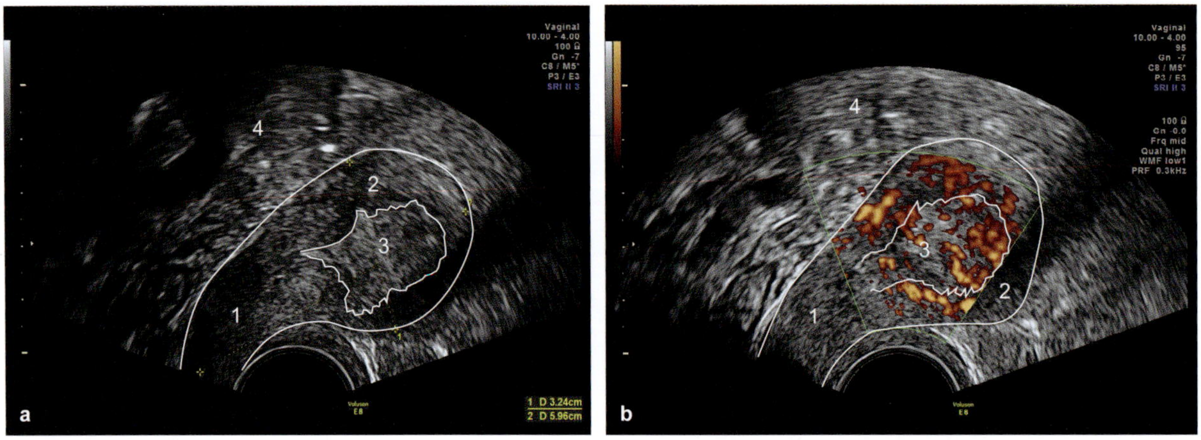

Abb. 16.22 Undifferenziertes Endometriumkarzinom mit Wandinfiltration.
a) Sagittalschnitt. 1 = Cervix uteri, 2 = Corpus uteri, 3 = irregulär begrenztes Endometrium, 4 = Darm.
b) Darstellung der Perfusion mittels Farbdoppler. 1 = Cervix uteri, 2 = Corpus uteri, 3 = Endometrium mit Darstellung der Hypervaskularisation mittels Farbdoppler, 4 = Darm.

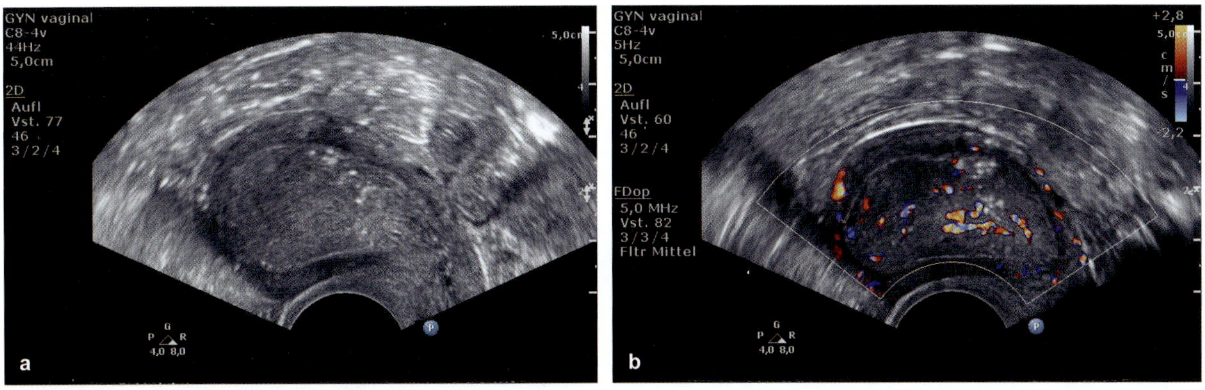

Abb. 16.23 Hoch differenziertes Endometriumkarzinom ohne Wandinfiltration.
a) Sagittalschnitt. b) Darstellung der Perfusion mittels Farbdoppler.

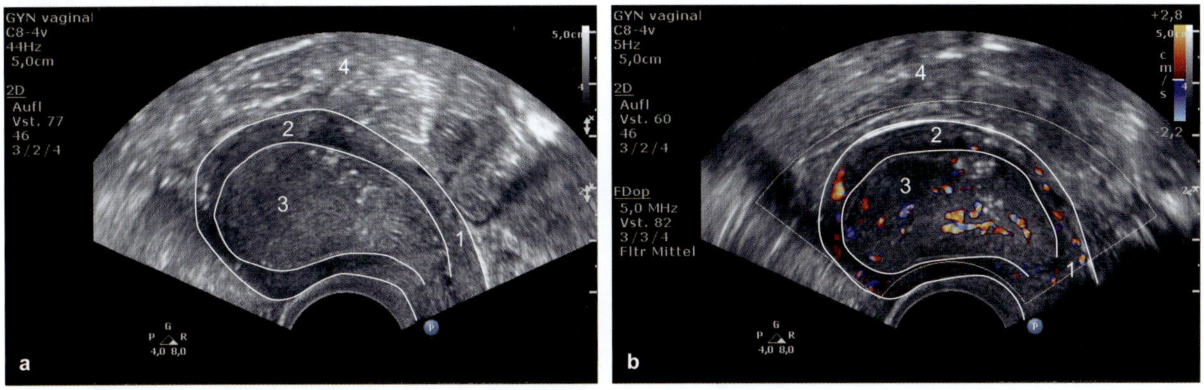

Abb. 16.24 Hoch differenziertes Endometriumkarzinom ohne Wandinfiltration.
a) Sagittalschnitt. 1 = Cervix uteri, 2 = Corpus uteri, 3 = glatt begrenztes sehr hoch aufgebautes Endometrium, 4 = Darm.
b) Darstellung der Perfusion mittels Farbdoppler. 1 = Cervix uteri, 2 = Corpus uteri, 3 = glatt begrenztes sehr hoch aufgebautes Endometrium mit endometrialen Blutgefäßen, 4 = Darm.

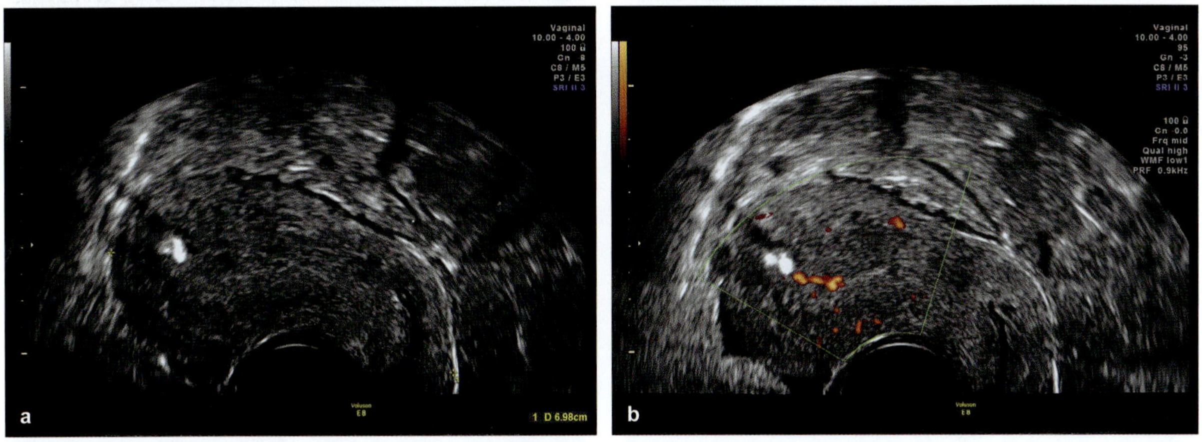

Abb. 16.25 Retroflektierter Uterus mit verkalktem Endometriumpolyp.
a) Sagittalschnitt. b) Darstellung der Perfusion mittels Farbdoppler.

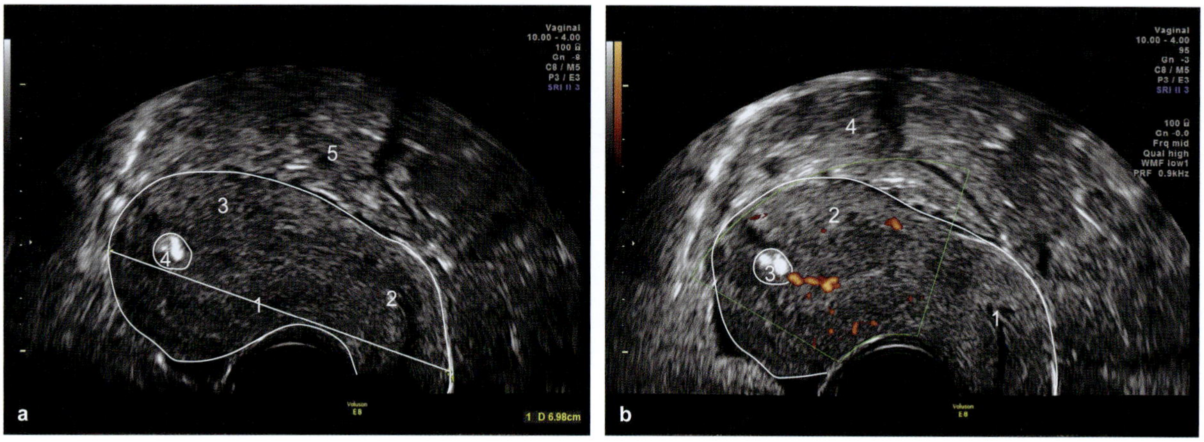

Abb. 16.26 Retroflektierter Uterus mit verkalktem Endoemtriumpolyp.
a) Sagittalschnitt. 1 = Uteruslänge (Portio – Fundus), 2 = Cervix uteri, 3 = Corpus uteri, 4 = verkalkter Endometriumpolyp, 5 = Darm.
b) Darstellung der Perfusion mittels Farbdoppler. 1 = Cervix uteri, 2 = Corpus uteri, 3 = verkalkter Endometriumpolyp mit versorgendem Blutgefäß, 4 = Darm.

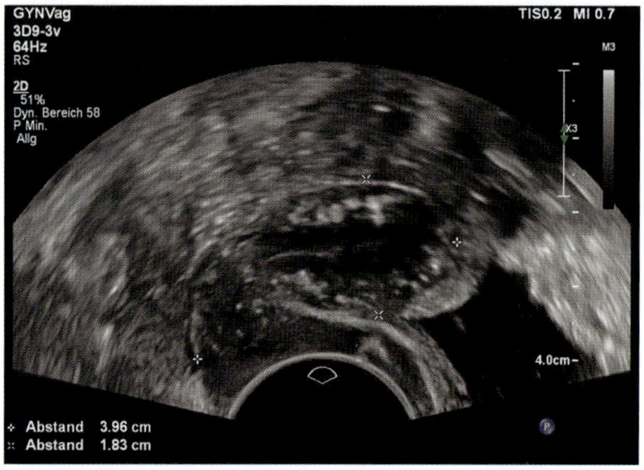

Abb. 16.27 Seniler atropher Uterus mit strichförmigem Endometrium und myometranen Kalkeinlagerungen

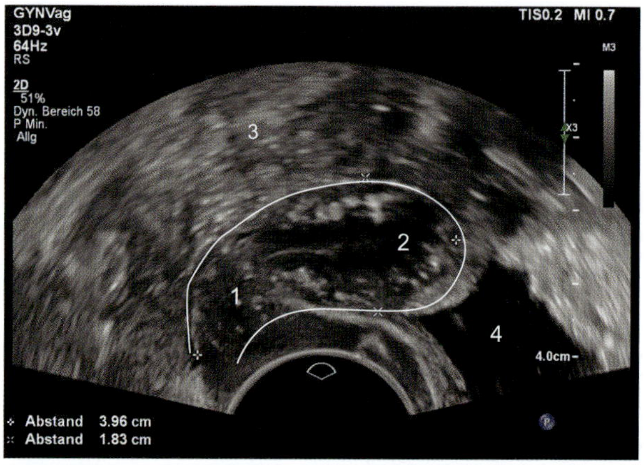

Abb. 16.28 Seniler atropher Uterus mit strichförmigem Endometrium und myometranen Kalkeinlagerungen. 1 = Cervix uteri, 2 = Corpus uteri mit Kalkeinlagerungen und strichförmigem Endometrium, 3 = Darm, 4 = Harnblase.

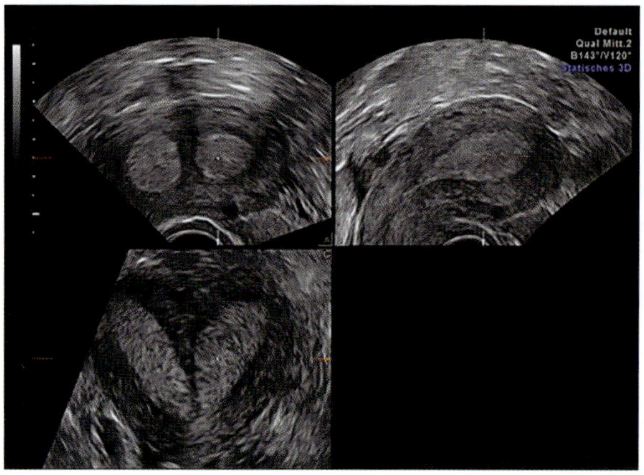

Abb. 16.29 Uterusdoppelfehlbildung, inkompletter bikorporaler Uterus. ESHRE (European Society of Human Reproduction and Embryology)-Klassifikation 3a, multiplanare Darstellung.

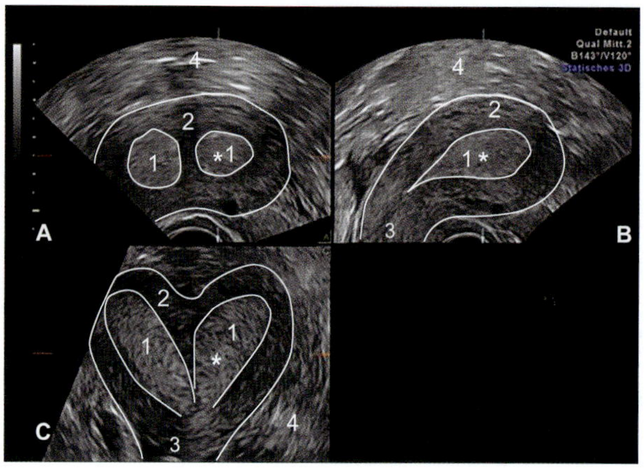

Abb. 16.30 Uterusdoppelfehlbildung, inkompletter bikorporaler Uterus. ESHRE (European Society of Human Reproduction and Embryology)-Klassifikation 3a, multiplanare Darstellung.
A: Transversalschnitt. B: Sagittalschnitt. C: Frontalschnitt. 1 = Endometrium, 2 = Corpus uteri, 3 = Cervix uteri, 4 = Darm, * Rotationsachse.

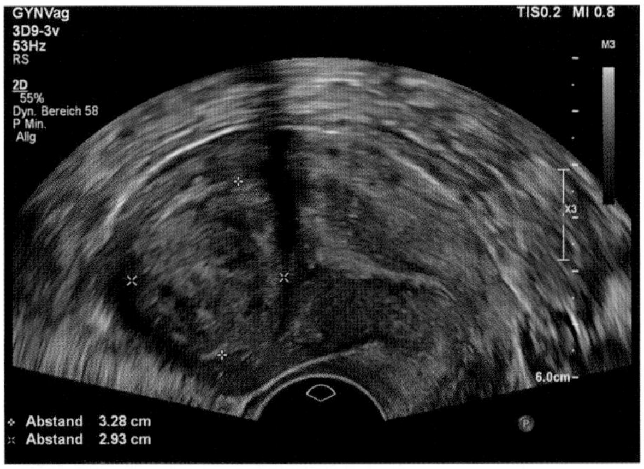

Abb. 16.31 Retroflektierter Uterus, intramurales Fundusmyom

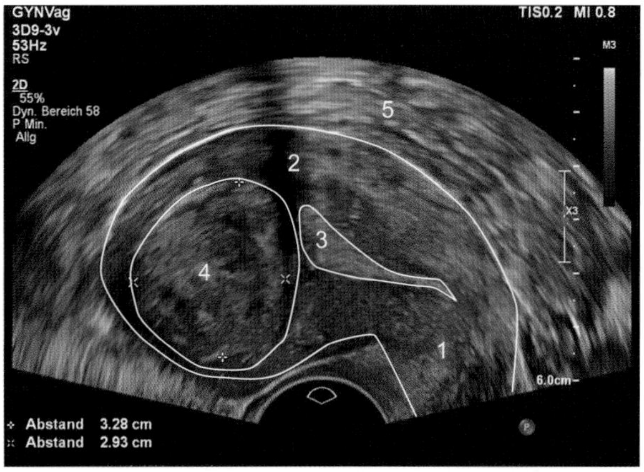

Abb. 16.32 Retroflektierter Uterus, intramurales Fundusmyom. 1 = Cervix uteri, 2 = Corpus uteri, 3 = Endometrium, 4 = glatt begrenztes intramurales Fundusmyom, 5 = Darm.

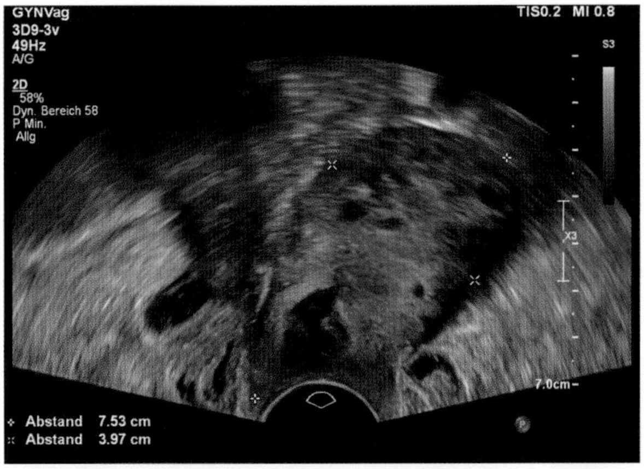

Abb. 16.33 Uterus mit multiplen intramuralen teils zentral erweichten Myomen

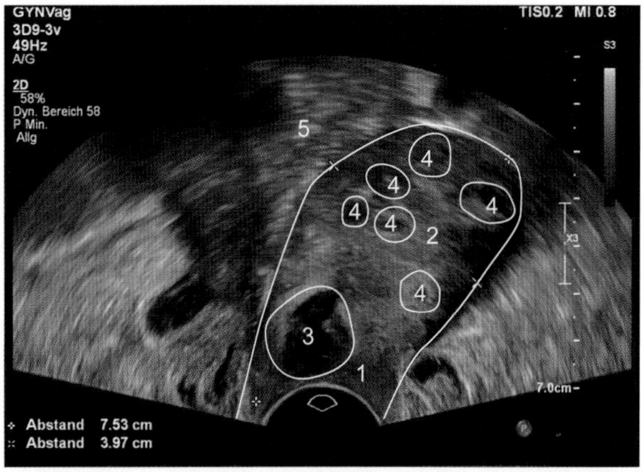

Abb. 16.34 Uterus mit multiplen intramuralen teils zentral erweichten Myomen. 1 = Cervix uteri, 2 = Corpus uteri, 3 = Myom am isthmozervikalen Übergang, 4 = intramurale Myome, 5 = Darm.

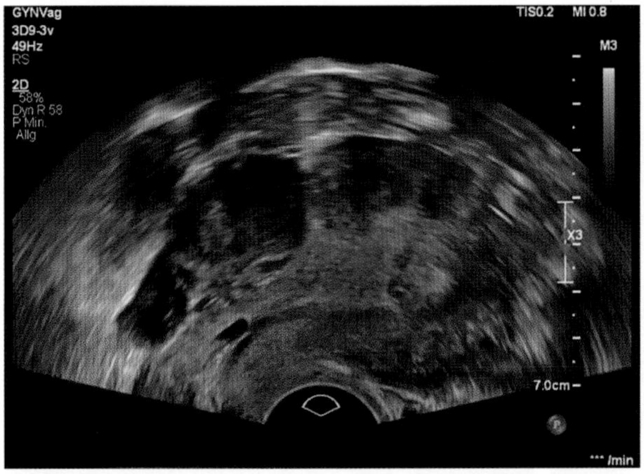

Abb. 16.35 Uterus mit subserösem Myom und multiplen intramuralen Myomen

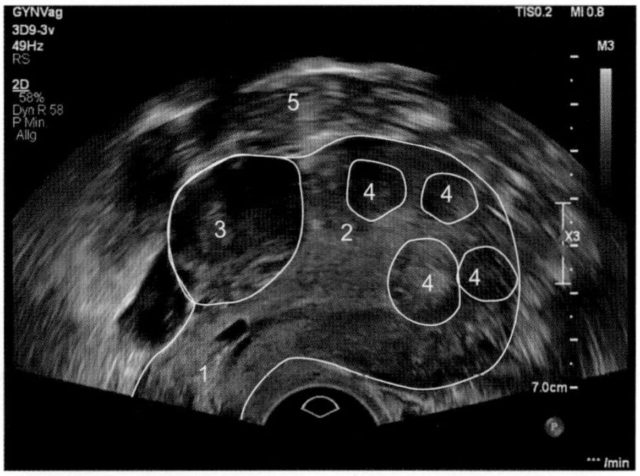

Abb. 16.36 Uterus mit subserösem Myom und multiplen intramuralen Myomen. 1 = Cervix uteri, 2 = Corpus uteri, 3 = subseröses Hinterwandmyom, 4 = intramurale Myome, 5 = Darm.

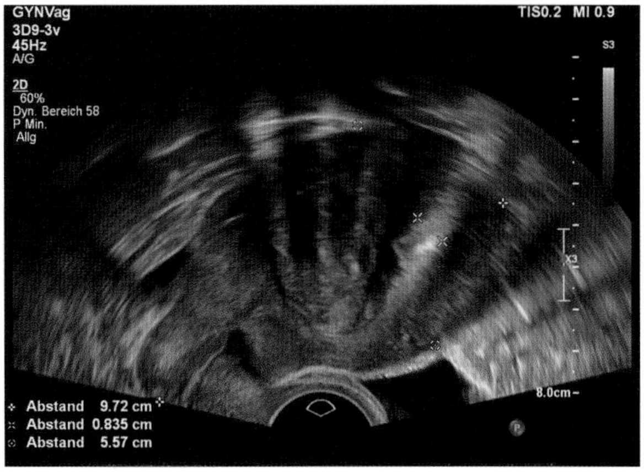

Abb. 16.37 Uterus mit submukösem Myom

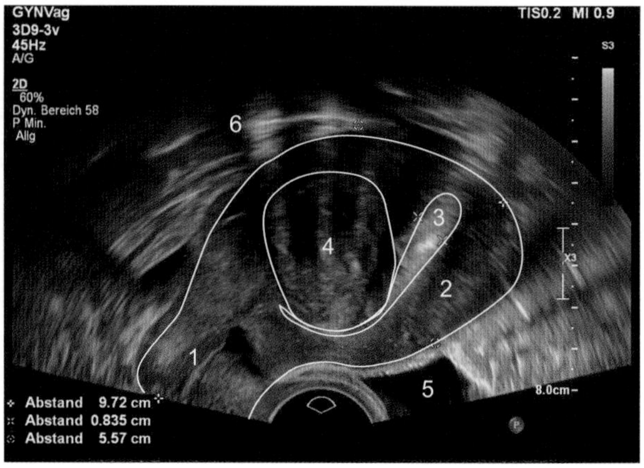

Abb. 16.38 Uterus mit submukösem Myom. 1 = Cervix uteri, 2 = Corpus uteri, 3 = Endometrium, 4 = submuköses Hinterwandmyom, 5 = Harnblase, 6 = Darm.

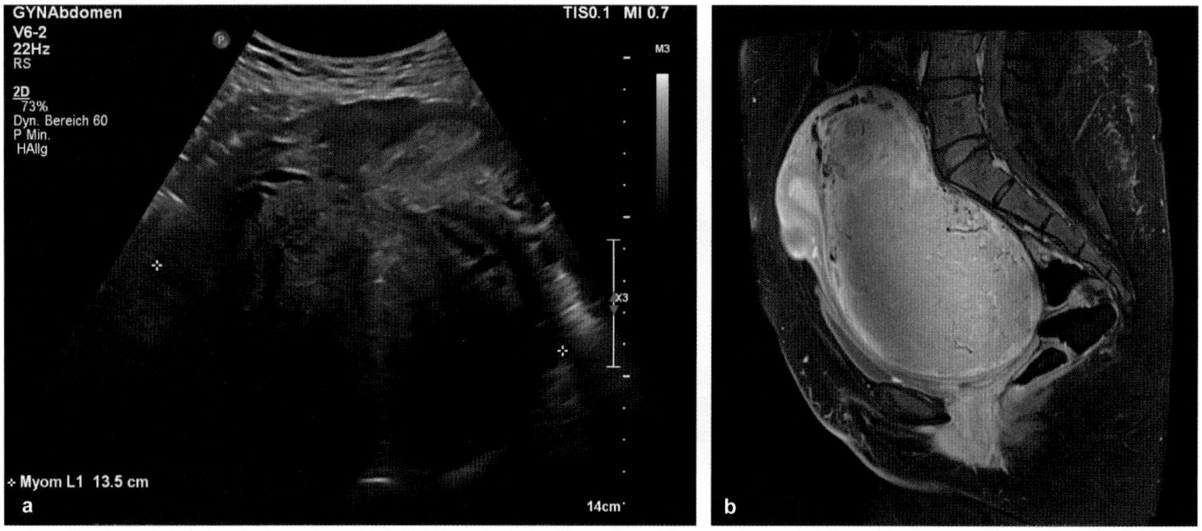

Abb. 16.39 Uterus mit großem Hinterwandmyom (Rucksackmyom).
a) Transabdominale Sonografie. b) Kernspintomografie.

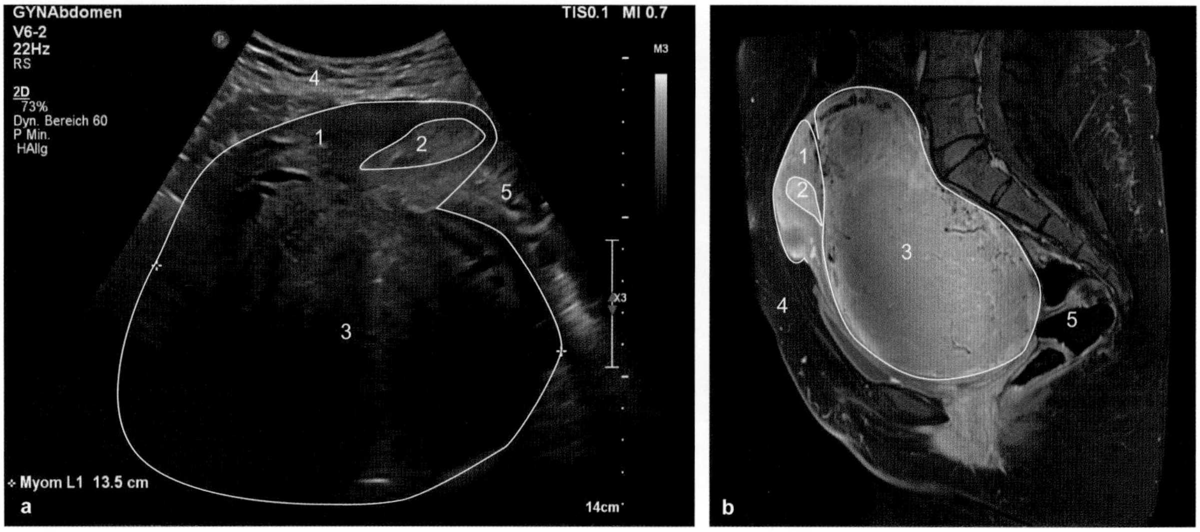

Abb. 16.40 Uterus mit großem Hinterwandmyom (Rucksackmyom). 1 = Corpus uteri, 2 = Endometrium, 3 = großes Hinterwandmyom, 4 = Bauchdecken, 5 = Darm.
a) Transabdominale Sonografie. b) Kernspintomografie.

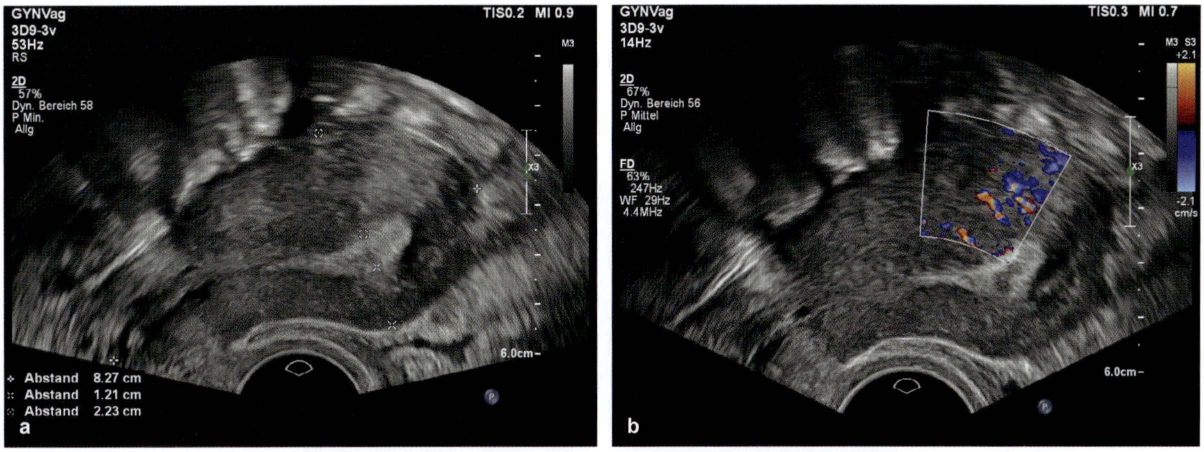

Abb. 16.41 Adenomyosis uteri. a) Sagittalschnitt. b) Farbkodierte Darstellung der Hyperperfusion.

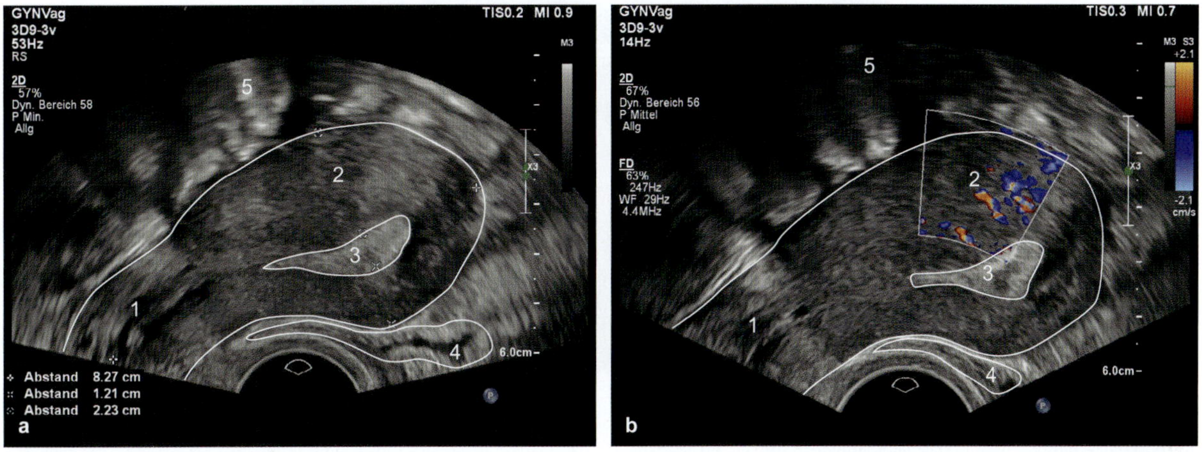

Abb. 16.42 Adenomyosis uteri. Die unterschiedliche Dicke von Uterusvorderwand (1,21 cm) und Hinterwand (2,23 cm) sind kennzeichnend für die Adenomyosis uteri

a) Sagittalschnitt. 1 = Cervix uteri, 2 = Corpus uteri, 3 = Endometrium, 4 = Harnblase, 5 = Darm.

b) Farbkodierte Darstellung der Hyperperfusion. 1 = Cervix uteri, 2 = Corpus uteri mit farbkodierter Darstellung der Hyperperfusion, 3 = Endometrium, 4 = Harnblase, 5 = Darm.

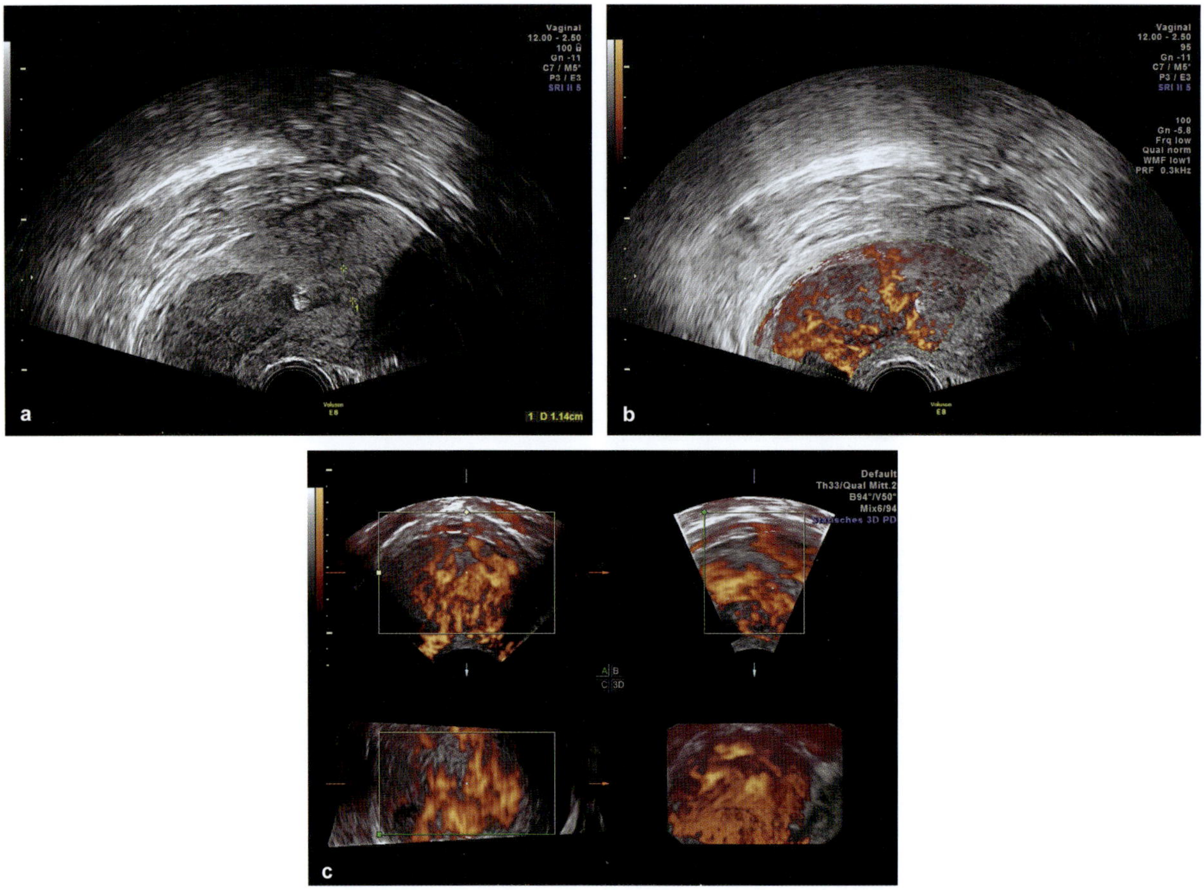

Abb. 16.43 Zervixhöhlenkarzinom.
a) Sagittalschnitt.
b) Darstellung der Perfusion mittels Farbdoppler.
c) 3D-Rekonstruktion der Perfusion.

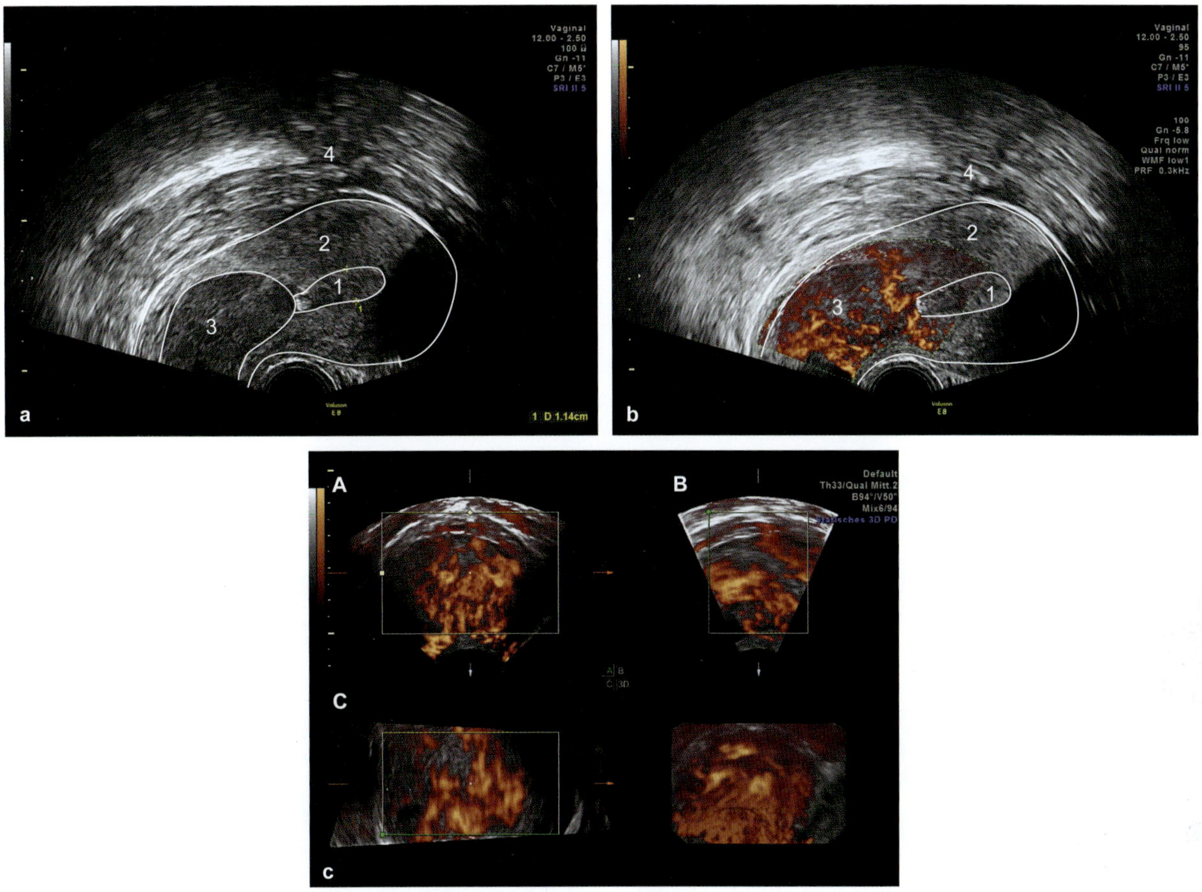

Abb. 16.44 Zervixhöhlenkarzinom.
a) Sagittalschnitt. 1 = Endometrium, 2 = Corpus uteri, 3 = Zervixtumor, 4 = Darm.
b) Darstellung der Perfusion mittels Farbdoppler. 1 = Endometrium, 2 = Corpus uteri, 3 = Zervixtumor mit Hyperperfusion und irreguläre konfigurierten Blutgefäßen, 4 = Darm.
c) 3D-Rekonstruktion der Perfusion. A: Sagittalebene. B: Transversalebene. C: Frontalebene.

Adnexregion

Ovarien

- Funktionelle Ovarveränderungen (Follikel, Zysten, Corpus luteum, PCO)
- Ovarialtumore (benigne Tumoren [z. B. Endometriose, Dermoid, Kystome], Borderlinetumoren, Malignome) Standardisierte Beurteilung eines Ovarialbefunds (Timmermann et al., 2000) entsprechend nachfolgender Parameter:
  - Innenwand (z. B. papilläre Strukturen)
  - Nachweis und Dicke von Septen
  - Wanddicke
  - Außenbegrenzung
  - Noduläre Strukturen an Septen und Zystenwand
  - Struktur (zystisch, zystisch-solide, solide)
  - Echogenität
  - Vaskularisation (Vaskularisationsmuster und Gefäßkaliberschwankungen, quantitative Messungen)
  - Beweglichkeit (Hinweis auf Adhäsionen)
- Entzündliche Adnexveränderungen
- Ovarialbeteiligung bei aszendierenden Infekten, Tuboovarialabszess

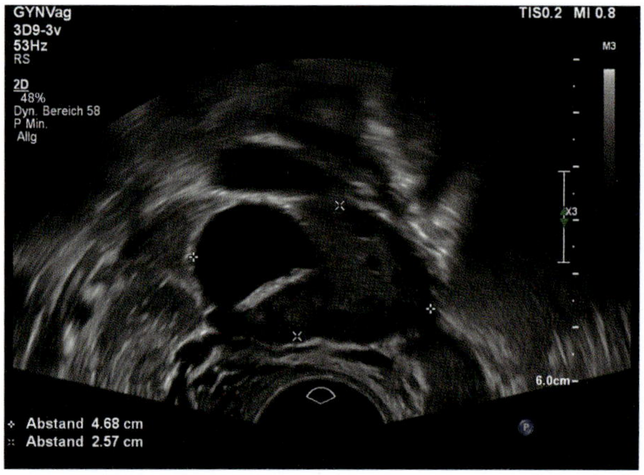

Abb. 16.45 Ovar in der reproduktiven Phase mit eingebluteter Corpus-luteum-Zyste.

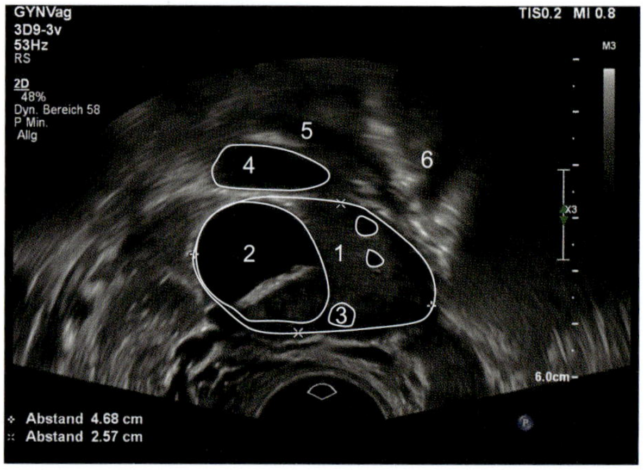

Abb. 16.46 Ovar in der reproduktiven Phase mit eingebluteter Corpus-luteum-Zyste. 1 = Ovarialstroma, 2 = Corpus luteum mit Einblutung, 3 = Tertiärfollikel, 4 = Anschnitt V. iliaca externa, 5 = Anschnitt, A. iliaca externa, 6 = Darm.

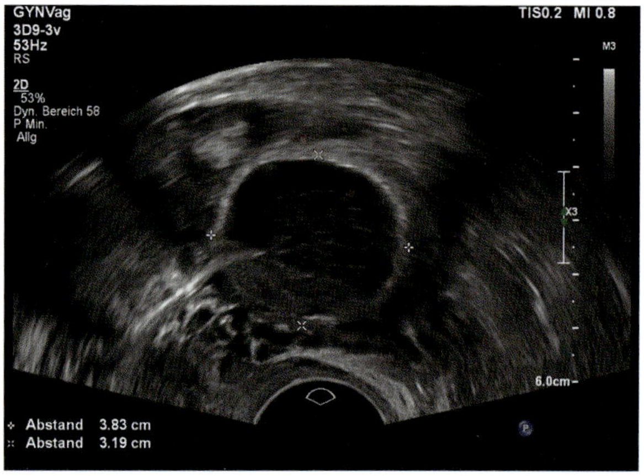

Abb. 16.47 Eingeblutete Ovarialzyste mit dispersem Inhalt und Spiegelbildung

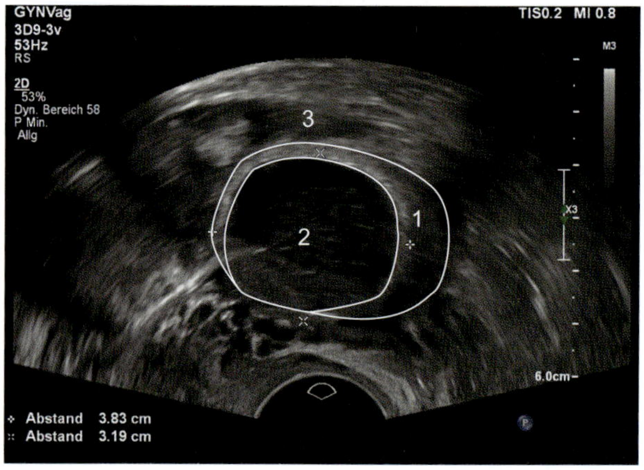

Abb. 16.48 Eingeblutete Ovarialzyste mit dispersem Inhalt und Spiegelbildung. 1 = Ovarialstroma, 2 = eingeblutete Ovarialzyste, 3 = Darm.

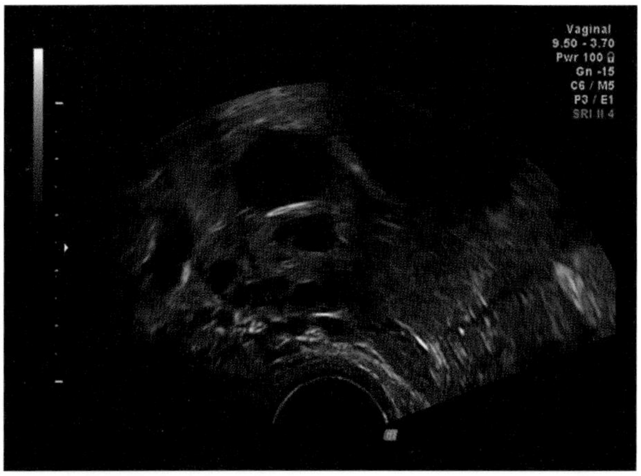

Abb. 16.49 Polyzystisches Ovar

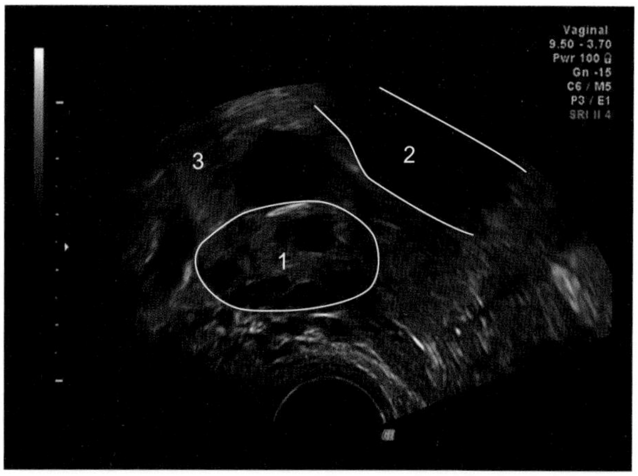

Abb. 16.50 Polyzystisches Ovar. 1 = Ovar mit zahlreichen randständigen Zysten < 5 mm, 2 = V. iliaca externa, 3 = Darm.

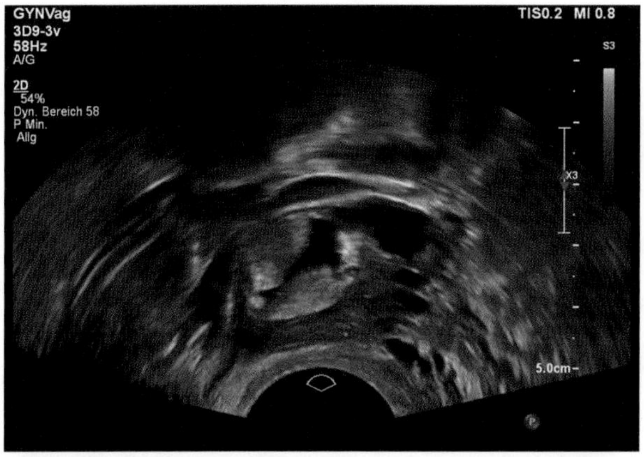

Abb. 16.51 Dermoid

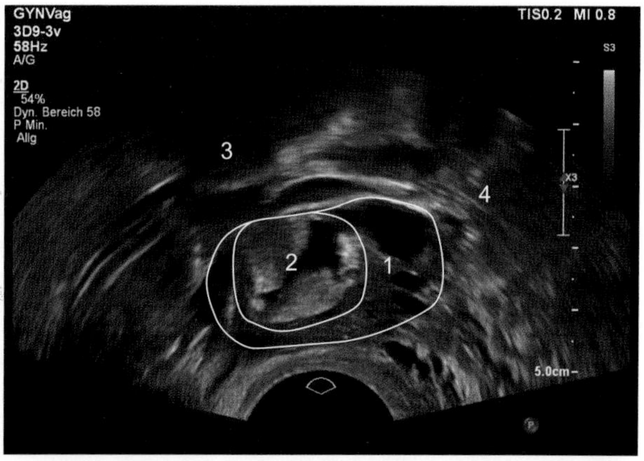

Abb. 16.52 Dermoid. 1 = Ovar, 2 = Dermoidzyste, 3 = dorsale Schallauslöschung, 4 = Darm.

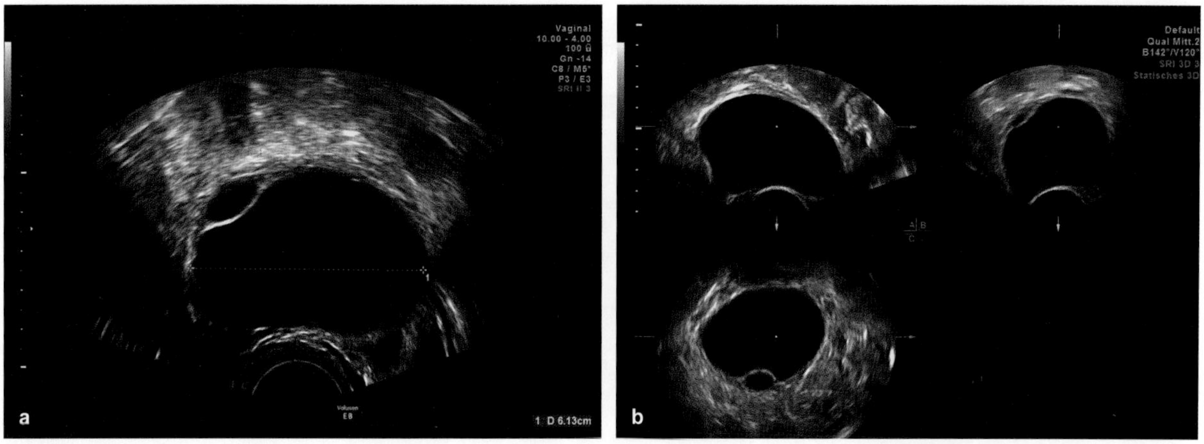

Abb. 16.53 Zweikammrige Ovarialzyste. a) Sagittalschnitt. b) Multiplanare Darstellung.

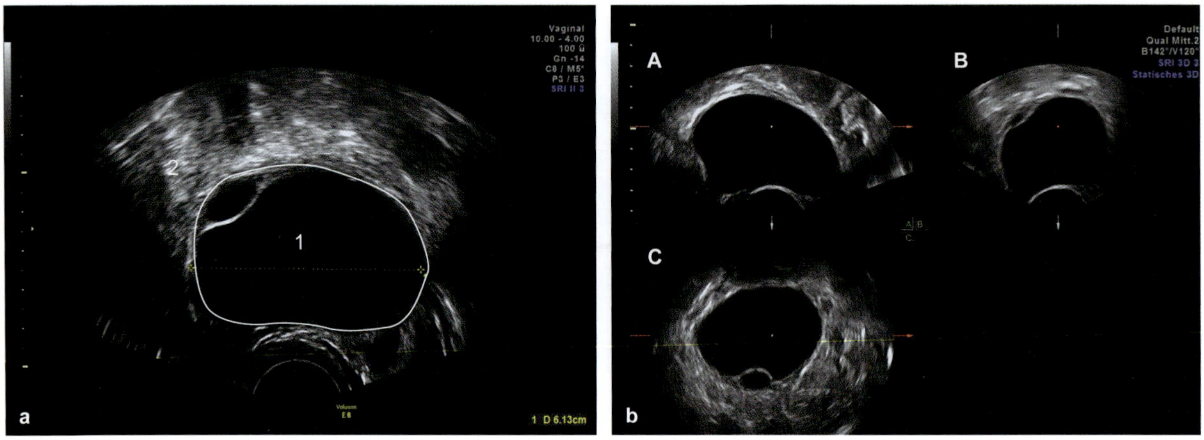

Abb. 16.54 Zweikammrige Ovarialzyste (IOTA Klassifikation: multilokulär).
a) Sagittalschnitt. 1 = Ovarialzyste, 2 = Darm.
b) Multiplanare Darstellung. A: Uterus, Transversalschnitt. B: Uterus, Sagittalschnitt. C: Uterus, Frontalschnitt.

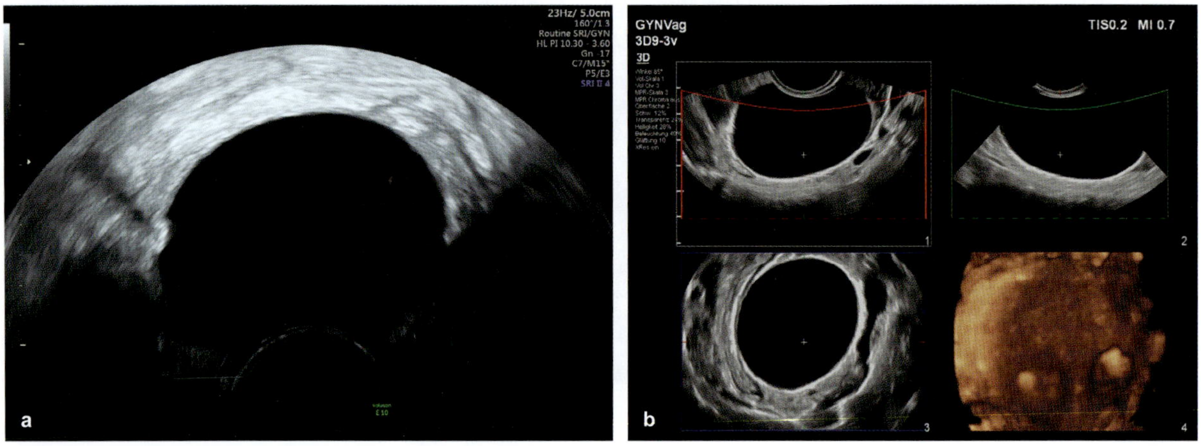

Abb. 16.55 Ovarialzyste.
a) Einkammrige Ovarialzyste mit zwei fraglichen randständigen soliden Anteilen.
b) Ovar multiplanar und 3D-Rekonstruktion der Zysteninnenwand mit dem Nachweis von zwei randständigen soliden Anteilen.

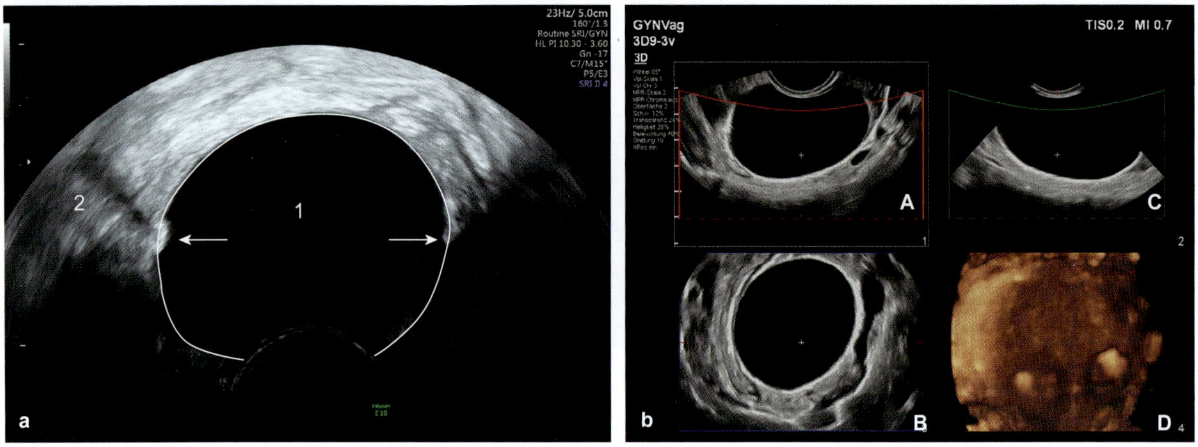

Abb. 16.56 Ovarialzyste (IOTA Klassifikation: unilokulär solide).
a) Einkammrige Ovarialzyste mit zwei fraglichen randständigen soliden Anteilen. 1 = Ovarialzyste, 2 = Darm.
b) Ovar multiplanar und 3D-Rekonstruktion der Zysteninnenwand mit dem Nachweis von zwei randständigen soliden Anteilen. Histologisch handelte es sich um ein seröses Zystadenom. A: Ovar, Transversalschnitt. B: Ovar, Sagittalschnitt. C: Ovar, Frontalschnitt. D: 3D-Rekonstruktion.

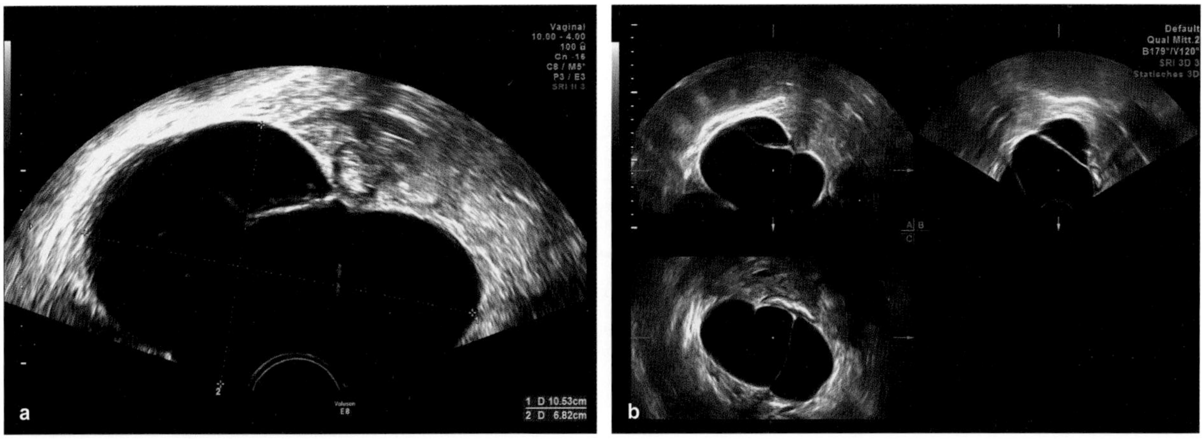

Abb. 16.57 Großer septierter Adnextumor.
a) Sagittalschnitt. b) Multiplanare Darstellung.

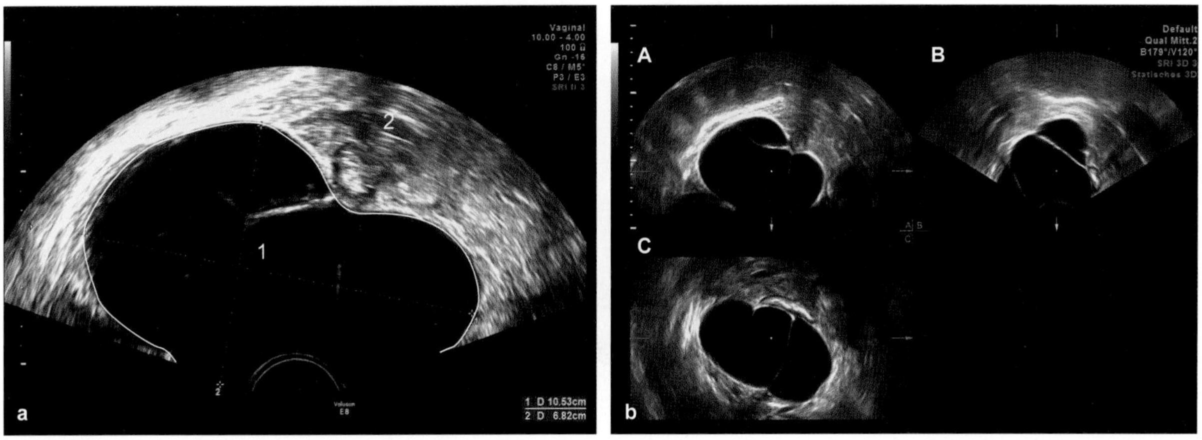

Abb. 16.58 Großer septierter Adnextumor (IOTA Klassifikation: multilokulär).
a) Sagittalschnitt. 1 = septierter zystischer Adnextumor, 2 = Darm.
b) Multiplanare Darstellung. Die zarten Septen (< 3 mm) sprechen für einen benignen Befund. Histologisch zeigte sich ein seröses Zystadenom.
A: Ovar, Transversalschnitt. B: Ovar, Sagittalschnitt. C: Ovar, Frontalschnitt.

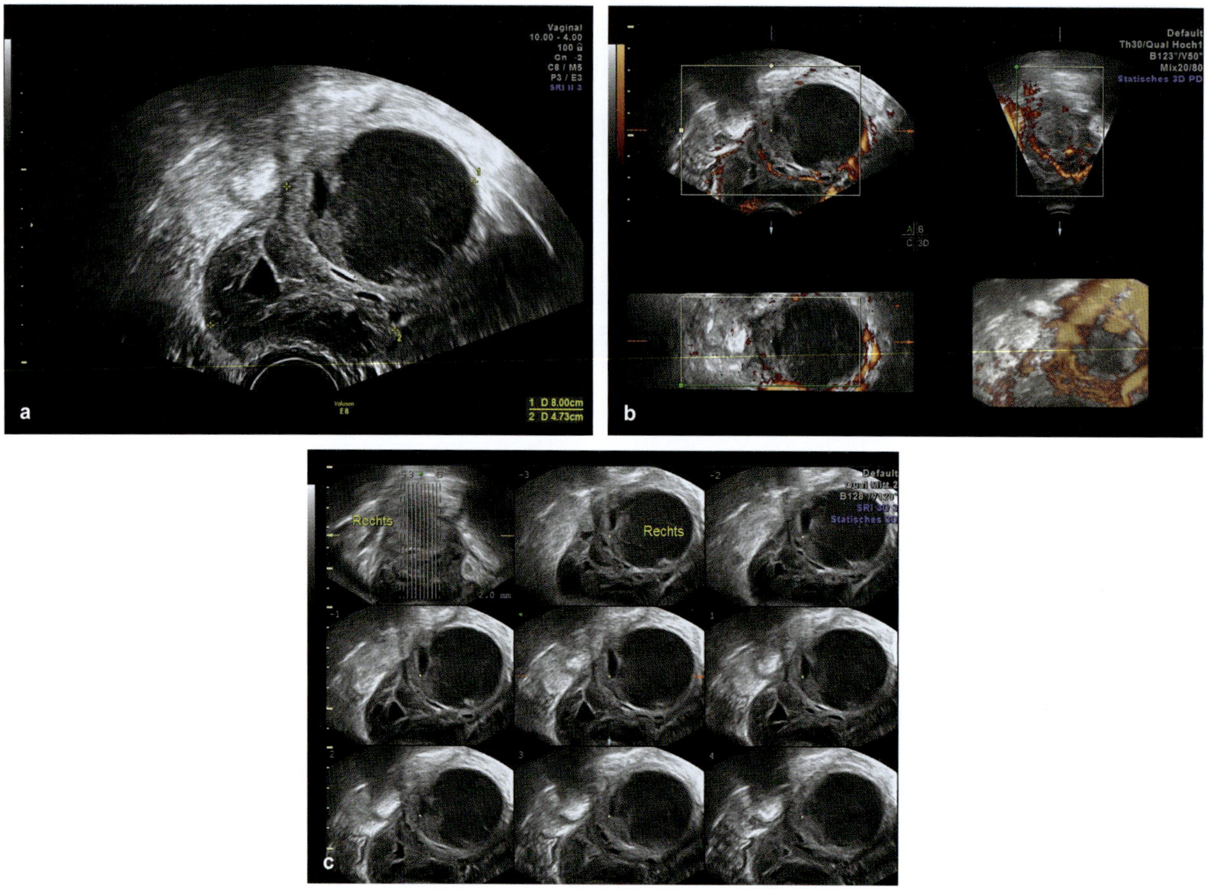

Abb. 16.59 Endometriosezyste.
a) Symptomatische Schokoladenzyste mit milchglasartiger Binnenstruktur und schlierigen echoreichen Anteilen (Pfeile).
b) Endometriosezyste multiplanar und 3D-Rekonstruktion der randständigen Zystenperfusion.
c) 3D-Darstellung der Endometriosezyste (Tomografic Ultrasound Imaging, TUI).

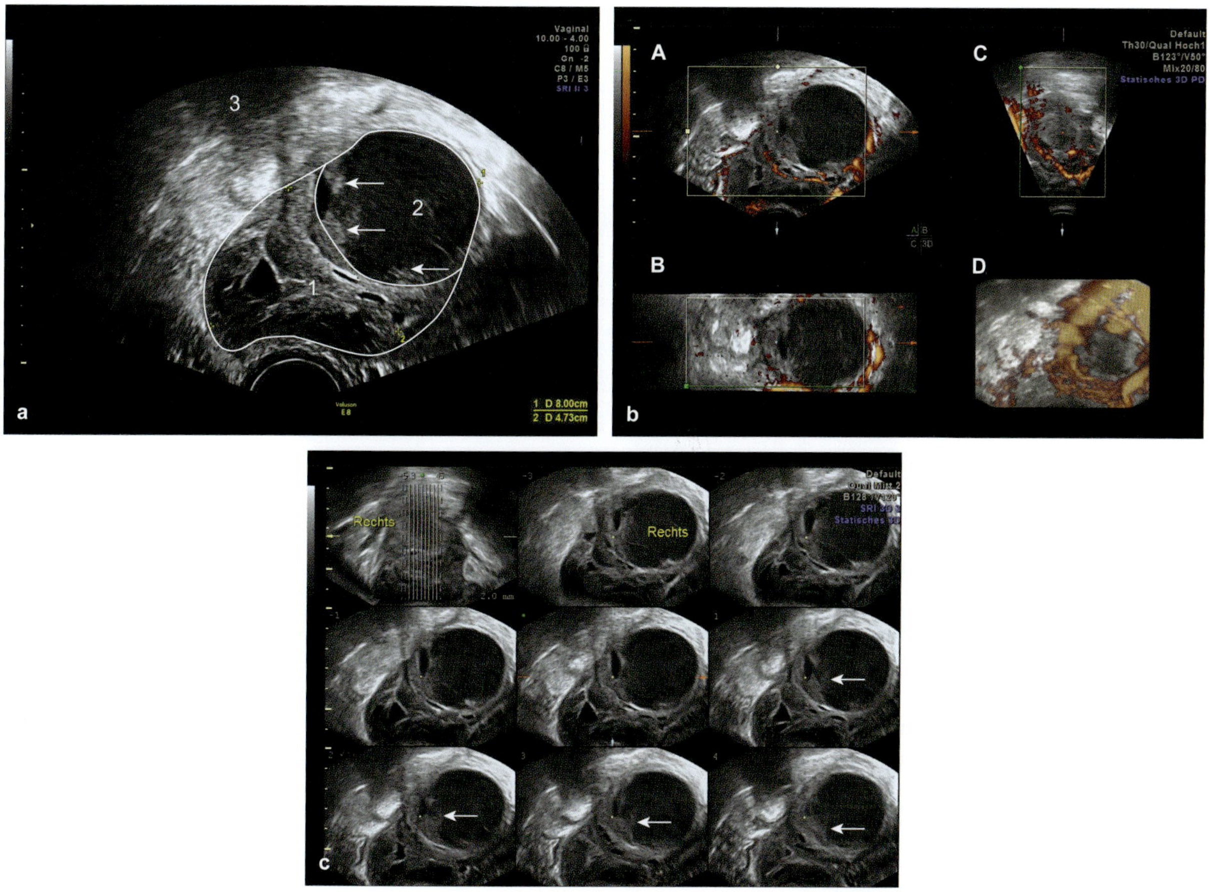

Abb. 16.60 Endometriosezyste (IOTA Klassifikation: unilokulär).
a) Symptomatische Schokoladenzyste mit milchglasartiger Binnenstruktur und schlierigen echoreichen Anteilen (Pfeile).
1 = Ovarialstroma, 2 = Ovarialzyste, 3 = Darm.
b) Endometriosezyste multiplanar und 3D-Rekonstruktion der randständigen Zystenperfusion. A: Ovar, Transversalschnitt.
B: Ovar, Sagittalschnitt. C: Ovar, Frontalschnitt. D: 3D-Rekonstruktion.
c) 3D-Darstellung der Endometriosezyste (Tomografic Ultrasound Imaging, TUI). Die Pfeile markieren die schlierigen soliden Anteile in der Zyste.

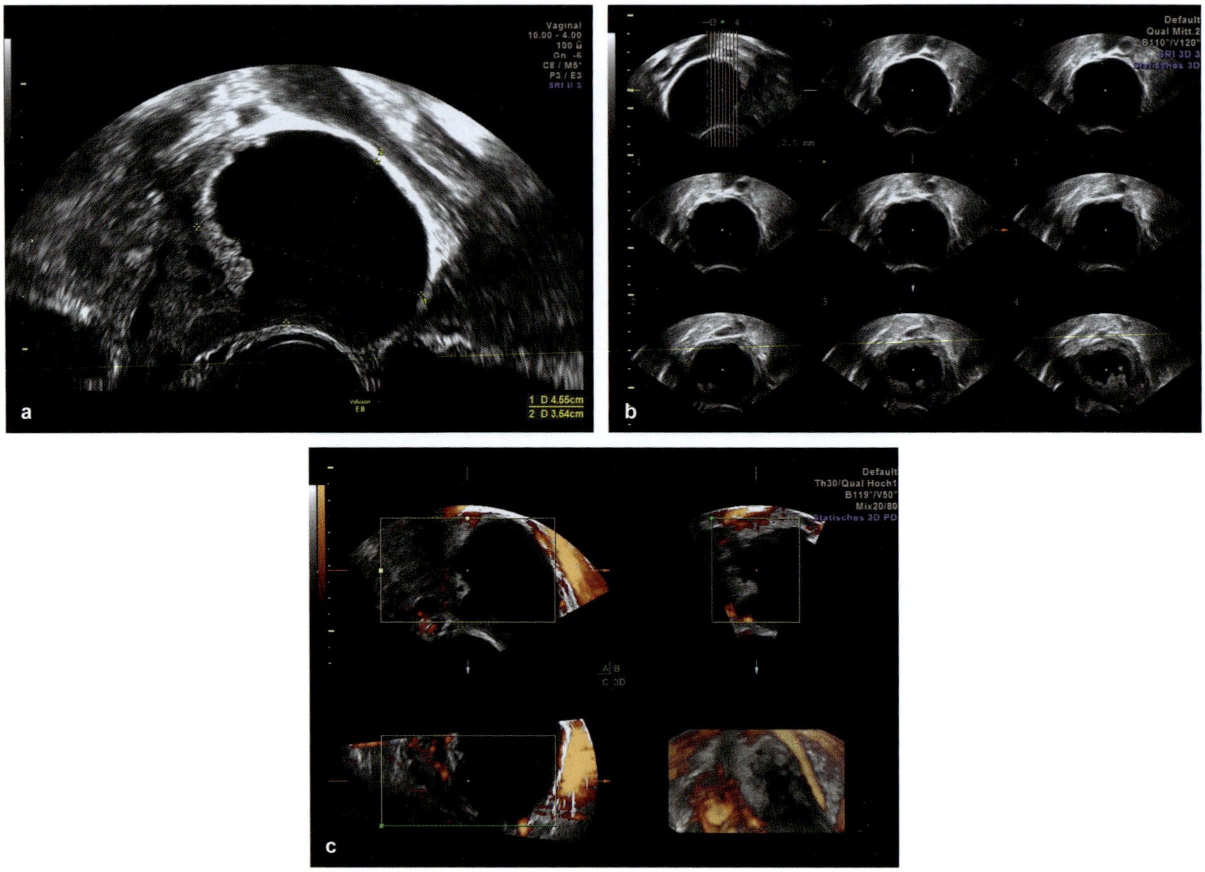

Abb. 16.61 Malignomsuspekter Adnexbefund.
a) Ovarzyste mit randständigem soliden Anteil. Histologie: Borderline Karzinom des Ovars.
b) 3D-Darstellung der randständigen soliden Anteile (Tomografic Ultrasound Imaging, TUI).
c) Multiplanare Darstellung und 3D-Rekonstruktion der Vaskularisation.

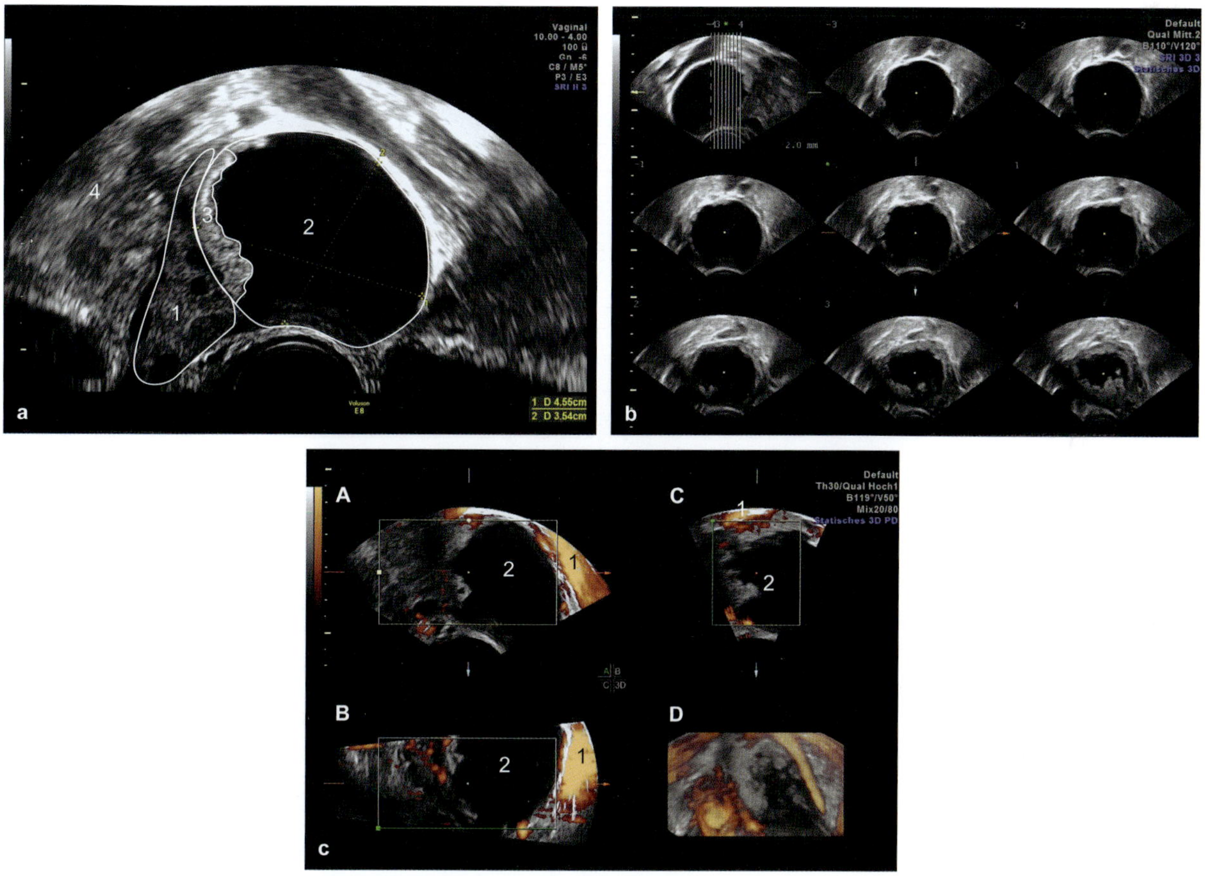

Abb. 16.62 Malignomsuspekter Adnexbefund (IOTA Klassifikation unilokulär solide).
a) Ovarzyste mit randständigem soliden Anteil. Histologie: Borderline Karzinom des Ovars. 1 = Ovarialstroma, 2 = Ovarialzyste, 3 = randständiger papillärer solider Anteil, 4 = Darm.
b) 3D-Darstellung der randständigen soliden Anteile (Tomografic Ultrasound Imaging, TUI).
c) Multiplanare Darstellung und 3D-Rekonstruktion der Vaskularisation. A: Ovar, Transversalschnitt. B: Ovar, Sagittalschnitt. C: Ovar, Frontalschnitt. D: 3D-Rekonstruktion. 1 = Ovarialstroma, 2 = Ovarialzyste

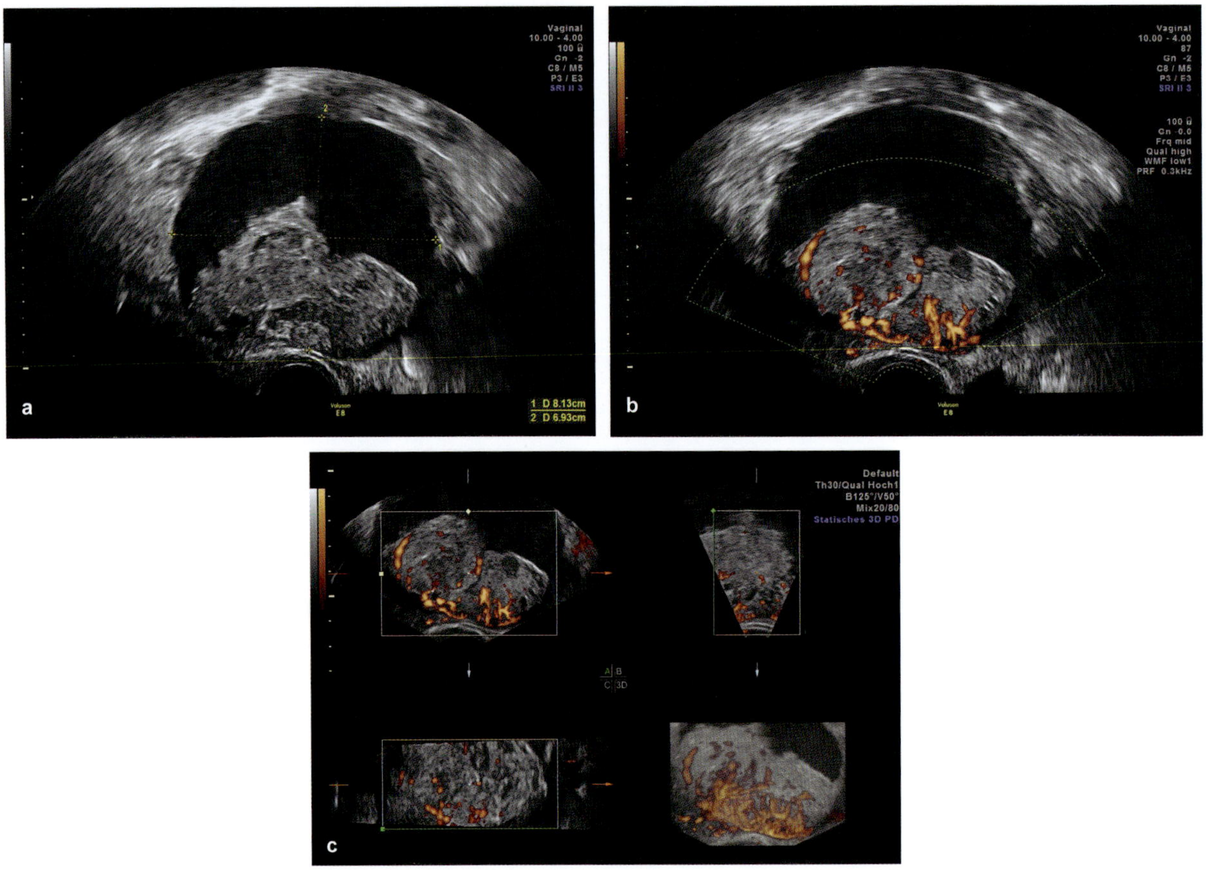

Abb. 16.63 Zystischer Adnextumor mit großem irregulär solidem Anteil. Histologie: seröses Ovarialkarzinom.
a) Sagittalschnitt.
b) Farbkodierte Darstellung der Vaskularisation des soliden Anteils.
c) Multiplanare Darstellung und 3D-Rekonstruktion der pathologischen Vaskularisation des Adnextumors.

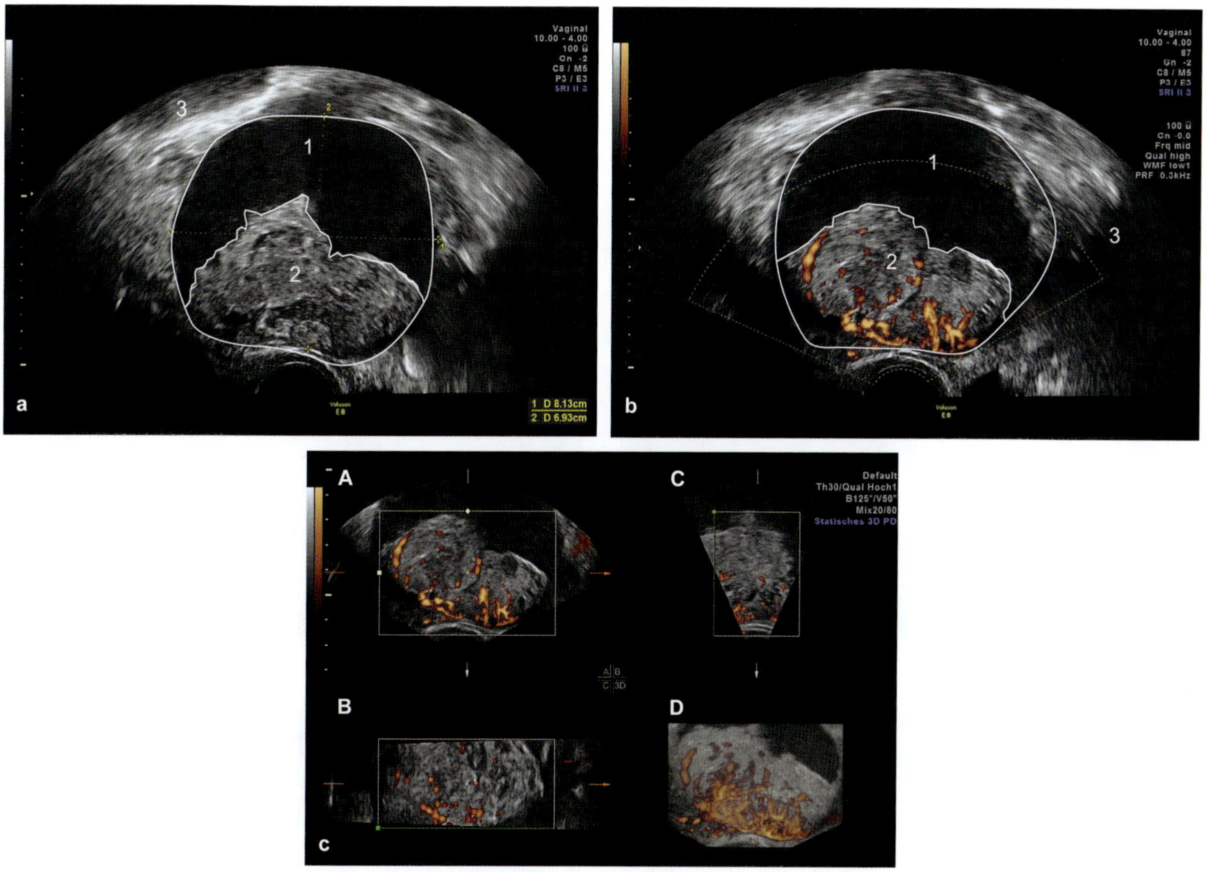

Abb. 16.64 Zystischer Adnextumor mit großem irregulär solidem Anteil (IOTA Klassifikation: unilokulär solide). Histologie: seröses Ovarialkarzinom.
a) Sagittalschnitt. 1 = zystisch solider Adnextumor, 2 = irregulär berandeter solider Anteil, 3 = Darm.
b) Farbkodierte Darstellung der Vaskularisation des soliden Anteils, Hypervaskularisation und irreguläre Gefäßkonfiguration (Blutflussklasse IV, IOTA-Kriterien). 1 = zystisch solider Adnextumor, 2 = irregulär vaskularisierter solider Anteil, 3 = Darm.
c) Multiplanare Darstellung und 3D-Rekonstruktion der pathologischen Vaskularisation des Adnextumors. A: Ovar, Transversalschnitt. B: Ovar, Sagittalschnitt, C: Ovar, Frontalschnitt. D: 3D-Rekonstruktion.

Tube

- Zystische oder solide Raumforderungen (Saktosalpinx, Tubenkarzinom, DD: Paraovarialzyste)
- Entzündliche Adnexveränderungen (Konglomerattumor, Saktosalpinx, DD: Appendizitis, Divertikulitis)
- Extrauteringravidität
- Hysterosalpingosonografie

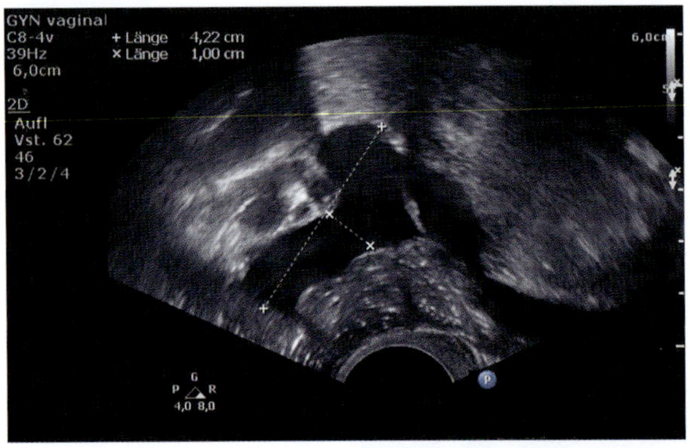

Abb. 16.65 Saktosalpinx

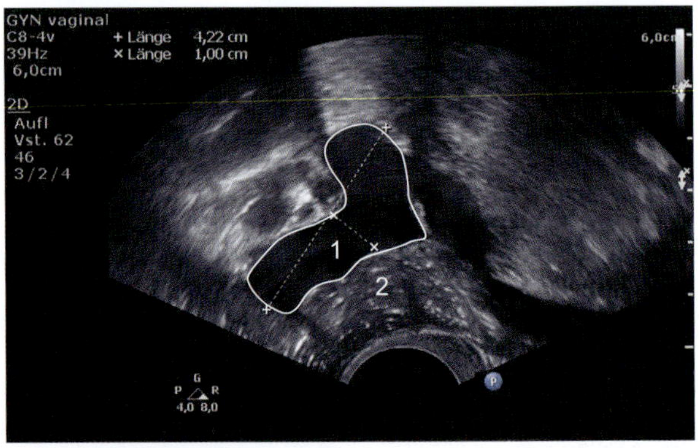

Abb. 16.66 Saktosalpinx. 1 = erweiterte Tube, 2 = Darm.

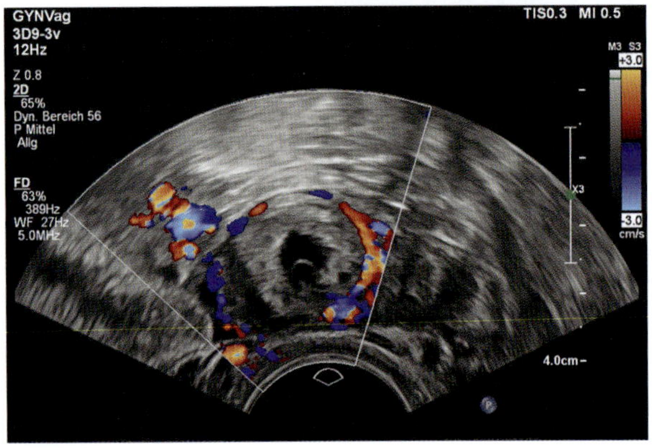

Abb. 16.67 Tubargravidität

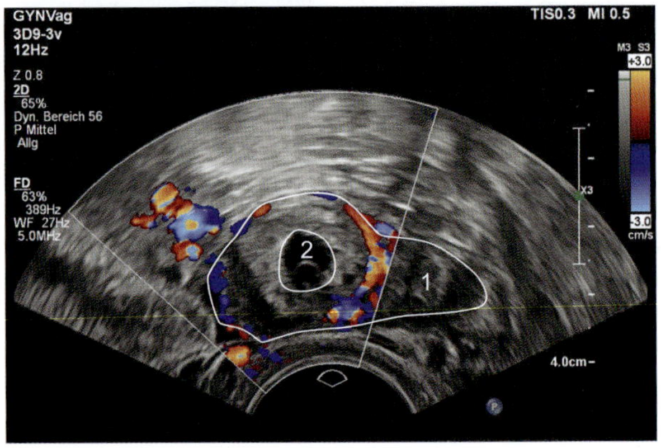

Abb. 16.68 Tubargravidität. 1 = Tubensegment. 2 = echoreich berandete, zirkulär vaskularierte Fruchthöhle mit Dottersack.

Douglas-Raum

- Flüssigkeitsansammlung (Aszites, Abszess), Quantifizierung
- Peritoneale Auflagerungen (Endometriose, Peritonealkarzinose)
- Solide Raumforderungen (Endometriose, Douglas-Befall beim Ovarialkarzinom, DD Darmtumor)
- Entzündliche Veränderungen (Abszess)

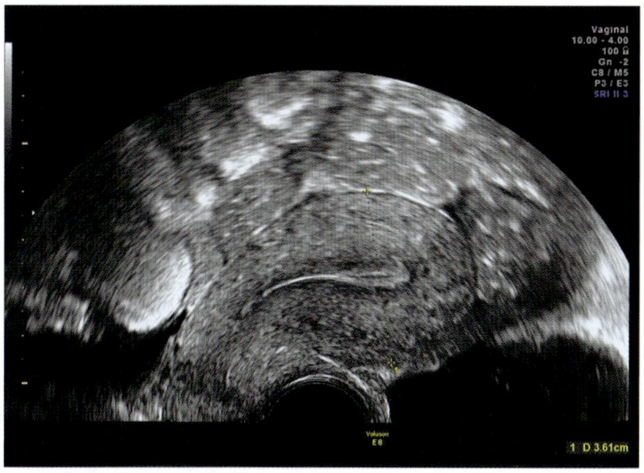

Abb. 16.69 Freie Flüssigkeit im Douglas-Raum

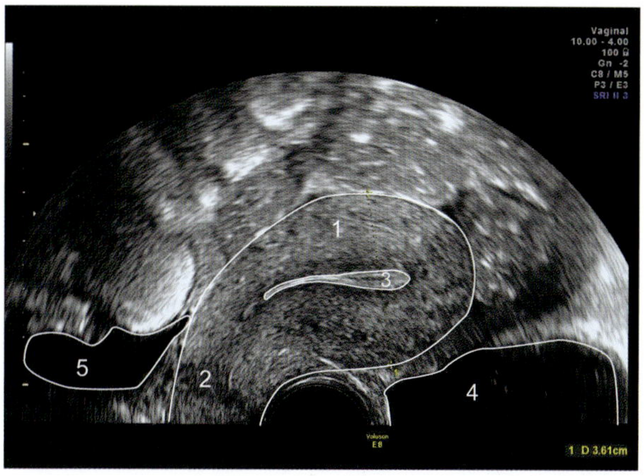

Abb. 16.70 Freie Flüssigkeit im Douglas-Raum. 1 = Corpus uteri, 2 = Cervix uteri, 3 = Endometrium, 4 = Harnblase, 5 = freie Flüssigkeit.

Extragenitale Ultraschalldiagnostik

Indikationsspezifisch (Malignome, Raumforderungen, Fehlbildungen) sollte eine entsprechende Zusatzdiagnostik der Leber, Milz, Nieren und Paraaortalregion ggf. auch in interdisziplinärer Zusammenarbeit erfolgen.

Schriftlicher Befund

Dieser umfasst:
- Die Standard-Bilddokumentation entsprechend der Basisdiagnostik mit allen auffälligen Befunden
- Die sonomorphologische Befundbeschreibung mit Angabe der Größe und Lagebeziehungen
- Eine Befundinterpretation mit abschließender Bewertung
- Eine Handlungsanweisung oder Therapieempfehlung

LITERATUR

Bernaschek G, Deutinger J: Endosonography in obestetrics and gynecology: the importance of standardized image display. Obstet Gynecol, 1989; 74: 817–820.

Grab D et al. Qualitätsanforderungen an gynäkologische Ultraschalluntersuchungen der Stufe I: Empfehlungen der DEGUM, ÖGUM und SGUM. Ultraschall in Med 2023; 44: 151–161.

Hoopmann M et al. Qualitätsanforderungen an die gynäkologischen Ultraschalluntersuchungen der DEGUM Stufe 2 – Empfehlungen der Sektionen/Arbeitskreise Gynäkologie und Geburtshilfe der DEGUM, ÖGUM und SGUM. Ultraschall in Med 2002; 43: 146–158.

Kaijser J et al. Improving strategies for diagnosing ovarian cancer: a summary of the International Ovarian Tumor Analysis (IOTA)studies. Ultrasound Obstet Gynecol, 2013; 4: 9–20.

Timmermann D et al. International Ovarian Tumor Analysis (IOTA) Group. Terms, definitions, and measurements to describe the sonografic features of adnexal tumors: a consensus opinion from the International Ovarian Tumor Analysis (IOTA) Group. Ultrasound Obstet Gynecol, 2000; 16: 500–505.

Timmermann D et al. Simple ultrasound-based rules for the diagnosis of ovarian cancer. Ultrasound Obstet Gynecol 2008; 31: 681–690.

KAPITEL

17

Markus Hahn

Mamma

17.1 Einführung

Drei bildgebende Verfahren stehen dem Senologen in der Routinediagnostik zur Verfügung: die Mammografie, die Sonografie und das MRT. Die Mammasonografie hat gegenüber den beiden anderen Verfahren den Vorteil, dass sie ohne Röntgenstrahlen und ohne Kontrastmittel durchgeführt werden kann und darüber hinaus allen Fachdisziplinen zur Verfügung steht. Dieses interdisziplinäre Arbeiten ist gerade bei der Brust von höchster Bedeutung. Die Mammasonografie ist die interdisziplinäre Bildgebung, die jedem den Blick in die Brust ermöglicht.

Die Hauptindikation betrifft das **Mammakarzinom.** Das Mammakarzinom ist die häufigste Krebserkrankung der Frau in den westlichen Industrieländern. Nach Angaben des Robert Koch-Instituts erkrankten 2020 in Deutschland 74.240 Frauen und 740 Männer an Brustkrebs. Die relative 10-Jahres-Überlebensrate lag 2020 bei 83 % für Frauen und 68 % für Männer. Das mittlere Erkrankungsalter lag für Frauen bei 65, für Männer bei 71 Jahren. Bei Frauen mit einer genetischen Mutation (BrCa1 und 2) tritt die Erkrankung bereits wesentlich früher auf, beginnend ab der 3. Lebensdekade.

Die Haupteinsatzgebiete der Mammasonografie sind die Früherkennung von Brustkrebs, die Abklärung von unklaren, symptomatischen Befunden (Tastbefunde, Hauteinziehung, Rötung, Schmerzen, Hautödem), die Krebsnachsorge und die Steuerung von Interventionen.

Der Anwender sollte grundsätzlich ein Verständnis dafür entwickeln, dass ein diagnostisches Bild sowohl dem Arzt als auch der Patientin Klarheit über ein Krankheitsbild geben soll und eben nicht z. B. durch mangelnde Bildqualität oder Unsicherheit in der Interpretation Angst auslösen soll. Eine sichere Bildinterpretation kann nur dann gelingen, wenn das Bild auch perfekt produziert wurde. Die **Bildproduktion** beginnt bei der Auswahl des geeigneten Schallkopfes, der optimalen Geräteeinstellung, der standardisierten Schallkopfführung über den Situs (man beachte dabei vor allem den richtigen Anpressdruck) und dem regelmäßigen Übung von Bildproduktion und Interpretation.

PRAXISTIPP

Nutzen Sie Kursangebote mit praktischen Übungen, um Ihre diagnostischen Fähigkeiten regelmäßig zu trainieren!

Die folgenden Fallbeispiele sollen Ihnen einen Überblick über gutartige und bösartige Befunde der Brust geben. Die Einteilung dieser Befunde erfolgte nach Ultraschall-DEGUM-Kriterien (Bader et al., 2022). Darüber hinaus werden axilläre Lymphknoten, Brustimplantate, Remissionsverlauf unter neoadjuvanter Chemotherapie und postoperative Besonderheiten erklärt werden.

Zum Abschluss der Einführung soll noch erwähnt werden, dass das **B-Bild** den größten Stellenwert in der Mammasonografie besitzt. Zusatzkriterien wie die Dopplersonografie, die Elastografie oder die 3D-Sonografie können helfen, die diagnostische Sicherheit geringfügig zu verbessern. Der Beweis für eine Verdachtsdiagnose kann aber letztendlich nur über eine Biopsie erbracht werden.

LITERATUR

Bader W, Vogel-Minea CM, Blohmer JU, Duda V, Eichler C, Fallenberg E, Farrokh A, Golatta M, Gruber I, Hackelöer BJ, Heil J, Madjar H, Marzotko E, Merz E, Müller-Schimpfle M, Mundinger A, Ohlinger R, Peisker U, Schäfer FKW, Schulz-Wendtland R, Solbach C, Warm M, Watermann D, Wojcinski S, Hahn M.; Best Practice Guideline – DEGUM Recommendations on **Breast** Ultrasound. Ultraschall Med. 2022 Dec; 43(6): 570–582.

17.2 Normalbefunde

Schallkopfführung

- Generell gilt: Auch wenn Sie nur einen einseitigen Tastbefund abklären wollen, schallen Sie immer beide Brüste und beide Axillen. So vermeiden Sie, Befunde zu übersehen.
- Beginnen Sie mit der **meanderförmigen Schallkopfführung** in horizontaler Ausrichtung und schallen Sie im Anschluss das Organ meanderförmig auch in der vertikalen Ausrichtung durch.
- Die Schallkopfführung in der Axilla erfolgt im Level 1 längs des thorakodorsalen Bündels und im Level II und III quer zur V. axillaris.
- Greifen Sie den Schallkopf mit der rechten Hand so nahe am Situs wie möglich, lassen Sie das Kabel spannungsfrei in Ihrer linken Hand liegen und vermeiden Sie, sich mit dem Kabel am Hals zu „erdrosseln". Bedenken Sie, dass Sie kleinste Befunde abbilden wollen und der Anpressdruck wesentlich für die Bildproduktion ist.

Orientierungspunkte Glandula mammae

- Kranial: Clavicula
- Kaudal: 1 cm unterhalb der Inframammärfalte
- Medial: Sternum
- Lateral: M. latissimus dorsi und M. seratus
- Ventral: Haut
- Dorsal: Pleura (da Rezidive durchaus tiefer als die Drüse, im Bereich der Thoraxwandmuskulatur liegen können)

Orientierungspunkte Axilla

- Level I: A. + V. axillaris, M. latissimus dorsi, thorakodorsales Bündel, M. pectoralis major
- Level II: A + V. axillaris, M. pectoralis major und minor, interpektorale Loge
- Level III: A + V. axillaris, M. pectoralis major

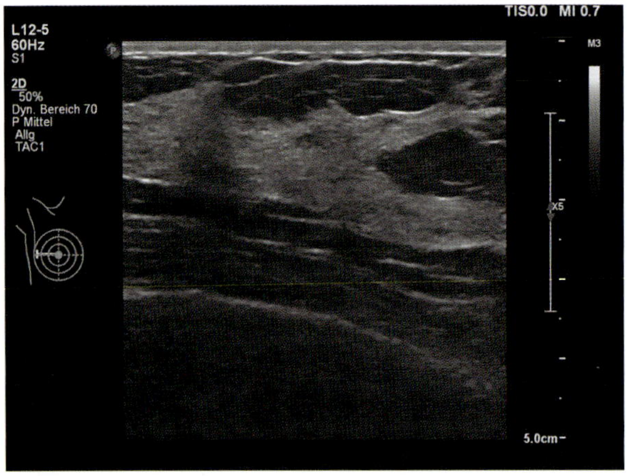

Abb. 17.1 Mamma: Vertikaler Schnitt periaveolär, am dicksten Punkt der Drüse

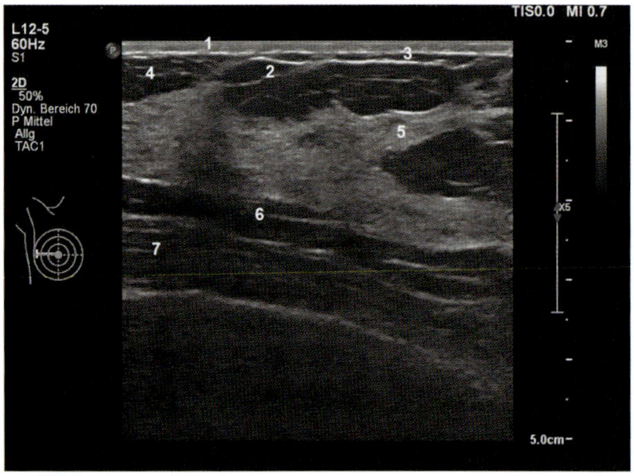

Abb. 17.2 Mamma: Vertikaler Schnitt periaveolär, am dicksten Punkt der Drüse. 1 = Haut, 2 = Cooper-Ligamente, 3 = Fascia scapa, 4 = subkutanes Fettgewebe, 5 = Drüsengewebe, 6 = retroglanduläre Fettschicht, 7 = M. pectoralis major.

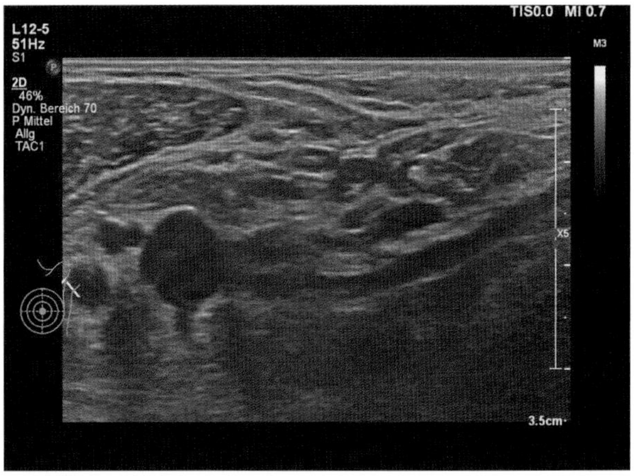

Abb. 17.3 Mamma: Längsschnitt durch Level I

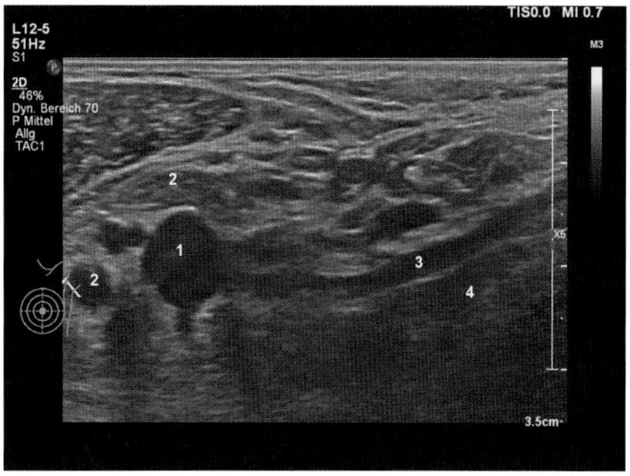

Abb. 17.4 Mamma: Längsschnitt durch Level I. 1 = V. axillaris, 2 = A. axillaris, 3 = V. thoracodorsalis, 4 = M. latissimus dorsi

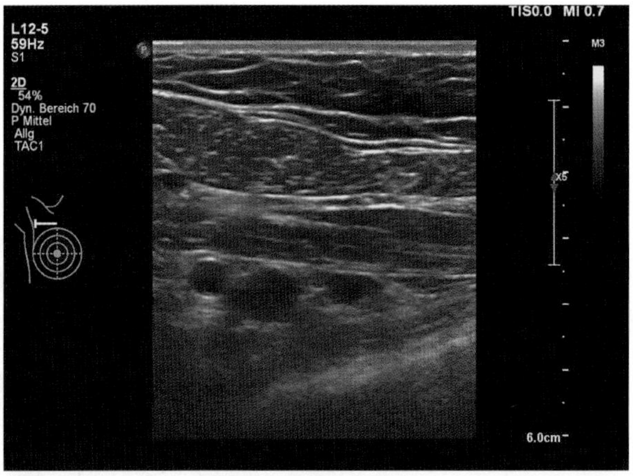

Abb. 17.5 Mamma: Längsschnitt durch Level II

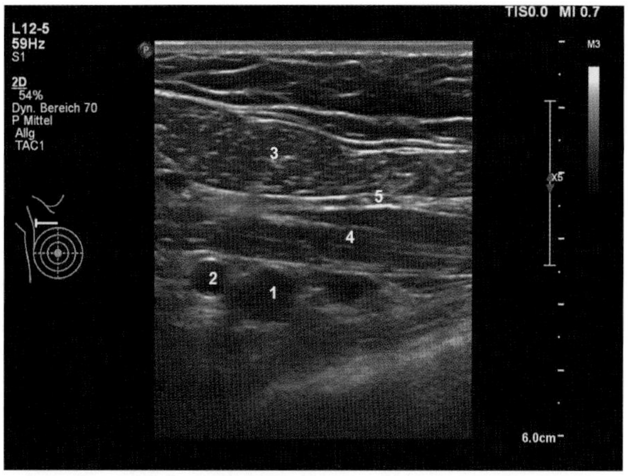

Abb. 17.6 Mamma: Längsschnitt durch Level II. 1 = V. axillaris, 2 = A. axillaris, 3 = M. pectoralis major, 4 = M. pectoralis minor, 5 = interpektoraler Spalt (Rotter-Loge)

17.3 Fallbeispiele

Fallbeispiel 1

Klinische Angaben

57 Jahre alte postmenopausale Patientin bei Z. n. Mammakarzinom rechts und tumorlageradaptierter Reduktionsplastik rechts stellt sich mit einem nicht druckdolenten Tastbefund rechts bei 12 Uhr in 3 cm Mammillenabstand (MA) vor. Die komplementäre Mammadiagnostik zeigt in der Mammografie dazu korrelierend eine Kalkscholle.

Fragen

1. Was fällt auf?
2. Verdachtsdiagnose/Diagnose?
3. Einteilung nach den Ultraschall-DEGUM-Kriterien?
4. Weiteres Vorgehen?

Antworten

1. Echoleerer Herdbefund ohne intrazystische Vegetationen, der Rand zeigt begrenzt unten links eine nicht ganz glatte innere Berandung, ansonsten ist der Befund glatt begrenzt.
2. DD: Makrozyste, Lipoidzyste (z. B. nach Operation oder Trauma)
3. Befund-Kategorie 2
4. Keine weitere Intervention notwendig

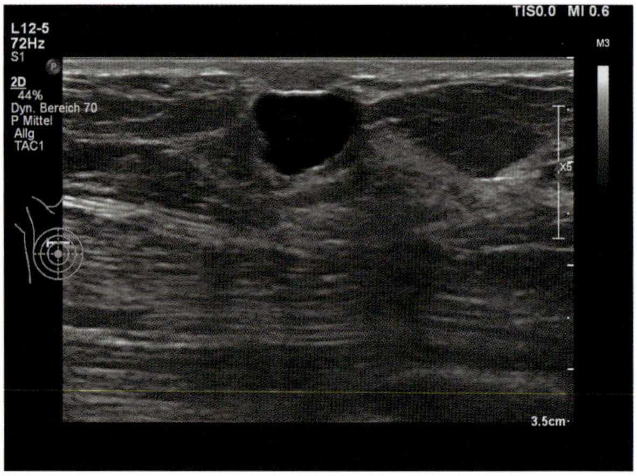

Abb. 17.7 Fallbeispiel 1

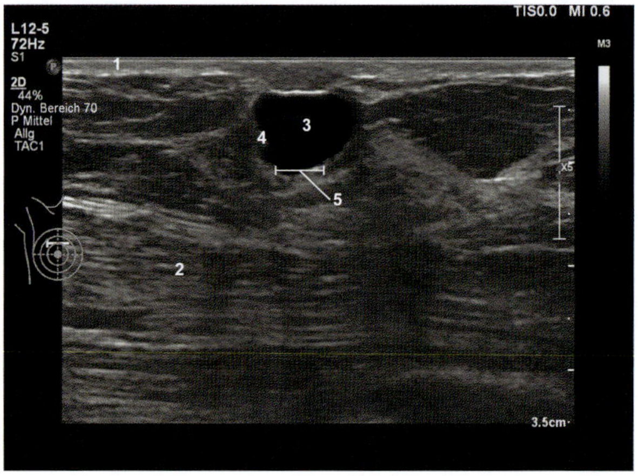

Abb. 17.8 Fallbeispiel 1. 1 = Haut, 2 = M. pectoralis major, 3 = echoleere Anteile, 4 = nicht glatte Berandung mit Fettablagerung, 5 = angedeutete Schallverstärkung.

Fallbeispiel 2

Klinische Angaben

38-jährige prämenopausale Patientin mit druckdolentem Tastebfund rechts unten außen. Der Befund ist glatt und verschieblich.

Fragen

1. Was fällt auf?
2. Verdachtsdiagnose/Diagnose?
3. Einteilung nach den Ultraschall-DEGUM-Kriterien?
4. Weiteres Vorgehen?
5. Wie wäre das Vorgehen bei druckdolentem Befund?

Antworten

1. Echoleerer Herdbefund ohne intrazystische Vegetationen, glatter Rand und Schallverstärkung, Im Vergleich zu ➤ Abb. 17.8 ist die Schallverstärkung stärker ausgeprägt und der Rand im gesamten Bereich glatt berandet.
2. Einfache Zyste
3. Befund-Kategorie 2
4. Keine weitere Intervention notwendig
5. Punktion der Zyste

PRAXISTIPP

Bei **druckdolenter Zyste** kann eine ultraschallgesteuerte Feinnadelaspiration eine deutliche Verbesserung der Symptome erbringen.

CAVE!

Rezidivierende Zysten treten nicht selten auf. Nach multiplen Punktionen empfiehlt es sich, bei Schmerzsymptomatik die Zysten bald operativ zu entfernen (offene Exzisions-oder Vakuumbiopsie).

Prozedere

Beide Formen der Zyste müssen nicht weiter behandelt werden. Eine engmaschigere bildgebende Kontrolle ist nicht notwendig. Sofern eine Zyste Schmerzen verursachen sollte, kann sie durch eine Punktion erfolgreich therapiert werden.

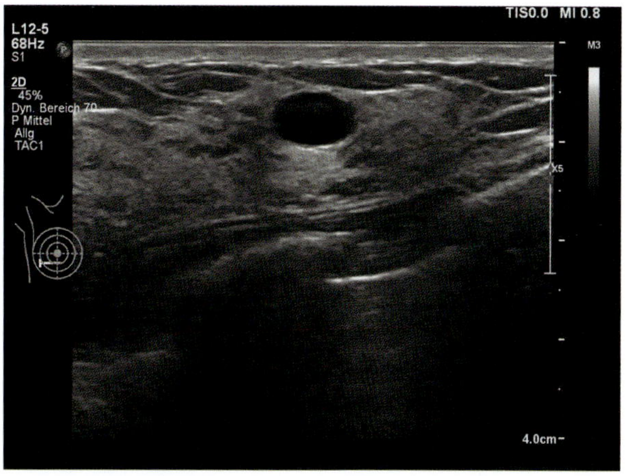

Abb. 17.9 Fallbeispiel 2

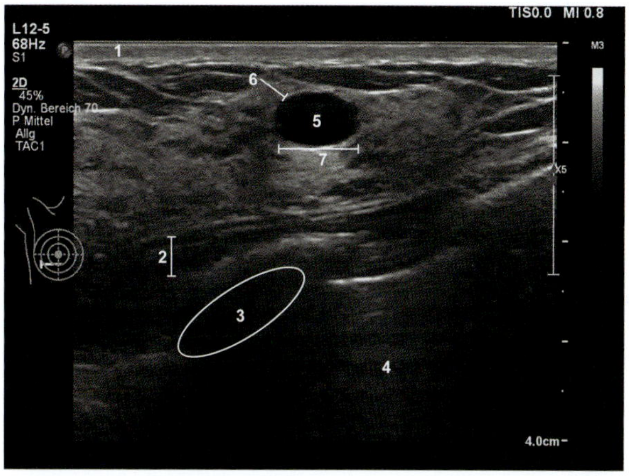

Abb. 17.10 Fallbeispiel 2. 1 = Haut, 2 = M. pectoralis major, 3 = Rippe, 4 = Pleura, 5 = echoleere Zyste, 6 = glatte Berandung, 7 = typische Schallverstärkung als Zeichen der Benignität.

Fallbeispiel 3

Klinische Angaben

36-jährige Patientin mit unauffälliger Familienanamnese, Vorstellung wegen druckdolentem, neu aufgetretenen, glatt berandetem Tastbefund links 2 Uhr 3 cm MA, der Befund lässt sich murmelartig unter der Haut verschieben.

Fragen

1. Was fällt auf?
2. Verdachtsdiagnose/Diagnose?
3. Einteilung nach den Ultraschall-DEGUM-Kriterien?
4. Weiteres Vorgehen?

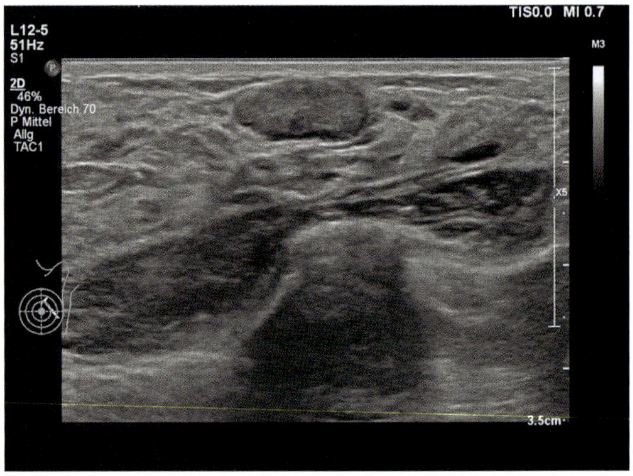

Abb. 17.11 Fallbeispiel 3

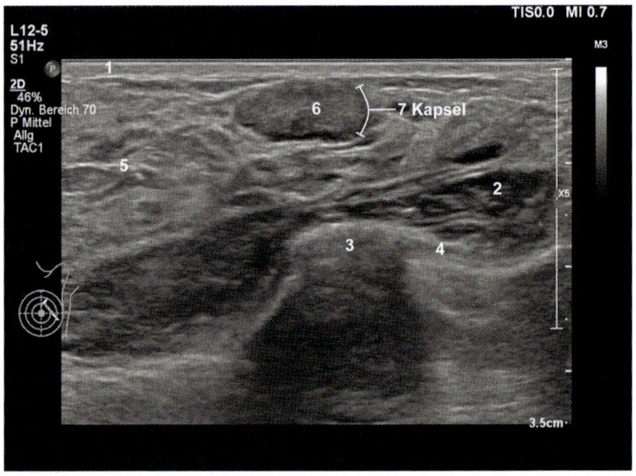

Abb. 17.12 Fallbeispiel 3. 1 = Haut, 2 = M. pectoralis major, 3 = Rippe, 4 = Interkostalmuskulatur, 5 = Drüsengewebe, 6 = Fibroadenom, 7 = Kapsel.

Antworten

1. Der Befund breitet sich horizontal und nicht vertikal aus (Benignitätskriterium), er liegt unmittelbar unter der Haut, innerhalb einer Kapsel, verdrängendes Wachstum, nicht infiltrierendes Wachstum, keine Schallauslöschung, glatte Berandung, ovale Form.
2. DD: Fibroadenom
3. Befund-Kategorie 3
4. Kontrolle in 6 Monaten oder histologische Sicherung mittels Stanzbiopsie

PRAXISTIPP

Auch bildgebend gutartige Tumoren der Brust können unsere Patientinnen stark belasten. Bildgebende Verfahren können hohe Sicherheit bieten. Jedoch der Goldstandard zur Sicherung der Diagnose ist die **histologische Sicherung.** Eine Stanzbiopsie ist eine minimalinvasive Intervention, ein kleiner Eingriff der unseren Patientinnen große Sicherheit geben kann.

Prognose

Das **Fibroadenom** ist der häufigste gutartige Tumor der weiblichen Brust. Der Befund muss nicht generell exzidiert werden. Eine Befundentfernung ist dann indiziert, wenn der Befund deutlich größenprogredient und/oder schmerzhaft ist oder die Patientin stark beunruhigt.

Prozedere

CAVE!

Schnell wachsende Befunde, die sonografisch ähnlich einem Fibroadenom imponieren, sollen immer zum Ausschluss eines Phylloidestumor histologisch gesichert werden.

MERKE

Auch wenn ein Befund als Kategorie 3 eingeteilt wird, kann dieser bei hohem Sicherheitsbedürfnis der Patientin stanzbioptisch gesichert werden.

Fallbeispiel 4

Klinische Angaben

49-jährige prämenopausale Patientin bei der in der Früherkennungssonografie ein zystischer Befund mit soliden Anteilen aufgefallen ist. Die Mammografie zeigte kein Korrelat, eine pathologische Milchgangssekretion war weder spontan noch auf Druck vorhanden, negative Familienanamnese, keine Vorerkrankungen in der Brust.

Fragen

1. Was fällt auf?
2. Verdachtsdiagnose/Diagnose?
3. Einteilung nach den BIRADS analogen DEGUM-Kriterien?
4. Weiteres Vorgehen?

Antworten

1. Der Befund besteht aus echoleeren und echoreichen Anteilen, somit zystische und solide Anteile. Der zystische Anteil ist glatt begrenzt, der solide Anteil wächst lobuliert und teils unscharf begrenzt in das angrenzende Gewebe ein.
2. DD: Papillom, papilläres Karzinom, DCIS
3. Befund-Kategorie 4
4. Histologische Sicherung indiziert

Prognose

Das **Papillom** gehört zu den Brustläsionen mit unsicherem biologischem Potenzial (PPV: 0–10 %). Es tritt gehäuft assoziiert mit DCIS und invasiven Karzinomen auf, insbesondere dann wenn Atypien vorhanden sind (bis zu 20 %).

Prozedere

Befunde der Kategorie B3 nach Stanzbiopsie sollen bildgebend komplett entfernt werden. Die komplette Entfernung des Befundes dient zum einen dazu, die Läsion im ganzen histologisch aufzuarbeiten, da die Information aus der Stanzbiopsie in der Aussage eingeschränkt ist, und zum anderen dazu, das umliegende Gewebe genauer zu beurteilen.

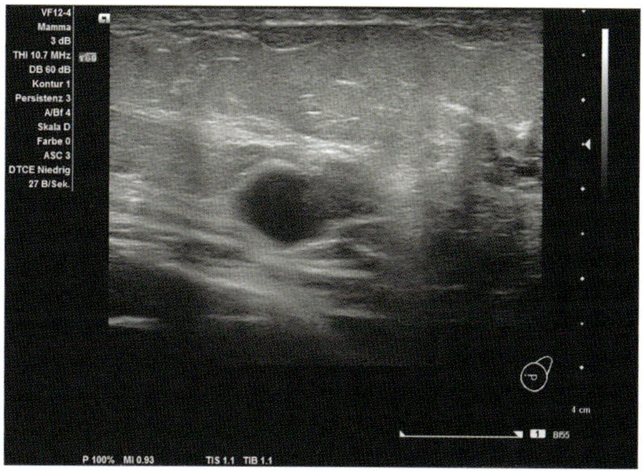

Abb. 17.13 Fallbeispiel 4

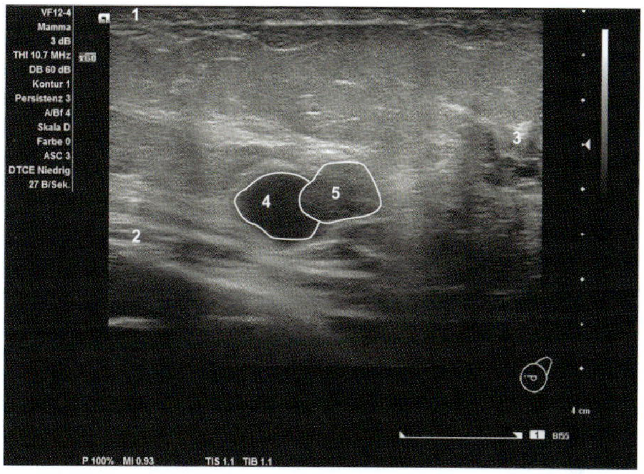

Abb. 17.14 Fallbeispiel 4. 1 = Haut, 2 = M. pectoralis major, 3 = Drüsengewebe, 4 = zystische Anteile, 5 = solide Anteile.

CAVE!

Intrazystische Befunde können nach Stanzbiopsie schwer reproduzierbar sein. Dies liegt daran, dass der flüssige zystische Anteil durch die Ruptur der Kapsel verloren geht. Der solide Anteil ist dann später kaum wieder auffindbar. Klärt man solche Befunde mit der Stanzbiopsie ab, dann soll man einen Clip einlegen um das Wiederauffinden sicher zu stellen. Bedenke: Im Falle eines Karzinoms muss bereits zum Zeitpunkt der Biopsie eine brusterhaltende Therapie optimal geplant werden. Dazu gehört die sichere Reproduktion kleiner Befunde nach Biopsie! Alleine der Biopteur ist für das Wiederauffinden des Befundes verantwortlich.

Fallbeispiel 5

Klinische Angaben

80-jährige postmenopausale Patientin zur Nachsorge bei Z. n. medullärem Mammakarzinom rechts 2 Jahre zuvor. Die bisherige Nachsorge war unauffällig gewesen.

Fragen

1. Was fällt auf?
2. Verdachtsdiagnose/Diagnose?
3. Einteilung nach den Ultraschall-DEGUM-Kriterien?
4. Weiteres Vorgehen?

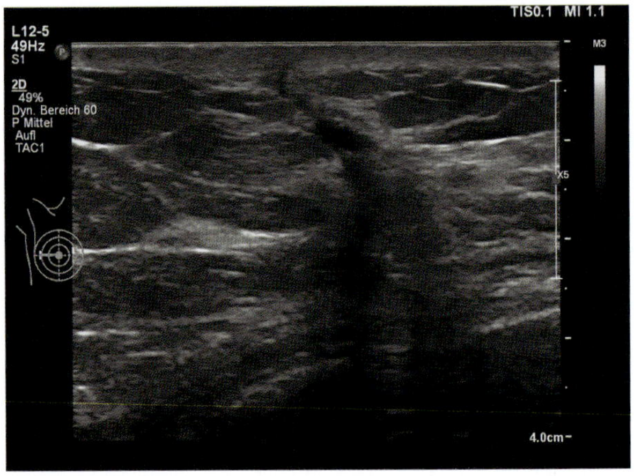

Abb. 17.15 Fallbeispiel 5

Antworten

1. Man erkennt eine strichförmige echoarme Struktur, die sich von der Haut bis auf den M. pectoralis major darstellen lässt. Im oberen Drittel erkennt man eine echoleere Raumforderung. Die anatomischen Ebenen rechts und links der strichförmigen Struktur passen nicht anatomisch gerecht aufeinander.
2. Typische Narbe nach Operation
3. Befund-Kategorie 3
4. Kontrolle in 6 Monaten

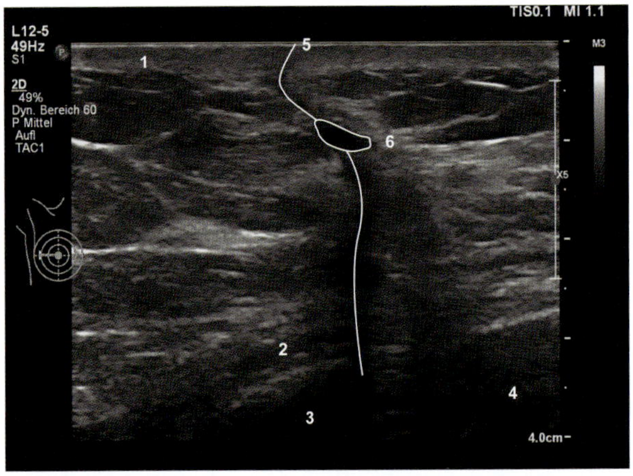

Abb. 17.16 Fallbeispiel 5: Narbe nach Operation. 1 = Haut, 2 = M. pectoralis major, 3 = Rippe, 4 = Pleura, 5 = strichförmige Struktur von Haut bis Muskel, 6 = echoleere Raumforderung.

Typische Hinweiszeichen

Postoperative Narben sind häufig schwer von Lokalrezidiven abzugrenzen. Die ➤ Abb. 17.16 zeigt eine klassische strichförmige Narbe. Die glanduläre Adaptation wurde offensichtlich spannungsfrei und von dorsal nach ventral komplett mit Nähten durchgeführt. Daher ist das Bild gut zu interpretieren. Die kleine echoleere Struktur entspricht einer Fettzyste, die z. B. durch Strangulation der Durchblutung im Rahmen einer Naht entstehen kann. Im Vergleich zu ➤ Abb. 17.16 können Narben, sofern die Adaptation der Drüsenlappen nicht spannungsfrei erfolgte schwer zu interpretieren sein. Differenzialdiagnostisch ist dann ein Lokalrezidiv auszuschließen. Diese Bilder zeigen typischerweise eine echoleere Raumforderung in den thoraxwandnahen Abschnitten des Bildes. Diese Raumforderungen entstehen durch nicht konsequentes Nähen der Drüsenabschnitte von dorsal nach ventral. Näht man die Drüse nur in den hautnahen Drüsenabschnitten, entsteht durch die Spannung ein Hohlraum in den hautfernen thoraxwandnahen Abschnitten, der sich mit Serom oder Hämatom füllen kann und im Verlauf durch Bindegewebe ersetzt wird. Die Abgrenzung zum Lokalrezidiv ist sonografisch schwierig. Eine histologische Sicherung ist dann indiziert, wenn Raumforderungen im Verlauf an Größe zunehmen.

Prozedere

CAVE!

Narben, die an Größe zunehmen, müssen histologisch z. B. durch eine Stanzbiopsie, zum Ausschluss eines Lokalrezidivs, gesichert werden.

Fallbeispiel 6

Klinische Angaben

48-jährige prämenopausale Patientin mit 3 cm messendem neu aufgetretenem Tastbefund im linken oberen äußeren Quadranten und 6 cm MA, der Befund ist schwer verschieblich und sehr fest von der Konsistenz, die Mammografie zeigt in gleicher Lokalisation eine spikulierte Opazität mit Mikrokalk. Die Familienanamnese bezüglich Mamma- und Ovarialkarzinom ist unauffällig.

Fragen

1. Was fällt auf?
2. Verdachtsdiagnose/Diagnose?
3. Einteilung nach den BIRADS analogen DEGUM-Kriterien?
4. Weiteres Vorgehen?

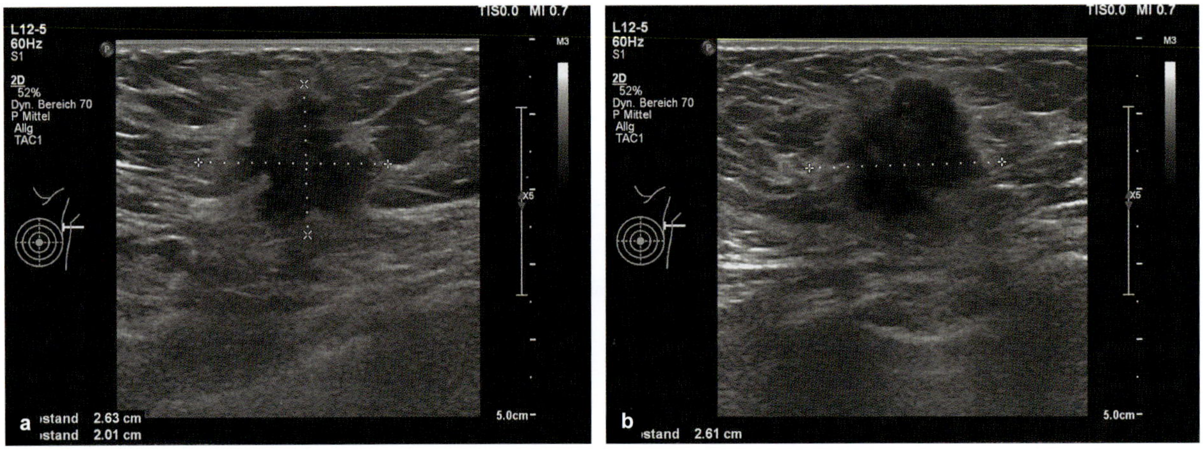

Abb. 17.17 Fallbeispiel 6. Selber Herdbefund in 2 Ebenen (a + b) um 90° gedreht

Antworten

1. Man erkennt korrelierend zum Tastbefund einen echoarmen, nicht glatt berandeten Herdbefund, der durch seinen echoreichen Randsaum auffällt. Die Kutis ist nicht verdickt. Der Befund erreicht weder die Haut noch die Thoraxwand. Eine Schallauslöschung ist auf diesem modernen Ultraschallgerät nicht zu erkennen. Trotzdem ist der Befund hoch malignitätsverdächtig.
2. Mammakarzinom
3. Befund-Kategorie 5
4. Stanzbioptische Sicherung

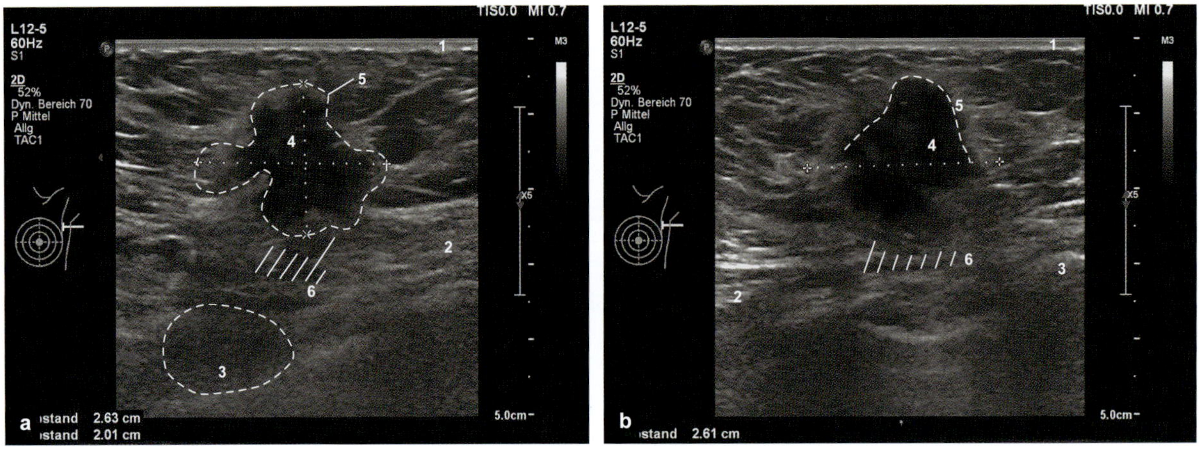

Abb. 17.18 Fallbeispiel 6. Selber Herdbefund in 2 Ebenen. Befund in zweiter Ebene (b) um 90° Grad gedreht abgebildet. 1 = Haut, 2 = M. pectoralis major, 3 = Rippe, 4 = echoarme Tumoranteile, 5 = echoreicher Randsaum, 6 = Fehlen der Schallauslöschung.

MERKE

Die Vervollständigung der komplementären Bildgebung durch Mammografie und evtl. MRT ist bei **Befunden der Kategorie 5** immer indiziert, um die Befundausdehnung prätherapeutisch bestmöglich bestimmen zu können. Der Ultraschall als alleinige Methode ist dafür nicht ausreichend.

Prozedere

Es handelt sich auf den Bildern um ein **NST-Mammakarzinom,** Grading 2 mit assoziiertem DCIS (Kalk in der Mammografie) und einem positivem Rezeptorstatus 12/12/1+ sowie einem Ki67 von 10 %. Eine leitliniengerechte Therapie des Mammakarzinoms ist indiziert.

CAVE!

Bei **Verdachtsdiagnose Mammakarzinom** sollte immer vor der stanzbioptischen Sicherung eine genaue sonografische Untersuchung und Beschreibung der axillären Lymphknoten erfolgen. Die Beurteilung der Axilla nach Stanzbiopsie ist nach Stanze durch die Reaktion der Lymphknoten erschwert.

Fallbeispiel 7

Klinische Angaben

58-jährige postmenopausale Patientin, die sich mit einem im Mammografie-Screening-Programm detektierten Mammakarzinom links vorstellt. Im Rahmen der Therapieplanung wird sonografisch der Befund rechts bei 9 Uhr mit 4 cm MA gefunden. Dieser war mammografisch okkult und nicht zu tasten. Zwei Schwestern der Patientin sind im Alter von 38 und 46 Jahren sowie die Mutter im Alter von 75 Jahren an einem Mammakarzinom erkrankt.

Fragen

1. Was fällt auf?
2. Verdachtsdiagnose/Diagnose?
3. Einteilung nach den Ultraschall-DEGUM-Kriterien?
4. Weiteres Vorgehen?

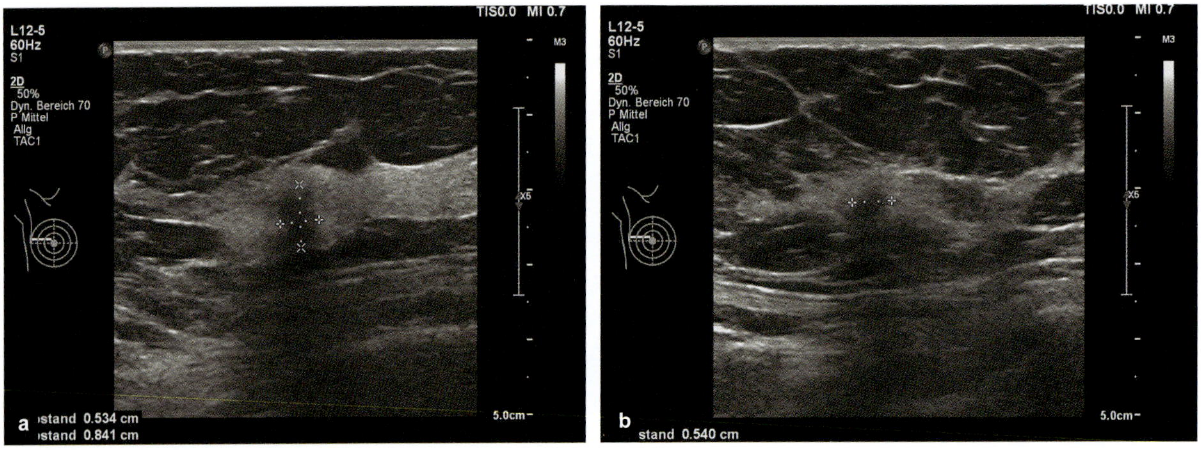

Abb. 17.19 Fallbeispiel 7. Selber Herdbefund in 2 Ebenen (a + b) um 90° gedreht.

Antworten

1. Man erkennt einen Herdebefund, der echoarm in sehr echoreichem Drüsengewebe liegt. Er fällt durch eine angedeutete Schallauslöschung auf. Der vertikale (ventrodorsale) Durchmesser ist größer als der horizontale. Insgesamt erscheint der Befund „flau“ und schwer abgrenzbar. In der zweiten Ebene ist er kaum abzugrenzen.
2. DD: lobuläres Mammakarzinom, Mastopathieknoten, eingedickte Zyste
3. Befund-Kategorie 5
4. Stanzbioptische Sicherung

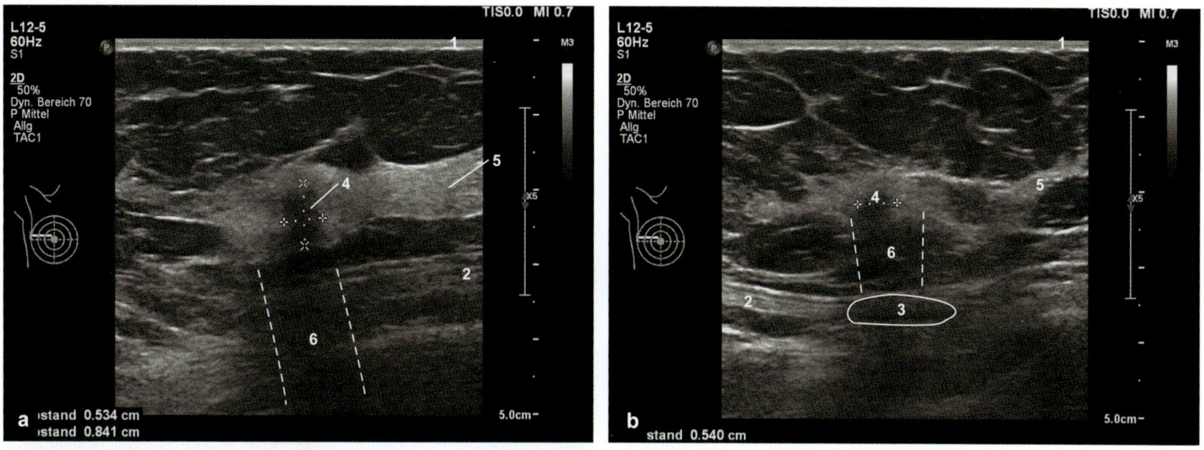

Abb. 17.20 Fallbeispiel 7. Selber Herdbefund in 2 Ebenen (a + b) um 90° gedreht. 1 = Haut, 2 = M. pectoralis major, 3 = Rippe, 4 = echoarme Tumoranteile, 5 = Drüsenparenchym, 6 = angedeutete Schallauslöschung.

Fallbeispiel 8

Klinische Angaben

62-jährige postmenopausale Patientin, bei der im Rahmen der Früherkennungssonografie einen 11 mm messenden Befund bei 4 Uhr mit 6 cm MA entdeckt wird. Der Befund ist mammografisch okkult. In der MRT ist er mit 36 mm abgrenzbar. Mutter ist im Alter von 38 an einem Mammakarzinom erkrankt.

Fragen

1. Was fällt auf?
2. Verdachtsdiagnose/Diagnose?
3. Einteilung nach den Ultraschall-DEGUM-Kriterien?
4. Weiteres Vorgehen?

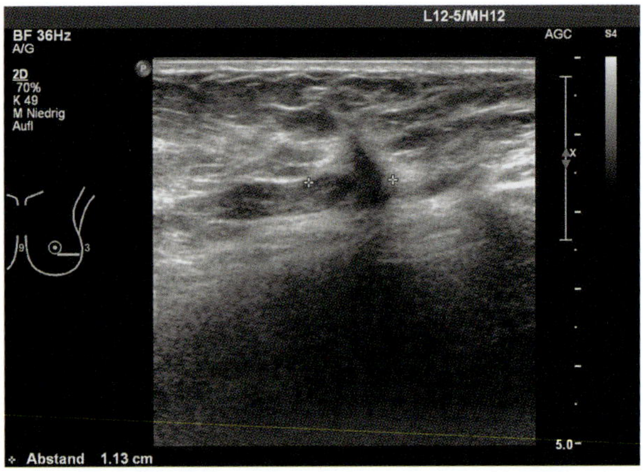

Abb. 17.21 Fallbeispiel 8

Antworten

1. Man erkennt einen nicht glatt berandeten, echoarmen, dreieckig konfigurierten Herdbefund. Ein angedeuteter Schallschatten sowie ein echoreicher Randsaum sind zu erkennen. Typischerweise ist der Befund in der Mammografie okkult und in der MRT gut abgrenzbar.
2. DD: invasiv lobuläres Mammakarzinom, Narbe, Liponekrose
3. Befund-Kategorie 5
4. Stanzbioptische Sicherung

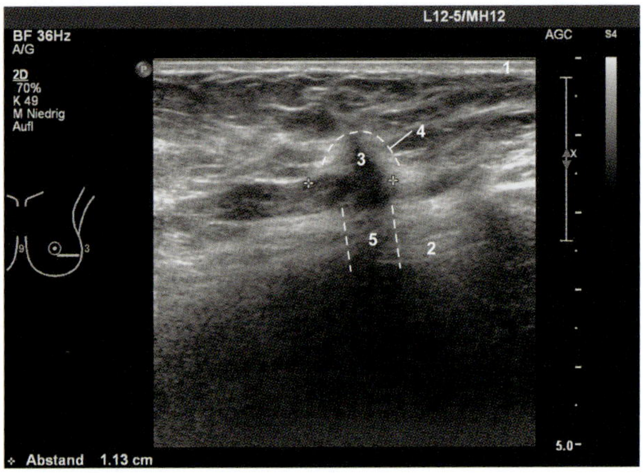

Abb. 17.22 Fallbeispiel 8. 1 = Haut, 2 = M. pectoralis major, 3 = echoarme Tumoranteile, 4 = echoreicher Randsaum, 5 = Fehlen der Schallauslöschung.

MERKE

Die Vervollständigung der komplementären Bildgebung durch Mammografie und evtl. MRT ist bei Befunden der Kategorie 5 immer indiziert, um die Befundausdehnung prätherapeutisch bestmöglich bestimmen zu können. Der Ultraschall als alleinige Methode ist dafür nicht ausreichend.

Prozedere

In ➤ Fallbeispiel 7 handelt es sich um invasiv lobuläre Mammakarzinome, Grading 2, 12/12/1+, Ki67: 5 % und in Fallbeispiel 8 ebenfalls im ein invasiv lobuläres Mammakarzinom, Grading 2, 12/12/0, Ki67: 5 %. Diese Tumorart ist typischerweise in der Mammografie schwer abgrenzbar. Auch in der Sonografie können sich diese Befunde lange „verstecken". Die Größenausdehnung ist bei diesem Tumortyp bildgebend nicht valide eischätzbar. Der Befund auf ➤ Abb. 17.22 hatte in der Endhistologie eine Ausdehnung von 40 mm. Schallauslöschung und echoreicher Randsaum sind valide Dignitätskriterien, um **invasiv lobuläre Karzinome** zu detektieren. Vor Therapieplanung ist ein MRT zu empfehlen, um die Gesamtausdehnung ipsilateral aber auch kontralateral zu erkennen. Das invasiv lobuläre Karzinom tritt gegenüber dem invasiv duktalen Karzinom gehäuft multifokal/multizentrisch sowie kontralateral auf.

CAVE!

Bei Verdachtsdiagnose Mammakarzinom sollte immer vor der stanzbioptischen Sicherung eine genaue sonografische Untersuchung und Beschreibung der axillären Lymphknoten erfolgen. Die Beurteilung der Axilla nach Stanzbiopsie ist nach Stanze durch die Reaktion der Lymphknoten erschwert.

Fallbeispiel 9

Klinische Angaben

58-jährige postmenopausale Patientin mit neu aufgetretenem Tastbefund und pathologischer Sekretion rechts bei 3 Uhr mit 1 cm MA. Mammografisch ist der Befund okkult. In der MRT zeigt der Befund eine plateauartige Kinetik. Die Familienanamnese ist unauffällig.

Fragen

1. Was fällt auf?
2. Verdachtsdiagnose/Diagnose?
3. Einteilung nach den Ultraschall-DEGUM-Kriterien?
4. Weiteres Vorgehen?

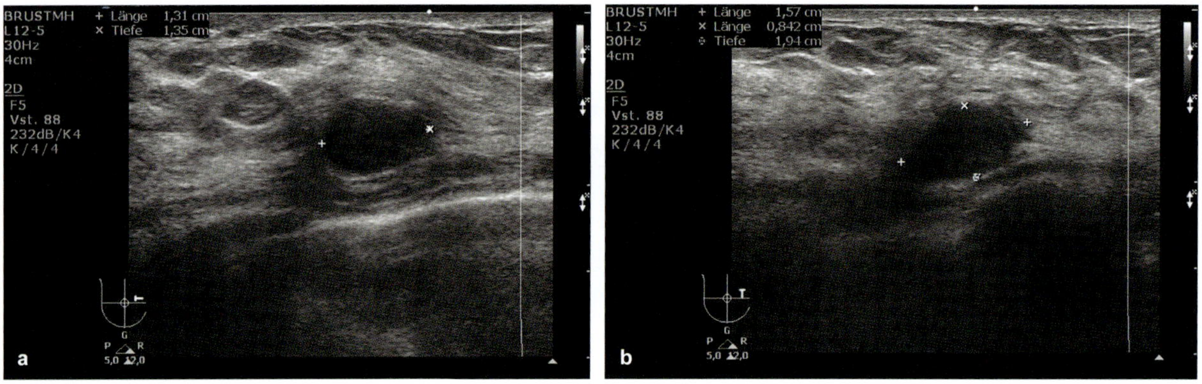

Abb. 17.23 Fallbeispiel 9. Selber Herdbefund in 2 Ebenen abgebildet.

Antworten

1. Der Befund imponiert in beiden Ebenen zunächst benigne. Er ist glatt begrenzt, oval, echoarm und hat keine Schallauslöschung. Die Wachstumsausdehnung ist horizontal. Differenzialdiagnostisch denkt man vom Bild also an ein Fibroadenom, jedoch ist dies als neu aufgetretener Befund im Alter von 58 Jahren eher unwahrscheinlich. Dazu kommt die pathologische Sekretion ipsilateral, die zum weiteren Handeln zwingt.
2. DD: Fibroadenom, Phylloidestumor, invasives muzinöses Mammakarzinom
3. Befund-Kategorie 4
4. Stanzbioptische Sicherung

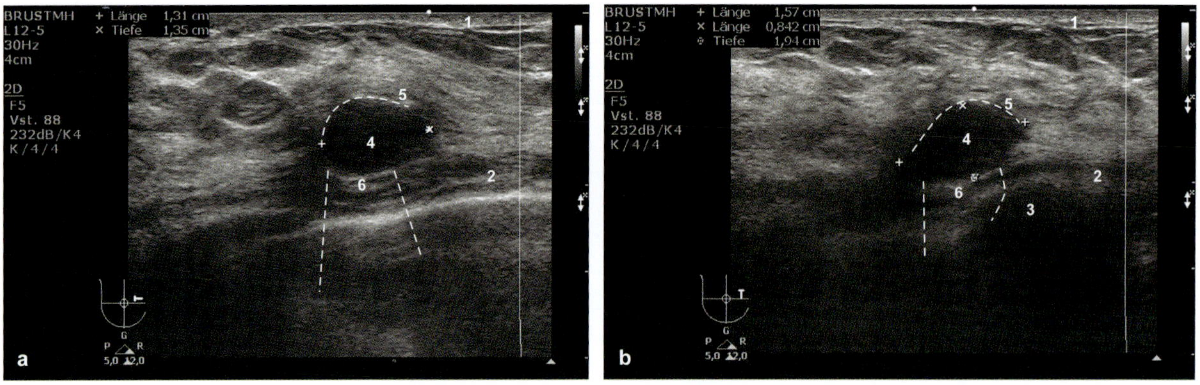

Abb. 17.24 Fallbeispiel 9. Selber Herdbefund in 2 Ebenen abgebildet. 1 = Haut, 2 = M. pectoralis major, 3 = Rippe, 4 = echoarme Tumoranteile, 5 = glatte Umrandung, 6 = diskrete Schallverstärkung.

Prozedere

Das Fallbeispiel zeigt ein **invasiv muzinöses Mammakarzinom,** Grading 2, 6/0/3+, Ki67:15 %. Das Beispiel zeigt deutlich, dass die Dignitätskriterien der Sonografie nicht alleine ausreichend sind, um das weitere Prozedere abzuleiten. In diesem Beispiel passen die benignen Digkitätskriterien nicht zu der klinischen Präsentation der Patientin. Alter, pathologische Sekretion und neu aufgetretener Tastbefund sind Indikation genug, um eine Stanzbiopsie, auch bei benignen Dignitätskriterien, durchzuführen.

MERKE

Der Stellenwert der klinischen Präsentation und der Familienanamnese dürfen auch bei modernster Apparatemedizin ihre Bedeutung in unserem Handeln nicht verlieren.

CAVE!

Die Indikation zur histologischen Sicherung ergibt sich immer aus der Summe der Informationen. Sofern klinischer Eindruck, Familienanamnese und bildgebende Diagnostik nicht korrelieren, ist zum Ausschluss eines malignen Prozesses immer eine histologische Sicherung anzustreben.

Fallbeispiel 10

Klinische Angaben

43-jährige prämenopausale Patientin, bei der der niedergelassene Gynäkologe im Rahmen eines Früherkennungsultraschalls einen zystischen Befund entdeckt hat. Dieser zeigt intrazystische Vegetationen und soll weiter abgeklärt werden. Die Familienanamnese ist bezüglich Mamma- und Ovarialkarzinom unauffällig. Die Mammografie zeigt eine zystische Raumforderung, korrelierend zum Sonografiebefund.

Fragen

1. Was fällt auf?
2. Verdachtsdiagnose/Diagnose?
3. Einteilung nach den Ultraschall-DEGUM-Kriterien?
4. Weiteres Vorgehen?

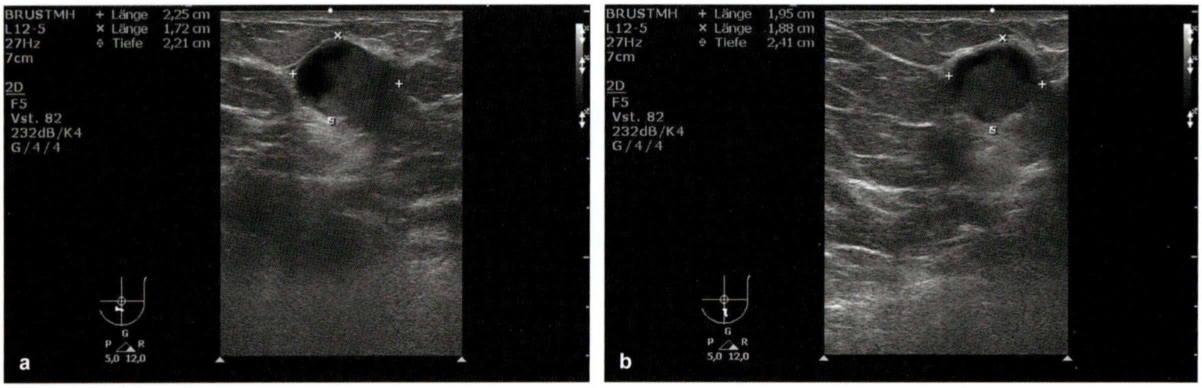

Abb. 17.25 Fallbeispiel 10. Selber Herdbefund (a + b) in 2 Ebenen abgebildet.

Antworten

1. Man erkennt einen zystischen Befund mit intrazystischen Vegetationen. Der Befund zeigt eine dorsale Schallverstärkung, ist glatt begrenzt und hat keinen echoreichen Randsaum. Der Bereich der intrazystischen Proliferate zeigt eine unscharfe Begrenzung zum umliegenden Gewebe.
2. DD: Papillom, papilläres Karzinom, Lipoidzyste
3. Befund-Kategorie 4
4. Sonografische Vakuum- oder Stanzbiopsie

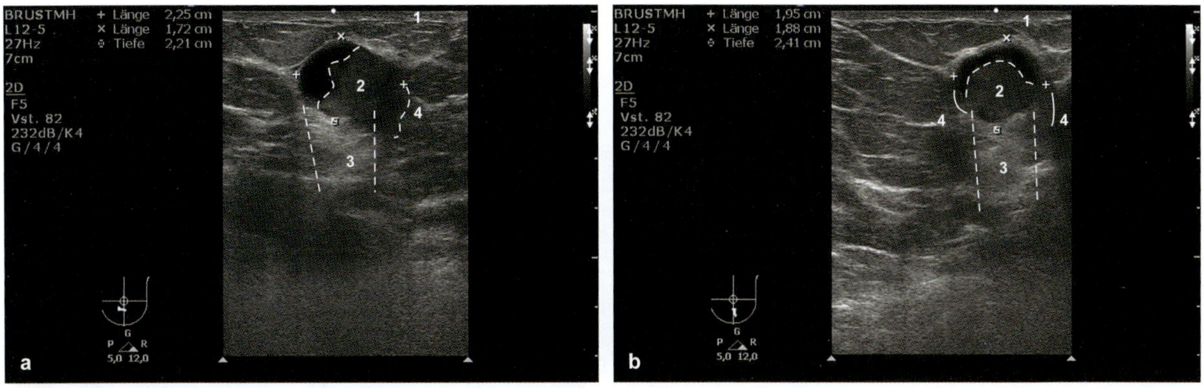

Abb. 17.26 Fallbeispiel 10. Selber Herdbefund (a + b) in 2 Ebenen abgebildet. 1 = Haut, 2 = intraduktale Vegetation, 3 = dorsale Schallverstärkung, 4 = unscharfe Begrenzung.

Fallbeispiel 11

Klinische Angaben

42-jährige prämenopausale Patientin mit neu aufgetretenem Tastbefund. Die Familienanamnese für Mamma- und Ovarialkarzinom ist unauffällig. Der Befund ist glatt begrenzt, nicht verschieblich, nicht druckdolent. Die Mammografie zeigt korrelierend zur Sonografie eine zystische Opazität ohne Mikrokalk.

Fragen

1. Was fällt auf?
2. Verdachtsdiagnose/Diagnose?
3. Einteilung nach den Ultraschall-DEGUM-Kriterien?
4. Weiteres Vorgehen?

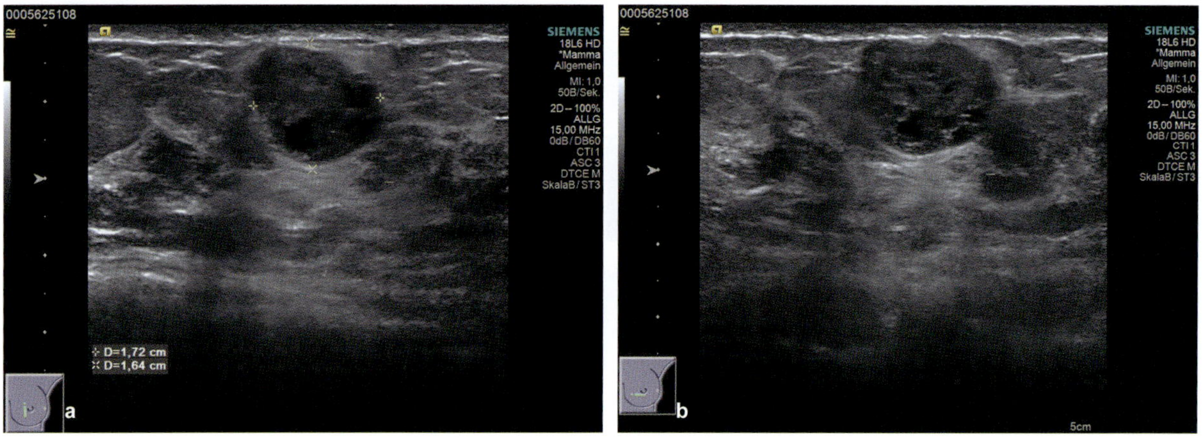

Abb. 17.27 Fallbeispiel 11 Selber Herdbefund in 2 Ebenen.

Antworten

1. Das Bild zeigt einen direkt unter der Haut gelegenen, teils zystischen, teils soliden Befund. Der Befund ist nicht in allen Arealen glatt berandet und zeigt eine dorsale Schallverstärkung.
2. DD: Papillom, papilläres Karzinom, eingedickte Zyste
3. Befund-Kategorie 4
4. Stanzbioptische Sicherung

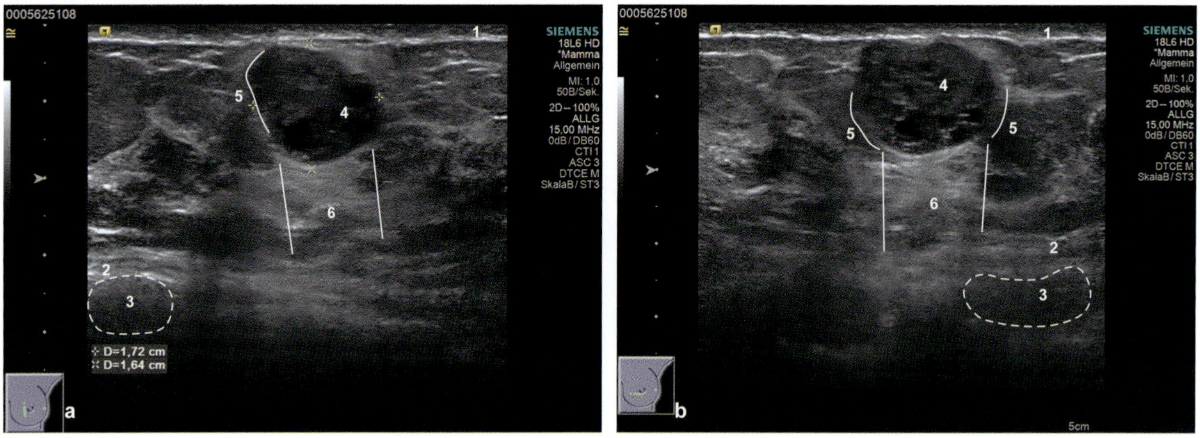

Abb. 17.28 Fallbeispiel 11. Selber Herdbefund in 2 Ebenen. 1 = Haut, 2 = M. pectoralis major, 3 = Rippe, 4 = teils zystisch, teils solide Tumoranteile, 5 = Unschärfe im Randbereich, 6 = Schallverstärkung.

Prozedere

➤ Fallbeispiel 10 und Fallbeispiel 11 zeigen typische **papilläre Karzinome.** Diese präsentieren sich im Allgemeinen als intrazystische Prozesse und fallen als Palpationsbefund oder sonografisch auf. Nicht selten sind sie mit einer pathologischen Sekretion einhergehend. Die histologische Sicherung sollte unter Einlage einer Clip-Markierung erfolgen, da nach Stanzbiopsie der flüssige Anteil nicht mehr erkennbar ist und daher die Befundlokalisation deutlich erschwert sein kann. In ➤ Fallbeispiel 10 handelte es sich um ein enkapsuliertes papilläres Karzinom von 25 mm mit Anteilen eines NST von 2 mm und weiteren DCIS Anteilen von 42 mm (Grading 2, 12/12/1+, Ki67: 20 %). In Fallbeispiel 11 handelte es sich um ein 22 mm messendes enkapsuliertes papilläres Karzinom mit einem NST von 4 mm und DCIS-Anteilen von 65 mm in der Umgebung (Grading 2, 12/12/0, Ki67:20 %). Beide Fallbeispiele wurden primär klinisch oder sonografisch erkannt. Bei diesen heterogenen Karzinomtypen ist die Ausdehnungsdiagnostik nicht valide möglich.

CAVE!

Werden intrazystische Vegetationen durch eine minimalinvasive Mammaintervention histologisch gesichert, so muss immer ein **Markierungsclip nach Biopsie** eingelegt werden um im Falle der Malignität das Wiederauffinden des Befundes zu sichern. Für das Wiederauffinden des Befunds ist immer derjenige verantwortlich, der die Biopsie durchgeführt hat. Sollte ein maligner Prozess nach Stanzbiopsie und fehlender Clipeinlage nicht mehr auffindbar sein, kann ein MRT hilfreich sein.

Fallbeispiel 12

Klinische Angaben

73-jährige Patientin, Z. n. mutizentrischem High Grade DCIS und Nippelsparing Mastektomie vor 18 Monaten, damals R0 reseziert. Aktuell Vorstellung wegen eines größenprogredienten Befunds in der Sonografie, direkt dem Implantat aufsitzend.

Fragen

1. Was fällt auf?
2. Verdachtsdiagnose/Diagnose?
3. Einteilung nach den Ultraschall-DEGUM-Kriterien?
4. Weiteres Vorgehen?

Antworten

1. Dem Implantat sitzt direkt ein echoarmer Herdbefund auf, der bis zur Haut reicht. Der Befund zeigt deutliche Binnenechos und ist lobuliert. Die Schallauslöschung sowie die vertikale Wachstumsausdehnung können als Dignitätskriterium nicht genutzt werden, da das Implantat dies nicht zulässt.
2. DD: Lokalrezidiv, Narbe
3. Befund-Kategorie 5
4. Stanzbioptische Sicherung

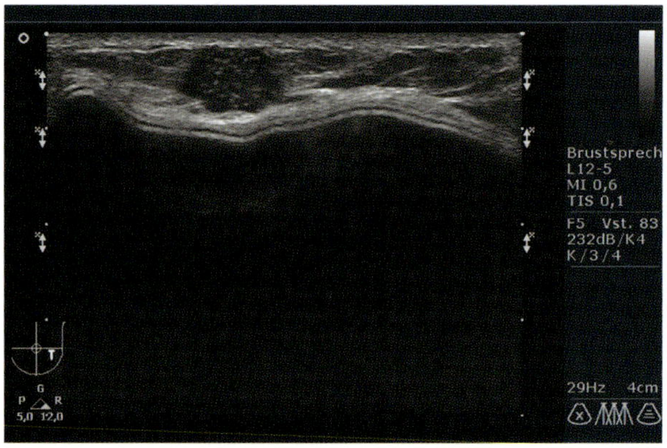

Abb. 17.29 Fallbeispiel 12

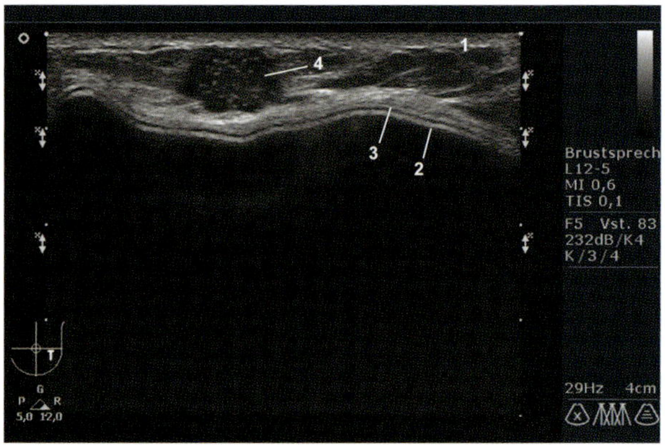

Abb. 17.30 Fallbeispiel 12. 1 = Haut, 2 = Implantatoberfläche, 3 = Kapsel, 4 = Lokalrezidiv.

17

Typische Hinweiszeichen

MERKE
Klassische Dignitätskriterien wie Schallauslöschung und vertikale Befundausdehnung sind bei Implantatträgerinnen nicht valide.

Prognose

Das Fallbeispiel demonstriert eindrücklich, dass klassische Dignitätskriterien wie Schallauslöschung und vertikale Befundausdehnung bei Tumoren, die Implantaten aufliegen, für die Befundung nicht genutzt werden können. Die komplementäre Mammadiagnostik sollte bei **Implantatträgerinnen** immer zum Einsatz kommen. Mit hochauflösenden Ultraschallgeräten und erfahrenem Untersucher ist eine stanzbioptische Sicherung auch in Implantatnähe immer möglich.

CAVE!
Eine histologische Sicherung von unklaren Befunden bei Implantatträgerinnen nach Mammakarzinom, sollte aus Vorsicht, das Implantat zu verletzten, nicht verzögert werden. Eine Stanzbiopsie kann von einem erfahrenen Untersucher in fast jeder Situation durchgeführt werden.

Fallbeispiel 13

Klinische Angaben

38-jährige prämenopausale Patientin bei Z. n. Augmentationsplastik beidseits mit Silikonimplantaten 2004 mit präpektoraler Implantatloge sowie Implantatwechsel wegen Kapselfibrose 2013 mit retropektoraler Implantatloge und Fixierung des M. pectoralis major über ein Mesh an der lateralen Thoraxwand. Vorstellung wegen zunehmenden Schmerzen im Bereich der Axillae beidseits. Die Lymphknoten zeigen sich reaktiv und ohne Silikonablagerung. Die Familienanamnese ist unauffällig.

Fragen

1. Was fällt auf?
2. Verdachtsdiagnose/Diagnose?
3. Einteilung nach den Ultraschall-DEGUM-Kriterien?
4. Weiteres Vorgehen?

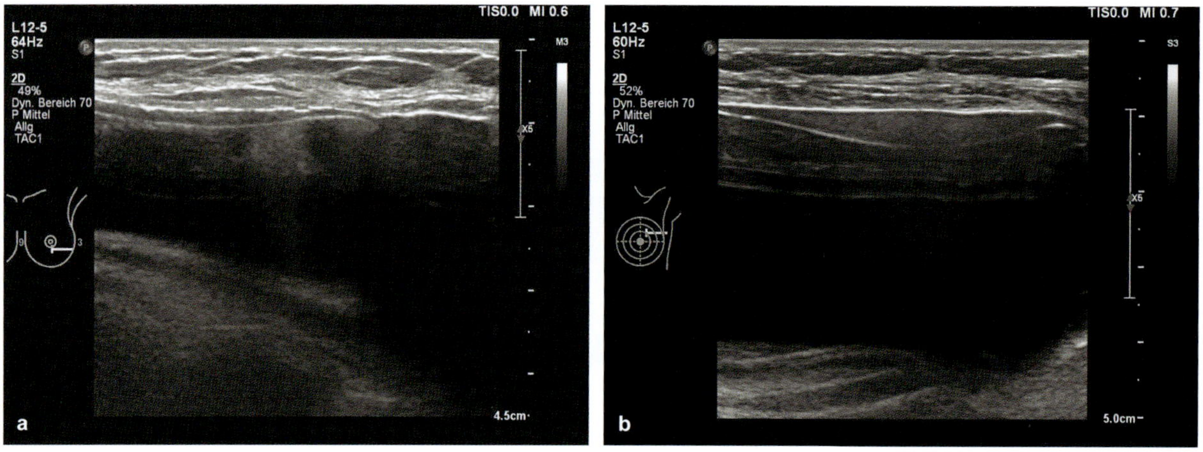

Abb. 17.31 Fallbeispiel 13

Antworten

1. In der ➤ Abb. 17.31a erkennt man als typisches Zeichen einer Implantatruptur das Stufenzeichen. In ➤ Abb. 17.31b erkennt man ein Sandwich-Zeichen, bei dem sich das ausgelaufene Silikon zwischen Implantatkapsel und Implantatoberfläche schiebt.
2. DD: Implantatruptur, Serom
3. Befund-Kategorie 2
4. Evtl. MRT und Implantatentfernung

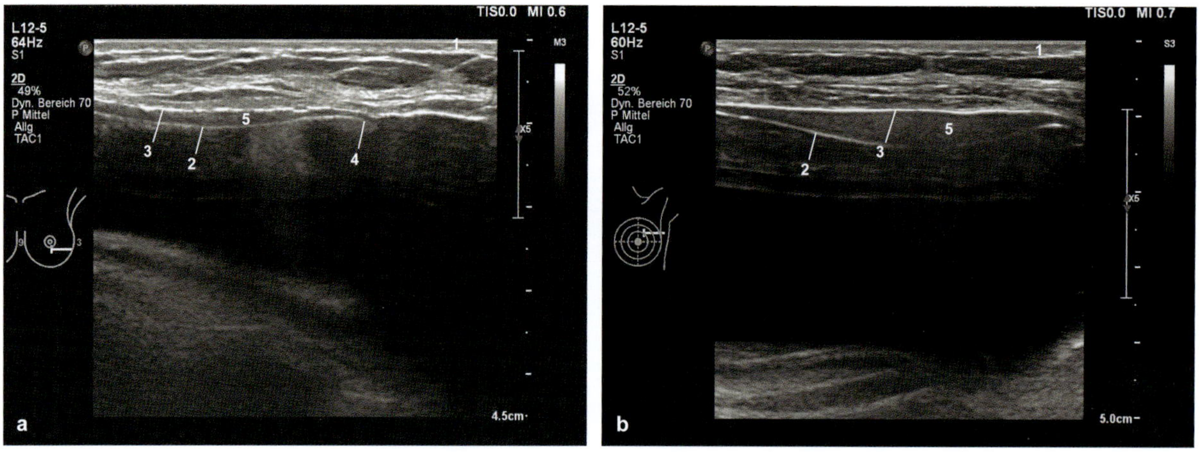

Abb. 17.32 Fallbeispiel 13. 1 = Haut, 2 = Implantatoberfläche, 3 = Kapsel, 4 = Oberflächenabriss als Zeichen des Stufenphänomens, 5 = freies Silikon zwischen Kapsel und Oberfläche als Zeichen des Sandwich-Phänomens.

Typische Hinweiszeichen

MERKE

Klassische **Rupturzeichen** sind das **Stufenzeichen** sowie das **Sandwich-Zeichen.** Beweisend sind echoreiche Silikonablagerungen als Silikongranulome im Drüsengewebe oder in den Lymphknoten.

Prozedere

Silikonimplantate müssen regelmäßig bildgebend auf Ruptur untersucht werden (mind. 1× jährlich). Auch wenn Hersteller Lebenslange Garantie auf die Implantate geben, so ist die Rupturgefahr nach Studienlage nach 7 Jahren zwischen 8,2 % bis 15,6 % (Coroneos et al., 2019). Ziel ist es, die Ruptur frühzeitig zu erkennen, um einen Silikonaustritt aus der Kapsel in die Drüse und die Lymphabflussgebiete zu verhindern. Die Durchführung der Ultraschalluntersuchung bei Implantatträgerinnen erfolgt meanderförmig und doppelt. Beim ersten Untersuchungsdurchgang wird das Drüsengewebe untersucht, um Silikongranulome und Karzinome auszuschließen. Beim zweiten Untersuchungsdurchgang wird der Blick auf die Implantatoberfläche gerichtet, um den Zustand des Implantats zu beurteilen. Die Ultraschalluntersuchung sollte zum Ausschluss einer Ruptur von erfahrenen Untersuchern durchgeführt werden. Alternativ bietet sich dafür die MRT an.

CAVE!

Bei Verdacht auf eine Implantatruptur muss das rupturierte Implantat entfernt werden.

Fallbeispiel 14

Klinische Angaben

Das Kutisödem ist eine differenzialdiagnostische Herausforderung. Drei Hauptdiagnosen treten mit einem klassischen Kutisödem auf. Dies sind das inflammatorische Mammakarzinom, das postradiogene Ödem und die Mastitis (puerperal oder non puerperal). ➢ Abb. 17.33 zeigt eine 49-jährige Patientin 7 Monate nach Strahlentherapie bei brusterhaltender Operation aufgrund eines Mammakarzinoms.

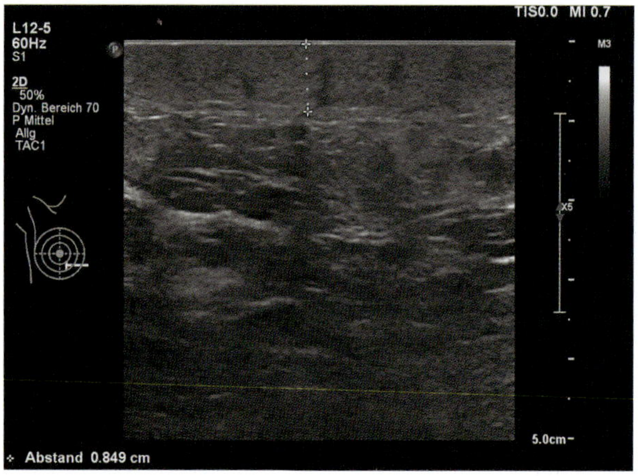

Abb. 17.33 Fallbeispiel 14

Fragen

1. Was fällt auf?
2. Verdachtsdiagnose/Diagnose?
3. Einteilung nach den Ultraschall-DEGUM-Kriterien?
4. Weiteres Vorgehen?

Antworten

1. Die Kutis ist deutlich verdickt. Ansonsten zeigt sich eine unauffällige Darstellung bis zur Thoraxwand.
2. DD: postradiogenes Kutisödem, Mastits, inflammatorisches Rezidiv
3. Befund-Kategorie 3
4. Klinische und bildgebende Kontrolle in 6 Monaten

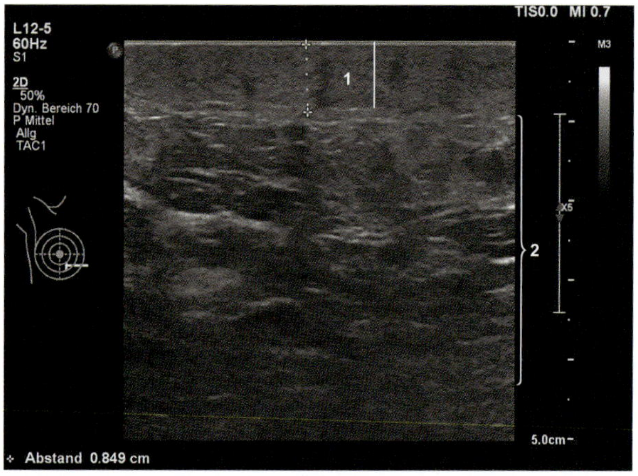

Abb. 17.34 Fallbeispiel 14. 1 = verdickte Haut mit Zeichen eines Kutisödems, 2 = Normalbefund der sonstigen Drüsenabschnitte.

Typische Hinweiszeichen

Siehe ➢ Fallbeispiel 15.

Fallbeispiel 15

Klinische Angaben

66-jährige Patientin wird vorstellig mit geröteter Brust rechts, teigig, Peau d'orange und druckschmerzhaften vergrößerten Lymphknoten in der ispilateralen Axilla. Einen einzelnen Herdbefund kann man weder mammografisch noch sonografisch abbilden. Das MRT zeigt ein pathologisches Areal zentral von 41 mm Ausdehnung.

Fragen

1. Was fällt auf?
2. Verdachtsdiagnose/Diagnose?
3. Einteilung nach den Ultraschall-DEGUM-Kriterien?
4. Weiteres Vorgehen?

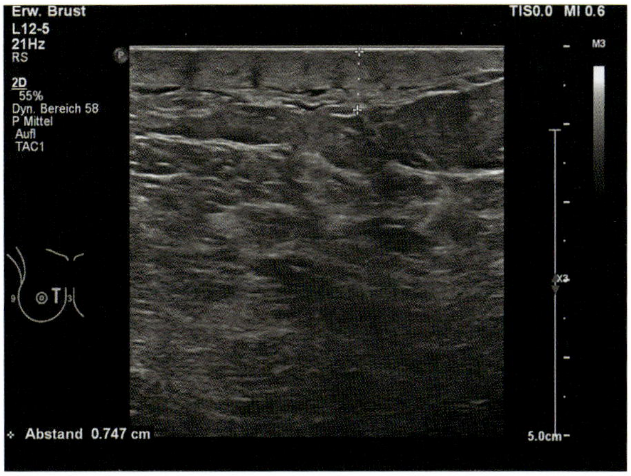

Abb. 17.35 Fallbeispiel 15

Antworten

1. Die Kutis ist deutlich verdickt. In der Haut erkennt man punktuell echoarme Areale als Korrelat zur Peau d'orange. Das Ödem geht mit deutlicher Flüssigkeitsablagerung subkutan einher. Kein Herdbefund.
2. DD: postradiogenes Kutisödem, Mastits, inflammatorisches Rezidiv
3. Befund-Kategorie 5
4. Komplettierung der komplementären Bildgebung und Stanzbiopsie der pathologischen axillären Lymphknoten

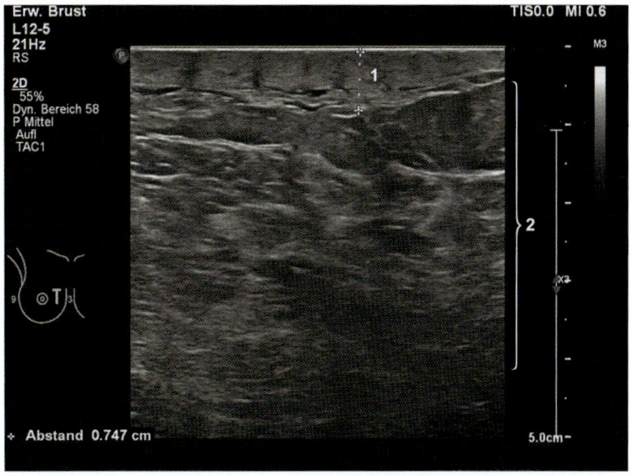

Abb. 17.36 Fallbeispiel 15. 1 = verdickte Haut mit Zeichen eines Kutisödems, 2 = Normalbefund der sonstigen Drüsenabschnitte.

Typische Hinweiszeichen

MERKE

Zur differenzialdiagnostischen Unterscheidung beim **Kutisödem** zwischen inflammatorischem Mammakarzinom und sonstiger Ursache benigner Genese empfiehlt sich ein sonografischer Blick auf die axillären Lymphknoten. Bei aufgehobener Rinden-Mark-Struktur sowie Entrundung des Lymphknotens liegt der hochgradige Verdacht auf einen malignen Prozess vor.

Prozedere

Zur differenzialdiagnostischen Unterscheidung des Kutisödems ist die Anamnese von überragender Bedeutung. Die punchbioptische histologische Sicherung eines Kutisödems geht im Vergleich zur Stanzbiopsie der Brust mit einer erhöhten lokalen Infektionsrate einher. Daher sollten unnötige Punktionen verhindert werden. Die Anamnese ist von großer Bedeutung. 12 Monate nach Strahlentherapie ist ein Kutisödem üblicherweise nicht als inflammatorisches Rezidiv zu werten. Zur Abgrenzung zu einem inflammatorischen Mammakarzinomm empfiehlt sich die sonografische Beurteilung der ipsilateralen axillären Lymphknoten. Ist die Rinden-Mark-Struktur komplett aufgehoben, liegt ein hochgradiger Verdacht für ein inflammatorisches Mammakarzinom vor. Im Gegensatz dazu ist das postradiogene Kutisödem oder die Mastitis von reaktiven Lymphknoten begleitet.

CAVE!

Die Punchbiopsie eines Kutisödems geht immer mit einem erhöhten Risiko für eine Infektion einher. Daher strenge Indikationsstellung beachten!

Fallbeispiel 16

Klinische Angaben

45-jährige, prämenopausale Patientin, die sich mit einem schnell wachsenden Befund im Bereich der linken Brust oben innen 2 cm MA vorstellte. Der Befund hat mittlerweile eine Größe von 7 cm palpatorisch, fühlt sich sehr fest an und man tastet kleine Unebenheiten an der Oberfläche. Der Befund zeigt eine leichte Druckschmerzhaftigkeit. Die Brüste präsentieren sich asymmetrisch. Der Nippel-Areola-Hof ist gespannt.

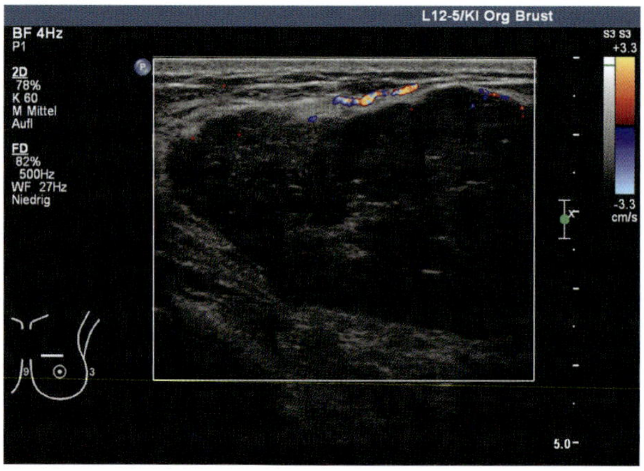

Abb. 17.37 Fallbeispiel 16

Fragen

1. Was fällt auf?
2. Verdachtsdiagnose/Diagnose?
3. Einteilung nach den Ultraschall-DEGUM-Kriterien?
4. Weiteres Vorgehen?

Antworten

1. Der Befund reicht bis unmittelbar unter die Haut, er ist größer als der Schallkopf und passt daher nicht im Ganzen auf das Bild: Er grenzt bis an die Thoraxwand, die Echogenität ist gemischt mit Binnenechos, der Befund liegt scheinbar in einer glatten Kapsel und ist zirkulär von Gefäßen umgeben. Eine Schallverstärkung oder -auslöschung ist nicht zu erkennen. Der Befund wächst horizontal und infiltriert nicht die Haut oder die Thoraxwand.
2. DD: Mammakarzinom, Phylloidestumor, Fibroadenom
3. Befund-Kategorie 4
4. Stanzbioptische Sicherung

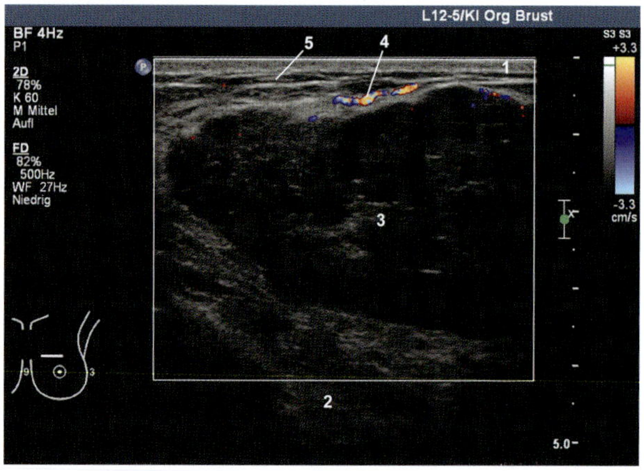

Abb. 17.38 Fallbeispiel 16. 1 = Haut, 2 = Thoraxwand, 3 = Binnenecho, 4 = zirkuläre Durchblutung, 5 = subkutanes Fettgewebe.

Typische Hinweiszeichen

Siehe ➤ Fallbeispiel 18.

Fallbeispiel 17

Klinische Angaben

38-jährige, prämenopausale Patientin, präsentiert sich mit einem vor 10 Tagen erstmals wahrgenommenen Tastbefund, recht bei 11 Uhr in 3 cm MA, keine Sekretion, leicht druckdolent, gut verschieblich, Oberfläche septiert. In der Mammografie ist der Befund gut abgrenzbar, kein Mikrokalk, glatt. Axillär zeigen sich reaktive Lymphknoten mit erhaltener Rinden-Mark-Struktur.

Fragen

1. Was fällt auf?
2. Verdachtsdiagnose/Diagnose?
3. Einteilung nach den Ultraschall-DEGUM-Kriterien?
4. Weiteres Vorgehen?

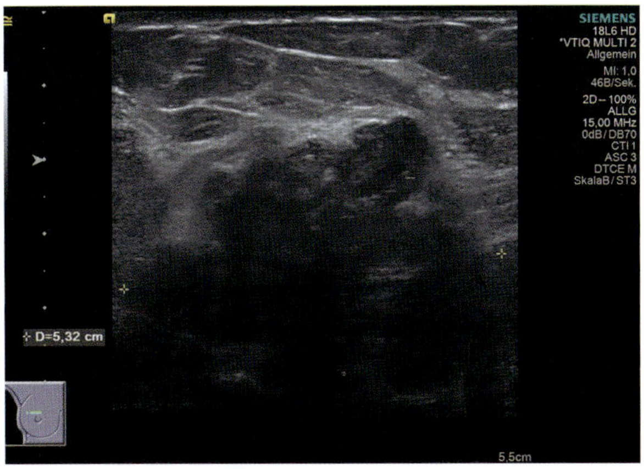

Abb. 17.39 Fallbeispiel 17

Antworten

1. Der Tumor ist lobuliert, die Echogenität ist echoarm mit Binnenechos, der Befund zeigt einen echoreichen Randsaum, man erkennt eine deutliche Schallauslöschung, die Berandung ist nicht glatt, die Wachstumsrichtung ist indifferent.
2. DD: Mammakarzinom, Liponekrose, Sakrom, Phylloidestumor
3. Befund-Kategorie 4
4. Stanzbioptische Sicherung

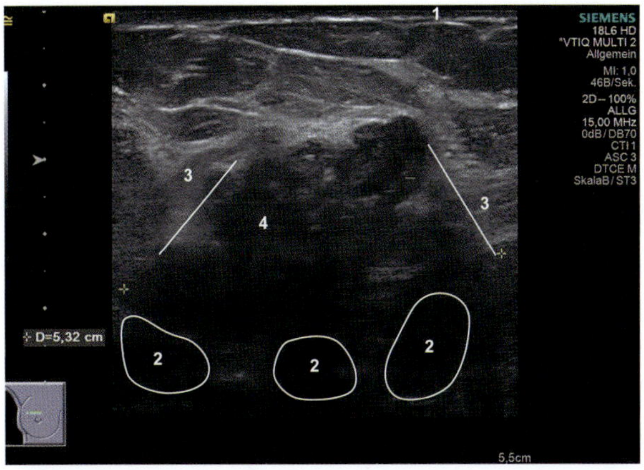

Abb. 17.40 Fallbeispiel 17. 1 = Haut, 2 = Schallauslöschung, 3 = echoreicher Randsaum, 4 = Binnenechos.

Typische Hinweiszeichen

Siehe ➤ Fallbeispiel 18.

Fallbeispiel 18

Klinische Angaben

78-jährige, postmenopausale Patientin, die sich erstmals wegen einem seit einem Jahr bestehenden Tastbefund, nicht druckdolentem rechts unten außen vorstellt. Es liegt keine Sekretion vor. In der Mammografie ist der Befund nicht abgrenzbar. Der Befund tastet sich glatt, hart und ist nicht verschieblich.

Fragen

1. Was fällt auf?
2. Verdachtsdiagnose/Diagnose?
3. Einteilung nach den Ultraschall-DEGUM-Kriterien?
4. Weiteres Vorgehen?

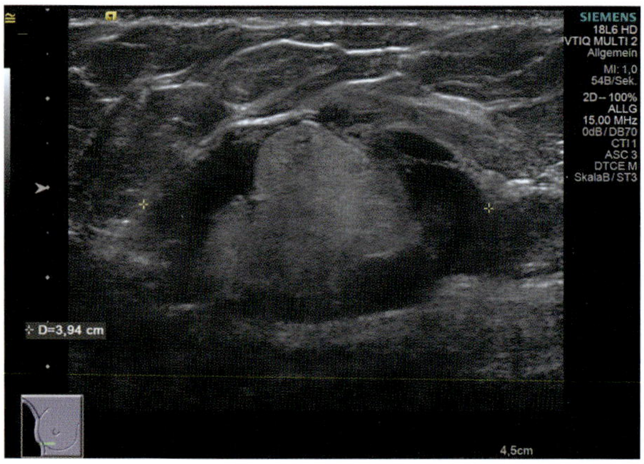

Abb. 17.41 Fallbeispiel 18

Antworten

1. Der Tumor zeigt teils echoreiche, echoarme und echoleere Anteile. Er wächst horizontal, ist nicht ganz glatt umrandet, septiert. Auffällig ist der echoreiche Kern. Eine Schallauslöschung ist nicht zu erkennen.
2. DD: Lymphknoten, Nekrose, Lipom, Sarkom, Phylloidestumor
3. Befund-Kategorie 4
4. Stanzbioptische Sicherung

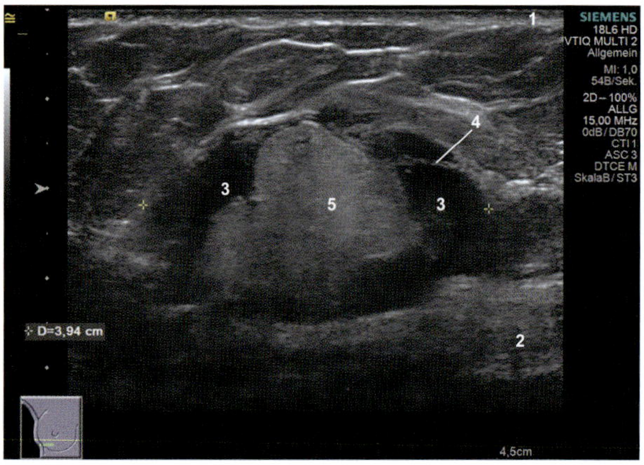

Abb. 17.42 Fallbeispiel 18. 1 = Haut, 2 = Thoraxwand, 3 = echoleere Anteile, 4 = Septum, 5 = echoreicher Kern.

Prognose

Es handelt sich in ➤ Fallbeispiel 16 (➤ Abb. 17.38) um ein **schnell wachsendes Fibroadenom** mit Übergang in einen benignen Phylloidestumor. ➤ Fallbeispiel 17 (➤ Abb. 17.40) zeigt einen **benignen Phylloidestumor** und Fallbeispiel 18 (➤ Abb. 17.42) einen **malignen Phylloidestumor** mit ausgeprägter sarkomatioder Komponente. Phylloidestumoren müssen aufgrund ihres unklaren biologischen Potenzials in der Stanzbiopsie zwingend durch eine offene Operation mit freiem Randsaum entfernt werden. Diese Tumoren wachsen in der Regel sehr schnell und heterogen. Dem Diagnostiker fallen diese Tumoren oftmals nicht wegen ihrer Morphologie, sondern wegen ihres anamnestisch schnellen Wachstums auf.

MERKE

Bei einem schnell wachsenden Tumor muss immer an einen Phylloidestumor gedacht werden.

Fallbeispiel 19

Klinische Angaben

58-jährige postmenopausale Patientin, die 2 Jahre zuvor eine Augmentation beider Brüste durch autologen Fetttransfer (Lipofilling nach Liposuktion) hat vornehmen lassen. Sie stellt sich mit mutiplen druckdolenten weichen Tumor beidseits vor. Die Technik des autologen Fetttransfers erfreut sich bei den Patientinnen zunehmender Beliebtheit. Bei der Methode kommt es zur Teilnekrose der applizierten Fettzellen. Es resultieren Fettnekrosen und Fettzysten. Vor diesem Hintergrund sollte dieses Bild sonografisch dem Diagnostiker in Korrelation zur Anamnese bekannt sein.

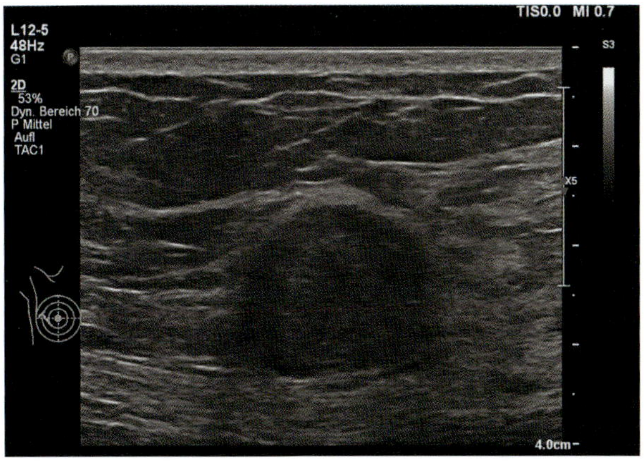

Abb. 17.43 Fallbeispiel 19

Fragen

1. Was fällt auf?
2. Verdachtsdiagnose/Diagnose?
3. Einteilung nach den Ultraschall-DEGUM-Kriterien?
4. Weiteres Vorgehen?

Antworten

1. Glatt berandeter echoarmer Herdbefund, Schallverstärkung, laterale Schallabschwächung, kein echoreicher Randsaum
2. DD: Fibroadenom, eingedickte Zyste, Fettgewebsnekrose
3. Befund-Kategorie 3
4. Komplementäre Bildgebung komplettieren (wurde in unserem Beispiel wegen der Schmerzen von der Patientin abgelehnt) und Kontrolle in 6 Monaten

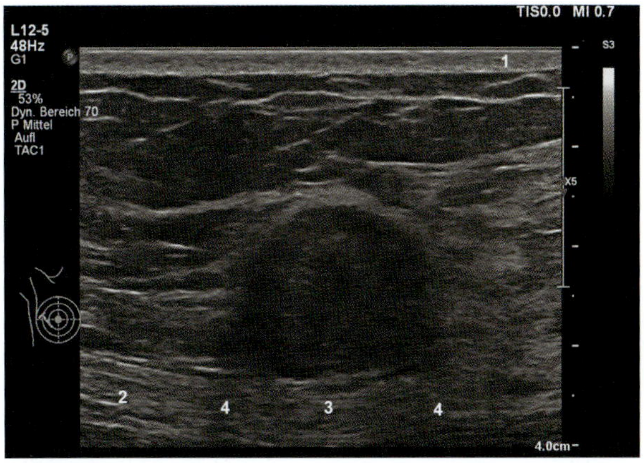

Abb. 17.44 Fallbeispiel 19. 1 = Haut, 2 = Thoraxwand, 3 = Schallverstärkung, 4 = laterale Schallabschwächung.

Prozedere

Siehe ➤ Fallbeispiel 20.

Fallbeispiel 20

Klinische Angaben

Es handelt sich um dieselbe Patientin aus ➤ Fallbeispiel 19. Das Beispiel zeigt einen weiteren druckdolenten Befund.

Fragen

1. Was fällt auf?
2. Verdachtsdiagnose/Diagnose?
3. Einteilung nach den Ultraschall-DEGUM-Kriterien?
4. Weiteres Vorgehen?

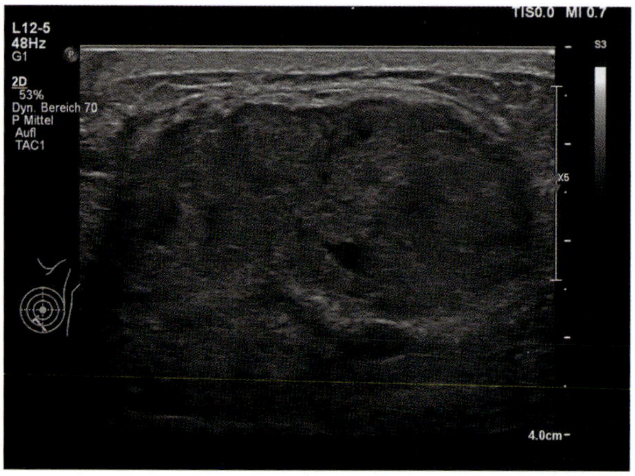

Abb. 17.45 Fallbeispiel 20

Antworten

1. Im Vergleich zu ➤ Abb. 17.44 stellt sich dieser Befund aufgelockerter dar. Letztendlich handelt es sich um locker liegende Fettnekrosezellen, eingepackt in das ummantelnde originäre Mammafettgewebe.
2. DD: Fibroadenom, Fettnekrose, Narbe
3. Befund-Kategorie 3
4. Komplementäre Bildgebung komplettieren (wurde in unserem Beispiel wegen der Schmerzen von der Patientin abgelehnt) und Kontrolle in 6 Monaten

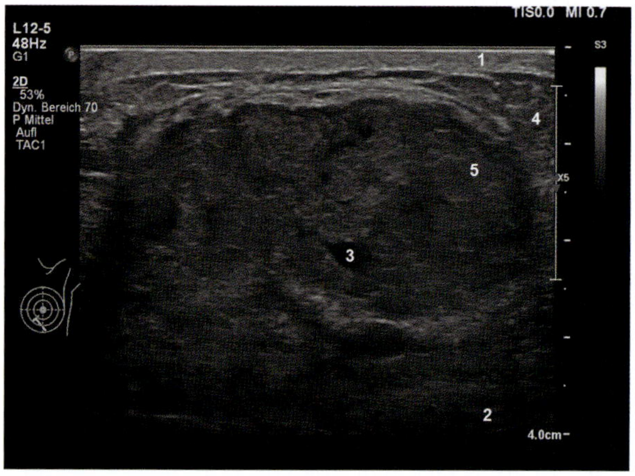

Abb. 17.46 Fallbeispiel 20. 1 = Haut, 2 = Thoraxwand, 3 = echoleere verflüssigte Anteile, 4 = originäres Brustfettgewebe, 5 = echoarme Fettnekrose.

Prozedere

Die Therapie der **druckdolenten Fettgewebsnekrose nach autologem Fetttransfer** ist dauerhaft nur chirurgisch zu lösen. Letztendlich muss das avitale Gewebe entfernt werden, um die chronische Entzündung zu behandeln. Der Ultraschall dient zum Ausschluss von malignen Geschehen vor Glandektomie.

Fallbeispiel 21

Klinische Angaben

Vorstellung einer 53-jährigen postmenopausalen Patientin wegen eines beim niedergelassenen Gynäkologen entdeckten sonografischen Befunds der Kategorie 5, links bei 12 Uhr mit 5 cm MA. Die Mammografie zeigt einen Befund mit suspektem Mikrokalk und Spikulierungen, die radiär auf den Tumorkern zulaufen. Der Befund ist nicht palpabel. Die Familienanamnese ist negativ für Brust- und Ovarialkarzinom.

Fragen

1. Was fällt auf?
2. Verdachtsdiagnose/Diagnose?
3. Einteilung nach den Ultraschall-DEGUM-Kriterien?
4. Weiteres Vorgehen?

Antworten

1. Spikulierter Herdbefund, echoarmer Kern mit echoreichem Randsaum, diskrete Schallauslöschung, Strukturunterbrechungen des peritumoralen Gewebes
2. DD: Mammakarzinom, postoperative Narbe/Nekrose, radiäre Narbe
3. Befund-Kategorie 5
4. Stanzbioptische Sicherung. Sollte eine fehlende Korrelation zwischen Histologie und Verdachtsdiagnose als stanzbioptisches Ergebnis vorliegen, dann sollte eine offene Exzisionsbiopsie folgen.

Typische Hinweiszeichen

MERKE

Der Begriff der **radiären Narbe** ist ein rein pathologischer Begriff und hat nicht mit der „klassischen" Narbe nach operativem Eingriff zu tun. Der Begriff beschreibt eine typische histologische Abbildung.

Prozedere

Die **radiäre Narbe** ist eine komplex sklerosierende Läsion. Sie tritt gehäuft mit einem Papillom, DCIS und/oder einem invasivem Karzinom auf.

Sollte die radiäre Narbe nur stanzbiotisch gesichert sein und bildgebend noch präsent sein, dann sollte eine offene Exzisionsbiopsie folgen, um maligne Herde in diesem Areal auszuschließen.

CAVE!

Bei fehlender Korrelation zwischen stanzbioptischem histopathologischen Ergebnis und der Verdachtsdiagnose muss eine Rebiopsie erfolgen!

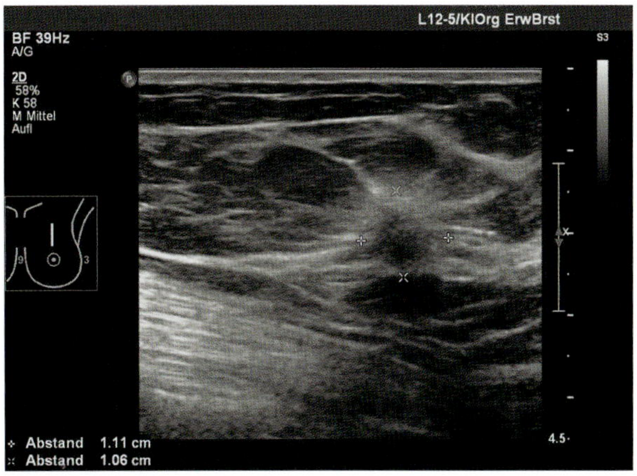

Abb. 17.47 Fallbeispiel 21

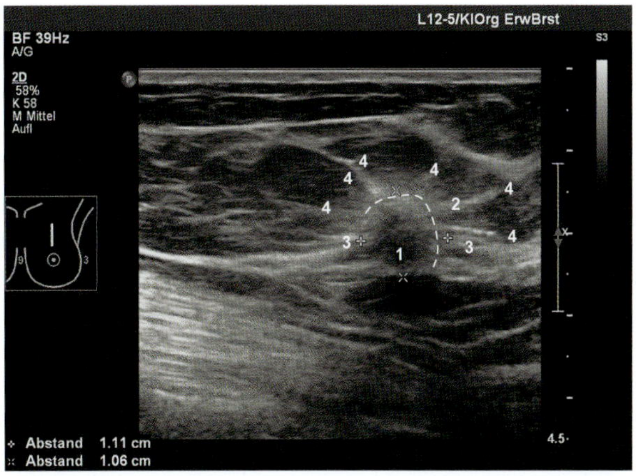

Abb. 17.48 Fallbeispiel 21. 1 = echoarmer Kern, 2 = echoreicher Randsaum, 3 = Strukturunterbrechung, 4 = Spikulierung.

17.4 Bildbeispiele: axilläre Lymphknoten

Anatomie und Pathologie von Lymphknoten

Die axilläre Lymphknotensonografie dient der Differenzierung zwischen benignen und malignen Lymphknoten. Grundlegend muss erwähnt werden, dass nicht jeder Lymphknoten in der Axilla aufgesucht werden kann. Lymphknoten treten in unterschiedlicher Größe auf. Die Größe selbst stellt per se kein Dignitätskriterium dar. **Benigne Lymphknoten** stellen sich bohnenförmig dar. Ihre Rinden-Mark-Struktur ist erhalten. Dabei stellt sich das Mark echoreich und die Rinde echoarm dar. Klassische **Kriterien für Malignität** wären die Verlagerung des Marks an die Seite (Verdrängung durch Metastase), die komplette Auflösung des echoreichen Marks, die Veränderung der Form (bohnenförmig zu rund) sowie die Auflösung der glatten Kapsel.

Typischerweise reagieren Lymphknoten sehr sensibel auf äußere Einflüsse wie Rasur, Blutentnahme, Stanzbiopsie. Daher sollte eine Beurteilung der Lymphknoten immer präinterventionell dokumentiert werden.

Bildbeispiel 1

Fragen

1. Form?
2. Rinden-Mark-Struktur erhalten?
3. Mark zum Rand verdrängt?
4. Histologie?

Antworten

1. Bohnenförmig
2. Ja
3. Nein, Symmetrie erhalten
4. Benigner Lymphknoten

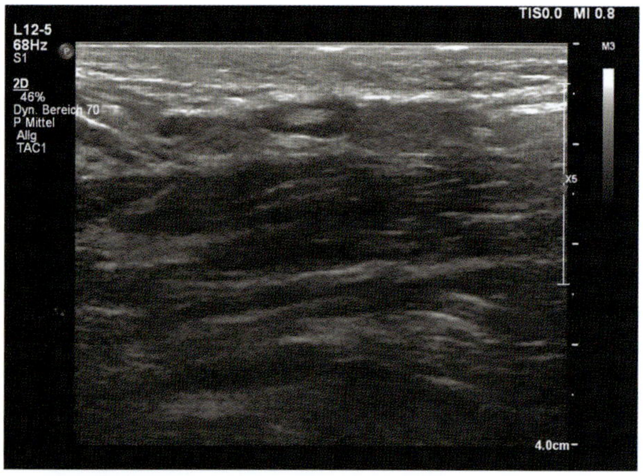

Abb. 17.49 Bildbeispiel 1

Bildbeispiel 2

Fragen

1. Form?
2. Rinden-Mark-Struktur erhalten?
3. Mark zum Rand verdrängt?
4. Histologie?

Antworten

1. Bohnenförmig
2. Ja
3. Nein, Schallkopf in der Ebene etwas verdreht
4. Benigner Lymphknoten

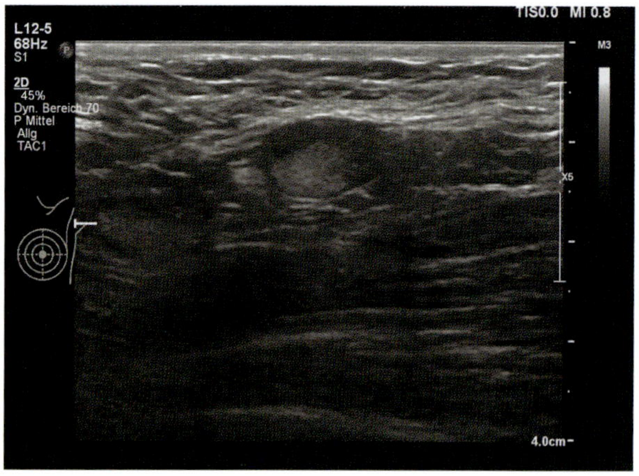

Abb. 17.50 Bildbeispiel 2

Bildbeispiel 3

Fragen

1. Form?
2. Rinden-Mark-Struktur erhalten?
3. Mark zum Rand verdrängt?
4. Histologie?

Antworten

1. Bohnenform in beginnender Auflösung, ballotierte Oberfläche
2. Mark verschmälert, Rinde verbreitert
3. Beginnende Verdrängung des Marks
4. Maligner Lymphknoten ohne Kapselüberschreitung

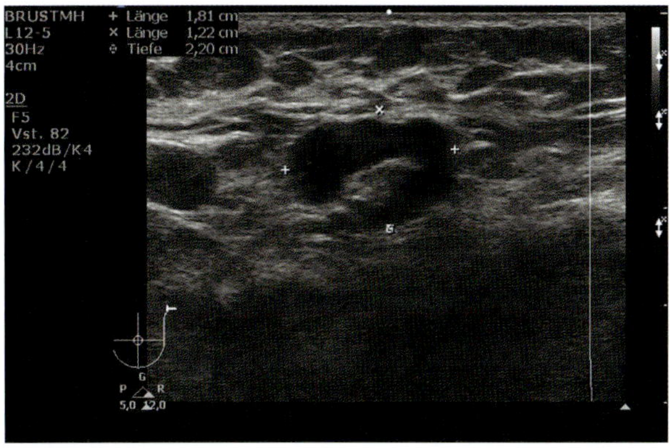

Abb. 17.51 Bildbeispiel 3

Bildbeispiel 4

Fragen

1. Form?
2. Rinden-Mark-Struktur erhalten?
3. Mark zum Rand verdrängt?
4. Histologie?

Antworten

1. Indifferent
2. Mark nur noch minimal zu erkennen, breite Rinde
3. Ja
4. Maligner Lymphknoten

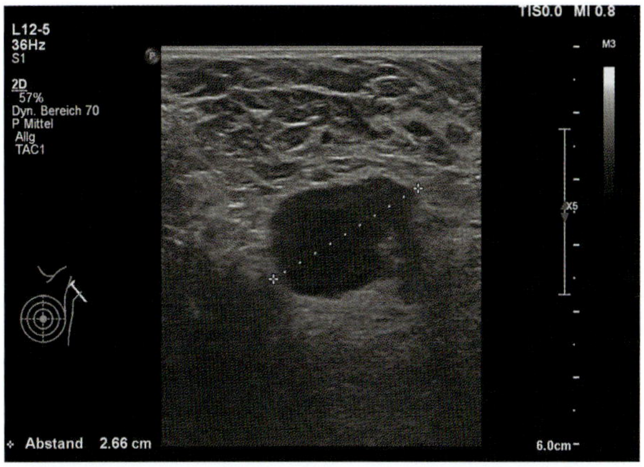

Abb. 17.52 Bildbeispiel 4

Bildbeispiel 5

Fragen

1. Form?
2. Rinden-Mark-Struktur erhalten?
3. Mark zum Rand verdrängt?
4. Histologie?

Antworten

1. Bohnenförmig (atypisch)
2. Nein
3. Mark nicht mehr zu erkennen
4. Maligner Lymphknoten

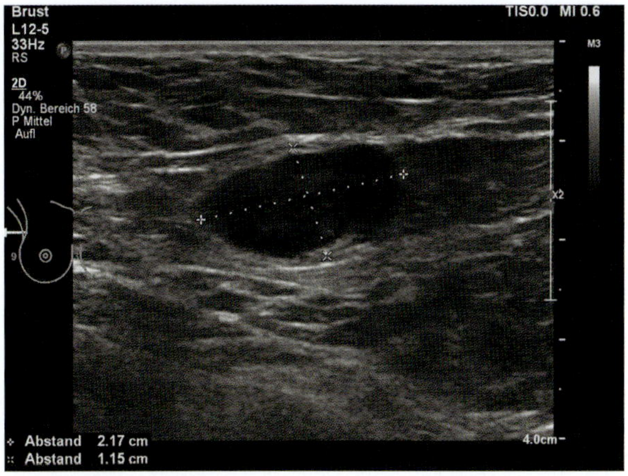

Abb. 17.53 Bildbeispiel 5

Bildbeispiel 6

Fragen

1. Form?
2. Rinden-Mark-Struktur erhalten?
3. Mark zum Rand verdrängt?
4. Histologie?

Antworten

1. Es sind zwei bohnenförmige Strukturen erkennbar.
2. Ja, bei beiden Lymphknoten
3. Ja, bei beiden Lymphknoten
4. Zwei maligne Lymphknoten mit Kapselüberschreitung

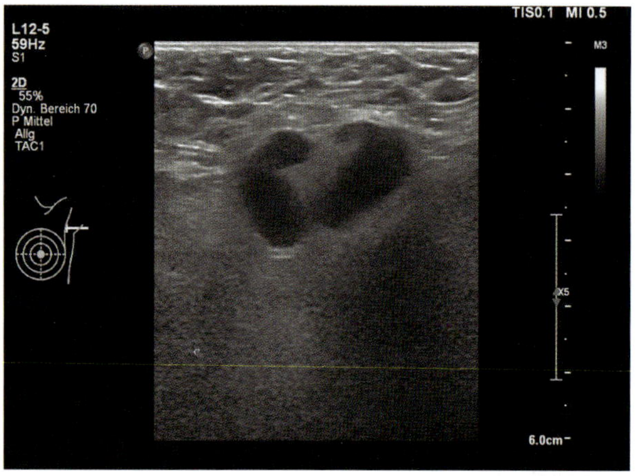

Abb. 17.54 Bildbeispiel 6

Bildbeispiel 7

Fragen

1. Form?
2. Rinden-Mark-Struktur erhalten?
3. Mark zum Rand verdrängt?
4. Histologie?

Antworten

1. Bohnenförmig, ballotiert
2. Die anatomische Struktur einschließlich der Gefäßdarstellung (➤ Abb. 17.55b) sind erhalten.
3. Nein
4. Reaktiver Lymphknoten bei granulomatöser Mastitis

MERKE

Die Beschreibung und Dokumentation der Lymphknoten sollte immer präinterventionell erfolgen, um Fehler durch Reaktivität der Lymphknoten im Verlauf auszuschließen.

CAVE!

Bei der Dokumentation pathologischer Lymphknoten muss die anatomische Lokalisation immer exakt den anatomischen Level (I, II, III) zugeordnet und die Anzahl der Lymphknoten beschrieben werden. Nur so ist die exakte operative Sanierung, unabhängig von primär operativem oder primär systemischem therapeutischem Vorgehen, möglich.

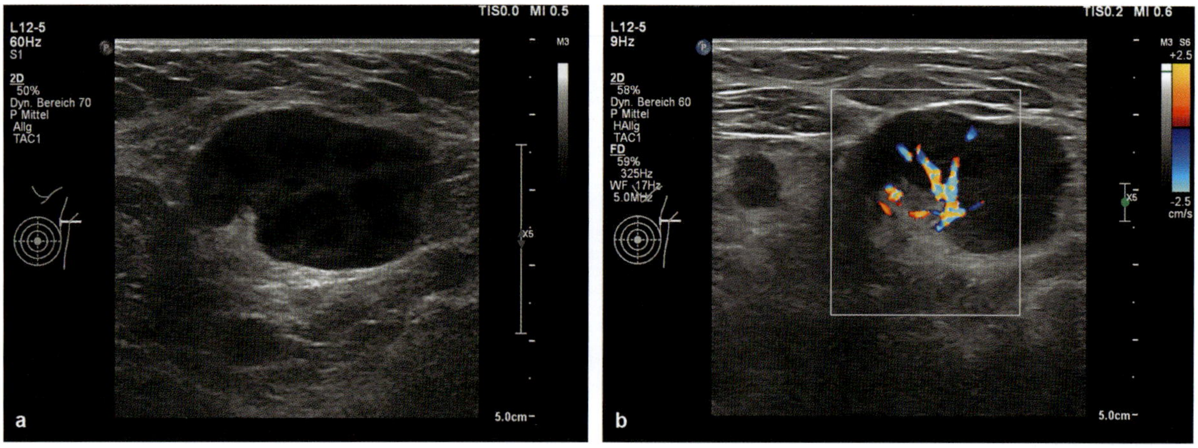

Abb. 17.55 Bildbeispiel 7

Register

Schnell erfassbare, präzise Handlungsanweisungen für jede Situation

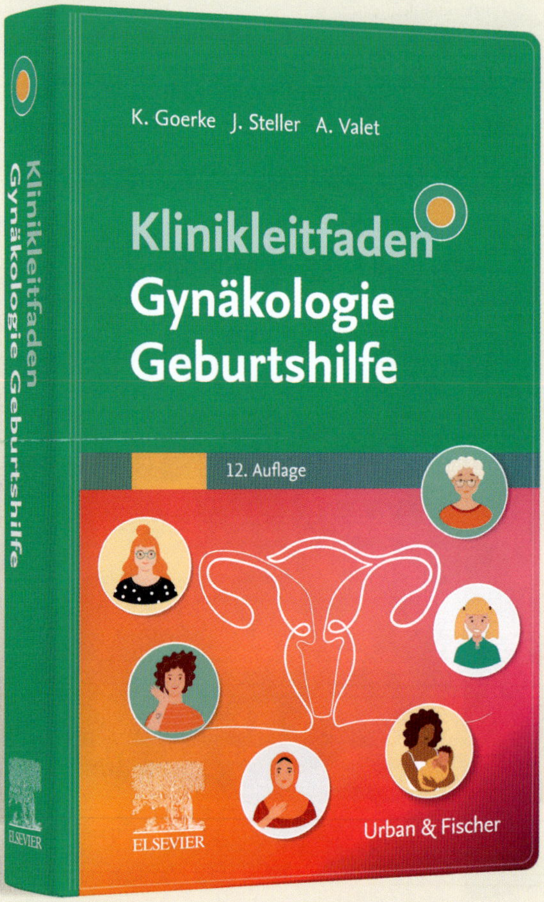

20250527b2 Irrtümer vorbehalten. Stand 07/2025

ELSEVIER

Diesen und viele weitere Titel sowie die aktuellen Preise
finden Sie in Ihrer Buchhandlung vor Ort und unter **shop.elsevier.de**